浙派中医系列丛书

地方卷

总主编　范永升
副总主编　张光霁

浙派中医史

朱德明　著

中国中医药出版社
全国百佳图书出版单位
·北京·

主编单位　浙江省中医药学会　浙江中医药大学

图书在版编目（CIP）数据

浙派中医系列丛书．浙派中医史 / 朱德明著．
北京：中国中医药出版社，2025. 6.
ISBN 978-7-5132-0795-9

Ⅰ. R-092

中国国家版本馆 CIP 数据核字第 20257VW324 号

中国中医药出版社出版

北京经济技术开发区科创十三街 31 号院二区 8 号楼
邮政编码 100176
传真 010－64405721
北京盛通印刷股份有限公司印刷
各地新华书店经销

开本 787 × 1092 1/16 印张 41 字数 735 千字
2025 年 6 月第 1 版 2025 年 6 月第 1 次印刷
书号 ISBN 978－7－5132－0795－9

定价 189.00 元
网址 www.cptcm.com

服务热线 010-64405510
购书热线 010-89535836
维权打假 010-64405753

微信服务号 zgzyycbs
微商城网址 https://kdt.im/LIdUGr
官方微博 http://e.weibo.com/cptcm
天猫旗舰店网址 https://zgzyycbs.tmall.com

如有印装质量问题请与本社出版部联系（010－64405510）

浙派中医系列丛书·地方卷

编撰指导委员会

编委会

于 序

中医药学是中华民族的伟大创造，是中国古代科学的瑰宝，也是打开中华文明宝库的钥匙。它蕴含着中华民族几千年的健康养生理念及实践经验，凝聚着中国人民和中华民族的博大智慧，为中华民族的繁衍生息做出了巨大贡献。党和政府历来高度重视中医药工作，特别是党的十八大以来，以习近平同志为核心的党中央把中医药工作摆在突出的位置。2019 年全国中医药大会召开期间，习近平总书记对中医药工作做出了重要指示，要求遵循中医药发展规律，传承精华、守正创新，充分发挥中医药防病治病的独特优势和作用。为中医药发展指明了前进方向，提供了根本遵循。

浙江作为中医药发祥地之一，历史悠久，源远流长，名医辈出，流派纷呈，在我国中医药学发展史上具有重要地位和作用。2017 年，以首届全国名中医、浙江省中医药学会会长范永升领衔的专家团队率先提出“浙派中医”作为浙江中医学术流派的统一称呼，很快得到了浙江乃至全国中医药界的认可。近年来，浙江省中医药学会更是在传承发展“浙派中医”方面做了大量卓有成效的工作，如启动“浙派中医”宣传巡讲活动；连年开设“浙籍医家”朱丹溪、张景岳、王孟英等专题研讨会；在世界中医药大会上设立“浙派中医”专场，开展国际交流活动；在全国率先发布“中西医学协同发展杭州共识”，开设“浙里新医学·中西医对话”品牌学术论坛等。这些工作不仅促进了浙江中医药学术的发展与进步，也在全国中医药行业中发挥引领和示范作用。

近日，喜闻浙江省中医药学会编撰的“浙派中医系列丛书”即将面世，这是浙江省中医药学会积极响应国家关于促进中医药传承创新发展的号召，深入挖掘和整理“浙派中医”学术思想精华的又一重要成果。这套丛书包括“地方卷”12册、“专科卷”9册。丛书全方位、多角度展示了浙江中医药的历史脉络、地域特色、医人医著、学术思想、临证经验、发展现状等内容。两套丛书内容丰富、研究系统、实用性强，对了解浙江中医药的发展历程具有重要的临床价值和文献价值。希望浙江中医界的朋友们再接再厉，不断深入挖掘“浙派中医”的学术内涵与临床经验，出版更多的精品力作，为弘扬中医药文化，促进“健康中国”建设做出更大的贡献。是为序！

于文明

写于甲辰寒露

注：于文明，国家中医药管理局原局长，中华中医药学会会长

葛 序

浙江位居我国东南沿海，地灵人杰，人文荟萃，文化底蕴十分深厚，素有“文化之邦”的美誉。就拿中医药来说，在其发展的历史长河中，历代名家辈出，著述琳琅满目，取得了极其辉煌的成就。

由于浙江省内地域不同，中医传承脉络有异，从而形成了一批各具特色的医学流派，使中医学术呈现出百花齐放、百家争鸣的繁荣景象。其中丹溪学派、温补学派、钱塘医派、永嘉医派、绍派伤寒等最负盛名，影响遍及海内外。临床各科更是异彩纷呈，涌现出诸多颇具名望的专科流派，如宁波宋氏妇科和董氏儿科、湖州凌氏针灸、武康姚氏世医、桐乡陈木扇女科、萧山竹林寺女科、绍兴三六九伤科等，至今仍为当地百姓的健康保驾护航，厥功甚伟。

值得一提的是，古往今来，浙江省中医药界还出现了为数众多的知名品牌，如著名道地药材“浙八味”、名老药店“胡庆余堂”等，更是名驰遐迩，誉享全国。由是观之，这些宝贵的学术流派和中医药财富，很值得传承与弘扬。

有鉴于此，浙江省中医药学会为发扬光大浙江省中医药学术流派精华，凝练浙江中医药学术流派的区域特点和学术内涵，由范永升教授亲自领衔，组织相关人员，凝心聚力，集思广益，最终打出了“浙派中医”这面能代表浙江省中医药特色、优势和成就的大旗。此举，得到了浙江省委省政府、浙江省卫生健康委员会和浙江省中医药管理局的热情鼓励和大力支持。《中共浙江省委 浙江省人民政府 关于促进中医药传承创新发展的实施意见》提出要"打造'浙派中医'文化品牌，实施'浙派中医'传承创新工程，深入开展中医药文化推进行动计划；加强中医药传统文献研究，编撰'浙派中医'系列丛书"。浙江省中医药学会先后在省内各地多次举办有关"浙派中医"的巡讲和培训等学术活动，气氛热烈，形势喜人。

为深入挖掘和传承"浙派中医"的学术内涵、发展规律、临床经验，浙江省中医药学会于2022年7月1日联合浙江中医药大学启动了"浙派中医系列丛书"地方卷和专科卷的编写工作。"地方卷"包括省中医药发展史1册和各地市中医药发展史11册，展现各地中医药发展的历史积淀、特色与优势。"专科卷"共9册，分别论述了内科、妇科、儿科、针灸科、推拿科等专科发展脉络、名人医著、发展状况等。本套丛书经过大家的辛勤努力，历经两年余，现已完成，即将付梓。我为此感到非常欣慰。这套丛书对传承浙江中医药而言，具有基础性的作用，十分重要。相信丛书的出版将为深入研究"浙派中医"提供有力支撑，以及借鉴和帮助。

我生在江苏，长在浙江，在浙江从事中医药事业已经六十余年，虽然年逾九秩，但是继承发扬中医药的初心不改。我十分感谢为"浙派中医系列丛书"地方卷和专科卷编写出版付出辛勤劳作的同志们。这套丛书的出版，必将为我省医学史的研究增添浓重一笔，必将会对我省乃至全国中医药学术流派的传承和创新起到促进作用。我更期望我省中医人努力奋斗，砥砺前行，将"浙派中医"的整理研究工作做得更好，把这张"金名片"擦得更亮，为建设浙江中医药强省做出更大的贡献。

葛琳仪

写于甲辰寒露

注：葛琳仪，国医大师，原浙江中医学院院长

前言

浙江地处东海之滨，物华天宝，人杰地灵，文脉悠久，名医辈出，在中医发展史上具有重要地位和作用。千余年来，浙江的医家们不断传承发展，守正创新，形成了众多独具特色的医学流派，使浙江中医学术呈现出百花齐放的繁荣景象。2009 年在浙江中医药大学本科办学 50 周年之际，我牵头编写了《浙江中医学术流派》，提出了浙江中医药的十大学术流派。随着社会的不断发展，许多省都有了各具自身特色的流派名称，如黑龙江的龙江医派、广东的岭南医学、云南的滇南医学、安徽的新安医学等。我省如能提炼一个既能代表浙江中医药学术流派，又能涵盖浙江全域的综合称谓，则有利于浙江中医药对外交流与合作，也有利于促进浙江中医药的传承与创新。

2015 年我向时任浙江省中医药学会会长肖鲁伟教授汇报了这一想法，得到肖会长的肯定与支持。此后，由我牵头，组织相关人员，梳理了浙江中医药有关文献，调研了全国各地的基本状况，提出了综合称谓的初步方案，邀请了严世芸等全国著名专家进行论证，最后经浙江省中医药学会第六届理事会第五次会议表决通过，一致同意把“浙派中医”作为浙江中医药及其学术流派的综合称谓。2017 年 7 月 1 日浙江省中医药学会正式向社会发布了这一决定，在推出“浙派中医”历史十大流派的同时，又凝练了“浙派中医”的八大特色，分别是源远流长、学派纷呈、守正出新、时病诊治、学堂论医、本草增辉、善文载道、厚德仁术。

“浙派中医”发布后，社会反响热烈。浙江省中医药学会在全省范围内广泛开展“浙派中医”宣传巡讲；《中国中医药报》开设专栏并长篇报道了“浙派中医”有关内容；在意大利等地召开的世界中医药大会上设立“浙派中医”专场。“浙派中医”得到了国内外中医药界的广泛认可。《中共浙江省委 浙江省人民政府 关于促进中医药传承创新发展的实施意见》提出要“打造‘浙派中医’品牌，实施‘浙派中医’传承创新工程，深入开展中医药文化推荐行动计划”。《浙江省中医药发展“十四五”规划》也提出要“加强中医药文化保护研究，梳理浙江中医药发展源流与脉络，整理医学文献古籍，编撰‘浙派中医系列丛书’”。浙江省中医药研究院中医文献信息研究所江凌圳主任牵头编撰出版了“浙派中医原著系列丛书”。

整理“浙派中医”地方、专科发展史，挖掘其中的内涵、特色及其规律，是一项研究“浙派中医”的基础性工作，极为重要。为此，在我的提议下，浙江省中医药学会于2022年7月1日启动“浙派中医系列丛书”地方卷和专科卷的编撰工作。该套丛书由浙江省中医药学会、浙江中医药大学牵头编写。地方卷共计12册，包括浙江省中医药发展史1册和11个地市中医药发展史各1册，系统介绍浙江省内11个地市中医药文化的独特魅力和历史积淀，展现不同地域“浙派中医”的特色和优势，这不仅是对地方中医药资源的梳理和整理，更是对“浙派中医”整体文化的一次全面展示。同时，为完整反映浙江省全域中医药整体发展脉络，我们又编撰了《浙派中医史》，使“浙派中医”各地特色与整体发展相互印证。专科卷第一辑共9册，分别针对内科、外科、妇科、儿科、针灸科、推拿科等专科领域进行深入整理，每一册都汇集了历代浙江医家在各自领域内的学术建树和临床经验，全面展示了“浙派中医”临床各科的历史发展过程、医家医著、学术思想、发展现状等内容。

本套丛书的出版，全景式、立体式展示了“浙派中医”地域与专科的独特魅力，为医学工作者和研究者提供了宝贵的参考和借鉴，同时为大众了解和学习浙江中医药提供了一套有益的读物。从书的出版必将为提升浙江中医药的整体水平，促进健康浙江建设发挥积极作用。

丛书编撰出版过程中，得到了浙江省中医药管理局领导的关心与指导；编写人员克服了时间紧、任务重等诸多困难，忘我投入；编写专家组细致严谨，倾注了大量心血；中国中医药出版社的领导及王秋华编辑也给予了大力支持；国家中医药管理局原局长、中华中医药学会会长于文明，第三届国医大师葛琳仪教授百忙中拨冗作序，体现了对“浙派中医”的关怀与厚爱。在此一并表示衷心感谢！

“路漫漫其修远兮，吾将上下而求索。”这套丛书的完成只是整理研究“浙派中医”基础性工作的一部分，今后的整理研究依然任重而道远，希望我省中医药界的同道们，牢记使命，薪火相传，为“浙派中医”的发扬光大而不懈努力！

范永升

2024年10月8日

注：范永升，浙江省中医药学会会长，浙江中医药大学原校长，首届全国名中医

编写说明

“浙派中医”这一当今称谓，与浙江哲学社会科学界所倡导的“浙学”内涵有着密切的关联。自“浙学”概念最初提出迄今，尚未形成广泛认可且统一的定义，在称谓方面众说纷纭：有的直接称为“浙学”；有的以“浙东学派”或“浙东学术”代替，甚至将其等同于“浙学”；还有的观点将“浙学”视为“浙东之学”与“浙西之学”的综合。目前，多数学者认为，“浙学”是对一种在浙江发生和发展、形成鲜明浙江特色且影响波及国内外的学术文化传统的理论概括。它体现了该地区独特的人文传统与理性精神，反映了富有地方特色的学术思想，可被视为浙江地区的学术文化遗产或具有浙江特色的学术传统。

“浙派中医”这一称谓的确定是一个达成集体共识的过程。该名称于2017年7月1日正式面世，问世时间并不长。地域医学流派属于中医学术流派的一个特殊类别，是对特定区域内各种中医学术流派的统称。浙江中医药发展史上名医辈出，学说纷呈。历史上已形成了如丹溪学派、绍派伤寒等流派称谓，并且这些流派为全国性的温补学派和温病学派输送了重要人物。当代浙江学者还梳理出钱塘医派、永嘉医派等地域医学流派。2009年，范永升教授主编的《浙江中医学术流派》一书概括了10个主要的中医学术流派，分别为：医经学派、温补学派、钱塘医派、绍派伤寒、温病学派、本草学派、丹溪学派、永嘉医派、伤寒学派、针灸学派。2013年，朱德明教授所著的《浙江医药通史》（包括古代卷和近现代卷）亦对浙江中医学术流派进行了全面论述。这些研究成果均已得到学术界认可。然而，鉴于该区域中医学术流派名称繁多，中医药界以外的学者和社会公众难以理解与区分。因此，浙江中医药大学原校长范永升教授发起并组织浙江省中医药专家进行了多次研讨，大家一致认为有必要提出一个能够统领全省各个中医学术流派的统一名称。

经过一年半的时间，浙江中医药界、史学界专家们在查阅相关历史文献资料、调研各地中医学术流派名称并反复讨论的基础上，在最终定名的讨论会上提出了包括钱塘医学、吴越医学、越医学派、之江医学、浙江医学、浙江医派、浙派中医、两浙医学等在内的 12 个备选名称。朱德明教授率先发言，推荐将排名第 11 位的“浙派中医”作为唯一选定名称，并阐述了“浙派中医”中标的三个理由。该提议立即得到了林乾良教授、盛增秀主任中医师、徐光星教授、郑洪教授等与会专家的响应。最终，在听取了严世芸教授、朱建平教授、刘平教授等专家的意见后，会议组织者范永升教授做出了最终决定。随后，此决议经浙江省中医药学会第六届理事会第五次会长会议表决通过，并于 2017 年 7 月 1 日由浙江省中医药学会正式对外发布。“浙派中医”由此成为浙江中医学术流派的统一称谓，如今已享誉海内外。

“浙派中医”作为统括浙江省各个中医学术流派的名称，已成为浙江文化界和中医药界共同认同的文化标识。其内涵丰富、特色鲜明，但须明确的是，“浙派中医”不能等同于整个浙江中医药体系，与浙江中医药文化的庞大内涵相比存在显著区别。“浙派中医”的“派”更侧重于对传承脉络、名医名著以及临证经验的研究，而相对缺乏对浙江中药和浙学文脉内核的关注。例如，元代浙江名医朱丹溪弟子众多，其中一部分并非浙江籍贯，但从学术流派传承的角度而言，他们及其著作均可以归入“浙派中医”范畴，这彰显出该学术流派清晰的师徒传承谱系。

2017 年 7 月 1 日，在杭州召开的“之江中医药论坛”上，浙江省中医药学会会长范永升教授正式公布了由朱德明教授提议的“浙派中医”称谓。这一举动在浙江省内外掀起了浙派中医系列研究的高潮，并促成了对浙派中医内涵的广泛共识。具体而言：其一，浙派中医涵盖十大学术流派，分别为温补学派、钱塘医派、绍派伤寒、温病学派、本草学派、丹溪学派、永嘉医派、伤寒学派、针灸学派、医经学派。其二，浙派中医包含十大名医，即桐君、陈藏器、沈括、王执中、朱肱、朱丹溪、杨继洲、张景岳、赵学敏、王士雄。朱德明教授提出的这十大名医名录，已获得业内大部分专家的认可。其三，浙派中医囊括十大名著，分别是《格致余论》《景岳全书》《医贯》《三因极一病证方论》《针灸大成》《温热经纬》《霉疮秘录》《时病论》《理瀹骈文》《本草纲目拾遗》。其四，浙派中医有十大贡献，即创滋阴学派、倡温补学说、增药物新知、集针灸大成、辨伤寒温病、精临床诊治、重经验医案、尊养生健身、善文献整理、辟传承新径。其五，浙派中医具备六大特色，分别是源远流长，学派纷呈，守正出新，时病诊治，学堂论道，厚德仁术。除此之外，对浙派中医研究方法亦达成了共识：针对浙江中医十大学术流派的研究，必须从某一流派的传承历史、重要医家及其医著、学术主张、诊疗特色、制方用药特色、学术影响与薪传、验案选编和医论医话选这七个方面展开。其中，简要论述每一流派医家学术思想产生的外部环境（如政治、经济、文化、军事、习俗等），重点突出医家的学术主张，特别是对诊断治疗和制方用药特色进行重点阐述。例如，朱丹溪善用知母、黄柏，并称其有坚阴之效；绍派伤寒治四时感证多采用芳香宣透之法；温补学派的张景岳擅用熟地黄；温病学派则重视轻清透解与益养阴津等，各具特色。纵观古今，浙江中医药界悬壶济世、救死扶伤的故事不绝于耳，从丸散膏丹到丹浆栓片，其传统医药技艺令人称颂。浙江中医药不仅在中国医学科技史上占据重要地位，更在中外医药交流史上书写了浓墨重彩的篇章。

浙江是中医药大省，集东南之秀，文脉悠久，名医辈出，流派纷呈，在中医发展史上占据着重要地位并发挥着重要作用。千余年来，浙江医家不断传承和发展，守正创新，逐渐形成了独具特色的“浙派中医”。据史书记载，清代以前的浙江名医有1700余人。在一代代前辈的不懈努力下，浙江历代医药典籍琳琅满目，有案可稽者达2000多种，现存超过800种。这些丰富的医药典籍不仅是传承浙派中医学术经验的重要载体，更是弘扬浙江中医药文化的宝贵遗产。浙派中医典籍存量众多，分散存藏于世界各地。目前，学术界对这些典籍的保存情况，尤其是稀见版本的范围、存藏条件、版本特点及其蕴含的学术思想等方面尚未完全掌握。朱德明教授在1990—2024年这34年里，不辞辛劳，花费几十万元个人积蓄，走遍浙江省内诸多市县乃至江南其他省市，深入乡村和城镇民居坊间，打捞被湮没的珍贵图文资料；又从国家及省市图书馆古籍部、国家档案局、中国第二历史档案馆、上海市档案馆、浙江省档案馆、浙江省博物馆、高校图书馆等处广泛收集资料；从《史记》至《清史稿》二十五史中搜集有关浙江医疗卫生的资料；从1949年以前的报刊、浙江省府县志、历代医药典籍、遗址遗迹、旧居遗物、图片照片、原始凭证、古建筑、金石碑刻、族谱家谱、手稿书信、日记、口述资料，以及文渊阁《四库全书》影印本、《四库全书总目提要》、《四库全书简明目录》、《四库全书存目丛书》、《续修四库全书》、《中国丛书综录》、《贩书偶记》、《贩书偶记续编》、《古籍目录》等文献中，系统地收集了大量有关浙江医疗卫生的资料。经过这些努力，朱德明教授认为浙派中医的内涵由医学流派、学术思想、临床经验三方面构成，并总结了浙江医药（含浙派中医）的发展规律如下：古代时期，浙江医药发展史是一部逐步成长的历史；1840年至中华人民共和国成立前，浙江医药发展史是一部中西医互相抗衡又逐渐交融的历史；自中华人民共和国成立至今，浙江医药发展史是一部以西医为主导、中医并行发展的历史。浙江医药发展的总体水平，在南宋之前较为落后，南宋之后逐渐跃居全国前列。明清时期，浙江成为中国医药发展最发达的省份之一。中华人民共和国成立初期，浙江医药水平位居全国前茅。改革开放以来，特别是进入新时代，浙江医药事业发展迅猛，在中国医药发展史上留下了绚烂的足迹。

浙江省亦是全国中药材重点产区之一。浙江中医药历史悠久，资源丰富，中药生产总量、资源总量均列全国前三位，具有丰富的中药资源和坚实的产业基础，被誉为中国的“东南药用植物宝库”。全省中药材资源丰富，种类达2385种。其中，植物药材1785种，动物药材162种。这些药材的蕴藏量超过 10 亿千克。此外，浙江省广阔的海洋面积还蕴藏着大量尚未充分开发的药用资源。明清时期，浙江形成了“杭十八”“笕桥十八味”等道地药材品牌；20 世纪 60 年代，以“浙八味”（浙贝母、杭白菊、白术、笕麦冬、杭白芍、延胡索、玄参、温郁金）为代表的浙产道地药材确立了在全国的重要地位，因其质量高、应用广、疗效佳而享誉海内外。浙江省人民政府高度重视中药材的开发与利用，以“道地性、安全性、有效性、经济性”为抓手，通过高标准引领中药材产业发展，开辟了一条独特的产业路径。

2022 年，浙江省中药材产量在全国占据重要地位：浙贝母产量占全国总量的 90%，铁皮石斛产量占全国总量超过 70%，杭白菊产量占全国总量接近 50%，延胡索、白术、玄参、厚朴等药材产量占全国总量均在 30%以上。“浙八味”、薏苡仁、厚朴、山茱萸等道地中药材，以及铁皮石斛、灵芝、西红花等珍稀特色中药材的优势产区已基本形成。全省常年药材种植面积达 30 余万亩，主要集中在东阳、丽水、新昌、桐乡、淳安、富阳、景宁、磐安、瑞安等县市。栽培品种包括“浙八味”、厚朴、山茱萸、栀子、铁皮石斛、薏苡仁、灵芝、温银花等。此外，还有优质的道地野生药材，如前胡、佩兰、南沙参、鹿含草、香附子、仙鹤草、牡丹皮、天冬、山楂、覆盆子、防己、川楝子、土茯苓、金樱子、黄精、茵陈、车前草、野山楂、虎杖等，这些药材因品质优良而备受市场青睐，在国内外享有盛誉。

中药大健康产业是以中药工业为主体、中药农业为基础、中药商业为枢纽、中药知识创新为动力的新型产业，形成了涵盖中药相关产品研发、生产、流通和销售的跨行业、跨区域乃至跨国界的完整产业链。中药大健康产品包括中成药、中药保健品、中药材、中药饮片与提取物、健康食品和饮品、中药化妆品、日化产品、中药兽药、中药饲料添加剂，以及中药加工设备等。发展中药大健康产业具备调整产业结构、增加就业机会、促进农民增收、支持医疗改革、惠及民生、保护生态环境等多方面的综合优势。2020 年，浙江省制定了《关于浙江省中药产业高质量发展的实施意见》，遴选并确定了铁皮石斛等新“浙八味”培育品种，开展了系列宣传推广活动。浙江省将中药产业列入全省产业大脑建设试点“揭榜挂帅”目录；支持中药龙头企业进行数字化车间和智能工厂建设，并将中药智能化煎煮系统作为浙江省首台（套）产品予以重点支持；将发展中药产业作为山区 26 县生物科技发展的重要途径，鼓励并引导重点县（市、区）结合当地实际，打造高品质浙产道地药材基地，推动药食同源产业的发展，开发与推广新型保健食品。截至 2024 年，已连续举办 17 届的中国磐安中药材博览会升级为“浙江省中药材博览会”。这一举措为中药产业带来了更广阔的发展空间和更强劲的发展动能。

《浙派中医史》架构及思路：其一，删繁就简，关于自古直至 1949 年的浙派中医论述不再详述。2013 年，朱德明教授已出版《浙江医药通史》（古代卷、近现代卷，共 230 万字）、《南宋医药发展研究》（45 万字），对这一时期浙派中医的论述已经十分详尽，故在此不再赘述。其二，删繁就简，对于历代理论与实践中的内科、外科、妇产科、儿科、骨伤科、推拿科、男科、脾胃科及针灸科的相关论述不再详述。张光霁、朱德明、朱爱松、叶新苗已出版《浙江医学史》，其中朱德明教授执笔的专著已较为详尽地论述了这 9 个学科的演进史；同时，“浙派中医系列丛书·专科卷”也专门组织浙江省中医药学会相关分会力量，投入大量人力、物力，编纂各科书籍，对临床各科名医的研究均十分详尽，因此本书对各专科及其名医，在此亦不再赘述。当然，朱德明教授将自古至清代前期浙派中医内科、外科、妇产科、儿科、骨伤科、针灸科、推拿科的发展内容（含流派、名医、名著等），以纪事本末体的形式，在专设的第五章“浙派中医各科流派及名医名著”中展现古代浙江中医临床各科的发展概况。其三，删繁就简，对自古迄今的浙江药学史进行概述。鉴于张光霁、郑红斌、郑洪、朱德明、包利荣、杜伟锋已出版《浙江中药产业历史和当代发展研究》，其中朱德明执笔第一至六章，并全面负责统稿和所有出版事宜，该专著详尽论述了浙江药业的发展历程，因此本著不再赘述。其四，由于浙江省委、省政府倡导宋韵文化，且南宋时期是浙派中医承前启后、跃居全国前列的关键转折期，故将这一时期专设为第二章“转折”，进行详细论述，以充实宋韵文化研究。其五，明末清初，浙派中医达到巅峰，跃居全国前列，故专设第三章“领先”，进行较为详细的阐述。其六，清末民初，浙派中医发展由盛转衰，尤其是在20世纪30—40年代处境艰难，故专设第四章“图存”，以反映这一时期面临的挑战与应对之策。其七，中华人民共和国成立初期，百废待兴，浙江省委、省政府重视浙派中医的发展，故在下篇专设章节论述浙派中医的当代发展历程。其八，改革开放以来，浙派中医发展势头良好，取得骄人成绩，因此同在下篇专设章节进行论述。其九，步入新时代，浙江省委、省政府高度重视浙派中医的发展前景，浙派中医取得了突飞猛进的发展，故在下篇从多角度叙述浙派中医的腾飞现状。总之，本著重点着墨于南宋时期及中华人民共和国成立以后两大时期浙派中医的发展历程。同时，鉴于目前尚未有一部全面阐述浙派中医发展历程的专著出版，本著特别着重于探讨新时代背景下浙派中医的现状与发展，旨在填补这一领域的研究空白。

党中央、国务院高度重视中医药传承创新发展。党的十八大以来，习近平总书记多次对中医药工作作出重要指示批示。在价值作用方面，他强调中医药学凝聚着深邃的哲学智慧和中华民族几千年的健康养生理念及实践经验，是中国古代科学的瑰宝；在目标任务方面，指出要遵循中医药发展规律，传承精华，守正创新，加快推进中医药现代化、产业化，推动中医药事业和产业高质量发展；在实践要求方面，强调要坚持中西医并重和优势互补，建立符合中医药特点的服务体系、服务模式、管理模式、人才培养模式，发挥中医药在治未病、重大疾病治疗和疾病康复中的重要作用。特别是在抗击新冠疫情的过程中，中医药发挥了独特作用与价值，为人类健康贡献了中国智慧和中医药方案，进一步彰显了中医药的独特优势和持久生命力。中西医结合、中西药并用，是这次疫情防控的一大特点，也是中医药传承精华、守正创新的生动实践。中医药参与新冠疫情防治工作，再次凝聚了全社会对于振兴发展中医药的共识，让人民对中医药的发展更添信心。截至2024年，中医药已广泛传播至全球196个国家和地区，深度融入国际合作交流体系，成为中国与东南亚国家联盟、欧洲联盟、非洲联盟、拉美和加勒比国家共同体以及上海合作组织、金砖国家等众多地区性组织和国际合作机制开展合作的重要领域之一。中医药内容已被纳入16个自由贸易协定，我国设立了31个中医药出口基地，并建立了30个较高质量的中医药海外中心和一批中医药国际合作基地，积极推进中医药在文化、科技、教育等领域的国际合作，为世界各国人民提供优质的中医药服务。

习近平总书记高度重视高等教育和中医药工作，在浙江工作的6年期间，他多次深入高校及中医药系统开展调研与指导，并对浙江中医药大学的发展作出重要指示批示。我们务必认真贯彻落实习近平总书记关于浙江中医药事业的系列重要指示精神，为促进浙江中医药的传承创新发展营造良好环境。浙江作为习近平新时代中国特色社会主义思想的重要萌发地之一，这一思想涵盖了习近平总书记的卫生与健康理念，以及中医药传承与创新发展理念。基于此，浙江理应在卫生健康事业发展和中医药传承创新方面走在全国前列，积极践行总书记的重要指示，充分发挥中医药在健康中国建设中的独特优势，推动中医药现代化、产业化，为人民群众提供更加优质、高效的中医药服务，以实际行动推动中医药事业迈向新高度。中共中央、国务院已确定浙江为“新时代全面展示中国特色社会主义制度优越性的重要窗口”和“高质量发展建设共同富裕示范区”。因此，浙江更应坚持以习近平新时代中国特色社会主义思想为指导，推动中医药传承创新工作深入开展，推进中医药事业和产业在传承创新中实现高质量发展。要遵循中医药自身发展规律，依法推进中医药制度模式改革创新，坚持问题导向与结果导向相统一，确保《中华人民共和国中医药法》正确有效实施，为健康中国建设和人民身体健康做出新的贡献。

因而，编纂《浙派中医史》，温故而知新，向世人展示浙派中医的绚烂历程，显得尤为必要且意义非凡！

朱德明

2025年2月18日

凡 例

在探源浙派中医发展轨迹的进程中，我们怀着敬畏之心，力求呈现一部真实且全面的医药史志。然而，碍于资料的庞杂现状，在编写过程中我们面临诸多挑战。为了让读者更好地理解本书的编写思路与内容特点，现特将有关事项说明如下，以为阅读提供指引。

一、资料来源与整理

本书资料来源广泛，涵盖年代久远的省志、府志和县志，晦涩难懂的中医古籍，以及小说简牍、各类档案、政府文件等。为了启迪当下、惠及后世，挖掘更多民间医学智慧，我们四处走访，从民间搜集了大量口述及手抄资料。但由于历史跨度较大，各地区经济文化发展水平参差不齐，这些资料较为零散，加之民间资料传承过程中的不确定性，鉴别和取舍史料的难度较大，讹误与疏漏难以完全避免。

二、内容处理原则

在历史材料的处理上，我们始终以还原历史真实为核心原则。除对明显的错别字进行修正外，对于存在年代说法不一致或表述模糊之处，尽量保留原记载，旨在让读者接触到最真实的历史资料，避免因主观判断造成信息失真。

三、地名标注说明

考虑到古今地名的变化，书中对于涉及古今异称的地名，仅在影响理解文意或处于关键历史事件发生地等必要情形下加以标注，并非每次出现都作古今异称注释。我们力求在保证行文简洁流畅的同时，帮助读者理解地理位置的古今关联。

作为著作者，我们竭力全面展现浙派中医史的点点滴滴，但学术之路在于不断探索与完善。衷心希望本书能为浙派中医历史的研究提供一些参考，更期待读者及学界同仁不吝赐教，提出宝贵的意见和建议，以便我们在后续的研究中不断改进。

目录

上篇 浙派中医古代及近现代发展

下　篇　浙派中医当代发展

附　录

上篇

浙派中医古代及近现代发展

第一章 浙派中医的形成时期

浙江地处我国东南沿海，属于亚热带湿润季风气候区，降雨丰沛，气温适中，生物繁茂。早在100万年前，这里就有人类活动的痕迹。2004—2006年，在浙江省长兴县泗安镇白莲村七里亭的旧石器时代古人类遗址中，出土了超过800件约100万年前的打制石器，包括刮削器、砍砸器和手镐等，拉开了浙江历史的序幕。距今约1万年的浦江县黄宅镇渠南村上山遗址，被认为是长江下游地区最早的新石器时代遗址之一，对后来的萧山跨湖桥文化和河姆渡文化的形成产生了重要影响。

在距今8000～7000年的萧山跨湖桥遗址中发现了中药材，开启了浙江中医药发展的新篇章。随后，在河姆渡遗址和良渚文化遗址中也发现了与医药相关的遗迹。如果说先秦以前，浙江的医药还仅局限于“考古医药文化”，那么到了秦汉时期，浙江医药的辉煌已初见端倪。这一时期，浙江出现了杰出的思想家王充及其著作《论衡》，以及专门论述养生之道的道教大师魏伯阳及其作品《周易参同契》。此外，还有蓟子训在会稽都亭桥（今浙江绍兴一带）骑驴卖药等医药趣事。

第一节 先秦时期

自古至秦汉时期，浙江地区的医药文献相对匮乏，而考古文物则较为丰富。上山文化（距今 11000 ～ 8500 年，处于母系氏族社会阶段）、跨湖桥文化（距今 8000 ～ 7000 年，同样处于母系氏族社会阶段，代表性遗址包括跨湖桥遗址和下孙遗址）、河姆渡文化（距今 7000 年，仍处于母系氏族社会阶段）、马家浜文化（距今 7000 ～ 6000 年，亦处于母系氏族社会阶段，代表性遗址有吴家埠遗址、马家浜遗址等）、崧泽文化（距今 6000 ～ 5300 年，为母系氏族社会向父系氏族社会过渡阶段，代表性遗址有石马兜遗址）以及良渚文化（距今 5300 ～ 4000 年，已经隐现国家雏形，迈入古国行列，代表性遗址有反山遗址、瑶山遗址、汇观山遗址、莫角山遗址、文家山遗址、塘山遗址、姚家墩遗址、卞家山遗址、老和山遗址和水田畈遗址等），共同构筑起了距今 11000 ～ 4000 年浙江新石器时代的发展脉络。这些考古遗址、古墓葬和出土文物为我们提供了难得的实物资料。我们从医药卫生专业视角审视其中的一些珍贵文物，并将研究成果应用于工作中，发现这一时期浙江人民开展了多种形式的医疗卫生保健活动。例如，在萧山跨湖桥文化遗址中发现了草药罐，河姆渡遗址则出土了芡实、李子等药物化石，同时还发现了有助于健康的干栏式建筑遗迹。当时的人们使用简易的医疗器械进行治疗，利用簸箕等工具维护食品卫生，挖掘水井以获取清洁水源，并采取适当的埋葬方式处理尸体。越王勾践时期，特别重视人口增长和民众福祉，这促进了与端午节相关的多种卫生习俗的形成。道家和儒家的思想对中医学的发展有着深远的影响。这些发现从多个维度展示了先秦时期浙江地区医药起源及发展的辉煌历史。

一、遗址医光

（一）长兴七里亭遗址和浦江上山遗址中的医药遗迹

七里亭遗址位于浙江省湖州市长兴县泗安镇白莲村西山自然村北部，距今约100万年，属于旧石器时代的古人类遗址，该遗址分布在一处东西长250米、南北宽150米的"陇岗"地形上，考古挖掘出土了大约800件石制品，包括石核、石片、断块（片）、砍砸器、刮削器、尖状器、手镐、石砧、石锤和石球等工具。这些遗物的时代可以追溯到中更新世，其中最早的可达100万年以上。七里亭遗址内涵丰富，展现了浙江区域文化的独特性，为新石器时代文化的溯源研究提供了宝贵资料。考虑到任何有人类活动的地方都可能伴随有基础的医疗保健行为，我们可以合理推测，在七里亭遗址中的人类群体也可能从事了某些形式的原始医药活动，以应对日常生活中遇到的健康问题。

上山遗址位于浙江省浦江县黄宅镇渠南村的一座名为"上山"的小山丘上，是中国长江下游及东南沿海地区迄今为止发现的最早的新石器时期遗址之一。上山遗址以石球、石磨棒、石磨盘、双耳罐及厚胎炭红陶"盆"为组合特征。"大口盆"是上山遗址中最为典型的出土文物之一。在其残片——夹炭陶的表面，含有较多的稻壳印痕，胎土中也掺和了大量的稻壳和稻叶碎片。这些"大口盆"是"石煮法"的工具，即通过将石头烧烫后投入盛有水或食物的大口盆中，用于烧水或烹饪流食。这表明1万年前的浙江先民就已经告别了"茹毛饮血"的原始生活方式。在上山文化遗址群中发现了建筑遗存，其建筑形式主要表现为木柱腐烂后遗留的柱洞遗迹。这是东亚地区人类走出山地洞穴，在河谷旷野实现农业定居并获得成功的最早实证之一。凭借这一发现，上山文化成为浙江乃至整个中国东南地区年代最早的新石器时代文化之一。而且，上山遗址的建筑遗存、大口盆出土、稻壳和稻叶遗存，不仅佐证了上山先民们已过上相对稳定的生活，也暗示了医药活动的初步萌芽。

（二）萧山跨湖桥遗址、余姚河姆渡遗址和余杭良渚遗址中的医药遗迹

跨湖桥遗址位于浙江省杭州市萧山城厢街道湘湖村（原属浙江绍兴），距萧山城区西南约4千米。经测定，跨湖桥遗址的年代距今8000～7000年。该遗址经过三次考古发掘，出土了大量陶器、骨器、木器、石器，以及人工栽培的水稻等文物。其中，发现的植物果实如酸枣、核桃、芡实、梅核和李核等，均为后来见于著录且至今常用的中药材。此外，遗址还出土了大量的骨质针形

器，这些工具可能与当时的医疗活动相关，用于针刺、皮肤放脓、放血、排液或挑刺治疗。从出土的骨针和带有针孔的兽皮可以看出，跨湖桥先民们已经开始为了抵御严寒而缝制衣物。这一行为有效降低了因寒冷引发疾病和死亡的概率，在一定程度上延长了人类寿命，对于人类的生存和健康具有重大意义，是卫生文明发展的一个鲜明标志。遗址中还发现了许多烧土坑，坑口呈现出焦积的锅底状灰烬，表明萧山跨湖桥的先民已经能够熟练地使用火。从整个人类发展的进程来看，火的利用对于医药学与卫生保健而言是一次重大的生活变革。此外，在跨湖桥遗址还发现了一件稍有残缺的绳纹小陶釜。出土时，陶釜倾斜倒置于泥土中，器内盛有一捆形态一致的植物茎枝。这些茎枝长度为 5 ～ 8 厘米，单根直径一般在 0.3 ～ 0.8 厘米，共有 20 多根。它们的纹理和结节非常清晰，并较为整齐地屈缩在釜底。茎枝之间没有夹杂泥巴，与釜底的接触面也十分干净。从种种现象判断，这捆植物茎枝在丢弃前应是放置在一个容器（如篮子）内，在丢弃过程中没发生散乱，而是紧密地粘连在一起，呈现出煮软后的特征。由此推测，这捆茎枝可能是因陶釜破裂而被丢弃的草药。另外，陶釜外壁有明显的烟熏火燎痕迹，表明它确实经过了炊煮。陶釜内的茎枝不能被直接食用，推测先民们烧煮这些茎枝是为了获取烧煮后的汤汁。经浙江药品检验所中药室对其成分进行检测，确认这是一件因高温烧裂而被丢弃的煎药陶釜。这一发现不仅佐证了这一时期的人们已经认识到自然界植物的药用价值，还为研究药物煎煮的起源提供了重要的实物证据。因此可以说，萧山跨湖桥遗址中发现的中药材遗迹，标志着浙派中医发展的开端，具有重要的历史意义和研究价值。

河姆渡遗址位于浙江省宁波市余姚市河姆渡镇河姆渡村（原属浙江绍兴），是中国南方早期新石器时代（距今 7000 ～ 5000 年）的重要遗址。1973—1974 年和 1977—1978 年，河姆渡遗址先后进行了 2 次考古发掘。出土的动植物遗存中包括穿山甲、旱莲木、青苔、假灵芝、橡子、菱角、南酸枣、芡实、山桃、芦苇、带瓠皮的小葫芦、薏苡仁等。这些物种均为后来见于著录且至今常用的中药材，展现了当时人们对自然界药物资源的认识和利用。根据史料记载，中国早在新石器时代就发明了“砭针”等外科医疗工具。在河姆渡遗址中，发现了无眼孔的骨针（用于刺砭）、骨锥（一种尖端打磨极其精细，主要用于刺砭；另一种设计为凹形带沟槽，用于穿刺引流）、骨镞（用于刺砭）。这些发现与史料记载高度吻合，表明河姆渡先民掌握了简单外科工具的制造技术，并学会了使用它们进行穿刺引流，以治疗简单的外科疾病。这说明新石器时代的浙江地区已出现早期的外科学。

良渚遗址是一个具有早期城市形态的大型聚落遗址，其规模和品质世所罕见。该遗址包含100多处遗址点，涵盖宫殿、祭坛、墓地、工场、农耕区、土垣、城址和村落等各类遗存，显示出高度复杂的社会结构。这些丰富的遗存不仅反映了当时社会的高度组织化，还为人们的医药卫生保健创造了条件。良渚文化是分布于环太湖地区的史前文化。该地区气候温暖潮湿，为血吸虫病的传播提供了天然条件。然而，古人对该病的认识不足，且缺乏有效的治疗手段，因此这种疾病对人们的健康构成了极大的威胁。在良渚文化时期，出现了散布在居址范围内的专门墓地，这不仅实现了遗骸的统一管理，还有助于环境卫生治理，有利于人们的身心健康。而在老和山遗址和水田畈遗址中出土的稻米、用于煮熟食物的陶制炊具及扬糠除秽的簸箕等物，证明当时杭州先民已经认识到食品卫生的重要性，并采取了相应的措施来改善生活条件。

二、桐彭医传

（一）桐君识药

相传在黄帝时期，有一位药学家居住在屋舍周围被桐树荫蔽的地方。由于人们不知其姓名，问及此人时便指向桐树，因而称其为“桐君”。《本草纲目》《本草经集注》《吴普本草》等中医药古籍均有关于桐君及其著作《桐君采药录》的记载。这表明远古时期人们已对植物药用价值有所认识。经过几代人的努力，《桐君采药录》最终在东汉至三国时期成书。

（二）彭祖养道

据史料记载，早在殷商时期，彭祖隐居于天目山，以中药食膳养生，创造了彭祖养生文化。传说中他享年800岁，按现代计算方式约为131岁。彭祖是距今4000多年前殷商时期的大夫，姓篯，名铿，为帝王颛顼的孙子，陆终氏的第2个儿子。彭祖从彭城（今江苏徐州）辞官后，千里迢迢来到风景优美、物产丰富的天目山下，在古地名八岗十六湾（又称“青山百岗岭”）隐居养生。传说他娶了49位妻子，育有54个子女，最终享年800岁。彭祖仙逝后，被归葬于百岗岭。后人为纪念他，将百岗岭改名为“八百里”，意指此地为这位800岁老人的故里。现今，这一地区隶属于锦城街道潘山村。百岗岭不仅山清水秀，而且植物种类多样，这里文化底蕴深厚，彭祖的神话传说广为流传，家喻户晓，更有彭祖墓、彭祖祠、石马塘、红梅寺等100余处历史遗址。潘山村作为彭祖养生文化的发祥地，承载着丰富的文化遗产。

彭祖的养生之道包含 2 个主要方面：其一是善于气功导引，通过特定的呼吸和肢体动作，促使真气在体内顺畅运行；其二是服食桂花、灵芝等草药，借助自然草木的功效滋养身体。后人传承并弘扬这些理念，逐渐孕育出独特的彭祖养生文化，还总结出“四大术”与“五大纲”。

“四大术”具体包括养生术、烹调术、房中术和堪舆术。“五大纲”的内容如下：首先，明确养生与单纯追求营养有所不同，养生是一个综合的身心养护过程；其次，认识到健康和长寿并非等同概念，健康是长寿的基础，但影响长寿的因素更为复杂；再者，理解运动对长寿虽有一定作用，但并非唯一决定因素，其关系存在一定局限性；然后，明晰影响健康的四要素，即合理膳食、平衡营养，通过体能运动、情绪调理、药物调理等进行综合调理，注重呼吸调节（导气）并合理运用房中术；最后，认为人在理想状态下具备活到 170 岁的潜力。

殷商时期，颛顼的孙子彭祖从彭城辞官后，来到八岗十六弯隐居养生，在此过程中逐渐形成独特的彭祖养生文化体系。这一文化体系包含摄养术、导引术、服气术、房中术和烹调术等多个方面。彭祖也正因对上古养生术的全面总结与卓越贡献，成为上古养生术的集大成者，被尊称为“上古大贤”。

三、越地医粹

（一）越养贤集

越地民众自古便崇尚养生，在历史长河中，养生学家层出不穷。据确切文字记载，越国大夫范蠡对“服饵之法”已颇为精通。“服饵之法”高度重视饮食调节，着重强调通过食疗保健来达到养生目的。后世的养生学家来源广泛，不仅在医家群体中人才济济，在文学、史学、哲学等诸多领域的学者里也不乏其人，可谓名贤辈出。这些养生学家在不同时代留下了众多著作，其中不少名篇在养生思想、理论构建以及方法运用等方面都有着独特的阐发，各自展现出鲜明的特色，在养生领域独树一帜。

（二）禹粮医话

禹余粮是产自嵊州的一种奇石，相传为大禹在了溪治水大功告成时所遗留。大禹当年祭神的那座小山，名为“了山”，山的西侧有一条通岭，称作“禹粮岭”。西晋张华所著的《博物志》记载：“禹治水，弃余食于江，为禹余粮。”南朝梁任昉在《述异记》中也有记载：“今药中有禹余粮者，世传昔禹治水，弃其所余粮于江中，生为药也。”宋代高似孙编撰的《剡录》则写道：“禹治水止于此。山中产药，称禹余粮，盖余食所化。”

从中医药学角度来看，禹余粮性味甘涩，归脾、胃、大肠经，功能涩肠止血，主治久泻久痢等。明代李时珍在《本草纲目》矿物药石部第十卷中记载：“空言质，青言色，杨梅言是也，诸石药中，唯此最贵。”又提道：“禹余粮，乃石中黄粉，生于池泽。久服耐寒暑不饥，轻身飞行千里，延年不老。”不过，站在现代科学的视角审视，这些关于禹余粮功效的记载显然存在一定的夸张成分。但不可否认的是，它们真实地反映出当时人们对药物功效的认知水平以及内心的期望。

第二节　秦汉时期

一、乌药史话

天台，素有“中国乌药之乡”的美誉，其产出的天台乌药色泽洁白、质地鲜嫩、香气馥郁，品质堪称全国之冠。天台乌药的历史文化底蕴极为深厚，自西周绵延至今，跨越了悠悠2000多年的漫长岁月，宛如中药历史长河中一颗熠熠生辉的璀璨明珠。

相传，在公元前219年，秦始皇派遣徐福出海寻觅长生不老的仙药。徐福历经艰难险阻，长途跋涉来到天台山，最终寻得了天台乌药。随后，他率领3000童男童女东渡日本，也将这珍贵的天台乌药带到了日本。

汉明帝永平五年（62），剡县（今浙江嵊州、新昌一带）人刘晨、阮肇进入天台桃源采挖乌药。途中，他们偶遇两位仙姑，在桃源洞上演了一段浪漫的仙凡姻缘。后来，他们因思念家乡而返回家乡，仙姑则以乌药相赠。这段以乌药为媒介的神话爱情故事，千百年来一直被后人传颂 。

时光流转至唐代，天台乌药续写传奇。高僧鉴真东渡日本时带去的天台乌药成功治愈了光明皇太后久治不愈的顽疾。正因如此，鉴真被尊称为日本的“神农”。据《天台县志》记载，自明洪武十七年（1384）起，县城内开设了惠民药局，中药材加工已颇具规模。到了清代，乌药切片加工后远销各地。

1979年2月，邓小平访美归来途中路过日本。《人民日报》刊登了一篇题为“日本朋友请邓副总理把‘长生不老’药苗带回国”的新闻报道：日本和歌山县新宫市市长濑古洁将三盆从天台移植到日本的“天台乌药”苗郑重地交给邓小平，让其带回中国，以此表达日本人民对中国人民的友好情谊。2014年，刘阮采药传说被列入第四批国家级非物质文化遗产代表性项目名录。2023年，农业农村部公布了第七批中国重要农业文化遗产名单，“浙江天台乌药林下栽培系统”荣耀上榜。

二、道医合璧

浙江地区中医药的发展，深受道家学说的深远影响。据《后汉书·徐登传》记载，东阳著名道士赵炳，字公阿，不仅精通禁咒治病之法，还深谙内科，善于运用越人方药施治，医术精湛，堪称一绝。东汉时期，兵荒马乱，疾疫横行，他与徐登相约在乌伤溪水之上（今浙江义乌东部），以禁咒之术治病救人，声名远扬，传遍江南大地。

东汉章帝、和帝时期，张道陵出生于临安天目山。他对长生不老之术造诣颇深，一生远离尘世喧嚣，隐居深山，游历了众多名山大川。东行至兴安云锦溪云锦洞时，在附近仙岩潜心炼丹，历经三年，终有所成。而后，他得道升天，将遗留的三五斩邪雌雄剑、正一盟威符箓、阳平治都功印传予子孙后代，其家族世袭天师之号。杭州众多炼丹之士皆出自他的门下。临安西天目山上的“张公洞”，即张公舍遗址，如今依旧保存完好。据宋咸淳年间（1265—1274）的《临安志》记载：“於潜县南三十里，天师张道陵（34—156）生于此山之西，因以名之今集真观，即其宅基，旧名生睿山下，有炼丹井尚存。”

在秦汉时期，浙江的中医虽尚未形成明确的分科体系，但在妇科领域，早在东汉时期，道士于吉（一作干吉）便专门为妇人诊治疾病。东汉末年，上虞地区的著名道教大师伯阳真人（魏伯阳），专注于修真炼丹、吐纳养息，撰写了一部集内丹、外丹与房中术于一体，系统阐述长寿之道的著作——《周易参同契》。这部著作堪称道教最为系统且最具权威性的炼丹学典籍，也是世界上现存最早的丹经之一，享有“万古丹经王”的盛誉。书中不仅详细记述了精、气、神的修炼方法，更为气功修炼提供了极具价值的参考依据。由此可见，伯阳真人及其所著的《周易参同契》，为医药学、养生学乃至人体科学的发展，做出了不可磨灭的贡献，是道家与医学融合的典范，具有极高的学术价值。

第三节　三国两晋南北朝时期

三国两晋南北朝时期，491 年，萧子良在湖州府第北面建成了中国第一家私立慈善医院。同一时期，姚氏、徐氏等医学世家崭露头角。炼丹家兼药学家葛洪与陶弘景在浙江多地积极炼制丹药，有力推动了寺院医药和炼丹术在浙江的蓬勃发展。943 年，高昙禅师"得异授而兴医业"，创建了萧山竹林寺女科。

一、僧医启新

在古代浙江的医疗机构中，有明确记载的，当属竟陵郡王萧子良（460—494）于南齐永明九年（491）在吴兴（今浙江湖州）设置的慈善医院。该医院专门收治贫病不能立者，给衣及药。此外，创建于南齐的萧山竹林寺，寺僧高昙禅师于石晋天福八年（943）成为竹林寺女科僧医的开山鼻祖。这座寺庙医院不仅在浙江，乃至在全国范围内都属于较早一批，为中医妇科的发展奠定了重要基础。

二、杭药探源

南北朝时期，陶弘景在其《神农本草经集注》中记载，钱唐（今浙江杭州）产有三建，并称钱塘天雄为"杂建"。南宋时期，钱唐龙井山开始出产贯众。同时，此处还出产寒水石。据记载，杭州的寒水石分为软硬两种：软者称寒水石，硬者为石膏，主要产于南高峰塔山下。钱唐人凿山取膏，捣作齿药货用，浙人称之为寒水石，入药胜他处所产。此外，灵隐山石穴中曾有人采集石钟乳。

杭州中成药的制备始于东晋葛洪在杭州等地的炼丹活动。其著作《抱朴子》《肘后备急方》流传甚广。《肘后备急方》卷八"治百病备急丸散诸要方第七十二"记载了"成剂药"，包括金牙散、玉壶黄丸、紫雪丹等药物，这些药物成批制造并贮备，以备不时之需。这是浙江省制备中成药最早的记载之一。杭州北山的葛岭因葛洪在此炼丹而得名，至今仍保留着洗药池、炼丹井等古迹。

三、寺观医缘

（一）竹寺女医

萧山竹林寺女科始于五代后晋天福八年（943），自寺僧高昙起逐渐声名远扬，传至民国时已有108代。

竹林寺位于萧山城厢镇惠济桥北堍，原名古崇寺，始建于南朝齐（479—502），至今已有约1500年历史。开山祖师为悟真禅师。后晋天福八年（943），寺僧高昙“得异授而兴医业”。据《竹林寺世乘》记载，高昙祖师曾述：“自悟真禅师之创兴竹林，至石晋而有师（指高昙），盖未尝有医，而也未尝有寺。所谓竹林寺，不过静养一席地耳。自高昙知遇一无名道人，授之以秘录，随录之，于是晓夜诵读，而医道日精，患者念之，百无一失。”高昙禅师集资筹款，在古崇寺原址上扩建振兴寺院，更名为“资国看经院”，创建了竹林寺女科。太平兴国七年（982），寺院又更名为“惠通院”。此后，医术师徒代代相传，僧医皆以治妇科病而闻名。尤其是在后周至北宋时期，竹林寺声誉达到顶峰，誉满大江南北。至清代末期，寺院仍占地8亩，拥有屋宇百余间，并设有药房和诊室。

竹林寺女科名声最盛的是静暹（晓庵）禅师，他潜心钻研妇科，医术高超，极险极危之症一经他手便化险为夷。南宋绍定六年（1233），他用秘方治愈了宋理宗赵昀的谢道清皇后的重病，被赐封为“医王”，宋理宗御书“惠济寺”匾额，同时赐予“晓庵”和“药室”两块匾额，建立了“十世医王”的传承体系。所谓十世医王，即从晓庵上溯四世，下续五世止。具体包括：一世涵碧（静霞）、二世广严（天岩）、三世志坚（商岩）、四世子传（允云）、五世静暹（晓庵）、六世大有（会源）、七世华玉（丹邱）、八世道印（梅石）、九世德宝（雪岩）、十世性间（迪庵）。这一传承体系一直延续至民国时期，已有108代。

（二）古刹医脉

建于东晋咸和元年（326）的杭州灵隐寺设有药师殿，供奉善见菩萨（又称“雷山大药王”）。据传，善见菩萨精通医药，能“消灭无量众病”。后晋天福四年（939），钱氏在今杭州竹竿巷建立天长净心寺。清康熙五年（1666），兵备道熊光裕重建该寺，并增设赐子观音医真君殿。杭州上天竺法喜寺位于北高峰麓白云峰下。后晋天福四年（939），僧道翊在此结庐修行，初名为天竺看经院。清康熙四十六年（1707），康熙皇帝南巡至此，赐御书金字“药师经”。这些寺庙中的天医真君殿和看经院，功能与药师殿相似。

陈隋时期，智𫖮在天台山居住多年，创立天台宗，对气功养生颇有研究，著有《六妙法门》，并与僧人惠绰一起在山上种植苣拾象草药。

四、医经传邻

魏晋南北朝时期，《针灸甲乙经》《脉经》传入朝鲜、日本，在国际医学交流中发挥了重要作用。这一时期的医学发展显著，尤其是中医外科领域，医术堪称当时医学领域的一朵奇葩。

第四节　隋唐五代十国时期

唐代，浙江开启了设官建制管理医药行业的先河，开始设置医官、医生。这一时期，浙江涌现出陈仕良、陈藏器等多位医药学家。浙江中药材资源极为丰富，产地广泛，品种繁多。吴越国向北宋朝贡时，香药的品类丰富多样。在浙江出土的文物中，有唐代药店使用的黄釉研钵、瓷质唾壶、瓷质脉枕等医药卫生器皿。杭州、嘉兴、湖州一带还出现了诸多保健佳肴。此外，当时邻国的学问僧和医药学家纷纷前来杭州学习中医药学，并将所学带回本国推广；杭州籍医药学家也远渡重洋前往邻国传播医药知识，国际间的医药交流十分频繁。

一、唐浙医制

传统中医主要以坐堂门诊或走方行医的方式开展诊疗活动。据史书记载，唐贞观三年（629），朝廷在各府州设置医官，官秩为从九品下。唐代浙江医官（生）的设置，拉开了设官建制管理浙江医药行业的序幕。

同年，各府州县设置医药博士，州府以下设有医学博士与助教，其职责是“掌州境巡疗”，即负责管理、指导民间医事，并举办惠民药局。是年，衢州设立州医学，配备博士、助教各 1 人，负责管理医药事务和开展医学教学。

唐开元元年（713），朝廷将医药博士改称为医学博士，主要负责运用各种药物医治民疾，并且在必要时需要施行外科手术。医学助教职掌本草验方的收集、整理与撰写。医学生则前往偏远贫困地区开展巡诊医疗工作。

当时，越州属于中都督府，因此设置医药（学）博士 1 人、医学助教 1 人、医学生 12 人。随后，浙江部分府州县如台州、浦江、龙游等地也相继设立医学机构。唐代浙江医官、医生的设置对当地医学发展意义重大，不仅促进了医药知识的传播，还提升了医疗服务的质量，并扩大了医疗服务的覆盖范围。

二、隋唐药韵

（一）杭城药植

隋唐五代十国时期，杭州的中药资源极为丰富，产地分布广泛，品种众多。杭州吴山的采芝岩下有一块一丈多宽的土地，可种植黄精等药物，形成了药圃。

杭州府公署位于钱塘（今浙江杭州）凤凰山麓、山城旁。据清代乾隆时期浙江巡抚常安所著《宦游笔记》记载："凤凰山产菊花，花形不大，蒂部呈紫色，味道甘甜，用来点茶极为美妙。"又有清赵学敏《本草纲目拾遗》记载，凤凰山菊花又称"城头菊"，曾作为贡品进献。这与唐代杭州府户录事在凤凰山山亭所描述的"傍城余菊"完全吻合，由此可以确定，杭州凤凰山产的甘菊花可追溯至唐代，并且当时已在市场上销售。从其发展历程来看，甘菊花大多从庭院一隅的自需种植，通过移植扦插发展到较大面积的园圃畦地种植。用途也从最初的自种自用（食用、观赏、药用）和馈赠，逐步发展到少量的市场交易，最终形成流通渠道，在杭州港集散并流传开来。

唐天复年间（901—904），夏侯子在来贤岩宜霜亭下建立药圃（今余杭大涤山），栽种了包括菊花在内的60多种药草。

甘菊在唐代吴越地区已有种植。根据南宋时期沈竞《菊谱》记载，其中列举了60种菊花品种，这些菊花正是南宋临安（今浙江杭州）"禁中大园子"里的"禁苑品"，集中展现了吴越各地区的优质菊品。其中包括甘菊、"临安长沙菊"、"满望金"、"孩儿白"等。从吴越地区甘菊的种植历史可以看出，宋代菊花的发展是在唐代基础上的继承与发扬。

后唐时期（吴越国），罗隐，今富阳新登人，50岁以后受到吴城国王钱镠赏识，曾任钱塘令，官至吴越国给事中等职，其《咏白菊》诗云："虽被风霜竞欲摧，皎然颜色不颓废。已疑素手能妆出，又似金钱未染来。香散自宜飘绿酒，叶交仍得阴苍苔。"此诗赞美了钱塘（今浙江杭州）的白菊花和菊花酒。当时，白菊花在钱塘县署内外、寺内、公署内及亭畔等地均有种植，从稀有珍贵逐渐走向普及。

唐代《本草拾遗》中提到"麦冬出江宁者小润，出新安（今浙江淳安）者大白"的"新安"，宋代《大观本草》附图"睦州麦门冬"的"睦州"，均指淳安、建德一带。这些记载证实了唐宋时期淳安、建德地区已盛产麦冬。明代《本草品汇精要》在"地道"栏目中称"江宁、新安（今浙江淳安）者佳"，这进一步证明了该地区麦冬的优良品质。到了明代末期，麦冬的主要产地逐渐转移至杭州笕桥地区。

（二）香药朝贡

961年，都城位于杭州的吴越国向北宋朝贡香药15万斤。

973年2月，朝贡乳香21000斤。

975年，朝贡乳香、香药数以万计；3月，再次贡乳香数以万计。

976年2月，贡乳香2万斤、香药3万斤；3月2日，贡乳香5万斤；3月4日，贡药物一金盒（重45斤）、香药20银盒（重400斤）、白乳香1000斤；6月4日，贡乳香1万斤；11月，贡香药1万斤。据不完全统计，976年，吴越国共向北宋贡香药30万斤。

977年10月17日，贡乳香14000斤、白龙脑10斤；12月28日，贡瓶香10000斤、香药10000斤，还贡干姜5万斤、红牙药器22车等。

978年，吴越国被北宋统一，朝贡药物活动就此终止。

这些记录表明，当时杭州中药材的生产和贸易十分活跃。

第五节 北宋时期

北宋时期，浙江各州县设立医学官制和惠民药局，负责掌管药物、为民众治病。杭州还出现了当时中国为民服务的最大医院——“安乐坊”，这也是杭州第一所此类医院。

当时名医辈出，如陈师文、裴宗元、沈括、朱肱、王执中等，他们在阐发中医药学术方面成果卓著，各有建树。范仲淹于1034年担任睦州（今浙江建德）知府，1050年担任杭州知府，提出“不为良相，当为良医”的箴言，流传千古。苏轼在担任杭州太守期间，掘六井、浚西湖，创办病坊、防治疫疠，为杭州医学史留下一段佳话。沈括为杭州人，官至龙图阁学士。他在考中进士前就开始研习医学，涉及解剖、生理、药理等领域，且医术精湛，颇负盛名。他的研究成果大多收录在《梦溪笔谈》中，还收集民间良方，著有《灵苑方》《良方》两部著作。朱肱官至邓州奉仪郎，罢官后隐居杭州大隐坊，潜心研究张仲景学说数十年。1107年，朱肱著《伤寒百问》，又称《南阳活人书》，成为伤寒学派的大家。1130年，临安（今浙江杭州）设立“和剂局”，后改称“太平惠民局”。1107—1110年，北宋朝廷诏令杭州人裴宗元和陈师文编撰《太平惠民和剂局方》，这是世界上最早的国家药典之一。

一、宋杭医事

北宋时期，杭州的医政机构建设逐渐向北方发达城市看齐，但仍存在一定差距。在杭州的行宫（钱王旧宫址）设有御药院。为抚恤民众，杭州出现了“养病坊”和“施药局”。此外，世界上最早的成药销售机构——“太医局卖药所”和“和剂惠民局”也相继在杭州出现。

清光绪二十四年（1898）《於潜县志》记载，宋元祐元年（1086），在县南百步街西设立了惠民局。民国十四年（1925）《昌化县志》记载，昌化县的惠民药局始建于宋代，由县令章伯奋在县西创建。元代时，该药局迁至东三皇庙左侧；明洪武三年（1370），又迁至宣和坊东侧。至清道光年间，惠民药局最终被废弃。

宋元祐四至六年（1089—1091），苏东坡出任杭州太守期间，拨出官银2000贯，加上自己的50两银子，在杭州众安桥附近开设病坊，取名“安乐坊”，聘请寺院僧医管理坊内事务，邀请名医坐堂看病。这是我国历史上最早的官办私助公益性医疗机构。苏东坡离任前，将“安乐坊”迁至西湖边，改名“安济坊”，由官立改为私立病坊。朝廷曾赐予紫衣及祠部牒一道，嘉奖管理病房的僧医。

二、宋药新篇

北宋时期，中药材的采集和栽培技术得以提升。沈括、郑樵、初虞世、陈衍、范成大等学者对药物名实问题进行了文献整理或实地考察。沈括特别指出，药材的采集不能局限于固定时日，需要依据药用部位、地区、气候、种植条件的差异区别对待。杭州人沈括及寇宗奭、钱乙等人认识到药物作用部位具有一定选择性，并开始探索归经理论。沈括提出，药物经肠胃吸收发挥作用的是“英精”（即有效成分）。尽管宋代药性理论研究尚处于初步阶段，但这些工作为金元时期的进一步发展奠定了基础。这一时期，杭州新增产出云母、白术、藁本、五味子、木鳖子等多种中药材。江干区笕桥镇一带临江临水，也盛产中药材。宋熙宁十年（1077），广州、杭州、明州三地市舶司共收乳香354449斤，表明中外药材交易十分活跃。

总之，从远古时期到北宋年间，浙派中医的总体发展水平与中原地区相比稍显落后，但始终紧跟浙江省域社会的发展步伐。浙江籍医药人才不断涌现，医药事业成果显著，民间医药卫生习俗丰富多样。究其特征，主要体现在三个方面：其一，私立慈善医院的开创与医学世家的兴起。491年，萧子良在湖州府第北面建成我国第一家私立慈善医院。浙江籍医药学家在正史中所占比例位居全国前列，出现了在全国极具影响力的姚氏、徐氏等医学世家，开创医学世家传授医术的先河，对后世影响深远。其二，重要医药学著作的涌现与文化交融。重要的医药学著作大多出自浙江籍或寓居浙江的医药学家之手，而且传统医药学与文学、金石、书画等开始相互交融。嵇康、王羲之、谢灵运等文豪兼书画大师涉足中医药学，极大地丰富了浙江医药文化的内涵。其三，佛、道两家为浙江的医药学发展做出重大贡献。智顗在浙江天台山创立被视为中国首个宗派的天台宗，并且普陀山（观音菩萨道场）作为全国四大佛教圣地之一，借助医药弘扬佛法。又如炼丹道家兼药学家葛洪、陶弘景在浙江多地炼制丹药，促使寺院医药和炼丹术在浙江蓬勃发展，影响广泛。因此，可以肯定地说，这一时期浙派中医的发展在全国占据重要地位，对中国医药卫生的传承发展做出了重要贡献。

第二章

浙江中医的转折时期

南宋时期，浙江的中医药学深受传统文化的思维方式及民族心态的深刻影响，这种影响促使士人积极投身医药研究。范仲淹提出“不为良相，当为良医”的理念，在南宋各界得到广泛响应。这一时期，印制出版的医药著作获得政界、文化界和民间人士的高度认可，有力推动了中国南方地区医疗卫生保健事业的发展。

南宋时期，社会普遍重视医学，大量名人，如绍兴人陆游等，参与行医和著述，一时间形成名人尚医、文人知医的社会风尚。这些名人拥有较高的社会地位与文化素养，在医学理论的总结研究及整理推广方面具备得天独厚的条件，从而促成“儒医”这一医学人才类型的产生。

南宋时期，浙江的中央及省级医药卫生机构设置较为完善，包括御药院、太平惠民局、惠民和剂局、施药局等。这些机构在体恤民众、诊治疾病、规范行规、炮制药物及施药济民等方面建树非凡。当时，浙江的慈善医疗机构如雨后春笋般涌现，在许多地区建立了慈幼局、养济院、漏泽园等设施，这些机构在救治民众、提供医疗保健服务及维护社会稳定方面发挥了重要作用。

南宋时期，医家学派的传承及医学基础理论和临床各科在南宋时期有了较大发展。这一时期，浙江出现众多著名的医家流派，像萧山竹林寺女科、绍兴钱氏女科、宁波宋氏女科、陈木扇女科、海宁郭氏女科、绍兴“三六九”伤科、永嘉医派等。这些流派均具有独特的医疗方法，疗效显著，受到偏安临安的南宋朝廷的高度认可，形成较为完整的中医药理论体系，薪火相传，为祖国医药学发展做出卓越贡献。

浙江的医学基础理论和临床各科发展迅猛，在内科、外科、妇产科、儿科、针灸科、耳鼻喉科、食疗科、法医等领域均取得了非凡成就，尤其是在妇产科方面，世家医派百花齐放，成果迭出。众多浙江籍中医药学家群星璀璨，携手推动了浙江乃至全国中医药学的发展与进步。

南宋时期，偏安临安的朝廷重视药学，使得药材丰富，药市繁荣，药店林立，药物炮制技术精湛，药品种类繁多，药商远涉海内外。这些现象充分表明，南宋时期是古代浙江药学发展的转折点，极大地推动了同时期中国药学事业的发展。政府及民间大力整治马路、清除道路垃圾、建立公共厕所、推行火葬、掘井提供安全饮用水、新设澡堂，并在传统节日开展医药活动。所有这些措施的施行，使浙江省迅速成为全国公共卫生综合治理的先进地区，成为国内外人士向往的“文物之邦”。这一时期，浙江疫疠流行较为频繁。据《宋史》记载，在150多年间，浙江发生30多次大规模的疫疠流行，主要集中在以临安为中心的浙西地区，其成因独特。面对突如其来的灾难，南宋朝廷采取了积极的预防和善后措施。当地的中医药学家追本溯源、各显其能，为民排忧解难，取得了一定的预防和治疫效果。这一时期，浙江一举成为中外科技文化交流的重镇。通过海道，浙江沿海的临安、明州、台州、温州等港口城市与朝鲜半岛、日本、东南亚、阿拉伯国家乃至非洲东北部，展开了广泛的医药交流。尤其是浙江在与国外的医药交流方面处于全国领先地位，在中外医药交流史和科技发展史上占据重要地位。

第一节　南宋时期的浙江医学

一、医政

（一）管理机构

南宋时期，医学行政机构与医学教育机构分开设立。纯属医政管理的机构包括翰林医官院、尚药局、御药院、太平惠民局、惠民和剂局、惠民（药）局、施药局及其他保健慈善医药机构等。南宋时期的医政机构设置不仅可与北方诸省相媲美，甚至在诸多方面更为出色，成为当时中国医政机构建置最为密集、完善的地区。这一时期的医政机构建设达到了中国医政史上的巅峰，为我国医药学事业的发展做出了卓越贡献。

建炎四年（1130），南宋朝廷率先在临安（今浙江杭州）设立熟药所。绍兴五年（1135），户部侍郎王俣奏请朝廷在临安设立太平惠民药局，宋高宗赵构准奏，共设置5局。太平惠民局负责管理民间行医，掌管药物采购与炮制，承担本草验方的收集与撰写工作，并聘请医师坐堂诊治疾病，成为集政务、医疗和药事管理于一体的官办医疗机构。绍兴六年（1136），又增设熟药局4所，其中一所又称“和济局”，专门负责制药。和济局不仅收集诸家名方和民间验方，还不断改进炮制方法，以确保药物质量可靠，而且药物价格仅为时价的三分之二。为了规范成药的生产和使用，南宋朝廷颁布《太平惠民和剂局方》，对每种成药所含的原药成分、药量、炮制及加工方法均有详细的规定。

官药局平时聘请名医坐堂门诊，居民大多优先选择到官药局看病求药。民间中医则分散于街巷，行医方式主要为私人诊室以及医家受聘于中药店坐堂门诊。在瘟疫流行时期，医官会在城区开设临时病坊，将患者集中起来进行治疗，或者免费施药救济百姓。南宋乾道元年（1165）四月，临安遭遇水灾，朝廷派遣八名官医在城内外巡诊，诊后由和济局发药，诊疗费在县镇杂收中开支。淳祐八年（1248）五月，瘟疫流行，朝廷令临安府尹设置施药局，命官医走遍街头巷尾巡诊，一个月内花去数万贯经费。淳祐十年（1250）二月，朝廷下拨10万贯给施药局，用于免费为民治病。除官药局外，宫城内侍省还设有御药处，皇城司下辖御药院和香药库等御药机构。浙江余杭医学署位于县境新图位置；昌化县医学署则设在县城西面约100步处。

宁波设有翰林祇候（医官）一员驻治。南宋开禧二年（1206），衢州医学署设教授、学正、学录各一人。由于当时医务人员数量较少，这类机构主要为王室和官员提供服务。

南宋时期，中药制剂的生产由国家专门设立的药局管理。药局分为和剂局（制药工场）与惠民局（药店）两类，其建置保持不变。惠民利济局设在临安大府寺内右侧，负责制药并发放给民众。建炎四年（1130），朝廷在临安设置和剂局（时称熟药所）。12年后，该机构改名为“太平惠民局”。

绍兴二十一年（1151）二月乙卯，朝廷下令全国各州仿照临安的太平惠民局制度设立惠民药局，并由中央颁布了我国第一部成药制剂规范——《太平惠民和剂局方》。该规范要求各地药局按照医书上的处方制药，以熟药形式出售给患者，以解除患者的痛苦。由此，临安成为全国的中成药制剂中心。

南宋时期，明州（今浙江宁波）的和剂药局远近闻名，这一成就始于胡榘。府旧无药局，疾病者取药于市，假伪售真，其害滋甚。宝庆三年，守胡榘始创局于郡圃射垛之西。为屋7间，有阁以居，药灶疱湢皆整，器用什物咸备。总费楮卷4000缗，外捐万缗市药。命官吏主之，剂量精审，阖境赖惠。渐收赢钱以补泛费，其万缗则循环充本。其名称为“制置司和剂药局”。

宝祐五年（1257），知府吴潜移地扩建制药场所。惠民药局原设在校场口的射垛西面，因房屋简陋，地方潮湿，且出入给军事指挥部带来诸多不便，后迁移到原犒赏库的海晏楼，有10多楹房屋。楼上贮藏熟剂成料，以防受潮霉变，楼下则为众工作场。前增门屋3间，后增翼屋5间，浚池置鼎焙室、烹釜，设施完备，辟为制药工场，规模非昔日可比。在城区设销售点，以府前班春亭为都局，子局有上马宁铺、南门里大庙前铺、及瓜亭铺、吴桥门铺、江东门外铺、东步铺和东门水军共7处。在慈溪、奉化、昌国（今浙江舟山）、象山、余姚、上虞各县各设一个子铺，每年春夏，都向患者散药，酌收费用。例如，宝祐五年（1257），散药2835帖；南宋开庆元年（1259），散药2493帖，数量相当可观。药钱开办时仅14000贯，至开庆元年（1259），经过32年的发展，药钱增至433139贯111文。现将宁波地区惠民药局子局散药情况列表1如下。

表 1　宁波地区惠民药局子局散药情况

地点	营业额	备注
府前班春亭都局	日报卖钱 1000 贯或 800 贯	以后四铺系本局差人前去发卖
上马宁铺	日报卖钱 90 贯或 80 贯	
南门里大庙前铺	日报卖钱 40 贯或 30 贯	
及瓜亭铺	日报卖钱 60 贯或 40 贯	
吴桥门铺	月取 1000 贯或 1 个半月取 1000 贯	以后照例赍钱到铺，取赎以加一五分饶润
江东门外铺	月取 2000 贯	
慈溪县铺	月取 500 贯或 2 个月取 500 贯	
东步铺	2 个月取 500 贯或 3 个月取 500 贯	
奉化县铺	月取 100 贯或 50 日取 1000 贯	
昌国县铺	月取 700 贯或 2 个月取 700 贯	
象山县铺	月取 300 贯或 1 个半月取 300 贯	
余姚县铺	月取 800 贯或 2 个月取 1000 贯	
上虞县铺	2 个月取 500 贯	
东门水军	月取 1000 贯或 2 个月取 2000 贯	
每年散药：宋宝祐五年（1257），散药 2835 帖。宋宝祐六年（1258），缺。宋开庆元年（1259），散药 2493 帖。		

历经宋末元初的战乱，宁波的慈善事业遭受重创，众多慈善救济机构荡然无存。正如古人所言："官有常平，私有社仓，皆所以得民也。常平废不复举，社仓之存者无几矣。"常平与社仓作为古代重要的社会救济机制，在战乱的冲击下难以维系，足见当时社会的动荡。

元代在宋代的基础上，进一步推动了医疗救济制度的发展。宋代兴起的惠民药局，在元代更为普遍，成为医疗救济体系中的重要组成部分。例如，位于庆元路鄞县清涞桥北宋宣诏亭旧址的药局，于元大德二年（1298）设立，元至大二年（1309）毁于变故，后在元天历二年（1329），由郡守阿里牙答思下令重建，重建后的药局规模可观，拥有楼房、后厅各3间，为当地百姓提供了重要的医疗服务。

早在绍兴二十一年（1151），衢州郡官医提领便设立了惠民药局，龙游也随之效仿。《衢州续惠民药局记》中对药局的运营理念有着深刻阐述："局以惠民名，官取赢焉，则名与实背而驰矣。官不取赢，恣吏与工渔食焉。利归此曹，非惠民也。戢吏与工矣，不培其本，其惠易穷，犹无实也。"强调了惠民药局应以真正惠及百姓为宗旨，避免因追求利益或管理不善而违背初衷。文中还记载了药局的经营策略，如将积累的本钱分为3份，1份用于日常费用，2份用于购置膏腴田产，用田产收益购置良药，随着药局经营良好，田产也不断增加，形成了良性循环，使得药局能够持续为民众提供优质药物。

祥兴二年（1279），随着南宋王朝的覆灭，临安的太平惠民局也随之湮没在历史的长河中。然而，太平惠民局在存续期间制定的一系列财政、保卫、营业法规，在医疗保健与防控疫疾等方面发挥了重要作用，为我国药学事业的发展做出了不可磨灭的贡献。

（二）医药卫生律令

南宋时期，医药卫生事业发展势头强劲，然而在繁荣的背后，诸多弊端也随之滋生。例如，诸吏药生盗窃成风，以樟脑偷换片脑，用台附替换川附，借此中饱私囊，而朝廷却浑然不知，亦无力革除这些积弊。药物制成后，往往被朝士及有权势者占为己有，所谓"惠民"，实则未能真正惠及百姓分毫。市面上还存在私下配制假药、假造贴马与印记来冒充官药售卖的恶劣行径。在疫病流行之时，一些人从不研习医术，不懂脉象病证，却只为贪图眼前利益，胡乱用药，导致众多人无辜丧命。

鉴于此，南宋朝廷以北宋时期的《宋刑统》为依据，施行了13项医事律令，明确规定了医生的职业道德和医疗事故责任制，旨在彻底消除医药卫生行业长期积累的沉疴，规范民间医药习俗。这些举措对于推动医药卫生事业的发展以及稳定民生而言，具有极为重要的意义。

1. 施医赠药

绍兴二十五年（1155）十月，宋高宗下诏告诫民间医药从业者。诏文指出："访闻今岁，患时气，人皆缘谬医例用发汗性热等药，及有素不习医，不识脉证，但图目前之利，妄施汤药，致死者甚众，深可悯怜。据医书所论，凡初得病，患头痛身热恶风肢节痛者，皆须发汗，缘即今地土气令不同，宜服疏涤邪毒如小柴胡汤等药，得大便快，利其病立愈，临安府可出榜晓示百姓通知。"

绍兴二十八年（1158）六月丙申，正值盛夏时节，朝廷担忧百姓缺药服用，于是诏令翰林院派遣 4 员医官，前往临安府城内外各处看诊，所需药物由户部从和剂局支取供应，待秋凉后停止此项举措。

乾道元年（1165）二月二十九日，朝廷听从中书门下的请求，下诏："临安府见行赈济饥民，访闻其间多有疾病之人，窃虑阙药服饵，令医官局于见赈济去处，每处各差医官二员，将病患之人诊视医治。其合用药，于和剂局取拨。仍日具医治过人并用过药数，申尚书（省）。"

乾道元年（1165）五月二十三日，诏书发布："临安府内外有全家患病贫民，令本府差官抄札，予放房钱一月，毋致失实作弊。"

2. 严禁出卖假药

绍兴二十六年（1156）十月十九日，朝廷严禁临安府及各州县出卖假药。诏文称："访闻街市货卖熟药之家，往往图利，多用假药，致服者伤生，深为恻然。自今后卖药人有合用细色药，敢以他物代者，许其家修合人陈首。如隐（蔽），却因他人告首者，与货药人一等断罪，并追赏钱 300 贯，先以官钱代支。其犯人不理有官及荫赎，并依不如本方杀伤人科罪。令临安府及诸路州县出榜晓谕。"

3. 禁弃杀婴儿

端平三年（1236），朝廷命令临安府创建慈幼局，收养道路上被遗弃的初生婴儿，同时设置药局，为贫民治疗疾病。临安慈幼局位于楼店务对河之处。淳祐七年（1247）十二月，朝廷下令将房屋合并为慈幼局，对于所有被遗弃的小儿，民间有愿意收养的，每月给予钱 1 贯、米 3 斗，至小儿满 3 岁为止。无人收养的，官府雇佣贫苦妇人，在慈幼局中哺乳照料。若后续还有愿意收养的，依照官府规定给予钱米。

4. 养济老疾贫乏

绍兴十三年（1143）十月十四日，朝廷按照臣僚及户部的建议，下令临安府及各路常平司，对于老疾贫乏无法自存以及乞丐之人，依照条令进行救济。臣僚上奏称："欲望行下临安府钱塘、仁和县，踏逐近城寺院充安济坊。遇有无依倚患者，今本坊量支钱、米养济，轮差医人一名，专切看治。所用汤药，太医熟药局关（请），或有死亡，送旧漏泽园埋殡。"于是户部上奏："今欲乞行下临安府并诸路常平司，仰常切检察所部州县，遵依见行条令，将城内外老疾贫乏不能自存及乞丐之人，依条养济。"每有患者，都要给予药物医治。若有执行不力、违反规定的情况，即刻查办，依照条令施行。

绍兴十三年（1143）十月，又因臣僚请求，朝廷下令钱塘、仁和两县寻找近城寺院作为安济坊，登记老疾贫乏无法自存及乞丐之人。从十一月一日起，给每人每日发放常平钱米，米 1 升、钱 10 文，小儿减半，至次年二月底结束。绍兴二十九年（1159）以后，又多次下令将救济时间延长半月或再次延长，并严格申明对执行不力者的处罚。乾道初年（1165），遂将救济时间延长至四月，最终担心病者尚未痊愈，直至七月，待新粮收获后才停止发放救济。

吴山金龙阁外添造济人堂，专门施舍药材、提供医药服务。派遣一名医生专门负责医治，由熟药所供应汤药，宋高宗诏令各地遵照执行。养济院收容路途上患病且旅店无法收留的患者，轮流派遣医生诊治，待疾病痊愈后，再给予钱米送其回乡。政府对养济院的医生和管理人员制定了奖惩条例，并安排官员经常检查。此外，当时也有地主官绅个人出资建立病坊，从事慈善事业。1144 年初，院方对抚养人员的粮食、生活费和日用品都做出了详尽规定。临安若有老疾孤苦贫乏、无法自存之人，州县向朝廷请示后，即委派钱塘、仁和县官员，将病坊改作养济院，登记姓名，每位给予钱米进行赡养。

乾道元年（1165）四月二十二日，朝廷听从中书门下省的请求，下诏："两浙州军去岁水涝、流移，缺食人颇众。朝廷措置赈粜，存济甚多。比因疫气传染，间有死亡，深可怜悯。可令行在翰林院差医官八员遍诣临安府城内外，每日巡门体问看诊，随证用药，其药令户部于和剂局应副。在外州军亦仰依法州委驻泊医官，县镇选差善医之人，多方救治。"同日，又诏："临安府城内外见今养济饥民，已降指挥展至四月终。访闻其间多有疾病、残废等人，深虑难以一概便行住罢。令姜诜、薛良朋、韩彦古同本府通判、漕司属官各方一员，遍诣散粥及病坊去处，公共措置，躬亲拣点，将委实疾病残废、癃老羸弱、鳏寡孤独不能自存、见在病坊之人，更展限半月，给散粥药养济。"

嘉泰三年（1203）十一月十一日，朝廷发布南郊赦文："临安府仁和、钱塘及诸州县养济院每岁收养流寓乞丐要严加检察，须照应条令，从实根括。不得纵容作弊，将强壮有行业住家之人，违法冒滥，支给钱米，而委实老疾孤幼贫乏乞丐之人，正当存恤漏落，致失朝廷存恤之意。时访闻州县养济院违法收养乞丐，往往将强壮慵惰及有行业住家之人计嘱所属，冒滥支给，其委实老疾孤幼贫乏之人，不沾实惠。故重颁赦文，并强调如有违戾去处，提举常平司觉察，按治施行。"

5. 瘗葬尸体

绍兴十四年（1144）十二月十七日，朝廷下诏临安府及各府州重新设置漏泽园，用以埋葬老疾贫乏之民以及死而无归之人。当时奉圣旨，令临安府先行安排，委派官员监察，建造庵屋，招募僧人管理，每月给予常平钱5贯、米1石。埋葬达到200人时，上报朝廷，赐予紫衣一件。随后又依照指令，令各路州军依照临安府已施行的办法，统一安排执行。当时有两所漏泽园，位于钱塘县惠民乡，各占地40余亩；另一所位于仁和县界芳林乡，占地70余亩。钱塘、仁和两县，宋代共设置12所漏泽园，另有宁远阡埋葬太学生中死而无归者，位于方家峪梯子岭下。

南宋政府颁发的这些医药卫生律令和措施，具有鲜明的时代特征。这些法规严厉打击违反医学伦理的行为，对违规者从重处罚；对于制售假药、毒药的行为绝不姑息，情节严重者可判处绞刑。这些举措不仅保障了中成药的质量，提高了药物疗效和经济效益，更彰显了南宋政府对中华传统美德和人文关怀的重视，尤其是禁止遗弃父母和溺杀婴儿的规定。

南宋政府通过强化医生职业道德和医疗事故责任制，在一定程度上消除了医药卫生行业长期存在的问题，建立起民间医药习俗的标准。这些政策措施不仅推动了医药技术的进步，助力专业人才的成长，还极大地提升了社会的健康水平和民众的生活质量。其影响深远，不仅为元明清各代的医疗卫生事业提供了宝贵的借鉴经验，也为现代医疗卫生保健体系留下了重要的历史遗产，必将永载史册。

二、刊刻医籍

浙江医药学家在中医药理论的阐发上成果斐然，宛如千峦竞秀、百川争流，呈现出一派精彩纷呈的景象。他们齐心协力，为祖国医药学的发展全力以赴，做出了卓越的贡献。深入探究南宋刊刻机构印制医籍的繁荣景象与发展脉络，梳理不同医籍之间的异同，充分彰显其精华所在，并结合古今进行参酌考量，这对于从多个维度研究中国社会的变迁有着极大的助益。

南宋都城临安，堪称中医药名师汇聚的核心之地，众多中医药著作在此付梓发行。南宋时期，官修的大型方书主要以收录历代方剂为宗旨，然而，在实际临床效果的考证方面存在一定的不足。与之形成鲜明对比的是，私修方书格外注重临床疗效，具备相当高的医学临床应用价值。其中，陈师文校正的《太平惠民和剂局方》等医药著作，在历史长河中留下了深远的影响。这些医著不仅在理论层面进行了系统的整理、精准的注疏以及深刻的阐发，还紧密结合临床实际，对外感热病和外感寒证展开细致分析，并提出了切实可行的治疗原则，为中医基础理论的发展立下了汗马功劳。此外，在南宋时期，除了东亚东北部地区的日本和朝鲜刊刻过中医药古籍之外，其他国家尚无刊刻中医药古籍的情况。

在1127年之前，北宋时期今南宋区域内刊刻机构所付梓的医籍数量较少。但进入南宋时期后，该区域的医籍出版事业呈现出爆发式的增长态势。在短短153年间，约有161部医药著作问世，并且流传至今，几乎每年就有1部。南宋期间，临安成为刊刻医药著作最多的地方。从医药传本的角度来看，刻书最多且最精的首推临安。可以说，宋本是雕版印刷史上的皇冠，而南宋浙刻本则是皇冠上最为璀璨夺目的明珠。南宋浙刻本尤为引人注目，其以劲挺秀丽的欧体字为主，版式系统鲜明，遵循避繁就简的原则，采用白口左右双边设计，没有多余繁复的装饰，尽显秀雅古劲的独特韵味。这不仅是宋人文化昌盛、崇尚美学的集中体现，更代表了宋代刻书的最高水准，令蜀刻、建刻以及其他地区刻本难以望其项背。临安刻书数量之多、雕镂范围之广、规模之大、版印之精、流通之宽，在中国印刷史上占据着举足轻重的地位。这一时期，浙江的刊刻机构承接了大量由政府及医家整理和撰写的医药著作，并成功将它们付梓出版。这些印制的医籍涵盖了极为广泛的类别，包括但不限于本草、伤寒金匮、诊法、脉诀、外科、外科方、女科、产科、儿科、针灸科、歌括、医经、饮馔、方书、口齿、养生、炼丹、医话医论、医史汇传及中医丛书等。

南宋时期，浙江的官刻和私刻书业在各科医药著作的付梓过程中发挥了巨大作用，众多医药著作影响极为深远。

（一）《太平惠民和剂局方》

北宋元丰年间（1078—1085），朝廷诏令全国名医各自献上祖传秘方，太医局组织开展临床试验，依据疗效显著的处方制药，并在全国范围内销售，随后将这些名方编撰成《和剂局方》。大观年间（1107—1110），朝廷又诏令库部郎中提辖措置药局陈师文、太医令裴宗元等人对《和剂局方》进行校正。南宋绍兴二十一年（1151）十二月十七日，以监本药方的形式在全国发行，命名为“太平惠民”，这便是绍兴所颁行的监本。在此期间，宋高宗两次下诏，分别将在京和剂局与诸路会府和剂局改为太平惠民和剂局。宝庆至淳祐年间（1225—1252），又陆续加入《宝庆新增方》《淳祐新增方》《续添诸局经验秘方》等内容，最终定名为《太平惠民和剂局方》，并附上《指南总论》三卷在全国颁行[①]。

《太平惠民和剂局方》前后历经8次增补，分为诸风、伤寒、诸气等16个门类，共载方788首，汇聚了历代临床方剂的精华，该书临床实用性极强，制剂规范严谨。书中每一方剂之后，除了详细罗列主治证候和药物之外，对药物炮制法和药剂修制法也作了详尽的说明。本书收录了众多名方，如补气的四君子汤、补血的四物汤、疏肝解郁的逍遥散、解表和中的藿香正气散、泻火通便的凉膈散，镇惊清热的至宝丹、紫雪丹，温开的苏合香丸等。因此，它既具备配方手册的实用功能，又起到了推广成药的重要作用。

《太平惠民和剂局方》收录了大量常用且疗效显著的方剂，多采用丸、散等剂型，具有适用范围广、易于保存、方便群众使用的优点，故而影响巨大。实际上，它是一部流传广泛、影响深远的临床方书，在宋元时期极为盛行。据陈师文等人编撰的《太平惠民和剂局方·医家类》记载，该书成为自宋代到清代各级官药局生产成药必须遵循的法定规范，民营药业成药生产也大多以此为依据。《太平惠民和剂局方》不仅是中国第一部成药典，比英国18世纪的“药局方”还要早600多年，也是世界上最早的成药专书之一[②]。

（二）《针灸资生经》

南宋乾道元年（1165），王执中结合自己长期的临证经验，著成《针灸资生经》7卷，以及《既效方》1卷和《读书后志》（后两书现已失传）。

《针灸资生经》第一卷着重论述腧穴名称、位置、主治病证以及刺灸法，并按照与《铜人腧穴灸图经》相近的方法对腧穴进行排列。书中所记载的督俞、气海俞、风市等腧穴，以及眉冲、明堂、当阳、百劳等21个在民间行之有效的别穴，均是《铜人腧穴灸图经》中未曾记载的。此外，书中还对魄户、大杼、巨骨、照海、申脉、盲门、鸠尾等诸多腧穴进行了辨误，并对足三里的取穴方法进行了严谨的考证，极具参考价值。书中还配有46幅腧穴图，直观形象，便于理解。

第二卷集中体现了王执中对取穴、施灸、灸后护理、针灸禁忌以及针药关系等针灸学基本问题的独特见解。例如，在“针灸须药”“针忌”“忌食物”“同身寸”“论壮数多少”等章节中，着重强调了针灸与药物并用的治疗原则。书中明确提出“男左女右手中指第二节内庭两横纹相去为一寸”的同身寸

① 陈师文等编：《太平惠民和剂局方》，《景印文渊阁四库全书》第741册，台湾商务印书馆1984年版，第469—470页。

② 陈师文等编：《太平惠民和剂局方》，《景印文渊阁四库全书》第741册，台湾商务印书馆1984年版，第469—744页。

法，这一标准一直沿用至今，成为针灸取穴的公认准则。

第三至七卷，主要是将《铜人腧穴灸图经》《太平圣惠方》《备急千金要方》三书所载的腧穴主治内容，按照病证进行类编，相当于诸病通用穴，为临床针灸医生辨证选穴提供了极大的便利，篇末还附有大量的验方和医案，具有很强的临床实用价值。

总体而言，《针灸资生经》不仅全面总结了前人的经验，还在多个方面提出了创新性的观点，对于现代针灸临床实践仍具有重要的参考价值。

（三）《医经正本书》

南宋淳熙三年（1176），程迥撰写完成《医经正本书》。该书紧密结合作者的临床实践，深入探讨了医经中的某些学术问题，其中不乏独到的见解和可取之处。全书并未涉及临床方剂，而是以考辨为主要内容，涵盖了唐代医政、本朝医政、伤寒温病热病并无传染之理、五运六气感伤名曰时气亦无传染、论医书、本草千金方权量度、弦脉属阴、伤寒两感不治、活人书以汤为煮散、发汗宜对证不论早晚、方士著书乃采俚俗不合医经者、记仲景事实、与内弟襄陵许进之论医书等多个方面。

该书文献资料丰富，完整地记载了宋代太医局大方脉科考试所依据的《伤寒论》全书，它对于研究中国古代医政、医书、典章制度、医学伦理以及方剂度量衡等方面，均具有重要价值。

（四）《履巉岩本草》

南宋嘉定十三年（1220），王介绘制完成《履巉岩本草》上、中、下3卷。鉴于药物“产类万殊，风土异化，岂能足历而目周之？况真伪相杂，卒难辨析”，王介对其住地周围的药草展开了详尽的调查，并就地取材进行写生。最终选取了杭州玉皇山与凤凰山附近的慈云岭地区共206种植物药（现存202味），予以详细记录并绘图。

书中对每种药材的介绍均按照以下顺序编排：首先注明每种药材的名称；接着手绘每种药材的图谱，药图比例协调，形态逼真，描绘精美，并且采用截取局部表现全体的方法，按比例绘制在小幅书页上，更突出了植物的鉴别特性，为后人提供了许多极具价值的彩绘药图；最后介绍每种药材的特征、性味、功能、单方、别名以及临床疗效。全书未进行分类，但常用药大多列在前面，总计有2万多字。

《履巉岩本草》是临安地区的地方本草著作，真实反映了宋代的民间用药经验，也是本草历史上现存最早的彩色本草图谱之一。

（五）《严氏济生方》

南宋宝祐元年（1253），严用和撰写了《严氏济生方》10卷。该书载有医论80门，收录方剂400余个，所涉药物大多药性平稳。其中，归脾汤、济生肾气丸、济生橘核丸、清脾散等经典方剂，历经岁月洗礼，至今仍在临床广泛应用。《严氏济生方》不仅在方药选用上独具特色，还高度重视脏腑学说在临床诊治疾病中的理论指导意义。尤其是对先天之本——肾（命火）和后天之本——脾的作用格外强调，因此在临证诊治过程中，常常秉持脾肾并重的原则。在补气调脾时，严用和提出"补脾不如补肾"的独到见解，主张运用温补药物进行治疗。这一创新性认识，对明代温补学派的形成与发展产生了不可忽视的影响。自《严氏济生方》付梓后的15年间，其在临床实践中取得了显著成效，广受医者和患者的赞誉。

在梳理南宋时期浙江医药学家所著医籍的刊刻情况后，我们可以得出以下几点认识。

其一，从南宋各行业对医药著作的刊刻态势来看，医药界人士无疑是推动医药著作出版的中坚力量，刊刻机构则发挥了积极的助力作用。临安作为当时中医药名师云集的核心区域，自然而然地成为众多中医药著作的付梓之地。尤为难得的是，政界、学术界、艺术界以及宗教界的知名人士所撰写的医药著作备受刊刻业界青睐，纷纷被付梓发行。这些医药著作不仅在政界、文化界以及民间赢得了广泛认可，更为南宋时期区域医疗卫生保健事业的发展注入了强大动力。

其二，南宋时期，医药学家的分布呈现出明显的地域特征，主要集中在经济发达的城市，而涉足穷乡僻壤地区行医施药的人数相对较少。这种人员分布状况直接致使这些偏远地区的医籍印制量和需求量均处于较低水平。

其三，南宋时期的医药学家陈师文校正的《太平惠民和剂局方》等医药著作，在医学史上留下了浓墨重彩的一笔，影响极为深远。这些医著不仅在理论层面进行了系统的整理、精准的注疏和深刻的阐发，还紧密结合临床实际，对各种外感热病和外感寒证展开深入分析，并提出了切实可行的治疗原则，为整个中医学理论的发展做出了卓越贡献。南宋时期的私修医书以内容精要为显著特点。与官修方书相比，由于私人在人力、物力、财力等方面难以与政府相抗衡，所以私人方书通常篇幅较为短小，内容简洁明了，但在临床应用中却具有很强的适用性。官修大型方书主要以收录历代方剂为核心宗旨，然而在实际临床效果的考证方面存在一定的欠缺；私修方书则将重点聚焦于临床疗效，具有颇高的医学临床价值。此外，分科精细、各有专长也是私修方书的重要优势之一。南宋时期，医家对《伤寒论》的研究成果斐然，方书研究成果更是极为丰硕。这一时期的方书特别注重实用性，主要面向一般民众。南宋时期，医学知识的传播与医学著作之间形成了一种相互促进、相互强化的良性循环机制，医学的社会功能以及民众“自疗”的需求对医学知识的广泛传播起到了重要的推动作用。清代光绪二十七年（1901）十一月四日，著名学者罗振玉东渡日本，从日本琳琅阁和书市购得一批珍贵医籍，其中包含《三因极一病证方论》《备急灸法》《易简方》等10余种南宋时期浙江人撰写的医籍。这些医籍不仅具有极高的文物价值，还蕴含着极为重要的医药学术价值，为后世医学研究提供了珍贵的资料。

三、名医

南宋时期，医生群体的社会地位与政治待遇显著提升，相较于以往历代更为优越。这一优越性主要体现在两个关键方面：其一，朝廷对名医极为重视，频繁征召他们，使其得以发挥专长；其二，医官的品秩较高，这反映出官方对医学领域的高度认可。在这样的环境下，南宋涌现出一批声名远扬的医药学家。依据现有史料统计，散见于各类史籍中的南宋医药学家约有275位，但受限于资料匮乏，实际人数远不止于此，这些史料难以全面展现当时的真实状况。即便如此，这些医药学家留存下来的众多医药著作，至今仍备受医家推崇。

在南宋时期，文化繁荣发展，儒学进步显著，中医学更是突飞猛进，佛道教医药也各自形成独特的流派。以浙江萧山竹林寺女科医学流派为例，在这一时期迅速崛起，同时还涌现出10位佛教医药学家和19位道教医药学家。他们凭借丰富的临床经验，为帝王、文士及普通平民提供医疗保健服务，发挥了重要作用。而且，他们秉持行善积德、义举救人的理念，在南宋医学史上占据了不可忽视的地位。

（一）佛教名医

戴焽，南宋时期曾隐居于灵隐寺等寺院，潜心钻研医学，著有《要诀》和《类方》2书，这些著作被寺僧收藏，得以保存流传。

法程，字无妄，宋代温州（今浙江永嘉）人。他年少时遭遇失明之苦，百治不效，遂出家为僧，法号“法程”。然而，他精通医术，在当时声名远播，年逾七十仍然健在。

文宥，又称“圆通大智禅师”，宋代温岭僧人。他擅长脉诊，著有《必效方》3卷。据贾似道《阅生堂随笔》记载，文宥医术神奇，能隔垣诊疾，还能通过观察病者的子女状况知晓病者的病情。不过，此事过于离奇，荒诞不经，不可轻信。

天台有一位不知名的僧人，他巧妙运用红粮子和大枣制成丸药，专门用于治疗伤寒病，且疗效显著。

（二）道教名医

沈若济，临安人，10多岁出家为道士。他学识渊博，不仅精通道藏与释典，对医学尤其擅长。宋徽宗曾召见他，并封其为“洞元先生”，由此可见对他的赏识。

钱宗元，同临安人，善于攻克疑难杂症。他曾遇到一位患者，小便不畅，肠道秘结，尝试各种方法都无法缓解。钱宗元给患者服用自己研制的药剂后，药到病除，他也因此声名鹊起。

货药道人，南宋乾道年间（1165—1173），仁和县（今浙江杭州）的一位官员因早衰病弱、牙齿脱落，向货药道人求医。货药道人给出一个单方：将生硫黄碾成细末，放入猪脏中水煮至软烂，再研细后用隔夜的蒸饼制成丸药，让患者随意服用。两个月后，患者饮食倍增，步履轻快，年逾九十却毫无老态，足见其药方的神奇功效。

临安道人，曾有一位临安人患伤寒，舌头外露一寸，无人能治。路过的临安道人表示能治此怪病，他向一名贵人要了点龙脑九等中的第二等“梅花片脑”，碾成粉末后撒在患者舌上，舌头随即缩回，共用了二钱龙脑片，病即痊愈。

赵小哥，秀州（今浙江嘉兴）人，道士。据泉州通判李端彦记载，南宋绍兴十六年（1146），他在秀州结识了赵小哥，字进道。赵小哥曾在兵籍，原本没有什么名气。他自称居住在咸平县，身材矮小，目光有些迷茫。据说他眼睛上蒙着一层膜，却能常用果实、草木为人治病。他所用的方法并非出自传统方书，有时用冷水调和燕支末治疗痔疾，有时用狗尾草治疗沙石淋，都能随手治愈。他喜欢饮酒，醉后能略微谈及人的祸福之事。通判朱君将他安置在舟中，他因热疾陷入昏迷，发狂跳入水中，偶然落入渔网被救起，出了一身汗便苏醒了。三年后，他来到临安，到上省吏孙敏修家，恰逢孙敏修卧病不食，呕吐腹泻了七日，生命垂危。有两位走卒拿着洪州赵都监的信来到市民陶婆家，告知赵道人在洪州去世，因为他们平时交情深厚。陶婆说：“道人固无恙，正尔在孙中奉宅。”于是三人一同前往问候。赵道人听说后，急忙起身出来，就像从未生病一样。两位走卒大为惊骇，不停地叩拜。赵道人只是默默诵读《真诰》中的语句，并不回答他们的话。随后前往后市街常知班家。好事者争相焚香致敬。赵道人拱手凝视，时而举手上下，一言不发。到了夜晚，外人散去，常家派一个儿子侍奉他，直到天亮前，后门全部打开，他已不知去向。许久之后，他又回到湖上，经过李氏坟庵，与端彦相见，满身尘土污垢，好像远涉万里的样子。问他去了哪里，他不肯说，只说之前被人告发，吃了苦头，躲避起来，现在不敢再进城了。半年后又告辞离去，说：“此地疫起，吾当治药救人，去一年然后归。”端彦问：“君为道人，亦畏疫疠乎？”他说：“天灾岂可不避？”此后音信渐少。绍兴三十年（1160），他又来到临安，住在马军王小将家。进奏官刘某因风痹求医，他教刘某用薄荷汁调和附子末服用。刘某服药过量，不幸死亡。刘某的儿子归咎于他，想要向官府诉讼。赵道人说：“不须尔取所余药尽服之，亦死。”王氏为刘某买棺入殓，葬在小堰门外，填土完毕，回来在门旁粥铺休息，看见赵道人在前面招呼作揖，说：“甚苦诸君见送。”众人感到惊异，急忙返回埋葬处，打开棺材，里面空无一物，他的事迹充满了神秘色彩。

湛新道人，仙居人，善于治疗水气肺病，拥有“万金丹”和“紫金丹”这两种秘方，能够治疗多种相关病证。他还会贴心地建议患者在治疗期间禁食盐三个月，待疾病痊愈后，可用少量醋调和药物，以此解决吃食无味的问题，为患者考虑得十分周全。

综上所述，南宋时期的佛道教医药学是祖国医药学遗产中的瑰宝。这些医药实践始终以行善积德、救助危难为宗旨，为人类健康事业做出了卓越贡献。道教对中国传统医药学的影响意义深远，在健身健心方面积累了大量宝贵经验，不仅让帝王、文士受益，也为普通平民带来福祉。道教的养生治病方术与中医药学紧密相连，在中国医学史上占据着举足轻重的地位。

第二节 南宋时期的浙江药学

一、药材种植

南宋时期，浙江药学迎来了飞跃式的发展，在古代浙江药学的历史长河中，这一阶段占据着举足轻重的地位。彼时，南宋朝廷对临安（今浙江杭州）等地的药业发展予以高度重视并大力扶持，有力地推动了浙江境内药材种植广泛分布，使得浙江的药材资源丰富多样、品类齐全。药市热闹非凡，繁华昌盛，大街小巷药店林立，制药工场颇具规模，药膳文化盛行，浙江药业在全国独占鳌头，呈现出一派繁荣景象。

随着药材商品化进程的加快，南宋时期浙江民间的药材采集和种植活动异常活跃。药用植物作为重要的经济作物，在全省各地广泛栽培。像白芷、白芍、白术等产量高、质量优的道地药材，在浙江这片土地上遍地开花。一些历史悠久的药圃更是流芳史册。例如，余杭县大涤山坐落于县西南十八里处，山上的药圃位于大涤洞东侧，传说夏侯天师曾在此种药。这里芝畦术坞，各种草药应有尽有，种类繁多。药圃主人心怀慈悲，常常在市集施药，救济百姓，随缘济世。时至今日，四山依旧生长着60余种草药，药圃的遗迹依然保存完好，仿佛在诉说着往昔的故事。临安吴山上有采芝岩，岩下有一丈见方的肥沃土地，特别适合栽种黄精等药材，被称为“栽药圃”。总体而言，南宋时期浙江药材的高产区主要集中在临安、瑞安、绍兴、庆元、台州、丽水、缙云等地。

临安现今管辖杭州市的上城、下城、江干、西湖、拱墅5个区（注：半山现隶属于拱墅区），以及萧山、余杭、临安、桐庐、建德、淳安7个县（市）。总面积达1.65万平方千米，境内西南部山峦起伏，东北部江湖密布，属于亚热带季风湿润气候。杭州四季分明，雨量充沛，年平均气温16.2℃。如此优越的气候条件为各类药材的生长繁殖提供了绝佳的环境，使得当地药材资源极为丰富。尤以临安境内天目山最为著名，药源冠于江南。据《浙江省天目山药用植物志》记载，天目山拥有1184种药用植物，历来就有“天目药材千百种，更以红白最著称”的说法（红指萸肉、白指于术）。南宋时期的范成大在《范村菊谱》中详细记载：“杭之属邑，有白菊者，曰甘菊，一名家种以供蔬茹，叶淡绿柔莹，味微甘，咀嚼香味俱胜，撷以做羹及泛茶，极有风致。”在南宋的152年间，菊花的相关记载频繁出现在临安的志书以及官编《太平惠民和剂局方》中。这些文献详细记录了白菊花的种植、加工、疗效、食用、饮用等方面内容，是中药宝库中不可或缺的一部分。

南宋时期，临安在原有中药材的基础上，又培育出一些新品种，杭产药材共计84种。例如，桑白皮、白芷、白术、芍药、五加皮、地榆、地黄、荆芥、罂粟、薄荷、紫苏子、麦冬、天南星、白及、香附、何首乌、百合、牵牛子、地骨皮、牛蒡子、地肤子、葛根、天花粉、杜兜铃、丹参、苦参、沙参、白鲜皮、石竹、白薇、藜芦、常山、萆薢、刘寄奴、威灵仙、五倍子、茵陈、山药、黄精、瞿麦、旋覆花、枸杞子、草乌、鬼箭、山豆根、茯苓、半夏、贯众、牡丹皮、杜仲、车前子、石燕、秦皮、前胡、寒水石、枳实、续断、青蒿、千年润、益母草、香薷、千金草、泽兰、蛇床子、钩藤、黄皮、萹蓄、独活、升麻、苦楝皮、百部、踯躅花、蒲黄、榆白皮、凤眼草、金星草、木通、覆盆子、黄连、延胡索、朱砂、蜡、云母、藁本等。

昌化地区的药材也十分丰富，有前胡、天南星、苦参、薄荷、草乌、栀子、杜仲、黄柏、桑寄生、艾叶、石菖蒲、吴茱萸、香附、葛根、半夏、紫苏子、白及、山楂、夏枯草、车前子、五倍子、桑白皮、青木香、金银花、女贞子、五加皮、益母草、天花粉、荆芥、独活、白术、射干、天冬、细辛、威灵仙、黄精、凤眼草、鸡冠子、藁本、白头翁、玉竹、茯苓、土茯苓、何首乌、木瓜、泽兰、牛蒡子、地骨皮、刘寄奴、黄连、百合、马鞭草、苍耳子、蛇床子、谷精草、青蒿、大小蓟、王不留行、瞿麦、萹蓄、茵陈、旋覆花、淡竹叶、蓖麻子、贯众、覆盆子、百部、栝楼、马勃、厚朴、合欢皮、蒲公英、金樱子、夜交藤、地丁草、白前、白薇。

海盐县的药材品类同样丰富，有黄箭子、百日子、芍药、木香、瑞香、萱草、栀子、木樨、佛手、银杏、白术、连翘、小茴香、韭子、杏仁、龙脑、槐花、半夏、枳实、瞿麦、荆芥、青蒿、赤小豆、良姜、牛膝、桑皮、车前子、枸杞子、香附、天花粉、桑螵蛸、谷精草、麦冬、黑牵牛、僵蚕、白芷、白茅根、密蒙花、紫苏子、羊蹄根、淡竹叶、马勃、海浮石、马鞭草、白扁豆、地锦草等。此外，平湖的医药学家们常常背着背篓穿梭于山林之间，采集药材，行医卖药。

绍兴地区的药物资源也极为丰富，主要包括白术、丹参、甘菊、黄精等。据《图经》记载，诸暨石鼓山多产黄精和白术。吴茱萸（即“吴萸”）和山栀子（即“越桃”）也是当地的重要药材。嵊县出产禹余粮，而诸暨的扁常山盛产紫石英。历史上，蓟训曾在此地卖药疗疾，《图经》提到古废市位于州南，《舆地志》记载，昔日蓟训于此卖药，彭祖服用后延年益寿，彭山在会稽县北。

新昌、嵊县两县自宋代开始就种植白术，至今已有800多年的历史，所产白术质量上乘，根茎肥大饱满，享有“北参南术”的美誉，是全国白术的集中产区之一。主要分布在新昌县的回山、儒岙、大市聚和嵊县的大昆、长乐、南山等地。南宋时期，绍兴洞霄山盛产茯苓。

浙江东阳市古称“吴宁”，离城东南30千米处有座“西门岩”山，山上盛产延胡索。据《重修东阳县志》记载：“延胡索生田中，虽平原地也种。”这表明南宋时期已有关于人工栽培延胡索的记录。当时在县南150步处设有“惠民药局”，“支官钱为药费”，经销延胡索等道地药材。东阳的药材种植历史悠久，相传唐代已开始种植延胡索，南宋时期种植白术、白芍和玄参。

根据南宋时期《嘉定赤城志·土产》卷三十六以及明代高僧传灯的《天台山方外志》记载，台州盛产多种药材，包括但不限于百药祖、黄寮郎、催风使、含春藤、石南藤、青风藤、耆婆藤、天寿根、千里光、紫葛、乌药、百棱藤、黄精、仙茅、白术、茯苓、香附子、草乌、芍药、天南星、天冬、苦参、玄参、薏苡仁、地黄、枸杞子、吴茱萸、白芷、卷柏、半夏、胡椒、细辛、牵牛子、车前子、蛇床子、决明子、苍耳子、何首乌、五味子、菖蒲、五倍子、覆盆子、葶苈子、黄连、瓜蒌、龙胆、艾叶、骨碎补、石斛、茵陈、薄荷、草薢、蒲黄、马兰、羊蹄等。

宁波、湖州地区盛产薯蓣，常常以山药或山薯蓣之名列为野生药材。临安、金华、台州、温州、丽水、湖州等地盛产参薯，因其“形如手掌名佛手山药”。浙江中部和南部山区盛产薯莨，其形状如柚圆状，蔓生且颜色为红色，浸酒服用可以活血化瘀。温州、湖州一带多产黄独（即土芋），煮食味道甘甜且带有药气，具有解毒清热止咳的功效，是上好的中药材。温州地产黄精、石英、杜衡等药材。

瑞安出产的莪术、郁金、山药、生姜4种中药材的产量在全国位居首位，成为这些药材的主要产地。

综上所述，南宋时期的浙江经济繁荣，药学发展与之相辅相成。浙江省药材种植广泛分布于各府州县，药物资源丰富且品种繁多。所产药材质量上乘，许多被作为贡品进献朝廷，深受海内外人士青睐，远销异国他乡，在当地经济中占据重要地位。这些药材不仅临床疗效显著，还为南宋时期浙江人民的医疗卫生保健事业做出了突出贡献，在中国医药史和经济史上都留下了浓墨重彩的一笔。

二、药业行会、药市

（一）行会

杭州医药商业行会发轫于南宋时期，延续至清代。据南宋时期吴自牧《梦粱录》记载："惠应庙，即东都皮场庙，自南渡时，有直庙人商立者，携其神像随朝至杭，遂于吴山至德观右立祖庙，又于万松岭侍郎桥巷元贞桥立行祠者三。按《会要》云，神在东京显仁坊，名曰皮场土地祠。政和年间赐庙额，封王爵。中兴，随朝到杭，按庙刻云，其神乃古神农，于三王时都曲阜，世人食腥膻者，率致物故，因集天下孝义勇烈之士二十四人，分十二分野，播种采药，至今于世极有神功，两庑奉二十四仙医使者是也。自汉代、唐代至今，歼寇助顺，其有圣迹，不可殚纪。"绍定四年（1231）九月，祠庙被毁。宋理宗得知后，立即下令在原址重建庙宇，以延续这份传承。咸淳五年（1269）八月，寿和圣福皇太后慷慨拨款，对庙宇进行了精心修葺，并在两庑绘制了二十四位仙医的画像。这些仙医相传是辅佐神农氏采药的人物，他们的故事在民间广为流传，成为人们心中的传奇。

南宋时期，吴自牧《梦粱录·团行》中又有记载："市肆谓之团行者，盖因官府因买而立此名，不以物之大小，皆置为团行，虽医卜工役，亦有差使，则与当行同也。"在南宋时期，尽管中国同业行会组织刚刚形成，但已经建立起了约定俗成的行业标识规范。卖药卦者，皆身着特定的冠带，以显示其职业身份。街市上的买卖人，各有独特的服饰与头巾，通过这些外在的特征，人们可以轻易地辨识出他们所属的行当。

药店的药幌更是种类多样，各具特色。有的是在木牌上精心书写文字，制成冲天坐招，庄重地放置在门首，以吸引顾客的目光；有的是数块一组的字牌，整齐地悬挂于屋檐之下，随风轻摆，传递着店铺的信息；还有的分两段悬挂三串药丸模型，下方缀有灵动的鱼形幌坠，增添了几分灵动活泼之感；膏药模型幌则别具一格，上下两端各为半贴对应，下缀鱼或葫芦形幌坠，寓意着吉祥安康；更有悬挂草药模型作为幌子的，质朴而自然，彰显着药店的纯正与地道。此外，临安城内的商人和上流社会成员若要经营药铺，必须通过行会头领来雇佣管理人才。这一规定不仅保证了药铺经营的规范性，也体现了行会在当时医药行业中的重要地位。

（二）药市

南宋时期，商业交换呈现出前所未有的活跃态势，相较于北宋时期，更加繁荣昌盛。长江下游的镇江、建康（今江苏南京）凭借其得天独厚的地理位置，成为两浙、福建、广南（今广东、广西地区）海商买卖的重要集散地。各地的商船云集于此，货物琳琅满目，交易场面热闹非凡。长江中游的鄂州（今湖北鄂州、武昌）也在这股商业浪潮中迅速崛起，发展成为重要的商业中心。城市中店铺林立，行人如织，商业氛围浓厚。

长江沿岸的其他城市，如荆南（今湖北荆州）、沙市、太平州（今安徽当涂）、黄池（今安徽宣城），同样是客商聚集之地。这些城市依托长江的水运优势，与各地进行着频繁的贸易往来，经济发展十分迅速。此外，长沙、成都、兴元（今陕西汉中）、襄阳等城市也都是著名的商业城市。它们各具特色，有的以农业产品交易为主，有的则以手工业制品闻名，共同构成了南宋繁荣的商业版图。

在元代，意大利旅行家马可·波罗游历中国时，曾被南宋时期就已繁荣的成都所震撼，赞誉其为西南大都会，形容商人载货物进出往来，“世界之人无能想象其盛者”。马可·波罗的这句描述生动地展现了当时成都商业的繁荣景象，也从侧面反映了南宋商业的发达程度。

市镇及集市的商业交换是连接城乡的重要纽带，在南宋时期发挥着不可或缺的作用。处于墟市和城市之间的市镇商业发展迅猛，成为南宋经济发展的新亮点。例如，临安城的两个属县共有 15 个镇，这些镇分布在临安城的周边，与临安城形成了紧密的经济联系。建康（今江苏南京）周围有 14 个镇和 35 个市，众多的市镇和集市为当地的商业发展提供了广阔的空间。湖州管辖下的乌墩、梅溪、四安等镇，都是人烟繁盛的地方，并且派有文武官员驻守。这些官员负责维持市镇的秩序，保障商业活动的顺利进行。这些市镇的兴起和发展，为南宋工商业经济奠定了坚实的基础，民营工商业在这些地方占据了主要地位。

浙江临安襟江抱湖，地理位置十分优越。内有运河通航，交通便利，与周边地区联系紧密；外接海洋商舶，与海外的贸易往来频繁；又与长江下游及太湖流域相连，这些地区农业和手工业最为发达，为临安的商业发展提供了雄厚的物质基础。临安城内的大街小巷遍布大小店铺，商店林立，从早市到夜市，商业活动昼夜不息。清晨，早市上的人们熙熙攘攘，各种新鲜的农产品和生活用品摆满了摊位；夜晚，夜市灯火辉煌，酒楼、茶馆、勾栏瓦舍等娱乐场所交错分布，人们在这里享受着丰富多彩的夜生活。除临安外，明州（今浙江宁波）也是一个“最系人烟繁盛去处”，被人比作秦汉时期的关中地区。明州凭借其优良的港口条件，成为重要的对外贸易港口，经济发展迅速。越州（今浙江绍兴）和温州等地的商品经济同样十分发达，形成了繁荣的市场体系。

南宋时期商业的发达极大地推动了药市的形成。南宋朝廷高度重视药市的发展，出台了一系列政策措施，鼓励各地发展药业。这使得江苏、江西、安徽、福建、四川、广东、广西、海南、湖南、湖北、贵州、浙江等省（区、市）盛产药材且品种繁多。这些地区通过药市沟通全国药物交流，药市的数量和规模都有显著发展。诸如“川广生药市”之类的行市组织也开始出现，它们将各地的药材汇聚在一起，进行集中交易，促进了药材的流通和贸易。药业行会初具规模，药市遍布南北，药店星罗棋布，药商云集并远涉海内外，有力地推动了南宋药材贸易的发展。在这个过程中，药市不仅成为药材交易的场所，还成为医药文化交流的平台，促进了医药技术的传播和发展。

“市”原本指定期或不定期在某地进行的贸易活动。在南宋都城临安，已有多个被称为“市”的贸易集散地。而在南宋时期，太湖流域作为重要的药材产区，其药材贸易也依托着“市”这一形式展开，当地盛产药材，《日华子本草》中有“赤色者多补气，白者治血，此便芍药花根，海（今江苏连云港等地）、盐（今陕西定边）、杭（今浙江杭州）、越（今浙江绍兴）俱好”的记载，明确提出当时以根的颜色划分赤芍和白芍。可以认为，《日华子本草》中提及的江苏连云港、浙江杭州、浙江绍兴等地的芍药应为栽培芍药，这些地方所产的芍药也在太湖流域广泛交易。

南宋时期的浙江临安川泽纵横，航道通达。自宋高宗南渡后，达官显贵、仕人商贾、医卜星相等各类人士纷纷汇聚于此，使得临安的经济兴旺发达，药市更是鼎盛一时。生药铺和熟药铺林立，道地药材源源不断地运入临安城。这些药材的往来渠道主要有4条：一是以浙江的河道为主，连接苏（苏州）、常（常州）、秀（嘉兴）、婺（金华）、越（绍兴）、温（温州）、台（台州）等州，将浙东地区的药材运入临安城。这些河道宛如一条条血脉，将各地的药材输送到临安，满足了临安市场的需求。二是以运河为主，南宋与金以淮水为界，两者贸易的榷场设在那里，有西怀药材、北珠等，成交后靠运河输入临安城。运河作为重要的交通要道，在南宋的贸易中发挥了重要作用，不仅促进了南北药材的交流，也加强了南宋与金的经济联系。三是以长江为主，临安设有四川生药市。长江是中国的黄金水道，连接了东西部地区，四川生药市的设立，使得四川的药材能够顺利进入临安市场，丰富了临安的药材种类。四是以钱塘江直通海外。钱塘江的出海口为临安的海外贸易提供了便利条件，海外的药材也通过钱塘江进入临安，进一步拓展了临安药市的范围。南宋嘉定六年（1213），两广地区的药材商人通过沿海航线将药材贩卖至临安。两浙转运司和临安府市舶务负责管理这些贸易活动。到了明清及民国时期，望仙桥一带成为中药商行的重要集散地，船只停泊于此，进一步巩固了临安作为药材交易中心的地位。

临安是全国最大的商业城市，大街小巷买卖昼夜不绝。除日市外，还有早市和夜市。城内主要街市中最繁华的要数御街。整条御街从南端的和宁门开始，一直延伸到北端的观桥一带，两侧店铺林立，形成了各种行市，尤其是药业生意兴隆。御街上的药铺种类繁多，包括批发草药铺、煎剂药铺、小儿肠胃药铺、本地草药铺。这些药铺大多遵循传统经营方式，在门前高系干葫芦瓢为记，这一独特的标识成为药铺的象征，也体现了医药行业的传统特色。除一些私人药铺外，临安城内还设有公立药房和平价药局。这些公立机构由宫廷补助，药品售价仅为当时市价的三分之一，旨在照顾贫困者。然而，由于经办官吏及其雇佣人员的腐败，公立药局未能充分发挥其设立初衷的作用，无法有效帮助贫困人群。这一现象不仅反映了当时社会的腐败问题，也给贫困患者带来了极大的困扰。

南宋宝庆三年（1227），鄞县设置官药局，下设灵桥、江东、奉化等零售药铺 14 家，每天卖药 1000 贯左右。县政府在每年春夏秋三季还定期向民众施散药品。例如，南宋宝祐五年（1257）共施散药品 2835 帖，南宋开庆元年（1259）则为 2493 帖。这些数据反映了当时官药局在保障民众健康方面所做出的努力。在嘉善县，南宋时期已有药商背篓采集中药，挑担行商或注册行销，继而发展为专业坐商。这些药商的活动不仅促进了当地药材的流通，也为当地的医药事业发展做出了贡献。到了南宋末年，秀州一带的佃户常携米到市场上交换药饵等必需品。

在南宋时期的浙江，以官称命名店铺的现象较为普遍，尤以药铺为多。例如，临安开设的“楼太丞药铺”“杨将领药铺”等药铺，均在其姓氏之后加上了官称；还有“傅官人刷牙铺”，也采用了这一命名方式。这种命名方式不仅体现了当时的社会文化特点，也反映了药铺主人对自身身份的认同和展示。

陆游在《老学庵笔记》中记述了南宋前期临安人以铺名编写的对联，如："王防御契圣眼科，陆官人遇仙风药""三朝御裹陈忠翊，四世儒医陆大丞""乐驻泊药铺，寇保义卦肆"。这些对联不仅是对店铺的宣传，也是当时社会文化的一种体现。

除了对联这种宣传形式外，南宋时期浙江的医药广告在绘画和印刷方面也有独特表现。现藏于北京故宫博物院的南宋杂剧《眼药酸》广告画，画面由两个身穿戏装的演员构成：一人用手指着右眼扮演眼疾患者；另一人头戴高儒巾，身穿长袍，肋下挂一布囊，其巾、袍、囊及身上都画满了大大的眼睛，此人扮演卖眼药者，形象夸张，主题突出。此外，宋嘉定时期（1208—1224）的万柳堂药铺仿单铜版也极具特色。该铜版呈正方形，花纹间刻有"万柳堂药铺"五字。其中一幅图上标有"气喘""愈功"字样；另一幅图则描绘了两人场景，一人作气喘之痛苦状，另一人手拿一物，神采奕奕，通过两人的表情暗示药效神速、药到病除。相比《眼药酸》广告，万柳堂药铺的广告信息传递又技高一筹。这几则广告不仅在形态上是全新的，可以四处张贴，宣传范围广泛，而且在形式上图文并茂，注重音韵，好看易读易记。南宋时期的浙江医药招牌广告牌遍及城乡，特别是城市的大街小巷，几乎家家店铺都有独具特色的招牌广告。相当一部分招牌具有丰富的文化内涵，如"神农遗术""仁爱堂""三不欺"等，这些招牌有意识地利用医药行业的传统与道德规范来吸引顾客，争夺市场。

然而，广告天生的趋利性使得南宋时期的浙江医药广告不可避免地存在着一些问题，反映出医药商不成熟的一面。这些问题包括广告内容的真实与虚假、自誉的适度与失度、义利兼顾与逐利忘义等。医药广告常常带有明显的过度夸张色彩，甚至出现虚假宣传。尹穑的《庸医行》集中揭露了庸医及其广告的问题：临安南街医工门庭若市，争相传颂自己是扁鹊和华佗的后世传人，声称能治愈膏肓之疾、起死回生，但实际上却用瓦屑蓬根当作珍稀药物。随着时间的推移，由于医术的逐渐荒疏，能够有效治疗患者的医生变得越来越少。北市的医工则以大字书牌吸引众人注意，收集废弃药物和遗方，即使有神方也无济于事。可见，当时的"牌榜"宣传多为夸饰和虚假文辞。不过，在市场的催化下，南宋时期的浙江医药商人广告自觉意识不断提升，推动了广告形式的创新发展。医药广告不仅传达信息、塑造形象，还促进了市场竞争，逐渐发挥了积极作用。

在中国五千年文明史上，历代各地纷纷进献奇珍药材至朝廷，这一传统在清朝时期仍有延续。浙江各地所产药材质量上乘，每年向朝廷进贡的品种繁多。例如，南宋时期临安进贡的药材有干姜黄、干地黄、牛膝及蜜等；庆元府（今浙江丽水一带）进贡干山药和乌贼鱼骨；台州临海县进贡甲香和鲛鱼皮；处州缙云贡绵、黄连。

南宋时期的药市受到偏安临安的朝廷的高度重视，使得江苏、江西、安徽、福建、四川、广东、广西、海南、湖南、湖北、贵州、浙江等省（区、市）盛产中药且品种繁多。这些地区不仅药物炮制技术精湛，成药、矿物药和药膳也广泛应用，精致的贮药器皿层出不穷。别出心裁的“市招”（相当于现代的广告和商标）花样众多，商业竞争促进了制药技术的发展，产生了许多高效药品，并出现了专利出售的现象。促进全国药物流通的药市数量和规模都有显著发展，“川广生药市”之类的行市组织也开始出现。药业行会初具规模，药市遍布南北，药店星罗棋布，药商云集并远涉海内外，有力地推动了南宋药材贸易的发展。

三、制药场所

根据李蜀蕾等人的考古发掘简报《杭州白马庙巷南宋制药作坊遗址》记载，位于今杭州市上城区白马庙巷的南宋制药作坊遗址曾是当时药商的制药工场。在发掘过程中发现的诸多遗迹里，第三组建筑遗迹保存相对较好。该组建筑遗迹的水缸内出土了大量植物果核，可辨识的有乌梅核、甜瓜子、樱桃核和青果核等。这些果核均可入药，具备保健养生功效。此外，在天井附近的废弃堆积中，还发现了石杵、石臼和石碾船等中药炮制工具。

临安最早的中成药制药作坊——惠民和剂局，以及民间的熟药圆散作坊和杭州各大药号均依照《太平惠民和剂局方》进行制药。除了官办的惠民和剂局，还有商人开设药店制售成药。据《武林旧事》记载，南宋临安京城设有“熟药圆散”“生药饮片”作坊，其中生药饮片作坊为全国最早。《梦粱录》亦记载，当时著名药肆数量不下数十家，遍布杭州的坊巷之中。丸、散、膏、丹与生药饮片已实现专业化生产，二者的分工模式与现代极为相似，由此可知，当时官营、民营中成药生产已具有一定基础。历代各大药店各自独立经营，相互竞争，逐步形成“前店后场（厂）”的格局，进一步推动了医药行业的发展。

浙江中成药的制作工艺在宋绍兴十八年（1148）颁发的《太平惠民和剂局方》中就已有明确规定，其中要求遵循“甄别新陈、辨明州土、修制合度、分量无差、用得其宜”的制作原则，并规定各地须依照处方统一炼制。丸剂制作以炼蜜、蜂蜡、药汁、阿魏、甘草膏、猪胆及阿胶等作为黏合剂，偶尔会用金箔、青黛、朱砂等作为盖衣。后一种做法尤多见于小儿方。在丸剂贮藏方面，已有“蜡圆封护”工艺的相关记载。

杭州的传统中成药品种依据历代名医方剂逐渐增加并得以分类整理。南宋时期，杭州中成药的剂型涵盖丸、散、膏、丹、饼子、砂、锭、香等13种。当时名方众多，诸如至宝丹、牛黄清心丸、十全大补丸、石斛夜光丸、六味地黄丸、补中益气丸、苏合香丸、紫雪丹、肥儿丸等，许多方剂沿用至今。每年农历腊月初八，医家会特制虎头丹、八神、屠苏等成药制剂，并将这些药物装入绛色囊袋，馈赠给宰执、亲王、三衙从官、内侍省官及外阃、前宰执等高层官员。此类合剂被称作“腊药”，是当时重要的宫廷医药习俗之一。

与此同时，南宋都城临安制备的药膳，品种极为繁多。根据周密《武林旧事》记载，药膳有香药灌肺、窝丝美观豉、姜虾米、爊木瓜、查条、橘红膏、蜜姜豉、韵姜糖、乌梅糖、十荷蜜、盐芥、干咸豉、姜蜜水、木瓜汁、沉香水、雪泡缩脾饮、香薷饮、五苓大顺散、紫苏饮、荆芥糖，此外，四时售卖奇茶异汤，冬月添售七宝擂茶、葱茶或卖盐豉汤，暑天添售雪泡梅花酒或缩脾饮等消暑药饮。另有创药、香药果子、莲子头羹、百味韵羹、杕叶头羹、柰香新法鸡、五味杏酪鹅、五味杏酪羊、梅血细粉、铺姜粉、珍珠粉、七宝科头粉、蟑蚷、姜酒决明、五羹决明、三陈羹决明、姜燥子赤鱼、麻茹丝笋燥子、石首桐皮、紫苏虾、水荷虾儿、查虾鱼、麻饮鸡虾粉、芥辣虾、麻饮小鸡头、小鸡二色莲子羹、假炙鲎枨、柰香盒蟹、枨醋洗手蟹、枨酿蟹、枨醋蚶、润江鱼咸豉、十色咸豉、诸色姜豉、波斯姜豉、姜虾、麝香甘蔗、沉香藕、麝香豆沙团子、银杏、香药、木瓜、枣箍荷叶饼、芙蓉饼、菊花饼、姜糖、山药元子、冻姜豉蹄子、姜豉鸡等。

制备御药膳则更为精致，例如宫廷中所进献或食用的，像“北内送天花麻菇、蜜煎山药枣儿、一乳糖”，还有包含各种食材和香药的组合，如“榠楂、花木瓜、香园、莲子肉、甘草花儿、朱砂园子、木香、丁香、脑子花儿、水龙脑、史君子、缩砂花儿、官桂花儿、白术人参、橄榄花儿、青梅荷叶儿、花姜、木瓜方花儿、香药木瓜、椒梅、香药藤花、紫苏柰香、砌香萱花柳儿、姜丝梅、水红姜、香莲事件、香药十葡、糖霜玉蜂儿、螃蟹酿枨、女尔房玉蕊羹”等。这些御药膳在食材的选用、制作工艺等方面都更为讲究，与普通药膳共同展现了南宋时期临安饮食文化的丰富多样，也反映出当时医药与饮食相结合的独特风貌。药膳既是养生保健的重要手段，也是宫廷和民间生活的重要组成部分。

综上，南宋临安制药工场规模较大，药膳风俗盛行，独领全国风骚。在南宋时期，京城药肆常见“生药饮片，熟药丸散”牌匾，“饮片”这一称谓最早见于宋绍定五年（1232），之后逐渐被《本草》等医药典籍所收录，流传至各地，沿用至今。

四、药店

南宋定都临安后，中药商业日益兴盛，形成了官营与民营两种经营体制并存的格局。随着宋高宗最初驻跸临安，故都及四方士民、商贾纷纷汇聚于此，城市中的药市、药摊、药贩以及药膳供应逐渐繁荣起来。

临安城内的药铺招牌琳琅满目，诸如：干湿脚气四斤丸、偏正头风一字散、东京石朝议女婿乐驻泊药铺等。又如炭桥药市，专门从事药品和药材交易，此外，还有与医药卫生相关的各类集市，如象牙玳瑁市、风筝药线市、胶矾斗药市、染红牙梳市等。临安城内的药品市场还出售其他地方很难购买到的药品和卫生用具，如凉药、药焙、牙梳、香袋儿、稳步膏、香药、手皴药、蒲坐、如相银杏、挑疥虫、肥皂团、膏药、画眉七香丸、药线、蚊烟、老鼠药等。

在各类艺人当中，也有不少与医药相关的人物，如说书人杨郎中、徐郎中、乔七官人等。

南宋时期，临安城内盛行将香药调入食品之中作配料的做法，香料成为饮食方面的重要调料。杭州的街衢巷尾几乎都有药铺，每日清晨药铺开始营业，售卖汤药如二陈汤及调气降气的丸散，直到早饭前收摊。夜市同样热闹非凡，例如，赏新楼前有仙姑卖食药，太平坊出售麝香糖，庙巷口则有杏仁膏、薄荷膏等。

这种因帝王驻跸，使得衣冠云集、民物阜繁的人文景观，可与北宋时期张择端所绘开封的《清明上河图》中的壮观画面相媲美。临安的药市呈现出“薪南粲北、舳舻相衔”的景象，堪称东南第一州。

宋嘉定六年（1213），两浙转运司和临安府市舶务记录显示，已有两广药材商人经由海路贩卖药材至临安。南宋时期，临安民间药商最为活跃，医药商业分工精细，经营品种丰富多样。从适应医学分科销售的多种专科药，到用于除害灭病的蚊烟、老鼠药，均有售卖。

南宋时期，临安的药市和药店鳞次栉比，城内有数十家著名的京师大药铺，主要集中在御街中段的保佑坊、太平坊、中瓦子、市西坊和猫儿桥一带。在这些药铺中，有的专门为皇室和富家豪门服务。朝廷设立的太平惠民局尤为突出。它专门按照《太平惠民和剂局方》配制熟药丸进行售卖，并将这一标准推行至各府州县，相沿百年。

第三节　南宋时期的浙江公共卫生及瘟疫预防

一、公共卫生

先秦时期，南方沿海广袤的平原地区自然环境恶劣，正如管仲所述："越之水重浊而洎，故其民愚极而垢。"该地区潮汐频繁，土地盐碱化严重，沼泽遍布，处于不利的自然地理和人文环境之中。

宋室南迁至临安后，平江、常、润、湖、杭、明、越，号为士大夫渊薮，天下贤俊多避地于此。整个统治集团，包括帝王、后妃、贵族、大臣以及军队等，南迁规模空前。由于他们所处的特殊地位，这一迁移对南宋的政治格局、文化生活、卫生习俗等方面产生了深远影响。

南宋时期，人民新设澡堂、注重个人卫生，并在传统节日开展医药活动，这些变化折射出南宋人民精神文明的风貌，也促进了社会的健康发展，使得南宋形成了民物阜繁的乡镇都市，在一定程度上改善了自然环境，呈现出良畴美柘的景象，成为国内外人们向往的文明之地，也是全国公共卫生综合治理的先进地区之一。

（一）沐浴

南宋民众有着良好的卫生习惯，人人喜好清洁，勤于沐浴。《梦粱录·团行》记载，南宋都城临安（今浙江杭州）有数以百计的行业，其中将"洗澡业"称为"香水行"，因为浴堂的温水中常添加各种香料，所使用的肥皂是由豌豆和香草混合制成的液体。澡堂门前悬挂着瓢杓作为标志。

南宋民众勤于沐浴、讲究卫生的习俗也受到外国友人的高度赞誉。据《马可·波罗游记》记载，杭州约有3000家营业澡堂，据说这些澡堂不仅提供按摩服务，还供应茶水酒类供顾客享用。杭州人几乎每天光顾澡堂，多习惯于冷水浴，冷水直接从西湖中汲取。《马可·波罗游记》还有一记载，有许多街道通向御街一带的广场，街道两侧有许多冷水浴室，内有男女听差，侍候前来的男女顾客。自孩提时起，他们一年四季皆习惯用冷水洗澡，以此作为卫生健身之道。澡堂里也有些房间备有热水，专供受不了冷水或不惯于冷水浴的外国人使用。这些浴室一次可容纳百人沐浴，堪称世界上最大、最好的浴室。经常沐浴使城内的居民保持整洁美丽。

（二）卫生习俗里的香文化

在南宋时期的临安，富裕人家经常使用篆香，焚烧沉脑来保持空气清新，令人神清气爽，特别是在有客造访时更是如此。另一种香称作“蚊香”，在临安街头有售，且价格低廉，因而广为使用。这种香很可能是一种粉状的烟熏消毒物，许多房间都需要用到，尤其是在蚊虫肆虐的黄昏时分。

此外，南宋民众还养成了饮用药酒健身的习俗。例如屠苏酒，是用八味中药（大黄、蜀椒、桔梗、桂心、防风、白术、虎杖、乌头）与酒配制而成，因此也被称为八神散。这种药酒防病功效十分显著。

二、疫疠流行、成因及传统医药应对

疫病被列为古代中国四大灾害之首，“民之灾患大者有四：一曰疫，二曰旱，三曰水，四曰畜灾”。南宋时期是疾疫高发期，民众饱受疫病之苦，死亡人畜数以万计。因此，南宋政府采取了各种医疗救助措施，安抚疫区民众，控制疫情蔓延。各地的中医药学家也承古启新、各展所能，为民排难解忧，从事治疫的专家与相关医籍数量之多，位居全国前列。在此，我们主要按年代顺序逐一介绍这一时期疫疠流行的概况、成因以及防治措施。

（一）疫疠流行概况

我们从正史、野史、地方志、文人笔记中搜集到南宋时期疫疠流行的原始资料，这些资料散见于浩如烟海的史籍之中。正史对疫病流行的记载并不完整，往往夹杂在赞颂帝王将相蠲恤功绩的记述中，而稗官野史的记载则更不全面。尽管如此，这些第一手资料对于我们分析这一时期疫疠流行的概况仍具有重要价值。现按疫疠流行的年代顺序列举如下。

南宋时期，疫疾时常在全境发生，以下是重大疫情按流行年号及年代顺序的摘述。

宋绍兴元年（1131）六月，浙西大疫流行。这年秋冬季节，绍兴府大疫仍未趋缓，依然有大量患者不治身亡。九年（1139），京师大疫。二十一年（1151），永嘉瘟疫，被害者不可胜数。

宋隆兴二年（1164），浙之饥民疫者尤众。宋隆兴二年到乾道二年（1164—1166），双林、南浔、乌程、震泽、吴江大疫。

宋乾道元年（1165），浙西民疫，祸不胜计，独江东无事。三月，临安、会稽饥民疫死者众多，浙江东部和西部同样罹难。八年（1172）夏，行都民疫，及秋未息。宋乾道年间（1165—1173），刘朔在温州任职时“缘岁大饥，继以大疫”。

宋淳熙八年（1181）四月，临安府、富阳、吴江、宁国出现大疫情，“禁旅多死”。十一年（1184）春，都民、禁旅大疫，浙西郡县亦疫。

宋庆元元年（1195）四月，临安大疫，平民百姓疫死后无钱安葬，露尸街头，比比皆是，政府军队中的士兵疫死者亦众。这年的疫病流行范围很广，太湖周围的湖、常、秀3州自春天开始一直“疫疠大作”。二年（1196）六月，天台县疫疠大作。四年（1198），复大疫。五年（1199），临安府再次大疫。

宋嘉定元年（1208），湖州、乌程、南浔、双林、泗虹疫。二年（1209）夏季，临安疫病流行，浙江东部大疫，死者甚众。三年（1210）四月，临安传染疾疫，死者甚众。

宋绍定元年（1228）春，湖州、安吉、乌程、南浔、双林大疫，比屋相枕藉，安吉尤甚。

宋景炎二年（1277），江南大疫。

元代初期，永嘉郡中大疫，群守肩舆迎之，投剂皆愈。

综上所述，我们可以看出，南宋时期浙江疫疠流行的频率在古代史上是较高的。

（二）疫疠的成因

我们研读史料，也可梳理出南宋时期浙江疫病流行的六大成因：其一，政治窳败、战争频仍、兵戈殄戮、尸浮飘野是造成疫病横行的主要原因。其二，南方大多数地区属亚热带湿润季风区，闽粤地跨热带，雨量充沛，气候卑湿，地气燠热，雪霜较少，人们却又喜好湿地行走和水浴，蒸发甚而腠理疏，既易受寒，又易受湿。而且，当时政府缺乏在这种气候条件下防治疫病的经验，致使灾情愈演愈烈，导致气毒流行。长江以南的地理气候及疾病对中医临床产生了深远影响，促使温病学说脱离伤寒而独立成流派。其三，从地理、交通状况来看，浙江东南濒临钱塘江湾，杭州湾从自然渔猎靠泊点逐渐发展为中国主要的对外贸易港之一，与世界各国均有频繁的贸易和友好往来。隋代大运河的开通使临安成为南北交通枢纽。尤其是南宋朝廷蛰居临安，使得临安、绍兴等城市人烟繁盛、铺席骈盛，中外游客蜂拥而至，霍乱等流行病亦相随流入，一旦疫起，滋蔓迅猛。据记载，南宋时期临安平均每7.89年暴发一次疫病。这正是交通发达、商业繁盛导致疫情大起的佐证。其四，古代南宋地区灾荒较多，蝗灾、旱灾、水灾频发，造成饥疫、旱疫、水疫连年不断，死者无数。加上瘗葬条件极差，抛尸江河污染水源，尸埋土内污染植被，使得困屯周边的贫民沾染疾疫的可能性极大，这些都是疫病四起的原因。其五，南宋素有“信巫不信医”的陋习，尤其是在偏远乡村盛行。医学思想中仍存在鬼神观念，咒禁符箓疗法大行其道。官方医家在日常医疗活动中主要使用汤药、针灸，但也掺杂使用符咒或其他巫术，贻误诊疗。这种信巫不信医的案例屡见不鲜。临安水果商患病时，“医、巫不能愈”。临安人移屋以傍井处为佳。病多信巫鬼，丧葬多尚佛老。昌化地区的民众有疾辄事巫祷，知医者鲜见。一旦疫疠发生，人们因惊慌失措，不积极防治，进而导致疫情更大范围地扩散。其六，从卫生防疫制度来看，南宋时期缺乏完备的防疫行政机构及详细的规章制度，这也是疫病频发的重要原因之一。

（三）应对举措

面对南宋时期疫疠的肆虐，政府和军队采取了一系列施救措施，社会各界人士也纷纷响应。

1. 政府的强制措施与施救行动

南宋政府在疾疫发生时，采取了多种举措来防止传染病扩散。一个重要手段是命令和剂局免费施散医药，“给散夏药”，并派遣医师在和剂局调配汤药。太医局等医疗机构会派出医师和医学生奔赴疫区展开救治。在情况危急之时，政府还会在社会上招募有医技的人员参与救治；地方官员亲临疫区指导工作，并向疫区民众提供资金和药物，通过减免徭役等方式帮助百姓摆脱困境、重建家园。

例如，宋绍兴二十六年（1156）六月二十一日，官员们准备派医官散发药物时，高宗听取汇报后宣谕，当时民间流行的主要是热病，分发发热药和消风散反而可能对人有害，应发放小柴胡汤，并让医官在大街上张榜公布，使家喻户晓，这一决策拯救了许多人的生命。宋孝宗隆兴元年（1163），朝廷诏令户部，要求各地在入伏之前将暑药运到部队，枢密院要派一名官员专门负责押送，到达都督府后再派人散发药物，以防止疾疫在军中传播。

此外，南宋医家在大疫期间也挺身而出，积极参与救治工作为后人留下了宝贵的精神财富与治疗经验。

2. 环境整治和保持环境卫生

注意并保持环境卫生是驱避邪毒之气的重要方法。中国人很早就认识到沟渠的通畅与否与传染病的发生密切相关。古代中国政府十分重视沟渠的疏浚，每逢雨季，即下令水利官员进行疏通，以免泛滥成灾。宋代周守忠的《养生类纂》记载："沟渠通浚，屋宇洁净无秽气，不生瘟疫病。"

南宋首都临安尤其注重环境整治。逢年过节，官府常常派人疏通城中的水井和河渠，专门有"淘渠人"负责疏浚河道和阴沟。新春之际，在街道巷陌，官府差雇淘渠人挨家挨户通渠；对于道路污泥，"差雇船只搬载至乡落空闲处"。这些措施有效地改善了临安的环境卫生状况减少了疫病的发生，保障了居民的健康。

欧阳守道认为，改善环境卫生是减少疾病发生的有效途径，并在其论述中着重强调了这一点。他指出，"盖今沟渠不通，致病之一源也。自乙未丙申间，三山林侯守郡，最留意于此，疏通浚导之后，民无疫者数年。"接着他又详细阐述了沟渠不通的危害，"沟渠不通，处处秽恶，家家湿润，人之血气触此，则壅气不行，病于是乎生。今通达广路，犹无洁净之所，而偏街曲巷，使人掩鼻疾趋，如此安得不病？"然后他提出了改善的方法，"今若及此方春，命厢所告示居民，屏治荡涤，有砖石遮蔽者，亦令暂施工，鱼鳞相次，同力为之，各自负挈，置之城外空旷之所，使积水流通，则郁积盘结之恶气亦散矣。"他通告民众，平治荡涤，使积水流通，通过改善环境卫生来预防疾病，强调了环境卫生与疾病暴发之间的紧密联系。

3. 漏泽园的瘗葬措施

南宋政府重视医药学的发展，增强了对疫病的防治能力，并且特别注重迅速处理染疫死者的尸体，必要时进行火化。为了妥善安置死者，浙江各地纷纷营建漏泽园。政府规定，战死者、弃尸以及家贫无地埋葬者的尸体由地方政府统一葬入漏泽园，并要求深埋三尺，不准暴露于野外，由监司负责巡查。

宋绍兴元年（1131）四月，临安发生疫情，政府出钱支付贫民的医药棺殓费用，并赐予各军疫死者家属补助。

宋绍兴十四年（1144）十二月十三日，朝廷下诏令临安府措置漏泽园，命令钱塘县和仁和县（今浙江杭州）建造漏泽园，委托两名德行高尚的僧人主管此事，专门收葬无主尸体。其中一座位于钱塘县惠民乡，占地40多亩；另一座位于仁和县界芳林乡，占地70多亩。后来，漏泽园增至12所。朝廷每月给主管僧人常平5贯钱和1石米作为报酬。该年共埋葬尸体200具，朝廷奖励主管僧人紫衣一件。朝廷既有旨令诸路州军一体措置施行，仍委托常平司进行检查。

宋庆元元年（1195）四月丁巳，临安大疫，政府继续出钱支付贫民的医药棺殓费用，并赐予各军疫死者家属补助。由于办事妥当，朝廷下令诸路州军依仿临安府的漏泽园施行扩建。

于是，在临安方家峪梯子岭下建有宁远阡，专门埋葬无主的太学生；北山表芝坞则用于瘗葬营殿前诸军中的死者；而在清波门外的聚景园，则专门用于埋葬来临安贸易的阿拉伯海商。

因此，南宋时期漏泽园的建立不仅改善了环境卫生、防止了疫病蔓延，还对稳定社会秩序大有裨益。

综上所述，南宋时期疫疠流行较为频繁。据《宋史》记载，主要在以临安为中心的浙西地区流行，其成因独特。面对突如其来的灾难，南宋朝廷采取了积极的预防和善后措施。无论是政府设立的，还是医家设立的各类地方医疗机构，均为患者的痊愈发挥了重要作用。同时，南宋政府的地方医疗救治政策注重日常疾病救治与流行疾疫救治相结合，满足了疾疫流行和日常疾病救治的双重需要。

各地的中医药学家基于传统医学知识进行创新，充分发挥各自的专业技能，积极满足民众的医疗需求，在疫病预防和治疗方面取得了显著成效。这一时期，温病学说逐步脱离传统的伤寒理论框架，发展成为独特的医学流派，推动了中医理论的进步。民众还通过佩戴香囊、烟熏消毒等传统方式预防疫病。这些措施在中国公共卫生史上留下了浓墨重彩的一笔，也为后世留下了非物质文化遗产和传统医药临床经验。

第四节　南宋时期的医药国际交流

南宋时期，两浙沿海由于对外贸易发达，在临安、明州（今浙江宁波）、温州、秀州（今浙江嘉兴）及江阴军等地设立了市舶司。这些市舶司还在部分县镇设置了市舶务，以辅助管理对外贸易事务。宋代四大对外贸易港口——广州、泉州、明州和临安，浙江占有两个。明州作为南宋与日本、高丽等国贸易的主要口岸，在整个南宋时期一直保持着繁荣的局面。正如当时的文献所记载，“风帆海舶，夷商越贾，利原懋化，纷至沓来”，生动地描绘了那个时代繁忙的海上贸易景象。

南宋时期的临安不仅是政治中心，其海外贸易也相当发达。穹桅巨舶，四方百货，不趾而集。作为临安外港的澉浦，在这一时期迅速发展，以一个崭新的海外贸易港口姿态出现在临安湾北岸。由于临安海外贸易的繁荣，各种外国商品（番品）、南方特产（南货）、珍异饰物和奇葩珍卉等源源不断地运抵临安。此外，温州也是当时浙江海外贸易的重要港口之一。除了官办的市舶司交易外，走私贸易在浙西的华亭、海盐等地也很盛行。当地的一些豪户从事粮食贩卖活动，他们广收谷米，每船装载数百石甚至千石，沿海或南或北及出国入蕃进行贸易。值得注意的是，外国商人特别喜欢中国的铜钱，通过走私渠道将大批铜钱运往国外，这些铜钱在东南亚乃至西亚市场上广泛流通。当时浙江的海外贸易网络十分广阔，从东亚的日本到南亚的印度等国家，甚至远达非洲北部。

一、人员交流

南宋时期，都城临安是中外使节交流的重要中心，来自亚洲、西欧及北非等地的使节频繁到访，有力地促进了国际间的外交关系。邻国的学问僧、医药学家来南宋学习中医药学，然后携宝回国推广的屡见不鲜。南宋时期，在杭州籍僧侣医家东渡传经送宝之时，日本医药界人士亦纷至沓来。1168 年 4 月 25 日，日僧荣西不远千里来到宁波阿育王寺、天台国清寺修行，后又到杭州寺庙学习。在此期间，他得知饮茶可以养生延寿，回国前便从灵隐、天竺一带的寺院中选取了优良茶种，带回日本种植在日本山城栂尾山上，这些茶种被日本人称为“山茶”。荣西还依据在中国学到的中医药知识，编著了《吃茶养生记》，该书在日本风靡一时。

1235 年，另一位日僧圆尔辨圆先后在杭州历访灵隐寺、净慈寺诸寺的名僧，回国时，他携带了大量的寺院医药书籍和其他文献资料，总数达数千卷，为中日文化交流增添了浓墨重彩的一笔。

二、药材贸易

（一）贸易政策

由于南宋时期从宫廷到贵戚，从官僚士大夫到权宦对香药的靡费达到了惊人的地步，而这些香药主要产于东南亚、印度、阿拉伯等地，中国国内出产甚少。随着南宋时期市舶贸易的进一步发展，香药进口量增加，香药带来的经济利益也随即增长。南宋政府采纳了一些部门和大臣的建议，加大了对外药材贸易的力度。

宋嘉定六年（1213）四月七日，两浙转运司报告：“临安府市舶务有客人于泉、广蕃名下转买，已经抽解胡椒、降真香、缩砂、豆蔻、藿香等物，给到泉、广市舶司公引，立定限日，指往临安府市舶务住卖，从例系市舶务收索公引，具申本司，委通判、主管官点检，比照元引色额数目一同，发赴临安府都税务收税放行出卖。如有不同并引外出剩之数，即照条抽解，将收到钱分隶起发上供。今承指挥，泊船到临安府不得抽解收税，差人押回有舶司州军，即未审前项转贩泉、广已经抽解有引物货船只，合与不合抽解收税。”为此，朝廷诏令户部：今后不得出给前往海南兴贩物货之公凭，凡欲回临安府抽解者听其自便。若此前已出给公凭之客人到来，则勒令赴庆元府驻泊。日后若有客人陈乞往海南州军兴贩，仅许经由庆元府给公凭，并申报转运司照条施行。其余州军不得擅自出给公凭。至于从泉州、广州转买来的香药等货物，允许经由转运司所在路的市舶司给引，赴临安府市舶务抽解后方能销售，且不得将原船只再次装载货物前往泉州或广州。仍命临安府转运司一体禁戢。

这些规定进一步规范了南宋时期香药等货物的转贩、抽解及销售流程，加强了对市舶贸易的管理，有利于维护贸易秩序，保障朝廷的税收利益。

（二）进口国外药材

1. 舶来香药应用

据《宋史·食货志》记载，南宋时期与大食、古逻、阇婆、占城、勃泥、麻逸、三佛齐等国进行贸易往来，主要进出口货物包括金、银、缗钱、铅、锡、杂色帛、瓷器、香药、犀角、象牙、珊瑚、琥珀、珠珀、珠琲、镔铁、玳瑁、玛瑙、砗磲、水晶、蕃布、乌樠、苏木等物。从这则史料来看，虽然药材不是进出口货物的主要部分，但外洋番舶运来的药材种类却十分丰富。

具体来说，进口药材中包含了大量的香药，如玳瑁、笺香、丁香、龙涎香、苏合香、黄熟香、檀香、阿香、乌里香、金颜香、上生香、天竺香、安息香、木香、亚湿香、速香、乳香、降真香、麝香、加路香、茴香、白豆蔻、芦荟、没药、阿魏、腽肭脐、生香、修割香、香头、斩剉香、杂香、朱砂、珊瑚、琥珀、象牙、沉香、脑子、木札脑、白笃耨、黑笃耨、蔷薇水、没石子、槟榔、胡椒、硼砂、藤黄、紫矿、犀角、葫芦瓢、红花、蜡、炉甘石等。此外，还有人参、茯苓、细辛、山茱萸等常用药物，以及宋境内不产而依赖海外贸易获得的药物，如阿魏、没药、没石子、紫矿等。在所有这些进口药物中，香药所占比重很大，可以说，海外贸易中的药品在很大程度上是以香药贸易为主。

宋绍兴三年（1133）十二月十七日，户部向宋高宗奏言，并得到皇帝首肯，在广南路、福建路和两浙路三路市舶司从事中外贸易的药材已达200多种。绍兴十一年（1141）十一月，户部重新裁定，广南路、福建路和两浙路三路市舶司可从事的中外贸易香药名色达330多种，其中绝大部分为香药和药材，主要从大食诸国、真腊、占城、阇婆等国输入。

政府大力鼓励交易的这330多种香药包括但不限于：诃子、中笺香、没药、丁香、木香、小茴香、茯苓、玳瑁、硼砂、莳萝、水银、天竺黄、末朱砂、人参、鼊皮、下笺香、芹子、熟速香、带梗丁香、桔梗、泽泻、茯神、舶上茴香、中熟速香、玉乳香、麝香、沉香、上笺香、次笺香、鹿茸、珊瑚、苏合油、牛黄、血竭、腽肭脐、龙涎香、荜澄茄、安息香、琥珀、雄黄、钟乳石、蔷薇水、芦荟、阿魏、黑笃耨、鳖甲笃耨香、皮笃耨香、没石子、雌黄、鸡舌香、香螺奄、胡芦巴、金颜香、白豆蔻、龙脑、熟脑、梅花脑、米脑、白苍脑、油脑、赤苍脑、脑泥、鹿速脑、木扎脑、胡椒、檀香、夹笺香、黄蜡、黄熟香、香米、缩砂、干姜、蓬莪术、生香、断白香、藿香、荜茇、益智、降真香、桂皮、木棉、使君子、肉豆蔻、槟榔、青橘皮、甘草、荆三棱、碎笺香、防风、蒟酱、次黄熟香、乌里香、苓上香、中黄熟香、冒头香、三赖子、下生香、丁香、海桐皮、蕃青斑布、下等冒头香、下等五里香、苓牙簟、修割香、中生香、白附、土檀香、苁蓉、螺犀、随风子、细丁、海母、龟同、亚湿香、菩提子、鹿角、蛤蚧、椰心簟、犀蹄、蕃糖、狮子绥、枳实、白藤棒、修截香、青桂头香、石绿、紫藤香、官桂、桂花、花藤、粗香、红豆、高良姜、藤黄、黄熟香头、钗藤、黄熟香、片螺头、斩锉香、生香、片水藤皮、苍术、红花、片藤、赤鱼鳔、香缠、小片水盘头、杏仁、红橘皮、二香、大片香、糖霜、天南星、松子、大片水盘香、中水盘香、獐脑、青桂香、斧口香、丁香皮、山桂皮、暂香、带枝、乌香、牛齿香、半夏、白藤、粗铁、水藤坯子、大腹子、姜黄、木跳子、鸡骨香、大腹、檀香皮、把麻、火丹子、蛙蛄、干倭合山、栀子、黄丹、苎麻、相思子、榼藤子、滑皮、松香、螺壳、连皮、大腹、琼枝菜、砂黄、粗生香、硫黄、泥黄、黑附子、油脑、药犀、青木香、白术、白芜荑、山茱萸、茅术、五苓脂、黄芪、生熟香、石斛、大风油、秦皮、草豆蔻、乌药香、白芷、木兰茸、蕤仁、远志、海螺皮、生姜、黄芩、龙骨草、琥珀、冷饼、密木、白眼香、脔香、豆蔻花、砂鱼皮、拍还脑、黄漆、滑石、蔓荆子、金毛狗脊、五加皮、榆甘子、菖蒲、土牛膝、甲香、加路香、石花菜、大价香、五倍子、细辛、韶脑、旧香、御碌香、大风子、檀香皮、缠香皮、熏陆香、龟头犀香、白脑香、生香片、水盘头幽香等。这些丰富的香药和药材贸易，不仅为南宋带来了可观的经济收益，促进了商业的繁荣，也极大地丰富了国内的医药资源，推动了中医药学的发展和对外交流。

2. 舶来香药的临床应用

这些舶来的香药确有理气和胃、健脾燥湿、芳香开窍、活血化瘀等功效，用于治疗脾胃虚寒、脾胃不和、湿困中焦、气滞血瘀、经络痹阻、中风阴闭等证，疗效显著。它们不仅被广泛应用于医疗领域，还常用于人们的日常养生保健，比如制作香囊佩戴以芳香辟秽，或加入茶饮中起到调理身体的作用。不少方剂直接以主要进口香药原料为名，如“沉香降气汤”“白豆蔻散”“沉香开膈散”“顺气木香丸”“撞气阿魏散”“琥珀膏”“丁香半夏丸”“大沉香丸”“乳香膏”“肉豆蔻散”等。宋代宫廷秘方中，还有用东南亚进口龙脑与新萝卜汁调和治疗偏头痛的药方，据说该方深受皇帝信赖。

宋代的许多方书和本草书中记载了大量关于舶来香药的相关资料，众多方剂中也配有这些香药。例如，《太平惠民和剂局方》中的“丁沉香丸”，由丁香、沉香、木香、丁香皮、白豆蔻组成；“生气汤”则是由丁香皮、胡椒、丁香、檀香、干姜、甘草配伍而成；此外，“苏合香丸”“安息香丸”等亦是如此。

（三）与东北亚、东南亚、印度洋沿岸及阿拉伯国家的药材贸易

1. 东北亚诸国

13世纪，日本每年有四五十艘商船开往南宋的明州（今浙江宁波）等地，进行广泛的贸易往来。这些商船不仅带来了各种商品，还输入了大量的药物，主要包括：药珠、水银、鹿茸、茯苓、硫黄、麝香、笺香、沉香、丁香、檀香、山西香、龙涎香、降真香、茴香、没药、胡椒、槟榔、麝香、速香、香脂、生香、鹿香、黄熟香、鸡骨香、藿香、鞋面香、乌里香、断白香、包袋香、水盘香、红豆、荜茇、荜澄茄、良姜、益智子、莪术、缩砂仁、三赖子、海阔皮、桂皮、大腹皮、丁香皮、桂花、黄芦、木鳖子、吴茱萸、香柿、磕藤子。其中硫黄是从日本进口到南宋的重要商品之一。根据日僧成寻在其著作《参天台五台山记》中的记载，明州海商陈泳和广州海商曾聚等人，都从日本贩运硫黄到临安进行“抽解货卖”。宋绍兴十五年（1145）十一月，一艘日本商船因风浪漂泊至平阳仙口港，船上贩运的主要货物也是硫黄、布匹等。反之，这时从明州赴日的商船亦变得更加频繁，输入日本的香药和药材种类颇多，如麝香、金益草、银益草、紫金膏、巴豆、雄黄、朱砂等。

宋绍兴二年（1132）四月，高丽国王王楷遣礼部员外郎崔惟清、阁门祗侯沈起来定都临安的南宋朝廷进行朝贡。他们献上了500斤人参等物，并受到宋高宗的接见。高丽向南宋输出的药材还有银子、人参、麝香、红花、茯苓、蜡、枣肉、榛子、杏仁、栀子、细辛、山茱萸、白附子、芜荑、甘草、防风、牛膝、白术、远志、姜黄、香油、松子、松花、紫菜等，其中野生药物占多数。

2. 东南亚诸国

南宋与交趾、占城两国的药材贸易非常频繁。

交趾，历来有输入中药的传统。南宋时期，交趾人来临安大量购买土茯苓，以致其价格涨了数倍。交趾向南宋输出的“贡品”主要有香药、犀、象、象牙、犀角、玳瑁、绢、绸、布、金银器以及其他高级工艺品等，其中以香药为大宗。

占　城　在1129年、1132年、1155年、1274年、1280年、1281年、1285年，陆续向临安南宋朝廷输入药材。据《宝庆四明志·市舶》记载，宋宝庆年间（1225—1227），从占城输入的药物有麝香、沉香、龙涎香、笺香、丁香、

檀香、山西香、降真香、茴香、没药、速香、香脂、生香、粗香、黄熟香、鸡骨香、斩剉香、豆蔻、青桂头香、藿香、乌里香、断白香、包袋香、水盘香、犀象、玳瑁、胡椒、槟榔、荜澄茄、鳖鱼皮、暂香、麝香、鞋面香、红豆、荜茇、良姜、益智子、缩砂、蓬莪术、三赖子、海桐皮、桂皮、大腹皮、丁香皮、桂花、姜黄、黄芦、木鳖子、山茱萸、香柿、磕藤子、琼菜、相思子、大风油、京皮、石兰皮。从上可以看出，占城向宋输出的“贡品”基本和交趾相似，也以香药为大宗，但数量较大。例如，乌里香一次进贡就达 55000 多斤。宋乾道二年（1166），占城的“蕃首”邹亚娜遣使来临安向南宋“进贡”了大量的货品，计有白乳香 20435 斤，混杂乳香 80290 斤，象牙 7795 斤等。

宋绍兴七年（1137），三佛齐国派使抵临安港，南宋赐宴于临安怀远驿。三佛齐国进献南珠、象齿、龙涎、珊瑚、香药等物。宋绍兴二十六年（1156），三佛齐使臣携来的“贡品”有 28 种之多，计有乳香 81680 斤、胡椒 10750 斤、檀香 19935 斤。宋淳熙五年（1178），三佛齐国使臣再次到访临安，进献的药材等物品十分丰厚。三佛齐商人频繁来浙江进行贸易，所带货物主要包括冰片、乳香、沉香、笺香、檀香、丁香、降真香、槟榔、椰心簟、阿魏、芦荟、黄蜡等。

菲律宾的民间贸易使药物如珍珠、玳瑁、药槟榔、椰心簟等流入浙江。

在马来半岛各古国中，以登眉流（丹流眉）与南宋的药物交流最为频繁。大黄、黄连、干良姜等中药材从浙江的一些港口运往马来半岛，丰富了当地的医药资源。

总之，自南宋时期开始，浙派中医的发展水平逐渐跃居全国前列。临安作为南宋首都，设立了中央医学教育机构，并结合浙江本地医学世家的教育资源，为浙江及南宋控制区域培养了大量医务工作者。这一时期，南宋制定了医学教育和遴选医官的制度，推动了中医教育的发展。浙江医药学领域人才济济、群星璀璨，史籍记载有 88 位医药学家。他们深入研究并发展了中医药理论，成果丰富多样，犹如群山竞秀、百川汇聚，难以尽数；他们齐心协力，为推动祖国医药学的进步辛勤努力，做出了杰出的贡献。

南宋时期，浙江各府州县道地药材丰富，药材批发市场较多，制药作坊生产规范，药物炮制技术精湛，药店林立，药品销售广告形式多样。南宋时期是中国古代药学发展的转折时期，为南宋与海外各国药材交流夯实了基础。从宫廷到贵戚，从官僚士大夫到权宦，从药商到平民，南宋社会对香药的奢靡消费达到了惊人的地步，为了满足这种需求，南宋政府出台了相关政策，加大了对外药材贸易的力度。通过临安、明州、温州等港口与东北亚、东南亚、阿拉伯乃至非洲东北部国家进行了广泛的药材交流。这些交流不仅品种繁多、数量庞大，而且生意红火，盛况空前，为南宋及相关各国人民的身心健康做出了巨大贡献，在中外经济、科技交流史上占有重要地位。

第三章

浙派中医的领先时期

第一节　发展概况

元明清时期，浙江凭借优越的地域条件和时代背景，在医药卫生领域取得了令人瞩目的成就，独领全国风骚。

这一时期的浙江医药卫生行政管理机构及其医疗机构的创设，表明医政制度不仅依赖于政治制度，还受制于社会文明程度和生产力发展水平，并与当时的医疗水准紧密相连。尽管北方的医政机构建置规模在某些方面超过浙江，但浙江地区的相关事业仍然承前启后，持续发展。不少浙江籍的医药学家因才华出众而受到朝廷重用，担任了国家医政机构的关键职位，他们所取得的成就在中国医学史上占据了重要的一席之地。

一、名医辈出

朱丹溪是金元时期中国医学史上开创学术争鸣局面的金元四大家之一，他也是我国古代最著名的医学家之一，世称“滋阴派”鼻祖。他的学术思想、医学理论、医疗技术成就以及对国内外医学演进的影响深远，为中国医学发展做出了重要贡献，在中国医学发展史上占有显赫的地位，直至今日。继金元以朱丹溪、戴思恭为首的“滋阴派”后，由于中医药学的博大精深，杏林人物众多，各家研究内容不尽相同，历史上医学流派纷呈。明清时期，浙江又形成以张景岳、赵献可为主的“温补派”，以张志聪、高世栻为代表的“钱塘医派”，以俞根初、高学山为首有地域色彩而无师承关系的“绍派伤寒”等学术流派。他们从医药学的不同角度努力实践、勇于探索创新，完善了各学科的建设，开创了多种学（流）派。

形成了以张景岳、赵献可为主的“温补派”，以及以俞根初、高学山为首的“绍派伤寒”等学术流派。这一时期，杨继洲的《针灸大成》、张景岳的《景岳全书》、赵学敏的《本草纲目拾遗》、王孟英的《温热经纬》等医家医著相继问世。按浙江省各府州县医药学家人数的分布研究，可以看出地处浙西北部的杭嘉湖平原和浙东部的宁绍平原是该省经济文化发达区域，杭州、绍兴、湖州、嘉兴、宁波、嘉善等府州县名医较多。根据现有资料统计，元明清时期杭州有医药学家 382 人，占全省医药学家总人数的 14.42%；绍兴有 293 人，占 11.10%；湖州有 246 人，占 9.32%；嘉兴有 219 人，占 8.30%；宁波有 145 人，占 5.46%；嘉善有 127 人，占 4.81%。以上所罗列的这六个府州县医药学家的总人数之和已远远超过全省 74 个府州县医药学家总人数的一半。

尤其值得注意的是，明代太医院众多医官都来自绍兴。绍兴不仅拥有深厚的学术传统，而且地处江南，享有相对优越的经济、文化区位优势。因此，明代太医院中绍兴籍医官数量众多，医术精湛，在内廷中不乏身居高位者，这对明代太医院产生了深远影响。这也从一个侧面反映了浙江地区在当时医药人才培养和输出方面的强大实力，为浙江医药学在全国的影响力提升作出了贡献，进一步彰显了浙江在元明清时期医药领域的重要地位。上述数据表明，元明清时期浙江医药学家主要集中在经济发达的城市之中，而涉足穷乡僻壤地区行医施药的人数相对较少，这种情况突出反映了医药卫生行业在浙江省分布的不平衡，也折射出经济与科技发展紧密相连的规律。

二、药学发展

元明清时期，浙江的农村地区因土地肥沃、物产丰盈、人口稠密且溪水湖泊密布，成为种植药材的理想之地。这里药材种植历史悠久，不仅产量丰富，品质亦纯良上乘。其中一些名贵药材不仅被呈贡朝廷、广为皇室和医家采用，而且吸引了众多药商前来交易，远销异国他乡，大有独领全国风骚之势。

根据《图经本草》等 15 部史地著作记载，元明清时期的浙江药材多达百种，包括闻名遐迩的“浙八味”和“杭十八”。这些药材享誉海内外。浙江的药材进出口生意红火，品种繁多，数量庞大，显示了当时浙江在药材贸易上的重要地位。然而，尽管药材贸易兴盛，浙江与国外的医药学交流却主要局限于邻近国家，特别是日本和朝鲜。相比之下，与欧美、非洲及大洋洲等地的交流则较为少见。

元代，卖药者仍然沿袭历朝一边行医一边卖药的传统。到了明代，医药分工日趋明显，中医师专事诊病处方，药物则掌握在手工业者、商人或医官手中。这种分工的细化既提高了医疗服务的专业性和效率，又促进了医药行业的发展和专业化进程。清代中期，随着杭州经济的发展，商业活动中开始出现雇佣关系，资本主义萌芽初现。杭州药业随之兴隆，药店如雨后春笋般涌现。

杭州地区著名的药店包括：明嘉靖三年（1524）创建的许广和国药号、明万历年间开创的朱养心药室、清同治十一年（1872）创建的淳安咸春堂国药号。尤其是清代“杭州六大家”药店——胡庆余堂、叶种德堂、方回春堂、张同泰、万承志堂、泰山堂，这些药店名扬中外，成为当时医药行业的佼佼者。宁波地区著名的药店有寿全斋、冯存仁堂；温州地区著名的药店有叶同仁堂、老香山堂；绍兴地区著名的药店有震元堂、光裕堂；金华地区著名的药店有兰溪天一堂、九德堂；嘉兴地区著名的药店有老同善堂（杨九牧药酒店）、兰台药局；湖州地区著名的药店有慕韩斋、贝文一；台州地区著名的药店有沈宝山、方一仁；丽水地区著名的药店有问松堂。

三、中医药教育与慈善事业

1. 中医教育

纵观元代至清代中前期的中医教育，总的趋势是从官方机构如医学提举司和太医院专管医学教育、世代相传的家传教育、名医带徒的师承教育逐渐嬗变为类似当代的学校教育模式。其中，罗知悌与朱丹溪的师徒传业佳话以及侣山堂集约化的课堂讲授方法尤为突出，成为流传千古的典范。特别是明清时期的杭州侣山堂，其集约化的课堂讲授方法在中国中医教育史上占据重要地位。

2. 慈善医药事业

浙江的慈善医药事业起步较早，育婴机构的设立亦是如此。早在元代初期，浙江的育婴堂所已初具规模。到了清代，全省许多地方都设立了育婴堂所，甚至外国传教士也参与了这一工作。浙江一贯重视弃婴、孤儿的养育和医疗保健，育婴堂内通常配备有基本的医疗设备，经费多来自相关的各级政府部门或达官贵胄、富商绅士的资助。同时，养济院或类似的救济机构在浙江出现得很早，并从元代开始有了显著的发展。随着经济的发展，明清之际，养济院如雨后春笋般遍布全省，创办者不仅限于皇亲国戚，还包括绅士、商人、僧侣、书生和各级政府官员。这些机构对改善环境卫生、防止疫病蔓延及稳定社会秩序起到了积极作用，尤其在贫民救济和医疗保健方面贡献巨大。浙江的慈善医药事业，包括育婴堂、养济院和瘗葬业等，在改善环境卫生、防止疾病传播和维护社会稳定方面发挥了重要作用，必然在中国慈善医药发展史上留下浓墨重彩的一笔。

四、医药习俗及对外交流

（一）宗教与医药学

在元明清时期，浙江的佛教、道教、景教（即天主教）及医家均被纳入中国传统文化的大文化圈内予以精心研究。研究表明，佛教寺院中的医药活动、僧侣医师的医疗技术、寺院药材的种植和使用、中外佛教医药交流均展现出各自的特点；而道教与中医药学的关系更为密切。中医养生学不仅吸收了佛教、道家的各种养生理论与方法，还融合了阴阳平衡、五行生化、气血调养、脏腑协调及经络通达等理念，最终形成了具有中国特色的养生学体系。因此，探讨这一时期浙江宗教医药学的发展脉络，分析其异同，提炼其精华，对于传承优秀的民族精神、服务当代社会，意义深远。

（二）民间医药习俗

元明清时期，浙江民间的医药卫生习俗内容丰富多样，涵盖了医疗卫生、食品用具、卫生习惯及颇具医药意义的迷信习俗等多个方面。这些习俗在中国医药史、少数民族史、民俗史、文学史、建筑史、陶瓷工艺史和社会发展史等领域均占有一席之地，反映了当时丰富的社会文化背景。

（三）浙江与国外的医药交流

从元明清时期浙江与国外的医药学交流的角度来看，传出规模远远超过传入。朝廷和浙江地方政府直接参与这项工作，客观上促进了双边交往。明代是中医药知识等向外传出的高峰期，清代则成为传入的黄金时代。邻国的官医、学问僧和医药学家纷纷前来浙江研习中医药学，并将所学带回本国。同时，大量浙江籍医药学家漂洋过海传播中医药知识，人数十分可观。尤其值得注意的是，自明代以来，浙江与国外的医药学交流处于全国领先地位，在中外交流史、中国科技史和浙江区域发展史上占有重要地位。

第二节　元代

中国医药学发展存在几个重要的历史阶段，其中具有学术创新、谋求不同学术思想和医学流派的交流与争鸣、繁荣医学理论、提高临床医疗技术水平、产生重要影响并取得诸多成就的时期，首推金元时期。朱丹溪便是这一时期中国医学史上开创学术争鸣局面的金元四大家之一，他也是我国古代极为著名的医学家之一，世称“滋阴派”鼻祖。继金元以朱丹溪、戴思恭为首的“滋阴派”之后，由于中医药学的博大精深，杏林人物众多，各家研究内容不尽相同，历史上医学流派呈现出纷呈的态势。

一、医药管理机构

元至元十二年（1275），元军在进军南宋时，派遣使者前往江南地区搜访名医。次年，朝廷再次下诏，要求临安新归附的府、州、县官员及民众上报所知的医生名单。因此，元代浙江涌现出一批著名医家。

元代的医官制度仍沿袭南宋旧制。元至元二十五年（1288），江浙行中书省置官医提举司，以加强医药管理和人才培养。值得一提的是，当时有一位以祖传伤科闻名的良医倪居敬，他医术精湛，为人疗疾多有奇效。1341 年，倪居敬被推荐补任杭州路医学正，不久后升任江浙官医副提举。

元代，浙江的医政机构渐趋完备。元至元初年（约 1264），杭州将施药局改为医学提举司，负责掌考校诸路医生、课艺、试验太医教官、校勘名医撰述以及辨验药材等事务。根据明嘉靖《仁和县志》记载，至元年间初期（约 1270），杭州开始设置惠民药局，作为官方设立的慈善医药机构，由政府拨给药资，并设提领一员管理日常事务。此后，各路纷纷设立惠民药局，如杭州惠民药局位于惠民巷。

在药政管理方面，元代朝廷曾一再下令禁止售卖毒药、堕胎药和假药，并规定凡因卖毒药致人死者处以死刑。元至元十三年（1276），随着元军攻克临安，许多药铺停业，太平惠民局也趋于衰败。元至元成宗大德三年（1299），元代中央政府依据旧例，在各路重新设置惠民药局，并根据各地民户数量拨给资金。当时，元代中央政府拨给江浙省局的钱款达2615锭。具体而言，杭州（惠民巷）、余杭县（三皇庙侧）、临安县（仁寿街）、新城县（登贤坊）、於潜县（西后街）和昌化县（东门三皇庙左）等地均设有惠民药局。这些药局的设立，在一定程度上保障了民众的基本医疗需求，缓解了贫困百姓看病难、用药难的问题，对稳定社会秩序、促进社会发展起到了积极作用。

后来，明代继承了元代的一些制度，仍然沿用税课抽分药材的方式，若药材不足，则由官方购买补充。旧时杭州共有八所惠民药局，后来合并为一所，位于西文锦坊之南大街西侧。

元代，余杭县的惠民药局位于县前三皇庙侧。明洪武三年（1370），余杭县重新设立了惠民药局，位置仍在三皇庙侧。后来，该药局迁至县城东南方向。明洪武十九年（1386），医学机构设于惠民药局内，遗址至今尚存。特别是在明万历四十四年（1616），瘟疫肆虐，知县戴日强在城内外设立医室四处，并在各乡随地设立施药点，命令医生配制药剂进行救治，受到民众的广泛赞誉。临安县惠民药局位于县东仁寿街，明代仍设于此；新城县惠民药局位于县东登贤坊，明代仍设于此；於潜县惠民药局位于西后街，明代则迁至县南三皇庙左；昌化县惠民药局位于县东门三皇庙左，明代迁至宣和坊东，现已废弃。

根据马可·波罗的记载，杭州城内有戍兵巡逻，一旦发现街头有残疾或患病者留宿，便将他们送入医院治疗。城中每个地区设有公立和私立医院，医院在患者痊愈后要求他们从事某种职业以自给自足。此外，有埃及富商在杭州开办了阿拉伯医院，直接引入阿拉伯国家和埃及的医药学知识，推动了杭州与国外的医药学交流。这种交流不仅丰富了杭州的医药知识体系，还为当地的医疗实践带来了新的思路和方法，对杭州医药事业的发展产生了积极而深远的影响。

二、中药行业

元代的杭州农村土地肥沃，物产丰盈，人口稠密，溪水湖泊密布，是种植药材的理想之地。药材种植历史悠久，所产药材品质纯良，其中有些名贵药材不仅进贡朝廷，广为皇室和医家采用，而且吸引药商云集，远销异国他乡，大有独领全国风骚之势。元代，杭州兴礼坊内的佑圣观重建了药畦和洗药井，这是继智𫖮之后较早的关于佛教寺院栽药的史料记录之一，反映了当时杭州在药材种植方面的重视程度。

元代，杭州商业极为繁荣，店铺林立。城内有10所呈正方形的大市场，每星期有三天作为集市日，每次集市都有4万～5万人前来交易，各色物品琳琅满目，其中包括香药和药材贸易。

元代，杭州中药店中较著名的有蒋正斋药室、夏应祥的寿安堂药室和潘氏中和堂等多家店铺。城内还有卖杖丹膏和胎骨丸的药铺，这些店铺不仅经营本地药材，还从国外进口名贵中药材。位于寿安坊（现官巷口附近）的寿安堂药室，由夏应祥创立。夏应祥曾任杭州行署路总管府杂造局大使，并升任军器局提举司同提举。他自幼喜爱医药，熟读《黄帝内经》等经典医学书籍，熟悉药物调配方法，对药剂学有着浓厚的兴趣。后来因病离职后，他怀着济人利物的愿望，省吃俭用开设了寿安堂药室。夏应祥不惜重金采购国内外珍稀药材，严格按照古方书配制丸散膏丹出售，并对贫病者慷慨施舍。当时进口药材较为困难且价格昂贵，一般医家常用相近但无疗效的药物代替。而夏应祥始终坚持不计较成本，凡配料所需药材，不论产地多远，均想方设法购入，并亲自斟酌配制成剂，严格遵循药性温凉的原则来确定君臣佐使之宜，从不作假。他认为“药品关系人命，不可忽也”，因此其药剂质量精绝，服用者往往能迅速康复，甚至有记载称“非夏氏药不用”。其子夏仁寿继承父业，以寿安处士自号。

三、对外交流

根据《马可·波罗游记》和元至顺《镇江志》记载，元代有一位来自撒马尔罕（Samarkand）的也里可温（基督教聂斯托利派信徒），名叫马·薛里吉斯（Mar Sarghis）。他官至镇江副达鲁花赤（地方副长官），并在1279—1282年利用职权在镇江城内外兴建了6所景教寺院，甚至将金山寺改建为也里可温寺。此外，他在杭州荐桥门建立了大普兴寺。据记载，这些寺院曾为平民提供医疗服务。

马·薛里吉斯出身于一个世医家庭，其外祖父撒必曾任太医，并曾为太祖皇帝的儿子也可那治病。他的家族善于制作舍利别（sherbet），这是一种由葡萄、木瓜、香橙等水果与水调蜜煎制而成的药剂，又名舍儿别、舍里八或砂哩别。当时有专人负责制作舍利别，被称为舍里八赤（sherbetchi）。马·薛里吉斯获得了专司其职的金牌，显示了他在这一领域的专业地位。元至元九年（1272），马·薛里吉斯偕同赛典赤前往云南；元至元十二年（1275），他又来到闽浙地区配制舍利别。可见糖浆制法在元代已经传入我国。这种糖浆制法的传入，丰富了当时人们的饮食种类，舍利别作为一种兼具药用和食用价值的饮品，为元代的饮食文化和医药发展增添了新的元素。

第三节　明代

明代，浙江地区的医学发展不仅有医学家个人在临床实践和学术思想方面的卓越贡献，例如继承丹溪学说的戴思恭、楼英、虞抟、王伦，对仲景伤寒颇有研究的陶华、柯琴，以及专注于针灸学的马莳、杨继洲、高武等；还兴起了以张景岳、赵献可为代表的温补学派等。浙江医学由此有了新的发展动力，浙江地区医药卫生事业取得了令人瞩目的成就。

一、医药管理机构

明代，浙江的医政机构已渐趋完善，设置的普遍性高于宋元两代。各府州县基本上都建立了相关组织，并委派了专门的医政官员。明洪武初年（约1368），原分水县设立了“医药局”。明代设有太医院、生药库、惠民药局、医学提举司、御药局、御药房等机构。明洪武三年（1370），朝廷命令全国各府州县建立惠民药局，以拯疗贫病军民疾患。每局设官医提领，在医户内选拔，内外各1员。浙江省各级官员积极响应，迅速落实这一政策。

（一）惠民药局

明洪武三年（1370），朝廷下令全国各府州县建立惠民药局，旨在救治贫病的军民。规定每局设置官医提领，从医户中选拔，内外各1员。浙江省各级官员积极响应，迅速落实该政策。杭州起初设置了8所惠民药局，后来合并为1所，位于西文锦大街西侧。是年，某县开设惠民药局，最初选址在前三里的三皇庙旁；同年又迁至县东南。

明洪武十七年（1384），萧山县在惠民桥西南创设惠民药局，为民众施医送药，·直延续至明万历年间才废止。富阳县的药局位于昭文坊西侧。同午，桐庐县也设立了“惠民药局”。

明洪武十九年（1386），医学机构设置在惠民药局内，其遗址至今尚存。

明万历年间（1573—1620），惠民局更名为医药署，负责掌管医生考试、审查编辑医药书籍以及考查辨验药材等事务，这一职责一直延续至清代。

明万历八年（1580），知县杨束主持修建了惠民药局府馆。

明万历四十四年（1616），疫病大规模暴发，余杭知县戴日强下令开设药局施药救治，在余杭县城内外分别设立了4处医生药室，有效地应对了疫情。

1981年，临安镇出土了一枚《明洪武礼部（临安县医学记）》印章，极其珍贵。

（二）医官

明代，浙江籍医官及在太医院任职的医药学家众多，形成了百家争鸣、各成体系的局面。这一时期，浙江涌现出许多既担任重要官职又精通医学的人物，他们在朝廷中身居要职的同时，也为中医药的发展做出了巨大贡献。如杭州人吴毓昌，任内阁中书却又精医；宁波人张时彻，官至兵部尚书，是一位著名的医学家；绍兴人何继高，官至南刑部郎，亦通医理。此外，据记载，在太医院担任院使、院判、吏目、御医、医训等职位的浙江籍医官人数约达70人。这些医官不仅增强了浙江中医药在朝廷中的影响力，也提升了其在全国的地位。

二、中医学术发展

明清时期，浙江在医学基础理论方面取得了显著进步。脏腑学、运气学说、病因病机学、诊疗学等领域都有所演进，与此同时，临床医学也得到了相应的发展。在外科、骨伤科、妇产科、儿科、口腔科、食疗以及养生保健等多个专科领域，浙江医家们均取得了骄人的业绩。特别是明末清初的钱塘医派，在医学基础理论和临床各科上都取得了显著成就，为浙江医学的发展奠定了坚实的基础。

明清两代，浙江的中医药学进入全盛时期，名医辈出，著作丰富，相关数据均位列全国各省前茅。这一时期的浙江不仅在数量上领先，在质量上也达到了很高的水平。其中，杭州张志聪等学者对《黄帝内经》理论进行了深入研究，并进行了文献考注，其成果在全国医界产生了重大影响。张遂辰等人则专注于《伤寒论》的研究与注解，他们的工作同样在全国范围内获得了广泛认可。

绍兴中医学术流派有绍派伤寒、医经学派、温补学派、养生学派、本草学派、中西医汇通派等，一些著名医家的学术成果涉猎多个医派。绍派伤寒代表性人物有俞根初、何廉臣、曹炳章、胡宝书、邵兰荪、徐荣斋等；医经学派代表性人物及其各自的著作分别为马莳的《内经灵枢注证发微》《内经素问注证发微》、张景岳的《类经》《附翼》《图翼》、姚止庵的《素问经注节解》、陈士铎的《内经素问尚论》《灵枢新编》《外经微言》、章虚谷的《灵枢节注类编》、田晋蕃的《内经素问校证》、何廉臣的《内经存真》、杨则民的《内经讲义》、徐荣斋的《以治学三境界的精神学习〈内经〉》；温补学派代表性人物有唐继山、张景岳、黄武。养生学派代表性人物及其各自的著作分别为王充的《论衡》、嵇康的《养生论》、魏伯阳的《参同契》、孟伯山的《养生要括》、张景岳的《景岳全书》、曹炳章的《家庭卫生饮食常识》、张若霞的《食物治病新书》；本草学派代表性人物及其各自的著作分别为张景岳的《本草正》、徐彦纯的《本草发挥》、陈士铎的《本草新编》、周岩的《本草思辨录》、姚澜的《本草分经》、何廉臣的《实验药物学》、郭若定的《汉药新觉》、张若霞的《草药新纂》《草药新纂续编》；中西汇通派代表性人物及其各自的著作分别为傅嬾园的《振兴中医中药之刍议》、杨则民的《论〈内经〉哲学之检讨》、田晋蕃的《中西医辨》、何碧斋的《中西一贯伤寒园机奥义》、何廉臣的《感证宝筏》；方剂学派代表性人物及其各自的著作分别为陈师文和裴宗元的《校正太平惠民和剂局方》、王璆原的《是斋百一选方》、张景岳的《新方八阵》、陶承熹的《惠直堂经验方》、罗越峰的《疑难急症简方》、蔡烈先的《本草万方针线》、倪涵初的《倪涵初疟痢三方》、何炳元的《绍兴同善局医方汇选》、曹炳章和蔡镜清的《痧证膏丸说明书》、王邈达的《汉方简义》。

三、中西医竞争与汇通

明代中叶，西方传教士开始将西医西药引入中国，打破了传统中医药一统天下的格局。到了19世纪中后期，随着大量西方医学涌入中国，包括吸纳留学生，派遣传教医士来华，以及带来涵盖基础医学和临床医学的各种西医书籍，中西医交流逐渐增多。在“中学为本，西学为用”思想的影响下，中医界产生了主张将中西医汇聚沟通的学术思潮。不同学者出于不同的动机与方法，在汇通进程中展现了不同的深度和广度。杭州因其邻近上海，深受这一汇通思潮的影响，从明代到民国年间涌现出众多汇通学派的代表人物。

清代名医王士雄的曾祖父王学权十分重视医学研究，博览群书，并著有《重庆堂随笔》2卷。他在书中对传入中国的西方医学著作如《人身说概》和《人身图说》进行了评价，尽管褒贬不一，但承认这些著作“足补华人所未逮”，即补充了中国传统医学的不足之处。

清代乾隆、嘉庆年间（1796–1820），钱塘人赵学敏是另一位重要的汇通学派代表人物。他著有《本草纲目拾遗》《串雅》等著作，展示了其对外来医学知识的接纳与融合。赵学敏在其著作中收录了康熙年间来华的西班牙方济各会修士石振铎（PetrusPinuela.O.F.M）所译著的《本草补》中的西方药物内容，主要集中在药物方面。赵学敏是中国使用西药碘酒和奎宁的第一人，这标志着他不仅接受了外来药物的知识，还积极将其应用于临床实践，推动了中西医结合的发展。

四、药学

（一）药材种植

随着明代农业生产的发展，杭州地区的药材栽培面积扩大、品种增加。

明成化十年（1474），杭州向朝廷贡纳了多种药材，包括密陀僧 10 斤、甜葶苈 12 斤、山栀子 115 斤。根据明嘉靖《仁和县志》记载，乔司、九堡等地所产药材“堪以充贡 13 品”，有香白芷、紫菀、吴茱萸、续附子、麦冬、千金子、山栀子、金箔、银箔、决明子、甜葶苈等，被列为贡品。另有茶菊（又称“杭菊”），“以塘栖、乔司、临平所产为著，每年输出上海，销于港澳达 12000 担”。此时，杭州市郊的笕桥、彭埠、九堡和乔司一带早已形成颇具规模的药材产地，并在望仙桥附近设有药船停泊处。这些地区不仅药材种植面积广，而且品种丰富多样。

卢之颐《本草乘雅半偈》中提到的杭州特产药材有云母、术、白芷、吴茱萸、常山、鬼臼、茗、延胡索、木鳖子、白头翁、苎麻。

此外，明代的《万历钱塘县志》还详细记录了杭州所产药材，分为多个类别。其中，“草部”就包含了 71 种药材，例如：地黄、牛膝、白芷、麦冬、荆芥、薄荷、紫苏子、草乌头、白及、百合、罂粟壳、香附子、续随子、车前子、何首乌、牵牛子、踯躅花、刘寄奴、紫菀、决明子、青葙子、甜葶苈、天花粉、瓜蒌、地丁、半夏、香薷、玄参、大蓟、小蓟、益母草、茺蔚子、良姜、大黄、蛇床子、艾叶、菊花、菖蒲、薏苡、前胡、附子、干葛、苦参、威灵仙、天南星、黄精、鬼箭、覆盆子、藜芦、白鹇皮、马兜铃、千年润、续断、豨莶草、儿肿消、蒲公英、羊蹄根、夏枯草、金银花、谷精草、火麻子、旋覆子、凤眼草、贯众、菟丝子、蓖麻子、茴香、苍耳子等。木部有十：山栀子、陈皮、桃仁、枸杞子、地骨皮、吴茱萸、枳实、杏仁、青皮、枳壳。石部有二：石膏、寒水石。虫部有十三：蟾酥、蜂子、蜜蜡、蜂房、龟甲、桑螵蛸、原蚕蛾、僵蚕、蛇蜕、蝉蜕、斑蝥、蜈蚣、白颈蚯蚓。所列药材大多与现代品种相近。

（二）行会及药帮

明末清初，尤其是在康熙、雍正、乾隆三朝，诸葛村半数以上的男丁投身中药业。许多村民脱颖而出，四处开设药店、创建药行，使得诸葛村的中药业进入了鼎盛时期。

清末民初，诸葛氏家族涌现出许多盛名一时的药业行店。彼时，兰溪天一堂在兰江边设有专用的药材装卸码头。诸葛村此时有 4 家药店：天生堂、葆生堂、寿春堂、九和堂；在外经营药业者数以千计。随后，随着铁路、公路交通的发展，兰江水运失去优势，加之政局不稳，兰溪药材市场开始萎缩。

诸葛中药业的发展以及药业世家的形成，无论是对兰溪乃至浙江境内中药业的推进，还是对家族的兴旺发达和社会的繁荣昌盛，都有着重要的影响。自明清以来，诸葛氏族人在外地开设药行、药店，其影响力波及东南沿海各省，甚至远达川、陕、两湖、两广等地。各地经营中药业的商人，一般皆知兰溪诸葛人讲质量、讲信誉，因而喜欢与诸葛氏族人开展生意往来。同时，在外地经营药业的诸葛氏族人盈利致富后大多回乡，或营造房舍，或捐助村中公益事业，或慷慨解囊济民救难，因而深得村中父老的称赞。由于经营药业的诸葛氏族人文化素质较高，儒、仕、商迭相为用，既有地位又有巨资，堪称商人中的上层人物，在社会上享有颇高的声望。《宗谱》中记载了许多当时社会名流、达官显贵们为诸葛氏药业家长辈或成就卓然者所作的寿序、赞诗、祭文、悼词、挽联等，充分彰显了他们的社会地位和影响力。

此外，诸葛氏族人在经营中药业中非常注重培养经营人才。在父传子、师带徒的基础上，1919 年适时创办了兰溪中医专门学校。这所学校是继江苏黄墙中医专门学校之后全国第六所中医专门学校，诸葛韵笙（源生）、诸葛超、诸葛辅等先后出任过校长。学校不仅培养出大批专业素质精良、经商技巧娴熟的诸葛氏族人，还为省内及江、皖、赣、沪等地培育了一大批中医药专门人才，其影响颇为深远。

（三）药市

明代末期，杭州出现了最早的药材专业批发牙行　　阜通药行。该药行初期并无固定资金，仅靠几名伙计和几杆秤代客买卖药材，通过收取佣金盈利。尽管规模不大，但阜通药行接待了来自省内外的众多贩药客商，交易活跃，成为杭州最早的专业药材批发牙行之一。

明清时期，望仙桥（今浙江杭州鼓楼以东）设有专门的药船停泊处。随着时间的推移，从明清到民国，望仙桥地区的药材相关产业不断发展。至民国时期，望仙桥一带已成为中药材批发商行的集中地。

（四）药栈、店堂

1. 许广和药店

明嘉靖三年（1524），御医许某卸任后，在杭州靴儿河下新宫桥堍开设了许广和国药号。该药号拥有青砖石库墙门，堆栈和作坊直伸至百岁坊巷，气派非凡，规模宏大。许广和国药号相继传承了300多年，直至晚清时期才逐渐衰败。

许广和精制丸散膏丹成药多达380种，分属内科、妇科、儿科、喉科、眼科、外科。凡补身虚损、调理气血、化痰消滞、六气类药物和膏药、花露等，品种一应俱全，大多源自许氏从宫廷带回的秘方炮制，后有少数验方，如六神丸等，被杭州叶种德堂和北京怀仁堂传抄。

清代，许广和国号在其“真不二价”的广告包装纸上写道：“本号自运各省道地药材，精制饮片，剔选丸料，发兑一切丸散胶丹、各种砂甑、花露、药酒，一应皆诚备。定价划一，童叟无欺。凡仕商采领者须认明浙江省城内新宫桥靴儿河下许广和字号招牌，庶不致误。”该广告充分体现了许广和国药号坚持诚信经营、质量至上、价格公道的经营理念。

2. 朱养心药室

明万历年间（1573—1620），伤外科医家朱养心从余姚迁居杭州，朱养心最初在大井巷口开设了朱养心丹膏店。该店为五开间店面，东西两个墙门出入，四周建有封火围墙。东首墙门入内是营业正厅，正堂悬挂“日生堂”匾额，匾下有一幅“泼水墨龙”的古画。厅后掘有一口水井，所煎膏丹皆用此井水，药效甚佳。此外，《蕉余偶笔》中提道：“杭州多火灾，唯朱养心药铺从不被害，相传初年主人精于医，有丐者遍体生疮，哀求诊救，经主人款留调治，百日而愈。临行，为主人画墨龙御火患以报德，掷管而去，不知所在。”又据《老学后庵忆语》记载：“杭州大井巷有古井，遇大旱之年，此井亦不竭。闻曾有道士写龙悬在朱养心家壁上，朱故世居巷井侧。今其家画龙犹存。”这些记述虽然趋于离奇，但历代子孙确实收藏了“泼水墨龙”画，可惜现已佚失。实际上，朱养心丹膏店没有遭遇火灾的原因主要是其店屋建于吴山脚下，地势低洼，四周封火墙稳固，因此免遭外火燃烧。

朱养心医术高超，家传产品众多。这些家传珍品，制作奇特，确有灵验。据范祖述《杭俗遗风》续载："养心在日，有二徒来求供职，朱收留之。该二徒每日午饭后，必至后园山麓嬉戏，寒暑如故。一日，天雨雪，二童仍往，朱循踪迹寻之，二童见朱至，相与越山岭而去，地中遗有青荷叶一张，即二童坐处，朱讶，如此严寒，何得有此，拾取而归。嗣后，二童即不复至，疑其为和合二仙也。隔夕，熬膏不成，取荷叶投之，膏竟成，遂名此膏为童绿膏……此膏贵在嫩而色绿，治疮疖溃疡，能生肌拔毒，四乡甚赖之。"

朱养心的家传产品以膏药、眼药为主，主要产品包括但不限于：朱氏万灵五香膏、朱氏阿魏狗皮膏、朱氏阳和解凝膏、朱氏碧玉膏（铜绿膏）、朱氏白玉膏（鲫鱼膏）、朱氏格子膏、朱氏红膏药、朱氏头疯膏、朱氏移星膏、朱氏鸡眼膏、朱氏三仙丹、朱氏八宝珍珠散、朱氏日精月华丹（眼药水）、朱氏鹅毛管眼药及朱氏八宝神效眼药。这些家传药品有15种之多，种类繁多，用途广泛，体现了朱养心家族在制药方面的深厚底蕴。

中华人民共和国成立后，朱养心的部分家传产品继续生产，延续了这一古老药号的传统和声誉。其中，朱氏万灵五香膏以天然麝香为主料，精心配制而成，具有祛瘀活血的功效。过去，该产品按重量分卖，现摊、现称、现卖，论量计价，大者2市两一张，小者随伤痛程度而定。后来改为批量生产，分为一、二、三、四、五号规格，并使用"墨龙"注册商标。建厂后，产品规格统一为15克一张，商标改为"武功"。

阿魏消痞膏（朱氏阿魏狗皮膏）由阿魏、天麻、甲片、没药、麝香等19味药材配制而成，能消痞化积，用于腹部痞肿和肝脾肿大。

碧玉膏（铜绿膏）以铜绿、松脂、香油、蓖麻籽仁等药材煎制而成，因其色泽碧绿、清澈如玉而得名。该膏药能拔毒生肌除大毒，多用于治疗疮疖溃疡，为家庭常备药。碧玉膏的制作工艺要求极为严格，铜绿加热时不能温度过高，否则颜色会变焦；油与松脂久煎易老，偏嫩则不易凝固，制作时均需恰到火候。1956年以后，由于原料供应问题，碧玉膏被迫停产。

红膏药是夏秋时节小儿疮疖的常备药品，适用于疮疖初起及冻疮的贴敷治疗。

朱氏在眼药制作方面，坚守家传技艺，选料认真，精工炮制。例如，在制作珍珠八宝眼药时：石蟹不成形者舍去，甘石剔除硬块；甘石、石蟹用火煅透，随后淬水、研细粉，甘石炒透水飞；天然珍珠必须逐粒挑选，然后将珍珠置于布袋中用豆腐沸煮，研成细粉；选用道地川连，清水煎浓汁至干燥；最后加入硇砂、牛黄混合研磨均匀，再加入冰片，制成珍珠八宝眼药。

（五）制药工艺

元明清以来，杭州中成药的生产主要由民间中药店按历代传统的配制方法手工操作。当时所使用的制作设备包括石臼石磨、竹匾藤萝、铁船研钵、土灶淘锅等。一些颇具名望的大药店在制作过程中严格践行“原药选择地道，配料严谨，遵古炮制”，不惜工本，一丝不苟地遵循蒸、煮、煅、炒、刮、剔、捣等工艺。

明清时期，杭州各大药铺自立门户，采用前店后场的模式，遵古炮制，各具特色。明代久居浙江长兴县的缪希雍在其著作《炮炙大法》中记载了“炮炙十七法”，并详细描述了一些具体品种的炮制方法。例如，关于麦冬的处理：“产杭州笕桥，细心而皱者良，水洗去心，大抵一斤须减去五、六两。凡入汤液，或以水润去心，或以瓦焙乘热去心。若入焙热，即于风中吹冷，如此三四次，即易燥且不损药力，或以汤浸捣膏和药亦可。滋补药则以酒浸擂之”等。

杭州的著名药号，如许广和、方回春、张同泰、叶种德等，在加工炮制上讲究质优形美，精工细制。这些药号通过拣、簸、筛、刷、括、淘等方法去除杂质，再进行水泛、漂净、蒸煮，使药材便于切制，且质地优良、味道纯正。

杭州的中型药店生意比较灵活，会自制一部分丸散膏丹，广泛分布在杭州的各个角落，为民众解除疾苦。小药店数量众多，虽然药品质量欠佳但价格低廉。

明代医药沿袭宋制，但由于商品经济的发展和民间医药逐渐兴起，医和药的分科较宋代更为明显，民间商人开设药铺制售熟药逐渐增多。清代废止了官营药局体制，民间药铺制售中成药得到了进一步发展。著名药号及其贡献包括方回春国药号，创建于清顺治六年（1649），主营丸散饮片兼营拆兑批发；叶种德堂国药号，由宁波人叶谱山于清嘉庆十三年（1808）创设，以历代宫廷和家传验方精心配制各类成药400多种。这些药号在继承饮片炮制技术上各具特色，例如：炒黄要两面黄亮；炒焦不能成炭，炒炭要存性；蜜炙要达到捏之成团，抛之即散的效果；大黄要经过九制等。

驴皮胶：首先，在原料处理上，驴皮以黑色为佳。在春季二三月，将驴皮浸入水中，使其膨胀，然后刮去驴毛和腐肉，使两面光洁，并再次放入水中漂洗晒干，存放于仓库。经过霉伏两季的存放，祛除腐臭气味。立冬前，用冷水使驴皮泛潮，割成小块，再用温水泡软漂净。其次，煎胶过程主要为冬至后开始煎胶，平均每张驴皮可熬制1市斤4两（按旧制16两为1斤计算）。煎胶用水非常讲究，杭州几家药店均选用西湖钱塘门水，因其水质厚重，煎成的胶质量较好。原料落锅后须连续煎煮3昼夜，每天出水胶1次，经混合过滤淀清后再放于铜锅中煎熬，直至浓缩至胶膜形成封口后，倒入胶盘冷却，打条切块，并印上牌记。最后，在贮存与销售上，凉燥后的胶放入石灰箱储藏，需要存放3年后才能上柜销售。即使在存销脱节时，也仍会将存放了3年的成胶提前上柜供应，而当年新制成的胶绝对不会出卖。这一严格的质量控制措施是杭州老药店始终能保持质量和信誉的重要保障。

局方紫雪丹：由60味中药配制而成。其具体制法如下：首先是初步煎煮，将石膏、寒水石、灵磁石、滑石放入锅中，每一料加清水20斤，用武火煎煮至汁水约10斤。加入玄参、沉香、升麻、炙甘草、公丁香、青木香6味中药，继用文火煎煮至汁约4斤时，取出上述4味石类中药，滤清留汁。其次是二次煎煮，将上述药渣加清水8斤煎第2次汁，用文武火煎至汁约3斤时，再滤清留汁。将两次药汁一同煮沸后加入玄明粉、马牙硝2味，待溶化后改用铜锅，以微火熬至将老。再次，对其进行精细加工，在温度稍减、锅底不再用火时，将事先锉成净粉的羚羊角、犀角2味加入。待温度进一步降低后，将麝香末、朱砂调入搅匀；若搅不透，可隔水炖化继续搅，但不能直接见火，以防麝香挥发失效，朱砂变色而有毒。制成的紫雪丹具有以下特点：滋润、色紫、气香、味辛微咸。最后用锡盒封装，防止香气走失。杭州胡庆余堂为保证紫雪丹的质量，不惜成本，采用黄金133克、白银1835克铸成金铲银锅，代替铜锅使用，确保成品的卓越品质。

眼药：眼药主要分为两类，一是燥眼药，使用处方规定的中药研成极细粉并混合均匀而成。二是水眼药，将配制好的极细粉加入黄连膏或专用配制的膏滋（如赛空青膏滋）拌和而成。珍珠八宝眼药是杭州朱养心药室的传统产品。朱氏对眼药制作，坚守家传，选料认真，精工炮制，毫不疏忽。具体步骤在前面的文章中已经详细描述过，因此这里不再重复。朱养心药室在制作过程中严格遵循传统工艺，确保每一步骤都精益求精，以保证产品的高质量和良好疗效。这种严谨的态度使得珍珠八宝眼药成为深受信赖的传统名药。

五、与国外医药交流

日本医药界人士纷纷前来中国学习医学。僧月湖，又称“明监寺”，号润德斋，身世不详，于1452年前来到中国学医，拜师虞抟，寓居杭州，以行医为业。他广泛收集并深入研读中医药名著，1452年著成《类证辨异全九集》4

卷，该书的中国版已佚失，但南京图书馆存有其版本。1455 年，他又著成《大德济阴方》，回国后大力倡导金元医学。

田代三喜（1465—1537）是日本汉方医学李朱学派（后世派）的开山鼻祖，其家族世代从医。15 岁时，他开始学医，并因当时学医需要出家为僧，遂进入妙心寺为僧人。1487 年，田代三喜搭商船来华，在杭州追随僧月湖学医。月湖是虞抟的弟子，而虞抟则是朱丹溪的弟子。朱丹溪本人是杭州灵隐寺僧罗之悌的大弟子，从而形成了这一脉相承的医学传承关系。田代三喜在杭州生活了 12 年，于 1498 年学成回国，脱离僧籍后行医授徒，大力倡导李朱医学，声名远扬。田代三喜著有《捷术大成印可集》《三喜直指斋》等医药书籍，其学生中有曲直濑道三。晚年，他在京都创办医学校启迪院，广传医术，深入介绍中国李朱医学的理论精髓，形成了以李朱学说为主流的后世学派，该学派在 16 世纪末至 17 世纪风靡日本。

明清时期的浙江医学发展可以说是浙江医学发展史上的又一辉煌巅峰。无论是学术思想的创新和发展，还是学术流派的百花齐放，抑或是中医讲学办学的兴起，都对浙江地区医学的进步产生了极其重要的影响。这不仅提升了浙江中医在全国的学术影响力和学术地位，也推动了整个中医学的发展进程。

第四节　清代前期

一、医药管理机构

清代设立了医学署，钱塘、仁和两县统一由杭州府管辖，不再另行设立医学署。清康熙十年（1671），浙江遭遇严重旱灾，随之而来的是大规模的疫情。总督刘氏挑选名医在佑圣观设立药局，从八月到九月，救治了无数患者。兵燹之后，省城的同善堂、普济堂均延医施药，相承不废。

清康熙二十二年（1683）夏六月，骄阳酷烈，民众多生疾病。余杭县知县龚嵘迅速响应，在县城内开设了三所药局，各设医生药室，挑选了儒医沈士璋、许懋庚、吴培宗等人为民众施药调治。此举受到民众的广泛称赞，每天前来求医问药的远近男女达千余人。龚嵘捐置药赀俸银四百两，邻邑百姓前来就医的人数日益增多。萧山县的惠民药局设在惠民桥西南，继续为民众提供医疗服务。

清代前期，杭州地区惠民药局数量锐减，所剩无几。清康熙十年（1671），总督刘公设惠民药局于杭州佑圣观，挑选名医张文启、沈晋垣、尚絅、华鸣凤、泮士韶等医师坐局治病。短短2个月内，治愈了大量患者，成效显著。

康乾盛世期间，朝廷取消了明代的医户制度，改为推行医家经考试合格后方准行医的制度。这一改革推动了医疗行业的规范化进程，使得职业行医者的数量显著增加。在浙江各地，稍有名望的医家大多自立门户，独立行医。而一般的职业医生则多依附于中小药店应诊，被称为“坐堂医生”。此外，还有一类身兼两职的医生，他们既行医又卖药，主要依靠祖传的单方和验方配药治疗，这类医生被称为“草头郎中”。清代前期，浙江的医药从业者中既有杰出的医学人才，也存在一些水平参差不齐的人员，呈现出良莠并存的局面。

二、医学专科及医著

清代前期，浙江在经典医籍编撰方面取得了显著成就。赵学敏编撰的《本草纲目拾遗》系统总结了清嘉庆七年（1802）以前的中药学成就，记载了716种《本草纲目》未收入的药物以及当时传入的西医药资料，成为继李时珍《本草纲目》之后又一部重要的中药学巨著。吴尚先所著的《理瀹骈文》则记载了清代以前70余种中医外治方法，是当时中国中医外治技术的集大成之作。

清代前期，浙江籍医药学家辈出，著述颇丰。杭州的中医教育机构侣山堂不仅培养了大批技艺高超的医务工作者，还形成了闻名遐迩的钱塘医派，并刊印了大量的医学著作。赵学敏所撰的《本草纲目拾遗》代表了清代本草学的最高成就，进一步巩固了他在医药学史上的地位。据记载，清代前期有1504名浙江籍医药学家，他们均有医著留存于世。这些医家秉持传统医学理念，各显神通，为民排难解忧。其中一些医家还积极汲取西方医学的科学内涵，取得了重要的医学研究成果。他们留下的精神财富至今仍被当今医家推崇。这一时期，浙江的医家和医著对当时的医疗卫生事业贡献巨大，影响深远，必将永垂青史。

清代前期，浙江外科医学技术发展较为缓慢。受当时时代环境的影响，这一时期的外科名家对外科医疗技术和学科理论持有不同的学术见解。不少外科医家舍弃了传统的操作手法及外治特色，片面地强调以内服方药为主，这种做法使得外科病在内服药治疗方面取得了很大进步，但也阻碍了外科整体水平的进一步提升，对浙江外科医学的发展带来了不利影响。

尽管如此，浙派中医外科在继承前代医学的基础上仍涌现出许多医学人才，他们著述繁多。这些医家在学术思想上较为成熟，形成了独特的理论体系和诊疗观点。

清代中期，浙江的外科医学开始走出低谷。浙江各地稍有名望的医家多自立门户行医，而一般的职医则多依附于中小药店应诊。这一时期的浙江外科医学逐渐走出困境，不仅出现了一批外科名医，还产生了许多外科专著，外科医疗技术也有了一定程度的发展。

清末至民初，浙派中医外科迎来了历史上从未有过的繁荣景象，学术水平达到了较高的层次，在不少方面处于国内领先地位。特殊的时代背景催生了独特的历史人物，清代浙江中医外科在学术思想、方药运用和外治方法应用方面都有着不同于前代的突出贡献。这些经验不仅在当时得到了广泛应用，还被整理成一部部外科专著，为后世的研究提供了宝贵的资料。

例如，《洞天奥旨》一书虽主要论述外科疾病，但十分重视辨证论治，尤其注重辨明经络、阴阳，主张辨标本、审阴阳，治以补法为要，内外兼治，注重调护。该书在外科疮疡的辨识与治疗方面，如针对疥癣、痈疽、疮疡、梅毒等疑难重症的治疗，具有独到的见解和丰富的临床经验，体现了作者治病必求其本的学术思想，用药颇有独到之处。

再如，《外科大成》分述人体各部位小疵的治法，以脉诊为首务来辨痈疽，辅以八纲辨证，并重经络辨证，提倡刀针外治，为外科疾患的外治法提供了很好的思路。

清代同样是浙派中医外科流派飞速发展的时期，学术流派众多，形成了众多以家传数代为特点，遍布全省的外科世家。他们的学术思想与医疗经验一直传承至今，为当代浙江中医外科学的持续发展奠定了坚实的基础。

三、药学

清代前期，随着杭州经济的发展，商业经济中出现了雇佣关系，资本主义萌芽开始产生。杭州药业兴隆，药店如雨后春笋般纷纷开张，其中有几家药店在全国范围内颇具影响力，其生产经营模式更趋完善。望仙桥、清河坊一带成为闹市区，名店辈出。

（一）叶种德堂

北宋时期的望仙桥河下，北与新宫桥河下相接，因多鞋靴店而得名“靴儿河下”。此地又多药材行，慈溪人叶氏的种德堂药铺也在此地。杭州叶种德堂国药号创始于清嘉庆十三年（1808），是一家开设时间较早、规模较大的国药号，该店自制丸散膏丹，经营各地道地药材，声誉远达浙、赣、皖、闽各省。

叶种德堂的创始人叶焕，字春阳，号谱山，浙江慈溪县鸣鹤人。根据清光绪十六年（1890）编纂的《慈溪鸣鹤叶氏宗谱》记载，叶焕的父亲叶本世居鸣鹤，育有六子，叶焕为第四子。实际上，叶天霖与叶本为同一人。叶焕曾在清政府刑部任职，素精医理，离任后寓居杭州，悬牌行医，慷慨施助贫病者，博得声誉。叶焕靠做药材生意发迹后，在家乡鸣鹤为六个儿子建造了六幢房子，这就是后来的鸣鹤六房，如今三、五、六房仍留存于世。叶谱山的故居位于今慈溪鸣鹤上街西路 122 号，村民称其为“二十四间走马楼”，虽已破败不堪，但它见证了叶氏家族的辉煌历史。

叶种德堂位于杭州望仙桥直街，采用前店后场的经营模式，占地 7 亩，是当时杭州最大的商店之一。望仙桥直街是百姓从望江门码头进入清河坊闹市的必经之路，因此生意兴隆。该堂广泛采购全国道地药材，选用历代宫廷用方和家传验方，精心配制成药400多种，药效显著。

叶种德堂由于资产雄厚，根基稳固，进货批量大，成本低且质量好。加上历任经理均为药业行家，鉴别道地药材经验丰富，上柜所售药品货真价实，秉持薄利多销的经营策略，同业不敢与之竞争。尤其是从开业第三年五月初一起，门市供应饮片丸散一律按标价九五折出售，每月初一和十五则按九折计算。每逢香市旺季，更是香客盈门，交易者川流不息。叶种德堂自创设以后，坚守信誉，质量上乘，杭州的丸散及高档药品几乎由它独家经营，誉满江南。

叶种德堂丸散膏丹分为补养虚损、调理气血、化痰消滞、六气类治、妇科、儿科、喉科、眼科、外科、膏药、诸胶、诸膏、药酒、花露、诸油十五大类。由于各类丸散膏丹种类繁多，这里仅列举"补养虚损"这一类的部分代表性产品，以飨读者：十全大补丸、八仙长寿丸、大补全鹿丸、参桂养荣丸、六味地黄丸、桂附八味丸、肉桂七味丸、附子七味丸、陈氏八味丸、附子都气丸、金匮肾气丸、耳聋左慈丸、归芍地黄丸、知柏地黄丸、东垣滋肾丸、松石猪肚丸、参麦六味丸、延龄广嗣丸、景岳右归丸、青囊斑龙丸、二至百补丸、河车大造丸、脾肾双补丸、丹溪大补阴丸、济生归脾丸、补肾青娥丸、金锁固精丸、附子理中丸、补中益气丸、补阳四君丸、杨氏打老儿丸、益气六君丸、归芍六君丸、茸桂百补丸、补虚威喜丸、肾厥玉真丸、济生肾气丸、补肾二至丸、人参固本丸、宁神定志丸、柏子养心丸、茯菟丸、滋阴百补丸、朱砂安神丸、叔微黑地黄丸、滋阴八味丸、补肾金刚丸、千金补肾丸、济生二神丸、济生四神丸、良方安肾丸、滋补大力丸、五子衍宗丸、虎骨木瓜丸、健脾滋生丸、参术健脾丸、健步虎潜丸、驻颜天真丸、通幽半硫丸、扁鹊玉壶丸、夺天造化丸、大菟丝子丸、健阳老奴丸、百合固金丸、聚精丸、琥珀多寐丸、坎离既济丸、治浊固本丸、镇邪獭肝丸、人参回生再造丸、参茸卫生丸、杨氏还少丹、孔圣枕中丹、固真金液丹、固阳天真丹、天王补心丹、平补镇心丹、七宝美髯丹、三才封髓丹、培元震灵丹、宫方草灵丹、真人萃仙丹、长春不老丹、局方黑锡丹、图经养正丹、水陆二仙丹、参苓白术散、荆公妙香散、参桂鹿茸丸、培阳补天膏、回天再造丸。

叶谱山之后，由第二代人叶筱兰继承经营。经叶筱兰精心规划，叶种德堂陆续增设丸散膏丹成药专柜，并购置大批关东雄鹿饲养。此外，还在店后开辟花圃，培植各种药用动植物。此举不仅罕见，还吸引了远近众多前来店中观赏和购药的人，尤其在春秋香市兴旺之时，店中更是热闹非凡。

至清光绪年间，叶谱山的第四代孙叶鸿年负责经营时，叶种德堂已成为杭州国药老店之首，资产雄厚，根基稳固，标志着叶氏家族经营达到鼎盛时期。然而，叶鸿年虽然熟悉医药，但在执掌后不再追求更大的业务发展，反而好名求荣，广交官府，挥霍巨金，致使药店资金逐渐空虚，周转失灵，最终陷入经营困境。为重整旗鼓，股东决定另聘沈吉庆为经理。但由于资金不足，再加上红顶商人胡雪岩在大井巷创办了胡庆余堂国药号与之竞争，尽管沈吉庆努力经营，叶种德堂也只能维持一般业务水平。

民国初年，毛松林担任经理，民国十五年（1926），陈新福接任经理一职，并由叶本生担任总会计，掌握店内财权。此时，望仙桥地段渐趋清冷，叶种德堂的业务也日益萎缩，所欠各钱庄的货款无法还清。因此，叶家于民国二十二年（1933）决定将叶种德堂的全部资产出让给杭州总商会会长王芗泉。王芗接手后，募集新股20多万元，与余姚张谷香（占股40%）、上海蔡同德堂经理汤以尧以及宁波孙宝林、虞鹤生、周乾生等人合股经营，并成立董事会。王芗泉为董事长，张谷香、汤以尧为董事，还聘请原杭州湖墅天禄堂药店经理柴梅生为经理，在清河坊另购地基建设新址。民国二十五年（1936）新址建成开业，仍沿用叶种德堂国药名号。新址地处闹市，不仅继承了原店的经营特色，资金也得到了充实，因此营业额不断上升，生意日趋兴隆。然而，仅隔1年，抗日战争爆发，药店被迫停业。近百职工只留数人看守店屋，其余均遣散回籍。杭州沦陷后，店内所养的20多头关东雄鹿尽为日军掠夺宰杀，损失惨重。民国二十七年（1938）下半年，柴梅生返回杭州，召回部分职工开门复业，但因货源缺乏，业务甚差，仅能维持在店职工的最低生活开销。抗战胜利后，各股东相继回到杭州，增添资金，购进大批关东雄鹿，使业务逐步恢复到战前水平。但好景不长，国民党法币一再贬值，物价飞涨。特别在金圆券贬值期间，店内名贵药材和丸散膏丹被大量抢购，又无法补进，药店再次陷入困境。1958年，叶种德堂并入胡庆余堂国药号，后来又独立出来，自成一店。2010年，叶种德堂中药文化被列入第三批浙江省非物质文化遗产名录。

（二）方回春堂

方清怡，字再春，杭州人。清顺治六年（1649），他精通药理，悉心钻研明万历年间杭州名医吴元溟的《痘科切要》《儿科方要》等专著，擅长儿科，常以家传秘方研制丸药，使众多患者得以康复，并创办了国药号“方回春堂”，寓意“逢凶化吉，妙手回春”。自创立之初，方回春堂便立下祖训：“许可赚钱、不许卖假。”后人谨遵这一祖训，使方回春堂这块金字招牌流芳至今。

方回春堂初建于望江门码头，在其鼎盛时期，分号遍布安徽、福建等地。民国初年，杭州兴建第一条中山柏油大马路之际，方回春堂建造了恢宏的石库墙门，构筑起两进两厅的雕花楼堂，屋宇深邃，装饰富丽。方回春堂以“虔修各类丸散膏丹，杜煎虎鹿龟驴诸胶”为主营项目，尤其以膏方闻名，赢得了杭州民众的青睐。因经营有方，它成为晚清时期杭州药业六大家之一（胡庆余堂、叶种德堂、方回春堂、万承志堂、张同泰及泰山堂）。

民国中期，方回春堂的主营业务转为批发兼零售各地药材，与大井巷的胡庆余堂、中山中路的叶种德堂形成了“三足鼎立”之势。然而，民国二十年（1931），方回春堂开始走向衰落，其资金仅有7200多元，为胡庆余堂的7%，万承志堂的三分之一。新上任的卢裕国经理调整了经营策略，聘用能人跑街（拓展业务），以“拆兑”（将自制饮片、丸散膏丹和中药材小额批发给市内外中小药店）业务为主，带动门市销售，并延请浙江省名老中医坐堂问诊。因经营形式灵活，加上良好的信誉和优质的产品，方回春堂渐有起色。

1937年，抗日战争爆发。杭州在民国时期有大小中药店100多家，此时，这些药店或关门歇业，或惨淡经营。1946年，解放战争爆发，生活、生产都陷入停滞状态，几乎所有行业都在战争中举步维艰，胡庆余堂关门避战，方回春堂也陷入了自开业以来的最低谷，濒临倒闭。

（三）张同泰

张同泰药店原名张同泰国药号，创建于清嘉庆十年（1805），位于杭州同春坊孩儿巷口，占地面积1400多平方米。创始人张梅为浙江慈溪县马经村人。其最初在杭州新宫桥河下开设茂昌药号，数年后积蓄白银5000两，在现址盘下了沈同泰国药号，并将其改名为张同泰国药号。初期，药店仅为单开间铺面，职工仅八九人。

清道光年间，张梅的儿子张耐仙考中举人，为嗣父业，他弃仕经商。清咸丰初年，张耐仙购地4亩多，重振基业，扩大药店规模，广泛选购各省道地药材，苦心经营管理，使得张同泰成为杭州有名的药店。张耐仙从此发迹，于清同治元年（1862）增开益元参店等，并在乡下购得良田千亩，号称“童姚马经张，银子好打墙”。张氏经营理念先进，管理有方，使药店的生意臻于昌盛。

清宣统二年（1910），张鲁庵继业，是该店的最后一名掌门人。他对药店又进行了大规模翻建，重建石库墙门。新店面于民国元年（1912）落成，上刻万象商标，“张同泰”的店名格外醒目。大门两旁悬挂“张同泰道地药材”的铜牌。进门第一厅的两侧悬挂着黑底金字的丸散膏丹功效牌，正中有一座八角雕花亭子，内竖黑漆木牌，书“进内交易”贴金大字。第二进为营业铺厅，上书“药局”两字，两侧设和合柜台，中药柜和丸散柜，百眼橱、彩瓶、锡瓶、锡盒等无不备具。柜侧分别悬有“万汇滋生”和“岐黄正传”的烫金招牌。店内举目观瞻，雕梁画栋，宫灯高悬，古朴雅致。第三进为客厅，是经理接待宾客、洽谈业务的场地。四周的拱房分设拆兑、栈房、鹿拴间、改制间等，颇具规模，全店职工达60多人。

民国时期，在同行竞争中，张同泰不惜重金，精心采运各省的道地药材。尤以药材产新旺季，经理亲赴产地和本埠药行看样订货，择优选购道地药材。具体要求如下：枸杞子须是宁夏或甘肃所产，择其味甜、肉厚、色红、质柔者；川贝须产于阿坝的松贝，拣质紧实、颗粒均匀、顶端不开裂、色白粉性足的正品；党参须购进山西潞党，选独支不分叉、甜性肥壮的上等货；龙骨、龙齿须产于河南、河北的五花龙骨和排齿；做到各种鲜活药材，如芦根、毛姜、生地黄、菖蒲等，四季供应不断；配伍常用的龙眼、桃核、红黑枣、金橘饼、莲子、香榧、白果等南北杂货，通常称为“药引”，也一应俱全。

清嘉庆十年（1805）刻印的张同泰药店《丸散膏丹集》序言中提道：“本号内店，拆兑香料药材，分店精选道地，法制饮片，虔修丸散膏丹，杜煎虎鹿龟驴等胶，四时沙甑花露，各种药酒。开有秘方痧药灵丹，不惜重资，诚心修合，价定不二，童叟无欺，住杭州孩儿巷口，大街墙门内，坐西朝东，认明张同泰号万象为记便是。”从这段文字可以看出，张同泰创始人总结了医药历史经验，强化了职业道德，教育子孙后代在祖业经营中要选择道地药材，不能以假药冒真，愚欺世人，否则“罪莫大焉”。张同泰药店经销道地药材、丸散膏丹、各种花露、参燕银耳等200多种产品，各种饮片均严格遵守古法炮制。

其经营特点如下：中药饮片上柜，以货真价实、存心利济取信于市；原药进店验收后，选以良工，细心挑拣，分档净选；去芯、刷毛、刮皮、斩根、剔梗各有所依，一丝不苟；各种饮片悉遵古法炮制，按不同药性规范，务尽其良，不敢妄加增减；对切片的大小厚薄都有严格的制作规范，论技术高低评头刀、二刀、三刀、四刀师傅，切制工艺十分讲究；桔梗、前胡切顶头片，苦参、地榆切斜刀片，象贝切腰刀片，附子、生白芍切亮光薄片，羚羊角、犀角、玳瑁要镑片；但凡不上规格的小片、碎片、尾屑，一概不准上柜，而是剔除出来用作拆兑或配料。

张同泰药店的营业员（俗称“倌”）被尊称为先生，他们穿着长衫马褂，彬彬有礼。当患者将药方送上柜台时，营业员将患者视为衣食父母，不敢怠慢。不论单方、验方、秘方或名医独特医嘱，营业员都能遵循规矩，立即配出药物，深得民间信赖。中药配方采用递减分称法，每味药分帖并附上说明书。对于容易黏纸的玉桂粉、三七粉等药物，衬以乌金纸，然后包成小包叠好，再外加印有“张同泰”字样的套纸，扎成品字形药包，并随附小药滤。对于贵重药物，如羚羊角片、参片、黄连等，则另用纸盒盛放，以示华丽名贵。

张同泰自制传统成药360多种，复择陈方，屡经效验，自成格局。张同泰虔制的丸散膏丹以门销为主，自产自销，兼供批发，从不转营其他名店（商）产品。民国初期，药店管理井然，职责分明，采用“三大仙、四柱子、八根档”的管理架构。“三大仙”即经理、协理、账房，“四柱子”即拆兑部主任、货房主任、丸散部主任、饮片部主任，“八根档”即刀房头儿、丸散二柜、饮片二柜、副账房、料房头儿、片子房头儿、细货房头儿、改制房头儿。当时，老板重酬聘请行家担任经理，忌用“皇亲国戚”。历任经理徐献坪、范涌泉等均为药业名流。

抗日战争爆发后，张同泰停业了2年，职工被解散，所放账款大多不能收回，损失法币3万元。抗战胜利后，药店的经营仍无大的起色，只能勉强维持。1948年，金圆券贬值，商品限价，张同泰的名产，如十全大补药、阿胶、八珍糕、人参再造丸、辟瘟丹及各种药酒等被抢购一空，企业难以为继。

张同泰是杭州现存最古老、连续在原址经营时间最长的国药号，现为杭州市文物保护单位。2007年，张同泰道地药材文化被列入浙江省非物质文化遗产名录。

四、对外交流

清代前期，杭州输往日本的药品主要有黄精、南枣、芡实、红花、木犀、附子等药材。杭州的医生持续前往日本行医或传授医学知识，将中医学理论及医术传至日本。清医入日成为日本医学家了解中国医学现状的重要途径。

由于清政府对医师东渡的行为加以管制，导致旅日医师人数较少，且这些医师的医术也非当时第一流，同时缺乏自由讨论的环境，因此这一时期的中日医学交流并未达到当时可能达到的最高水平。然而，由于地理上的接近和文化上的渊源，清代医师旅日传播医术的活动并未停止，他们克服了重重阻碍，把中国医学的最新进展介绍给日本。遗憾的是，这段中日医学交流的历史鲜有人进行系统整理，从《清史稿》到各类稗乘、野史、方志等文献中均没有相关记载。而在日本，大量史料散落民间，许多学者的著述鲜为人知。根据现有的资料，旅日清医见于名簿者共 16 人，其中 3 人为杭州人。

澄一，杭州僧人。1653 年，他漂洋过海，住长崎兴福寺。他精通医术，著有《慈济轩方书》6 卷，在日本佛教界、医药界声名鹊起。

1721 年，杭州人陈振先抵达长崎，到邻近山野踏访采集，得药草 162 种，并著有《功能书》该书经井元成加以和名，成为《陈振先草药功能书》，在日本传播了中医本草学的知识与经验。

清代旅日医师中，在医学史上享有盛誉的当推李仁山。李仁山，原姓吴，名学孔，字亦文，号仁山、性斋，因有故而改李姓。杭州人，以医为业，兼长诗文绘画。其诗文画迹自成一家，尤长于花卉翎毛山水。他的松树双鹤图至今仍被日本人赞赏。略感遗憾的是，李仁山羁旅长崎期间，诊务繁忙，无暇濡毫作画，其妙手丹青鲜有流传。1744 年，杭州人李仁山抵长崎，奉镇台松井某台之命，专施人痘术，把种痘法传给柳隆元、掘江元道两人。李仁山首先在肥前大村侯藩领地大浦试行人痘术，大获成功。他还著有《种痘说》，由平野繁十郎、林仁兵卫译成日文，名曰《李仁山种痘和解》刊行于世，这是中国人痘接种术传给日本的开始，这一事件在日本医学史上留下了不可磨灭的功绩。凡言人痘法，必举唐人李仁山，犹如论牛痘法，当推英人琴那氏。后世有关李仁山为医的传载历代不衰，现有《李仁山种痘和解》《李仁山医案》传世。

在清代西学东渐的过程中，医学处于重要的领先地位。当时西医学在杭州的传播是通过办医院、建学校、译医书等新的传播手段，使一部分人对西方医学由开始的逆反心理逐渐转向某种顺向心理，西医的手术、药物等疗效明显，也日益被人们所接受，这些均有助于西医学在杭州的进一步传播与发展。

1622 年，瑞士人邓玉涵（P.Joannes Terrenz）来到杭州，下榻于李之藻家，并将随身带来的瑞士教授包因（可能为“巴尔托林”或“巴尔迪尼”，原文未明）所著的《解剖学论》口译出来，由在场的华人笔录，遂成《泰西人身说概》2 卷，惜未出版。这是西方解剖学说最早传入杭州的史实。

明代末期，西医开始传入中国，杭州人赵学敏采取了正确的态度，对中、西医取长补短。他根据《泰西石氏本草》一书（即墨西哥人石振铎的《本草补》)，率先使用碘酒、奎宁等西药，为后来西药在我国的广泛传播做出了贡献。与此同时，外人与华人合译的西医著作也不断出版，奠定了西方医学在杭州的传播基础。

清光绪乙未年（1895）仲夏，英国医士梅滕更口译、中国刘廷桢笔述的

《医方汇编》中译本由广济医局镌印，上海美华书馆出版。该书共4卷，另有卷首1卷。其编译方式及体现的“以中融西”汇通思想，在清代中西医汇通史上具有一定的历史意义。由于编译者学贯中西医学，书中不仅介绍引进西药知识，还常附有中医明确疗效和个人临床经验。梅滕更来华后主要在杭州从事医事活动，而笔述者刘廷桢是浙江慈溪人，他们在杭州合作编译《医方汇编》，为清代中医认识西医道路铺垫了重要的基石，在中西医交流上也具有一定的意义。

总之，浙派中医在明清时期紧随江苏省之后，居于全国第二位，成为中国中医药发展最发达的省份之一。

第四章 浙派中医的图存时期

清末民初，浙派中医发展史是一段不断改进、时刻革新的历史。清末时期，中医人才仍在医药界占据主导地位；进入民国后，西医药师人数才渐次增多。在整个近代浙江，中医药师人数超过西医药师人数，在实际的医疗卫生事业中，中医继续发挥着重要作用。至 1949 年 9 月底，根据不完全统计，浙江省有 5290 户中药店，还有许多县未上报具体数据，中医药事业虽发展缓慢，但仍保持着一定的规模和发展态势。

第一节 清代中后期

一、中医教育及学术团体

（一）瑞安利济医学堂

清光绪十一年（1885），浙江省瑞安人陈虬在当地城东杨衙里创办了国内第一所具有近代教育模式的中医学校——利济医学堂，学堂地处瑞安城东杨衙里的利济医院内。利济医学堂落成时开始招收学生，陈虬亲自制定了《习医章程》，规定学徒入学年龄为14岁，学习年限为6年，学成后要经过严格的考试，才能批准试医，并颁发试医图章。考试制度采取每季度考一次的方式，根据成绩分班，以便次第转课。医学堂聘请了浙南各地的名医担任教师，陈虬亲自主持教授课程。除了讲授中医经典著作，学堂还介绍当时西方传入中国的医学著作及其他书籍给学生阅读，开创了我国中西医教学相结合的先河。学堂尤其注重临床临证，教导学生临证时不要只开处方，还必须写好脉案。陈虬的民主改革思想，新的教学方法，为开启医界学术新风气、培养中医药新人才做出了极大的贡献。值得一提的是，学堂出版的《利济学堂报》一经发售便畅销全国，极大地推进了浙南地区的学术研究与争鸣，促进了中医药学术的发展。

（二）学术团体

近代，杭州的中医药学术团体在规模、数量及影响范围上堪称国内之最。这些团体弘扬祖国传统医学，悉心培养传人，全力拯治民疾，奋力捍卫中医药事业，并精心创办学术期刊，在近代中医药史上写下了绚烂的一章。

清同治十年（1871），杭州四大药商——叶种德、张同泰、方回春、许广和重建皮场庙，并改名为“药皇庙”。在原皮场王的塑像两边各塑了神农像和天医像。后来，此庙成为中医药从业者切磋技艺的重要场所。杭州最早的中医学术团体当推清光绪二十五年（1899）成立的杭州医学公会，它是由中医界名宿李絅裳、俞稚平、贵翰香、高建候创立，后经王香严、紫鑫伯、叶心如、沈希仲等人的鼎力维持，公会各项事务颇有进展。

二、中医临床各科

清中后期，浙江在医学基础理论方面取得了显著进步，如脏腑学、运气学说、病因病机学、诊疗学等方面都有所演进，临床医学也有所发展，在外科、骨伤科、妇产科、儿科、口腔科、食疗、养生保健诸领域均取得了骄人的业绩。杭州地区的名医多自立门户行医，而一般的执业医生则依附于中小药店应诊，这些医生被称为“坐堂医生”。还有一些行医卖药双兼的医生，主要靠祖传单方、验方来行医配药，他们被称为“草头郎中”。

三、中药业

（一）中药材种植

浙江省地理气候条件得天独厚，山地丘陵多，平原广阔肥沃，雨量充沛，气候暖湿，十分有利于中药材的生长。作为全国重点中药材产区之一，浙江拥有丰富的药用资源，共有2385种药用植物资源，资源总量和道地药材总数均列全国第三位，素有“东南药用植物宝库”之称。

清光绪年间《杭州府志》记载：“艮山门外范浦，多种芍药，冠于诸邑者，有早绯、玉白、缀露等名，又有千叶白者，土人尤贵之……玄参出仁和者多，笕桥者佳。”清光绪末年，张万春在艮山门外打铁关等处租田1000多亩，种植浙贝，名为“万春农场”，直至民国初年。清光绪三十四年（1908）九月十日，《杭州白话报》刊登当朝电传谕旨，命令浙江巡抚采办浙产药品，如野术、杭白菊、大生地、金菊花等，迅速进京。这些记录说明杭州地产药材不仅历史悠久，而且品种很多，品质纯良，广为皇室和医家采用。

清代中期前，杭州仍是全省产药最多的地区之一，新增品种包括千叶白等。笕桥、彭埠、九堡和乔司一带出产荆芥、薄荷、玄参、麦冬、菊花、白芷、紫苏子等药材数十种，品种纯良。至民国初年，最著名的有18种，俗称“杭十八”，并大量出口。据清康熙《仁和县志》卷六“药之属·物产类”记载，清代杭州药材有88种。清《仁和县志》又载：“白芷：府土贡岁办香白芷六百斤，仁和（今浙江杭州）贡办白芷六百斤，富阳、余杭各贡办白芷五十斤”，许多地产药材被列为贡品。

（二）中药店堂

1. 胡庆余堂

清同治十三年（1874）一月，胡雪岩在杭州直吉祥巷九头间设胡庆余堂雪记国药号筹备处，并聘请江苏松江县（今上海）余天成药号经理余修初负责筹建。在筹备期间，胡氏还派人分赴各省采办道地药材，以后均循此采办，故胡庆余堂能用最道地的药材制作成药或供应门市部。清光绪二年（1876），胡庆余堂又在杭州涌金门外设立了胶厂和养鹿园。清光绪四年（1878），大井巷店屋落成并正式开张。胡雪岩集几十年经商经验，建立了一套严格的管理办法和行之有效的经营措施，使胡庆余堂声誉日高，营业日增。

在创建店屋工场的同时，胡庆余堂创办人聘请江浙名医，以宋代皇家药典《太平惠民和剂局方》为基础，收集整理各种古方、验方、秘方，制成丸、散、膏、丹、胶、油、酒、露等432种药品，编印《胡庆余堂雪记丸散全集》，分送各界。

在办店方针、择地造屋、经营特色、内部管理诸方面，创办人都做了精心筹划。创办人邀集各药业巨头，广泛征求意见，最后采纳了松江县余天成药号经理余修初提出的创办大规模企业、自制丸散膏丹到门市全面经营的主张，并聘请余修初负责筹备。清光绪二年（1876），先设胶厂于杭州涌金门外；清光绪四年（1878），大井巷店屋落成正式营业。1914年，胡庆余堂在上海开设分号。

在药材选购上，胡庆余堂坚持坐地设庄采办道地药材，所用驴皮原料从山东、河北采办；山药、生地黄、牛膝从河南怀庆采购；当归、党参、黄芪从甘肃、山西采办；麝香、川贝从云贵川地区收购；人参、虎骨、鹿茸从东北各地进货；乳香、豆蔻、犀角、西黄、西洋参等则直接向进口商订购。通过这些严格的质量控制措施，胡庆余堂确保了其药材的高品质，从而赢得了良好的市场声誉。

在制作成药上，胡庆余堂更是追求精益求精。例如，在制作治疗霍乱吐泻的“辟瘟丹”时，规定操作者必须沐浴、素食等，严格讲究制药卫生。此方由74味药组成，其中一味铜石龙子以在灵隐天竺一带所获金背白肚者为佳，每年均组织人员上山捕捉。又如，“紫雪丹”是一种镇惊通窍的急救药，此方出自《太平惠民和剂局方》。为了保证质量，最后一道工序不宜用铜铁锅熬药。胡庆余堂开业不久就不惜耗费大量成本，用黄金133克、白银1835克铸成金铲银锅，专门用于制作该药。这种制药工具在全国药号中十分罕见。现白银锅和黄金铲已存放于中药博物馆。再如，制作“全鹿丸”时必须选用梅花雄鹿。在制作前，会将鹿披红戴绿，当众进行宰杀、剥皮、放血，除鹿毛、鹿粪外，其余均入药，以示货真价实，围观者有口皆碑。一个多世纪以来，胡庆余堂以安宫牛黄丸、十全大补丸、大活络丸、乌鸡白凤丸、人参再造丸、六神丸、全鹿丸、辟瘟丹、紫雪丹等一大批名牌产品饮誉海内外，经久不衰。清光绪三年（1877），胡庆余堂印制了《丸散膏丹全集》，该全集收录了14类共计472种药品。

胡庆余堂凭借其雄厚的资金实力，做到了备货充足。当时，一般的国药业都以放账为主，放账期一般为6个月，因辗转批发，层层索取利润，故门市销售的价格与产地相差很大，且储存量少，往往不能满足市场的需求。而胡雪岩既有官场势力作为靠山，又以阜康钱庄为后盾，资金实力极为雄厚。胡庆余堂在筹建期间即派人分赴各省及关外采办药材，购地千亩造屋，并建立东、西、南3个药材仓库，大量贮藏药材。药农都乐于将上品献给胡庆余堂，因此胡庆余堂能够采购到最为道地的药材，一般药号难以企及。胡庆余堂每逢月初、月半都会进行打折出售，从而赢得了广大顾客的信赖。胡雪岩的资金实力为实现“采办务真、修制务精”提供了坚实的物质基础。因此，胡庆余堂不仅能采办到最道地的药材，还能在门市营业上挑选最上等的药材、精工切制。其饮片（茯苓、象贝、泽泻、麦冬等）在1929年杭州举办的西湖博览会上荣获特等奖。

2. 万承志堂

万嗣轩（1822—1898），曾为杭州一代巨贾，与曾国藩为世交好友。其子万一奇官至三品，时任清代“两浙盐运使”。为了实现父亲利济苍生的夙愿，万嗣轩于清光绪元年（1875）创办了杭州著名药馆——“万承志堂”。万承志堂始建于杭州清泰街附近（即柴木巷到义井巷一带，佑圣观路和九曲巷的中间位置），现位于高银街103号。药馆门面高古豪华，占地面积约3000平方米，馆内后堂建有养鹿场。创馆之际，万嗣轩立下“做药务真，不得欺客；行医务正，不得欺世”的祖训，要求本馆所售药材务求道地纯真，誓不以假取利；所请医务必求品正医精，誓不以虚名误人。历代万承志堂经营者怀揣利济苍生的虔诚之心，承“蓄四方之药，治天下之病”的宏远之志，精心经营，使万承志堂跻身“杭州药业三门市”，与杭州“中药六大家”共同撑起了与北京齐名的南方药市。1931年，万承志堂迁址至焦棋杆。民国二十六年（1937），杭州陷落，中成药制作遭受严重破坏，万承志堂业务急剧衰落，最终倒闭。中华人民共和国成立前，馆址迁回清泰街，卢裕晋曾担任负责人。万承志堂遵循中医药理论，传承并发展传统中医药技艺，其经营业务主要包括以下几个方面：

其一，秘制药酒。万承志堂的药酒号称“江南药酒王”，有民谣曰：“家有承志酒，长幼保康寿。”万承志堂后续又研发了新的产品，像秘制吴氏药酒、补血养颜酒、养心护肝酒、滋阴壮阳酒、养血愈风酒、鹿茸虫草酒、腰痛温肾酒等数十种药酒，这些药酒兼具赏玩与售卖价值。

其二，道地药材。万承志堂以药材质量上乘著称。《杭俗遗风》中记载：“杭州药店中，就其最著称者，万承志堂之药材、药酒，皆称一时矣。”1929年，万承志堂的雄黄、鹿角胶、麦冬、川黄连等药材因其出众的质量，荣获首届西湖博览会金奖。在药材的挑选与制作工艺上，万承志堂所有药材都经过严格把关，对贵重药材的鉴定更是不惜成本，从而确保药材的正宗地道。万承志堂的药材及制药经验广受赞誉，有评语称“虽多有繁杂炮制之加工，而从无省工减料之不当”“夫医药为用，性命所系”，所售药材务求道地纯真，誓不以假取利。

其三，丸散膏丹。《万承志堂丸散膏丹全集》编纂于清光绪十一年（1885），系统记载了补益心肾门、脾胃泄泻门、饮食气滞门、痰饮咳嗽门、诸风伤寒门、诸火暑湿门、妇科门、儿科门、眼科门 、外科门、诸胶门、诸膏门、花露门、油酒门、喉症门等 15 大类丸散膏丹。该秘籍记载了 600 多种丸散验方、秘方，全面系统地阐述了各种秘方的制作、功效，严谨翔实，见证了百年前万承志堂作为杭州药业三大家之一的绚烂历程，充分体现了当年万承志堂悬壶济世、诚信仁医的传统中医药养生文化。凭借“做药务真，不得欺客；行医务正，不得欺世”的经营理念，万承志堂深受杭州市民喜爱，门庭若市，生意长盛不衰。

3. 震元堂

绍兴震元堂创立于清乾隆十七年（1752），其址位于绍兴城内闹市口旧迎恩坊澄桥北首，即现今绍兴市胜利路口大街处。业主杜景湘，籍贯浙江慈溪。初创时，震元堂采用前店后坊经营模式，前店以零售饮片、成药为主，满足民众日常用药之需；后坊兼事拆药批发，为周边小药铺提供货源。

在药材经营上，震元堂极为重视药品质量，秉持经营道地药材原则。于当时交通不便、信息相对闭塞的情况下，耗费诸多人力、物力，从全国各地甄选优质药材产区进行采购。至乾隆中期，震元堂凭借优良药品质量，业务蒸蒸日上，不仅在绍兴本地颇具声名，还吸引了周边地区的患者前来购药，成为绍兴地区知名药号，在当地中医药商业体系中占据重要地位。

4. 鹤年堂

绍兴鹤年堂始建于清乾隆二十三年（1758），店址坐落于嵊县城关西前街。其经营业务涵盖中药批发与零售，批发业务为众多中小药铺稳定供应药材，保障区域中药市场的顺畅流通；零售业务则直接服务于民众健康。尤为突出的是，鹤年堂聘请了当地多位知名中医坐堂应诊。这些中医凭借深厚的医学理论知识与丰富的临床实践经验，准确地为患者辨证论治，在当地民众中树立了较高声誉。

在成药制作方面，鹤年堂成绩斐然。其自制的局方牛黄清心丸、安宫牛黄丸、紫雪丹等成药颇具盛名。以局方牛黄清心丸为例，其严格遵循传统炮制规范，精选牛黄、麝香、水牛角浓缩粉等多味药材，经炮制、粉碎、混合、制丸等多道工序精制而成。该药具有清心化痰、镇惊祛风之效，对气血不足、痰热扰心引发的神志异常等病证疗效显著。安宫牛黄丸选用优质牛黄、犀角（今以水牛角浓缩粉替代）、麝香等，在清热解毒、镇惊开窍方面效果突出，常用于治疗热病神昏、高热惊厥等急危重症。紫雪丹则以清热开窍、止痉安神见长，对高热烦躁、神昏谵语、惊风抽搐等症有良好的治疗作用。凭借这些疗效确切的自制名药，鹤年堂在浙东地区广泛流传，成为浙东地区底蕴深厚的百年老字号药店。

5. 光裕堂

绍兴光裕堂开设于清乾隆年间，原址位于绍兴城内大云桥狮子街口（今绍兴大云桥西北首），相传为浙江慈溪人创办。其经营模式为前店后场，前店陈列中药饮片、丸散膏丹、参茸燕耳等品类繁多的药材，主要面向普通民众开展零售业务，满足民众多元用药需求。

后场作为药材制作核心区域，药师严格依循传统炮制工艺操作。以地黄炮制为例，依据不同药用目的，采用不同炮制方法。鲜地黄可清热生津、凉血止血；生地黄经简单炮制后，侧重于清热凉血、养阴生津；而熟地黄则需要经过烦琐的九蒸九晒工序，以增强滋阴补血、益精填髓的功效。在饮片炮制环节，如白芍炮制，需要依次经过浸泡、闷润、切片、炒制等多道工序，每道工序对时间、火候把控精准，以确保白芍饮片质地、色泽及药效达到最佳状态。凭借对药材制作与饮片炮制工艺的严格要求，光裕堂在绍兴地区声名渐起，其产出的药材及饮片因质量上乘、疗效可靠而闻名，成为绍兴地区重要的药号，为当地中医药事业发展贡献了力量。

四、佛教医药

清代末期，萧山竹林寺女科寺院占地8亩，拥有屋宇100多间，成为一所设有药房和诊室，以寺院为依托的妇科医院。其主要医书有现保存在浙江省中医药研究院的《竹林寺女科秘方》《宁坤秘笈》等37种。竹林寺女科的主要特色在于其辨证以肝、脾、肾三脏为主。在诊断上，强调问诊的重要性。在治疗上，重视调和气血，疏肝解郁，遵循补血行气，补肾益精，祛瘀解郁的治疗原则。在诊疗施治上，法广味纯，独具风格。在治药上，讲究炮制，秘制“太和丸”和运用“生化汤”各尽其妙。在叙症立方上，以简驭繁，辨证施治，随症出方。所传秘方为调经、胎前、产后三门，共117症及110方，用药119种。内服剂型有汤、丸、散、酒等；外用剂型有洗、熏、搽等，并有药熨。秘制“太和丸”“生化汤”“回生丹”，炮制严谨。1876年春，南兰陵俞炳在武林旅馆题赞曰：“浙之妇科素称最者竹林寺僧焉，调经种子、胎前种子、胎前产后、疑难险症多着手成春，即远处详晰开寄病源，亦奏灵验。”因此，萧山竹林寺女科历史悠久、闻名遐迩，在浙江中医妇科四大流派中占据重要地位。其《秘方》版本之多，抄本流传之广，方药应用之验，堪称佛教医药之最。萧山竹林寺妇产科自南宋时期起，就已在中国古代妇产科史上拥有一席之地。

杭州寺院中设有医药卫生设施。例如，清康熙十四年（1675）秋，灵隐寺内建有知浴楼5间；清康熙元年（1662）秋，建有浴寮5间。杭州的佑圣观（位于兴礼坊内）有种药畦和洗药井。清康熙十年（1671），杭州发生大疫，总督刘公在观内设药局，选派名医张文启、沈普垣、尚纲，以及幼科华鸣凤、泮士韶等为人治病，8～9月，救治了许多患者。寺院直接从事医药活动，设立病人坊、悲田坊和养病坊，作为医僧为患者诊治的场所。1948年8月，位于杭州西大街、建于唐代的天宁寺创办诊所，由寺内精研医术的忠霞法师负责，为民义诊。何幼村等10人发起为诊所筹款的活动，轰动杭州。杭州江干闸口附近的寿圣接待寺是一个具有数百楹的大寺院，它由医僧保和大师建成，从事医药等工作。保和大师祖宗三代以医济贫，治愈了无数贫病者。

五、与国外医药交流

在清代西学东渐的过程中，医学处于重要的前沿位置。当时，西医学在杭州的传播借助办医院、建学校、译医书等新方式，使一部分人对西方医学由最初的逆反心理逐渐转变为某种认同心理。西医的手术、药物等疗效明显，也日益被人们接受，这些因素均有助于西医学在杭州的进一步传播与发展。

1622年，瑞士人邓玉涵（P. Joannes Terrenz）来到杭州，住在李之藻家，并将携带来的瑞士教授包因著的《解剖学论》进行口译，由在场华人笔录，遂成《泰西人身说概》2卷，惜未出版。这是西方解剖学说最早传入杭州的记录。

明代末期，西医开始传入中国，杭州人赵学敏采取了正确的态度，主张中医、西医取长补短。他根据《泰西石氏本草》一书（即墨西哥人石振铎的《本草补》），率先使用碘酒、奎宁等西药，为后来西药在中国的广泛传播做出了贡献。与此同时，外人与华人合译的西医著作也不断出版，奠定了西医在杭传播的基础。例如，《医方汇编》中译本由英国伟伦忽塔著，英国医士梅滕更口译，中国刘廷桢笔述而成，全书共4卷，另有卷首1卷。该书于清光绪乙未（1895）仲夏，由广济医局镌印，上海美华书馆出版发行。该书凡例的编译方式及译本所体现的“以中融西”汇通思想，使其在清代中西医汇通史上具有一定的历史意义。由于编译者学贯中西医学，因此在书中介绍引进的西药知识时，常将疗效确切的中医疗法及个人临床经验附在其中。梅滕更来华后主要在杭州从事医事活动，而笔述者刘廷桢又是浙江慈溪人，他们在杭州合作编译《医方汇编》，为清代中医认识西医搭建了重要桥梁，在中西医交流方面具有重要意义。

第二节　民国时期

一、中医管理

自民国十六年（1927）起，浙江省卫生处、杭州市卫生局开始负责管理杭州市区的中医药机构，并核发开业执照。为规范市内中医行业和从业人员的执业行为，杭州市政府陆续公布了一系列管理条例，包括《修正杭州市政府管理国医规则》《中医审查规则》《修正杭州市国医审查委员会暂行简章》《中医条例》等。

1936年，杭州市政府进一步加强了对中医行业的管理，先后公布了以下几项重要条例：《修正杭州市政府管理国医规则》《中医审查规则》《修正杭州市国医审查委员会暂行简章》。同年1月23日，杭州市政府正式公布了《中医条例》，进一步完善了对中医行业的管理制度。

附一：《修正杭州市政府管理国医规则》

第一条　凡经杭州市政府核给执照，准许在杭州市区内执行业务的国医，在中央尚未颁行中医管理条例前，均照本规则管理。

第二条　凡准在杭州市区内执行业务的国医，应于每年1—4月向杭州市政府卫生科呈验开业执照，连同上年登记证申请登记。随缴登记费1元，每逾期1次加征滞纳金2成。

第三条　凡逾登记之期而不申请登记者，虽领有开业执照，不得在杭州市区内执行国医业务，并不得接受任何机关的国医聘请书，违者除照本规则第二条办理外，并处15元以下的罚金。

第四条　已经准许在杭州市区内执行业务的国医，如欲迁移地点，应于迁移后15日内连同开业执照，申请杭州市政府卫生科登记，并由卫生科于执照背面注明某年、月迁移某处第几号门牌开业，加盖科戳发还，以备查考，并不另行收费，违者照本规则第五条办理。

第五条 国医执照如与营业地点不符，即将执照撤销，不准营业。

第六条 国医执照如有遗失或毁损时，邀请已领有杭州市政府核给开业执照的国医3人负责证明申请补领。随缴执照费洋2元、印花税洋1元。如隐匿不报，照本规则第三条办理。

第七条 国医应备诊病簿，将患者姓名、年龄、性别、住址、病名、治法处方、诊断次数，详细登记，保存2年以上，备杭州市政府随时查考，其脉案亦应详细开列。所有药品不得改用别名，字迹抄写清楚，加盖国医名戳。违者得酌核情形，处5元以下的罚金。其涉及刑事者，送请司法机关办理。

第八条 国医不得登载夸大或虚伪的广告，违者处5元以下的罚金，并撤销其广告。

第九条 国医不得为人堕胎或用非法行为牟取不正当利益，违者送请司法机关办理，并撤销其开业执照。

第十条 已经准许执行业务的国医，不得无故拒人的召请，违者处10元以下的罚金，其应人召请而故意延迟者，亦同。

第十一条 国医非亲自诊疗，不得处方，违者处15元以下的罚金。

第十二条 国医诊断传染病患者，除令速入传染病院或隔离病舍治疗并指标消毒方法外，应立即报告杭州市政府卫生科查核。如不报告或报告不实者，照传染病预防条例第十九条办理。

第十三条 国医不得擅用西药或以听诊器、注射器等为人治病，违者送请司法机关办理，并撤销其开业执照。

第十四条 医师应将开业执照悬挂诊室，以备查验，违者处2元以下罚金。

第十五条 国医应开具诊例，悬挂诊室，供众浏览。不得有特号及大号等名目，违者处15元以下罚金。

第十六条 国医诊所应受杭州市政府卫生科人员的检查，不得拒绝，违者得查核情形，分别罚办。

第十七条 国医因事停止业务时，应将所领开业执照交请杭州市政府卫生科，注明事由，盖戳发还。不得私自移转或顶替，违者处20元以下的罚金，并撤销其营业执照。

第十八条 国医关于审判、公安及预防疾病等事项，有接受杭州市政府及该处法院、公安局委托负责协助的义务，违者得查核情形，分别罚办。

第十九条　本规则如有未尽事宜，随时呈请修正。

第二十条　本规则自呈奉省政府核准公布日施行。

附二:《中医审查规则》

第一条　本规则依中医条例第一条第二项的规定制定。

第二条　中医条例第一条第一款所称考试或甄别，凡考试、甄别、检定、审查等具有测验学识、经验、意义的事项，皆属。

第三条　中医条例第一条第三款所称中医学校，指经教育部备案或各地方教育主管机关立案者。

第四条　中医条例第一条第四款所称5年以上，应由执业主管官署证明。

第五条　依照中医条例第一条第一项的规定，请领中医证书者应备具下列文件、费款，呈送执业所在地或原籍所在地市县政府，核转省政府或省卫生行政机关，转送卫生署审查。①3份履历书。②4张本人最近正面脱帽半身照片。③资历证明文件。④5元证书费。⑤2元印花税费。前项执业所在地或原籍所在地为直隶行政院的市时，应直呈市政府或市卫生行政机关核转。

第六条　审查资格，应就请求给证人提出的资历证明文件行之，但认为必要时，得通知请求给证人，提出补充证据或直接调查或予以考试。此项考试就下列科目范围，参酌请求给证人所习科目，选派专门人员以口头或书面考试。考试科目范围：①内难概要。②本草概要。③古方概要。④伤寒概要。⑤温病概要。⑥疫症概要。⑦妇科概要。⑧儿科概要。⑨眼科概要。⑩喉科概要。⑪外科概要。⑫伤科概要。

第七条　中医证书尺度、格式如附图规定。

第八条　本规则自公布日施行。

第九条　附录

1. 中医审查规则第五条、第六条所规定的审查给证事项，遵照中央政治委员会第十次会议决议第一项，暂由中央主管机关授权地方政府办理。

2. 地方政府指省政府、市政府或管理公署。其在已设有卫生行政主管机关的省市，则为其所属的卫生行政主管机关。

3. 地方政府收到请领中医证书文件后，应即依照中医审查规则第六条的规定办理。

4. 经审查合格的中医，由地方政府发给中医证书。

5. 中医证书由地方政府照定式印制使用，证书署名为省政府主席、市长或管理专员，并由该管卫生行政主管长官副署。

6. 凡经给证的中医姓名、人数，由地方政府按月列表，呈报卫生署查考。

中医证书说明：①证书白纸质（宜选用柔韧不易破裂者），花边文字均黑色，花样格式及尺度，均照样张规定。②署名处由省政府印发者，第一行署某省政府主席及主席姓名，第二行署省卫生行政机关的名称及主管长官的官职、姓名；由市政府印发者，第一行署某市市长及市长姓名，第二行署市卫生行政机关的名称及主管长官的官职、姓名。所有样张、浮签上所印字样，用以示格式及位置。

附三:《修正杭州市国医审查委员会暂行简章》

第一条　本委员会为慎重国医开业，定名为杭州市国医审查委员会，隶属于杭州市政府（以下简称“本会”）。

第二条　本会委员以杭州市政府卫生科科长、卫生科第一股主任为当然委员，另聘杭州市区内医学精湛、经验宏富的21名国医，共同组织。前项委员由杭州市政府分别聘任。

第三条　本会设5名常务委员，处理日常事务，并指定杭州市政府卫生科科长为常务主席，其余4人由委员互推。

第四条　本会各委员均为义务职。

第五条　本会审查时期，暂定为每年10月举行一次。其日期由本会常务主席酌定，转呈杭州市政府市长通告。

第六条　凡欲在杭州市区内执行国医业务，未经领有开业执照者，均须经过本会的审查合格，并经市政府发给执照登记后，方准开业。

第七条　凡年龄在25岁以上，身心健全具有下列资格之一者，得申请本会审查。①现任或曾任各机关正式医员3年以上、有证明文件者。②在浙江省市县已领有开业执照的国医，业医5年以上，并经其业师出具负责证明书者，前项证件经审查后发还。

第八条　受审查人须在报告期内携带证件及本人2寸半身照片4张，并邀请杭州市开业5年以上、领有杭州市政府发给开业执照的2名国医，保证受审资格（本会审查委员不得为保证人），向本会填具报名费洋1元，合格与否概不发还。

第九条　审查科目分别如下：①内科。②外科。③儿科。④妇科。⑤喉科。⑥眼科。⑦伤科。⑧针灸科。

第十条　本会审查委员对于被审查人有疑义时，得通知本人提出补充证据或令到会面询。

第十一条　具有下列资格之一经审查确实者，得酌免笔试或口试，但仍须备具本简章第八条手续。①正式医校毕业，出具证书者。②已在外省领有行政官署发给的正式开业执照者。

第十二条　本会审查分笔试、口试两种，笔试及格，得应口试。口试及格由本会申请发给执照。

第十三条　凡第一届不及格者准予第二届再行申请审查，但以3次为限。

第十四条　审查委员会对于被审查人无论及格与否，均应加具切实批语，评定分数（应用另纸书写，不得在试卷上批改），由常务主席转呈杭州市政府市长核定。

第十五条　本简章俟奉国民政府中医条例颁布后，另行酌定。

第十六条　本简章呈请省政府备案。

附四:《中医条例》

第一条　在考试院举行中医考试，凡年满25岁，具有下列资格之一者，经内政部审查合格给予证书后，才能执行中医业务。

①曾经中央或省市政府中医考试或甄别合格，获得证书者。②曾经中央或省市政府发给行医执照者。③在中医学校毕业获得证书者。④曾执行中医业务5年以上者。前项审查规则由内政部制定。

第二条　凡现在执行业务的中医，在未经内政部审查前，暂行继续执行业务。

第三条　凡经审查合格的中医，欲在某处执行业务，应向该管当地官署呈验证书，请求登记。

第四条　中医非亲自诊察不得施行治疗，开给方剂或交付诊断书。非亲自检验尸体，不得交付死亡诊断书或死产证明书。

前项死亡诊断书及死产证明书的程式由内政部制定。

第五条　中医如诊断传染患者或检验传染患者的尸体时，应指示消毒方法，并应向该管当地官署或自治机关据实报告。

第六条　中医关于审判、公安及预防疾病等方面，有接受该管法院、公安局所及其他行政官署或自治机关委托负责协助的义务。

第七条　西医条例第四条、第六条、第七条、第十条、第十一条、第十三条、第十五条及第十七条的规定，给中医备用。

第八条　受停止执行业务处分的中医，擅自执行业务者，该管当地官署处以 100 元以下罚款。

第九条　中医违反本条例的规定时，除已定有制裁者外，该管当地官署处以 50 元以下的罚款。其因业务触犯刑法时，应交法院办理。

第十条　本条例自公布日施行。

二、中医教育

民国时期，浙江各地先后建立了 10 多所中医学校，形成了近代浙江中医教育的高潮。

（一）浙江中医专门学校

1916 年，杭州中药行业在吉祥巷四明养庐创办了私立浙江中医专门学校，并在 1917 年正式招收学生。近代著名中医学家傅嬾园首任校长兼医务主任，在任职校长期间亲自授课，并编撰讲义，如《众难学讲义》《嬾园医案》《嬾园医话录》等。1931 年，傅嬾园病逝后，范耀雯继任校长。

该校教师有傅文跃、傅丙然、傅浩然、徐印香、姚春台、何公旦、邢诵华、朱诚斋、徐究仁、陈道隆、杨则民、许勉斋、魏自祥、施容川、杨青鸿、王治华等著名医家。受时代潮流影响，浙江中医专门学校在课程设置与教学内容上重视结合现代科学，特别开设了解剖、生理、外科等西医课程。即便在中医课程的教学中，也注重融入近代自然科学内容。例如，杨则民所编《内经讲义》，不仅深入讲解中医理论，还结合西医与哲学加以阐述。

该校在办学各方面都较为严谨和正规。毕业考试分为理论与实习两个方面，其中实习部分又细分为“处方实习”与“临床见习”两个阶段。首先由教师提出病案，学生进行处方操作，唯有合格者方能进入临床见习，即直接面对患者开方。这种严格的考核制度保证了学生的实际操作能力和专业水平。

据现有资料记载，浙江中医专门学校是国内最早推行推拿教育的学校之一，于 1917 年开始正式招生。该校早期学制为 5 年（预科 3 年，本科 2 年），本科课程涵盖推拿专业。这表明在民国时期，浙江就已经高度重视推拿专业学生的培养，除传统的师承方式外，还增加了专业学校的系统教育模式，促使浙派中医推拿学派朝着更加专业化、系统化的方向发展。

然而，由于日寇侵华，该校最终被迫停办，办学历史共计 21 年。

（二）兰溪中医专门学校

兰溪中医专门学校创办于1919年春，创建时的校名是“兰溪公立中医专门学校”。办学初期为公立性质，但因县财政没有专项经费，加之税收不足，学校改由药业公会出资继办。资金以每元营业收入中抽捐5厘，加上学员每年收取学费24元作为办校经费来源。学校第一任校长章德权（1856—1948），浙江兰溪洞源人。1928年，因兰溪戏捐等款项被纳入全县教育经费，县政府无法再资助中医学校。在此困境下，瀫西药业公司挑起了接办中医专门学校的重担，学校更名为“兰溪私立中医专门学校”。除学生学费外，每年由瀫西药业公所额外拨支1000元作为经费。

兰溪中医专门学校以“发扬国粹，造就真才”“开国医立校之先河”为办学宗旨。学校不仅致力于让学生掌握中医基础知识，精通各科理论，运用四诊八纲进行辨证论治，还特别强调振作精神、自我激励，力求造就通今达古的真才实学，进一步弘扬国粹，而不只是局限于应诊处方。兰溪中医专门学校校长先后由章德权（字少洲）、诸葛超（字少卿）、诸葛辅、王韵槐（字荫堂）、诸葛源生担任。自1920年春至1934年夏，张山雷一直担任教务主任一职。

兰溪中医专门学校自1919年创办至1937年因战火被迫停办，历时19年，为浙江省中医药界培养了556名优秀中医人才，影响颇为深远。

（三）杭州中国医学函授社

1947年，杭州中国医学函授社在杭州成立，创办人为何任。在当时资料极度匮乏的条件下，何任不辞辛苦，寻遍杭州书店与图书馆，陆续编成了《中医内科学》《中医外科学》《中西医病名对照和治疗》等由浅入深、具有现代概念的一系列函授教材。中华人民共和国成立后，何任被推选到杭州市中医协会兼职，并在省卫生人员训练所担任中医教师，同时还坚持出诊。终因劳累致病，函授社停止招生，规模逐步收缩，直到最终停办。

（四）中医推拿教育

1921年，浙江嘉善人叶劲秋（1901—1956）从上海中医专门学校毕业后，在中国医学院任教并开业行医。他曾与沈济人创办《嘉善医药月刊》，致力于在国内推广中医药及推拿按摩。1941年，《国医导报》第三卷第一期、第二期、第四期连载了叶劲秋撰写的《按摩法》。

1933年4月至1936年，诸暨草塔庄余霞村人杨则民（1895—1948）在浙江中医专门学校任教，其间编写了《推拿讲义》，为推拿教育奠定了理论基础。

民国时期已经出现了注册的推拿师。例如，1946年的《杭州市中医师公会会员录》记载了4位注册推拿师：丁慧君，杭州人，推拿科，执业于金波桥1号；王沛然，杭州人，推拿科，执业于金波桥7号；王宝芝，杭州人，推拿科，执业于金波桥7号；胡云晔，杭州人，推拿科，执业地点不详。另有《杭州市国医会会员录》《杭州市医学公会汇刊》《浙江中医专门学校校友会会刊》等文献中也出现了推拿科的相关记载，这表明民国时期推拿教育和实践已有一定的规模和发展。

三、研究机构

清末民初，杭州针灸的教育和研究得到了进一步发展。张俊义创办了颇具规模的中国东方针灸研究社和针灸书局，编印了《针灸学讲义》《温灸学讲义》等10多种教材，并举办了全省函授学习班，开创了针灸现代化教育的先河。

1931年，中央国医馆成立，杭州市随之成立支馆。1933年1月27日，浙江省国医分馆成立，范耀雯担任分馆长，王泽民、应鉴清任副馆长。1936年，汤士彦、施今墨、裘吉生、陈杏尘、郑琴隐等当时的名中医发起成立中国医药研究社，出版《中国医药研究月报》，倡导“研究中国医药，改进治疗方法”，并从理论上对建立现代模式中医医院进行了探索，意义非凡。

四、学术团体及期刊

（一）学术团体

1. 浙江省中医协会

经朱德明教授考证，1927年4月8日，浙江省中医协会在杭州市织造马弄10号成立，200余人参加了成立大会。协会负责人为汤士彦、沈仲圭，大会颁布了《浙江省中医协会修正章程》。后历经变迁，1948年10月19日，在浙江省中医师公会第三次理监事联席会上，时任理事长的邢熙平因事务繁忙，提请辞去理事长职务，并建议由汤士彦常务理事兼任理事长。该提议于同日报请浙江省政府社会处批准同意，并将公会办公地址迁入杭州市武林路128号。

附：《浙江省中医协会章程》

第一章　总纲

第一条　本会由省会中医界发起组织，共谋全省中医团体的联络，故定名为浙江省中医协会。

第二条　本会以固结团体发展、中医学术指导、民众卫生为宗旨。

第二章　组织

第三条　本会设置执行委员11人，候补委员5人，监察委员2人，均以记名法选举（选举法临时酌定）。再由执行委员中互推常务委员3人。

第四条　执行委员有执行本会一切会务的义务。

第五条　监察委员有监察执行委员会一切会议之权，委员以一年为任期。每年由春季大会改选之。连选者得连任，但不能过两次以上。

第六条　本会进行事务设置各股如下：

（1）讲演股办理对外医务宣传，对内医学研究。两种凡属会员均可自由演讲，但须先向讲演股报名，其讲演方法及日期临时另定。

（2）建设股担任创办或建议各事业如下：

①医学研究班由本股提出与讲演股协同办理（章程另订）。

②月刊或年刊、会员录及其他各种刊物。

③医院或施诊局。

④医校或传习所。

⑤药品陈列所及医学图书馆。

⑥其他关于医务的事项。

以上均于必要时，视本会经济的可能，由本股提出执行委员会决定办理。

（3）庶务股担任会中一切杂项事务及保存会中物件。

（4）文牍股担任会中一切公文函牍并收发保存。

（5）交际股担任指导外县医会筹备及出席公众运动。

（6）调查股担任各项调查。

（7）会计股担任会中银钱收支及对大会报告预算决算。

第七条　本会各股职务由执行委员互相推认办理，每股添设辅助员均由各股主任在会员中指定，由委员会通过以公函聘任。

（1）讲演股设主任1人、辅助员2人。

（2）建设股设主任1人、辅助员2人。

（3）庶务股设主任1人、辅助员2人。

（4）文牍股设主任1人、辅助员2人。

（5）交际股设主任1人、辅助员2人。

（6）调查股设主任1人、辅助员2人。

（7）会计股设主任1人、辅助员2人。

以上7股辅助员遇有必要时，得于委员会时添请辅助员办理。

第三章 会员

第八条 会员资格

（1）营业医生（以确定地址，正式悬牌者为限）。

（2）医校毕业。

（3）现任或曾任各机关医员者。

（4）富有医学经验者（例如曾经创办医校、医局及有著作发行者）。

备有上列资格之一者，得由本会会员两人介绍，经委员会审查考验合格（审查委员及考验委员临时推举），填具志愿书入会，发给证书。

第九条 名誉会员

本会或遇建设上有急需时，由各会员临时量力捐助外，或有非会员而热心赞助，或会员中愿独力捐助整款者，均得赠以奖章。会员具体信息见表2。

第十条 特别会员

本会会员或有迁移他省他县仍照会章赞助本会者，或本省本县籍地他省他县行医赞同本会宗旨入会者，均得为特别会员。

第十一条 会员义务

（1）本会会员有介绍同志入会发展会务的义务。

（2）本会会员有协助本会进行一切会务的义务。

（3）会员有投稿本会一切出版物的义务。

（4）会员有担负本会会费的义务。

第十二条 会员权利

（1）会员有选举及被选举权及受委任为本会各股办事辅助之权。

（2）会员有提出建议之权。

（3）会员有质问商榷之权。

（4）会员有著作及发明灵验药品，经本会审查确定，得通知各会员担任推广之权。

（5）会员于业务上有被诬情事，经本会调查确实，当代为伸理，享受本会保护之权。

（6）会员有享受本会一切出版物之权。

第四章 经费

第十三条 本会经常费由会员担任，入会时先缴入会费银一元。常年费每年两元，分春、秋两季大会时分缴。

第十四条 本会进行事业遇经济不敷时，由执行委员会议决筹划情形，征收特别捐，其方法临时酌定。

第十五条　本会经济及预算决算公开。

第十六条　会期

（1）全体大会每年两次，分春、秋两季举行。

（2）执行委员会每月两次，以阳历 1 日、15 日举行。

（3）特别大会遇必要时，经执行委员会议决召集。

第十七条　会议

本会表决法以到会出席人数在半数以上之同意为表决有效，候补委员出席时有发言权、表决权。

第五章

缺。

第六章　公约

第十八条　本会会员均须遵守本会会章及服从本会议决案。

第十九条　会员 1 年以上不纳会费或违背会章、损坏本会名誉者，经执行委员会调查确实，宣告除名，并派员向介绍人追缴会证。

第二十条　本会会员的个人行为不得借用本会会名。

第七章　奖励

第二十一条　本会职员对于会务有特别功绩或服务勤劳卓著者，均得赠以奖章。

第八章　会址

第二十二条　本会暂设杭州佑圣观巷同善堂内。

第九章　附则

第二十三条　本章程如有未尽事宜，得在大会时修正。

表 2　20 世纪 30 年代浙江中医协会会员名录

姓名	年龄	籍贯	专科类别	悬牌地点
赵鑫棠	24	诸暨	内科	蒲场巷口
赵学文	47	杭县	疯外科	中板儿巷 187 号
赵周希	53	缙云	外伤科	闸口水警第一区内缙云壶镇厚塘
赵宝泉	59	绍县	内科	司马渡巷 6 号

续表

姓名	年龄	籍贯	专科类别	悬牌地点
钱志华	29	绍县	针外科	小车桥
钱瀚卿	33	杭县	外科	中皮市巷76号
孙纪棠	53	杭县	内科	众安桥28号
孙芝轩	37	杭县	胎产科	中皮市巷36号
孙佩轩	65	杭县	内科	江干南星桥
孙伯衡	47	杭县	内科	助圣庙巷37号
孙芝舫	43	慈溪	内儿科	楚妃巷33号
孙仲权	41	杭县	内科	贯桥法轮寺弄口27号
李楚垣	68	杭县	内科	章家桥道院巷内36号
李康伯	64	杭县	内科	拱宸桥宁波路
李仲枢	41	杭县	内儿科	临平
李苑芳	35	昌化	内外科	昌化河桥镇下街
李少轩	41	杭县	儿科	湖墅大关会安村九号
李清涟	19	绍兴	儿外科	和合桥71号
李椿荣	52	绍县	外针科	和合桥71号
李培玉	26	杭县	科儿科	和合桥卫生医局
周心田	39	杭县	内科	万安桥西河下四号
周凤山	35	杭县	外科	湖墅余杭塘
周增光	48	余姚	眼外科	皮市巷71号
周凤荪	35	杭县	内外科	金洞桥39号
周敦礼	26	昌化	内外科	昌化三都茆川
周明耀	34	绍县	伤科	茅廊巷2号
周香泉	39	绍县	内科	林司后7号
周颂南	30	杭县	内科	金刚寺巷44号
周笑莲	44	杭县	内妇科	元宝心3号
周子祥	41	杭县	痘科	东街路石板巷495号
周子叙	35	黄岩	内科	竹竿巷25号
吴馨泉	62	杭县	内科	下院通讯普济堂

续表

姓名	年龄	籍贯	专科类别	悬牌地点
吴仲孝	48	杭县	内外科	彭埠
吴济时	24	武康	内儿科	三墩镇
吴康甫	68	杭县	内科	严衙街 17 号
吴少甫	31	杭县	内科	严衙街 17 号
吴子云	34	杭县	内科	城北吴家库转寄拱埠天宝堂
吴心田	44	杭县	外科	武林门外祥符桥西镇吴家库
吴焕成	36	杭县	内科	崇宁阁 40 号
郑步云	25	杭县	内科	东岳镇
郑健安	38	杭县	内科	省议会前 6 号
郑少峰	48	杭县	内科	金洞桥 9 号
郑桐源	59	杭县	外科	姚园寺巷内 45 号
郑仲威	30	杭县	内外科	姚园寺巷内 45 号
郑一峰	64	嵊县	内科	拱宸桥武林路
王杏轩	34	杭县	内科	蔡官巷 1 号
王鹤亭	29	宁波	内外科	小狮子巷口
王诚一	43	绍兴	推拿科	余杭仓前
王治华	26	诸暨	内科	中医学校
王连三	76	河南	针科	吴山路 113 号
王栋卿	32	歙县	内科	三墩镇
王仲卿	28	杭县	内科	江干闸口
王谷民	51	杭县	内科	蔡官巷 5 号
王赞春	54	江苏	牙科	青年路 9 号
王世厚	53	绍兴	内科	艮山门外
王筑孙	33	杭县	儿外科	大福清巷 26 号
王仲亮	24	诸暨	伤外科	普安街 89 号
王广顺	61	绍兴	喉科	清泰门外
王琢如	33	杭县	内科	留下镇
王海泉	54	安徽	伤外科	平海路 11 号

续表

姓名	年龄	籍贯	专科类别	悬牌地点
王道生	34	绍县	内科	太平门外
王纪伦	33	绍兴	内外科	新市场东坡路6号
冯庚伯	26	杭县	外科	花灯巷66号
冯智堃		杭县	内科	登云桥
冯雯波	50	杭县	内科	西都司街
陈卓生	47	诸暨	内科	三桥直街18号
陈展飞	41	杭县	外科	祥符寺10号
陈公典	43	杭县	内妇科	东牌楼口204号
陈楚珩	46	杭县	内外科	普安街
陈省吾	52	杭县	内科	新民路祥林医院
陈无咎		义乌	内外科	雄镇楼直街
陈少卿	38	杭县	外科	艮山门外
陈鸿基	28	昌化	内外科	昌化颊口镇
陈庆孙	19	杭县	外科	艮山门外
陈良卿	27	杭县	内科	艮山门外钱家桥
陈杏生	30	余姚	内外科	小井巷直街48号
陈子琴	43	萧山	内外儿科	湖墅信义巷43号
陈道隆	27	杭县	内科	六克巷口存仁堂内
陈寿民	48	福建	内科	旧仁和署
陈希贤	44	杭县	外伤科	珠儿潭60号
蒋德如	51	东阳	内科	竹竿巷34号
蒋抡元	43	诸暨	外科	官巷口4号
蒋信斋	23	杭县	外喉科	留下镇
蒋勤伯	30	杭县	内外科	三墩镇
蒋德华	28	杭县	内外科	望江门80号
沈起新	57	杭县	内科	下元宝弄56号
沈阴甫	42	杭县	内外喉科	上珠宝巷14号
沈少珊	74	杭县	内科	西牌楼四眼井

续表

姓名	年龄	籍贯	专科类别	悬牌地点
沈炳森	45	杭县	内科	下板儿巷
沈九高	34	东阳	儿科	乔司
沈蓉舫	44	杭县	内科	西牌楼四眼井
沈仰岐	32	杭县	内科	石贯子巷
沈凤岐	38	杭县	内外科	新民路376号寿康药铺
沈诚中	24	绍县	内外科	东街路所巷481号
沈保庆	40	绍县	外伤科	迎紫路84号
沈竹安	51	杭县	内科	左家桥河下元号
沈有泉	48	杭县	外伤科	崇宁阁54号
杨仰山	37	余杭	内科	同善堂内
杨祥麟	66	广东	内科	小车桥
杨桂莘	34	杭县	外科	新水漾桥2号
朱春荣	64	绍县	儿科	上皮市巷10号
朱品三	31	绍县	儿科	西大街31号
朱焕章	26	嘉兴	内科	拱埠大同街189号
朱荣棠	57	慈溪	内外科	江干化仙桥天德堂
朱品璋	35	绍县	伤外科	华光巷31号
朱丹岩	51	杭县	儿外科	林司后19号
朱成章	25	嘉兴	内外科	拱埠大同街128号
朱守白	22	杭县	儿外科	上皮市巷10号
朱介藩	59	宁波	内外科	仁和仓桥4号
朱松伯		杭县	外科	贡院西桥
秦菊如	66	绍县	内科	五圣堂3号
许品三	37	杭县	外科	横吉祥巷2号
何竞英	32	杭县	儿痘科	永福寺巷24号
何慧舫	33	杭县	伤科	乔司东镇
吕铁仙	35	诸暨	内科	上羊市街35号
施稷香	53	杭县	内科	小粉墙27号

续表

姓名	年龄	籍贯	专科类别	悬牌地点
施辰阶	60	杭县	外科	金刚寺巷 36 号
施蓉川	46	杭县	内外科	三桥址 2 号
施芝荪	55	吴兴	内科	湖墅新码头
张彭寿	37	杭县	内科	白庙前 24 号
张介福	26	杭县	内科	六官巷 7 号
张明芳	31	杭县	外科	余杭女儿桥
张维耀	28	杭县	内外科	彭家埠
张雨亭	40	杭县	外科	东街路关帝庙前
张骏年	50	杭县	外眼科	下华光巷 1 号
张子濂	52	临海	内科	贯桥 45 号
孔霭如	42	萧山	内科	金芝麻巷 30 号
孔恺琛	44	杭县	内儿科	江干海月桥西河沿 17 号
曹楚钧	30	杭县	外科	观音堂
华则民	30	杭县	伤外喉针	上羊市街 92 号
华照藜	33	萧山	内外科	萧山城内何家街
金澄甫	60	杭县	内科	永福寺巷 7 号
金石孙	31	德清	内儿科	大麻
金云卿	55	吴舆	痘儿科	湖墅信义巷 6 号
金宝德	43	绍县	疯科	西大街 106 号
金有余	40	杭县	耳科	大福清巷 39 号
陶荚生	40	绍县	眼科	石牌楼 5 号
陶春岩	32	杭县	内科	杭县西镇吴家墩
姜益斋	56	余杭	内外科	新市场大生祥号
谢培清	32	鄞县	内科	上板儿巷 265 号
谢寿田	35	杭县	内外科	忠清巷 14 号
章勉旃	41	杭县	内科	姚园寺巷 38 号
章岳斋	40	杭县	内科	南板巷 2 号
章桂卿			内科	迎紫路

续表

姓名	年龄	籍贯	专科类别	悬牌地点
章济仓	26	桐庐	内外科	新市
潘午英	29	杭县	针外科	江干美政桥堍 31 号
潘若卿	53	杭县	内科	湖墅信义巷
潘壮候	28	杭县	内外科	江干美政桥 75 号
潘心如	62	绍县	内科	甘泽坊巷
潘子久	62	绍县	外针科	江干美政桥堍
潘颂先	23	杭县	外科	江干美政桥 31 号
葛梓溪	42	重庆	外科	荐桥盔头巷 11 号
范诵澄	43	余县	牛痘科	西柴木巷 8 号
范灵川	48	杭县	内科	恒孚木行住所元井巷后卫弄 6 号
彭人俊	44	奉新	内科	湖墅豪曹巷接待寺内
郎毓麟	25	分水	内外科	现设分水大老坞
郎崧莘	39	杭县	内科	临平镇礫蝦街内
鲁道南	22	杭县	伤内科	新民路
鲁余庆	26	杭县	内科	上板儿巷 255 号
韦文贵	26	东阳	眼科	里仁坊巷文明医院
韦文达	31	东阳	眼科	弼教坊
韦上林	78	东阳	眼科	里仁坊巷文明医院
马子麒	36	杭县	内外科	乔司德生堂
马烈青	32	杭县	内科	乔司致和堂
马绪卿	61	海宁	内科	上华光巷 17 号
马介梅	40	杭县	内外科	东街招宝堂 595 号
马叔平	38	无锡	针科	官巷口 4 号
方骏康	29	杭县	内外科	勾庄镇
方秋槎	36	杭县	内外科	艮山门外尧典桥方萃丰药号
方克和	28	昌化	内科	昌化河桥许益隆转寄湍口镇
方福年	28	杭县	内科	佑圣观巷 80 号
方振凡	28	杭县	内科	金叉袋巷 93 号

续表

姓名	年龄	籍贯	专科类别	悬牌地点
方善长	26	慈溪	内科	四条巷中医校
俞友梅	34	杭县	内外科	塘西镇也茅山
俞学栋	26	杭县	内外科	司马渡巷 108 号
俞竹章	55	杭县	外科	柳翠井巷 5 号
俞致翔	54	杭县	内外科	洋泮桥 62 号
任燮侯	62	嵊县	内科	杨凌子巷 1 号
袁子丞	60	杭县	内科	忠清街德生堂
袁春泉	56	杭县	儿痘科	艮山门外白石镇
袁文卿	34	杭县	儿外科	艮山门外白泽庙
袁宇清	43	天台	眼外科	杭县对面
唐茂林	56	杭县	外科	新民路 317 号
费元春	23	杭县	内外科	三墩北横港头
费溥泉	47	武康	内科	湖墅新码头
倪石奇	46	杭县	内外针科	城站 6 号
汤士彦	26	杭县	内外儿科	织造马街 1 号
滕鹤年	50	杭县	外科	紫城巷 6 号
塍一青	30	富阳	儿科	下板儿巷
罗旭初	39	绍县	内科	司马渡巷
邬思皋	27	绍县	内外科	清泰大马路九和堂
邬慕纯	56	杭县	伤科	临平镇
余松山	51	安徽	外科	江干美政桥益元堂
余子香	33	杭县	内外科	弼教坊 16 号
余景哉	45	杭县		十五奎巷 20 号
余宝山	62	杭县	内儿科	弼教坊 36 号
余元熙	31	杭县	内外科	太庙巷 3 号
余元钧	29	杭县	内外科	太庙巷 3 号行素医舍
余持盈	25	杭县	内科	艮山外彭家埠
顾希炎	40	於潜	内科	於潜本城章家桥

续表

姓名	年龄	籍贯	专科类别	悬牌地点
顾云鹏	40	杭县	内科	江干
黄雨金	42	杭县	内喉科	大螺蛳山 23 号
黄锦川	30	安徽	外痘科	上扇子巷 11 号
黄鸿源	23	萧山	内科	湖墅大关马家桥
姚子良	40	歙县	内科	楚妃巷 26 号
姚耕山	56	杭县	内外科	永泰钱家兜
姚鑅泉	43	杭县	痘疮儿科	孩儿巷 46 号
姚子英	40	杭县	痘科	大关翁天芝堂转
邵榆荪	27	萧山	内科	落渡桥长生堂药铺
邵筱棠	59	杭县	内科	保康医局
邵济川	63	杭县	内科	彭家埠
汪介川	43	杭县	内科	天水桥 31 号
毛凤翔	28	杭县	内科	武林门外祥符桥
戴梓石	32	鄞县	内科	火药局弄 24 号
谈季候	70	杭县	内科	羊市街 224 号

2. 浙江省十一个地区主要学术团体

（1）杭州地区

①杭州医学公会

1911 年 10 月，武昌新军发动辛亥革命，革命浪潮迅速席卷杭州。在此形势下，杭州医学公会同仁积极响应，四处奔走，但这使得公会事务一度搁置了 6～7 个月。1912 年，杭辛斋、李云年再次发起公会的重组工作，聚集了一批医术精湛、医理造诣颇深的知名人士，赓续前会。众人推举杭氏为会长，每月定期召开两次会议，会员们共同探讨中医理论知识、切磋医疗技艺；遇到紧急事务时，则临时开会商榷。此外，公会还撰文呈请浙江教育司备案立会，1912 年 10 月 10 日，杭州医学公会获得批复允准立案，这为公会工作打开了新局面。1913 年至 1917 年，李藏洲、汪曼峰、杨见心先后主持公会事务，公会事业日臻发展。到 1919 年，公会在世会员数量已达 67 人，杭州医学公会在世会员情况详见表 3。

表 3　杭州医学公会在世会员情况一览表（1912—1929 年）

姓 名	籍 贯	科 目	悬 牌 地 点	入会年份
王香严	镇　海	内 科	三元坊巷 8 号	1912
朱俊甫	富　阳	内 科	塔儿头 14 号	1912
沈少珊	杭　县	内 科	四眼井 1 号	1912
沈竹庵	杭　县	内 科	左家桥 2 号	1912
沈蓉舫	杭　县	内 科	四眼井 1 号	1912
宋梅卿	鄞　县	内 科	饮马井巷 13 号	1912
柴鑫伯	杭　县	内 科	菜市桥河下 50 号	1912
秦蔚卿	慈　溪	内 科	普安街 66 号	1912
张颂元	武　进	内 科	火药局弄 21 号	1912
都敬斋	杭　县	内 科	中太平巷 6 号	1912
魏子祥	杭　县	内 科	肃仪巷 24 号	1912
袁春泉	杭　县	内外科	白石庙 7 号	1912
詹子翔	杭　县	儿 科	新民路 172 号	1912
何子香	绍　县	妇 科	东太平巷 12 号	1912
何穉香	绍　县	妇 科	石牌楼 44 号	1912
何少香	绍　县	妇 科	板儿巷 31 号	1912
俞步云	杭　县	妇 科	石牌楼 57 号	1912
胡莲玉	杭　县	内 科	灵寿寺巷 12 号	1915
陈卓生	诸　暨	内 科	三桥址直街	1915
陈济生	绍　县	内 科	出门在外	1915
曹霁南	安徽休片	内 科	出门在外	1915
程里亭	安徽绩溪	内 科	出门在外	1915
戴鹤伯	江苏昆山	内 科	南板巷 30 号	1915
应鑑清	慈　溪	内外科	艮山门外	1915
泮子久	绍　兴	外 科	美政桥 35 号	1915
邬春旸	绍　县	外 科	板儿巷 37 号	1915
许祖香	杭　县	内外科	三角荡 4 号	1915

续表

姓名	籍贯	科目	悬牌地点	入会年份
冯性之	杭县	内科	迁移不知	1915
陈绍裘	余杭	内外科	信余里10号	1915
陈子琴	杭县	内外科	信义巷88号	1915
王鹤庭	杭县	外科	招宝堂48号	1915
沈吉人	杭县	伤外科	延龄路220号	1915
陈子修	杭县	外科	湾儿兜	1915
李椿荣	绍县	喉外科	和合桥12号	1915
朱春荣	萧山	儿科	皮市巷30号	1915
陈契兰	杭县	内科	出门在外	1916
王朗庭	杭县	外科	花灯巷1号	1916
杨子修	杭县	内科	运司河下	1917
杨介眉	杭县	内科	杨济生堂药号	1917
杨垂青	吴兴	内科	菱湖北栅	1917
孙芝轩	杭县	内科	中皮市巷36号	1917
汪棣臣	安徽歙县	内科	望仙桥河下10号	1917
王泽民	杭县	内科	上后市街55号	1918
周凤山	杭县	内科	余杭塘上78号	1918
刘尧斋	杭县	内科	东坡路11号	1918
傅品元	杭县	外科	迁移不知	1918
徐万清	杭县	内外科	法院街12号	1918
王永山	镇海	内科	金波桥弄12号	1919
王葆安	萧山	内科	西首门富桥边	1919
王杏轩	杭县	内科	蔡官巷3号	1919
沈济英	武康	内科	夹城巷10号	1919
沈际云	杭县	内科	方谷园3号	1919
沈荫甫	杭县	内外科	上珠宝巷35号	1919
吴寄沤	江苏常熟	内科	竹竿巷42号	1919
周仲伯	杭县	内科	二凉亭2号	1919

续表

姓 名	籍 贯	科 目	悬牌地点	入会年份
姚子良	杭 县	内 科	迁移不知	1919
洪舜伯	新 登	内 科	迁往汉口	1919
孙芝舫	慈 溪	内 科	楚妃巷13号	1919
浦允钦	嘉 善	内 科	迁回原籍	1919
费浦泉	武 康	内 科	宝庆桥10号	1919
葛明德	杭 县	内 科	大夫坊40号	1919
叶孟陶	杭 县	内 科	裹龙舌嘴58号	1919
陈寿田	昌 化	内外科	全泰昌行内	1919
姜延龄	慈 溪	外 科	出门在外	1919
陈少卿	杭 县	外 科	艮山河坝上128号	1919
曹广义	咸 阳	针 科	迁移不知	1919
严乡麐	杭 县	儿 科	直箭道巷1号	1919
王念学	诸 暨	内 科	下北乡牛皋营下	1928
王建章	永 康	内 科	十五奎巷73号	1928
毛凤翔	杭 县	内 科	三墩祥符桥	1928
毛凤翥	杭 县	外 科	三墩祥符桥	1928
方涤心	杭 县	眼 科	上扇子巷25号	1927
包仲梓	杭 县	内 科	三支巷	1927
朱承德	杭 县	内 科	艮山门外夏菩萨22号	1921
朱明初	富 阳	外 科	团子巷36号	1927
朱沛生	余 杭	内外科	信余里10号	1928
朱子清	杭 县	儿 科	皮市巷30号	1929
米啸耕	富 阳	喉内科	候潮门17号	1927
李萃堂	杭 县	内 科	信余里21号	1927
李雨亭	福 建	内 科	湖墅混堂巷	1928
李柏年	鄞 县	内 科	高等法院	1928
李天球	昆 山	儿 科	佑圣观巷54号	1924
何筱香	杭 县	内外科	西太平巷12号	1927

续表

姓 名	籍 贯	科 目	悬牌地点	入会年份
何稷孙	杭 县	内 科	金刚寺巷 10 号	1928
沈仲圭	杭 县	内 科	荷花池头勾山里 1 号	1927
沈保庆	绍 县	伤外科	迎紫路 12 号	1928
吴守诚	杭 县	内外科	陆官巷 10 号	1927
吴江济	杭 县	妇 科	南板巷 43 号	1927
余景哉	杭 县	内 科	十五奎巷 51 号	1927
余持盈	杭 县	内 科	彭家埠正和堂药店	1927
吕铁仙	诸 暨	内 科	羊市街 10 号	1927
周橘香	杭 县	内 科	乔司大成药店	1928
周心一	杭 县	内 科	牛羊司巷 1 号	1928
周逸生	义 乌	内 科	板儿巷三昧庵 7 号	1928
周凤孙	杭 县	内外科	金洞桥 78 号	1929
金佩荣	杭 县	外 科	同春坊阜康药号	1927
金少范	杭 县	儿 科	萧山头篷	1927
金厅人	诸 暨	内 科	黄翔里树德堂药店	1928
梁云飞	杭 县	内 科	新塘上	1927
徐达三	杭 县	内 科	新塘西园 45 号	1927
徐福安	绍 县	伤外科	金钗袋巷 68 号	1929
徐彦麟	杭 县	眼外科	车驾桥 1 号	1928
徐玉书	余 杭	内外科	信余里 10 号	1928
徐万清	杭 县	内外科	法院街 12 号	1918
夏葆初	绍 县	内 科	湖墅锦绣里口 4 号	1917
张治寰	长 兴	内 科	延安巷 56 号	1921
张莘甫	慈 溪	内外科	艮山门外河坪上 31 号	1927
张连庆	杭 县	内外科	大开石栏兜 17 号	1928
都笙甫	杭 县	内外科	中太平巷 6 号	1927
陈良卿	杭 县	外 科	彭家埠正和堂 6 号	1927
陈联舫	诸 暨	内 科	湖墅霞湾巷 11 号	1929

续表

姓名	籍贯	科目	悬牌地点	入会年份
陈寿民	福建	内科	蔡官巷11号	1927
陈瀛洲	富阳	内科	闻家堰孔木老鱼行	1927
陈兆英	海盐	内外科	信余里10号	1928
陆研臣	杭县	内科	茅廊巷3号	1928
童仲穆	吴兴	内科	湖滨七弄8号	1927
许景山	长兴	内外科	信余里10号	1927
许甘临	杭县	内科	艮山外闸弄口甲字20号	1927
屠佩环	杭县	内科	花市路15号	1927
广义	咸阳	针科	迁移不知	1919
冯智堃	慈溪	内科	二圣朝前16号	1927
程瑞征	安徽	内科	东太平巷3号	1927
华永年	绍县	内科	清河坊39号	1927
郭文卿	杭县	外科	南星桥2号	1927
郭嗣音	海宁	内科	硖石仓基	1927
刘眉先	武进	内科	中扇子巷井弄2号	1929
刘子雄	武进	内外科	中扇子巷井弄2号	1929
叶孙棠	绍县	内科	宁波湖桥弄三宝堂	1927
叶芝卿	杭县	内科	艮山门外白朝前13号	1927
赵学文	杭县	疯科	板儿巷206号	1929
黎崧灵	湖南	内科	百岁坊巷吉安里14号	1927
潘广钧	湖南	内科	出门	1925
蒋子虬	瓶窑	喉外科	湖墅新码头	1927
蒋抡元	杭县	内外科	寿安坊天和堂药号	1925
韩文湖	杭县	内科	西牌楼27号	1927
郑达程	杭县	妇科	上吉祥巷	1927
钟养栽	杭县	内科	笕桥	1927
鲁荇菁	杭县	内科	骧马桥	1927
戴梓石	杭县	内科	三元地2号	1927

1929年，该会已故会员有李芷洲、李云年、冯铭三、谢旦初、陈子康、黄涟溪、莫尚古、杜复春、张韵生、俞卿三、高杏林、沈希仲、叶心如、王溶伯、叶漱六、胡子云、王雅卿、陈敏哉、汪时卿、俞子清、许少庚、余子春、陈连芳、陶佩乡、周荫华、陆鼎丞、王民、傅梓良、姚吉甫、张监清、邬菊斋、陈丽川、莫渊泉。同年，公会举行了春季会员大会，选举出监执委18人，候补执委7人。此时，公会已成立30年，拥有会员223人，公会事务日益兴盛。除研讨医理、交流学术外，公会还承担了多项社会责任：承接高地审检厅交付的方案鉴定任务，以及警察厅、除毒会咨请的方药审定，还有公安局因登记事宜而委托的审查任务；并且设立诊所，为贫病者送诊，制作急救药品以应急需，这些都是公会应尽的义务。然而，随着抗战事起，杭州沦陷，该公会也随之消失。

从表3中我们可以得出以下结论：其一，在1912—1929年的17年里，杭州中医药业受到废除中医浪潮的冲击较小，事业稳步向前发展。市内由杭州医学公会员悬壶的诊所多达131家，显示中医业规模较大。具体来看，开业科目分布如下：内科82家、内外科20家、外科12家、妇科5家、儿科5家、伤外科2家、眼外科1家、疯科1家、喉内科1家、喉外科1家、针科1家。尽管此时杭州已有广济医院和省立医药专科学校附属医院等西医医院，但杭州中医、西医之间壁垒森严，不过中西医学汇通已初见端倪。中医以内科为主的特征依然显著。其二，在杭州行医者大部分是本市人，外埠医师较难在杭州立足。同时，中医诊所多数集中在市内中心地带，郊区则寥寥无几，这充分反映出民国初年杭州郊区医疗工作的薄弱。同时，自成立伊始，杭州医学公会为社会做了大量有益工作。例如，公会会员唐玠在1910年就提出了《查验医生营业规则建议案》。会员兼议员曾铣及同仁叶亘东、王福中、余炳光、陈若瑟、郑立山、项川等人提出了《取缔医生营业规则案》，这两份议案的中心议题是取缔庸医、弘扬医德。公会会员们还协助市公安局考核医师、剔除庸医，充任法医，协助侦破一些疑难要案，为社会治安做出了贡献。在近代废除中医的巨浪冲击下，会员们毫不畏惧，纷纷向中央和地方各级政府发出《力争中医加入学校系统致教育部电》《呈请设立中医学校》《筹备中医学校通知书》等多项电文和呈请。这些行动强烈表达了保护国医、创办中医学校、扩大中医规模的诉求。部分会员还与上海、南京等地同仁遥相呼应，与中央政府进行交涉，竭力维护中医的社会地位，为杭州中医事业的发展做出了突出贡献，在近代中西医论争中立下了汗马功劳。

同时，表 3 中的会员们医德高尚，医技卓著，治愈了大量患者，在杭州乃至全国享有盛誉。1924 年 10 月 12 日，杭州市负责人陶镛赠给公会“以友辅仁”的匾额，并赐予部分会员誉称匾额。受匾的会员及其誉称分别为：王香严，怀隐家风；冯铭三，十全为上；王永山，怀隐渊源；宋梅卿，一宇九药；都敬斋，金薤琳琅；朱春荣，紫阳游艺；柴鑫伯，时后三成；朱俊甫，金匮玉函；魏子祥，太平圣惠；张颂元，文仲宗风；浦允钦，蔼然儒者；陈卓生，自化养颐；沈少珊，灵枢金镜；叶盂陶，素问玄机；何少香，和神当春；朱子清，去病弃疾；何稺香，神农白字；张鉴青，仲景先素；李云年，医林砥柱；戴鹤伯，诚求保志；李椿荣，蕲侯家学；陈联舫，清静名庵；泮子久，紫极栖真；袁春泉，活国推表；徐万清，东海神丹；詹子翔，金鉴医宗；陈绍裘，有十全功；葛明德，勾漏丹砂；孙芝舫，千金之方；邬春旸，潞公药准；秦蔚卿，和缓之良；严乡麐，笔参造化；许祖香，胤宗医意。陶镛对上述会员医师的崇高评价在当时国内实属罕见。

杭州医学公会自成立之初便多次举办学术交流活动，具体包括：1934 年 10 月 17 日，在保庆医院举行第一次学术活动，由张信培医师主讲《国内外卫生行政》；1935 年 2 月 17 日，钱君胥医师讲解《姜片虫宿主发育之妨碍》；1935 年 9 月 20 日，在广济医院举办学术讲座，由汤铭新医师主讲《手指炎》；1936 年 3 月 26 日，在铁路医院举行第四次学术报告，由朱履中医师讲解《球状菌抗菌素对肺肿之价值》。此后，医学会活动一度停滞，直至杭州解放，未再举办任何学术交流活动。

可以说，成立于清光绪年间的杭州最早中医学术团体——杭州医学公会，是民国初年全国规模较大的相关团体之一。它云集了一大批浙江省内中医药界的耆宿，在中医药学术交流方面起着龙头作用。许多中医药学术团体的会员投身革命，以医药学救国济民，让中医这颗祖国的璀璨明珠在人文荟萃的杭州大放光彩。因此，近代杭州的中医药学术团体及其出版的医刊，不仅规模庞大，而且质量上乘，誉满海内外，在中国学术团体发展史上占据重要地位。

②杭州市中医分会及杭州国医研究社

1927 年 4 月 3 日，杭州市中医分会及杭州国医研究社成立，即后来的杭州市中医药协（学）会。杭州市中医药协会（Hangzhou Society of Traditional Chinese Medicine，HZSTCM）的前身为“杭州市中医分会及杭州国医研究社”。当时的主要任务是同业中医疗事故的鉴定、处理，临床理论的研究探讨、学术交流。中华人民共和国成立后，1949 年 12 月改选成立了第一届分会，此后经历了多次改选，直至第五届分会。1978 年，其被正式命名为“杭州市中医药学会”，由杭州市科学技术协会领导，并挂靠杭州市中医院。2004 年，为进一步发挥学会功能，更名为“杭州市中医药协会”。现为第八届理事会。

③杭州市中医师公会

1929 年，南京政府中央卫生委员会通过了由余云岫等提出的《废止旧医以扫除医事卫生之障碍》提案，实施打击、取缔中医政策，引起全国中医界的奋力反抗，各地纷纷组织中医协会派代表赴京请愿。杭州市中医师协会随即成立，并立即派代表参加请愿活动，迫使南京政府当年撤销原案。杭州市中医师协会从此活动频繁，后改称杭州市中医师公会。王泽民、董浩、何筱香、高德明、楼百层先后任理事长，积极维护中医界权益并推动行业发展。

④中国医药杭州研究社

1936 年，由名中医施今墨、裘吉生、陈杏尘、汤士彦、郑琴隐等 66 人发起成立中国医药研究社。该社出版《中国医药研究月报》，提倡“研究中国医药，改进治疗方法”，对建立现代模式的中医医院进行了理论上的探索，开辟了新的蹊径，意义非凡。

⑤杭州市国药商业同业公会及参燕商业公会

由于受近代历史环境变迁以及其他因素的影响，近代杭州中医药行会更趋规范。中药材品种繁多，药材集散市场也发生了变化，浙江的药材集散地由宁波转移至杭州。民国时期，药农采挖根块，妇幼收集花、果、皮、壳、虫蜕，这些药行、药号集八方所产，供医生四季治病。中医药业行会、药农及其药行为杭州人民的医疗保健做出了贡献。

1905 年 8 月 24 日，杭州参业商人集会于西太平巷冯宅，发起抵制美货运动。1918 年，参燕业同仁购进袁井巷 44 号作为会所。1927 年，怀德堂经理应鉴清发起组织杭州市商民协会参药分会，分会位于四条巷，负责人包括应鉴清、俞绣章、方惠卿。1921 年，商会命令改组，参燕业与国药业公会划分开来。国药业公会由应鉴清任会长，参燕业公会由宋德铭任会长。1933 年，同业会再次改组，国药业公会仍由应鉴清任理事长，参燕业公会则由叶祖德任理事长，直至 1937 年抗日战争爆发。1941 年，恒丰药行经理徐逸庭发起恢复同业公会，并自任理事长。1945 年，抗日战争胜利后，同业公会进行整顿，更名为“杭州市国药商业同业公会”和“参燕商业公会”，并重新办理登记。郊区会员一律加入，国药业由俞绣章任理事长，参燕业由陈星槎任理事长，直至解放。

⑥其他杭州市中医药团体

20世纪30—40年代，杭州市中医药团体还有：杭州市药业联合会，地处元井巷，负责人方惠卿、应鉴清、秦志壮；浙江省中医协会，地处织造马弄10号，负责人汤士彦、沈仲圭；杭州医药公会，地处佑圣观巷54号，成立于1916年，负责人李天球、沈靖尘；杭州三三医社，地处四牌楼，负责人裘吉生、时逸人；杭州药行公会，地处元井弄，负责人秦志壮、王立棠；杭州市中药业职工会，地处佑圣观巷54号，负责人叶滋芬、王永俭等；杭州国医公会，成立于1931年；杭州市医学研究社，成立于1934年8月，负责人许行彬、陈绍裘等；杭州市中医师公会，成立于1946年2月，负责人毛凤翔。1946年12月，筹建杭州市国药业职业工会（后俗称黄色工会）。翌年3月召开成立大会，该工会有会员200多人，理事长为乌兰璋，会址设在胡庆余堂国药号内，后与国药业公会合署办公。1949年10月，分别建立国药和新药基层工会，隶属于杭州市店员工会（后改为财贸工会）。1927年5月12日，浙江省中医协会萧山分会成立，会所设在城中凤堰桥竹林寺内。来宾有县长吕韶美，警所长吕振球，商会会长汪莹及医药代表孟宪章等10余人。推举华钧珊为委员长，华然青、汤定西、韩春泉、史佐卿、孙懿人、蔡蓉生为执行委员。

（2）湖州地区

1910年由傅稚云、戴琴治、周三成、吴翰臣、朱子文等发起创立湖州医学会。1911年，在归安邑庙花厅设立会所，并请俞恒农为会长，傅稚云为副会长。辛亥革命后，改名为“吴兴中西医学会”，1920—1922年，医学会重新整顿，更名为“吴兴医学会”，俞恒农继续担任会长。1927年春，再次改名为“吴兴中医协会”，并在“天医院”原址建造会所。同年，陈立夫、陈果夫的父亲陈勤士将横塘施义士祠移建于此，征得医学会同意，以原有材料建成6间房屋，东首3间作为施义士祠，西首3间划为医会所用。设执行委员9人，监察委员3人，推选戴琴治为主席。第三次会员大会后，废除主席制，改为常务委员制，由张禹九、吴衍升、潘澜江担任常务委员。1930年，改名为“吴兴国医公会”。1937年，湖州沦陷，会务停顿。1939年后，因须向汪伪政府办理中医开业证书，曾两次集会，商议组建医会，推选宋鞠舫为理事长。1945年，改名为“吴兴中医师公会”，召开第一次会员代表会议，成立理事会，设理事15名，其中张禹九、宋鞠舫、吴衍升、潘澜江、朱承汉为常务理事，张禹九为理事长，此时共有会员230余名。同时在虹门口购置房屋作为会址。此后陆续发展会员300多名。中华人民共和国成立后，湖州市卫生工作者协会成立，吴兴中医师公会便退出了历史舞台。

（二）期刊

我们以 1949 年为时间界限，将活跃和创刊于浙江省的中、西医学术团体及其报刊作为调查研究对象。浙江省这类学术团体、报刊数量较多。目前，国内外尚未有对浙江省中、西医学术团体及其报刊起源进行全面系统调查研究的成果，国内同类研究也处于起步阶段。因此，这一课题是前人鲜少涉猎的领域，属于纯创新项目研究，其研究水平有望达到国内较领先水平。

1. 杭州地区

杭州地区的中医药学术刊物起步较早且办刊规范，其数量和质量在全国名列前茅。早在 1897 年，池志澄在温州府前大街创办《利济学堂报》半月刊，并在同年于杭州等地分设报馆。接着 1912 年春，贵翰香在杭州创办《杭州市医药七日报》；同年 7 月，杭州卫生研究所创办《杭州卫生杂志》；1915 年 2 月，钱崇润创办《浙江医专校友会杂志》。1922 年 1 月 15 日，余小铁在杭州创办《卫生顾问》月刊，由黄岩卫生顾问社发行。值得一提的是，1923 年 5 月，裘吉生在杭州十五奎巷创办《三三医报》（旬刊），该报名称取自"医者读三世之书，求三年之艾，方能三折其肱"之意，继承了《绍兴医药学报》的办报思想，以"便于同道研究学术，病家顾问治疗及发扬古学、输入新智"为宗旨。裘吉生任医报社长兼编辑，内容丰富，设为言论、学说、专著、专纂、通信、医药界消息等栏目。例如，学说栏包括"药物之新研究"、张锡纯的"总论喘证治法"、沈仲圭的"辨难三十六难"；专著栏包含"壶山意准"、黎肃军的"温知录"、俞鉴泉的"续学庐随笔"等；通信栏则组织医药界深入讨论医药问题，对于中医药学术的探讨和交流有积极的促进作用。《三三医报》成为当时捍卫中医事业、宣传中医药学、交流学术思想的较有影响力的主要刊物之一。

1923 年裘吉生创立三三医社后，他从大量的藏书中辑成《三三医书》3 集 99 种，翌年由三三医社出版。其主要特点是收录短小精悍、临床实用、未经刊刻的罕见单科医书，尤其是保存了大量的江浙一带的名医方论，有些书籍如今已成为唯一的版本，为研究近代医学发展史提供了珍贵文献。书中收藏自南齐龚庆宣《刘涓子鬼遗方》以来至民国时期的医书，重点是清代及民国年间的著作，内容涵盖中医基础理论、临证各科、草本、方书、医案、医话等方面，大多切实可用。例如，第一集辑刻的旧藏抄本《沈氏经验方》，系"清代乾隆海昌沈心斋先生将平生施送经验之方所辑成，中多外伤跌仆救急秘法，并亲自试用，而经验之案亦记之实例，为各种验方所不及"。根据该社编辑的《三三医社出版书报目录提要》(1929年版)记载，先后出版的医书有《三三医书》99种、《读有用书楼医书选刊》33种、《国医百家》8种、《精刻医药丛书》6种、《绍兴报刊医药丛书》100种、《裘氏家刻木板医书》17种、《寿世医书》13种，总计达315种医书，汇集了古今医家大量著述，并在提要中分别进行评按，有助于读者了解这些书籍。

1923年6月30日，《浙江中医专门学校校友会刊》创办。1927年7月，汤士彦创办《浙江省中医协会月刊》，至1928年7月共出版8期，主要研讨中医学理论及临床处方，普及推广中医常识。1930年7月，浙江医药月刊社创刊《浙江医药月刊》，至1931年4月停刊，共出版10期，宗旨是“阐扬医药学理，讲论卫生常识，使社会了解中国医药之真相，为中医药界稍尽宣传之职”。1930年左右，盛佩葱在杭州花园弄1号创办《卫生周报》，罗霞天在同春坊61号创办《民生医药》，卢铭创办《医学与药学》。1931年2月，杭州济生助产学校创办《济生医刊》。1932年8月，王一仁创办《医药卫生》(月刊)。1933年1月，《科学医报》在杭州出现；2月，《杭州国医公会年刊》发行；12月，冯元芝、何筱香在杭州东园巷下羊线弄创办《中国医学日报》。1934年3月，董志仁在杭州创办《医药新闻》和《国医新闻》，同时浙江中医专门学校学生会在杭州创办《金铃子》。1934年11月，浙江中医专门学校学生会创办《医声》(半月刊)。1935年7月，新闻报服务科创办《浙江新闻医学周刊》；11月，汤士彦在杭州直吉祥巷52号创办《中国医药研究》(月报)。1937年7月，《浙江省立医药专科学校校刊》创刊；12月，省立医药专科学校学生会创办《战时医药学生》。1946年7月7日，董志仁在杭州木场巷27号创办《健康医报》(旬刊)。

2. 宁波地区

1911年，徐友丞创办《卫生杂志》，1918年后改称《卫生公报》。余姚医会同仁创办《余姚医学报》(具体时间未详)。1913年1月，郭永年创办《四明医铎》。1918年，徐友丞创办《医学卫生报》。1920年11月，华鸿等创办《药报》。1928年3月，全修常、孙连茹创办《硖石医药报》(半月刊)；4月，宁波中医学会创办《中医新刊》。1933年，张俊义、魏其克创办《温灸医报》。1934年，慈溪老一辈名医张生甫、严鸿志等相继离世，中医学研究会也随之更名为国医公会。魏长春古道热肠，兼任公职，与同仁们一起编印《中医研究》小报和《慈溪医药月刊》，并分发至各地。1948年10月，鄞县创办《鄞县中医师公会会刊》。

3. 温州地区

1885年，陈虬与陈黻宸、何迪启、陈葆善在瑞安创办利济医院和利济学堂。这不仅是最早的中医医院，也是中国最早的中医专门学校。1896年，陈虬编辑出版《利济学堂报》，该报为木版刻印本的半月刊，售价4银圆。它是中国最早的中医学报，不仅传播维新思想，交流心得体会，还兼及时事、洋务、农学、艺术、商务、理化等方面，也是我国最早的综合性学报之一。该报遵农历二十四节气出报，每月发行2册，每册约50页，内容均由学堂教习、医院医师与学生撰写。内容涵盖利济讲义、近政备考、时事鉴要、洋务掇闻、学蔀新录、农学琐言、艺事稗乘、商务丛谈、格致卮言、见闻近录、利济外乘、经世文传十二个方面。此外，还有“文录”“院录”“书录”3个专栏。“文录”主要刊载医家论医的文章；“院录”主要刊载学堂自编的医学讲义及学堂的一些规章制度；“书录”主要刊载学堂教习阐述医学名著的讲稿。此外，还有“时事鉴要”“洋务掇闻”“艺事稗乘”“见闻近录”等，涵盖了广泛的内容。这些栏目对推动学术研究，鼓励医生总结与撰写临床经验，丰富医学宝库，起到了重要作用。因此，《利济学堂报》被视为国人自办的第一份医学杂志。其报馆就开设在浙江温州府前街石库墙内的利济分院。此后，温州地区的刊物不断涌现。1935年5月15日，温州中学自然科学研究会创刊《自然科学》，内容涉及生理、卫生等学科知识。1937年1月，潘澄濂、陈一之在温州创办《新医药杂志》。1943年1月，《永嘉医师公会汇刊》创刊。1947年1月，温州出现《瓯海医刊》。

4. 嘉兴地区

1923年10月，金修常在海宁创办《医学月刊》。1924年1月，叶汉章、叶劲秋创办《嘉善医药》(月刊)。1930年3月，金秋亭、陆采庭创办《平湖医药》(月刊)。

1931年3月17日，中央国医馆在南京成立，焦易堂出任馆长，并将该日定为“国医节”。奚可阶被任命为平湖县国医支馆馆长。1937年11月，平湖沦陷，支馆停止活动。抗日战争胜利后，国医支馆恢复工作，并成立平湖县中医公会筹备会，奚可阶被选为主席。1946年1月11日，平湖县中医师公会重建，奚可阶当选为理事长。1947年3月，奚可阶主编的《中华医药》月刊更名为《医药与健康》周刊。

5. 湖州地区

《吴兴卫生》(月刊)创刊，由吴兴卫生事务所主办，仅出版2期后便停刊。1927年，《湖州医刊》创办在湖州，最初由费普炎等担任编辑，发刊宗旨为“报道会务、研究学术为主，并采取新知，充实内容”，每年大约刊印1本。1930年，医会组织国医学社，发行《国医旬刊》，作为湖州地方日报《湖报》的副刊，共出105期。1930年，张禹九在吴兴创办《医学杂志》。1933年春，张禹九又在吴兴创办《吴兴医学杂志》(季刊)。同年6月，俞福田、钟鹤石创办《医药杂志》。1936年，朱承汉、吴仲磬、潘韫光等10余人成立中医药研究社，在征得国医公会和药业公会的同意后，将《国医旬刊》改为月刊，最初刊名为《吴兴医药》，后更名为《吴兴医药月刊》，推选傅稚云为社长，由吴兴中医师公会主办。该刊宗旨为“阐明国医学术供海内同志互相研究，其学说不分中西，不论新旧，黜虚崇实，去芜存菁”。每期设有“医学论文”“药物研究”“专著”“杂俎”“释疑”等专栏。《吴兴医药月刊》于1936年9月开始出版，共发行11期，抗战时期被迫停刊，1946年7月复刊。1949年，吴兴国医学社在吴兴创办《吴兴国医》(周刊)。

20世纪40年代，长兴中医师公会成立，第一、第二届理事长是曹仁箕，第三届理事长是陈玉鸣。1948年5月3日15时，该公会举行第三届第一次理事、监事联席会议，选举常务理事和常务监事，常务监事由朱子峰担任。

6. 金华地区

1904年6月27日，《萃新报》在金华创办，并开辟相关栏目宣传医药卫生知识。1927年7月，张山雷在兰溪创办《中医求是》(月刊)。

7. 绍兴地区

1908年6月，何廉臣、裘吉生在绍兴创办《绍兴医药学报》。该刊物在绍兴发行期间，除出版月刊外，还出版了《绍兴医报大增刊》6期及《绍兴医药学报星期增刊》158期。《绍兴医药学报》编排内容丰富，涵盖论文、学说、短评、问答、医案、杂著、医药界近闻、专件、古籍选刊、纪事10项。由绍兴医药学研究社编辑发行。自1908年发行创刊第一号至1911年因“光复事起，国事蜩螗，暂行停版”，共发行44期。1914年，裘吉生返回绍兴再次发行《绍兴医药学报》。该杂志作为中医界学术交流的重要阵地，是全国最早的中医药刊物之一，在海内外享有一定的声誉。1913年10月，曹炳章在绍兴创办《和济医学卫生报》。1918年，余姚中华卫生公会创办《余姚医药卫生报》。1924年1月，何廉臣、曹炳章合办《绍兴医药月报》和《绍兴医药学报汇编》；6月，绍兴出现《绍兴纶德医学报》。1937年，徐荣斋在绍兴缪家桥20号创办《健康之铎》。1939年12月，余姚有《余姚中医公会会刊》。

创办于这一时期的医药报纸杂志，不仅宣传医理、解答患者的各种疑虑，还深受国内乃至欧美、东南亚地区人民的好评，汇银订购者络绎不绝，为后来一系列中医药报刊的创办提供了方向，影响极为深远。因此，近代浙江的中医药学术团体及其医刊，规模庞大，质量上乘，誉满海内外，在中国学术团体发展史上占据重要地位。

五、中医医疗机构

民国初年，浙江尤其是杭州，出现了多所规模较大的中医院与诊所。在浙江这片遍布传统中医药学瑰宝的土地上，散发出西方医药学的芬芳，西医医院和诊所争相崛起，客观上与传统的中医院交相辉映，为近代浙江人民的医疗卫生保健事业做出了贡献。西医医院和诊所最早出现在宁海，而数量最多的则是杭州。关于中医审查给证的情况如下：截至 1938 年，共计 756 人获得证书。1939 年，因时局动荡，邮递不便，经呈准相关部门后暂行停发证书。1940 年继续办理，截至该年年底，有 343 人获得证书；自 1941—1944 年年底，有证者计 318 人，累计达 1417 人。自中医条例等法规被下令废止后，从 1943 年 9 月起停办审查发证工作，但在该月以前提交申请且经审查合格者，仍按照规定给予证书。

（一）永嘉普安施医施药局

1927 年冬，普安局董事会重组了名为“永善福”的慈善团体，筹集资金超过 10000 银圆，在温州城区信河街扬名坊购置了 3 亩土地，并于 1928 年夏末完成了永嘉普安施医施药局新局址的建设。大门口停放的人力车是为普安医家出急诊准备的，其费用标准为：城内五分银圆、城外一角银圆。普安妇科名医张玉生曾为郊区妇女乘竹舆到局就诊把脉。

（二）杭州祥麟医院

1928 年，中医骨伤科名医虞翔麟在杭州创办了全省第一家骨伤专科医院——祥麟医院。医院设有病床 80 余张，邀请当时著名医家王邈达、裘吉生、何公旦、陈道隆等作为特约医师，并引进了 X 光机和西医骨科器械，形成了中西兼备的诊疗模式，达到了较高的诊疗水平。随后，医院在上海老闸桥畔设立了分院，获得了上海市民的高度评价。

此外，该院还专门举办了中医骨伤科护士培训班，这一举措成为中国骨伤科护理历史的开篇记录。该院独特的治疗技术和经验被浙江省中医药研究所董志仁编入《国医军阵伤科学概要》一书。虞氏研制的“接骨丹”以扶助正气为主，对于加速骨病愈合而言，功效显著；1949年之后，该药方一直由省中医院沿用。

当时，在杭州从事伤科医疗的还有下城二圣庙的僧人达芦。达芦是虞翔麟的老师，原籍义乌，36岁时出家于杭州望江门外的海潮寺，后来成为二圣庙的住持。他善于运用无痛手法接骨，一次成功完成关节复位（上骱）是其显著特色。

（三）三三医院

1923年，裘吉生创办三三医院，该院址最初位于杭州十五奎巷四牌楼，后迁至将军路柳营路口。该医院是当时全国为数不多的中西医联合医院之一，裘吉生担任院长。医院以中医为主，西医为辅，延聘了多位富有学识和经验的专门医生分科诊治，涵盖了古今中外的各种特长诊断治疗方法。

医院设有内科、儿科、妇科、针灸科、外科、皮肤科、花柳科、耳鼻喉科等主治科目；试验检查项目包括肺痨、梅毒诊断及其他疾病化学病理学诊断，如痰尿试验、妊娠试验等其他试验检查；治疗注射方面，医院应社会需要，特备东西各国血清、华克清、德国606等各种特效最新注射药物，适用于内外各科疾患的合理注射。预防注射方面，针对霍乱、赤痢、温病、时疫、白喉、喉痧、猩红热、肺痨等急慢性传染病，在未病时预先注射，可以预防感染。在古法针灸方面，该院储备了30多年的陈艾，制成各种特效药物，善于治疗疑难痼疾和妇人不孕症。留医病室方面，医院地处山麓，空气清新，设有清洁病房，便于远处患者及不便往返者住院治疗。医院后院有10余间病房，数十张病床，并且针对贫民提供免费诊疗服务，对于特别贫困的患者还赠送药费。医院不仅设有中医内、外、伤科，还有西医内科和妇产科。医院前厅悬挂着一块紫红色巨匾，上书孙中山题写的“救民疾苦”四个大字。尽管医院规模不大，但其声誉甚佳。

（四）西湖中医虚损医院

西湖中医虚损疗养院成立于1934年6月24日，位于西湖葛岭山脚下的智果寺左首，是近代第一所中医疗养院。由国医界同仁发起，虞祥麟个人筹资2万元，并亲自担任院长；名医裘吉生为名誉医务主任，董志仁为医务主任。沪、杭两地的名医丁仲英、王仲奇、方公溥、朱小南、任农轩、金长康、胡佛、姚心源、祝味菊、徐相任、夏应堂、贺芸生、陆渊雷、张子英、张赞臣、杨志一、蔡济平、蒋文芳、萧退菴、顾渭川、王邈达、王泽民、何公旦、何筱香、何稚香、李天球、俞经邦、马叔平、张毅成、陈道隆、汤士彦、杨仰山、詹子翔、滕一青、钱正卿等40余人为特邀医生。此外，还聘请了每星期轮流到院出诊一次的“名誉值班医生”王一仁、周子叙、施稷香、徐究仁、冯智堃、陈杏生、陈绍裘。患者可以选择指定由某位“特约医生”诊治，之后由疗养院的医生遵照其治疗方案进行调治。虚损疗养院以“完全采用中医治疗及适宜看护，借使人群同登寿域，咸保康强”为宗旨，主要收治肺病、虚弱、贫血及一切身体羸弱者，治疗方法包括天然疗养、药物医治并用。住院患者的饮食各物均厉行消毒，并由医生检查。虚损疗养院的病房分为特等、优等、头等3种，均为单人房间，收费标准分别为特等每日5元、优等每日4元、头等每日3元。考虑到让更多人能够享受疗养服务，疗养院还设有两人合住的普通病房，其设施与头等病房基本相同，但每日仅收费1元。除定时邀请特约医生外，非规定时间如果需要请任何特约医生，可由疗养院代为邀请，诊费会根据各医生的例定出诊费酌情降低。非本院特邀的中西医生若要来院诊察，须事先得到医务主任许可。为便利住院患者服药，经积极商洽，杭州方回春大药铺于1934年8月1日在疗养院内附设药物部，提供上等道地药材，且设备布置新式，既便于参观者阅览，又符合药物保藏之法，清洁卫生两得其利。

鉴于当时尚无学校毕业的中医护士，疗养院内附设了“中医护士训练班”，招收17岁以上、25岁以下，体格健壮，具有初中程度且未婚的女士10名，培训内容包括国文、药物、医学常识及董志仁自编的《中医护病学讲义》等课程。其后，为了培养具有扎实学识基础的医药生的临床实践能力，疗养院又计划招收在医学校或业师处肄业3年以上的学生20名，实习期限为2年，安排上午跟随老师进行临床实习，下午上课或自修。为扩大疗养院的影响力，招揽患者，1934年9月，裘吉生、王瀓莹、虞翔麟、沈仲圭联名向上海神州国医学会发出文函，请求帮助宣传并介绍患者。然而，因《东南日报》记者的报道，疗养院最终被停办。

（五）杭州西湖肺病疗养院

杭州西湖肺病疗养院始建于1934年，位于浙江省杭州市西湖区北山街道葛岭路1号智果禅寺内。此寺由杭州西湖肺病疗养院院长瞿刚（字惕时）出资修建，作为住院部；门诊部则设在杭州市上城区饮马井巷30号的惕时医院内。李长治担任医务主任。疗养院配备了先进的医疗设备，包括德国制造的新式X光机、血球沉降装置和显微镜等检查仪器。主要治疗方法涵盖人工气胸术、人工太阳灯紫外线治疗、肺痨根治特殊注射及各种肺痨手术疗法。

（六）六通中医疗养院

杭州六通中医疗养院由王子沛、王惜寸、王晓籁、王邈达、毛凤翔、李弘伞、史沛棠、余越园、余铁山、竺鸣涛、却非、周歧隐、陈子明、陈志赓、高介人、张硕甫、黄元秀、汤士彦、李钦亮、智行、董志仁、鲍祥龄、钱正卿等23人组成的董事会发起筹备，并于1947年8月4日在六通寺正式成立。疗养院设有特等病房10间、优等病房10间，以及一间可容纳20张床位的普通病房。此外，还设有会议室、院长室、医师室、护士室、挂号处、厨房、浴室和煎药室等设施。聘请王邈达、史沛棠担任院长，董志仁、毛凤翔为医务主任，杨树棠为药务主任，汤士彦为医务顾问，范济民为驻院医师，张硕甫为特约轮值医师。中华人民共和国成立后，六通中医疗养院并入杭州市中医院。

上述医院的相继建立，突破了杭州中医长久以来坐堂门诊的简单模式，注重吸纳西医药技术，部分医院还添置了西医设备。不少医院在科室设置与管理制度上已达到较高水平。

六、中医临床各科

（一）内科

杨氏内科

杨耳山，晚清拔贡，杭县吴山人。他既精于医，又擅文史。早年悬壶沪杭，颇负盛名。其孙继荪自幼受家学熏陶，业精于医，有乃祖风范。中华人民共和国成立后，杨继荪与叶熙春、史沛棠、张硕甫等名家共同创立了杭州广兴中医院（今杭州市中医院）。他曾担任浙江省中医院主任医师及院长。

杨仰山（1889—1940），余杭仓前镇人，是20世纪20—30年代杭州著名中医师。杨家为书香门第，杨公自幼受传统文化熏陶。杨公天资聪慧、勤奋好学，深研中医经典，博览各家著作。他在温病治疗方面特别推崇叶天士、薛生白、吴鞠通、王孟英等人的学说，并在热病证治方面展现出了深厚的功力。年轻时曾前往杭州求学，成为惠民病院院长沈少珊先生的弟子。20世纪20年代，杨公悬壶于杭州甘泽坊巷，开始在医界崭露头角，后医名大振，另辟横饮马井巷新居开业。抗日战争初期，他在羊坝头大年堂内设立诊室。面对复杂问题，杨公常常能够独具卓识并收获奇效。杨公主张广采诸家，融会贯通，生前桃李盈门，诲人务求悟其精髓所在。

（二）妇产科

裘氏妇科

杭州裘氏妇科起源于杭州，由已故首批国家名老中医裘笑梅创立。裘笑梅（1912—2001），杭州人。曾任第三至六届浙江省人大代表、中国农工民主党省委常委、省中医学会顾问。裘笑梅聪慧伶俐，但因自小体弱多病，故常在家休养，深感患病之苦，高中毕业后便辍学学医，在名医清华门下学习5年，得到真传。裘笑梅在学术上认真钻研，精研《金匮要略》《诸病源候论》《备急千金要方》等医著，十分推崇《妇人大全良方》《景岳全书·妇人规》《傅青主女科》中的临床观点，在妇科经、带、胎、产方面积累了丰富的诊疗经验，特别是在治疗不孕症方面有独到之处，被誉为"送子观音"。裘笑梅一生淡泊名利，曾多次拒绝患者馈赠的钱财，还谢绝了国内外单位的高薪聘任，其医德高尚被世人称道。裘氏妇科虽始于现代，但已有近百年历史，流派发展过程中治学严谨，培养了百余名学生。王金生、裘芳华、赵葆卿、盛玉凤、张萍青、王幸儿、吴燕平均为裘笑梅的嫡传弟子。张婷、应翩、陆申奕、王洁、李慧、杨华娣、朱迎萍、蒋军为裘氏妇科第三代传人，均就职于浙江省中医院。裘笑梅于1983年被评为省高级中医师，撰有《裘笑梅妇科临床经验选》《裘氏妇科临证医案精粹》等著作。其中，《裘笑梅妇科临床经验选》荣获1986年浙江高校科研成果一等奖，并于1998年获得中国中西医结合学会嘉奖。

裘氏妇科的主要代表著作包括《裘笑梅妇科临床经验选》和《裘氏妇科临证医案精萃》。其传人还发表了20多篇专业论文。《裘笑梅妇科临床经验选》详细介绍了裘笑梅在妇科血证、闭经、痛经、崩漏、不孕等病证治疗上的经验和方法，并阐述了脾、胃、肾三脏与妇科疾病的生理病理关系。而《裘笑梅妇科临证医案精粹》则摘录了裘氏妇科在治疗经、带、胎、产及杂病方面的经典案例。这两本书籍相辅相成，充分体现了裘氏妇科的学术特点和丰富的临床经验。

裘笑梅特别强调肝、脾、肾三脏在妇科疾病治疗中的重要性，并灵活运用辨证论治的方法。裘氏妇科对活血化瘀法有独到见解，常根据不同病情轻重设有不同的治疗原则。在妇科疾病的治疗上，裘氏妇科亦有较为深刻的见解，提出血证的治疗当分四步走，并总结了疾病之间的关联及常见证型。随着西医学在中国的影响逐渐加深，裘老在其长达50年的临床实践中不断探索中西医结合的道路。

拥有近百年历史的裘氏妇科不仅积累了宝贵的临床经验，也培养了一批优秀的学术继承者，彰显了其深厚的底蕴。裘笑梅一生淡泊名利，拒绝接受患者的钱财馈赠，展现了其高尚的医德。裘氏妇科向国家提供了诸如“妇乐冲剂”“妇宁胶囊”“妇痛停”“舒乐宁洗剂”等一系列妇科中成药，体现了裘氏妇科厚德仁术的传统。裘笑梅善于活用活血化瘀法巧治血证，善用古方但绝不拘泥，认为若一味固守成方，则弊多利少。她主张临证时应根据每个病例的具体情况加以调整，做到因人而异、因时而异、因病而异，展现出守正出新的特色。

（三）儿科

1. 医家学派

（1）詹氏儿科

詹氏儿科起始于清代，传承至今已有五代，历经 200 多年。第一代创始人詹志飞以中医儿科为专长，名噪杭州。第三代传人詹子翔，以诊疾甚谨、疗效显著而颇具声誉，被誉为杭州“国医”之一。第四代传人詹起荪于 1940 年独立悬壶行医，专擅儿科。如今，詹氏儿科已经经过第四代的詹乃俊传承，来到了第五代传人詹起宏手中。

詹子翔（1890—1954），出身于杭州丰乐桥小儿科世家。祖志飞与父起翔均以方脉闻著。子翔幼秉庭训，行医 45 年，求诊者踵相接。民国时期，他曾任杭州市中医协会会长。中华人民共和国成立后，他是杭州市中医院创始人之一。詹子翔在治疗小儿麻疹、疳积、泄泻、咳嗽等常见疾病方面效果显著，广受赞誉。他喜收集医书，每遇善本，不惜重金购归，手不释卷，悉心珍藏。对于无力购药者，他会免除药费。炎夏时节，他还准备大量急救药品赠送。有子继承其业。詹氏儿科注重小儿体质特点，在临床诊断中将小儿分为正常体质、肺气素虚、素体脾虚、脾肺两虚等不同类型，以便更精准地辨证施治，并强调保护脾胃的重要性。在用药方面强调清灵纯正，量轻味薄，慎用补剂。

詹起荪（1919—2009），杭州人。他师承其父詹子翔，是詹氏儿科的第四代传人。1940 年，他开始独立行医。此后，他曾就读于杭州中医进修学校、北京中医进修学校和南京中医学院全国中医教育研究班。作为浙江省首批国家级名老中医之一，詹起荪在中医儿科领域有着卓越贡献。詹起荪从事中医儿科临床工作逾 50 年。自 1953 年起，他在浙江省中医进修学校任教。1959 年浙江中医学院成立后，他历任学院教务长、副院长及院学术委员会副主任。1983 年，被评为省高级中医师。出身于三代业医之家的他，在长期的医疗、教学、科研工作中，始终勤勤恳恳，认真负责，成绩卓著，被评为首批国家级名老中医。

“詹起荪诊治婴幼儿腹泻电脑系统”软件荣获浙江省科技成果奖。此外，他与厂家合作研制开发的“小儿健脾暖胃药袋”项目，在1991年荣获全国实用新技术、新产品金奖。

（2）衢州龚氏儿科

衢州龚氏儿科的创始人龚香圃，原名龚时瑞，别号六一子，衢城人。13岁时，龚香圃到江山清湖镇一家布店跟随业师高寅初习艺。由于高师傅通晓医药并见他年少有志，便热心教导他学习《药性赋》《汤头歌诀》等医书。后来失业在家，父亲支持他研读外公雷少逸的《时病论》《医家四要》，以及《黄帝内经》《伤寒论》《神农本草经》等经典著作。10年后，他在岳丈王辑斋（中医）创办的济生施医局开始行医，之后在城南自办“六一堂”中药店，并坐堂门诊，主要治疗内外科和妇科疾病。1923年，衢州麻痘流行，龚香圃的小女不幸夭折。这一沉重打击，让他下定决心专攻儿科。此后，他深入钻研《痘疹金镜录》《麻科活人书》等医学专著，自此以儿科诊疗为主，兼治内科和妇科。1935年，他创办了专门的儿科诊所，并在新驿巷旧居开设“六一子诊所”。他还整理出版了《麻科证治》一书。1956年，龚香圃任衢县人民医院儿科医师。龚香圃的学术成就得到了广泛认可，《医林荟萃》为他出版了《龚香圃儿科经验专辑》。此外，他还撰写了《小儿疳积》《麻疹经验谈》《小儿疰夏》《有效验方随笔》《方药玄机》等多部专著。他亲自教导了12名门生，并且儿子和孙子中也有多人继承了他的中医事业。

（3）宣氏儿科

宣振元，生卒年待考，杭州人，近代儿科名家。他自学成才，以其精湛医术闻名遐迩，求诊者络绎不绝，尤其善于治疗小儿急慢惊风。

宣志泉（1910—1977），终年67岁，杭州人。悬壶50载，为杭州儿科名医。他秉承家学，攻读岐黄之术，不久便崭露头角。宣氏儿科虽为家传，但能综合各家之长，不但擅治惊风，而且在小儿疾病及杂病调理方面积累了丰富的经验。常能起沉疴于顷刻。其学术思想宗法叶天士、吴鞠通、王孟英、雷丰诸家，受雷丰《时病论》影响最深。

宣志泉认为，小儿脏腑娇嫩，发病急，传变快，尤其是小儿温病更需要抓住时机，达邪外出，防邪内陷，用药宜早不宜迟，即使邪在卫分，有时亦不必受先表后里之戒；采用牛黄、紫雪、至宝也不必受患者营血之限，只要病有入营血之势，均可使用，每获良效。宣氏用药轻灵，喜用清凉，考虑到江南气候温和，小儿禀赋柔弱，腠理开泄，易感温邪，须以轻去实。他在杂病调治方面，多从肺、脾、肝、肾着手，重在薄味调理，反对滋腻呆滞之补，旨在发挥小儿生机蓬勃的自身恢复能力。

宣氏儿科以宣桂琪最为有名，他是浙江省名中医，曾任浙江中医药学会儿科分会顾问。作为宣志泉之子，他是杭州“宣氏儿科”的第三代传人。他擅长中医儿科，尤其在儿科疑难杂症，如小儿热厥、抽动症、多动症的防治方面卓有成就。他是全国率先开展小儿热厥、抽动症防治研究的专家之一，在防治小儿抽动症领域处于全国领先地位。

2. 名医名著

民国时期，浙江省各地活跃着许多儿科医生，尤其善于治疗痘疹和麻疹。

孔赏斋，萧山人，出自世代知名的儿科世家，至他已是第八代传人。初悬壶时，因年轻气盛，常采用激进的治疗方法治疗小儿疾病，导致部分患儿不幸夭折，甚至一度引发民众不满，家传八世儿科门帖几乎被捣毁。面对这一情况，孔赏斋深感自责，意识到自己学术上的不足，遂发奋苦读，精研《幼科发挥》，并结合祖传儿科经验，重新出诊行医。此后，他屡屡起死回生，医名大噪，尤其在40岁后（20世纪20年代）达到鼎盛。

李张冬英（1876—1943），宁波人。冬英自奉李氏后，师从其祖父李镜清，学习李氏家族传承七代的小儿针术。李氏小儿针科当时已传七世，以小儿推拿针刺配合方药治疗为主，颇具特色，擅长惊风、疳积、积滞及新生儿疾病，如不乳、破伤风等，疗效显著。冬英聪颖好学，经口传心授，尽得其术，悬壶应诊，屡起沉疴。她还能准确预测危重病患的转归，对于无力支付医疗费用的贫困患者，更是免费送医送药。因此，她的声誉日隆，被尊称为“李老娘”。她的女儿及族中的姑、媳等人均继承了她的医术。

吴晓山（1877—1949），鄞县人，出身秀才，虽无名师传授，但他发奋攻读岐黄之术，终成良医，于痦疹尤有心得。其尝谓：“痦疹之受害于无识也。”于是采撷良方，编成《瘖科指南》一书。

毛耕莘（1898—1949），奉化人，毕业于浙江中医专门学校，擅长麻疹和痘疹科。著有《麻疹汇编》。

张正佩（1887—1956），瑞安人，随父学医，擅长麻疹和痘疹。著有《保名堂麻痘集要》。1931年，瑞安县城社团和士绅筹资，对1～6岁儿童进行了健康检查。1943年，他体检了411名儿童。1946年，他体检了613名儿童。

高沚苹（1876—1954），德清人，世业儿科，技精而名更震。家传“化痰散”对救治小儿惊风痰热甚效。

陈永松（1870—1951），东阳人，善治麻疹，名播永康、缙云年间。

郑莱苏（1876—1942），字阿来，舟山人，他强调小儿病应预防早治，常年不辞辛劳奔波于乡村海岛，为幼儿种痘，被民间亲切地称为“痘痞阿来”。

许银汉（1872—1931），龙泉人。他在而立之年中举后，专攻岐黄之术，尤其擅长儿科麻疹，著有《儿科麻疹辑要》。

周泳涟（1888—1967），云和人，师承祖传医术，善于治疗麻疹和痘疹，在民国时期享有盛名，尤以浙西山区为著。

陈林呈（1902—1953），青田人，三代业医之家。他善于治疗小儿痘疹和惊风，因其药到病除的高超医术，乡里誉其为“陈一帖”。在民国时期，玉环县儿童普遍患有小儿贫血、浮肿、佝偻病等营养不良性疾病，急性传染病，如麻疹、天花、水痘等也常年流行，导致婴幼儿死亡率极高。

（四）骨伤科

1. 医家流派

鸦片战争后，国人盲目向西方学习，中医骨伤科受到一定程度的歧视，基本处于自生自灭的状态。尽管如此，中医骨伤科还是依靠祖传或师承得以延续，出现了一批骨伤科名家。他们对骨伤科理论与技术的继承和发展，为中华人民共和国成立后中医骨伤科领域的蓬勃发展奠定了坚实的基础。

（1）程氏伤科

程氏伤科的创始人是程藕娟，1898年6月8日出生于东阳夏程里，她出身于中医世家。其祖父程明璜，字谓玉，清代末期夏程里人，性豪爽好义，以医术济世救人，门庭若市。程更斌在其父言传身教下成为闻名遐迩的第二代传人，青出于蓝而胜于蓝。程藕娟从小聪明伶俐，好学上进，在六姐妹中排名第五，备受祖父宠爱，最终脱颖而出，成为第三代传人中的佼佼者。1919年，程藕娟在吴宁东街开设了中医伤科诊所。程藕娟运用中医中药、祖传秘方和传统手法整复各类骨折脱位，采用杉树皮固定，取得了神奇疗效，深受患者赞誉。尤其是在危重急难患者的救治方面，她取得了重大突破。程氏伤科的学术特色包括正骨理筋手法、腰椎间盘突出、腰椎小关节紊乱的正骨治疗，以及程氏伤科膏药的熬制和应用。20世纪20—40年代，程氏中医骨伤在义乌、诸暨等毗邻地区名声大振，求治患者络绎不绝，并出诊杭嘉湖一带。1949年5月东阳解放后，到1953年底，程氏中医骨伤诊所加入了吴宁中医联合诊所，1957年，该诊所改为吴宁地方医院—城关人民公社卫生院。1961年改名为城关地区卫生院，1966年又改名为城关工农兵保健院；1977年再更名为城关区卫生院；1980

年正式定名为东阳县中医院；1988 年 9 月升格为东阳市中医院。程氏中医骨伤科作为市中医院的重点科室，为东阳市中医药事业的发展做出了重大贡献。

（2）南山中医骨伤

南山中医骨伤科已有 120 余年的历史，经过几代人的不断完善，现已形成了独特的骨伤诊疗体系。该体系以“手法精准整复、杉树皮弹性固定、整体辨证施治、伤药内服外用、续筋接骨养护、动静合理结合、功能康复锻炼”为特点，传统正骨手法独特，中医药特色明显。南山中医骨伤科运用传统中医手法复位治疗骨伤疾病，配合现代医学技术，以复位准确度高、手法轻柔、痛苦小、康复快为特色。在保证疗效的同时，相比西医治疗大幅降低了治疗费用，节约了社会资源，社会效益显著。南山中医骨伤科主要通过师带徒、家族传承及举办培训班的方式延续其学术传统。其学术特色主要包括以下几个方面：首先，整体辨证施治理念。善于运用摸、比 2 种诊法，结合传统中医的“望、闻、问、切”，对伤情进行全面且合理的分析判断。其次，手法富有特色。手法独特，轻巧灵活，顺势借力，精准复位。南山骨伤回春术在继承前贤正骨八法的基础上，针对目前临床上创伤骨折复杂多变的特征，融汇了百家手法的精粹，创立了独特的正骨手法。再次是杉树皮夹板固定。采用杉树皮作为固定材料，具有良好的弹性和稳定性。最后，祖传秘方伤药外用。比如南山伤药膏，由山木蟹、紫金皮、珍珠皮、薄荷、石膏等药物组成，直接作用于伤处，具有活血化瘀、消肿止痛的功效，促进骨折愈合。再如生肌膏，由冰片、山木蟹、珍珠皮、石膏等药物组成，具有去腐生肌的作用。

（3）祥麟骨伤科

1928 年，伤科名医虞祥麟在杭州皮市巷创办了全省第一家伤骨科专科医院——祥麟医院。虞祥麟亲自担任院长，并聘请少林派传人达芦和尚为顾问，董志仁为门诊部主任。虞祥麟师从下城区二圣庙的僧人达芦，该僧以无痛手法接骨、一次完成关节复位（上骱）成功为特色，吸引了大量患者。初期，医院设有 20 张病床。随后，医院择址葛岭山麓智果寺旁新建楼房，扩充至 80 张病床，并从上海购买了 X 光机作为诊断工具。此外，医院邀请了名医裘吉生、王邈达、何公旦、陈道隆等担任特约医师，并附设护士班，培养伤科护理人员，开创了中医骨伤科护理史上的先河。随着名声日振，祥麟医院又在上海老闸桥设立了“祥麟医院上海分院”。抗日战争爆发后，祥麟医院遭到洗劫，被迫停止运营。虞祥麟的治疗经验经董志仁整理，编撰成《国医军阵伤科学概要》一书，先由枝经山房刻印，后被阅才书局翻印，影响遍及全国。虞祥麟研制的接骨丹以扶助正气为主，对加速骨病愈合疗效显著，至今杭州的主要中医院仍在沿用相关方法。

2. 名医名著

（1）名医

陆士逵，字玉如，清顺治年间慈溪人，后迁居鄞县。幼年时因与群儿角艺，偶戏而伤臂，求治于王瑞伯，得愈，遂师事之，尽其术。北游鲁赵间，交结奇才异能之士，多得秘方，归甬遂业伤科。医名甚隆，医技益精。

顾士圣，生活于清代初期，山阴人。以医盛名于世，精伤科。早年承袭少林寺伤科技艺，兼收南北伤科之长，医术兼收，法药并蓄，善于调筋接骨，能机触于外，巧生于内，手随心转，法以手出。盛名于浙东。顾氏家族世代传承其业，至今已八代，世称“顾氏伤科”。

顾凤来，生活于清代中期，山阴人。据《浙江历代医林人物》记载，顾二宝，又名杏庄，为顾氏伤科六世医。二宝自幼随父凤来习医，精伤科，擅接骨入骱，晚年自号杏庄老人。著《祖传药录》，为家传秘籍。其子孙辈皆操其业。

罗振玉（1892—1975），其在总结罗氏先人经验的基础上，整理出适用于各种跌打损伤的万应膏，并通过不断尝试和改良确定了其配伍和熬制方法。1956年，罗振玉来到浙江省中医院，遂将自己研制的万应膏贡献给医院，成为医院的经典膏药方——散瘀膏。散瘀膏可用于治疗各种跌打损伤，以及伤后挟风寒外邪引起的筋结、筋粗、拘急、酸痛、闪挫伤筋、关节扭挫、触痛拒按等症状，亦可用于骨折、脱位后的固定。其主要成分包括黄芩、黄连、黄柏、玄明粉等，具有活血化瘀的功效，用于跌打损伤、瘀肿疼痛等症。近百年来，散瘀膏因其显著疗效而深受好评。

虞祥麟（1893—1943），字祥林，江苏无锡人。他15岁开始习医，拜德清伤外科名医李明德为师，后又随多位名师学习，其技艺日臻精湛，声名远扬。1930年前后，虞祥麟已届不惑之年，听闻杭州达芦和尚伤科有特长，善治陈旧性骨折，便投帖拜师，执弟子礼，复得达卢僧真传，技艺益精。虞祥麟立志创办中医医院，经过数十年的努力和积累，于1928年在杭州新民路创办了全省第一家伤骨科专科医院——祥麟医院。因该院伤科技术水平高，设备齐全，在全省乃至全国享有盛誉，吸引了许多政界要人前来诊治。随着名声日振，“祥麟医院”应各界要求，在上海老闸桥畔开设了“祥麟医院上海分院”，得到了上海市民的好评。然而，当时国民党政府正压制和取缔中医，医院曾两次被勒令停办。但在中医界和广大市民的呼吁下，医院仍然继续开办，为人民健康做出了重要贡献。抗日战争爆发后，杭沪一带被日寇蹂躏，“祥麟医院”惨遭侵吞，设备被抢劫一空，房舍沦为养马场，最终被拆毁。自建院至夭折，历时约10年。在学术上，虞祥麟继承传统中医伤科理法方药，重视创新。除上述伤科医疗设备革新外，他在中医伤科的包扎固定、用药剂型改革及伤科敷料的改进方面也有不少建树。他自拟的“接骨丹”，以扶助正气为主，加上伤科专用药，对加速骨痂愈合颇有卓效。中华人民共和国成立后，浙江省中医院一直沿用此方。在内伤治疗的方药运用上，虞祥麟采用三焦辨证处方。例如，对于上焦损伤，使用膈上舒气丸；对于下焦损伤，使用膈下和气丸，疗效显著。虞祥麟一生从事中医伤科事业，虽然无暇著述，但其方剂、医案仍有重要价值。他的子女及门人均承其学，继续传承和发展了他的医学思想。“祥麟医院”的创办大大推动了杭州骨伤科的发展，其治疗经验由董志仁整理编为《国医军阵伤科学概要》一书，经枝经山房刻印、阅才书局翻印后，影响遍及全国。

陆银华（1895—1967），号延鋆，享年72岁，宁波人。陆氏自其祖士逵起，累世精理伤科，誉满浙东，至银华已六世，以武道、伤科传家，时称“浙东第一伤科”。1912年春，陆银华18岁，一渔民髋臼脱位，他只身巧用腰腿之力，徒手为其复位。悬壶未久，已崭露头角，声名日噪，求诊者与日俱增。中华人民共和国成立后，他对医术精益求精，正骨复位，手法娴熟，常能解除痛苦于须臾间。晚年声名大噪，闻名遐迩，延治者日以百计。危重伤损，多能化险为夷。特别是对头部内伤、胸肋内伤等诊治，环环相扣，自成一体。

汤御龙（1896—1968），乌程人。家世业外科，善于接骨治伤，疗效显著。至御龙一代，他不仅善骑射，精书法，而且医艺尤绝。遇难证，每出新意治之。

（2）名著

清末民初，浙派中医骨伤科的重要著作之一是《伤科捷径》，又名《伤科秘诀》，由俞应泰编著。该书是一本伤科类中医文献，首刊于1916年（绍兴医药学报社铅印本），后经国医出版合作社和仓昌书局联合发行作为1935年医学文库单行本。俞应泰，字星阶，浙江绍兴山阴县人，生卒年不详。《伤科捷径》共分为序、治法、诊断、药方、方歌五个章节，由著名儒医、上海中国医学院创始人之一许半龙先生题写了书名并作序。第一章主要阐述创伤、骨折、脱臼等各种损伤的治法；第二章介绍诊断、重症危象和预后；第三章载录至神散、住痛散等治伤方三十八首；第四章包含内伤脏腑主方、外伤紫肿主方、内伤出血主方等方歌，歌词简明易记。

（五）针灸推拿科

民国时期，浙江名医辈出，以张俊义、黄学龙、邱茂良为代表的业界知名人士积极掀起针灸教育的热潮，这对浙江针灸流派的形成和壮大起到了巨大的推动作用。

张俊义，名世镳，四明人，生卒年月不详。1931年，他邀请罗哲初先生在宁波创办了“中国东方针灸研究社”。该研究社开设了为期3个月的针灸讲习班，共举办了8期。为了扩大招生人数，还同期举办了大量针灸函授班。从学员登记凭证等相关文献可以证实，受教学员至少有3000人，这使得当时针灸学术研究之风大盛。此外，研究社翻译印刷了杉山和一所撰的《百法针术》《选针三要集》等书籍，作为学员的参考读物，开创了针灸学教学的崭新局面。

黄学龙（1877—1962），男，名朱华、跃龙，号慈哉，浙江东阳湖溪镇黄大户村人。1934年12月6日，黄学龙加入中国针灸学研究社，跟随承淡安学习针灸，担任承淡安先生的助手，负责辅导灸法。之后，他悬壶于金华等地。1951年，黄学龙和邱茂良一同被推选为中国针灸学研究社副社长。

罗哲初（1878—1944），男，字树仁，号克诚子，祖籍广西桂林。罗哲初30岁正式开始学习中医，学成后在广西、江浙一带行医济世。1931年，他与张俊义先生在浙江省宁波市共同创立了“中国东方针灸研究社”，结交了许多好友，并培养了一批针灸人才。1935年，罗哲初被聘为“中央国医馆”针灸科主任。

马雨苏（1879—1968），男，祖籍北京。20世纪40年代起定居杭州，在泗水坊桥国货街出诊。1956年调任浙江医院，担任针灸科主任。

张治寰（1893—1975），男，浙江省湖州市长兴县人，浙江省名中医。他曾长期担任杭州市第一医院针灸科主任，并在浙江省中医进修学校担任针灸教师。1952年，他与杭州名医金文华共同创办广兴联合中医院（杭州市中医院前身）的针灸科。此后，他还先后主持了杭州市中心门诊部和杭州市第一人民医院的针灸科工作。

金文华（1906—1980），男，浙江绍兴人。1925年从杭州宗文中学毕业后，师从浙江著名针灸医家孙济纲，参与杭州市中医门诊部工作，担任针灸科负责人。1956年，他所在的科室并入浙江省中医院，随后担任科室主任之职。金文华以取穴精简、针刺浅表、针感明显、疗效显著为特点，德术皆高，闻名浙江。

楼百层（1913—1992），男，祖籍浙江诸暨。他曾担任浙江省中医药研究所针灸研究室主任、研究员及浙江省针灸学会主任委员。他著有《针灸疗法》《针灸手册》等书，为针灸的普及以及腧穴、补泻手法的应用作出了重要贡献。

马石铭（1918—1988），男，浙江省杭州市人，主任中医师。曾任杭州市中医院针灸科主任及杭州市针灸学会副会长。

尽管民国时期经历了针灸发展的低谷期，但浙江的针灸医家们在重重阻碍下依然致力于发展针灸理论，并在医经研究方面取得了诸多成果。浙江医家张志聪和高世栻编撰了《黄帝内经灵枢注证发微》《灵枢集注》《经学会宗》《针灸内编》及《凌门传授铜人指穴》等著作。浙江宁波医家张世镳创办了中国东方针灸研究学社和东方针灸书局，编印了《高等针灸学讲义》《温灸学讲义》等教学用书。浙江绍兴医家裘吉生出版了《三三医报》《三三医学》。时任浙江慈溪中医专门学校教务主任的张山雷将针灸学与现代医学相结合，编著了《经脉腧穴新考证》《经脉腧穴记诵编》，成为中西医结合的早期代表。浙江鄞县医家王有忠编绘的《中西汇参医学图说》也是这一时期的代表著作之一。在针刺手段遭到严重打压时，浙江的灸法仍在持续发展。浙江医家们不仅将前人的灸法传承下来并出版成书，还保存了不少民间灸法，有力地保证了这些珍贵技法的传承延续。

七、中西医竞争与汇通

民国时期，面对中医存废的争议，有识之士在坚持弘扬国医的同时，积极借鉴西医的长处，产生了主张中西医互相融通的汇通学派。著名学者俞樾、章炳麟便是其中的支持者，他们认为中西医应取长补短。王学权、赵学敏等中医界人士接受了融通学派的思想，引进西医书籍并开始使用西药。

现代医学的发展对中医界产生了深远影响，一批模仿西医模式的中医医疗机构应运而生。这些医院相继建立，突破了中医历来坐堂门诊的传统模式，积极吸纳西医药技术，部分还添置了西医设备，在科室设置与管理制度上他们也借鉴了西医的管理模式，达到了较高的水平。与此同时，不少医家开始认识到中医师传的局限性，自觉采用近代教育方式，走办新学、兴中医的道路。

中国医药学是我国劳动人民几千年来与疾病斗争的经验总结，是一个伟大的文化宝库。然而，在旧中国，中医药备受歧视和打击，广大中医药从业人员为了维护祖国医药遗产，振兴中医事业，进行了激烈的斗争。1929 年余云岫提出了《废止旧医以扫除医事卫生之障碍案》。此案通过后，舆论哗然，全国掀起了拯救中国医药的抗争运动。人们先后两度组织赴京请愿活动，浙江省中医协会、杭州医业职工会、杭州三三医社、杭州医学公会、杭州商协参业分会、杭州中医学校等机构均积极参与其中。当时，赴沪的代表有杭州三三医社裘吉生，浙江省中医协会汤士彦、沈仲圭、刘瑶栽，杭州国药公会俞绣章、方惠卿、方亦之，杭州中药业职工会叶滋芬等。萧山县中医界派傅冰然等人赴南京请愿，萧山国医馆和萧山中医师公会也相继参与。

裘吉生先生曾为陪同孙中山先生去绍兴视察的胡汉民先生治疗急性痢疾，仅用一剂中药即治愈。孙中山先生为此题字表彰，赠给裘吉生“救民疾苦”四字。1916 年 3 月 17 日，上海《申报》以醒目标题《总理遗墨》刊登了孙中山先生的题字，旨在驳斥废止旧医案的谬论，号召全国同胞对中医存废问题做出公正的评判。1929 年 3 月 17 日，借上海总商会召开中医药团体大会之际，来自全国 15 个省的 262 名代表齐聚上海，共有 131 个中医药团体参与。会场座无虚席，许多非代表想列席而被婉拒门外者不下数百人。

裘吉生先生在大会上担任执行主席，并慷慨陈词，提议将 3 月 17 日定为我国中医药界的纪念日。全场一致鼓掌通过，决定以“三一七”为中医药界大团结的纪念日，这就是“三一七国医节”的由来。此后，每逢 3 月 17 日，各地中医药团体都会举行集会，有些地区还会发行纪念特刊，以示维护国医的决心，并继续贯彻“三一七”大会的斗争精神。

1929 年 3 月 17 日大会结束后，全体代表赴神州医药总会，商讨反对中央卫生委员会提出的《废止旧医以扫除医事卫生之障碍案》。全体代表一致主张即日前往南京，发起大规模的请愿活动，以强烈的诉求表达民众心声，不达目的誓不回乡。3 月 18 日下午，第二次代表大会召开。经主席团磋商，决定先组织决议案执行委员会，推定杭州裘吉生、汤士彦等为委员会成员。大会还推选了随翰英、谢利恒、张梅庵、蒋文芳、裘吉生、陈存仁等人为请愿代表团代表。杭州中医药界的代表们为维护祖国传统医学不辞辛劳、全力以赴，并最终达成了预期目标。

面对民众的义愤和舆论压力，南京国民政府被迫宣布该提案无效。1933 年，南京国民政府开始拟议《中医条例》。经过各方的不懈努力和多次协商，《中医条例》最终于 1936 年 1 月 21 日正式公布。尽管这一条例对中医仍有一定的限制，但它标志着中医在法律上获得了正式认可。中医作为人民健康的重要力量，即便面临诸多限制，依然在艰难中取得了一定的发展。

八、中西汇通派名医及其名著

（一）傅嬾园

傅嬾园（1861—1931），名崇黻，字篚笙，又字本善。浙江绍兴人。清代举人，曾任睦州教谕。民国初年，他返回故乡行医并收徒授业，医名远扬。1915年，傅嬾园提出振兴中医，并兴办中医医校。1916年，他在杭州联络浙江中医药界人士筹集资金，说服浙江药业公司出资创办浙江专门中医学校，并自任校长。

傅嬾园学贯中西，广闻博识，医从张仲景，精于内科、妇科、儿科，主张用六经辨证诊治温热病及时病。他著有《嬾园医话》2卷（1921年出版）、《嬾园医案选》，并编撰了《众难学讲义》（1935年刊）、《运气学讲义》（1938年刊）、《外科要旨讲义》及《组织学讲义》（1935年刊）等。

该校的课程设置与教学内容注重结合现代科学，除中医基础理论与临床各科外，还开设了解剖、生理、医学通论等西医课程，以及国文、伦理、理化及体育等课程。该校学制为5年，考试制度严格，每学期和学年末均有考试，成绩分为甲、乙、丙、丁四等进行登记。毕业考试分为理论与实习两个方面，后者又进一步细分为"处方实习"与"临床见习"两步：首先由教师提出病案，学生进行处方，如处方合格方能进入临床见习，即直接面对患者处方。这种办学模式参照西方教育模式，较为严谨规范。

该校在抗战时停办，历时21年，共招生20个班，毕业425人。毕业生中有徐究仁、俞修源、楼竹林、寿之恺、王治华、方祖琦、郑惠中、王振乾、高德明等，他们在民国时期的省内外颇有影响力。尤其是高德明，曾被聘为重庆中医院副院长并担任《新中华医药杂志》主编。他还著有《嬾园医话》《嬾园医语录》，其学生还为其整理了《嬾园医案选》等著作。此外，傅嬾园善画梅，著有《画梅辩难》《嬾园梅册》，在诗文方面造诣亦深。浙江中医专门学校培养了大量人才，有力地推动了中医学校教育体系的形成。

（二）张山雷

张山雷（1872—1934），名寿颐，字山雷，中国近代著名中医学家、中医教育家，江苏嘉定县城南门外石冈村人。他十九岁即为庠生，因母病弃举业习医，师从黄墙朱阆仙。1914年，他协助朱氏举办黄墙朱氏私立中医专门学校。1916年朱氏去世，该校中辍，张山雷赴沪行医，并在神州医校任教。1918年，他在沪行医期间加入上海神州医药总会，担任神州中医专门学校的讲席。1920

年，他应聘任浙江兰溪中医专门学校教务主任。张山雷日间诊病授课，夜间编撰著述，为弘扬祖国医学，培养中医人才做出了巨大贡献。

他在临床各科造诣颇深，多有创见，自成一家，一生著作等身，编写教材近 300 万字，其著述为后世所推崇。尤以《中风斠诠》《疡科纲要》《脉学正义》三书最具学术价值。

《中风斠诠》是张山雷的重要著作之一，它基于张伯龙的《雪雅堂医案·类中秘旨》，引证古籍，进一步发挥而成。全书共分 3 卷。卷一为“中风总论”，主要阐述历代医家对中风病名、病因、病理的认识，及内外风混同论治的历史沿革。卷二为“内风暴动之脉因证治”，主要是关于中风的证治，提出并论述“闭证宜开”“脱证宜固”“肝阳宜于潜镇”等中风证治八法。卷三列“古方平议”，按固脱、潜镇、化痰、顺气等中风不同治法，搜集历代医家方药，并详加释义。《中风斠诠》的主要学术特色：风分内外，力主内因；治分八法，尤重镇潜。它作为张山雷论述中风病的专著，集古今之论，又有其个人的理论见解，尤其对中风病因、诊断、治法等方面的论述，学术特色鲜明，临床价值颇高，在近现代有重要影响。

他的《外科讲义》又名《疡科纲要》，成书于 1917 年。该书强调外科以内证为主，主张内外病证不宜分途论治。此书卷上总论外疡的辨证、辨脉及治疡的各类方药；卷下为治疡方、止血方及五官科疾症验方，文字简要实用。中华人民共和国成立后尚有排印本，为兰溪中医学校本之一。

张山雷与河北盐山张锡纯合称“南北二张”，享誉全国。1930 年，他被聘为中央国医馆常务理事和中医教材编写委员会委员。张山雷应聘担任兰溪中医专门学校教务主任 15 年，集编、教、带于一身，呕心沥血，鞠躬尽瘁于中医教育事业，因长期积劳成疾，他于 1934 年 6 月 19 日不幸病逝于兰溪。

在兰溪的 15 年间，他培育了 556 名学生。他的主要著作有《重订医事蒙求》《全体新论疏证》《中风斠诠》《经脉俞穴新考证》《本草正义》《难经汇注笺正》《脉学正义》等。他的离世令校内外师生深感悲痛，全国医界同仁也无不震惊，大家纷纷发表挽词和挽联表达哀思。

张山雷生前曾留下自挽联：“一伎半生，精诚所结，神鬼可通；果然奇悟别闻，尽助前贤，补苴罅漏；孤灯廿载，意气徒豪，心肝呕尽；从此虚灵未泯，惟冀后起，完续残编。”这副挽联真实反映了张山雷一生为中医教育奔走呼号、为前贤恩师和中医药学著述拾遗补阙而不遗余力以及将未竟之业寄望于后人的愿望。中华人民共和国成立后，张山雷被中国中医科学院列为近代最具有影响的66位名中医之一。

（三）严海葆

严海葆（1880—1944），字源来，浙江镇海人。严海葆幼时偶游浙东天童寺，遇一医僧。此僧见其资质聪颖朴实，遂将他收为门徒，将医学知识尽传于严，尤其是其生平疡科精技，悉心传之。三年后，严海葆学成而归，悬壶甬上。

严氏勤奋好学，对古今方药无不精研细读，与名医范文甫交往甚密，医术日精。其生平慷慨好施，有口皆碑。行医40年，积累了丰富的外科经验，凡遇险重之症，每以内服、外敷并用。例如，治乳痈时，内服神效瓜蒌牛蒡汤，外敷玉英膏，屡获全效；治寒邪凝结之乳癖症，则授以阳和汤温通解凝，外贴阳和解凝膏而消散者，也屡见不鲜。

严海葆广栽桃李，称誉浙东，创立了严氏外科流派，培养了众多优秀的学生。

（四）杭芝轩

杭芝轩（1881—1971），浙江嘉兴人，行医60余载，是一位深受嘉兴广大民众信赖与尊重的一代名医。杭老医术精湛，执业疡科，尤精喉科。

他的炼制技艺娴熟，选药道地考究，积累了60余年经验，医案颇丰，创效方亦多。所创"喉科散""玄霜散""喉科珍珠散""开关散""喉科壬字散"等，选药简单，疗效明显，其特点在于精制。杭老将毕生精力用于研究，在诊疗之余即研磨散剂，即使晚年亦无闲时，故其药屡用屡验。

杭老德高望重，对待患者一贯态度和蔼可亲，不论贫富，一视同仁。对于特别贫穷的患者，他不仅分文不取，还常赐药、食，深得民众爱戴。

（五）叶熙春

叶熙春（1881—1968），名其蓁，幼名锡祥，字熙春，祖籍慈溪，后迁居钱塘。他幼年随祖母居武林门外响水闸，后回到良渚与父母一起生活。待他年纪稍长，跟随良渚名中医莫尚古学习医学，研读医学典籍，深得其旨。晚清名医姚梦兰见他年少有志，邀请他侍诊2年，传授心要，使他的医术大进。

叶熙春初行医于瓶窑镇，后悬壶于余杭镇木香弄，诊室名为"问苍山房"，以治病救人、问心无愧自勉。在诊治之余，他博览群书，治学严谨，对宋、元、明、清等各代医学家的学说兼收并蓄，并吸收现代医疗技术，参考民间验方，取长补短，自成一格。他识证遣药，自出机杼，注重卫气营血与六经结合，辨证施治。他精通内科、妇科，对外感时症、内伤虚痨、痰饮、臌胀等病证的诊治均有独到之处，蜚声浙北。

1929年，叶熙春至上海行医，接连治愈若干疑难绝症，名声大振，江、浙、皖诸省慕名求医者甚众。寓沪期间，对家乡医药事业极为关心。1935年，得知余杭县建立卫生院（今余杭县第二人民医院），即解囊相助。院内建“熙春亭”以彰其举，但叶熙春再三谦辞，乃改“回春亭”。1937年，叶熙春回杭定居，悉心著述。1952年，他与杭州著名老中医史沛棠、张硕甫等人发起集资，创办杭州广兴中医院（今杭州市中医院），不顾年高，出任中医门诊部主任。此后，他还相继担任了浙江省中医院主任、顾问等职。

叶熙春虚心好学，力图上进，从不自恃自满。每当得知其他医生诊治疑难重症时，常前往观摩学习。同道及前辈，见其勤奋，都乐于教诲。有一次，仓前葛载初治一湿温重症，他恭立于后，细心揣摩。学医之初，叶熙春的文学修养并不出色，后受同里前辈章太炎“不通国文，无谓国医”的启发，钻研经籍，年复一年，持之以恒。最终医理文采日精，青出于蓝，学识声誉几出姚、莫两氏之右。

叶熙春学医伊始，在名师的指导下，悉心钻研《黄帝内经》《难经》《伤寒论》《金匮要略》等古典医著，打下了坚实的医学理论基础。其师莫尚古擅长内科杂证调理，得到近代名医金子久的盛赞。如有五更泻患者，困顿日久，经治不愈。后慕名至莫先生处，服三剂即愈。金氏叹云：“莫先生吾不如也！”叶熙春得其心传，更于金元时期李东垣的脾胃学说有所深究，故临床对虚劳、痰饮、肿胀及脾胃病等有独到体会。如叶熙春治虚劳，必以鼓动胃气为首务。叶熙春早年临证，所治温病最多，且辄有验效，这既是得益于太夫子姚梦兰亲授，也是他崇尚叶、薛、吴、王学说，对温热证治深有造诣的结果。叶熙春在治温病时，对湿温辨证尤为擅长。叶熙春的学术渊源，深深扎根于《黄帝内经·素问》《黄帝内经·灵枢》等经典古籍，在治杂病时遵奉《金匮要略》，又得力于金元四大家，特别是东垣学说；治感证既贯穿《伤寒论》的辨证原则，又宗温热学派之法。

叶熙春强调辨证识病，主张天人合一。在整体观念的指导下，叶熙春对运气学说有着深刻的研究，临床常以时令、气运理论指导实践，四诊合参，各有倚重。叶熙春断病辨证，有时独取望诊，借一望而下决断，取捷效者不乏其例。古稀之年，他仍然重视现代医学诊断技术，力求做到辨证清晰，诊断明确，使治疗有的放矢。叶熙春精深的理论造诣和丰富的临床经验，使得他在处置疾病时熟练灵巧，技艺过人，更能举一反三，以权达变。叶熙春临证取法用药，常法中有变法，出奇制胜；大小制剂，不拘常规。叶熙春治病既重视立法用药的精到，更注重药物剂量的配伍；他始终以胃为本，倚重后天。

1948年，叶熙春从沪回杭定居。1952年，他集资创办了中华人民共和国成立后杭州市第一家中医院——广兴中医院（今杭州市中医院前身）。1954年，又积极带头参加国家医疗机构，先后在杭州市中医门诊部、浙江省中医院等单位从事医疗、教学工作。由于他声誉崇高、精湛医术，每次门诊，患者都怀着信赖心情从四方各地蜂拥而至。他总是提前上班，耐心细致地为患者除疾愈病，常常工作到下午一两点钟。他还经常应邀到省市各大医院为疑难重症患者进行会诊。为响应政府号召，大力培养中医人才，他以耄耋之年主动承担授徒带教任务，还不辞劳苦与广大中西医务工作者一起多次下乡巡回医疗，送医送药，任劳任怨，为振兴社会主义中医药事业贡献了自己的全部力量。1954年，他当选为第一、第二、第三届全国人民代表大会代表，并担任农工民主党浙江省委员会副主任委员、政协浙江省委员会常务委员等职，多次受到毛泽东主席及其他党和国家领导人的亲切接见。

1965年，在政府的重视和关怀下，记载叶熙春临床经验的《叶熙春医案》，经他亲自审定，由人民卫生出版社出版发行。1968年10月，叶熙春逝世，享年88岁。1978年8月，政府为他举行了追悼会。1983年，《叶熙春学术经验专辑》汇编出版，这本书记录了他在医学领域的宝贵经验和杰出贡献。

1. 学术贡献

叶熙春博览群书，治学严谨，对经典医著深得奥旨。他不仅深入研究金元明清诸家学说，兼收并蓄，融会贯通，还以实事求是的科学态度参考现代医学诊疗技术，使学识经验益臻精湛。其学识渊博，临床经验丰富，精通内科、妇科，对外感时症、内伤虚劳、痰饮、臌胀及妇科病患等，均有独到之处。1964年，浙江省卫生厅成立了“名中医验案整理小组”，整理出《叶熙春医案》。1983年，《叶熙春学术经验专辑》又得以出版，进一步系统地记录了他在医学领域积累的宝贵经验，彰显了他的重要贡献。

2. 临床特色

叶熙春临证重视中医辨证论治和整体观思想，善用经典，活用方药，诊病治病始终不忘调畅胃气、顾护胃阴、扶助正气。叶熙春在临床上施治用药随证而变，不拘成方。他对于方中药物的炮制方式也颇为注重。在疾病诊治过程中，他强调从整体出发，不拘泥于单独一症，在妇科各病的临床治疗中亦运用到这一观点。叶熙春强调诊病用药应考虑地理分布、气候寒温及其对人体的影响。他在治疗中始终将脾胃的调治放在首位，或从脾胃出发抓住疾病本质，或在治疗时兼顾脾胃气机升降，或在疾病后期顾护胃阴、恢复元气，故其在临床治疗中往往能取得良好的疗效。

（六）施今墨

施今墨（1881—1969），原名毓黔，萧山坎山镇人。因家母多病，从小立志学医。早年随舅父学习中医。1902 年，他进入山西大学堂就学，次年转入山西法政学堂，毕业后被保送至北平京师法政学堂深造。在校期间虽主修法律，但对中医的研究从未间断，并在黄兴的介绍下加入同盟会。1911 年毕业后，施今墨随黄兴为革命奔走。1912 年，他参与编纂民国临时政府陆军部的《陆军刑法》《陆军审判章程》《陆军惩罚令》3 部法令。1917 年，他出任湖南教育厅长，然而不到一年，他便因志不在此，毅然弃政从医。1920 年，他还协助熊希龄创办香山慈幼园，负责孤幼儿教育和卫生保健工作。他曾为孙中山、杨虎城治病，并担任过冯玉祥部队的医学顾问。

1929 年，国民党政府通过了“废止旧医案”，妄图取缔中医。施今墨四处奔走呼吁，并组织“华北中医请愿团”奋起抗议，迫使当局收回成命，后成立国医馆，施今墨任国医馆副馆长。1932 年，他在北平以行医所得款项创办华北国医学院，并亲任院长，从事中医教育改革。学院除设置中医基础和临床课程外，还增设西医解剖学，主张“学术无国界而各有所长”。在治疗上，他坚持“无论中医、西医理论的正确与否，以治疗有效，皆信任；反之，则摒弃不可用”的思想，将中医的“望、闻、问、切”与现代医学的听诊器、体温表、血压计、化验室检测手段结合起来运用。他还在自办的《文医》（半月刊）中介绍“中西病名对照表”，并将自己配制的中成药改用西医病名，如“气管炎丸”等。1941 年，施今墨任上海复兴中医专科学校董事长，并在北平、上海、山西、察哈尔等地协助创办中医学院、讲习所、函授班、研究班等，培养和训练众多中医人才。抗战胜利后，他曾代表华北医药界出任国民大会代表及立法委员，任职期间多次提出发展和改革中医的建议和方案，可惜均未被采纳。

中华人民共和国成立后，施今墨加入农工民主党，先后当选为政协第二、第三、第四届全国委员会委员，并任中华医学会副会长及卫生部中医研究院学术委员会副主任委员。同时，他在北京的平安医院、协和医院、儿童医院、铁路医院等开设门诊，并担任北京医院、北京医学院顾问。他的医道除中西结合属首创外，对呼吸道疾病、心血管疾病、糖尿病、肠胃病、妇科病等均有较深的研究，被列为我国近代四大名医之一。他备受毛泽东、周恩来、邓颖超等国家领导人的关怀，病危时，周恩来总理还派人到医院探望。1969年，他与世长辞，遵照其遗愿他的遗体被捐献给国家用于医学研究。

（七）史沛棠

史沛棠（1894—1965），浙江德清武康上柏人，15岁拜名医姚耕山为师，19岁返乡开业行医。抗日战争时期，迁居杭州法相巷继续行医，并创办六通中医疗养院。

中华人民共和国成立后，史沛棠响应政府号召，走中医集体化道路。1952年5月，他与叶熙春、张硕甫、潘石侯、杨继荪等杭州名老中医，在庆春路广兴巷内共同创办了广兴联合中医院（今杭州市中医院前身）。他长期坚持临床诊疗，擅长内科、妇科疾病的诊治，因其医术高超，吸引了上海、南京等地的患者前来就医。1953年6月，浙江省创办了浙江省中医进修学校（今浙江中医药大学前身），1959年6月，学校发展成为浙江中医学院。年过花甲的史沛棠曾任校长、院长之职。他熟谙《黄帝内经》《伤寒论》《金匮要略》等中医经典，对《三因极一病证方论》《温病条辨》《医宗必读》及金元四大家学术论著，无不深究精研。在全国中医教育领域，他以学识渊博、精通传统医学理论而闻名，毫无保留地传授中医理论与临床经验，为培养中医药专业人才做出了重要贡献。叶熙春、史沛棠、魏长春和余步卿一同被誉为“近代杭四大名医”。

史沛棠热衷于中医药的研究与创新，1958年7月，他参与组建了浙江省中医药研究所（今浙江省中医药研究院前身），并担任所长。研究所刚建立时，即组织力量面向农村，以肝血吸虫病、钩虫病，以及肝炎、肾炎等严重危害人民健康的疾病为研究重点，取得了不少科研成果。即使年近古稀，他仍然致力于用中医中药防治高血压、肾炎、糖尿病、肝炎、肿瘤等疾病的临床研究，创制了许多新的中成药。

他同样注重学术研究与著述，先后撰写了《内经知要浅解》《灵素选读浅注》《伤寒论浅注》《内科诊治手册》《妇科诊治手册》《药物杂谈》《五运六气括要》《伤寒方浅解》《舌苔大全全集》《金匮直注》《壶隐医话病理学》《女科病理学》《儿科病理学》《常用药物手册》等多部专著。他在中医界颇有影响力，尤其在治疗经带病、肝病、虚损等方面疗效独特。

（八）张硕甫

张硕甫（1897—1970），余杭乔司人，为名医金子久的嫡传弟子。他早期行医于临平、笕桥，抗战时迁居杭州。

1952年，应浙江名医叶熙春邀请，张硕甫与史沛棠、杨继荪等共同发起筹创杭州广兴中医院（杭州市中医院前身）。此后，他先后调至杭州市红十字会医院、第一医院、干部休养所、中医院等单位，历任中医科主任、副院长等职，并多次被评为省、市先进工作者，先后当选市人大代表和政协委员。

张硕甫临诊长达50余年，善于治疗内伤杂病，主张四诊合参，反对唯脉是从。他为人治病，用药一丝不苟，曾说："医者仁术，身心性命攸关，临证务必慎思明辨，切不可草率马虎。"

1962年，张硕甫被评为浙江省著名中医师。他的学术经验被杭州市卫生局整理汇编成《张硕甫医案》，其部分医论、医话被编入《杭州市老中医经验选集》。

（九）杨詠仙

杨詠仙（1897—1979），幼名天喜，浙江湖州东门圣堂湾人，曾任湖州中医院副院长。杨詠仙早年受业于吴兴后坛名医李梦莲门下，勤奋好学。然而，学业未满3年，业师病逝，19岁的他便独自设诊所于湖州圣堂湾，后迁至湖州东街。

1952年，他积极响应政府号召，带头参与筹建湖州东街联合诊所，并在随后该诊所并入湖州中医院的过程中发挥了重要作用。他为人耿直厚道，医风严谨，医嘱殷切细致，处处为患者着想，处方以简单有效、药价低廉为特点，深受患者青睐。诊所开业不久即声名大噪，四乡传闻。当时，圣堂湾河浜内停满了各地患者前来求诊的船只。杨詠仙对贫病者满怀同情，从不计较报酬，常常免费送药。对于需要服药的重症患者，他与沈益大药店建立了类似现代信用卡的"金折"合作关系，患者凭折可向该药店撮药，药费由药店每年与杨詠仙统一结算。为了方便患者，他的诊室常备多个斗笠，以供突然下雨时借用，以免患者淋雨而加重病情。无论诊务多么繁忙，他始终坚持对每位患者都亲自诊治，数十年来，这种高尚的医德从未改变，因此深得病家信赖，成为湖州一代名医，在当地拥有深厚的群众基础。

1952年，杨詠仙和朱承汉共同组建东街联合诊所；1957年，东街联合诊所和其他诊所合并成立湖州联合中医院，杨詠仙当选为副院长，并历任县（市）人大代表、政协委员。由于杨詠仙年事已高，体弱多病，长期卧床，为了及时总结和抢救他的学术经验，医院成立了由杨詠仙儿子杨泰生和学生高和声、陆士庭组成的杨詠仙医案整理小组。杨詠仙将珍藏多年的40多册医疗记录和外用药配制秘方献出，每篇初稿均经他在病榻上校阅、补正。最终，在他生前完成了收集有100余例代表性医案的《杨詠仙外科医案》一书。湖州市中医院组织编辑的《外科方药集》中，收录了杨詠仙的外用药方和潘春林外用药方共100多张，经浙江省卫生厅核定，作为全省中医院外用药配制的规范标准。

杨詠仙精通内外方脉，尤其擅长外科，刀法娴熟，自制外用药，价低效高，独具特色。他在治疗复杂瘘管、重症脓疡等方面经验丰富，患者和家属对他十分信赖。他常循内治外，执内科之理以治疮疡，每能挽危疾起沉疴，在辨证施治方面有独特的见解。他认为颈痈、瘘、流注、附骨疽等外症均与痰有关，其理论是："外受暑湿风寒之邪，内挟五脏六腑膏粱火毒，皆能蒸化为痰浊，凝滞于经络，入于肌肉皮毛之间，而导致疮疡痰症。"杨詠仙在外用药膏丹敷贴的配方用药上也非常实用，组方简单，药量较轻，价格低廉，而且一药能治多病。他先后培养了100多名学生，这些学生分布于江苏、浙江、安徽三地，成为当地中医外科领域的骨干力量。

（十）魏长春

魏长春，字文耀，1898年11月13日生于北京，祖籍为慈溪县西乡魏家桥村（现余姚县二六市村）。他生前为著名的中医学家，曾任中华全国中医学会浙江省分会顾问、浙江省中医院副院长及主任医师。

1916年6月，魏长春拜托在宁波鼎新街坐堂的黄志棠医师引荐，得以免费跟随浙东名医颜芝馨学习医学，协助抄方。学成后，1918年6月，21岁的魏长春借资购入慈溪县城（现宁波市慈城镇）原尚志路84号寓所，挂牌行医。1929年，在南京国民政府的全国卫生委员会上，余岩等人提议废止旧医，并制定了取缔中医的六项措施。3月17日，全国各地中医界组织联合会向南京政府请愿，强烈要求取消该提案。魏长春在宁波、慈溪中医研究会的统一部署下，积极参与抗争，奔走呼告。1934年，慈溪的老一辈名医张生甫、严鸿志等相继离世，中医学研究会更名为国医公会。魏长春古道热肠，兼任公职，与同仁们共同编印《中医研究》小报和《慈溪医药月刊》，并分发各地。同年，因资金周转困难而准备关闭的卫生堂药店被魏长春与他人合资买下，并易名为回生堂。1935年，魏长春选择历年治案182例，分门别类，编成《慈溪魏氏验案类编初集》4卷。次年，魏长春辑录了老师颜芝馨的《温病条辨歌括》，并编写了《失治案记实录》，得到了施今墨、黄竹斋等名家的赞赏。

1956年6月，魏长春接受浙江省卫生厅聘任赴杭参与筹建浙江省中医院。翌年初，他被任命为浙江省中医院副院长，并担任省人大代表。1977年12月，魏长春当选为第四届省政协常委。魏长春从医70余年，以德立身，治学严谨，医德高尚，医术精湛。他一生从事临床，活人无数。诊余之暇，勤于著述，历年来发表论文30多篇。已出版的《魏长春临床经验选辑》和《中医实践经验录》是他晚年的力作。1987年4月12日，魏长春以90岁高龄与世长辞。

民国时期的中医药领域还有多位学者及其著作值得一提，如宁波的陈颐寿撰写了《痈疽集方》，该书收集历代医学以及民间单方、验方等各种痈疽经验，书中内服药分为汤剂、丸剂、散剂、酒剂等；外用则有洗法、艾灸法、捣汁外敷法、箍药、药膏外贴等诸治法，并附有痈疽常用之丸散膏丹制作方法及用途。1916年，温州平阳的徐润之在办学时著《华佗疡科拾遗》，他将疮疡按部位进行分列，每部病证先用三字经进行概述，然后分症论治，简述病名、病因、病机、症状、治疗，随后分部位列方。鄞县的胡安邦著《中西外科大全》，成书于1942年，为外科专著，全书分为痈、疽、疮、发、风、毒、杂、方剂、手术等10个部分，其诊断方法、疾病名称、辨证施治均采用中医传统方式，除总论中西理论及各论病证外，另载有多种中西外治法，特别是手术方法。傅崇黻、郑祖合编《外科要旨讲义》，刊于1938年，该书选编了历代外科学名家的经典论述和治法，并结合编者自身的临床经验体会写成，作为授课讲义，曾由浙江中医专门学校印行，是《浙江中医专门学校讲义三十三种》之一。曹炳章著有《外科膏丹丸散验方》，大约成书于1936年，书中收载膏贴名方66首，丹丸散名方160首，专治外科及五官科病证，另附杂方75首，可通治各科疾病，全书共收录验方301首。

九、中药学

（一）中药资源

明清时期，形成了“杭十八”（又称“笕桥十八味”）等道地药材。到20世纪60年代，“浙八味”等道地药材已在国内外享有盛誉。1929年7月，杭州举办了第一届西湖博览会，浙江参展的许多道地药材在展会上荣获金奖。

1.“杭十八”

民国时期，杭州周围集镇药铺林立。中药种植业依然十分繁荣。据《工商月刊》（1929年，即民国十八年）记载，笕桥本地最为著名的药材有玄参、麦冬、地黄、薄荷、决明子、千金子、白芷、白芥子、荆芥、牛蒡子、冬瓜子、冬瓜皮、萝卜子、地骷髅、黄麻子、泽兰、地鳖虫、僵蚕等，这些药材以“杭十八”闻名于世，畅销海内外，并备受清廷青睐。根据记载，清廷曾电传谕旨，要求浙江巡抚增韫办理浙产药品，如野生於术、杭白芍、大生地、金菊花等，迅速运往北京，以备上用。浙江巡抚增韫随即派候补知府将这些药材恭送至内务府，转交给御药房查收，并由内务府大臣进呈御览。

除笕桥盛产药材外，西湖及周边山区也盛产野生药材。例如，灵隐寺内有一棵高约 20 米的娑罗树，其果实称为娑罗子（药名亦称娑罗子），具有宽中、理气、杀虫的功效，年产量约 20 担。玉皇山则出产黄精、首乌、菊花、薄荷、益母草、芍药、牡丹、枸杞子等超过 76 种药材。就连西湖洼地所产的荷、莲、藕等，亦可入药，虽然产量较少，但点缀了西湖的自然风光。

2.“浙八味”

浙贝母为百合科贝母属多年生草本植物。其味苦，性寒，归肺、心经。具有清热化痰、止咳、解毒散结消痈等功效。浙贝母喜质地疏松肥沃、排水良好、呈微酸性或近中性的沙质轻壤土种植，土壤 pH 值应在 5.5 ～ 6.8。浙贝母不宜连作，前作以禾本科和豆科作物为佳，轮作间隔时间应不少于 2 年。有条件的地区可实行水旱轮作的种植方式。

浙江省是浙贝母道地主产区，主要产于磐安、东阳、海曙、缙云、定海等地。2022 年，浙江省浙贝母种植面积约为 6 万亩，每亩单产约 200 千克，总产量达 1.1 万吨，占全国总量的 90% 左右。“樟村浙贝”获国家地理标志保护产品、国家地理标志证明商标，“磐安浙贝母”获国家地理标志证明商标。

元胡（延胡索）为罂粟科紫堇属一年生草本植物。其味辛、苦，性温，归肝、脾经。具有活血、行气、止痛等功效。浙江省是延胡索的道地主产区，主要产于磐安、东阳、仙居等地。2022 年，浙江省种植面积为 5.6 万亩，每亩单产约 125 千克，总产量为 0.7 万吨，占全国总量的三分之一。“磐安元胡”获国家地理标志证明商标。

白术为菊科苍术属多年生草本植物。其味苦、甘，性温，归脾、胃经。具有健脾益气、燥湿利水、止汗、安胎的功效。浙江省是白术的道地主产区，主要分布于磐安、新昌、天台、仙居、临安等地。2022 年，浙江省种植面积为 2.1 万亩，每亩单产约 125 千克，总产量为 0.26 万吨，产量居全国之首。“磐安白术”“临安於术”和“新昌白术”均获国家地理标志证明商标。

杭白菊为菊科菊属一年生草本植物。其味甘、微苦，性寒，归肺、肝二经。具有疏风、清热、明目、解毒的功效。浙江省是杭白菊的道地主产区，主要分布于桐乡、兰溪等地。2022 年，浙江省杭白菊种植面积达 5.6 万亩，每亩单产约 200 千克，总产量为 1.12 万吨，占全国总量的 50%左右。“杭白菊”获国家地理标志保护农产品，“桐乡杭白菊”获国家地理标志证明商标。

杭白芍为毛茛科芍药属多年生草本植物。其味苦、酸，性微寒，归肝、脾经。具有养血调经、敛阴止汗、柔肝止痛、平抑肝阳的功效。浙江省是杭白芍的道地主产区，主产于磐安、东阳、柯城等地，质量居全国之首。2022 年，浙江省杭白芍种植面积为 0.4 万亩，每亩单产约 500 千克，总产量为 0.2 万吨。“磐安杭白芍”获国家地理标志证明商标。

玄参为玄参科玄参属多年生草本植物。其味甘、苦、咸，性微寒，归脾、胃、肾经。玄参具有清热凉血、滋阴降火、解毒散结的功效。浙江省是玄参的道地主产区，主要产于金华磐安等地。2022 年，浙江省玄参种植面积为 0.86 万亩，每亩单产约 350 千克，总产量为 0.3 万吨。“磐安玄参”获国家地理标志证明商标。

温郁金为姜科姜黄属多年生草本。其不同部位根据加工方法可制成 3 种药材：块根煮熟晒干者称温郁金，味辛、苦，性寒，归肝、心、肺经，具有活血止痛、行气解郁、清心凉血、利胆退黄等功效；主根茎煮熟晒干者称温莪术，味辛、苦，性温，归肝、脾经，具有行气破血、消积止痛的功效；侧根茎鲜切厚片晒干者称片姜黄，味辛、苦，性温，归脾、肝经，具有破血行气、通经止痛的功效。浙江省是温郁金的道地主产区，温郁金主要产于温州瑞安、永嘉、龙泉等地，质量居全国之首。2022 年，浙江省种植面积为 1.5 万亩，每亩单产 400 千克左右，总产量为 0.6 万吨。“温郁金”获国家地理标志登记保护农产品。

浙麦冬为百合科沿阶草属多年生常绿草本植物，传统上为三年生。其味甘、微苦，性微寒，归心、肺、胃经。具有养阴生津，润肺清心等功效。浙江省是浙麦冬的道地主产区，主产于慈溪、三门等地，质量居全国之首。2022 年，浙江省种植面积为 0.6 万亩，每亩单产约 120 千克，总产量为 720 吨。浙麦冬被广泛应用于中成药如参麦注射液、生脉胶囊等中成药的制作中。“慈溪麦冬”获国家地理标志登记保护农产品。

（二）中药店

近代，杭州地区中药销售机构鳞次栉比，杭州独领风骚，其中药店数量达到 230 多家。通过查阅杭州以外市县的档案、口碑、典故、堂簿等资料上千万言，并按各市县条分缕析，可以窥见近代杭州地区中药店堂的独特风采。

近代杭州传统中药店堂在满目疮痍的社会背景下，仍昂首向前发展。大、中、小中药店星罗棋布于杭州要道，生意兴隆。根据范祖述《杭俗遗风·名铺》记载，清道光、咸丰年间，杭州药店中生意极盛者包括种德堂、许广和、碧苏斋等。此外，还有开设于 1818 年的存仁堂药店（今红星药店），以及开设于1869年的汤养元药店（今长春药店），这些药店都各具特色。民国初年，《杭俗遗风》补述中提到，杭州药店中最著名的有胡庆余堂、种德堂的药材，承志堂的药酒，皆誉称一时。这些药店不仅在当时享有盛誉，也见证了杭州中药行业的辉煌历史。

杭州著名的药店还有余香山、泰山堂、孙泰和等。在杭州国药业中，较早成立的国药店铺有天生堂（1891）、俞同春（1898）、泰和堂（1902）、德记药店（1903）、大德药店（1905）、茂昌药店、沈国泰药店、抱一琴一贯药酒店等。1931年，杭州有20个草药商摊贩，他们每人每月营业额为45元左右。

此外，1913年，何廉臣、曹炳章在越中慈善家的支持下创办了和济药局，局址位于城区县西桥脚，蔡镜清任总董，曹炳章任总理并主持日常事务。和济药局的宗旨是保存国粹，挽回权利，整顿中药，阐发效用。具体工作包括考证传讹药品，改革不良炮制方法，订正丸散膏丹方书，发明新药，废止伪劣药品。这些举措深受医药界和广大群众的赞颂和欢迎。

（三）中药饮片

近代杭州药店普遍备有柜台方，即将常用处方药名和分量写在木制戒方（压药方的木尺）上，有五虎汤、败毒散、生化汤、十二官方等，供营业员问病卖药时参考。那时成药补品较少，每到冬季，富贵人家常到药店配膏滋方。医生通常选用约30味药材，配有驴皮胶或龟板胶、鹿角胶，用清水加黄酒、白糖熬制而成。

在中药饮片配方方面，尤其是大药店，对上柜饮片的要求极为严格，不仅需要精心挑选，还注重加工的考究和外形美观。例如，茯苓、茯神要挑三钱一块；厚朴竖直切片，如眉毛状；麦冬去芯，肉割三刀，翻转为船形等。1932年，杭州药肆中已有饮片生产，并设有专业作坊，这是全国最早的生药饮片加工地。

中华人民共和国成立前，杭州的饮片生产普遍采用“前店配方、后场加工炮制”的模式，所有生产均为手工操作。随着饮片需求量的增加，一些大型药店开始设立专门切制饮片的“刀房”。药材加工人员根据技术水平分为头刀至八刀不等。胡庆余堂、叶种德堂等大型药店各有六七名刀工，中型药店则有三五名，小型药店则配备一两名刀工。根据切制技术的不同，大店设有头刀至末刀之分，片型依据不同品种和切制要求而定。例如：头刀师傅负责切制名贵且难度较大的药材，如鹿茸血片、天麻片、法半夏亮光片等。二刀师傅具备将一粒槟榔切成108片，一片附子能够“飞上天”的技艺。三刀、四刀师傅负责切制顶头片（如黄芪、当归头、前胡头）、眉毛片（如厚朴）、方块型片（如茯苓、天花粉、杜仲）等。末刀专责切草药料片。此外还有薄片刀用于平劈橘红片、橘白片，以及用刨刀将羚羊角、犀角、鹿角、檀香等锉成条形片，所有片形必须符合规定要求。1935年5月，新安（今浙江淳安）人王一仁遍尝体验杭州药肆中出售的饮片，考究其形、色、性味、功能、分量、用法、禁忌等，编撰了《饮片新参》。该书在性味方面，按杭俗所重，细分为腥、腻、淡、臭、腐、焦、香、润、燥、平、爽、寒、温、激、烈、麻、臊、霉、陈、宣、猛、辣、浊等。全书共收录饮片700多种，是一本极具价值的饮片专著，也是对杭州大药店饮片炮制经验的总结与推广。

胡庆余堂、叶种德堂等大药店除经营药材外，还兼制膏丹丸散，其产品畅销省内外，获利颇丰。全行业素有迷信传统，每年农历四月二十八日为祈祷药王的日子，届时各家药店都必须焚香祷拜。宰鹿制丸时也需要祀神，这一过程被称为“虔制”。民国以后，由于军阀混战，药业受到很大冲击。在激烈的市场竞争中，上述药店通过严格把控饮片质量来谋求生存。它们不惜工本，严格按照炮制、炙烤、切制的标准进行加工。例如桔梗、前胡切顶头片，苦参、地榆切厚片，生黄芪切竹叶片，黄柏切蛾眉片，制厚朴切斜方片，象贝（浙贝）切腰刀厚片，生白芍亮光薄片，羚羊角、玳瑁为镑片，北沙参、怀牛膝截断等，务求片型悦目，整洁无屑。既保持片型特色，又便于区别。

胡庆余堂、叶种德堂、万承志堂、张同泰药店、方回春堂、泰山堂等大店均以前店后场、制售一体的形式制作丸、散、膏、丹、胶、露、曲、酒等各类产品。各店的产品种类多寡不一，有300～500种，力求做到小而全，以此展示其生产经营的实力。其中，尤以胡庆余堂规模最大，其主要产品如辟瘟丹、驴皮胶、人参再造丸等，经销网点遍及全省和毗邻省区，在江苏、安徽等地最为受欢迎。荐桥碧苏斋以苏合丸闻名，有诗赞曰：“百年卖药荐桥街，秘法仙传道地佳，丸制欝香苏合好，招牌须认碧苏斋。”

抗日战争时期，杭州沦陷，中成药制作遭受严重摧残，业务急剧衰落。万承志堂在这期间倒闭；张同泰、方回春、泰山堂则主要依靠药材业务维持生计，中成药经营退居次要地位；唯有胡庆余堂和叶种德堂尚能勉强维持局面，但已今非昔比。

1945年8月，抗日战争胜利后，药业曾一度有所复苏。但随着国民党政府发动内战，物价飞涨，政府又采取了限价政策，致使一些大药店名产中成药，如驴皮胶、八珍糕、人参再造丸、辟瘟丹及各种药酒等，均被抢购一空。例如，胡庆余堂的驴皮胶在短时间内被抢购了5万多斤，抢购人群甚至挤掉了大门口的石栏杆。由于原料无法及时补充，中成药在售出后难以继续生产。一时之间，各大药店难以为继，中成药生产大幅下降。

（四）中药材保管

在中药材保管方面，古时通常将药材吊挂在屋内通风干燥之处，须用时才取下配方。到了汉唐时期，中药库存保管方法开始采用瓦罐、瓷瓶等容器进行保存。清末至民国时期，大型药店的栈房分工非常细致，设有细货房、中货房、粗货房、拣药房、刀房、片子房、胶房、丸散房、酒房、鹿间等专门房间。相比之下，小型药店由于资金有限，备货不多，大多将商品直接存放在店堂的格斗中，故有“格斗财主”之称。商店对于药材的保管方法，主要包括以下7种。

1. 晒

清代张同泰、胡庆余堂等大药店已构建专用晒台，每年在“黄梅天”和“桂花蒸”期间趁天晴晒货，伏天晒药被称为“晒伏货”，同时也要晒容器，确保其干燥。

2. 烘

私营药店普遍配备有烘筒，下面放置火盆，潮湿药材置于铁筛上，放在烘筒上方烘干，这是梅雨天气时的应急措施。

3. 焙

大中型药店都有焙箱，箱上有出气小孔，内部使用铁锅覆盖在煤灶上，焙箱分隔为四五层栅栏，搁置药匾烘干药物。这种传统方法至今仍在沿用。

4. 灰

在缸或甏中存放石灰，称为灰缸，用于贮存花类、动物类或不常用的饮片或成药。每年春秋两季更换石灰，以保持药材干燥。

5. 封

密封保管适用于苏叶、薄荷等香气草药。药店在产季收购后，采用密封办法全年贮存，以保持其香气不变。

6. 窨

利用窨井储存鲜芦根、鲜生地黄、鲜石斛、鲜毛姜等新鲜药材，类似于现代的冷藏技术；有的需要与沙拌合，防止干瘪。没有窨井的药店则将鲜货放在能活动的地板下面进行隐蔽储存。

7. 种

对于鲜石斛、鲜金钗、鲜石菖蒲等备而少用的鲜活药材，采用泥沙种植的方式保存。有的药店还将鲜石斛盆栽放在柜台上，兼具美化店堂的功能。

此外，还有混合储存的方法，如将动物类药材与樟脑、花椒一起保管，或者将牡丹皮与泽泻放在一起，起到防蛀的作用。

（五）营销

民国时期，中药零售业的经营范围一般为中药饮片、中成药和参燕三大类。在中成药的经营方面，大型药店通常采用自制自销的模式，主要面向零售市场，同时也兼营城乡中小药店的批发业务。例如，胡庆余堂生产的胡氏辟瘟丹、纯黑驴皮胶、人参再造丸、养血愈风酒等产品，在江、浙、沪、皖一带的城乡地区颇负盛名，并且在海外华侨中也享有良好的声誉。

中华人民共和国成立前，私营药店提供的服务项目丰富多样，有代客煎药、送药上门、加工研磨成粉、制作丸剂、煎膏滋药等，服务周到，店规较多，视顾客为"衣食父母"，制订了许多店规来确保服务质量。营业员须站立服务，面向顾客，双手按柜，态度和蔼。顾客买药时，笑脸相迎，语气热情。顾客复配处方时，先问病情以示关切。即使遇到难缠的顾客，营业员也能耐心解释，不与争吵，体现了"店员明吃三分亏"的服务精神。

在药材价格方面，药材行业并未设立统一的价格标准。1945 年 12 月，杭州市中药商业同业公会会员代表大会提议"统一售价，以整业规"，并组织了"评价会"。名义上，药材价格由同业公会评议，但实际上，价格被少数大商户操纵。药材行的价格传统上由有威望且受信赖的人士掌控。每当第一批山货抵达市场（落行），药行即开盘（开价）。此时，胡庆余堂、叶种德堂、张同泰药店等知名药店的经理会随带拣货专家前来挑选，价格则由药行的行面先生与药店经理面对面协商，根据品质成数确定；拣货价格通常比市上普通价格高出三到四成。对于收进价格，一般采用八五扣秤或八五至八八扣佣的方式议定。药行利润通常按 15%～20%计算；也有按照售价加 5%～7%的行佣，再给予进货单位八五至八八折率，并视情况议定销价。拆兑行的价格一般按照一六贯（一种行业内的计价方式，通常表示 60%利润）计算。零售店的价格则由饮片组评议会议定，基于价目表所列的码洋，根据不同药店的规模进行折扣计值：甲级店九五扣，乙级店八五扣，丙级店七五扣，丁级店六五扣。所有实洋销售均无额外折扣。大店每月初一、十五按九扣结算。当时，零售毛利最高可达 19 倍，平均为 1.45 倍；而参燕类商品的毛利则超过 50%。

药店的规模通常分大、中、小三类，各具特色：其一，大药店经营严谨，不赊欠，不代客煎药、送药。这类药店一般采用前店后场的布局，如胡庆余堂、叶种德堂、万承志堂、方回春堂、张同泰及泰山堂等，均属规模较大的杭州药业六大家。它们精选道地药材，自行配制丸散膏丹，饮片品种齐全，讲究质量和信誉。自制的丸散膏丹以零售为主，也兼营城乡中小药店批发，深受群众信赖。其二，中型药店大多聘请坐堂医生诊病并开具处方，提供代客煎药和送药服务。虽然规模逊于大店，但价格略低，经营较为灵活。此类药店允许赊账购药，凭折记账，并在三节结算（端午节、中秋节和春节）。这些药店不仅会聘请较有名气的“郎中先生”（中医师）坐堂门诊，还会自制一些畅销的成药，如小儿化痰丸、回春丸、益母膏、枇杷叶膏、八珍糕等，品种可达一二百种，颇受患者好评。其三，小型药店的店主既懂医道，又为民撮药。此类药店较多，相当一部分不雇职工，或仅收一两个学徒，属于“家养店”（即店堂在外，住家在内）。所售药材，部分源自大中型药店筛选后剩余的，规格稍差，但价格更便宜。平时生意较为清淡，主要顾客是附近居民。销售的产品主要包括桂皮、茴香、胡椒、膏药、皮硝、吊筋药等零味药，一般不自制成药，而是经销大中型药店的丸散膏丹。患者购买的药物多用于治疗头痛、发热、咳嗽、腹泻、腰痛、月经不调、小儿麻疹、盗汗等常见病证。在这里买药无须挂号或处方，随手抓几味药，花费不多，便能治病，因此也受到周边居民的青睐。

总之，1840—1949 年，浙派中医的发展历程实际上反映了中西医在浙江地区并行发展、相互竞争且逐渐融合的历史。

第五章

浙派中医各科及名医名著

在中国封建社会，医生的社会地位往往受到统治阶层对医学重视程度的影响。浙派中医各科流派的发展及名医名著的涌现，在很大程度上反映了历代的政治、经济、文化和社会习俗状况。浙江的家传世医传统始于三国两晋南北朝时期，到清代末期，浙江的世医家庭已经遍布全省各地。在此期间，浙江的中医专科得以全面发展，涵盖内科、外科、妇科、儿科、骨伤科、皮肤科等多个领域。

自古代至1840年，浙江孕育了众多名人贤士，在这片土地上的中医传统尤为突出，形成了衣钵相传、世家林立的局面，其间名医辈出。有史可考，清代末期以前的浙江名医超过1700人，有案可稽的中医药著作超过1800种。在全国统编高校教材《中国医学史》所载的全国58位名中医中，浙江籍有20人，占比34%；全国496部中医药名著中，浙江有94部，占比19%；《中国医学大事年表》所载的216件全国中医大事中，与浙江相关的有35件，占比16%。

由此可见，浙派中医各科流派众多，名医名著极为丰富，在中国中医药发展史上占据重要地位。

第一节 内科

一、主要流派

（一）永嘉医派

南宋淳熙至淳祐年间（1174—1252），温州形成了以陈无择为首，陈氏弟子王硕、孙志宁、施发等为骨干，以《三因极一病证方论》为理论基石，以《易简方》为学术中心的永嘉医派。《三因极一病证方论》由陈无择所著，他抓住了当时由博返约的思潮，适时提出了三因致病理论，其特点是在继承医圣张仲景病因“三因说”的基础上进行发挥和创新，重点论述致病的内因、外因、不内外因的“三因”学说，强调了明确区分三种不同的致病因素，以达到治病求本的目的。陈无择在分析“三因”学说的同时，还注意到了自唐宋以来积累起来的丰富的医学实践经验，对众多方药进行筛选鉴别，确认疗效。由此可见，陈无择创立的理论和对方剂学进行归类的思维方法，代表了当时医学发展的必然需求，为永嘉医派的产生和发展奠定了基础。因此，永嘉医派是最早的浙江医学流派，代表了南宋时期江南医学的高峰，对后世影响深远。

永嘉医派的学术特点如下：其一，具有鲜明的地方特色。陈无择创制了养胃汤，王硕在此基础上扩充了养胃汤的应用范围，而孙志宁则主张快脾法。其二，崇尚温燥。永嘉医派对于温热药物的应用独具匠心，医家们结合自身的临床实践，不断拓展温热药物的应用领域，形成了独特的用药风格。其三，从简易到全面周到。永嘉医派的治疗理念逐渐从简易方法发展为更为全面和周到的治疗体系，反映了其不断进步和完善的过程。其四，善用毒药。永嘉医派善于使用毒药进行治疗，在确保安全的前提下，通过精心配伍和严格控制剂量，充分发挥这些药物的特殊疗效。

瑞安利济医学堂和普安施医施药局的创办是永嘉医派的另外两项代表成

果。瑞安利济医学堂及利济医院由陈虬等于1885年创办，是我国第一所采用欧美办学制度和方法开办的新式中医学校（附属医院制）。该校办学17年，培养了300多名学生，为浙江中医药事业的发展做出了重要贡献。

"永嘉医派"这一概念于1992年提出。为了使社会认可这一概念，温州中医药界的专家学者们历经艰辛，广泛搜集史料和中医药文献，潜心研究，发表了大量论著，在浙江中医药界名声大振，在中国中医药界也获得一定的知名度。作为在温州土生土长的医学流派，永嘉医派在认病识证、处方用药及医学理论探讨方面都充满浓郁的温州地方特色，是浙江地区这一时期极为重要的医学流派之一。其所倡导的务实医风经久不衰，一直影响着浙江乃至全国的中医学发展。永嘉医派足以与宋金元时期的河间学派、易水学派三足鼎立，在中国医学史上占有一席之地。当前，我们研究永嘉医派的目的在于充实其内涵，使探源温州文明工程更具张力和全面性，进一步弘扬温州精神的源头——永嘉医派，使其名扬海内外。

（二）丹溪学派

朱丹溪是中国医学史上举足轻重的人物，为金元四大家之一。他推动了宋末元初学术争鸣局面的形成，世称"滋阴派"鼻祖。其学术思想、医学理论及医疗技术成就对国内外医学影响深远，在中国医学发展史上占据显赫地位。

朱丹溪的医学理论上承刘河间，旁参李东垣、张子和，却与当时盛行的《太平惠民和剂局方》之学大相径庭。丹溪受学于罗知悌，取其长处而摒弃其短处，又参照江南地区土地卑湿，湿热相火为病极为常见的地理特点，以及当时人们情欲过极、戕伤气血的社会风气，提出阳有余阴不足的相火论，并且在杂病的气、血、痰、郁、火的辨证论治方面造诣独到。

朱丹溪的医学理论相较于刘完素、李东垣、张子和三家之学更为完备和缜密，主要体现在以下四个方面：一是拥有更为严谨的理论体系。丹溪由儒入医，构建起自己的医学哲学思想体系。二是医学理论更为完善。朱丹溪处于"金元四大家"之末，对诸家学说推陈出新，集其大成，在前人的基础上取得了更大成就。三是更具斗争性。丹溪在医疗实践中深刻认识到《太平惠民和剂局方》的弊端，因而接受了刘完素、李东垣、张子和三家之学的新理论，进而形成了自己的医学思想。为推动医学进步，他不得不向《太平惠民和剂局方》发起挑战。四是影响更为深远。《局方发挥》改变了整个医学界的风气，由儒入医的医学哲学思想促使医学理论在明代有了新的发展，形成了中国医学史上哲学思想融入医学领域的高潮。丹溪学派的许多骨干成员成为明代医学的引领者，对明清时期温病学派、温补学派均产生了直接的学术影响。

丹溪学派的主要学术思想包括“阳有余阴不足论”“相火论”“气血辨治心法”“痰证郁证辨治心法”及“内生火热辨治心法”。

丹溪再传弟子众多，其子孙及异姓弟子赵道震、赵良本、赵良仁、虞诚斋、戴思恭、戴思温、王履、刘叔渊等20余人，其学术传承绵延300余年。15世纪时，由日本人月湖和田代三喜等将丹溪学派的学说传入日本，日本还成立了“丹溪学社”，对其进行研究和推广。直至今日，日本仍有“丹溪学社”存在。

（三）温补学派

温补学派是以研究脾肾和命门水火的生理特性与病理变化为核心内容，以温养补虚及善用甘温药物为治疗特色的医学流派。该学派的许多医家学宗洁古，私淑东垣，故而可以说它是由金元时期的易水学派发展演变而来。其立论颇为新颖，并且进一步发展和完善了易水学派关于脏腑病机的学说。这一学派以薛己为先驱，赵献可、张景岳与之声名相当，三人共称为“温补三大家”，是该学派的代表人物。此后，孙一奎、李中梓、高鼓峰、吕晚村、冯兆张等名家，或存其统绪，或彰其余韵，使温补一派的学说渐臻完善，将杂病治疗理论与实践推向了新的阶段。

温补学派的学术思想主要包括：明辨虚实，长于温补；治病求本，药贵精专；阴中求阳，阳中求阴；重视治形，填精补血。

（四）医经学派

医经学派尤为专注于《黄帝内经》和《伤寒论》的研究。因早期资料散佚情况严重，明代以前该学派的具体情况难以考证。不过，到了明清时期，医经学派迎来了全盛阶段。在绍兴地区，明清期间有七位著名的医经学者被尊称为“七大家”，他们在《黄帝内经》的注释工作上贡献卓著。

明代马莳，对《黄帝内经·素问》《黄帝内经·灵枢》进行校注，著成《黄帝内经素问注证发微》及《黄帝内经灵枢注证发微》。其中，《黄帝内经素问注证发微》是继王冰注《黄帝内经·素问》后的第二部注释著作，而《黄帝内经灵枢注证发微》则是我国医史上对《黄帝内经·灵枢》的最早注本。

张介宾，致力于《黄帝内经》的研究，集前人之精华，著成《类经》《类经图翼》《类经附翼》。经他“以类相从”的编撰注释后，《黄帝内经》的学术理论体系相较于原编更加条理分明、系统有序，是现存分类注释研究《黄帝内经》最为完整且最具影响力的著作。

陈士铎，字敬之，号远公，别号朱华子，又号莲公，自号大雅堂主人，山阴人。他以《黄帝内经》《伤寒论》等为立论根基，汲取古人之意却不拘泥于古人之法，大胆创新立意，著《内经素问尚论》《灵枢新编》《外经微言》，阐发颇多新见。

姚绍虞，字止庵。他弃儒治医，医药之书靡不研求，尤精于《黄帝内经》，历时7年完成《素问经注节解》。

章楠，字虚谷，浙江会稽（今浙江绍兴）人。他潜心研究《黄帝内经》，著《灵素节注类编》，通过节取原文进行注解，并分类编辑，采用“删去繁芜，撮其枢要”的方法，为绍兴医经学派增色不少，其临床实践与注释论述具有重要的学术价值。

此外，还有多位学者在《黄帝内经》研究方面提出了新颖观点，如田晋蕃的《内经素问校正》、何廉臣的《内经存真》、杨则民的《内经讲义》、徐荣斋的《内经精要》。这些著作均展现出独特的研究视角，并提出了各自独到的学术见解。

（五）钱塘医派

钱塘医派形成于明末清初，一直延续到清光绪年间，绵延超过200年，其规模之大，杰出人物之多，在历朝历代的医学学术流派中实属罕见。仅据史料记载，明确有同门及师生关系的医家就有40多人。

张志聪是钱塘医派的核心人物与集大成者，他的老师是卢之颐和张遂辰。与志聪先后受业于师张遂辰的同门弟子有张锡驹、张开之、沈亮辰、杨元如、肖明俊、张天生、陈胤倩等，其中高世栻既是志聪的同学，又是他的衣钵弟子。张志聪的学生门人众多，其中包括王弘义、王庭桂、莫昌善、徐永时、倪大昌、朱输、朱景韩、计圣公、张二中、董惟圆、赵瑾叔、曾玉楷，以及他的长子张兆璜和次子张应略。高世栻的门人则有吴嗣昌、王子佳、曹自玉、管介眉、徐皆知、朱曙升、杨坌、杨长舒、奚尚公等。此外，虽然无师生之实，但自觉传承钱塘医派学术的人物如仲学辂及其同道弟子李宝庭、程逊斋、施瑞春、章椿柏、林纾春、王绍庸等人，也对这一学派的发展做出了重要贡献。可谓人才济济，延绵不断。

侣山堂本是张志聪的寓所和诊所所在地。张志聪在《侣山堂类辩·序》中提道：“余家胥山（杭州吴山西北山峰的别称）之阴，峨眉之麓（吴山西北有一山脉古称峨眉山）。”由于侣山堂后来成为张志聪行医讲学及钱塘医派活动的主要场所，其遗址应位于今杭州市吴山西北山脚。据记载，其建筑在清乾隆年间毁于兵燹。张志聪在侣山堂论医讲学，不仅培养了一大批医学人才，还开创了集体研究和合力注释阐述的先河。他领衔编纂的《黄帝内经集注》，历时5年完成，成为影响深远的《黄帝内经》全注本，注解中屡出新见，对后世启迪甚大。此外，其主持编纂的《伤寒论集注》由高世栻最终完成，该书成为清代研究《伤寒论》的重要作品。因此，他的声望超越了他的两位老师。"钱塘医派"以侣山堂为主要活动场所，集讲学、研经与诊疗为一体，秉持维护旧论作为学术主张，研究内容涵盖医经、临床和本草等多个领域，留下了丰富系统的学术著作。其规模、成就及延续时间，在中国医学发展史上实属罕见。张志聪主持侣山堂讲学长达30年，直至因肺病辞世，可谓耗尽心血。张志聪去世后，清康熙三十四年（1695），侣山堂停止讲学1年。次年，高世栻继承老师的讲学事业，使侣山堂继续开办了4年多，直到清康熙四十年（1701）方告结束。到了清光绪年间，仲学辂在杭州创办杭垣医局，继承侣山堂集医疗、讲学与研经于一体的办学特色，传先师之学于后世。尽管杭垣医局学员常有10余人，但其规模与声势已远不及从前。

张志聪是钱塘医派的中坚人物与集大成者。他继承并发扬了老师张遂辰和卢之颐尊经崇古、维护旧论的治学特色，发展了卢之颐论医讲学的事业。以侣山堂为基地，张志聪培养了高世栻等一大批杰出医学人才，壮大了钱塘医派的队伍与阵容，并开创了集体编注医学经典的先河，为代表钱塘医派学术思想著作的问世打下了坚实基础。张锡驹全力协助志聪师兄研究《伤寒论》，并编撰了《伤寒直解》，使钱塘医派在伤寒领域的研究成果更加丰硕且独具特色。

高世栻作为钱塘医派的忠实传承人，在侣山堂延续了同学兼老师志聪的讲学授医事业。他以毕生心血完成了先师遗著《伤寒集注》，并编撰了《素问直解》，进一步拓展了钱塘医派在经典医籍研究方面的成果。仲学辂则为钱塘医派的发展画上了圆满的句号。他在杭州创办杭垣医局，再度凸显了钱塘医派行医、讲学与研经三位一体的特色。

从清代初期到清代末期的200多年，钱塘医派各代医家在治学上"尊经崇古"，学术上推崇气化理论，代代相承，聚众论医讲学之风盛行，研究经典医籍前赴后继，成就显著。特别是从明末清初到光绪年间，钱塘医派在讲学、研经与临床三个方面为我国中医药学的发展做出了重要贡献，为古代中医药学说流派书写了精彩的篇章。

（六）温病医派

刘完素依据《黄帝内经·素问·热论》中"人之伤于寒也，则为病热"的论述，倡导“热病只能作热治，不能从寒医”之说。自此，温病逐渐从伤寒中分离出来，自成一派，而刘完素也成为温病学派的奠基人之一。

清代初期，温病学说取得了显著发展。在大量临床实践的基础上，王孟英秉持“以轩岐仲景之文为经，叶薛诸家之辨为纬”的编纂原则，辑集各家医论，阐发自身见解，勤于著述，为后人留下了大量具有学术价值的医学文献，其主要著作包括《温热经纬》《霍乱论》《随息居重订霍乱论》《随息居饮食谱》《归砚录》《潜斋医话》《王氏医案》。

特别是在《温热经纬》一书中，王孟英以《黄帝内经》《伤寒论》《金匮要略》中有关热病的论述为经，以叶天士、陈伯平、薛生白、余师愚等诸家温病条文为纬，并附以后世医家的注解以及个人按语。该书不仅系统地总结了前人的经验与理论，还提出了自己的独到见解，成为温病学领域的集大成之作，标志着温病学逐渐发展成为一门独立的学科。

温病医派的学术思想主要包含以下几点：①善辨证，精鉴别。辨虚实，注重脉症合参；辨寒热，着重审察小便；审大便，以别湿燥；辨呕痢，多认为主实证；辨痰涎，另有独到见解；辨舌苔，当问口感；辨黄疸，注解精辟。②宗轻清透解治温病。③知时论证，以法统方。④药简量轻，组方严谨。⑤治湿病，区分表里。⑥治泄泻，重视类证鉴别。⑦辨病位浅深，判病情轻重。

（七）绍派伤寒

从明清到民国，绍兴地区的外感热病学经历了一个从伤寒学说主导、温补思想介入，到温病学说传入，再到独立的绍派伤寒学说形成的发展历程。在这一过程中，医学知识逐渐“入乡随俗”，与当地病证密切相关的温病和湿病知识得到开拓和深化，最终形成了别具特色的绍派伤寒学说。

绍派伤寒，因俞根初的《通俗伤寒论》而得名。《通俗伤寒论·序》中提道：“吾绍伤寒有专科，名曰绍派。”绍派伤寒学说倡导寒温一统，融合了六经辨证和三焦辨证体系，突破了传统伤寒学派单纯运用六经审察外感热病的局限，也有别于当时医生“伤寒用六经（辨证），温病用三焦（辨证）”的刻板做法。其用药轻灵，注重除湿、化湿，更契合绍兴当地的风土人情。绍派伤寒上溯明清，下逮民国，历经300余年，随着临证经验的不断积累，绍派伤寒的学说不断丰富。其间涌现出不少临床大家，形成了善治热病，诊断重目诊、脉诊、腹诊，辨证重湿，施治主化等具有鲜明地域特色的诊断治疗及组方用药体系，在中医界颇负盛名。该学派与吴门之温病学派虽同治热病，但其辨证纲领和论治内容却迥然不同，又与一般仲景学派相异，自成一体，故而称为“绍派伤寒”。该学派发端于《伤寒论》与《景岳全书》的学术观点，在清代俞根初时开始形成并在其《通俗伤寒论》中得到发扬，但彼时的理论体系尚不完善。后经任沨波、何秀山、何廉臣、章虚谷、邵兰荪、傅再扬、陶晓兰等医家继承发扬，《通俗伤寒论》也几经修订，其理论学说日益丰富。该书奠定了绍派伤寒的学术理论体系，因此后世称张景岳为绍派伤寒的开山鼻祖，俞根初为集大成者，何秀山、何廉臣是深化者与细化者。他们皆为绍派伤寒的形成与发展做出了重大贡献。

绍派伤寒的学术思想主要包括：①论风。细致区分轻伤风和重伤风的不同症状，并强调咳嗽在诊断中的重要性。②论伏暑。根据伏暑在上、中、下焦及气、营、血的不同表现，采用相应的辛凉解表或其他针对性疗法。③论燥。将肺燥分为凉燥犯肺、温燥犯肺等多种类型，并提出用杏苏散、清燥救肺汤等不同方剂进行治疗。④论火。按热在营卫、胸膈、胃肠、肝肾等不同部位，分别采用辛凉透达、苦寒直降等 10 种治法。⑤论痰。详细描述各种痰证（痰晕、痰喘）的病因、病机、症状及具体治疗方法，如用麻菊二陈汤和白果定喘汤进行治疗。⑥论哮喘。将哮喘分为肺证、胃证、督脉证 3 种类型，针对每种类型提出具体的方剂和治疗方法，如用麻黄二陈汤和小青龙汤进行治疗。⑦论胸痛及腹痛，提出调气和血、上下行逆、闭痹走窜等 10 种治痛方法，并提供相应的例方和适应证。⑧论肿病。辨识阴水肿、阳水肿等 9 种肿病类型，并结合叶天士“初病在气，久必入络”的理论，加入行气通络药物进行治疗。

二、流派传承

（一）钱塘徐氏医家

浙江的家传中医始于南北朝时期。当时，著名医家钱塘人徐之才，从其五世祖徐熙开始，向下传至他的兄弟，六代之中涌现出十一位名医，这是国内中医史上有案可稽的最早世医家族实例。

徐道度，南北朝时期丹阳人，寓居钱塘，其先世东海徐熙，喜好黄老之学，隐居于秦望山。徐道度继承父业，医术精湛，擅长内外科，著有《疗脚弱杂方》，这是目前已知最早治疗脚气病的专著。其弟徐叔响，在针灸科、儿科、本草学等领域均有深入研究，且著述颇丰。由于徐道度患有脚疾无法行走，宋文帝刘义隆常常派人抬轿请他入宫，为诸位皇子疗疾。徐道度医术高超，治病无不灵验。时人称：“天下五绝，皆出于钱塘。”“五绝”即当时善于弹琴的杜道鞠、擅长诗文的范悦、善于摹书的褚欣远、擅长围棋的褚胤及善于疗疾的徐道度。

徐氏第四代，徐道度有子文伯，徐叔响有二子嗣伯、成伯，此三子的医术同样声名远扬，誉满当世，且多有建树。徐家第五代，徐文伯子徐雄、徐成伯子徐践承袭家业，也颇具名气。徐家第六代，徐之才、徐之范又为徐家医术开创了一代辉煌。徐之才是徐氏家族七代名医中最出色的一位，他曾医治过东魏孝静帝、北齐文宣帝等多位皇帝。他将药分为宣、通、补、泻、涩、滑、燥、湿、轻、重10剂，还提出孕妇逐月养胎法。撰有《徐王八代家传效验方》（或作《徐王效验方》）10卷、《徐氏家秘方》2卷、《徐王方》5卷，均为总结家传医疗经验之书。另有《药对》（或作《雷公药对》）2卷，此书总结古代药剂学精华，对诸多药物炮制处理均有详细记载。

（二）德清姚氏内科

1. 创始人姚梦兰

姚梦兰中医内科这一传统医学门派诞生于浙江省仁和县獐山，后于杭州崛起。晚清时期，杭州四郊著名的中医内科医家有“东姚西葛”之说，“西葛”指余杭县仓前的葛载初，“东姚”则是仁和县獐山附近的姚梦兰。

姚梦兰（1827—1897），名仁，字仁斋，号梦兰，以号行世，仁和县永泰钱家兜（今浙江杭州余杭区獐山镇）人。他是仁和县诸生，世居余杭永泰乡钱家兜。初习儒，年长后患肺痨病，生命垂危。他被瓶窑镇回龙寺老僧接至寺中，老僧授以气功，每日夜晚相对静坐，一年多后病愈。老僧又授以技击之术，他竟成为体魄强健之人。从此他改学医术，刻苦钻研，终成良医。40岁之后，他的医名大振，在杭嘉湖一带享有盛誉。远近求医者，日逾百人。他平时乐善好施，贫病者求治，他不收分文。

姚氏为临床医学大家，蜚声江浙，善治温病、虚劳，精于辨证。他对待杂病重视切脉，时病则重在辨舌，用药以轻灵见长，常能出奇制胜。他的医案多用四六句，文辞华丽。他勤于思考，甚至在梦中也在推敲医理。他曾借梦中神示，告诫门人用药必须慎重考虑，并特意创制一种将药名字数按三、二、三或二、三、二镶嵌排列的处方格式，称为“香炉烛台”处方，以示郑重和虔诚，人们一睹便知方出姚门。现今虽不再拘泥此格式，但它仍作为医林佳话流传。姚氏享年71岁，可惜他的遗墨大多散佚，传世者甚少。

据2008年7月4日“浙江文物网”余杭博物馆报道：姚梦兰墓位于仁和镇永泰村钱家兜，为土坑墓，占地面积约10平方米，原有墓碑，上覆小房，现仅存坟头，高约1.5米。据村民姚荣铨介绍，此墓为姚梦兰和两位夫人的合葬墓。姚逝世后，数十里内的乡人都赶来哭泣送灵。后来人们习惯把他的墓地称为“要命来地”，意思是姚梦兰先生能把患者的性命救回来，足见乡人对这位名中医的无比崇敬。

2. 传承谱系

姚梦兰之后，其弟子门人众多，在医林享誉近百年。他们精于内科，尤其在湿温、虚劳的治疗上颇有创见。其用药偏于轻清，强调“邪去则正安”，并秉持“以胃为本”的理念，自成一系。其标志性的“香炉烛台型”处方格式，更为业内所熟知。

姚梦兰的受业弟子众多，其中以儿子耕山、良渚的莫尚古、平宅的马幼眉声名最为显著，人称“三鼎甲”，各自形成姚门分支。江苏、浙江一带的中医内科中不乏姚氏传人，近代名医叶熙春、史沛棠、潘韵泉都是其中的佼佼者。170多年来，姚氏内科相传七代，传人达300余人，分布于苏南、浙北、浙西、沪上等地，现今传人在余杭区内以塘栖一带最为集中。据传姚氏曾著有《医学大成》手稿，可惜多方查找都未能找到。

姚氏内科的另一支脉是獐山野茅山俞氏内科。姚梦兰年少时习儒的启蒙老师为野茅山俞生辉先生。后来，俞生辉之子俞奕仙从姚习医，姚为答谢师恩，悉心授以医术，但始终不肯以师徒相称。俞氏内科偏重滋阴，专研痨症，自成一支，故有“一脉二峰”之称。世传钱家兜与野茅山医学有渊源之系，即源自这一段因缘。野茅山俞氏内科至今相传五代，大多在家乡行医。

3. 学术源流

姚梦兰及其历代传人大多有着多方求学的经历。姚梦兰的中医内科源自清代极为著名的叶天士一脉，故宗温病学派，并融合诸家之长。《余杭县卫生志》记载：“以儒攻医，中年病瘵几死，得瓶窑回龙庵老僧授予气功，夜则相对静坐，年余病愈，又授以技击，竟成伟丈夫。”《浙江历代名医录》和《浙江历代医林人物》也有相关记载，如“余杭姚仁，字梦兰，善于调理，一时推为叶派名医，杭湖两郡学医者多执贽于门下。”中国百年百名中医临床家丛书之《中医临床家叶熙春》和《中医临床家史沛棠》均记载，他们的师祖姚梦兰“为叶天士门生华岫云的第五代传人”。华岫云整理叶天士医案所编的《临证指南》风靡江南，被姚梦兰及其历代传人奉为必修之书，成为姚梦兰一系的学术根基。由此可见，姚梦兰吸收了多门派、多方面的医学知识，为姚门学术发展和传承奠定了基础。

姚氏内科的传承方式包括家传、师授和过堂等。“过堂”类似于现今的进修，是姚门历代盛行的一种学习形式，即便家传弟子也大多经历过这一过程。因此，形成了姚门汇通本地区各家之长的局面。

姚梦兰的次子姚耕山，青年时考中秀才，后与其兄自幼随父习医。姚耕山悟性极高，文采出众，勤奋学习，熟读古今医书，又尽得其父所传，40岁后声名大噪，医术可与其父并肩。他非常重视察舌、验齿、观疹，尤其善治湿温。在湿温治疗中常用三仁汤、加减正气散、黄芩滑石汤、茯苓皮汤等方剂，所遗医案充分体现了这一特色。

马幼眉，仁和镇平宅村人，在“三鼎甲”中门下弟子数量居首。他的弟子大多是20世纪20—50年代杭县、余杭县中医界的领军人物，包括鲁荇青、卫竹琪、朱少白、陈良卿、巴桐轩、劳心田、陶春岩、许甘临、沈志恒、苏吉甫、沈子春、高如璋、劳勉之、田润苍、王杏轩等。

姚门第三代名医辈出。莫尚古门下有全国知名的叶熙春，嘉兴名医兼中医学教育家潘韵泉。姚耕山门下有省内外知名的史沛棠、杭州名医毛凤翔等；马幼眉的门人则多为民国时期余杭、杭县中医内科的中坚力量。第三代传人大多弟子众多，使得姚门中医遍于杭嘉湖地区。第四代传人数量达到鼎盛，据不完全统计约有90人，许多人在外县、外省发展，姚梦兰中医内科因此在沪、苏、浙、皖等地开枝散叶。其中叶熙春门下就有30余人，多为一方名医或医学团体的负责人。例如，祝松柏在民国时任余杭县国医公会理事长，蒋鸿舫为理事；唐拯民为余杭县中医师公会理事长。邵南棠是杭州名医，沈正先是余杭名医。第五代传人在区内就有20余人，大多是20世纪50—60年代杭郊诸县中医界的骨干。

姚梦兰还传授塘栖野茅山的俞奕仙医术，野茅山俞氏后来以专治痨瘵而闻名，自成一系，俞奕仙也被载入《浙江医药史》《浙江医药通史》等文献，成为晚清和民国时期浙江著名的医药家。“姚梦兰中医内科”于2009年6月评审通过浙江省非物质文化遗产传统医药类项目，先后评定鲁硕彦为“姚梦兰中医内科”省级代表性传承人，俞建卫、王建定为“姚梦兰中医内科”区级代表性传承人。余杭区中医院第六代传人包括孙力荣、傅克模、高建华、谢圣影和杨志伟；第七代传人则有王宇皓、沈迎宵、俞一冰等。他们致力于整理、挖掘和收集古方，并参与编写《姚梦兰中医内科》专辑等工作，积极投身于保护和传承工作。

现有未刊姚梦兰自抄医案1册，姚耕山手抄的姚梦兰《医灯集焰》《舌苔脉诀》《丸散膏丹制作技艺》各1册，姚耕山、马幼眉手抄的姚梦兰医案10余册，姚派清代处方200余张、古籍2000余册。此外，还有李学铭所著《中医临床家叶熙春》和史奎钧所著《中医临床家史沛棠》等资料。同时，还保存有姚派名医资料（含国家、省、市级名中医等）、历年姚梦兰学术发表报刊、1840年以来有关姚派医案的记录，历届参加非遗展示的资料及各类荣誉证书等。

4. 中医内科特色

（1）源于温病，融汇百家

姚梦兰中医内科最重要的特征是源于温病学派。姚梦兰中医内科门派源于温病学派，并融汇了医学百家之长。这与吴中名医叶天士创立温病学说颇为相似，是一个海纳百川的过程，且在此基础上有所创新发挥。

①对外感学说的创新认识：姚梦兰所著《时感门类》明确指出，温病即为时感，而时感则是春夏秋冬四时中的一切时邪外感之病。他认为，四时之中，春季多风温，夏季多湿温，秋季多燥温，冬季多伤寒等证，都有其各自独立的传变可能。例如，春温证包括风温、温热、温毒、温疟等，多归于时感之内。现存姚梦兰自抄医案按门类划分，与《临证指南》同出一辙。其临证医案中论述伏邪“唯湿为伏，其余均非伏邪”的观点，为其他论著所未见。

②祛邪为先：姚门历代医家在治疗上以祛邪为先，信奉叶氏“温邪上受，首先犯肺，逆传心包”这一理论，认为温邪由卫分而入肺经。依据卫气通肺、营气通心，而邪自卫入营，故逆传心包的原则，主张邪去则正安，强调以祛邪为第一要义，认为邪不去则病不愈。凡风寒先受于足经，宜用辛温发汗；风温先受于手经，则宜用辛凉解表，上下部异，寒温不同，治法大异。治疗不离汗、下、清三法，主要是宣通表里，疏达三焦，以引邪外出。清法运用于卫、气、营、血各时期，“用药轻灵”“重病有轻取之法”是姚氏的一大特征。

③以胃为本：姚门认为，温病（含瘟疫）中的毒寓于邪，毒随邪入，热由毒生，毒不去则热不除，变必生。盖湿邪重浊，最易阻碍脾运，主张先健运脾胃，调其升降。湿温病的病变重心在于脾胃，认为宣开肺气是治疗湿温病的重要一环。正邪相争全依赖水谷津液，而脾胃乃水谷之海，气血之源，是一身气血之本，故胃气足则正气足，正气足方可攻邪。因此，姚门特别注意对胃气的保护。在理法方药运用上，他们大多仿效叶天士等前辈，用药注重生津养液，以轻灵圆活见长。

（2）“天人合一”“天人相应”

姚梦兰在《黄帝内经》天人合一整体观念的理论指导下，认为人与自然界是一个统一的整体，人的生命活动规律以及疾病的发生等与自然界的各种变化息息相关，因此，在诊断、治疗同一种疾病时，他注重因时、因地、因人制宜，不可千篇一律。

姚梦兰认为："六淫之邪，四时皆有，惟湿为伏邪，其他均不能伏"，这是姚梦兰及其传人对伏邪的独特贡献，发前人所未发。

姚梦兰的嫡传弟子史沛棠在兼任浙江中医学院院长时，曾编写《运气学说浅解》。马幼眉有一个生死秘诀，称为"马侯诀"。该秘诀首先依据疾病所在，分析"胃""神""根"三气的情况，再根据子午流注、阴阳五行、时令季节变化规律来推测生死时间。具体内容包括：一年四季之末各有十八天为"土"旺日，一日之中七十二分钟为"土"；寅卯为春"木"，午巳为夏"火"，辰戌丑未为长夏"土"，申酉为秋"金"，亥子为冬"水"；水生木、木生火、火生土、土生金、金生水；木克土、土克水、水克火、火克金、金克木；生我者旺、我生者相、我克者休、克我者囚；生者顺、克者逆，生顺为吉、克逆为凶；人生少壮衰老如同春夏秋冬四季的变化等。马幼眉的得意门生巴桐轩同样注重运气学说。巴桐轩兼通医、药，曾按运气学说原理探索并推测来年疾病的流行趋势，用作进药品种和数量的参考。

（3）用药特色

从姚梦兰及其历代所留的医案记录中可以看出，他们选方因人而异，用药轻灵，善于使用轻灵短小的方子治愈严重的疾病。用药轻灵尤其体现在祛邪中的清法。清法需要贯穿一个"轻"字，轻能去实，是姚梦兰"用药轻灵，味淡出奇功"的特征之一。

姚门古训强调，在辨证时注重整体观念，综合环境、季节及体质等因素进行分析，方能通常达变。因此，在实际运用时，制剂大小不拘常规，药物剂量很有灵活性。病重药轻，如杯水车薪，难以见效；病轻药重，如小舟重载，反生他变。《黄帝内经》论方有大方、小方之别：大方者药味少而用量重，小方者药味多而用量轻。姚门认为，一般病急邪盛者，处方药味不多而用量偏大；内伤病缓多虚者，处方药味可增多，剂量应偏小，但要因人因证而异，变通而治。姚门的处方中常用药有11味，君、臣、佐、使配合得当，能够全面照顾正邪主次，足够应付各种病证。在处方格式上，每方所用药味以11味居多，少者8味，多则15味。炮制方法或冠于药名之上，或注于右上侧。

（4）善用膏方

姚梦兰秉叶天士的理论，以救偏却病之义，创"邪去则正安"新说。其继承者姚耕山、莫尚古，马幼眉及三代弟子叶熙春、史沛棠、潘韵泉等又有创新，认为正虚邪人，膏方之功首在滋补，强调五脏相关，虽重在脾肾，同时也要照顾全面，补虚为主，治病为次，补虚以治病。视病根不同，主要从理阴阳、补气血、养津液、和五脏、调奇经、祛病邪六个方面入手。所谓祛病邪，“膏剂滋之，不专在补，并却病也”，在膏方中酌情掺入祛病邪、治宿疾之药物，如“滋补之中，当寓潜消阴饮”等。在采用膏方调理的同时应注意摄生，如精神调节、饮食宜忌与劳逸有度等，使得“药养两到，庶克有济耳”。

反季节“治未病”理念的推行，使得膏滋药成为体虚者冬令调补的常用之法。苏沪杭膏方名家均出自姚派，这一传统延续至今。第四代弟子李学铭受恩师叶熙春启发，将“治未病”的思想贯穿痰饮证的治疗过程。依据《黄帝内经》“春夏养阳，秋冬养阴”的理论，对于久患饮病者，他主张在春夏阳盛季节，且患者病情稳定时，抓住时机培补脾肾阳气，目的是借助阳盛之势，使药效发挥得更为迅速。李学铭认为夏令膏方对合适的人群同样有益。这种治法开创了近代夏季膏方的先河。夏令膏方服用时间为1个月，夏令膏方与冬季处方的差异在于：夏令阳强，腠理发泄，汗出较多，人体气阴俱伤；又暑必夹湿，湿困中州，枢轴不利，中运易于失常。因此，夏令膏方必须突出补法，但不能盲目滋补，处方中滋腻厚味的药物必须严格控制用量，防止湿邪留恋中焦。

（5）香炉烛台型处方格式

姚梦兰医案中的处方，药名按照三二三或二三二的字数规律呈镶嵌排列，被称为“香炉烛台型”。这种处方格式为弟子们所遵循，业内人士一看便知出自姚门。第四代传人梁寿山曾讲述过其中缘由。相传有一年傍晚，姚梦兰为一位病情危重的患者出诊，开出了一剂猛药。回家后，他反复琢磨，唯恐用药有失，心中忐忑不安。于是拿出医书，在纯阳祖师像前仔细研读，查找该药的相关注意事项。在睡眼蒙眬中，他靠在椅子上睡着了。突然，他梦见纯阳祖师屈着四指，伸开六指，作长揖后离去，随后惊醒。他思索梦境的含义，猛然领悟：纯阳祖师伸开六指，寓意“大毒治病十去其六，不可过剂”；长揖而退则象征患者向先生致谢。尽管已是夜深人静，姚梦兰因这个奇特的梦更加牵挂患者，于是再次赶到患者家中。此时患者的病情已有好转。姚梦兰当即要求患者不必服完剩余汤剂，次日剂量减半。没过几天，患者便痊愈了。姚梦兰因惦记患者而有所思、有所梦，借托神示告诫后人用药必须审慎思考、明辨是非，特意创立“香炉烛台型”处方格式以作纪念。从此，这种处方格式便成为姚门医家的标志性特征，世代相传。

姚梦兰中医内科不仅在历史上为民众健康做出了巨大贡献，在当下也意义非凡，并且仍在不断发展。尤其是浙江地处东南，气候湿润，如今人们多日夜忙碌，湿温、伏暑、虚劳正是当下常见病证，而姚梦兰中医内科的治疗理念和经验恰好契合这样的环境特点。学习姚梦兰中医内科，不仅能了解其地域特色，还能领略姚派医家因人因地灵活变化的治疗方式。相信它在未来会发挥更大的作用。

（三）萧山楼氏世医

1. 楼氏世医主要传承人

楼氏祖籍乌伤（今浙江义乌），先祖于唐代末期随钱镠担任军官，其子孙遂移居萧山南乡。楼氏本为名门望族，起初从戎，继而研习儒学，而后又由儒转医，到明洪武时期的楼英（全善）时，医名益发显赫，遂为世医之家。

楼文隽（1221—1296），楼英的曾祖父，字符英，号澄斋。他生性纯孝、端方笃实，见义勇为，平日头戴高冠，身着宽袍，一派古朴之风，不追求时尚装扮。他喜好读书，见闻广博，居所内窗明几净，四周摆满图书，凡是经传、经史、天文、地理、历律、阴阳、医药等各类书籍，无不精通。他常以医药救治乡民，从不谋取私利。

楼寿高，楼英的祖父，字云齐，号南山。其人喜好读书，专心教育子女。长子齐贤，字思可，元贞年间考中进士，精通经、史、医、卜之学；五子友贤，即楼英之父，也有贤能之名。

楼友贤（1298—1360），后更名泳，字信可，号仙岩耕云叟，与杨维祯一同师从胡思梅。他喜爱《易经》，擅长诗文，又常与朱丹溪探讨《黄帝内经》的要旨，晚年潜心研究医学，乐善好施，曾对诸子说："若贫而好善，惟授徒可以种德，惟针灸可以活人。"

楼英（1332—1401），一名公爽，字全善，号全斋。萧山人。出身于儒学之家，少年时就研读《黄帝内经》等医籍，博览古今，兼通诗文。他与戴原礼交好，共同探讨医学问题。洪武年间，被征召至南京，朝廷欲任命他为太医。他以年迈为由，力辞归乡。明洪武二十九年（1396），楼英积累三十年经验，著成《医学纲目》40卷，内容涵盖脏腑疾病、伤寒、妇女、小儿、运气等10部。每部之中，分别记载病证、治法、方药。他提出"必先分别血气，表里上下、脏腑之分野，以知受病之所在，次察所病虚、实、寒、热之邪以治之"的诊病原则。楼英治病疗效显著，民间尊称他为"神仙太公"。

楼氏在医学上用力甚勤，积多年之功，编著《医学纲目》40卷，将杂病依脏腑所统，分为5部，纲目清晰，较《备急千金要方》的分法，有很大进步。

有些地方有勉强处，如将疡科证治附于心小肠部等。楼氏重视《黄帝内经》的要旨，善于融会众家之长，不独崇一家之言，强调“千变万化之病态，皆不出乎阴阳五行”。他对辨证施治原则有较为系统的概括，强调应分辨气血、表里、上下、脏腑，察明虚实寒热来进行论治。选方较为严谨，且大多切实实用。

楼英去世后，墓葬位于萧山区楼塔镇楼英村楼一自然村西元宝基山之乌珠荡，坐西朝东。墓基呈半椭圆形，由石头砌成，宽 3.5 米，长 3.7 米，高约 2.2 米。墓碑高 1.7 米，碑文阴刻楷书十一列：“一十六世祖考楼公全善府君祖妣张氏安人合葬丑岁三月立。”碑前置一石祭台。据记载，墓主楼英卒于明建文三年（1401）。清康熙五十八年（1719）张氏与其合葬。1989 年当地百姓集资重修。楼英墓保存状况较好。楼英祠堂，又称“楼英下祠堂”，位于萧山区楼塔镇楼家塔村楼二自然村东北，坐南朝北，前后三进，建筑占地面积 600 多平方米。硬山顶，覆盖阴阳小青瓦。楼英祠堂始建于民国十七年（1928）。1986 年 5 月，当地村民集资修缮，作为楼英纪念馆。祠堂保存状况较好，布局完整。2009 年 4 月，楼英祠堂及墓葬被杭州市人民政府公布为市级文物保护单位。

楼宗起、楼宗望为楼英儿子。长子宗起名衮，生于元至正十三年（1353），博览经传，尤其精通医术，救治了很多人。次子宗望名师儒，生于元至正十五年（1355），卒于 1428 年。他聪慧好学，自幼接受父亲教诲，对医学各方面都有深刻领悟。他牢记父亲的教诲：“浦阳（今浙江金华）戴公原礼，是我的朋友，如今担任太医院院使，师从丹溪朱公彦修。我是私下学习丹溪学说的人，我们的医道相通，日后你可前往向他请教。”后来宗望拜戴原礼为师，徒步前往拜见，两人交谈十分契合，戴原礼将秘方全部传授给他，他的声誉日益高涨。明永乐十四年（1416），明成祖患病，恰逢内使龚正、督府判熊以渊聘请楼宗望前往诊治，药到病除。朝廷赐他会医官之职，宗望坚决推辞，明成祖于是派人专程护送他回家。他立志著书立说，流传后世，拯救世人。著有《医学正传》《水南楼集》，其中的精妙论述和奇特药方，备受人们推崇。楼英的两个儿子，一个继承家学，一个师从戴氏，均为丹溪再传弟子。

2. 楼氏内科学术特色、临床特色

①以阴阳五行为要，通于易理；②以《黄帝内经》为本，博采诸家；③同病异法，洞烛脉证。

（四）吴氏中医内科

1. 吴氏中医主要传承人

吴氏中医是嘉善乃至嘉兴市颇具知名度的中医流派。其医疗涉猎范围广泛，不仅在内科领域表现出色，在温热病、痹证等方面也积累了丰富的经验，并且对舌诊有着独到的研究。吴氏内科创始人为吴炳，字云峰，生活于清嘉庆至光绪年间，嘉善人。吴炳以医术济世，在嘉善、上海一带享有盛誉，尤其注重“学、问、思、辨”四字。清光绪二年（1876），写成《证治集腋》（又名《证治心得》）12卷。

吴树人，字仁培，生活于清咸丰至光绪年间，嘉善人。他曾参加科举考试，高中后却不愿为官，于是跟随父亲吴炳学医。他怀有济世之志，品德高尚，医术精湛，医名超过其父，学识渊博，经验丰富。除纂注《证治心得》外，还有《延陵医案》传世。

陈良夫，名士楷，号静庵，生于同治八年（1869），逝于1921年，享年52岁。世代居住于魏塘（今浙江嘉兴），清光绪十三年中秀才，后弃文从医，师从同邑名医吴树人。吴树人以“良医力同良相”勉励他，并将希白、云峰的医书传给他，陈良夫亲手抄录，早晚诵读。陈良夫行医30多年，因忙于诊务，未曾著书。仅留下《颡川医案》12册，这是其门人徐石年、陈昌年等随诊的纪实记录，后由陈良夫的儿子陈可南整理，用于教学。部分医案被秦伯未先生选入《清代名医医案精华》。为了系统整理陈良夫的学术经验，浙江省卫生厅、浙江省中医药管理局曾组织人员，历经两年辑成《陈良夫学术经验（专集）》并出版。陈氏弟子先后达30多人，遍布上海、平湖、嘉兴、嘉善等地，如今，他的再传学生均成为行业栋梁之材，他的学术思想也一直影响着浙北医家。

2. 吴氏内科学术特色、临床特色

吴氏内科作为一个极具影响力的中医流派，在学术与临床方面均有鲜明特色。

在学术特色上，吴氏内科注重对经典医籍的传承与研究，其学术思想深受《黄帝内经》等历代名著的影响。在著书立说时，如《证治心得》，会采撷自《黄帝内经》以来历代名著有关病证的精论，将其融会贯通于诸病的证治之中，溯源探流，穷尽其变。

《证治心得》一书按照人体生理、脏腑表里及疾病性质对病症进行分类，涵盖107种病证的诊治方法。对于每种病证，先概述其病因病机、辨证治则，再阐述脉法、死候，然后附上方药遣治，形成了一套系统的辨证论治体系。例如，对于部分进一步病变可危及生命之证，还在脉法之前专门设立死证一项，详细介绍死证的病因、表现、有无施救可能等，以警示后学，体现了对病证辨证的细致入微和严谨态度。

在临床特色上，吴氏内科在临床实践方面涉猎广泛，强调医者要仁心济世，注重积累临证心得，并将其融入到对病症的治疗中，使理论与实践紧密结合，为临证启迪思路提供了有力帮助，也使得其临床治疗更具针对性和有效性。

（五）湖州陆氏内科

1. 湖州陆氏内科主要代表人物

陆岳（生卒年未详），字养愚，乌程（今浙江湖州）人。他年少时研习儒学，后来精通医学。陆岳晚年汲取古代名医方书的精华，佐以自身临床经验，著成《红炉点雪》8卷。

2. 湖州陆氏内科学术特色、临床特色

陆氏内科学术特色鲜明：治病能求其本；秉承经典，家学渊源；辨伪求真，治病求本；四诊合参，尤重舌脉。

（1）治病能求得其本

既能抓住主要病证，又能根据实际情况舍证从脉，或舍脉从证。随证处方，灵活化裁，寓变于常，颇具特色。例如，胎逆时，重用大黄峻下；痢疾时，则采用补塞法等。

（2）秉承经典，家学渊源

陆氏内科与其他家传中医相比，其传承脉络更为明晰。第二世、第三世皆以行医来践行自己的志向，从他们的从医经历和学术成果来看，家学传承无疑起到了夯实根基的作用。特别是第三世，虽"于《内经》、仲景百家之书，愧无深悉"，然于此中微理耳濡目染多年，也算是略有家学渊源。《陆氏三世医验》又名《习医钤法》，共5卷，由陆岳及其子肖愚、孙祖愚共同编撰，于1838年刊印。书中内载第一世医案66例，第二世39例，第三世63例，并附陆氏自制各方，是陆岳祖孙三代治疗验案的总结，具有很高的学术价值。自清代至民国以来，该书一直是医家必读的著作。书中每论皆以《黄帝内经》《难经》《伤寒论》等经典为依据，成为后人学习应用中医经典的典范。

（3）辨伪求真，治病求本

陆氏在临证时能辨伪求真，抓住疾病的本质加以论治。在"矜惧发病似中风治验"案中，患者林公年过五旬，发病症状看似为实证中风，但陆氏认为是肝肾二经不足所致，遂采用壮二经之气以治其标，滋二经之血以治其本的方法，使患者迅速痊愈。在"下消温补治验"案中，患者出现下消之症，通常治法为滋肾生津，但陆氏以桂枝、附子、人参益肾中之阳，待下元充足后，再微

微提升阳气，成功使病情转危为安。

（4）四诊合参，尤重舌脉

《陆氏三世医验》多采用对答体，问诊是陆氏了解患者病情的基本手段。医案详细记载病状、病因及望、闻、问、切的辨证过程。在“烦劳热极胁痛治验”案中，患者头痛身热，其他医生有的主张疏散，有的主张滋补，几乎导致误诊误治。陆氏则从脉象浮数无力入手，其余外在症状，都暂且搁置不论，治法采用清暑利溲，并加用人参以培补元气。

三、名医

（一）王充

东汉前期，王充（27—97），字仲任，会稽上虞（今浙江上虞）人。他学识渊博，善于养生，主张养气自守、爱精自保、避邪有时，明确指出生老病死是自然规律，长生不死是妄想，但人们可通过适当的养生方法延缓衰老，实现健康长寿。他著有《论衡》85篇和《养性》16篇等。《养性》专门论述保健养生之法，可惜该书早佚，但在《论衡》中仍能找到一些关于保健养生法的论述。王充关于养生保健的纲领性思想是“养气自守，适时则酒；闭明塞聪，爱精自保；适辅服药引导，庶冀性命可延，期须不老”。他还提出生老病死是自然规律，并强调未病先防、已病早治的预防理念。此外，王充在其书中记录了金属冶炼过程中烟火侵袭眼鼻和皮肤灼伤的病例，体现了他对职业病的关注。王充的医学学术思想和论著不仅推动了浙江医学的发展，也为秦汉时期医学理论的研究提供了珍贵的资料。

（二）葛洪

葛洪（约281—341），字稚川，自号抱朴子，丹阳句容（今江苏句容）人。他年少时以儒学知名，后来崇信道教，尤好神仙导养之术。葛洪师从郑隐学习炼丹术，尽得其法；后又师从鲍玄，并娶鲍玄之女为妻，精研鲍玄所授医术。司马睿为晋丞相时，葛洪被任命为掾。因平贼有功，葛洪被赐爵关内侯。东晋咸和年间初期，他担任州主簿、谘议参军等职。

葛洪著有《抱朴子》（上、下篇）、《肘后备急方》、《金匮药方》、《神仙传》等书。326—334年，葛洪绝弃世务，在杭州宝石山隐居炼丹。今杭州西湖葛岭有抱朴庐、炼丹台等遗迹。天竺山下灵隐有炼丹井，翁家山有葛翁井，吴山有丹药灶，临平山东麓景星观前有炼丹泉。浙江省中成药的制备始于东晋，著名医学家葛洪在杭州等地炼丹著书。其《抱朴子》《肘后备急方》等著作流传甚广。

在《肘后备急方》中，葛洪记载了不少中成药的处方和剂型，其中丸剂占多数。他还创制了兼具黏合力与治疗作用的黏合剂，如“治卒然忤死不能言者，用鸡冠血和珍珠为丸”“治老虐久不断者，用常山和鸡子白为丸”“治轂疸用牛胆汁为丸”等。此处所用的鸡冠血、鸡子白、牛胆汁，既有黏合能力，又能发挥一定的治疗作用。他还从急救实用角度出发，主张将备急方剂制成成药储备，以供医药急需。

葛洪力主儒道结合，认为道教应以“神仙养身为内，儒家应世为外”。他的著作主要有《抱朴子》内外篇和《肘后备急方》等。《肘后备急方》是葛洪的重要医学著作，葛洪在医疗实践中收集、研究各种药方，为民治病，提倡廉、便、验的大众化医疗措施。他对医学中的实际问题常常亲自试验，取得了不少发明成果。例如，他提出以白纸蘸尿染黄如檗者即为黄疸。天花原产于印度等地，一般认为于476年传入中国，五代十国时期在长江以北流行，宋元以后日渐猖獗。葛洪首次发现并描述了天花的症状，这在医学史上尤为难得。葛洪还总结出许多治疗急症的有效方剂和方法，如以狂犬脑髓敷伤口治狂犬病，以青蒿绞汁治疟疾，以小夹板疗骨折复位等，这些都是医学史上的创举。他还重视灸法治病，并首次记述了捏积、食道异物急救、放腹水等治疗技术。

《抱朴子·内篇》主要讲述神仙方药、养生延年，其中“金丹”“仙药”“黄白”3卷详细介绍了炼丹的方法。葛洪在大量的炼丹实验基础上，熟悉了许多无机物质的组成和一些比较简单的化学反应。在《抱朴子·内篇》中，他提到“丹砂烧之成水银，积变又还成丹砂”。丹砂即硫化汞，加热分解得到汞；汞与硫黄化合生成黑色的硫化汞，再在密闭容器中调节温度，可升华为赤红色的结晶硫化汞。葛洪是最早详细记录这一反应的人。

葛洪还指出：“铅性白也，而赤之以为丹；丹性赤也，而白之以为铅。”这是指铅可以变为铅白（碱式碳酸铅），铅白又可以变成赤色的铅丹（四氧化三铅），铅丹则可以变换为铅白，最后恢复为铅。这表明葛洪对铅的化学变化做过一系列的实验考察。他是我国炼丹术发展中承前启后的重要人物，其对炼丹方法的具体著述对后来的炼丹家影响很大。

由于葛洪在发展我国早期化工工业上的业绩，历代印染、酿造、颜料等行业均奉他为宗祖。英国学者李约瑟评价道：“整个化学最重要的根源之一，是地地道道从中国传出去的。”

（三）陶弘景

陶弘景（456—536）是著名的医药学家、道家学者与炼丹家。他在医学上著有《本草经集注》《药总诀》《名医别录》《补阙肘后一百方》《养性延命录》《合丹法式》诸多著作等。

陶弘景十分重视道教养生学的研究，主张道士的修炼应从养神、炼形这两个方面入手。他著有《养性延命录》2卷、《断谷秘方》1卷、《服气导引》等，并绘制了《导引养生图》1卷。然而，目前仅存《养性延命录》1种。他总结道教在养神、炼形方面的修炼经验，着重强调益气、保精、养神乃是摄生的关键法则。在《食诫篇》中，他讨论了饮食卫生相关内容，特别强调饮食有节，食不过量；提倡多用素食、淡食、熟食等，并建议食后散步或轻柔按摩腹部以帮助消化。此外，他还提出许多饮食禁忌。在气功养生方面，陶弘景十分重视“气”和“精”的保养，认为“道者，气也，保气则得道，得道则长存；神者，精也，保精则神明，神明则长生”。他对气功治疗疾病方面做了细致的指导，所创造的“六字诀”呼吸法是最负盛名的延寿秘诀之一，历代医学家和养生学家、气功家对其多有推崇。

陶弘景在医学发展方面的另一突出贡献是编著《神农本草经集注》。南北朝时期，《神农本草经》经过辗转传抄，“遗误相继，字义残缺”，内容已经远远不能满足实践的需要。因此，陶弘景便对本草学进行了一次较为全面的总结。他从自己所著的《名医别录》中挑选出365种新品种，附入《神农本草经》，使得原书仅有的365种药物增加到730种，并对这些药物予以一一订正、调整与分类注释，最终编成《本草经集注》一书。

（四）姚僧垣

姚僧垣（498—583），南北朝时期医家。据《后周书》记载，姚僧垣是吴兴武康（今浙江湖州）人，出身于一个世代簪缨的江南贵族之家。八世祖姚信曾任吴太常，曾祖姚郢为员外散骑常侍，封武成侯。其父名姚菩提，曾任梁高平令，因“婴疾历年，乃留心医药”，由此可见研习医药对他来说是一种业余爱好。梁武帝萧衍也有同样的爱好，据《南史·梁本纪》记载，萧衍的第七个儿子萧铎（即梁元帝）自出生便患有眼病，找医生医治后病情反而加重，“武帝自下意疗之，遂盲一目”。故而萧衍常找姚菩提“谈论方术，言多会意”。父亲与梁武帝的关系决定了姚僧垣的人生道路。僧垣“少好文史，不留意于章句，时商略今古，则为学者所称”。他24岁便继承家业，被梁武帝召入宫中，“面加讨试，僧垣酬对无滞”。直到22年后，姚僧垣46岁时，才成为“殿中医师”，48 岁时，“转领太医正”。

从 37 岁到 57 岁，姚僧垣先后担任过临川嗣王国左常侍、骠骑庐陵王府田曹参军、殿中医师、太医正、文德主帅、直阁将军、镇西湘东王府中记室参军、戎昭将军、湘东王府记室参军、中书舍人、晋安王府咨议等职。他曾为梁武帝、梁元帝诊治疾病，而且与这两位皇帝共同经历过两次事变。第一次是侯景之乱，侯景本是北朝魏尔朱荣麾下将领，后投奔高欢。高欢死后又转投梁，被封为河南王。547 年，他举兵叛变，围攻建康。姚僧垣乃弃妻子赴难，此举受到梁武帝嘉许，授戎昭将军，湘东府记室参军，但未能阻挡侯景叛军的攻势。宫城陷落后，姚僧垣回到吴兴老家，然而还没等组织起有效的抵抗，吴兴就被侯景叛军攻破。姚僧垣在辗转逃亡过程中，被侯景军俘获。侯景手下的将领侯子鉴早就听闻姚僧垣的大名，“深相器遇”，姚僧垣因此得免于难。

后来梁元帝萧铎平定了侯景之乱，派姚僧垣赴荆州，授晋安王府咨议。555 年，北魏大军攻占荆州，酷爱古典文化的梁元帝将积聚的 10 余万卷图书付之一炬。姚僧垣一直守护在梁元帝左右，被军人制止后才泣涕离去。这一次，救了姚僧垣一命的是他的医术。后周燕公于谨年事已高，“疹疾婴沉”，对姚僧垣“大相礼接”。就连周太祖派人去接姚僧垣，于谨都不放行。姚僧垣诊治燕公的案例，记载于《集验方》“治水肿方”中。

在历代名医中，姚僧垣爵位最高，在后周时曾两度被封为“伯爵”。559 年，62 岁的他治愈了燕公于谨的疾病，到长安后，被授予“小畿伯”；571 年，他又被封为“遂伯”；578 年，姚僧垣以 80 岁高龄致仕；579 年，他被封为长寿县公，在《集验方》中记有“周大侯郑将军于礼，患气兼水，身面肿，垂死。长寿公姚僧垣处二方，应手而瘥”；581 年，姚僧垣 83 岁时，晋爵北绛郡公。他在耄耋之年还能从事医疗活动，这表明他并未将显贵的地位看得过重，充分展现出了一个医者的本色。

姚僧垣是我国历史上唯一一位出身贵族，又以医术获得贵族头衔的人。他除了两度封伯爵、公爵外，还有许多显赫的头衔，如戎昭将军、车骑将军、骠骑将军、仪同三司、华州刺史等，死后被追赠为荆、湖二州刺史。

1. 学术贡献

姚僧垣所著的《集验方》，是我国魏晋南北朝时期的一部重要方书，对唐宋医学的发展有一定影响。据天一阁藏明钞本《天圣令》记载：“诸医及针学，各分经受业。医学习《甲乙》《脉经》《本草》，兼习张仲景、《小品》、《集验》等方。”由此可知，宋仁宗天圣七年修成的《天圣令》明确规定，《集验方》为医生兼习之书。宋臣孙兆在校正王焘先生《外台秘要方》的序中亦云："古之如张仲景、《集验》、《小品方》，最为名家。"可见，在北宋时期，《集验方》曾与仲景著作享有同等重要的地位。《周书·姚僧垣传》载其医案十二则，称"僧垣医术高妙，为当世所推，前后效验，不可胜记，声誉既盛，远闻边服，至于诸蕃外域，咸请托之"。

《集验方》虽已亡佚，但其文字散见于《外台秘要》、《证类本草》、日本《医心方》、朝鲜《东医宝鉴》等医书中。其中，《医心方》为日本医家丹波康赖所编的医学著作，成书于982年，并于984年上呈日本天皇，它是日本现存最古老的医书。该书系统且全面地收集了中国大量的医学文献，使不少已经散佚但极为珍贵的古医学文献得以保存，而且书中标注了原文出处，未经宋代校正医书局校订，在中日两国医学交流传播方面发挥着巨大作用。目前存世的《医心方》版本较多，保存比较完整。被日本政府定为国宝者是半井家旧藏本《医心方》，1991年由日本出版社影印出版。

2. 临床特色

姚僧垣十分重视辨证论治，用药精当，注重因人因病而异。梁武帝大同九年（543），姚僧垣在宫中担任殿中医师。当时武陵王的生母葛修华长期患有积滞病，多方治疗无效，梁武帝便让姚僧垣为其诊治。僧垣逐一说明疾病的本末增损，梁武帝因而赞叹曰："卿用意绵密，乃至于此！以此候疾，何疾可逃？"梁武帝曾因患发热病，欲服大黄。姚僧垣诊后劝止曰："大黄乃是下利之药，然皇上年事已高，不宜服用。"武帝弗从，遂至危笃。梁元帝曾患有心腹疾病，于是召众医商议治疗之方。众人均以皇上至尊至贵，不可轻率，宜用平和之药。姚僧垣则认为"脉洪而实，此有宿食，非用大黄，必无差理"。元帝从之，进食大黄汤已毕，果然痊愈。

这些事例说明姚僧垣善于辨证施治，对症下药。梁武帝自谓颇通医术，且曾对姚僧垣赞赏有加，但当疾病在身时却乱了方寸，"自用意而不任臣"，导致病情危笃。可见知医固难，而任医更不易。而梁元帝在群议用"平药"之时，偏能力排众议，听从姚僧垣而服用大黄，因而疾愈。父子行事相反，结果也大不同。明代张介宾在《景岳全书》中说："病家之要，虽在择医，然而择医非难也，而难于任医；任医非难也，而难于临事不惑，确有主持，而不致朱紫混淆者之为更难也。"

（五）嵇康

嵇康（223—262），字叔夜，祖籍会稽上虞。在魏晋时期，他被誉为"竹林七贤”之首。嵇康所著的《养生论》是我国古代养生论著中较早的经典名篇，文中深入论述了养生的必要性与重要性。

嵇康提出，养生应见微知著，防微杜渐，以防患于未然；要求养生须持之以恒，通达明理，并提出了一些具体的养生途径。

（六）白居易

白居易在822—824年任杭州刺史。在此期间，他不仅习医经、精医道，还积极疏浚大井、治理西湖。他深入钻研《龙树论》，并用决明丸和金篦刮目法治愈了自己的眼疾。

白居易曾在他的诗篇中介绍了许多养生之道。其中，《玉泉》《消暑》《练功》《龙树论》等诗篇尤为著名。《练功》一诗生动描绘了练功时的场景：“负暄闭目坐，和气生肌扶。初似饮醇醪，又如蜇苦苏。外融为骸畅，中适一念除。旷至忘所存，心与虚俱无。”此外，他反对炼丹术，并用诗表述了自己的观点：“退之（韩愈）服硫黄，一病讫不痊；微之（元稹）炼秋石，未老身溘然；杜子（杜牧）得丹诀，终日断腥膻；崔君夸药少，终冬不衣绵。或疾或暴夭，悉不过中年。唯予不服食，老命反延迟。”

（七）陈仕良

陈仕良，唐乾宁年间（894—898）人，籍贯钱塘（今浙江杭州），因其医术而闻名于世，尤其善于调治妇科诸疾。之后，他又任剑州（今四川剑阁）的医学助教，并任陪戎都尉及药局奉御之职。他奉诏参与编修《圣惠方》，并著有《食性本草》10卷。据传，陈仕良是浙江桐乡地区陈氏女科世家“陈木扇”女科的开山鼻祖。

（八）陈藏器

陈藏器（约687—757），四明（今浙江宁波）人。唐开元年间（713—741），他任京兆府三原县尉。他是一位集本草学、方剂学、海洋生物学及博物学于一身的名家。他在唐代《新修本草》的基础上，广泛搜集历代本草著作及史书、地志、文人笔记、医方等共计116种文献资料，于739年撰写了本草学巨著《本草拾遗》，又名《陈藏器本草》，全书共10卷（已佚）。该书的部分内容散见于北宋时期唐慎微所著的《重修政和经史证类备用本草》等著作中

《本草拾遗》提出了“十剂”的概念：宣可去壅，如生姜、橘皮之属；通可去滞，如木通、防己之属；补可去弱，如人参、羊肉之属；泄可去闭，如葶苈子、大黄之属；轻可去实，如麻黄、葛根之属；重可去怯，如磁石、铁粉之属；滑可去着，如冬葵子、榆白皮之属；涩可去脱，如牡蛎、龙骨之属；燥可

祛湿，如桑白皮、赤小豆之属；湿可去枯，如白石英、紫石英之属。该书内容丰富，收罗广博，具有很高的学术价值。

（九）郎简

郎简，北宋时期临安人，考取进士后，历任泉州、明州、越州诸州知州，最终以尚书工部侍郎致仕，在他89岁时，皇上增授他吏部侍郎的职位。郎简在钱塘（今浙江杭州）城北建了一座园庐，并自号“武林居士”。如果有患者上门求医，他会认真给予治疗，医德高尚。孙沔担任临安知府时，称赞郎简居住的地方为“德寿坊”，后来此地改为“仁寿坊”。郎简著有《术集方》5卷和《验方》5卷。

（十）沈括

沈括（1031—1095），字存中。晚年自称梦溪丈人，后人亦称沈梦溪，钱塘人（《武康县志》又称“武康人”）。宋嘉祐八年（1063）进士，历任翰林学士、龙图阁侍制等职。沈括博览古今，在天文、地理、地质、数学、物理和技术等多个领域均有较高成就。他注重实践，学术见解富有创造性。在医药方面，沈括广泛收集民间验方和秘方，并提炼出“秋石”（现认为性激素），经过“目睹其验”，而后记录下来。他著有《沈氏良方》和《梦溪笔谈》，还辑录了《灵苑方》。后人将《沈氏良方》与苏轼的《苏学士方》合编为《苏沈良方》，该书涵盖病因病机、医理、本草、灸法、养生、炼丹、方药等内容，涉及养生、治风、治疫、治气血、妇科和儿科六类疾病的治疗方法。沈括被誉为中国古代最伟大的科学家之一。

（十一）苏轼

苏轼（1037—1101），世称苏东坡。苏东坡在杭州创建了中国当时为民服务的最大医院，亦是第一所这样的医院——“安乐坊”。由于他精通医道，熟知中药，因此，在他的诗词中常常出现关于中药的诗句，且写得极为生动形象。他写赤小豆，“锦带千条结，银刀一寸齐”；写黄芪，“白发敲簪羞彩胜，黄芪煮粥荐春盘”，形象生动；写薏苡仁，“舂为芡珠圆，炊作菰米香”；对于橘皮，他也有诗：“一年好景君须记，最是橙黄橘绿时。”在他被贬谪到海南后，仍不忘为槟榔写诗：“两颊红潮增妩媚，谁知侬是醉槟榔。”

此外，他还著有《苏学士方》和《东坡养生集》12卷。

（十二）裴宗元

裴宗元，浙江绍兴人，曾任奉议郎药局提举、太医令、医学博士等官职。宋大观年间（1107—1110），裴宗元奉敕与陈师文、陈承等人共同校注医书，重修《熙宁太医局方》，并更名为《校正太平惠民和剂局方》10卷刊行于世，对后世影响较大。他还撰有《药诠总辨》3卷。

（十三）陈师文

陈师文，北宋时期的医官，浙江临安人。他曾任朝奉郎、尚书库部郎中、提辖措置药局等职，精于医术。宋大观年间（1107—1110），陈师文等人建议朝廷修订方书，宋徽宗诏准，并请陈师文、裴宗元、陈承等对和剂局配方进行校订。陈师文等人多方搜集资料，严格校订北宋官药局所收集的药方，编成世界上最早的国家药局制方《和剂局方》，并颁行全国。《太平惠民和剂局方》10卷，分为诸风、伤寒、诸气等14门，经数次增补，载方由297首增至788首。每方之后除详列主治和药物外，尤其对药物的炮制、制剂做了详细说明，既有配方手册的作用，也便于医生和患者选购合适的成药，对后世影响深远。

（十四）朱肱

朱肱（1050—1125），字翼中，号无求子，晚号大隐翁，北宋时期的吴兴（今浙江湖州）人，是宋代杭州著名中医学家，伤寒学派的典型代表人物。宋元祐三年（1088）进士，曾任邓州奉议郎，人称“朱奉议”。宋崇宁元年（1102），因日食上疏讲灾异，并指摘执政章惇过失，忤旨罢官，侨居杭州大隐坊。

其间数十年，他潜心钻研《伤寒论》，认为不识经络，则犹触途冥行，不知邪气所在。他在用经络循行部位和生理特点解释伤寒传变的同时，还特别强调脉证合参以辨别病证的表里阴阳。他对外感热病分类命名，施以不同方药，在鉴别诊断和治疗方面具有独到见解。

宋大观二年（1108），他编著了《伤寒百问》，指出《伤寒论》中的六经即为足三阳、足三阴六条经络。这种以经络论六经的见解最先触及《伤寒论》六经实质这一重要问题。1112年，张蒇根据朱肱亲传缮本予以修订增补，终成22卷，改称《南阳活人书》。1118年，朱肱又做了一次全面修订。

《伤寒百问》在流传过程中渐有残缺，现今存世的版本包括日本宝历三年书林涩川清右卫门刻本《伤寒百问》6卷、日本宫内厅书陵部收藏的元燕山活济堂刊本《伤寒百问经络图》9卷。除此之外，他还辑有《内外二景图》，这是中国针灸明堂图中附系内脏图的最早者，惜图文早佚，难于稽考。1114年，值朝廷重视医学，遍求精于医术之人，朱肱因此被聘为医学博士。1115年，因书写苏东坡诗获罪，被贬于达州（今四川达川），次年召还任朝奉郎，管理洞霄宫。洞霄宫位于余杭县境内，是江南道家圣地，朱肱此后以道行医，成为伤寒学派的著名代表人物。

1. 学术贡献

朱肱的代表著作是《类证活人书》，他继承古人理论而不拘泥于古人之言，在医学理论和临床实践方面均有许多新的观点。朱肱提出《伤寒论》“世人知读此书者亦鲜，纵欲读之，又不晓其义”，他认为这是“大率仲景证多而药少，使皆如仲景调理既正，变异不生，则麻黄、桂枝、青龙用之而有余，以后世望圣人难矣”之故，遂借其他著作和学说来填补伤寒理论及方药之不足，言：“今采《外台》《千金》《圣惠》《金玉函》补而完之，凡百有余道，以证合方，以方合病。虽非仲景笔削，然皆古名方也，譬犹周易参同、华严合论，步骤驰骋，不外乎圣人之意。”

朱肱指出“仲景药方缺者甚多”，如《伤寒论》中浅述了“阴阳易”，但关于其病因病机尚未明确说明，故他在继承仲景阴阳易学说的基础上引进《黄帝内经》中关于“阴阳交”的论述。《类证活人书》曰：“《黄帝内经·素问·热病论》云：温病汗出辄复热，而脉躁疾，不为汗衰，狂言，不能食，谓之阴阳交。”即热邪入侵阴分，阴气与之抗争，然阳盛阴无以抗争，从而导致脉不静反躁急、汗出热不解、狂言不能食的阳热之证，谓之阴阳交。再如朱肱引用《太平圣惠方》中治疗阴毒证的方剂补充于伤寒阴毒证的治疗中，这些内容使伤寒学说成体系化，更加全面合理，并奠定了宋代以后伤寒学说的发展趋势。

《类证活人书》用综合分析的方法，将《伤寒论》以通俗易懂的文字、问答的形式进行了阐述，进一步发展了伤寒学术理论，起到了推广张仲景学术思想的作用。正如《医剩》所言：“宣乎世之言伤寒者，至知有《活人书》，而不知有长沙之书也。”“伤寒唯《活人书》最重、最备、最易晓。”清代徐灵胎对该书进行了高度评价，言：“宋人之书，能发明《伤寒论》，使人有所执持而易晓，大有功于张仲景者，《活人书》为第一。”可见该书对张仲景伤寒学说的传播范围之广甚于《伤寒论》本身，“使遗惠天下后世”。

2. 临床特色

朱肱所著《活人书》对《伤寒论》的研究，首创以方类证的整理方法，并大胆指出《伤寒论》证多、药少、缺方的不足，选取《外台秘要》《备急千金要方》《太平圣惠方》等书中的方剂，充实了内容，还论述了妇人、小儿伤寒和一般杂病的治法，又增方 74 首。朱肱不仅精确地阐明了仲景心法，而且善于发挥和创新，对后世研究和应用《伤寒论》做出了很大贡献。朱肱用经络立论，重视脉证合参，以脉象为主进行疾病诊断，强调正病名以辨病证，并将辨病与辨证相结合进行施治。

（十五）严防御

严防御，南宋时期临安人，出身于医药世家，以开药铺为业，长于治疗痢疾。宋孝宗因吃湖蟹得痢疾，一日路过严家药铺，派侍从探问诊病之事，宣严防御入宫为孝宗诊视，严防御入宫后细问病由，仔细评诊脉象，认为孝宗得的是冷痢，当即开出一方，用新鲜采集的藕节研末，并以热酒调服。孝宗服用数次后，痢疾痊愈。孝宗大喜，将御医用来研药的金杵臼赐给严防御。后人称其家为“金杵臼严防御家”，名声大振。

（十六）陈言

陈言（约1121—1190），字无择，号鹤溪道人，青田人，南宋时期的医家，曾任四明医学提举。他精于方药，治病多效。宋绍兴三十一年（1161），陈言曾集方6卷，名为《依源指治》，分81门，分述病因病理，并附方若干。

宋淳熙元年（1174），陈言著成《三因极一病证方论》（简称《三因方》），该书的“三因说”源于《金匮要略》，陈氏将病因分作内因七情、外因六淫，不内外因三类，抓住病因，推究疾病，进行分证论治。《三因极一病证方论》全书共18卷，180门，内容涉及内科、外科、妇科、儿科及五官科等各个领域，载方1500多首。该书虽以载方为主，属于方书一类，但其医论内容也占很大比重。按因类证、因证列方、先论后方、方论结合是该书编纂体例的重要特点。书中不仅在每个病证之下设有“叙论”，讨论病因病机问题，还包含了不少专题医论，阐述生理、病理、病因、诊断及运气等内容。该书的现存主要版本包括：南宋刻配补元麻沙复刻本、元刻本、日本宽文二年（1662）刊本、日本光禄六年（1693）越后刊本、清光绪二十三年（1897）青莲花馆刊本、1934年上海鸿章书局石印本、1957年人民卫生出版社铅印本。

1. 学术贡献

陈言继承并发扬了《金匮要略》的三因说，认为“医事之要，无出三因”“倘识三因，病无余蕴”。其辨识病因的主要依据是脉象，并由此建立起以病因、脉象为纲领的方剂学分类体系。

（1）三因说

陈言综合了《黄帝内经》《金匮要略》的病因分类法，即以六淫病邪从外入侵者为外因；以七情太过，内脏郁发者为内因；而不由外邪或情志变化而病者，为不内外因。该病因理论把疾病根据不同的发病原因加以归纳分类后辨证求因，审因论治，通过分析疾病临床症状，探知发病原因，归纳证候类型，推测病理机制，并以此作为论治依据，使“三因论”立足于辨证论治，成为辨证论治的主要方法论。

（2）四脉为纲说

陈无择提出“浮沉迟数”四脉为纲说，提出以“名、体、性、用”四字“读脉经，看病源，推方证，节本草”的主张。四脉为纲说对江西崔嘉彦西原脉派的形成产生了直接影响。元天历三年（1330），张道中在其所著的《玄白子脉象纪纲图》中曰：“浮沉迟数四脉，各统三脉，并为十六脉。其四脉为纲，十二脉为纪，以总万病。但识四脉，则十二脉之象可得而推。”四脉为纲说与三因病因说有机结合，共同构成了陈无择完整的医学思想体系。

《三因极一病证方论》将脉象分为七表、八里、九道三类，以浮、芤、滑、实、弦、紧、洪为七表病脉，微、沉、缓、涩、迟、伏、濡、弱为八里病脉，细、数、动、虚、促、散、革、代、结为九道病脉。书中以七表病脉叙外感病，八里病脉叙内伤病，九道病脉叙不内外病，同时指出24种脉象所主病证及与之相应的二合脉、三合脉的主病。将二十四脉与人迎气口脉象部位相结合，可进一步区分病情之内外属性。此种分类方法将相关脉象与病因紧密结合，既丰富了脉学理论，又为学者提供了脉学纲纪。

2. 临床特色

（1）喜用温燥

范行准先生归纳永嘉医派诸医家的学术特点时指出：“由于《太平惠民和剂局方》是官书，并极普遍，所以当时医家很受影响，几乎所有的医方都以‘辛香温燥’之药为主要组成部分。”永嘉医派崇尚温燥，对于温热药物，多能结合自身实践拓展其应用领域。陈言治疗寒呕，喜用硫黄以温阳散寒，甚至和附子相伍，或以绿豆反佐。如用生硫黄丸、四逆汤治寒呕而脉弱，小便不利，身有微热者；用灵液丹治胃中虚寒，聚积痰饮，食饮不化，大便坚，心胸胀满，恶闻食气者，或妇人妊娠恶阻，胃中虚寒，呕吐不纳食者。以大辛大热之硫黄治疗呕吐似乎并不多见，陈言可称为医学史上的第一人。

（2）注重顾护脾胃

陈言受温州乡绅余光远调制“平胃散”启发，领悟到胃气是人身的根本，“扶正祛邪”是医疗第一要义，因此在平胃散的基础上增添药物，创制了“养胃汤”，载于《三因极一病证方论》卷八。其对寒呕的治疗，注意到在使用硫黄、附子等大热药物的同时，要求患者以米汤送下，体现了顾护脾胃的思想。

（3）注重调理情志

陈言的三因说将致病条件和致病途径相结合，“外感六淫”与“内伤七情”是其中心环节。对七情致病的强调与重视也就成为《三因极一病证方论》系统深入研究的内容。他在“七气证治”中，主张药物与情志调理并举，以七气汤治“治脏腑神气不守正位，为喜怒忧思悲恐惊忤郁不行，遂聚涎饮，结积坚牢，有如坯块，心腹绞痛，不能饮食，时发时止，发则欲死”。其病机特点为气虚，或有长期郁积，脏腑虚损，或惊恐气机散乱，故用人参、炙甘草以益气，佐以半夏、桂心行气。又以大七气汤治七情为病之实证。言：“喜怒不节，忧思兼并，多生悲恐，或时振惊，致脏器不平，憎寒发热，心腹胀满，傍冲两胁，上塞咽喉，有如炙脔，吐咽不下，皆七气所生。”实即仲景半夏厚朴汤而扩充其用。

（十七）王硕

王硕（生卒年不详），字德肤，南宋处州府永嘉县（今浙江永嘉）人。宋庆元年间，他官至承节郎、监临安府富阳县酒税。王硕是永嘉医派的代表人物之一，同时也是陈无择的入室弟子。他著有《易简方》，该书流传甚广，影响深远。

1. 学术贡献

永嘉医派诞生于南宋时期，追求删繁就简，由博返约，王硕所著的《易简方》集中代表了这种趋向，成为永嘉医派的学术主干。《易简方》正文主要内容有三：一是“㕮咀生药料三十品性治”，载人参、甘草、附子等三十味药物的性味、功效、主治；二是“增损饮子药三十方纲目”，是全书的主要部分，载方三十，附方一百，分别介绍诸方组成、功效、主治；三是“市肆丸子药一十方纲目”，介绍成药10种。

其学术特色主要体现在《易简方》之中，具体包括：①首列纲目，切合临床。《易简方》首先列出方剂和丸药的纲目，随后详细描述每种方剂的组成、适应证及加减变化，便于查阅和临床应用。②分门别类，归类记方。将古方按主要作用或主治病证进行分类整理，方便选取使用，并指出不同方剂的区别以供临床选用。③方药精简，具有代表性。书中精选了30首古方和10种丸药，虽数量不多但极具代表性，涵盖常见病和急症，具有很高的临床实用性。④详加注释，便于掌握。对每一首处方进行了详尽的论述，包括适用病证、禁忌以及具体用法，确保读者能够准确掌握并应用。⑤选方经典，多有增补。书中选用的经典方剂在其他方书中也有记载，但《易简方》对其适应证及加减变化进行了更为详细的分析和补充。⑥治法简单，治仓卒病。收录了许多简单易行、取材方便的验方，适用于突发病证和紧急情况，提供了快速有效的治疗方法。

2. 临床特色

（1）扩充养胃汤之用

养胃汤为陈无择所创，王硕列该方于《易简方》中，经其发挥，主治范围远超出《三因极一病证方论》的胃虚寒证，并不限于“似感冒非感冒”“如疟非疟”。王硕认为，不问伤风伤寒，可以用之；发汗不分内外，可用之养胃和中，更兼四时瘟疫，饮食伤脾，发为疟，均可为治。王硕大大扩充了养胃汤的用法范围，许多见解亦颇有独到之处。如其论养胃汤组方九品，并无一味发汗解表药，而可治风寒表证，主要是藿香辛温芳香，有发汗作用。

（2）喜用温燥

永嘉医派由于受到官书《太平惠民和剂局方》的影响，几乎所有的处方都以辛香温燥之药为主组成，这一用药习惯在《易简方》中体现得最为突出。《易简方》所备三十味生料药中，辛温燥热之药就有二十味之多，如温里祛寒药附子、干姜、肉桂、丁香，辛温理气药木香、橘红、枳实、厚朴，活血药川芎，化湿药苍术、藿香、草果，辛温解表药麻黄、白芷、细辛，化痰药半夏、天南星，而补益药仅有人参、白术、甘草、当归、白芍、五味子，苦寒药仅有黄芩一味。所载三十方中，大多性辛燥温热，如祛寒方三生饮、姜附汤、附子汤、四逆汤、真武汤、理中汤，祛湿化痰方养胃汤、平胃散、二陈汤、四七汤、渗湿汤、降气汤、缩脾饮、杏子汤、芍辛汤、温胆汤等，补益方仅为四君子汤、白术散、建中汤等少数几个，而寒凉泄热方竟无一个。

（十八）陆游

陆游（1125—1210），字务观，号放翁，山阴（今浙江绍兴）人。南宋文学家、史学家、爱国诗人。陆游从小喜读医书，在医药学上造诣颇深，著有《陆氏续集验方》2卷。尽管《陆氏续集验方》已佚。但在王璆的《是斋百一选方》和王执中的《针灸资生经》中收录了部分医方，可以窥见《陆氏续集验方》之一斑。在绍兴时，陆游亲自执锄，治地开药圃，种植药草，配制丸丹。他家中常有“杵声起”，飘散着“药尘香”。在他留下的9300多首诗中，有许多记载了他的医药活动。

（十九）王介

王介，生活于南宋孝宗至宁宗年间（1163—1224），字圣与，号默庵，临安人。祖籍山东琅琊，善画，懂医药，曾于宋庆元间官至太尉。晚年退居临安慈云岭西，所居山有堂曰“履巉岩”。

王介有感于药物“产业万殊，风土异化，岂能足历而目周之？况真伪相杂，卒难辨析”。因此，他对住地周围的药草进行了调查，并在宋嘉定十三年（1220）著成彩绘本《履巉岩本草》3卷。现存有明抄绘本。《履巉岩本草》是临安地区的一部地方本草著作，也是本草历史上现存最早的彩色本草图谱。该书描绘了慈云岭附近的206种植物药，药图多取材于写生，绘制精美，并以截取局部表现全体的方法，按比例绘制在小幅书页上，突出了植物的鉴别特性。书中既有药物正名、别名、性味、主治，还有附方，十分实用。这本书不仅把当时对中药的研究成果用传统绘画艺术表现出来，还将山水、花鸟、人物的绘画技法展现得淋漓尽致，同时准确地描述了中药的形态特征，堪称艺术与科学相结合的典范。同时，《履巉岩本草》与《政和证类本草》相比新增药品22种，如曼陀罗、虎耳草、醉鱼儿草、山黄杨等。其中，有一些是临安特有的药物名称，如“千年润”，不见于南宋以前的本草书籍，独存于《临安志》药之部。有些药名带有浓厚的浙江方音，如穿心佛指（珠）、护花（火）草等。但书中亦有若干图文不符，名实不符之处。有20多味药名下仅注以“入炉火药”。书中所载单验方，大多简便实用，曾被明《卫生易简方》部分收载。该书抄绘本原藏于北京顺义县医家张化民处，1950年卖给文禄堂书商王文进，之后将其捐给北京图书馆特藏部。南宋以后，受《履巉岩本草》的影响，兴盛起来的小幅花鸟画集册增多，彩绘本草的数量也有所增多。当然，南宋时期浙江还有另外两部彩绘本草，惜已散佚。

（二十）周守忠

周守忠（1148—1223），字榕庵，临安人。他著有《历代名医蒙求》2卷。《历代名医蒙求》成书于宋嘉定十三年（1220），书中广泛收集有关医药典故及治疗实例，留存了不少宝贵史料。该书自上古迄南宋，将历代文史和医籍中所载的名医事迹、医林典故，加以汇集，采用韵语形式，上下各以四字为一联，每联下加注有材料出处。例如，该书首联为“神农百草、伏羲九针”，其中前者以《史记》记载炎帝神农氏“始尝百草，始有医药”为依据；后者则以《帝王世纪》记述伏羲氏“制九针，以拯夭枉”作为资料来源。这种编排方式使人诵读韵语既便于记忆背诵，阅读注文又便于了解名医事迹，对于了解我国医学历史的发展具有参考意义。此外，周守忠还著有《养生类纂》22卷，又名《杂纂诸家养生至宝》或《养生延寿书》，于1220年初次出版。周守忠撰写的《养生月览》2卷，也于同年刊行。

（二十一）陈衍

陈衍（约 1190—1264），字万卿，自号丹丘隐者，人称陈隐君或冰翁，黄岩人。他既习儒学又精通医药，能“药物辨真伪，方书通古今”，有时能起死回生，一剂值千金。陈衍著有南宋民间节要性本草优秀代表著作《宝庆本草折衷》。他医术精湛，医德高尚，治学严谨，是南宋时期继唐慎微之后又一位杰出的民间医药学家。

《宝庆本草折衷》吸取了历代本草编纂的经验教训，在取材、编述方面均颇为得体，具有较高的实用价值和文献价值。全书共 20 卷，收录药物 789 味（现存 14 卷，药物 523 种，其中新增药物 13 种，新分药物 53 种），是南宋时期浙江难得的一部综合性本草著作。该书反映出南宋时期浙江药物学研究已开始重视应用理论的研究。陈衍另著有《方论英华》一书，书中收集了其平时验证有效的方剂。

（二十二）王璆

王璆，生活于宋庆元年间（1195—1200），字孟玉，号是斋，山阴人。他曾历任淮南幕官、汉阳太守，在工余之暇留心医药，尤其喜欢采集行之有效的单方和验方。经过数十年的努力，他共选方 1000 首，分为 31 门，辑集成《是斋百一选方》。原书《是斋百一选方》应初刊于宋庆元二年（1196），但已佚失。后经元代建安刘承父校正以及在内容上略有增补后，再次刊刻成《新刊续添是斋百一选方》。日本宽政十一年（1799）渥缨堂覆元建安刘氏刊本书影留存至今。

（二十三）罗知悌

罗知悌（1243—1327），字子敬，世称“太无先生”，宋末元初钱塘人。他得刘完素之学，复旁通张子和、李东垣两家学说，成为江南接受医学新思想的第一人，是传“三家”（刘、李、张）学的中心人物，促进了北学南渐，开创了“医之门户分于金元”的新时代，名闻一时。

罗氏治病处方灵活善变，疗效颇佳，推崇精神疗法，又注意顾护胃气。宋宝祐年间，以医术侍奉宋理宗，深得宠厚。宋德祐二年（1276），元兵攻占临安，罗知悌随三宫入元都。著有《心印绀珠》1 卷，清代藏书家钱曾评此书“集六散、九丸、十六汤以总持万病，意在康济斯民，甚盛心也”。惜已佚，今传有《罗太无先生口授三法》，戴原礼《序》称此书乃其师（丹溪）得太无先生口授，命内侄赵凝笔录成书。

罗知悌性格孤僻，选徒弟的标准极其严格。元泰定二年（1325），朱丹溪登门拜师，历时3个月，罗知悌见其诚意，始接纳为徒。朱丹溪随罗氏学医3年，“罗每日有求医者来，必令其（朱丹溪）诊视脉状回禀。罗但卧听，口授用某药治某病，以某药监其药，以某药为引经。往来一年半，并无一定之方”。

罗知悌从30余岁被扣留燕京，至古稀之年才得以释放，回到杭州后过着隐居生活。戴元礼《九灵山房集》“丹溪翁传”中详载此事：“元泰定二年，翁往谒焉，凡数往返，不与接。已而，求见愈笃，罗乃进之，曰子非朱彦修乎？”朱丹溪既得见，遂北面再拜以谒，受其所教。

罗氏晚年身体每况愈下，只能“卧听口授”。1327年，罗知悌辞世。尽管性格孤傲，罗知悌对待患者却充满关怀，古道热肠。“凡求治者皆为诊疗，而无倦色，遇贫病无援者，赠以药资”。《丹溪翁传》所载罗氏验案，如治滇南一僧远游江浙思亲成疾，罗惠之以饮食药饵，并赠金资助其归乡。可见，罗知悌虽恃才傲物，但医德高尚，医术高超，是一位乐于济世的良医。

1. 学术贡献

从促进中医学发展的角度来看，罗知悌的最大贡献无疑是培养了一代名医朱丹溪。他晚年收朱丹溪为徒，视丹溪为衣钵传人，将刘河间、李东垣、张子和三家之学及其自身临证经验倾囊相授，为创立丹溪学派提供了坚实的基础。罗知悌将习医之法授予丹溪。《黄帝内经·素问》《难经》为医学思想之根本，仲景《伤寒论》详释外感之疾，东垣《脾胃论》等阐析内伤之病。罗知悌尤其提到“湿热、相火为病最多，人罕有知其秘者”。后来朱丹溪在湿热和相火两个方面尤有发挥，罗知悌此言功不可没。

罗知悌为朱丹溪的老师，但生前著述不多，目前仅知有《心印绀珠》和《罗太无先生口授三法》2种。钱曾《读书敏求记》记载：“罗知悌《心印绀珠》一卷。知悌，字子敬，号太无先生。集六散三丸十六汤，以总持万病，意在康济斯民，甚盛心也。是册缮写精楷，乃名手所书，宜珍秘之。”此书与李汤卿《心印绀珠经》同名，但根据内容可知二者并非同一书。罗知悌《心印绀珠》现已无迹可寻。《罗太无先生口授三法》是目前所知罗氏仅存之作，未曾刊刻，仅以抄本流传。此书分述中风、伤寒、暑病、瘟疫等内科杂病及妇人胎产前后诸疾证治，共56门、90余证，每一病证按证、因、脉、药依次论述。罗知悌师从刘完素门人荆山浮屠，尽得刘氏之学，又旁通张从正、李东垣之说，故其学宗河间而兼采众家之长，每多阐发己验而立新说。其临证制方用药，灵活变通。如治伤寒一证，其以九味羌活汤代桂枝汤、麻黄汤。言：“遵仲景方法，然变态百端，不能悉举，仔细详之。”又如其论中风，以河间、东垣心火盛而肾水虚立论，再从“虽缘外风之中，实因内气之虚”溯源，认为“虚之所在，气多不贯。一为风所入，肢体于是乎废也”。并根据中风部位确立治疗大法，即“中脏者宜下，中腑者宜汗，中经者宜补血以养筋，中血脉者宜养血以通气”。罗氏诊病立方，法随证出，方据法立，井然有序，简明切要，实为临证圭臬。

2. 临床特色

罗知悌重视脉象，在治疗过程中攻补有序，类方加减、用药精当。罗知悌治病常用类方加减，善用四君子汤、四物汤、八物汤、补中益气汤、二陈汤等基础方剂。罗知悌虽善用类方，但不拘古方，用药拟方随症脉多端而灵活变通，并随病列出病证引药及忌药。罗知悌善用引药和经验药。

他在湿热、相火类疾病的诊断、治疗方面经验丰富，尤有特色。罗知悌认为疸证、水肿、鼓胀、下血、赤白浊等病证主要是由“湿热”所致，“湿热”是导致人体水液代谢异常的主要病机。然而，在治方用药时，他会根据不同病证、不同病位、不同脏腑等因素灵活调整，做到得心应手。罗知悌对“相火”致病亦有讨论，其在“梦遗”一证中详细论述了“相火”致病的病因病机及治则方药，为该证提供了系统的治疗方法。

（二十四）朱丹溪

朱丹溪（1281—1358），名震亨，字彦修，婺州义乌人。他所居的赤岸村，原名蒲墟村，南朝时改名赤岸村，后改为丹溪村。故人称他为“丹溪先生”或“丹溪翁”。朱丹溪十四岁丧父，家贫，科考两次未中，到东阳从师许谦，学习理学4年后，决意弃仕学医，此时年已四十。元泰定二年（1325），45岁的朱丹溪千里迢迢渡过钱塘江，辗转经过吴中、宛陵、建业，最后到达杭州，寻得刘完素的再传弟子、南宋时期的御医罗知悌并拜师。适逢夏日，朱丹溪每日拱立门外、顶风冒雨，趑趄三月方感动罗知悌，被罗收为唯一的弟子。罗氏是宋末元初钱塘人，得金代刘完素之再传，旁通张从正、李杲二家之说，自成一体。朱丹溪从师三年，受师真传，刻苦研修，终有所成，与刘完素、张从正、李东垣并列为“金元四大家”。

朱丹溪治学严谨，67岁时著《格致余论》，共收录医论42篇，充分反映了丹溪的学术思想，是他的代表作之一。该书以“相火论”“阳有余阴不足论”两篇为中心内容，创立了“阳常有余，阴常不足”的理论，形成了系统的保养阴精的学术思想。基于此，他提出了养阴泻火的方法，研究外感病中的火热病机，继而演变为研究内伤病中的阴虚火旺病机。朱丹溪将刘河间的火热论发展为滋阴说，这对后世的影响极为深远。此外，他还编著了《局方发挥》《本草衍义补遗》《伤寒论辨》《外科精要发挥》《丹溪心法》等临证医著，内容精妙绝伦。朱丹溪不辞辛劳，精勤不倦，医术高超，被国内外医界誉为“集医之大成者”。

1. 学术贡献

朱丹溪受刘、张、李三家之学于罗知悌，博采众长并弃其不足，参以江南气候潮湿、湿热相火为病甚多的地理特点及人多情欲过极、戕伤气血的社会风气，提出阳有余而阴不足之相火论，且在杂病的气血痰郁火辨证论治方面有独到造诣，卓然为一代大家。朱丹溪晚年应众弟子之请，著书多种，内容除医学外，还广泛涉及历史地理，现存医学著作《格致余论》《局方发挥》《本草衍义补遗》《金匮钩玄》《丹溪医按》5种，另有非医学著作《风水问答》，门人后学整理其学术著作有《丹溪心法类集》《丹溪心法》《丹溪心法附余》《丹溪纂要》《丹溪先生治法心要》《丹溪摘玄》等。据统计，署名为丹溪撰著的书籍达44种之多，除本人手著及后人编著外，亦不免有书贾后人伪托圣名而刻者。

“阳有余阴不足论”是《格致余论》的重要篇章，系朱丹溪两大名论之一，也是丹溪学术思想的核心内容。这一名论讨论了人身“阳有余阴不足”的生理状态，阐发情欲伤阴的机制，进而提出一系列修身养性的方法，充实和完善了戒色欲的养生理论，因而可将其视为养生专论。

朱丹溪在《黄帝内经》“少火壮火”说的基础上，继承了河间火热论、东垣阴火说，并汲取了陈无择、张子和的若干观点，提出了相火的病理生理理论。他的“相火论”创造性地发展了内生火热理论，使中医学对于火热证的病因病机、辨治规律的认识取得了显著进展。

保护正气的思想源于对疾病发生机理和药物性味的认识，在《格致余论·张子和攻击注论》中，他从疾病发生机制出发，认为疾病的发生本身就有正气不足的一面存在，虚证属精气之虚固不待言，即使为邪实证，其根本原因也仍在于虚。而在《格致余论·病邪虽实胃气伤者勿使攻击论》中，他从药物性能出发，指出“大凡攻击之药，有病则病受之，病邪轻而药力重，则胃气受伤”，所以在治疗上须小心谨慎。基于对这两方面的认识，确立了“攻击宜详审，正气须保护”的治疗思想。正气主要指气血，“人身所有者，血与气耳……血气者，身之神也，身既衰乏，邪因而入，理或有之”，因此朱丹溪致力于补气养血之治。这不仅是他气血论治的核心内容，也是保护正气治疗思想的具体体现之一。

2. 诊疗特色

朱丹溪以善治杂病见长，主要表现在气、血、痰、郁、火的辨证论治方面。

朱丹溪辨治气血重在其虚，多从气血不足的角度考虑问题，常主以四君、四物，体现了其守正的观点。同时认为“东南之人阴火易于升”，故补气多兼血药的阴柔滋润，而不取风药的升浮温燥。同样，朱丹溪认为茯苓是“暴新病之要药也，若阴虚者恐未为相宜”，虽利湿化痰常用，由于不符合滋润柔阴的特点，一般的补气方中很少选用。当然，朱丹溪并不主张一味蛮补。所谓“诸痛不可用人参，盖人参补气，气旺不通而痛愈甚矣”，即其例。

朱丹溪从气机认识痰、郁诸证，气、血、痰、火、湿、食是郁证临床常见的六大类型，其中气郁为中心环节，尤其是痰证，更与气郁有密切关系。他认为内伤外感可致气血运行失常而为气郁之因，其中尤重火热和虚损两端。故朱丹溪主张以温散之法治疗郁结不散、气阻不运之证。苍术、香附、川芎是解郁要药，二陈是祛痰主方，俱借辛香热药以行之。虽然这一治法与其火热观点相冲突，但是朱丹溪通过寒热温凉的配伍制约，将辛热温散和寒凉清泻两大治法统一起来，成为其痰郁治疗的一大特色。

朱丹溪承河间余绪，研究湿热相火之病证，亦即内生火热。其治火诸法，可归纳为三，即郁火当发、实火可泻、虚火须补。郁火发法即同郁证证治；实火泻法要点在“降”，具体有下、通、清三法；虚火须补，朱丹溪则效法李东垣，补气之中兼升、降、缓。且此治火三法都不主张纯用苦寒。

（二十五）戴思恭

戴思恭（1324—1405），字原礼，号肃斋，明初浙江诸暨人，世居诸暨兴贤之马剑九灵山下，为当地望族。1342年起随父与姻亲赵良本、赵良仁一起拜于朱丹溪门下，深受朱丹溪赏识，得其倾囊相授，成为得意门生和传人。1358年朱丹溪逝世，次年起戴思恭游学民间，传医论道，将其所学得的丹溪学术思想及历代医家的医学理论广为传播，深受浙东、浙西习医者仰慕和追从。1374年，戴思恭被招贤入京后，先后为燕王朱棣、晋王朱㭎、懿文太子朱标诊疗。1392年寻授太医院御医。1398年夏，建文帝朱允炆即位后“擢思恭为太医院院使”。1399年，戴思恭任院使后，订正古今方剂300余首作为太医院用方。

1. 学术贡献

戴思恭现存著作有《秘传证治要诀及类方》、《推求师意》、校补《金匮钩玄》，残存或仅存书目的著作有《丹溪医按》《证治用药》《类证用药》《戴复庵方书》。

《秘传证治要诀及类方》，即《秘传证治要诀》和《证治要诀类方》。《秘传证治要诀》12卷，书以丹溪学说为本，集《黄帝内经》《难经》直至宋元诸家学术经验，参以戴思恭的心得见解，论述多种内科杂病及疮疡、妇科、五官科等常见病的证治，分诸中、诸伤、诸气、诸痛、诸嗽、诸热、寒热、大小腑、虚损、拾遗、疮毒、妇人共12门，分门列证。先论病因，再叙病源，依据征象，分析病证候，最后介绍治法。《证治要诀类方》4卷，取《证治要诀》中各门病证所引诸方，分汤、饮、散、丸、丹、膏6类，简要地说明其主治、配伍及用法等。

《推求师意》共2卷，分杂病、小儿及妇人3门，论述了50多种病证的病因病机、脉证及治法等，并附医案若干则。书中内容不仅阐述了朱丹溪的学术观点，还根据临床实际，结合《黄帝内经》《伤寒论》《金匮要略》及刘完素、李东垣、张从正等诸医家的学术思想，进行阐述与发挥，言辞有据，见解独到。《金匮钩玄》为戴思恭订正其师的遗著，全书共3卷，卷一、卷二以内科杂病为主，兼述喉病及部分外科病证，卷三为妇人、小儿病证。该书分证论治，条理清晰，词旨简明，较充分地反映了朱丹溪在补阴和治郁证方面的经验。

2. 临床特色

戴思恭在临床中谨遵"医时务须用心，行医尤当谨慎"的戒律，且不拘泥于一家之言，能融会贯通诸家思想。临证十分重视辨证求因，审因论治，对各种临床症状详加分析，探求病因病机，然后确立相应的治则治法。他临床阅病无数，经验颇为丰富，辨证精准，用药精当，善治疑难杂症，往往仅用数味中药，就能屡获奇效。

戴思恭认为，在六郁（气郁、血郁、痰郁、火郁、湿郁、食郁）中，最容易出现的是中焦气机的郁滞。因此，在治疗郁证时尤其重视中焦，以疏理气机、开泄解郁、升降兼施为基本原则，用药尤为推崇苍术、香附、川芎三味。

戴思恭在治病时强调顾护胃气的思想。在中风治疗上，他主张大补气血，特别是谨养胃气，调理脾胃。在疟疾治疗上，他指出，在疟疾发作之际禁用针刺，以免伤及胃气。待阴阳并极而退，胃气继而复集，邪留所客之地，然后进行治疗；或在其病未发作之前，迎而夺之。他认为疟疾由外邪所致，必须通过发汗来解除，但对于虚弱的患者，应先用人参、白术实胃，然后再加药取汗。

对于妇人生产，戴思恭也注重调理脾胃，补益气血。

戴思恭十分重视未病先防，针对天地间唯风无所不入，风邪易导致人生病的现象，在《秘传证治要诀》中提出“避风如避寇，盖欲窒源以防患”的病因预防观。对一些具有传染性的疾病，他尤其强调注意预防。

（二十六）吴恕

吴恕，字如心，号蒙斋，元代仁和人。他少时家贫，以卖乌蛇丸治疗风疾为生。恰巧有一位使官到钱塘，因患此疾召吴恕治病。使官敬服吴恕对此病的研究，经他之手旋即康复，吴恕因此名声大振。后征至京师，成为太医院的御医。

吴恕对张仲景的《伤寒论》潜心研究，常说张仲景《伤寒论》意蕴幽深，学者不容易领会其要旨，乃约为律赋以发其义，并参考朱肱《南阳活人书》加以注释，有助于初学者入门。

吴恕撰写了《伤寒活人指掌》5卷，该书在宋代李知先的《活人书括》基础上增辑而成，有本年尚从善序及次年贾度序，并附有《药方料例》。后经门人熊宗立续补，编为《类编伤寒活人书括指掌图论》10卷。吴恕还撰写了《伤寒活人指掌提纲》1卷，本书应为《伤寒活人指掌》的节录本，收于《医要集览》。

（二十七）吴瑞

吴瑞（生卒年不详），字符瑞，又字瑞卿，海宁人，精通医学。他曾任海宁医学教授。吴瑞重视食疗，遴选了日用饮食之药540多种，考据了《神农本草经》、名贤著述及《道藏》中之医书，一一详解。1367年，他撰成《日用本草》8卷，分为米、壳、菜、果、禽、兽、鱼、虫8门，旨在从日常食物中寻求防治疾病的方法。《日用本草》是食疗领域的一部重要著作，李时珍在其《本草纲目》中曾引用该书内容，并对其生平略加阐述。现存有明刻本。

（二十八）倪居敬

倪居敬（1303—1371），字行简，杭州人。世业医，父倪垕以疡科著称，名盛一时。倪居敬承家学，精岐黄之术。元至正年间（1341—1368），他被荐补为杭州路医学正，旋为医学教授，又升江浙官医副提举、医学提举。元明之际，兵燹四起，疫病大作，令居敬主事治疗，全活甚众，成绩卓著，又升为医学提举。朱元璋率兵初起，士卒多病，遣使邀请居敬，疗疾多愈。明初辞归，优游湖山以老。

（二十九）沈好问

沈好问，元代钱塘人，字裕生，别号启明。他的祖上善于针灸，并在太医院任职，南宋时徙居杭州，杭人称为“沈铁针”。沈好问颖慧绝人，家传儿科医术，到沈好问时日臻精绝。他给儿童治病，仿佛能透视其脏腑，对疾病了如指掌。尤其在痘疹治疗方面，更为娴熟。沈好问后被征任太医院院判等职，著有《素问集解》《痘疹启微》《本草类证》等书，惜均未见于世。其子允振，字慎伯，世袭父风，也为良医。

（三十）楼英

楼英（1332—1400），一名公爽，字全善，号全斋，明初浙江萧山人。其曾祖父楼文隽（元英）、祖父楼寿高（云齐）均博学多才，通晓医药；其父楼友贤（信可）对医药学研究颇有造诣。楼英青年时期好谈《周易》，后深研《黄帝内经》及前贤名著，并悬壶行医。1361年后，他隐居于仙若寺清燕楼，并设馆授徒。明洪武年间，经人推荐至南京治病，因其疗效显著而闻名。明太祖拟留任太医院医官，但楼英以年迈力辞未就。

1. 学术贡献

楼英注重阴阳五行学说，在理论上主要阐发《黄帝内经》并融会诸家之长。临证时强调审证求因、辨证施治，并以燮理阴阳、调和脏腑作为其数十年临床实践的指导思想。他不仅精于医学，还兼及运气、炼丹以及江潮水文之说。一生撰有《医学纲目》40卷、《内经运气类注》4卷、《仙岩文集》2卷、《周易参同契药物火候图说》等著作，其中尤以《医学纲目》最为著名。

《医学纲目》的主要贡献如下：第一，首次将中医学理论体系与临床诊疗体系有机整合为一个统一体系，实现了针方与药方的整合，完成了中医学理论体系的一次完整重构。第二，构建了更合理的疾病分类体系。在概念辨析的基础上，结合当时的临床实际进行合理且合乎实际的疾病分类，为明以后的医学全书所遵从。第三，对病因病机的认识进行了深化，提供了更为科学的解释。第四，构建了一套切合临床实际的诊疗规范，使治疗更加系统化和标准化。第五，创新了中医学专著的编撰形式，为后世医学书籍的编写提供了范例。

2. 临床特色

楼英以燮理阴阳、调和脏腑作为临床治病的证治法则，尤为重视正气，认为正虚则邪气袭虚，稽留不去，内外和邪，气机不畅，疾病乃成。

在妇科病临证应用上，楼英针对妇人不同年龄的生理特点分而治之：青少年着重补肾，育龄期侧重于肝，绝经后着重于脾。他强调妇人以血为本，善用四物汤治疗妊娠病、产后病及各类妇人杂病。

在儿科病临证应用上，楼英宗钱乙《小儿药证直诀》的五脏所主，以证候为依据，辨脏腑之虚实。用“惊、风、困、喘、虚”来归纳心、肝、脾、肺、肾五脏的主要证候特点，用虚实来辨证脏腑的病理变化，立五脏补泻为治疗纲要。

楼英在临床上也非常重视用针。他认为用针必先诊脉，“脉”既是“脉象”，也是“经脉之变”。用针必先候气，即辨别针下腧穴处是邪气还是谷气。

（三十一）吴绶

吴绶，生卒年不详，浙江钱塘人，明代医家。吴绶在《伤寒蕴要全书》序中说自己出身医学世家，三代从医，年轻时熟读《黄帝内经》《伤寒论》等中医经典著作，但因“经意言简义奥，援引幽邃”，自觉天赋愚鲁，不能明其精要。曾想过放弃，后被家人训斥，又继续参悟，通宵达旦学习，仍不能参透其精华，故“访求师范，穷究诸书，申请详解”，历30余年，终有所得，后奉诏至京师入太医院，因侍药有效，升为御医，官至御医院判。后年老以疾告归。

吴氏临证技术高超，曾遇一名叫冯英的伤寒患者，诸医皆议用承气汤攻下，而吴绶视之曰：“将战汗矣，非下证也，当俟之。”顷刻，果得战汗而解。吴氏精于伤寒之学，参考古今伤寒诸书，著成《伤寒蕴要全书》，流传于世。在伤寒研究方面，吴氏强调五运六气学说的意义和认识经络生理病理的重要性。

1. 学术贡献

吴绶精研《伤寒论》，认为“其例三百九十七法、一百一十三方，与夫六经传变阴阳虚实，发汗吐下告诫谆谆，施治变化微妙无穷，实为济生之惠万世不易之大法也”。因历史原因，《伤寒论》原书缺损不全，令人遗憾。此前虽有众多书籍对《伤寒论》进行补充解析，但吴绶认为均不尽如人意，故而广纳后世医家之精论及验方，“傍取诸书，钩其玄者附益之”，形成了自己的学术思想，康熙年间的《浙江通志》赞其“画图立说，究极元微”。最终于1504年编撰成书，名《伤寒蕴要全书》。

《伤寒蕴要全书》对后世影响深远。其中收录的验方为后世用药提供了参考，如明代李时珍撰写的《本草纲目》，其序中引据古今医家书目共277家，其中就有吴绶的《伤寒蕴要全书》。《本草纲目》正文部分论述代赭石、龙胆、玄明粉等药时，多有引用《伤寒蕴要全书》中之小验方。《伤寒蕴要全书》亦是《伤寒论》理论研究的奠基之作。明代医家赵献可说：“待陶节庵《六书》、吴绶《蕴要》二书刊行，而伤寒之理始著。”清代医家汪琥评价该书“胜于陶氏六书”。在俞根初的《通俗伤寒论》后序中亦提道：“吴绶《蕴要》、节庵《六书》、王宇泰《伤寒准绳》、张路玉《伤寒绪论》，俱有裨于后人，即有功于仲景。”由此可见《伤寒蕴要全书》在明清时期的影响力。

《伤寒蕴要全书》分为四部：第一部主要写中医望、闻、问、切四诊，五运六气，十二经络运行及传变，常用药味及其主治、归经、炮制等内容。第二、第三、第四部书则皆从一证、一症或某一方面问题着手，从病因病机、诊断辨证、治疗方药、预后调护等几个方面详细论述。该书是对《伤寒论》及经方的一次系统性整理和归纳。同时，以《伤寒论》作为基础，搜集后世各医家的见解及验方，博采众家之长，归纳整理各病各证的诊疗方法。其用方既尊崇经方，又不乏时方，而是基于后世的理解，在经方基础上灵活加减变通。既脱胎于经典，又不拘泥于经典，在一定程度上体现了对仲景学术的继承与发扬。

2. 临床特色

吴绶的《伤寒蕴要全书》受《伤寒论》影响颇深，书中使用频率较高，加减变化较多的 7 种类方分别为小柴胡汤类方、桂枝汤类方、四逆汤类方、理中汤类方、五苓散类方、四物汤类方、四君子汤类方，其中前 5 种之原方皆出自《伤寒论》。将二者主要使用的类方进行对比，可以看出吴绶不仅对《伤寒论》有所继承和发展，而且凸显了其自身的学术特点。

所有类方中，条达枢机的小柴胡汤类方使用最为频繁、最为灵活。且吴绶最常用的 7 种类方中，小柴胡汤能条达内外气机；桂枝汤能温通在表之气机；四逆汤能通散阴寒、通里之气机；理中汤健运脾胃，能复气机之升降；五苓散通利小便，以通畅膀胱气机。小柴胡汤去人参、甘草、大枣，四逆汤去甘草，理中汤、五苓散去白术，四物汤去熟地黄，皆是畏其壅滞之性，易阻碍气机。小柴胡汤类方中常用化痰、除湿、利水之品，使气机畅通无阻；桂枝汤多配伍葛根、羌活、防风等祛风药，使表气正常宣透；四逆汤本有辛温之附子、干姜，又可配伍葱白，破阴回阳，解寒气凝滞；五苓散中常配伍茵陈、滑石等清热利湿之品，使湿邪从小便出而不滞于体内；四物汤与四君子汤配伍陈皮、木香、青皮、砂仁等理气导滞之品，气顺方能生血。

7 类方皆攻补兼备，各有侧重。小柴胡汤类方、五苓散类方偏于攻，但小柴胡汤类方有人参、甘草、大枣补中，五苓散类方有茯苓、白术健脾；理中汤类方、四物汤类方、四君子汤类方偏于补，但理中汤类方中又有干姜、附子、桂枝温中散寒，陈皮、厚朴、丁香理气，白术、茯苓、藿香以助利湿；四物汤类方中有川芎，补血又不忘活血行血，四君子汤中有白术、茯苓等，既可健脾，又能利湿，二者又多用陈皮、木香等理气药，使补气血而不致壅滞；桂枝汤类方攻补兼施，有桂枝、麻黄、细辛等辛散之品，又有白术、当归、人参等补益之药；四逆汤类方为攻补一体，扶阳则寒自去。攻补兼施，可使攻邪不伤正，补虚而不壅滞，可根据实际情况灵活调整攻补配比，以达通补的目的。

与张仲景比较，则能发现吴绶使用滋阴清热药更为频繁。小柴胡汤类方与五苓散类方的新增药物多有黄连、黄柏、栀子等清热解毒药，麦冬、五味子、知母等滋阴敛阴药。又有四物汤类方治疗血虚发热、热在血分证，多配伍柴胡、生地黄、黄连、黄芩、黄柏、栀子、牡丹皮、地榆等清热凉血药。此因二人所处时代、地域、社会条件等因素不同，吴绶对仲景经方进行的改良，更符合自己所处明代中期江浙地区的客观情况。同时，吴绶对温热病的辨治，对后世温病学辨治体系的建立起到了一定的启发作用。

（三十二）张景岳

张景岳（1563—1640），名介宾，字会卿，号景岳，别号通一子，明代末期的著名医家，山阴（今浙江绍兴）人。纵观张景岳的一生，大致可以分为两个时期，即满腹经纶的儒生时期和悬壶济世的医生时期。“先世居四川绵竹县，明代初期以军功世授绍兴卫指挥，卜室郡城会稽（今浙江绍兴）之东。”官宦世家的背景为张景岳日后博览群书奠定了良好的基础。其父为定西侯客，他从小就抱负不凡，聪颖过人，自幼喜爱读书，且不屑于章句，却喜好钻研孙子、岐黄之学。当时天下太平，“介宾年十四，即从游于京师”，广游豪门，结交贵族。侯门之中聚集了不少奇才异士，张景岳“遍交其长者”，从而学到了很多知识。据记载，景岳幼禀聪明，好读书，自六经及诸子百家，无不考镜。因其为人端静，好读书，深受其师金梦石的喜爱，不几年就尽得其传。但是，在当时的社会大环境下，深受理学思想熏陶的张景岳立志要在政治上有所作为，渴望建功立业。景岳壮年曾从戎幕府，游历北方，其外孙林日蔚在《景岳全书》的跋中曾对其外祖父有这样的叙述：“壮岁游燕冀间，从戎幕府，出榆关，履碣石，经凤城，渡鸭绿。居数年，无所就，亲益老，家益贫，翻然而归。”当时满族龙兴于东北，国内民族起义的烽火四处燃起，大明王朝已如风中残烛，岌岌可危，面对山河破碎的时局，张景岳的一腔报国热肠自然被激发出来。万历二十年（1592）五月，日本大举侵犯朝鲜，明大军援朝鲜，派军至义州之时，张景岳随军渡过鸭绿江，时年30岁。

但是，张景岳的这种积极入世、渴望建功立业的理想被当时腐败的现实击垮。辽东军事的节节失利使他的退隐之心渐起。张景岳博学多才，性情豪爽，好游任侠，曾在各地旅行，阅历极为丰富。他“于医之外，象数、星纬、堪舆、律吕，皆能究其底蕴”。黄宗羲在撰写《张景岳传》时曾提道：“在辽阳道中，闻御马者歌声恬耳，介宾曰：此恶声也，不出五年，辽其亡矣。已而言验。所亲问以近事，介宾曰：我夜观乾象，宫车殆将晏驾，天下从此亦乱矣。未几，神宗崩。”由此可见，前人认为张景岳在堪舆方面已达到相当高的水平。

张景岳在1620年前后卸军职归里，因当时家境欠佳，于是嗣后尽弃所学兵法章句，潜心从事医学。明代是中医学发展的鼎盛时期，而张景岳早期的生活经历就和医学有着不解之缘，其父张寿峰是定西侯的门客，素晓医理，景岳幼时即从父学医，开始研习医家经典著作《黄帝内经》。在随父亲于北京游学时，除攻读宋明理学外，还拜当时的名医金英（金梦石）为师，尽得其传。据史料记载，金英擅长大补元气之法，张景岳重视补肾之法，可能与金英的影响密切相关。

此外，壮年时的军事生涯和常年在东北生活的经历对张景岳的温补医学思想的形成也产生了积极的作用，同时也铸就了他作为医生的果敢精神。

多年的理论功底和扎实的临床实践使得张景岳晚年医术大进，医名日盛，求治者日盈其门，时人比之以张仲景与李东垣。余姚的大文学家黄梨洲曾说，张景岳“为人治病，沉思病源，单方重剂，莫不应手霍然。一时谒病者，辐辏其门，沿边大帅，皆遣金币致之”。明崇祯十三年（1640），78岁的张景岳“卒之日自题其像，召三子而诲之，其门人曰：先生乃死耶！吾先生固有不死者。介宾莞尔而逝”。后世医家对张景岳给予了极高的评价，人多誉之为“医门之柱石”。不仅以温补著称的高鼓峰、吕用晦、张石顽等皆宗其说，就连善于治疗温热病的叶天士也对他甚为心折，多鉴其法。

1. 学术贡献

张景岳一生著述颇丰，有《类经》《类经图翼》《类经附翼》《景岳全书》《质疑录》等著作。

《类经》是张景岳的第一部著作，共32卷，于明天启四年（1624）面向社会发行。该书将《黄帝内经》的原文重新分类编排，并加入张氏自己的注解改编而成。该书的注解包括百家辨析尚不清晰的地方，体现了张氏对《黄帝内经》深刻独到的研究心得和感悟。该书分为标本、经络、论治、疾病、脉色、气味、针刺、藏象、运气、阴阳、会通、摄生12个大类，每个大类又分为若干个小类，小类的内容与大类的内容相呼应，编排合理，易于检索，方便后世对《黄帝内经》的研究。该书的学术价值很高，清代的太医院将其作为医学参考教材，至今也是医学工作者学习和研究《黄帝内经》的重要参考书籍之一。

《类经附翼》共4卷，同样于明天启四年（1624）面向社会刊印发行。该书作为张景岳编撰《类经》的补充，体现了张氏的有关研究心得和独特见解。第一卷为医易，将《周易》的有关理论与医学理论相互联系；第二卷为律原，把古音律理论与医理相互结合；第三卷为求正录，阐述了张景岳倡导的补肾理论；第四卷为针灸赋，收录编辑了前贤流传下来的多种针灸歌赋。该书颇具参考价值。

《类经图翼》共11卷，于明天启四年（1624）面向社会刊印发行。本书主要用图解的方式对《黄帝内经》中的内容进行了深刻剖析，它对《类经》中阐述不够清晰的部分做了进一步详细的说明和注解。《类经图翼》包括运气、经络、针灸要览这3个部分。运气部分的内容是关于五运六气学说的图表和论述；其后的部分则是论述经络腧穴，还载有针灸要穴歌及诸证灸法要穴等，并且附有大量的针灸经络图。该书通篇引用了大量的资料，并附带了大量的图表。

《景岳全书》共64卷，在张景岳去世60年后，即清康熙三十九年（1700）面向社会刊印发行。此书是张氏在晚年时编撰而成，约110万字。第一部分是《传忠录》3卷，论述阴阳及前人得失。第二部分是《脉神章》3卷，论述诊断，用来观测病情。然后依次是《杂证谟》29卷、《伤寒典》2卷、《小儿则》2卷、《妇女规》2卷、《痘疹诠》3卷、《麻疹》1卷、《外科钤》2卷，论述的是各种疾病的病因病机与治疗方法。之后是《本草正》2卷，收录中药达300味之多。还有张氏所创新的《新方八阵》2卷，共有方剂186首；另有《古方八阵》9卷收录了古人的处方，其中《新方八阵》将方剂分为补、和、攻、散、寒、热、固、因8类，是张氏开创的方剂分类的新方法，又细分为小儿、妇人、外科、痘疹附方4卷。此书汇集了张景岳一生的学术思想与治疗经验。众多后世医家对该书有非常高的评价，该书也为中医学的发展做出了巨大贡献。

《质疑录》是张景岳晚年的最后一部著作，共1卷。该书在他去世48年后，即清康熙二十七年（1688）首次面向社会刊印发行。书中收录了45篇医学理论文章，重点论述了多种病证的治疗原则。相比之前的医学著作，这本书更侧重讨论古人对医学知识的正误，并合理辨析了金元时期各家医学流派在理论方面有所偏执的地方。张景岳的温补学说学术思想在这本书中得到了充分体现。不仅如此，这本书还对他早年著作中所言不当之处进行了辨析、纠正与补充。

2. 临床特色

（1）明确辨证

张景岳提出“天下之病，其本则一”的观点，即疾病发生发展的机制非常复杂，症状也多种多样，但要看到病之根本。又曰“天下之方……对证则一”，对于治病方法也有许多，但关键在于辨证准确。治疗疾病时，医生要“必确知为寒……确知为热”，指要辨清寒热，按照疾病发生发展的规律，能抓住疾病的本质，立法用药得当，达到治病求本的目的，那么消除患者的痛苦也就不难了。辨证不明病的来源，立法用药就不准确，因此就很难达到治疗疾病的目的，关键在辨证明确，抓住疾病的发生发展规律，用药立方，既能对证又能精一不乱，则药到病除。

（2）重治形为主要目的

张景岳在临床中非常强调治形，他在著作中提出“治形论”，他认为治病应以先查看患者的形体为基础。形属于阴，阴属于精与血之意。精是形的基础，形由精生，无精则无形，所以张景岳称命门为真阴之脏，而称精血形体为真阴之象。张景岳特别重视人之形体，将人身之形属于阴，盖阴为精与血，所以精血盛衰会反映人身之体质。精血不足会影响人生命活动的正常进行。从他的临床实践中可以看出，他经常用熟地黄、当归、山药、枸杞子等补益精血的药物补虚治形。简单来说，张景岳治病的重点是“治形”，而治形以治精与血为主要目标。

（3）重视扶正与补阴

张景岳在临床实践中极为重视扶正，他秉持“必当先察元气为主”的观点，即在治疗疾病前，首先要观察患者的元气状况，然后治疗疾病。他的很多方剂都兼顾补精血、补阴、补阳以扶正补其本。他用药偏于温补，但对于补阴同样予以高度重视。无论治外感还是内伤，见有虚证，即应扶正温补兼补阴为本，他认为各种疾病与阴分有很大的关系，如人伤了寒邪本属于表证，伴有出汗的表现，汗属于阴。中风之病，身体多有不适，多由筋脉受损，而人身之筋脉皆属于阴。泻痢之病，会导致患者津液大损，津液亦属于阴分。由此可见张景岳对补阴的重视程度之高。

（4）辨虚寒用补法

张景岳评价了当时的“伤寒无补法”，指出前人治疗伤寒有攻法、补法，《伤寒论》论伤寒有397法，其中伤寒脉属于虚寒证者有100种之多，所载方中含人参者有30首之多，含附子、桂枝者有50首之多，可以明显看出《伤寒论》对补法的重视程度。他从当时伤寒患者不用补法的危害进行论述，当时患伤寒者十个中有六七个是寒夹虚证。若医者不懂虚实，一见伤寒就攻，往往导致邪气不去，而正气先衰，见伤寒夹虚之证不用补法者十有八九，所以治疗大多不能取效。张景岳又在基础理论上解释了伤寒用补法的理由，如补阴又能发汗，因汗生于阴，中虚阴不能达于外，所以补阴就能发汗等。张景岳详辨虚寒，善用温补，但并非滥用温补，而是以辨证为准，该温则温，该攻则攻。

（三十三）陶华

陶华（1369—1463），字尚文，号节庵、节庵道人，浙江余杭人。幼年业儒，旁通百氏。明永乐时，征为训科。明宣德年，致仕。及长，遇良医授予秘藏医籍，遂探研医术。他精研汉代张仲景的《伤寒论》，颇有创见。

陶华为人治病，深切脉理，旁察病源，随症制方，不拘古法，屡有奇效。一女隆冬昏闷，不饮不食，神情狂躁，诸医莫测其症。究其病源，此女曾于三伏天曝晒之衣着于身而得疾，遂诊断为严冬中暑，是一种罕见病证。陶华让其服用“香薷饮”，一剂即愈。又有一人因食羊肉后涉水，导致痞结于胸，门人治之不愈。陶令其食砒一钱，一吐即愈。门人质疑，陶答道：“羊肉得砒而吐，而砒得羊肉则不能杀人，是以知其可愈。”

陶华曾悬壶杭州，治伤寒证，常一剂即愈，名噪一时，人称“陶一帖”。他著有《伤寒琐言》《陶氏家秘》《杀车槌法》《一提金启蒙》《证脉截江网》各1卷。宋成无己的《明理论》仅收录50种病证，陶华认为其不够完备，斟酌增删，写成《伤寒明理续论》1卷。明正统十年（1445），合辑为《伤寒六书》（又名《陶氏伤寒六书》）6卷，流行较广，颇有影响。此后，他又撰《伤寒全书》5卷、《伤寒治例点金》2卷、《伤寒治例直指》2卷、《伤寒直格标本论》1卷、《伤寒段段锦》（又名《十段锦》《十段关》）1卷、《伤寒全生集》4卷，在伤寒分证和治法方面有所发展。此外，他还著有《痈疽神秘验方》（一作《痈疽验方》）1卷、《陶节庵心髓》1卷。其自制方剂“柴葛解肌汤”，流传至今，并被收入《医宗金鉴》。

陶华不仅在伤寒学上为世人所重，其对外科的研究也值得一提。陶氏依据痈疽的若干兼证制定了内服和外用方共70余首，并撰成《痈疽神秘验方》1卷。该书对当时外科医家颇有裨益，后为薛己收入《薛氏医案》。陶氏所著受朱肱影响较大，在治法、分证等方面有所发展，但前人对其论说褒贬不一。

（三十四）董宿

董宿，明绍兴会稽人。明景泰四年（1453），官至太医院使。董宿著《试效神圣保命方》，现存 2 个抄本，藏于日本国立公文书馆内阁文库。

（三十五）严治

严治，字朝重，明代浙江山阴人，曾任太医院医官。其祖父近湖翁，精于医术，为越医之冠。《医家二要》现存明崇祯十三年（1640）序刊本，正文共 3 卷。

（三十六）傅懋光

傅懋光（约 1573—1644），明代会稽（今浙江绍兴）人。明万历三十五年（1607），经礼部考核，授以太医院吏目，兼任教习官。明万历四十五年（1617），升为御医。明崇祯八年（1635），官至太常寺卿，掌太医院院事。他著有《医学疑问》《医学集要经验良方》。

（三十七）胡文焕

胡文焕，杭州人，通晓医学，精通诗文。他著有《素问灵枢心得》，并编纂了多部重要丛书，包括《香奁润色》和《格致丛书》（共 17 种 40 卷），以及《寿养丛书》（共 18 种 30 卷）。《寿养丛书》的子目包括《轩辕黄帝治病秘法》、《褚氏遗书》、《寿亲养老书》、《海上仙方》（2 卷）、《孙真人海上仙方后集》、《药性赋》（2 卷）、《医学要数》、《医学碎金》（4 卷）、《医学权舆》、《医学便览》、《灵枢心得》（2 卷）、《素问心得》（2 卷）、《食物本草》（2 卷）、《食鉴本草》（2 卷）、《脉诀》、《救荒本草应急良方》等。这些书籍仅有明万历余氏种德堂一种刊本流传，具有极高的文献价值。

（三十八）赵献可

赵献可（1573—1644），字养葵，号医巫闾子，明万历、崇祯年间鄞县（今浙江宁波）人。《鄞县志》称其“好学淹贯，尤善于《易》而精于医，其医以养火为主”。赵献可好学博览，除医之外，儒、道、释均有涉猎，医德高尚，往来民间，曾游历于山西、陕西等地，人称逸士、游仙。在哲学思想上受《易经》影响较大，在医学上创立命门水火学说，提出命门为人一身之主，推崇薛己的理论，善从肾之先天真阴真阳论治疾病，反对过用寒凉损害真阳，善于运用六味丸、八味丸，是温补学派的代表性人物，撰书名曰《医贯》。

1. 学术贡献

《医贯》以命门水火学说为主，贯穿全书及疾病的辨证论治。全书共 6 卷，其中卷一为“玄元肤论”，分“内经十二官论”“阴阳论”“五行论”，论述了赵献可五行学说、命门水火学说；卷二为“主客辨疑”，论中风、伤寒、温病、郁病，评前人观点，述其经验所得；卷三为“绛雪丹书”，论述血证的理论与治疗；卷四、卷五为“先天要论”，论温补方剂、水火病机及多种病证；卷六为“后天要论”，论“脾为后天之本”理论及伤暑、伤饮食、痢疾等 6 种疾病的具体辨治。

赵献可创立的命门水火学说主要内容有三：一是肾和命门位置关系密切；二是命门为人身君主，是立命之门，是实现温养全身、化生功能的先天根本，人的生命活动离不开命门火的调节，相火即为其使者，源于命门，温煦内脏，推动机体生理活动；三是水火并重，先天真水亦十分重要，真水的多少决定了髓海的盈亏，津液的盛衰，以及阴液的丰沛程度，命门火能否发挥作用依赖真水的滋养，而真水的布散同样离不开命门火的推动，故须重视水火和谐。

赵献可于五行中独重水火，其因亦有三：一是他认为水、火二行是生命根本，是从“真生”，其余三行则依赖水火长养，为“寄生”；二是水火蕴含了自然生机，因而采用补养人体水火的方法易于调治疾病；三是调治水火二行可达到治疗他行疾病的目的。赵献可提出新的五行生克关系，言：“世人皆曰：水克火。而余独曰：水养火。世人皆曰：金生水。而余独曰：水生金。世人皆曰：土克水。而余独于水中补土。世人皆曰：木克土。而余独升木以培土。”“水克火者，后天有形之水火也。水养火者，先天无形之水火也。”水生金解释为母藏子宫，肺金之气藏于肾水，并提出水生金的治法为“调肾纳气而生金”，即壮水之主，防金畏火刑，或益火之源，防水冷金寒。水中补土则采用象数说理，“天一生水，而水之凝成处始为土”。从法象解释升木以培土之理“木借土生，岂有反克之理？唯木郁于下，故其根下克”，提出补中益气汤便是升发木气以理脾土的。《黄帝内经·素问·阴阳别论》曰：“凡阳有五，五五二十五阳。”赵献可立论于此，认为五行之中复有五行，即每行中又有其他四行。赵献可提出火之一行，有阴火、阳火，而于水、木、土、金四行又有存在，举例水中之火，如龙火居于大海，若水中之火上炎，龙火不能安居而上游，从而引申“引火归元”这一经典治法。

2. 临床特色

赵献可重视命门水火，认为命门之火和先天真水都寄存于肾中，以温养全身、濡养周身。他善用六味丸和八味丸进行治疗。赵献可在辨治杂病时，常常从肾立论，直接指出病机的根本，辨析阴阳水火的不足。

赵献可阐发了治郁五法，强调在治疗郁病时尤其重视肝郁。他认为，中风的根本在于真阴与真阳的亏衰，而火盛、痰盛及气血俱虚则是标象。因此，他提出调补和预防中风的关键在于节制饮食、戒除七情波动、远离房事。对于预防用药，他主张根据脉象辨证施治：如果两尺脉象虚衰，可用六味丸或八味丸来培补肝肾；如果寸关脉象虚弱，则适宜使用六君子汤或十全大补丸来急补脾肺。对于虚证患者，他特别提醒要慎用搜风顺气和清气化痰的药物。

赵献可非常重视先天真水与真火，认为温养命门之火是养生和治病的关键。对于阴虚火旺的病证，赵献可虽然赞同滋阴治法，但强烈反对过度使用知母和黄柏等寒凉药物，以免损伤阳气。

（三十九）卢复

卢复，明万历、天启年间（1573—1627）在世。他精通医理，兼通文学和禅理。20岁时以医为业，辨证精细入微，善治奇疾，常和名医王绍隆、缪仲淳交游论医，也与闻子将、严忍公诸文人诗酒往来。

严忍公的妻子得伤寒病后发热无汗，呕吐不止，脉息沉弱，医生们认为是少阴证。卢复诊脉后，断定该病是风邪挟胃中水饮停积所致，决定用半夏、干葛、吴茱萸、黄连急煎缓服，呕吐很快止住，但热度更高了。卢复再次诊视，患者脉势浮。他请患者吃粥，患者不敢吃，当时民间流传患风寒病不能吃东西。卢复再三劝她吃，遂呷了半杯浓粥汤，患者有点热乎乎的，似乎要出汗。再让她喝薄粥，出了很多汗，热也退了。

有人问他："风寒之邪，世俗大禁饮食，今啜粥而热退何也？"他回答："风之与寒，原自有别，世盖溷之耳。仲景桂枝汤治风，服已啜粥，古人之精义也。盖风者木也，木克土，脾胃受之。仲景治法，妙在不治风木，但令湿土气行，而风木之邪自散。今热转盛而脉势欲浮，是风邪欲散也。非谷气扬溢，则胃力孱弱，汗何从来。是借桂枝之义，以除风邪之不能汗者……予谓仍是仲景啜粥法耳，后人安能越古人之范围哉。"

其著作甚丰，医学代表作是1616年撰写的《藏园医种》，书中认为只有《黄帝内经·灵枢》《黄帝内经·素问》才是医学第一义，由此才衍生出各种医学流派。该书有许多独到见解，不承前人牙慧，启发读者心智。他对医学和针灸学造诣精深。卢复所辑《神农本经》，是现存《神农本草经》的最早辑本。卢复认为某些古代经典医著有"种子功能"，《神农本草经》即其中之一。卢复辑本所据蓝本众说不一，一般认为内容辑自《证类本草》，编排次序依据当时流行的药物学目录，与《本草纲目》不谋而合。卢复辑此书历时10多年。另外，卢复的《芷园臆草》中有《题药》一部，是他研究药物的心得。

（四十）陈元赟

陈元赟（1587—1671），原名珦，字义都，一字士升，另有芝山、虎魄道人、瀛壶逸史、菊秀轩、既白山人等别号、笔名，余杭人。他是中国明清时期杰出的学者，为中日文化交流做出了卓越贡献。陈元赟幼年好学，通诗文、书法、绘画、建筑、制陶及医术。27岁时，他入河南嵩山少林寺，习武术和制陶术，并负责管理寺内陶器、药材，对医药、针灸、气功、食疗都颇有研究。

明万历四十七年（1619），陈元赟东渡日本，在日流寓52年，先后寄居长崎、江户、名古屋等地，与各阶层、各行业人士广泛交往。在文学上，陈元赟将中国公安派文学主张和创作在日本传播，对日本文学革新起到了积极作用。在武术上，陈元赟于1626年前后居国昌寺创编柔道，传授给武士福野正胜、三浦义辰、矶贝次郎，以后三人各自形成流派，使柔道传遍日本。陈元赟被日本人奉为柔道鼻祖。后受聘于藩主德川义直及其长子第二代藩主德川光友为幕宾，教授书法、诗文，继而主持、传授烧窑制陶技艺。其陶法精致，独具风格，称“元赟烧”，尤以茶器为上品，对日本茶道很有影响。

陈元赟还在日本广泛行医，传播丹溪学说，颇受日本人士欢迎和钦佩，被日本学术界誉为“介绍中国文化之功劳者”。陈元赟为萩津长门藩主毛利辉元太守撰写了《长门国志》，保存了中世纪本州西部政治、经济、社会、地理、民俗等资料，传播了中国方志学。陈元赟在日本著作甚丰，有《虎林诗人集》《既白山人集》《升庵诗话》《老子经通考》《元元唱和集》《陈元赟书牍》等。陈元赟崇尚民族气节，在异乡不忘祖国，多次题款自署“大明武林”人，并以故乡余杭芝山、既白山取号。

（四十一）张遂辰

张遂辰，字卿子，号相期、西农老人。生于明万历十七年（1589），卒于清康熙六年（1667）。原籍江西，后随其父迁移至杭州，早年为明代诸生。

张遂辰年少时博览群书，尤工诗词，曾赋野花诗10首，其中有“傲霜茅屋鸣残叶，细雨林塘湿野花”等名句，蜚声众口，故有“张野花”之称。他曾与陈继儒、董其昌等著名文人唱和，著有《湖上白下集》诗书。后成为清代初期杭州著名的“西泠十子”之一，与同为成员的陆圻（系当时著名医家）交往甚密。

他的医术既非家传，也无师授，而是幼年体弱多病，不能医愈，后由自己“日检医方，遂以医名”。他自述曰：“顾善病，喜读黄帝书，见同病者辄恻恻然相哀怜，为之决死生，辨强弱，无论中与否，丐方求诊，遂妇孺知名，几于长安市上不能凿怀遁矣。”

明亡后，他意绪忧郁。陆圻因庄廷陇《明史》案受株连对他打击沉重。晚年他隐居于城东，潜心行医。张遂辰居杭州城东葛蒲巷（后称为“张卿子巷”），以行医为生，善于治疗伤寒病，并擅诗文古文，研究医道，著有《张卿子伤寒论》，为医家必读之书。

张遂辰对《伤寒论》研究最深，并在明末清初的《伤寒论》研究中首倡“维护旧论”，提出应维护《伤寒论》原有编次，在整理《伤寒论》中与错简重订说形成对立观点。

张遂辰于医学最大的贡献莫过于培养了一批学验俱富的弟子。《清史稿》说他弟子中“以张开之、沈亮辰为最著”，其实不然，他最著名的弟子应为张志聪和张锡驹。正是此二张承袭并发展了他的学术思想，相继为恢复医经的原貌不懈努力，形成了闻名海内的“钱塘三张”，从而构建了钱塘医派“尊经维旧”的学术特色。

（四十二）戴笠

戴笠（1596—1672），字曼公，钱塘人。初习儒，有诗名，尤精书法。后从名医习医，尽得其传，遂以医名称世。

清顺治十年（1653）春，戴笠东渡到日本长崎，与余姚朱舜水相识。次年腊八日，受禅隐元禅师剃发为僧，法号性易，字独立，自号“天外一闲人”。顺治十二年（1655），侍隐元禅师为书记，居长崎兴福寺中。

清康熙二年（1663）八月，因长崎大火无地可居，戴笠只好以行医为生，其起废愈痼，不计其数，远近之人均称其为神医。康熙四年（1665）三月，应丰后国广寿寺僧即非（名如一，绍兴人）邀请，前往该寺主管文书，并在寺中自筑精舍，名为“白云室”。

戴笠著有《一峰双咏》《就庵独语》等诗文集，其门人高玄岱别辑诗文为《天外老人集》。其《西湖感怀》诗末跋文中有“万里家乡，一湖梦寐”之句，思乡恋乡之情溢于字里行间。

他工于隶书、篆书，名声很大，时人获片纸只字即视如珍宝；又精于鉴赏，日本人得到中国书迹，常请他来判别真赝。其医术亦十分高明，尤其精于痘科，著有《太极传授》《太极传授异本》《痘疹唇舌秘诀》《痘疹论》《痘疹唇舌图诀》《唇舌口诀》《痘疹口诀》《痘疹百死形状传》8种医学专著。

戴笠的书法和医术在日本均有传人，影响颇为深远。

（四十三）卢之颐

卢之颐（1599—1664），字子由，钱塘人。其父卢复精通医学，之颐承其业，并受命完成父著《本草纲目博仪》，时年28岁，后著《本草乘雅半偈》。当时其右目已盲，又著《金匮疏论》，及半，左目亦盲，乃口授子婿使其成书。

又过了4年，写成《摩索金匮》，继又完成《伤寒金镵疏钞》《学古诊则》《痎疟论疏》等医著。

（四十四）张志聪

张志聪（1610—1674），自署西陵隐庵道人，后世称隐庵先生。张志聪自称为张机后裔，先祖为河南南阳人，后迁徙至钱塘。其少年丧父后，弃儒习医，广学博览，并追随张遂辰学医。张志聪年轻时曾为粮道（督运漕粮官吏）书吏，当时粮道患癃闭之病，诸医无治。有人推荐张志聪，张志聪以补中益气汤投之，一剂即愈，可见其医术之精。

张志聪一生勤于医学，直到80多岁未尝倦学，对于经典医籍的研究尤为用力。《清史稿》称："张志聪之学，以《灵枢》《素问》《伤寒》《金匮》为归。生平著书，必守经法……。"其先受业于遂辰，后又追随卢之颐学习，尽得两位老师真传，医学功底深厚。

他对《黄帝内经·灵枢》《黄帝内经·素问》《本草经》等经典医籍均有独到研究，对《伤寒论》的钻研致力尤深。他不仅继承了先师遂辰在编次上"维护旧论"的观点，而且有许多独到的见解和精辟的论述。他指出："仲祖《伤寒论》，其中条绪井井，原系本文，非叔和所能编次，盖谓断简残篇者，是因讹传讹也"（《侣山堂类辩·伤寒论编次论》）。他奠定了《伤寒论》六经研究中的气化学说，提出"学者当于大论之中五运六气承之，伤寒之义思过半矣"，认为不懂五运六气就无法深入研究《伤寒论》的治疗方法。

他认为"明乎伤寒之道，千般病难，不出于范围焉。故医学入门，当从伤寒始，先难其所难，而后易其所易"（《侣山堂类辨·医学入门》）。他还提出了《伤寒论》以护养胃气为重要法则，对后学启发很大。张志聪研究《伤寒论》历时20余年，著作曾三易其稿：初稿为《伤寒论宗印》，二稿为《伤寒论纲目》，三稿为《伤寒论集注》。《集注》是他研究《伤寒论》的最终结晶，也是钱塘医派的代表作，对后世影响最大。

仲学辂评价说："凡阴阳气血之生死出入，脏腑经络之交会贯通，无不了如指掌矣。隐庵之功，岂在仲景之下欤？"张志聪仿效老师之颐，在侣山堂论医讲学，其盛况比之颐有过之而无不及。清王琦称："盖其时，卢君晋公，以禅理参证医理，治奇疾辄效，名动一时。张君隐庵继之而起，名与相埒，构'侣山堂'，召同学友生及诸门弟子，讲论其中，参考经论之同异，而辨其是非。于是，谈轩岐之学者，咸向往于两君之门，称极盛焉"（《侣山堂类辨·跋》）。

张志聪对医理的探究辨别极为重视，他认为"辨之而使后世知其同，既知其所以异矣；知其异，既知其所以同矣；知其同不为异，异不为同，既知其所以同，所以异矣，无事辩矣。”清康熙九年（1670），张志聪在其花甲之际，将其与学友同道及门生弟子在侣山堂探讨医理、讲论方药、钻研学术的内容，以医论、医话的体例撰成《侣山堂类辨》一书。该书分2卷，上卷论医，下卷论药。全书内容广泛，举凡阴阳气血、脏腑经络、四诊八纲、病因症治、方剂本草、遣方用药无不涉及，且议论允当，说理透彻，条分缕析，深入浅出，言简意赅，引人入胜，至今仍是学习中医学极有价值的读本。

（四十五）高鼓峰

高鼓峰（1623—1670），名斗魁，字旦中，清康熙年间浙江鄞县人。高氏年少时喜好书法，兼好医药方书。因举兵抗清败归，遂由儒而精医，其善于起痼扶衰，行医于吴越间，以其余财，救穷济困，治病收入，随手散尽，因此临终时家徒壁立，几至无以为殓。

1. 学术贡献

高鼓峰著有《四明心法》（又名《医家心法》）3卷、《四明医案》（又名《吹毛集》）1卷，另遗著诗文有《桐斋集》《语溪集》《冬青阁集》等数种。

高氏论病偏重内因，重视脏腑功能失调，尤其着眼于真阴真阳的偏盛偏衰。在治疗上着重调整水火之偏，补上升之阳及疏肝解郁，并有一定的创见。高氏进一步阐发了温补学说，他认为人以元气为本，病以内因为主，在治疗过程中始终不忘固护元气。并认为“人之元气有限”，故补不嫌早，攻不嫌迟，用药偏于温补，主张用扶正的手段以达到祛邪的目的。高氏不仅将温补学说广泛运用于治疗内伤杂病，还将其用于外感热病，他提出了温病后期伤阳的问题，指出舌苔黑滑用八味丸，并在所撰《四明医案》中记载了数例用参、附等温热药治疗热病伤阳的案例。

高氏创用益气助阳之法，以治疗温病后期阴损及阳，以及亡阳厥脱之证，实为难得。高氏不仅善于用八味丸补阳，而且在运用六味饮化裁治疗阴虚火旺之证方面，也积累了不少经验，他对郁证的论治尤有独到的见解，认为疾病无论内外，皆为“七情过极，必生怫郁之病”。

对于郁证的治疗，其一般多以逍遥散、越鞠丸加减，若阴虚火旺之体遇此，柴胡、香附等升散香燥之品伤正劫液，则易犯“虚虚”之戒。为此，高氏创制了滋水清肝饮，药用六味地黄丸加柴胡、白芍、当归身、山栀、酸枣仁。该方取六味地黄丸滋阴，山栀降火，柴胡疏肝解郁，当归、白芍、酸枣仁养血柔肝，更适用于阴虚之郁证。

高氏对于杂病的治疗亦有不少独到之处。例如，对于形体壮实而有“血燥大肠干枯、黑屎积叠胃底”的患者，高氏主张将大黄加入滋润药中以助血药，谓“大肠一润利，而胃自开矣”，实践证明此法确有其效。高氏习医20余年，深研《黄帝内经》，参前人之学，在医学上颇有建树。

2. 临床特色

高鼓峰治病多奇，根本在于他不是见病治病，而是重视审病求因，务求病本。他的著作中有许多挽逆救治、起死回生、效若桴鼓的案例。综观高鼓峰医案，匠心独运，不囿常法，超于群医之上，深得辨证施治、治病求本之精髓，言“木必有根，水必有源，而病亦有本，本者所以致病之根源也”。

高鼓峰业医20余年，对易学和理学颇有研究，常援易理以入医。吴之振曰：“穷研于《灵枢》《素问》之旨，参究于张、李、朱、薛之说，神奇变化，不可端倪。”尤服膺同里赵献可，他在六味地黄丸方论中指出，“浙东四明医家承授赵氏之学者多”，而“赵氏得力于薛氏医案”“细参薛氏，毕竟薛氏博大而赵氏拘浅，薛氏诸变化……大概以肝肾为主，而旁救脾肺”。因此，其对薛、赵二家之学极力推崇，立法处方均以补养肾命为主。例如，对薛、赵二家的六味丸加减诸法倍加推崇，对八味丸之用桂附等则另辟专论，并据此二方宗旨制订了七味饮、滋肾生肝饮、生金滋水饮、疏肝益肾汤等方以治他脏病证。

外感六淫，内伤七情，受损传变者无非脏腑。《难经·五十难》曰：“以后来者为虚邪，以前来者为实邪。以所不胜来者为贼邪，以所胜来者为微邪。自病为正邪。”五脏之病按生克关系而传变。高氏立足临床，指出“子来扶母，遇我之所生也，虽病易愈”“母来抑子，病虽不死，亦绵延日长矣”“我克者为妻，妻来乘夫，虽非正克……不足虑也”“反之，夫来乘妻，为害必矣”。并据此提出按变见五证选方用药。以肝胆为例，《医家心法》载：“肝与胆自病为正邪，用逍遥散泻木中之木；之心病为实邪，用七味饮泻木中之火，之脾病为微邪，用小柴胡汤泻木中之土，之肺病为贼邪，用左金丸泻木中之金，之肾病为虚邪，用滋肾生肝饮泻木中之水。”其他四脏均仿此。心小肠以火为主，病变见五证，分别选用归脾汤、远志饮子、龙骨丸、导赤散、养荣汤等治疗。脾胃以土为主，病变见五证，分别选用六君子汤、四君子汤、理中汤、建中汤、香连丸等治疗。肺大肠以金为主，病变见五证，分别选用泻白散、生脉散、生金滋水饮、黄芪汤、补中益气汤等治疗。肾膀胱以水为主，病变见五证，分别选用六味饮、疏肝益肾汤、八味丸、右归饮、左归饮等治疗。凡二十五方，主治五脏病证。值得指出的是，高氏认为凡病皆有邪，均言泻而不言补。

同时，高氏指出“当论方不当论药，当就方以论药，不当执药以论方”。方与药关系密切，其机理正如晚清徐大椿所云：“方之既成，能使药各全其性，亦能使药各失其性。如八味丸之用桂附，均为辛热纯阳之品，性善走窜，但得三补三泻之纯阴厚味润下之品为峻导，则能补肾，又易控制。若不明此义，直以桂附为肾阳之定药，离法任意而杂用之，酷烈中上，烁涸三阴，为祸非鲜也。”

（四十六）高世栻

高世栻，字士宗，钱塘人。生于明崇祯七年（1634），卒年不详。但从他的代表作《医学真传》完成于1699年推算，高世栻享年在65岁以上。

高世栻少时家贫，童年丧父。因科举不中，就在倪冲之门下学医，倪授以《药性全生集》《明医指掌》《伤寒五法》《诸方歌诀》等。高世栻于23岁时挂牌行医，时颇有称许者。其28岁时患痢疾甚重，自治未见好转，请他医治疗无效，最后竟不药而自愈。为此，他感叹道：“医治我若此，我治人想亦若是，以医觅利，草菅人命，谓天理何”。于是发奋再学，穷究医理。当时闻张志聪之名，乃投奔之，一学就是10年。而后，高世栻医术大进，每遇一证，必究其本而探其原，处方用药，不同流俗。《清史稿》称高世栻“乃从张志聪讲论轩岐、仲景之学，历十年，悉窥精奥”。高世栻在志聪处受益匪浅，可说是尽得真传。为此他对老师崇拜至极，并一生追随。清康熙丙子年（1696），即张志聪故世第二年，高世栻虽已年过花甲（其时世栻已62岁），不惜以年迈之躯邀集弟子吴嗣昌、王子佳等10多人，在侣山堂继续张志聪的论医讲经事业，并进一步探究前圣所未深入剖析的问题达4年之久。

高世栻并不注重自己的著述，而是集毕生心血协助志聪编注《伤寒论集注》。如他所说：“隐师稿未成而抱肺病以逝”，最后由他纂集辑补而成并使之付梓。《伤寒论集注》的文字如此浅明，得益于高世栻的功力。后高世栻又撰《伤寒集解》《素问直解》，并在校勘上下了很大的功夫。至晚年，高世栻仿效志聪《侣山堂类辨》体例，请学生们将其在侣山堂论医讲学的内容整理成《医学真传》一书。该书百余论，补充张志聪《侣山堂类辨》之遗，深发理法方药，或释疑解惑，或补偏救弊，独到之处，比比皆是，充分体现了世栻“以示正道，以斥旁门，而使初学者不可不慎也”（《医学真传·先生自述》）的宗旨。《医学真传》的学术价值与张志聪《侣山堂类辨》不相上下，是钱塘医派论医讲学内容与特色的又一传世之作。

（四十七）高濂

高濂，杭州人，是著名的文学家、戏剧家。他的名世之作有《玉簪记》《节孝记》《陈情记》《赋归记》《雅尚斋诗草》等，而他的《遵生八笺》是一部内容包罗万象、征引广博繁富、却紧紧围绕医药卫生养生的不朽巨著。

据初步考证，高濂所撰医药卫生著作存世者就有《八段锦》《按摩导引诀》《治万病坐功诀》《服食方》等数十种，但其中内容在《遵生八笺》中已有记述，他的医学思想也已包含在该书之中。高濂撰《遵生八笺》19卷，为通行本。其书分为八目：卷一、卷二为《清修妙论笺》，皆为养生格言；卷三至卷六为《四时调摄笺》，皆按时修养之诀；卷七、卷八为《起居安乐笺》，皆宝物器用可资颐养者；卷九、卷十为《延年却病笺》，皆服气导引之术；卷十一至卷十三为《饮馔服食笺》，皆食品名目，附以服饵诸物；卷十四至卷十六为《燕闲清赏笺》，皆论赏鉴清玩之事，且附以种花卉法；卷十七、卷十八为《灵秘丹药笺》，皆为经验方药；卷十九为《尘外遐举笺》，则记载了历代隐逸一百人的事迹。书中所载，专以供闲适消遣之用。标目编类，亦多涉纤仄，不出明季小品积习，遂为陈继儒、李渔等滥觞。又如张即之宋书家，误认为元人；范式官庐江太守，误归为隐逸。其讹误亦不少。仅该书钞撮最丰，亦时有助于检核。其详论古器，汇集单方，亦时有可采。以视抄袭清言，强作雅态者，固较胜焉（四库杂家类）。

他认为修养德行为颐性养寿的第一要旨，应根据四季不同而施以不同的调养方法，祛病延年是养生须做之事。要通过慎起居、节嗜欲、远祸患、得安乐来调节养生，提倡祛除身心劳累、适时安处、赏鉴清玩、陶冶性情，倡导饮食五味养五脏的食疗思想，宣传方药治病养生的经验，做到固节完身、物无客扰、神清气朗，养寿怡生。

高濂还撰有1591年版的《仙灵卫生歌》。因此，明代戏剧家屠隆称赞高濂“家世藏书，博学宏通，笺裁玄朗”，是一代文豪兼医药学领域的杰出代表人物。

（四十八）陈士铎

陈士铎（1627—1707），字敬之，号远公，浙江山阴人。陈士铎的祖父素好方术，并留有医书，陈氏诸书中亦收录有部分内容。陈士铎成年后专心于医学。据清嘉庆八年（1803）《山阴县志》记载：“陈士铎，邑诸生，治病多奇中，医药不受人谢，年八十卒。”

1. 学术贡献

陈士铎一生著述颇丰，据《山阴县志》记载：“著有《内经素问尚论》《灵枢新编》《外经微言》《本草新编》《脏腑精鉴》《脉诀阐微》《石室秘录》《辨证录》《辨证玉函》《六气新编》《外科洞天》《伤寒四条辨》《婴孺证治》《伤风指迷》《历代医史》《琼笈秘录》《黄庭经注》《梅花易数》等书。惜其所著，多所沦没。”现今存世的有《脉诀阐微》《本草新编》《外经微言》《辨证奇闻》《石室秘录》《辨证录》《洞天奥旨》《辨证玉函》《辨证冰鉴》9 种。其中《辨证冰鉴》和《辨证录》为同书而异名。以上诸书中，《外经微言》讲述医理，《脉诀阐微》讲述脉法，《本草新编》讲述组方原则及本草功效，《洞天奥旨》是外科专著，《辨证录》《辨证玉函》《辨证奇闻》《辨证冰鉴》《石室秘录》均是治疗杂病的著作。

2. 临床特色

相较于传统的五行生克关系，陈士铎提出了“五行生克之变”学说，包括生中有克、克中有生、生不全生、克不全克、生畏克而不敢生、克畏生而不敢克 6 种变化。

陈士铎在《黄帝内经》藏象理论的基础上，提出了“六脏七腑”学说，即除原有的五脏六腑外，将胞胎归为“脏”、心包络（膻中）归为“腑”，并称为“六脏七腑”。

陈士铎在临床实践中，创造性地阐发和拓展了传统的心肾相交理论。他认为，心肾相交包括本脏交济和上下交济。心有阴阳，肾亦有阴阳，心肾本脏的阴阳能够相互交济。心肾上下交济分为心交于肾和肾交于心 2 种情形。心阳下温于肾的过程，称为“心交于肾”；肾阴上济于心的过程，称为“肾交于心”。心属火，肾属水，火炎于上，或水沉于下，均可导致心肾不交。

陈士铎提出“胃为肾之关门，非肾为胃之关”。他指出，胃经循行于肾经之外，胃气由肾气供养。胃的正常运转依赖于肾，即胃的受纳功能从根本上取决于肾气的强弱。同时，胃火必须得肾水滋润，倘若肾水不足，肾火便会夹着胃火上犯，就可能导致脾之血欲上唾，而胃无约束，则任其越出于咽喉之上；或胃夹水谷之气而下行；或胃火沸腾，涌而上出，致使双目红痛，舌如芒刺。若肾火不足，同样会导致胃功能受损，即肾病会引发胃病。饮食入胃，必须得肾水相济，且咽喉有水道相通，这样才能上可输挽，下易运化。若肾中无火，就如同釜底无薪，无法蒸腐水谷。所以，肾寒则脾亦寒，脾寒则不能运化，必然上涌于胃，而胃又不肯受，则涌而上吐。由此可见，胃为肾之关，胃司开阖的功能取决于肾，肾气足则关门旺。

（四十九）吕留良

吕留良（1629—1683），通晓医道，弃诸生后曾悬壶济世近10年，远近咸争求之。有“吕氏医贯”传世。吕留良在医学史上产生过较大影响，但吕氏医书所剩无几。由于吕留良的医学著作具有较高的学术性，现存的主要医学著作包括《吕留良批评医贯》《东庄医案》，以及吕留良弟子董采《西塘感症》中的吕留良医学逸文，《四库全书》中保留的部分吕留良医籍等。

《医贯》为明代温补派医家赵献可的代表作，以其丰富的临床经验为基础，围绕“命门”，结合病证说理，对后世产生了重大影响。吕留良的评注不但扩大了《医贯》的影响，而且纠正了赵献可的偏颇。他的所有评论均以自己的临床经验为基础，评注扎实而实用，具有很高的学术价值。

吕留良主张随证论治，师古不泥古，立法处方颇有特色。他的《东庄医案》辑录了其临证治验的30个医案，多用人参和地黄，反映了他辨证思维和用药风格。

（五十）张锡驹

张锡驹，字令韶，钱塘人。生于明崇祯十七年（1644），卒年不详。但从其完成《伤寒直解》已是1712年计算，卒年当在花甲之后。

张锡驹与张志聪同乡又同师，虽不及张志聪才智有名，但其学术观点均秉承张遂辰之学，主张维护《伤寒论》的原有编撰，故后世有“钱塘二张”之誉称。张锡驹一生致力于《伤寒论》研究，鼎力协助师兄编撰《伤寒论集注》。为发扬张志聪养护胃气治伤寒的重要法则的学术思想，他还著述了《胃气论》一书。

晚年所撰《伤寒直解》，基本上“依隐庵《集注》之分章节”，只是删去了“伤寒例”，移“痉湿暍”于“易复”篇后，并于书末另附《伤寒附余》1卷，以图发挥。该书文字通俗，质朴不浮，问世后流传较广，深为医家所重。

与其师兄不同的是，张锡驹更强调《伤寒论》在临床中的指导作用，认为《伤寒论》是治百病的全书，而非仅为伤寒证治而著。他在书中指出：“夫此书之旨，非特论伤寒也，风寒暑湿燥火六淫之邪，无不悉具。岂特六淫之邪而已？内而脏腑，外而形身，以及血气之生始，经俞之会通，神机之出入，阴阳之变易，六经之循环，五运之生制，上下之交合，水火之相济，……详悉明备，至矣！至矣！”

张锡驹的这一学术观点，不但在当时将钱塘医派的尊经思想进一步突出，而且对后世医家重视研究《伤寒论》等经典医籍，并将其应用于指导临床实践，产生了极为深远的影响。

（五十一）俞根初

俞根初（1734—1799），名肇源，清山阴人。出身于世医家庭，其先世祖俞日新，于明洪武年间即操轩岐业，迄其已历十数代。俞根初自幼耳濡目染，兼之生性慧悟，勤奋肯学，弱冠即通《黄帝内经》《难经》，尤于“伤寒”一门，更见功力。其论病议症，诸多卓识，极为注重临床实践，善治外感热病。治病每能应手奏效，而立之年即名噪乡里。俞根初学识渊博，蜚声医坛。

1. 学术贡献

俞根初毕生诊务繁忙，传世著作不多，唯于诊余将临证所悟录为心得篇，名曰《通俗伤寒论》。该书首推仲景，旁参方中行、陶节庵、张景岳、吴又可诸家，深得其要，融会贯通，别出新意而成一家之言。全书分伤寒要诀、六经方药、表里寒热、气血虚实、伤寒诊法、伤寒脉舌、伤寒本证、伤寒兼证、伤寒夹证、伤寒坏证、伤寒复证、瘥后调理诸法等章节。

此书一改历代医家对伤寒研究的格局，从单纯注释转变为重新整理归纳伤寒论的证治框架，同时还扩展了温热病的证治内容，成为一部全面阐释外感病诊疗的著作。正如俞根初所说“一切感证，通称伤寒，从古亦从俗也”，俞氏通过将《伤寒论》从经典演变成通俗读物，重新诠释了广义伤寒的本义，拓宽了临床证治范畴，也使后人学习和应用伤寒论更为便捷。

俞根初在《通俗伤寒论》中提出“以六经钤百病，为确定之总诀；以三焦赅疫证，为变通之捷诀”，将四时外感热病统称为伤寒，倡导寒温一统。俞根初论治外感病，不同于以往伤寒学派及温病学派，其以六经统摄三焦、气血辨证，注重祛邪，开郁为先，这正是绍派伤寒理论的核心所在。发汗、和解、攻下、温热、清凉、滋补六法为俞氏六经辨证的主要治法，这种治法集寒温于一体，进一步扩充了广义伤寒证治的内容，实现了后世伤寒、温病两种学说的有机统一。

在《通俗伤寒论》中俞根初因时、因地、因人制宜，对六经辨证及方药多有引申发挥。对于太阳证治，《伤寒论》以麻黄、桂枝辛温解表，俞根初仍将汗法作为伤寒证治六法之首，创立了发汗诸法并立方，包括辛温发汗、辛凉发汗、益气发汗、养血发汗、滋阴发汗、助阳发汗、理气发汗、和中发汗、温下发汗、化饮发汗、蠲痰发汗等法。少阳证治方面，兼证治法又有10多种，主方不以小柴胡汤为主，但用药多不离柴芩，并且根据绍兴气候多湿的特点，创制了蒿芩清胆汤，该方至今在临床上应用广泛。阳明证治时，俞根初引入气化学说，重视清下二法，对阳明兼证多法合用，同时不忘阳明虚寒。

俞根初还对伤寒兼证做了汇总，涵盖风温伤寒、风湿伤寒、湿温伤寒、春温伤寒、热证伤寒、暑湿伤寒、秋燥伤寒、冬温伤寒、发斑伤寒等，补充了《伤寒论》中温病证治的内容。伤寒者常有宿疾、经产等情况，内外夹发，尤为难治，俞氏引申出夹痰伤寒、夹饮伤寒、夹哮伤寒、夹痞伤寒、临经伤寒、妊娠伤寒、产后伤寒等。又如伤寒坏证、伤寒复证等复杂证情的论治，均在《伤寒论》基础上进行了延伸。全书所载100多方，皆为俞根初之经验良方，以精切实用、疗效确切为临床医家所喜用。在验齿、查舌、切脉、按腹等方面，俞根初也有不少新的见解，其中腹诊专篇比日本现存最早的腹诊专著——《腹证奇览》早几十年。

全书论理透彻，辨证明晰，用药见寒投温、见热投凉，绝无偏主一格之弊。因此，该书被后世医家誉为“方方切用，法法灵通”的“四时感症之诊疗全书”，后迭经何秀山、何廉臣、曹炳章、徐荣斋等医家勘按加注而行于世，奠定了绍派伤寒的学术理论体系。

2. 临床特色

俞根初主张四诊合参而重视望诊，以观目之诊法为特色，对病危者必察两目，通过目色判断病之存亡，并认其为诊法之首要。观目能使我们在诊病时抓住主要矛盾，迅速判断患者精气存亡，挽救于危难。“凡诊伤寒时病，须先观患者两目，次看口舌，以后用两手按其胸脘至小腹有无痛处”“凡病至危，必察两目，视其目色以知病之存亡也。故观目为诊法之首要”。俞根初认为“胸腹为五脏六腑之宫城，阴阳气血之发源，若欲知其脏腑何如，则莫如按胸腹，名曰腹诊”。其理论依据源于“胸腹者，脏腑之廓也”，取脉诊浮、中、沉之法，以轻手、中手、重手按胸腹辨脏腑虚实、沉积何如，以辨别湿阻、肝郁、痰热、蓄饮，按腹以识疝气、瘀血、肝痈、癥瘕、食积、水气、虫病及胃家实等，其意义有通过虚里测吉凶、通过冲任辨真假寒热、察有形之实积等，对诊断疾病有很高的参考价值。徐荣斋谓俞根初之腹诊“能补中医诊断之不逮，可法可传”。另外，俞氏腹诊善于诊治伤寒急症，在病情疑似时通过腹诊果断用药，还能借助腹诊识别体质强弱，灵活应用攻下峻剂。

俞根初治方多样，有古方化裁、古方新用、自订新方等形式，根据绍兴气候多湿及当地人禀赋娇弱的特点，其外感用药多选用芳香宣透、轻灵去实之品。在古方化裁方面，如将三拗汤加味化裁成新三拗汤，把达原饮化裁成柴胡达原饮，陷胸汤化裁成柴胡陷胸汤；古方新用时，像小青龙汤、葱白七味饮等经变通后用于治疗外感表证的各类兼夹证；自订新方上，鉴于江南滨海，地处湿温，感症自与中原迥异，拟定不少轻灵稳实之方剂，诸如玳瑁郁金汤、羚角钩藤汤等。此外，结合绍兴地区“伤寒恒多夹湿”的特点，他制定了苏羌达表汤，用于治疗太阳证兼有湿邪，蒿芩清胆汤用于治疗少阳湿热，结合夏秋季节的特点，制定藿香正气汤以温中化浊等。俞根初不仅改良古方、自创新方，同时喜欢使用鲜药，因其质纯性专、力足效捷、价格低廉，且其用法丰富多彩，入药方式不拘一格，可随证变化，包含一同入煎、煎汤代水、药汁冲入、外用涂敷等方式。在对“秋燥”的认识上，俞根初首创燥分温凉的理论，治设凉润、温润之法。

俞根初对南方感证的认识，从辨证立法到处方用药，都显得灵动活泼。他认为，“治伤寒兼证稍难，治伤寒夹证较难，治伤寒复证更难，治伤寒坏证最难。盖其间寒热杂感，湿燥互见，虚实混淆，阴阳疑似，非富于经验而手敏心灵、随机应变者，决不足当此重任。”俞根初辨感症推崇六经，治疗注重清化，其认为浙江气候湿热，凡伤寒恒多夹湿，若湿从寒化，于辛温中佐以淡渗者，防其停湿也；湖南高燥，凡伤寒最易化燥，仲景于辛温中佐以甘润者，防其化燥也，辛温发汗虽同，而佐使之法则异。其还认为绍兴地处江南，气候温暖，患感证者，感寒者少，感温者多。鉴于感证恒多夹湿之特点，治分寒湿、湿热两端。寒湿者每以辛温法佐以淡渗，用藿香正气汤治疗。若湿从热化，则发为湿热，称为湿温伤寒、暑湿伤寒等，以清热化湿为治，湿盛者则佐以淡渗，主张轻灵宣透。俞根初用药也颇具特色，在辛温发汗时，他选用藿香、佩兰、苏叶之类，而不用麻黄、桂枝等峻猛药，这体现了遣药因地制宜的特点。伤感在表，轻则薄荷、荆芥，重则羌活、防风，意在用药轻清，杏仁、蔻仁、橘皮、桔梗之类，尤为宣气之通用；夹湿者，则用蔻仁、藿香、佩兰、通草、茯苓、滑石，重则五苓散之类。又因湿之为患，极易生痰，故每兼用化痰药，轻则陈皮、杏仁，重则瓜蒌、贝母、胆南星、天竺黄、竹沥。其清热之法也极灵动，轻则金银花、连翘、山栀、夏枯草，重则川黄连、石膏、玳瑁、犀角。

俞根初在《通俗伤寒论》“调理诸法”中对伤寒瘥后调理做了系统阐述，包括病中调护、瘥后药物调理、食物调理、气候调理、起居调理等。病后常存在余邪不清、正气不复、情志不调等问题，俞氏的瘥后调理法很好地解决了这三个问题，即清余邪、防病复发，扶正气、御邪于外，畅情志、起居有常。

（五十二）章楠

章楠，字虚谷，会稽（今浙江绍兴）人。其生活于清乾隆中后期至道光年间。章楠自幼体弱多病，遂留心于医学，从师请益，历览诸家。章楠曾客游广东、河北、浙江等地，每到一地，皆以医术高明而闻名，在当时颇负盛名。

章楠的著述主要包括《医门棒喝》《医门棒喝二集》《灵素节注类编》，前2种在他生前皆曾刊行。其中《医门棒喝二集》与《灵素节注类编》皆为医学典籍的整理成果，而《医门棒喝》则是一部医论性质的著作，章楠阐述医易观点的内容均集中体现在该书中。

1. 学术贡献

章楠明于医经原旨，见诸家偏伤流弊之言，思以补救。其著有《医门棒喝》4卷，包括"六气阴阳论""太极五行发挥"等30余篇医论，杂论医理、诊法及内科、儿科各科病证治法，并附医案。

章虚谷推崇名医叶天士、薛生白，于温病之辨证论治颇有发挥。对刘河间、李东垣、朱丹溪、张景岳等说，则善于撷取精华，且能提出中肯之评论。鉴于《伤寒论》辞简义深，理法微妙，读者难以领会这一问题，他参考方有执《伤寒论条辨》予以重编，以风伤卫、寒伤营、风寒两伤营卫为纲，阐述各经病证，撰《伤寒论本旨》9卷（1835）。又注释了《叶天士外感温热论》，作为外感温病治法；注释《温热条辨》（旧题薛雪撰），作为暑病的治法，以补《伤寒论》之不足。另有《医门棒喝》《伤寒论本旨》两书之合刊本，总名曰《医门棒喝》（以医论，即《医门棒喝》为初集，《伤寒论本旨》为二集，故《伤寒论本旨》又有"《医门棒喝》二集"之称）。

《医门棒喝》初集是一部医论性质的著作，涵盖杂证医理、诊法及内科、儿科各科病证治法，并附医案。初集中有诸多医论影响极大，如张仲景是辨证论治的创立者和实践者，但首次明确提出"辨证论治"一词的是章虚谷。他说："可知景岳先生不明六气变化之理，辨证论治岂能善哉？"《黄帝内经》奠定了中医体质学说的基础，但集中医体质学说大成的第一人也是章虚谷。他明确提出："以人体质不一，受邪虽同而病变不同。"并首次将人分为阳旺阴虚之质、阴阳俱盛之质、阴盛阳虚之质、阴阳两弱之质4种类型。

在《医门棒喝》初集中章虚谷还对医门中的大家之论进行分析，评其利弊。例如，金元四大家的朱丹溪谓"阳常有余，阴常不足"，而明代的张景岳则说"阳常不足，阴常有余"，后学者不知所从，而丹溪、景岳皆为医学大家，均拥有大批追随者。章虚谷指出二人不过发明一节经义，而非全经之理。"盖气化流行变迁靡定，人生禀质南北不同，景岳与河间、丹溪相去各百数年，其时气化，其地风土或各不同，不可相非也。又如张子和所治多藜藿中人，故其议论以汗吐下为妙法。薛立斋为太医，所治多膏粱中人，故其方案多和平温补，以缓治见功。可知各由其阅历不同而论治遂异，其余诸家亦各抒己见以之言，难免顾此失彼之弊。"(《医门棒喝》) 其分析评点，言之有理，取名《医门棒喝》名副其实。《医门棒喝》不但全面反映了章虚谷的学术思想和学术经验，也记载了其学医、从医的许多经历。

2. 临床特色

章氏在《医门棒喝》中对温病的分类及治疗提出了新的见解，将温病分为春温、风温、暑温、湿温和瘟疫5类，并详细论述了每种温病的特点及其治疗方法。他特别强调不同温病的病因、发病机制和临床表现的区别，批评了吴鞠通等人的一些不当分类和治疗方法。例如，他认为春温是伏气所致，需要辨别虚实分别施治；风温应以理肺气为主，根据季节调整方药；暑温需要区分阴暑和阳暑，采用辛凉甘缓法清热救肺；湿温则因湿热胶着，需要用苦温芳香法使三焦气化；瘟疫则是六气与秽恶之气混合而成，需要根据体质虚实立法论方。

章氏在临床诊疗中高度重视患者的体质差异，认为治病首先要察人体质之阴阳强弱，再进行调治。他指出不同体质的人在发病类型和病机转化方面各不相同，邪气侵犯人体后的表现也因体质而异。因此，章氏主张在治疗时不仅要考虑邪气的性质和强弱，还要顾及体质的偏颇，做到"一药治众病，一病不拘一药"。他根据营卫气血及脏腑经络的功能状态将常见体质分为4类，并详细阐述了每种体质的具体应用方法。这种个体化的治疗方法符合现代中医体质治疗学中的"异病同治，同病异治"核心理论，具有重要的实践意义。尽管章氏重视体质，但他并不拘泥于此，始终从临床实际出发，综合兼顾，灵活施治。

（五十三）赵学敏

赵学敏（约1719—1805），字恕轩，号依吉，一说字依吉，号恕轩，钱塘（今浙江杭州）人，为清代著名医学家。

其父晚年得二子，长子即赵学敏，次子为赵学楷。出于济世利人的目的，赵父让赵学敏习儒，赵学楷学医。为了创造一个良好的学习环境，他们的父亲在养素园中收藏了许多医书，又专门开辟了一块土地作为药圃，让兄弟两人终年在园中吃住，接受儒学和医学教育。赵学敏虽被指定学儒，但他的兴趣却集中在医药方面。他博览群书，对天文、历法、术数、方技、医药、卜算之类的书籍多有涉猎。闲暇时，他与弟弟就以默写"针灸铜人图"作为游戏。因长期过度用眼，乾隆二十一年（1756），赵学敏患了眼疾。但他眼疾刚愈，就凭借自身的体会，写下了一本眼科专著《囊露集》。赵学敏对此书甚为得意，认为其可以超越前人所有的眼科著作，只可惜这本书最终未能流传下来。

经过数十年的积累，赵学敏在诸多方面有所建树。乾隆三十五年（1770），赵学敏初步完成了一套丛书，取名为《利济十二种》。这套丛书共100卷，含12种医书，内容包括药书、本草、养生、祝由、眼科、炼丹及民间走方医疗方法等方面。丛书子目的名称包括《医林集腋》《养素园传信方》《祝由录验》《囊露集》《本草话》《串雅》《花药小名录》《升降秘要》《摄生闲览》《药性元解》《奇药备考》《本草纲目拾遗》。遗憾的是，如今仅存《本草纲目拾遗》和《串雅》2种，其中《串雅》是中国医学史上第一部有关民间走方医的专著。

1. 学术贡献

赵学敏于1770年取其家“利济堂”之名，汇选所撰医书12种，取名《利济十二种》并付梓。《利济十二种》当时仅有传抄本，并未刻印。至清嘉庆末年，传抄本仅余《串雅》与《本草纲目拾遗》，其余10种皆已亡佚。

赵氏著作中对后世贡献最大的当数《本草纲目拾遗》。这部著作成书于清乾隆三十年（1765）。赵学敏承认李时珍《本草纲目》内容丰富，但他认为，从《本草纲目》问世至他所处的时代，已历经百余年，在这期间，一方面生药品种日益繁多；另一方面，人们的认识不断深化，因此他认为仍有补遗的必要。在他这一著作中，凡《纲目》中已经记载的，若治疗有所未备、根实有所未详的内容，他都予以补充。全书依照《本草纲目》的体例，分水、火、土、金、石、草、木、藤、花、果、谷、蔬、器用、禽、兽、鳞、介、虫18部，较《纲目》新增了藤、花2部。他搜集的材料虽然广博，但选录非常谨慎。

2. 临床特色

（1）重视草药，喜用外治

赵学敏对于民间草药和外治法研究颇深，《本草纲目拾遗》书中所载药物绝大部分是《本草纲目》未收录的民间药物，该书不仅大量记载了浙江一带的民间草药，还特别收载了许多边远地区、少数民族地区、沿海地域的药物，如广东、广西、云南、贵州、台湾、西藏、新疆、内蒙古等地的药物。药品分布的地区之广是历代本草中较为罕见的，如金果榄、木蝴蝶、鸦胆子、银柴胡、路路通、雷公藤、千年健、雪莲花、冬虫夏草、太子参等。在他所收录的诸多中药中，有近半数可用于外治。其所用的外治方法丰富多样，包括针、灸、熏、贴、蒸、洗、烫、吸、吹、放血、佩戴、枕睡等。

（2）注重治未病，防病于未然

《本草纲目拾遗》还附有大量医方，简便有效。从用药经验看，赵学敏非常注重治未病的原则。首先他认为，对于体质虚弱之人可以通过中药来达到健壮体质、增强正气、预防疾病的目的。赵学敏生活的年代瘴疟瘟疫、外感时病较为多见。对于邪气过盛、时疫流行的情况，他提出辟邪驱邪的防病方法。

（3）摒弃门户，融汇西药

在清代本草著作中，此书的新药物和新内容最多。赵氏能摒弃门户之见，大胆吸收并记载西方药物。他是第一位把西方的硝镪水、刀创水（碘酒之类）、冲鼻水（嗅剂之类）及各种药露制法编入本草书的人。赵学敏还注意收集其他国家所产的、具有显著疗效的药物，以此丰富本草学的内容。赵学敏并非一味盲目地接受西方事务，对于某些有一定药效作用但过多服用易于致病的药物，他则明确指出其危害。赵氏不分畛域，广泛吸收西方医药之长，并弃其短，是我国较早接受西方医学的中医药学家之一，为沟通中西医药文化交流做出了贡献。

（五十四）魏之琇

魏之琇（1722—1772），字玉璜，别号柳洲，钱塘人，享年 51 岁。其家世代业医，魏之琇幼年丧父，家道中落，无力延师求学。20 岁时到典肆做账房，掌管出纳，借以谋生，却昼夜诵读，深究医理，继业之志不灭。直到 30 岁时，豁然贯通，开始专为亲朋疗疾，辄有奇效。40 岁始悬壶行医，以其善于调肝肾、填精益血，专治虚损，每获显效而著名。

魏之琇天资颖悟，工书善画，雅好吟咏，酷嗜藏书。平日生活十分俭朴，积其为人书画润资及医疗酬劳，觅购善本书籍，所以家中藏书极丰。魏氏本身是位学验俱富的临床医家。因鉴于明代江瓘《名医类案》所选资料尚多缺漏，而明后新见医案亦颇繁，乃“杂取近代医书及史传地志、文集说部之类，分门排纂。大体明以来事为多。而古事为瓘书所遗者，亦间为补苴。故网罗繁富，细大不捐”。

清乾隆三十五年（1770），魏之琇撰成《续名医类案》36 卷（原计划为 60 卷）。该书分为 345 门，涵盖内科、外科、妇科、儿科、五官科等各科。分类条理清楚，选案广泛，尤以急性传染病的治案所占篇幅甚大，仅痘症（天花）即占 2 卷之多，由此可见当时传染病的猛烈程度及编撰者的良苦用心。他个人治案大多述证明晰，辨证精审，论治熨帖，记录详尽；而于抄录诸家案例，添加夹注和案后按语，着重对相关例证的治法异同进行阐发、辨析，议论较为公正合理，对临床医生颇有参考价值，确实有“画龙点睛”之妙。本书卷帙之多，是江瓘《名医类案》的 2 倍，足见其内容丰富。但亦因此芜杂，编次尚有重复及失于精细处。此书现有《四库全书》本及同治、光绪年间刻本多种，1957年人民卫生出版社曾据信述堂重刊本（1885）影印出版。他另著有《柳洲医话》1卷，该书于清咸丰元年（1851）刊印发行。实际上，这本书是由王孟英根据《续名医类案》中魏氏的按语85条和单方100多条汇编而成，并附加了自己的按语。尽管《柳洲医话》并非魏氏亲自撰写，但从书中所列内容分析，确实体现了魏氏的学术思想。

1772年，魏之琇殁后葬于杭州赤山埠青龙山，碑题“钱塘诗人魏柳洲之墓”。

（五十五）吴尚先

吴尚先（1806—1886），原名樽，又名安业，字师机，号杖仙，别号潜玉居士，钱塘人。吴氏出身于书香门第，自幼秉承家学。年少时，他随父亲笏庵寓江苏扬州，以诗文自娱，兼通医理。清道光十四年（1834）考中举人，官至内阁中书。清咸丰三年（1853），因太平天国战事，吴尚先避乱于苏北泰州乡间。在此期间，他目睹当地百姓贫病交加，往往无力延医，或者有医方而得不到药物。吴氏逢此乱世，始出所学技艺行医济贫，并致力于谋求简单易行的治法。

他搜集民间外治经验，查阅历代医籍中的相关记载，创用薄贴（膏药）治疗内外各种疾病。因为贫苦群众购药艰难，而膏药简便廉价，故吴氏施诊专以膏药敷贴治病，在穷苦百姓身上多获效验。亲验万人后，吴氏始知膏药治疗无殊汤药，这种外治法简便易廉且实用。嗣后，于1865年吴氏返回扬州，即设立施药机构存济药局，并延请高手专司摊制膏药。吴氏每日应诊“自辰至戌”，患者随到随治，远近求诊者每日数百人，深受广大群众的欢迎。他在医疗实践中研制出百余张膏药方，广泛应用于各种疾病，极大地扩充了外治法的内容。吴氏虽以薄贴（膏药）治疗为主，但同时也辅以敷、熨、熏、浸、刮痧、火罐、按摩等多种外治手段，内容丰富多样。

为了更广泛地推广其医疗经验，吴氏认为施药须与传方并行。合药施送，只能救治眼前穷苦百姓的疾病，而刊书传播，则能令天下人都看到，便于外治法传世。吴氏历时10年，总结毕生医疗经验，数易其稿，终于完成了一部学术专著。此书初名《外治医说》，后因正文系以骈文体写成，又取“医者理也，药者瀹也”之意，刊行时更名《理瀹骈文》（1870）。吴尚先另撰《理瀹外治方要》2卷，为外治法专著，载清阳膏、散阴膏等21个膏药方，五黄锭、赴宴散等27个糁药方，详述膏药配制和外治用法。吴氏于1886年卒于扬州，终年81岁。

吴尚先在医学上取得的成就与其所处的时代密切相关。他于战乱年代行医，因而简便易廉的外治法应时而兴。他立足于自己丰富的临床经验，整理前人论述，收集历代验方，对中医外治法进行了系统的总结。外治法是相对于内服疗法而言的，包括众多疗法，而吴尚先的主要贡献在于扩大了膏药敷贴的应用范围。他通过实践提出："外治之理即内治之理"，敷贴膏药"可以治百病""凡汤丸之可效者，皆可熬膏"。药物外治法发展成为一门专科，系始于吴氏。

他的外治法以疗效显著而受到医界推崇。吴尚先为中医学的发展做出了重要贡献，被人们称为近代外治法的宗师。吴尚先总结了清代以前的外治理论和经验，在内病外治的理论指导下，在临床上独树一帜，创立了以膏药外治为主，丰富多样的外治疗法为辅的治疗体系。在理论上，他对前人经验加以阐发，使外治法形成了一门理法方药较为完备的学科。他所著的《理瀹骈文》为中国现存最早的一部外治专著，对中医外治法的发展做出了巨大贡献，也极大地丰富了中医治疗学的内容。

（五十六）王士雄

王士雄（1808—1868），字孟英，又字篯龙，生于浙江钱塘。远祖系安化（今甘肃庆阳）人，后移居浙江盐官（今浙江海宁），清乾隆年间迁至钱塘定居。王士雄出身医学世家，14岁丧父，他遵父遗训钻研医学，终因家境贫困，厨无宿舂，为了生计前往婺州（今浙江金华）孝顺街佐理盐务。王士雄学医志坚，博览医书，焚膏继晷，打下了坚实的中医理论基础，3年后便临证治病，颇有医名。9年后王士雄回到杭州。当时杭州多见温热病证，而医生常从伤寒论治，用药辛燥温散，王士雄则多用疏利清化药，颇有奇效。

《温热经纬》是王士雄的一部力作。他在阐发叶天士的温病传变、逆传心包理论、论伏气温病的传变与舌象表现，领阴阳之纲，辨六气传变等方面，对温病学说作了有益的补充。1852年王士雄著书立说，温病学说自成系统，蔚为大观，可称集温病学之大成者，后世称他为温病大家。其所著《归砚录》评述前贤，更着眼于启迪后学，既介绍自己的临床经验，又博采诸家之长，极具实用价值。《潜斋医话》多属临证心悟，不乏独到见解。其医案记录详尽，理法方药完备，深为医林所推崇。1861年其又编著《随息居饮食谱》一书，详述330余种药食的性能和治疗作用，如称西瓜为"天生白虎汤"，用以清热解暑；梨汁为"天生甘露饮"，用以清胃润肺；甘蔗为"天生复脉汤"，用以清热养胃等，书中还载述了许多民间食疗方，是一部较为系统的食品营养和食疗专书，影响深远。

王士雄年轻时，江南地区霍乱流行。1838 年，年仅 20 岁的他总结临证经验，撰写了《霍乱论》，对霍乱的病因、病机、辨证、防治作出系统论述。他认为霍乱有传染性的真性霍乱与寻常的吐泻霍乱之分，前者多属热霍乱，后者则属寒霍乱。寒霍乱一般是由六气为病，致使阴阳二气乱于肠胃而成；热霍乱则是由一种“臭毒”疫邪引发，多因暑秽蒸淫、饮水恶浊所致。由于当时尚未有微生物学，无法明确真性霍乱的病因，所以便用“臭毒”来概括真性霍乱的病因。

王士雄以排泄物是否恶臭、肌肉转筋、舌脉及口渴与否来区别病证。同时，他还提出了根据脉象以宣通开泄为治，急则当救脱的治则。在用药上，他将蚕沙列为治疗热霍乱的主药。其所创蚕矢汤、黄芩定乱汤、解毒活血汤等方剂中，均用了大量蚕沙，无不取其祛浊除秽，展化宣通之功。1862 年，他将原书重新修订，并更名为《随息居重订霍乱论》。

（五十七）赵晴初

赵晴初（1823—1895），原名光燮，后改彦晖，晚年自号存存老人、寿补老人。会稽人。他幼年业儒，后潜心钻研医学。晚年杜门著书，著有《存存斋医话稿》《医案》《教子学医法》等 10 余种著作。

（五十八）仲学辂

仲学辂（1836—约 1907），字昴庭，钱塘仲家村（今浙江余杭）人。清同治元年（1862）举人，授宁波府学教授。由于清廷日渐腐败及官场黑暗，仲学辂在仕途上颇不得志，一直未能升迁，故晚年弃官，一心学医。

仲学辂博学多识，对医学经典钻研很深，医学基础理论扎实，本草功底尤为深厚。他临证时灵活变通，疗效卓著，在当时名重于世。据清代名医薛宝田的《北行日记》记载，清光绪六年（1880）六月，慈禧太后患病，太医们医治无效，乃从大臣建议，广召天下名医。浙江巡抚谭仲麟举荐仲学辂与薛宝田两人进京，先受太医院测试，认定两人医学、脉理均极精通。两人拟养心汤和保元汤加减，不出一个半月，即治愈慈禧顽疾。为此，两人颇受清廷赞许，并由内务府招待游赏西苑（当时为皇家花园）。

由于年代久远，仲学辂和张志聪、高世栻及其门人弟子并无直接师承关系，但对他们的“尊经崇古”思想都极为赞同，并身体力行，自觉传承。仲学辂初行医于浙东一带，后返回故里，在钱塘开设了杭垣医局，医局不仅开设门诊、疗疾诊病，而且承袭侣山堂遗风，论医讲学，对医学经典详解开示，常有同道及弟子10多人聚集探讨，延续20多年，一时传为美谈。

仲学辂在医疗与讲学中顾虑当时的本草学无善本可读，以张志聪《本草崇原》为纲，集众家之长，采用《本草经读》《本草经解》《神农本草经百种录》等材料增补辑校，但注重汲取了《侣仙堂类辨》和《医学真传》两书论药内容，并以张志聪气化学说阐明药性为首要，撰成《本草崇原集说》，这是仲学辂流传于世的唯一医著。该书探原衡今，类辨同异，析疑解谬，以药论性，因性论方，因方论治，因治论病，其数十年临床实践与教学研究中对药性功用与临床应用的独到见解跃然纸上，是清代本草学颇有影响的著作，至今其对临床与教学仍有重要的参考价值。

仲学辂对钱塘医派的另一重要贡献是时值清代末期战乱，张志聪、高世栻的重要医著如《内经集注》《黄帝素问直解》等已罕有存者，大有失传之险。仲学辂集同道弟子不遗余力，广为搜集，终获完本并付浙江官医局重刊，方使传载钱塘医派学术的医著流传至今。他卒后葬于仲家村故里，后迁葬瓶窑镇窑山。

（五十九）何廉臣

何廉臣（1861—1929），名炳元，号印岩，浙江绍兴人，其祖父何秀山为绍派伤寒名家。他先后担任中国医学会副会长，绍兴医学会会长，以及神州医学总会外埠评议员、评议长等职务。1908年，他创办《绍兴医药学报》，任副主编。

何廉臣学术主张崇实融华，即强调注重实际，同时融汇中西医学理念。他编辑出版了《医药丛书》《重订广温热论》《感证宝筏》《湿温时疫治疗法》《增订通俗伤寒论》等著作。

（六十）邵兰荪

唐代名医孙思邈为富春孙氏十三世祖。据传，孙思邈及其后裔曾涉足今绍兴市柯桥区杨汛桥街道孙家桥。孙家桥，旧为新安乡故地，今属杨汛桥镇。地属镇境东北，南枕牛头山，北襟西小江，面水靠山，上尖江穿越村前，向东流入西小江，村内河网密集，阡陌交通，七桥贯村。境内仙岩寺幽藏牛头山坳，如意庵静卧西小江畔。青碑绿瓦，碧柳抚台门；粉黛白墙，清泉绕道地；景色格外优美，犹存江南风韵。后人为追忆这一史迹，在明建文至永乐年间，由富春孙氏第四十四世汪度特意从今富阳龙门古镇迁徙至此定居，沿用“下孙”旧称，并更名为“孙家桥”，至今已有600多年历史。历代孙家桥人涉足中医药业者众多，清代邵兰荪便是其中的杰出代表。

清末民初，全国中医药界名彦曹炳章辑有《邵兰荪医案》，裘吉生辑有《邵氏医案》，周毅修辑有《周辑邵氏医案评议》，潘国贤辑有《邵兰荪累验医案》等，这些著作极大地提升了孙家桥人邵兰荪在中国中医药发展史上的地位。

（六十一）莫相疑

莫相疑，字尚古，清光绪至民国年间人，为杭州湖墅名医。他师从姚仁，得乃师真传，善于调理杂病，崇尚吴门叶天士，一时被誉为“叶派”名医。杭、嘉、湖之业医者，多执贽于门下，从游者达百余人。

莫尚古治病，重视整体平衡，运用五脏制衡、胜复之法，辨证精确，组方严密，用药以轻灵见长，其效如桴鼓之应。近代名医叶熙春、潘韵泉等皆出其门下，均擅长内、妇杂证，尤其对虚劳之诊治有独到之处，故而享誉省内外。

莫尚古治肝肾虚弱、冲气上逆之痰喘证，采用开太阳、摄少阴之法，以小青龙汤为主，佐以介类药物潜阳镇纳，参以润肺和胃之法。他所开的药方包括蜜炙麻黄、桂枝、干姜、五味子、半夏、川贝、白芍、杏仁、茯苓、款冬、甘草、蛤蚧尾、紫石英（或化龙骨）、牡蛎、胡桃肉、青铅、冬虫夏草等，随病者体质寒热及时令变化，出入加减，无不奏效。

莫尚古疗肺痨，谓肾为肺子，母病久则子受其殃，是金水不相生之证。每见骨蒸盗汗、潮热颧红、干咳少痰、呼吸气促、男子遗泄、女子梦交、甚者音嘶，治疗宜以清金育肺为主。其方常用川贝、冬瓜子、茯苓、枇杷叶、冬虫夏草、白燕根、野百合、百部等药物进行加减。此方用之良效，患者多信仰之。

高足如叶熙春等，传其学而弘扬光大。

（六十二）杨质安

杨质安（1868—1938），又名哲庵，字宗濬，号补过老人，浙江绍兴人。杨氏初业儒，21 岁时受聘于名医赵晴初家塾，遂从赵氏学医，敏而好学，为赵氏之高足。擅长内、妇、儿科。曾任《绍兴医药学报》编辑，所著遗稿大多散佚，仅存《质安杂缀》1 卷、《存存斋医话注·第三卷》、《乡隅纪闻》1 卷及部分零散手稿。

（六十三）裘庆元

裘吉生（1873—1947），初名庆元，字吉生，祖籍嵊县，生于绍兴，是近代中医史上杰出的临床家、教育家、出版家、藏书家和医事活动家，也是“绍派伤寒”的代表人物。少年时为钱庄学徒，患肺痨，群医束手，遂自学本草，得单方而愈。后致力学医，兼为人治病。

时徐锡麟、秋瑾鼓动革命，裘吉生化名激声，加入同盟会。徐锡麟、秋瑾先后就义，裘吉生以医为掩护，远走东北，因有机会认识日本医界名人，得以看到珍贵医籍，乃专心搜集研究。民国初，他返回绍兴，正式行医。

裘吉生素重医德，手订医德10余条，张于座右。时孙中山偕胡汉民来招，胡患赤痢，裘吉生治之而愈。中山先生乃书“救民疾苦”四字相赠。他曾任神州医药会绍兴分会会长。

民国四年（1915），他创办《绍兴医药学报》（月刊），并编《国医百家》丛书。为纪念学医33年，他设立三三医社，出版《三三医报》。民国十年（1921），他移居杭州。民国十七年（1928），他当选为浙江中医协会常务监委。

翌年，卫生部提出“废除旧医以扫除医事卫生的障碍案”，全国中医界会集上海召开大会，抗议国民政府之废除中医政策，裘吉生为浙江代表之一，在会上慷慨陈词，鼓舞斗志。

裘吉生善治内科虚损，在杭州曾创办三三医院，一生收入，除购书印书之外，一无所蓄。抗战时，他远迁浙西，流离无定。抗战胜利后，他才返回杭州。

他著有《三三医书》《学医方针》《药性学便读》《妇科治疗学》《诊断学》《皇汉医学书目一览》等著作。裘吉生行医50余年，倾其一生于中医药事业的传承和传播上。他重视医德，刻苦自学，博采众长，精于临床，热心教育，培养后继。他大量刊行中医书报，打破守秘陋习，倡导中西医结合，创议现代化医学，学术底蕴深厚，临床经验丰富，为后人留下了大量验案。

他不仅善治虚损和温病，对内科、妇科、儿科诸科亦有颇深造诣，在内科诸病中裘吉生最善治疗胃病。他为捍卫中医药事业做出了卓越贡献，是浙江近代医林中的翘楚。

1. 学术贡献

裘庆元行医多年，临床经验丰富，编撰了《医话集腋》《古今医学评论》《医药杂著》《医药丛书》《杏林医苑》等中医著作，撰写了《肺病症状及其治疗法》《白喉症状及其治疗法》《痢疾症状及其治疗法》等文章，编印了多种三三医社讲义，如《学医方针》《药物学初阶便读》《诊断学》等，还有《女科治疗学》《儿科治疗学》等多部书籍。其中，《女科治疗学》分4门，共49种病，《儿科治疗学》分8门，共59种病，每病列有原因、症状、治法、药方、加减法、临证活法治例、预后、摄养及禁忌等内容，非常适合临床应用，是较好的临床参考书。

《三三医书》又名《秘本医学丛书》《九九医学丛书》，此书的编纂对中医做出了巨大的贡献。该书保存了大量的中医孤本秘籍，搜求海内外孤本、珍本、抄本，汇集历代医家之著，然大多并非著名医籍，某些未见单行刊印，另有7位日本医家所撰医书。该书内容丰富，各科兼备，类别齐全，为丛书类中最具影响力的医籍之一。其中，医药史类有《医事启源》《医余》2种；经典研读有《医经秘旨》《素问校义》《医经读》等13种；诊断学方面有《临证验舌法》《察病指南》等6种；中药学有《本草衍句》《药征》《药征续编》3种；医方类有《沈氏经验方》《历验再寿编》《灵药秘方》等4种；针灸学有《备急灸法》1种；伤骨科有《伤科方书》1种；内科学方面有《痢疾明辨》《温热逢源》《暑症发源》等22种；外科类有《外科方外奇方》《疡科纲要》《鬼遗方》等7种；妇产科类有《女科折衷纂要》《评注产科心法》《沈氏女科辑要笺疏》3种；儿科学有《陈氏幼科秘诀》1种；五官科有《喉科秘诀》《走马急疳真方》《重楼玉钥续编》等4种，其中《重楼玉钥续编》乃郑承瀚家传，名垂数世，治白喉无不应手而痊，凡习喉科者，均奉为圭臬。书中所收医案，多为此类。其时正值废止中医案起，中医学术低迷衰微，此书的出版无疑是裘庆元救亡中医的一大举措。同样，也为振兴中医，推动中医的发展做出了贡献。

2. 临床特色

裘氏因患肺痨而自学成医，对肺痨的诊治有独到的见解。他认为治肺病应注重脾胃，不能妄用苦寒药，根本之法为用甘寒滋养，壮水以济火救肺，且禁用苦寒、香燥劫液之品，同时，他还十分注重患者的精神状态，并创制了清肺宁嗽法、养阴止血法、育阴潜阳法、清养敛汗法、大剂滋补法治肺痨五法。在治疗胃病时，裘氏首辨病证燥湿之象以分胃痛和脘痞，胃痛以气滞为先，注重调理气机，创制了对肝气犯胃之胃脘痛效果显著的疏肝和胃散，之后再以补益脾胃善后，如用怀山药补肺脾气虚，以治食少倦怠；脘痞则分肝阳犯胃、湿热蕴结、胃热熏蒸、命门虚寒等证，须随证施治。

裘氏对温病学说也研究甚深，他认为“南方无真伤寒，北方无假伤寒”，治感证初起主用辛凉立方，用药以轻灵见长，从不重用大剂猛烈之品。邪在卫表偏于寒者，他力避桂枝辛温以助邪热；偏于温者亦不全用桑菊饮、银翘散以遏湿邪。每在桑白皮、菊花、金银花、连翘之中配以羌活、淡豆豉、荆芥、防风，通过微汗解表以祛邪。裘氏对肺病、脾胃病、温病等的独到经验，对现代临床具有重要的指导作用，许多治法和方剂现仍广泛应用。

裘氏精通内科、妇科、儿科诸科，在妇科崩漏的治疗方面有着丰富的经验。裘氏认为，崩漏形成的基本病机为冲任不固，经血失约，同时与脾、肾、肝三脏关系密切。他将该病的发病特点及典型症状总结为：崩则暴下，如经漏则拖延成滴、热瘀者经来有紫块如猪肝、虚陷者色常不正有腥臭、伤肝者胀痛等。同时，裘氏在治疗上总结为：虚陷不正者用补中益气汤加丹参、煅牡蛎，热瘀有紫块者荆芩四物汤加棕榈炭、丹参，伤痛兼胀痛者逍遥散加棕榈炭、藕节。裘氏在治疗崩漏时首先定位于冲任二脉，治疗冲任损伤，而后治其腑，深得古人“病在奇经，而治在脏腑”之旨，同时，他善于使用炭药，止血而不留瘀，对后世治疗崩漏具有重要的借鉴意义。

（六十四）何公旦

何公旦（1876—1941），字旦公，号颂华，杭州人。他自学通医，博采名家之长，医术日益精深。中年时，虽然还没有正式行医，但因治好了几个大病，医名已远播湖南、云南、四川、广东、山东等地。后来，他应聘任教于浙江中医专门学校，并担任“祥林医院”的医学顾问。

何公旦为人务实，不尚空谈，即使在医名盛噪之时，每天清晨仍会花费3个小时来研读医书。临证之时，他总是悉心诊察，对症处治，疗效显著。何公旦治学严谨，经他阅读的文献，都有眉批，这些眉批反映出他的学术主张。他对仲景《金匮要略》研究有素，仅存《金匮要略讲义》（其任教期间所写的讲义）1部及《骈庵医学摭记》2种著作。

（六十五）曹炳章

曹炳章（1878—1956），字赤电，又名彬章、琳笙，浙江鄞县人。他先后创办了“绍郡医药学研究所”和“和济药局”，编辑了《绍兴医药学报》《医药学卫生报》。他精内科、妇科、儿科，尤擅喉症，与何廉臣、裘吉生并称为“宁绍三杰”。

他一生著述甚丰，有《增订伪药条辨》《奇病通考》等，还留存有手稿30余种。

（六十六）王邈达

王邈达（1878—1968），名孝俭，又名若园，字盎叟，号覆船山农，嵊县人。他博通经义，尤精《周易》。后弃儒习医，悉发家藏医籍而读之，上探轩岐秘奥，下穷仲景之学，医术精湛，师古不泥。27岁始悬壶故里，后至沪杭开诊，享有盛名。

他曾与史沛棠合办“六通中医疗养院”。中华人民共和国成立后，被聘为浙江中医药研究所顾问。他著有《伤寒尚论辨似》《金匮注》《学医十步骤》

《汉方简义》《伤寒六经释义》《伤寒论讲义》等。

四、名著

（一）《周易参同契》

魏伯阳著。魏伯阳（约151—221），本名魏翱，字伯阳，会稽上虞人。他出身于高门望族，生性好道，闲居养性。他的代表作《周易参同契》运用五行理论系统地阐述了炼丹的方法与原理，被后世尊称为“万古丹经之王”，并成为道教炼丹学说的基础之一。全书分上、中、下三篇，还有一首《周易参同契鼎器歌》，共计6000余字，主要是用四字一句、五字一句的韵文，以及少数长短不齐的散文体和离骚体写成的。由于文辞艰深难懂，故历来为之作注者甚多。此外，他还开创了气功养生学的先河。

据东晋葛洪的《神仙传》记载，魏伯阳曾带领弟子周燮、冯良和虞巡，在上虞凤鸣山的凤鸣洞中进行炼丹实践。凤鸣山，位于今浙江绍兴上虞区丰惠镇东南，被视为道教文化中的“第九小洞天”，至今保存有传说中魏伯阳炼丹的遗址。在丰惠镇及其周边地区，关于魏伯阳的故事和传说依旧广泛流传。

（二）《太平惠民和剂局方》

陈师文、裴宗元校正。它是由宋政府组织编著并颁行的中国第一部成药制剂手册。此书最初为“熟药所”（国家药局前身）的配方底册，初称《和剂局方》。南宋绍兴十八年（1148），药局改称“太平惠民局”，因此《和剂局方》也改称为《太平惠民和剂局方》，简称《和剂局方》或《局方》。本书是方书类著作，其中的内科方药对后世影响极大。本书具体卷目如下：卷一为治诸风，附脚气；卷二为治伤寒，附中暑；卷三为治一切气，附脾胃积聚；卷四为治痰饮，附咳嗽；卷五为治诸虚不足，附骨蒸；卷六为治泻痢，附秘涩；卷七为治眼目疾，治咽喉口齿；卷八为治杂病；卷九为治妇人诸疾；卷十为治小儿诸疾。其中卷一至卷六均为内科内容，卷八也包含部分内科成药。《太平惠民和剂局方》对后世影响极大，主要有汇集古今名方、推广成药应用、喜用香燥药物等特色。

（三）《三因极一病证方论》

陈言著。《三因极一病证方论》，简称《三因方》，约成书于南宋淳熙元年（1174）。全书共18卷，分为180门，收录方剂1000余首，涉及内科、外科、妇科、儿科、五官科等各科。卷一至卷七是以外感六淫为主的外因性疾病（五运六气在其中）；卷八至卷十四的前半部分是以内因性为主的疾病（如脏寒、热、虚、实诸病）；卷十四的后半部分至卷十八，依次介绍外科、五官科、妇科、儿科诸病。

该书虽属方书一类，但医论占有很大比重，其继承发展了《黄帝内经》《伤寒论》等的病因学理论，创立了病因分类的“三因学说”——将不同的病因进行了系统分类，将复杂的病因分为内因、外因和不内外因三类。并以病因为纲，脉、病、证、治为目建立了中医病因辨证论治体系，实践了其“因脉以识病，因病以辨证，随证以施治”“分别三因，归于一治”，由博返约，执简驭繁的治学思想与学术理念。这种归纳简明地概括了各种病因的性质，对于病因学理论有着提纲挈领的作用，对后世病因学的发展影响巨大。

（四）《格致余论》

朱震亨著。全书收载“饮食色欲箴序”“阳有余阴不足论”“治病必求其本论”“涩脉论”“养老论”“慈幼论”“倒仓论”“相火论”“房中补益论”“张子和攻击注论”等医论 43 篇。《格致余论》学术特色鲜明，提出了阳常有余，阴常不足；相火易动，阴精须护；气血痰郁，杂病之纲等学术思想。其中，“阳有余阴不足论”“相火论”两篇，集中地反映了丹溪的医学观点，引儒入医，对人体阴阳及相火理论多有阐发。

（五）《医学纲目》

《医学纲目》系大型综合性医著，由楼英编撰。它于明嘉靖四十四年（1565）刊行，作为一部综合性医书，其资料丰富，纲目清晰，集中国古代医学理论和医疗技术之大成，被誉为中华医学史上伟大的医学巨著之一。

《医学纲目》分为 5 部，纲目清晰，相较于《备急千金要方》的分类方法，有很大进步。不过，书中有些地方存在牵强之处，如将疡科证治附于心小肠部等。楼氏重《黄帝内经》之旨，善融众家之长而不专主一家，强调“千变万化之病态，皆不出乎阴阳五行”。他对辨证施治原则有较系统的概括，强调应分别从气血、表里、上下、脏腑等方面，察虚实寒热以论治。书中选方较为严谨，且大多切实可用。楼氏尚有《运气类注》4 卷、《参同契药物火候图说》2 卷、《仙岩文集》2 卷。

《医学纲目》全书 40 卷，分 10 部。卷一至卷九为阴阳脏腑部，论述虚实、寒热、诊脉、察病、方药、疗法、刺灸、调摄、宜忌等内容；卷十至卷十五为肝胆部，论述中风、癫痫、痉厥等病；卷十六至卷二十为心小肠部，论述心痛、胸痛、谵妄等病；卷二十一至卷二十五为脾胃部，论述内伤饮食、诸痰、诸痞等；卷二十六、卷二十七为肺大肠部，论述咳嗽、喘急等；卷二十八、卷二十九为肾膀胱部，论述耳鸣、耳聋、骨病、牙痛等；卷三十至卷三十三为伤寒部，以伤寒病证为主，兼述温病、暑病、瘟疫等；卷三十四至卷三十五为妇人部，叙述妇人通治、经、带、胎前、产后等；卷三十六至卷三十九为小儿部，介绍小儿通治，五脏所主各种病证；卷四十为运气部，论《黄帝内经》运气论治，运气占候补遗等。以上各部，按病分门，每门之下列举不同病证、治法和方药。有的正门分为上下，如穴法门，上为《黄帝内经》之原法，下为后人之续法。对经有衍文错简脱简者，"一以理考而释正之"；传失经者，众论矛盾者，"各以经推而辨明之"。本书资料丰富，纲目清晰，受到后世重视。200多年后，明代著名医学家李时珍编著《本草纲目》时，将《医学纲目》列为主要参考书。近人曹炳章赞其书"实为医学类书中之最有法度者"。1937年，世界书局再行铅印。

（六）《医学正传》

虞抟著。《医学正传》是丹溪学派中较具特色的一部著作，其内容涵盖多个专科，然而最有成就者当属内科。全书共8卷，是一部综合性医书。

卷一首列"医学或问"五十一则，系虞氏对相关医学理论的辨析与阐述。卷二至卷八论述了包括内科、外科、妇科、儿科、五官科等科的90余种病证，其中内科内容见于卷一至卷六。其体例为在每个病证下设有"论""脉法""方法""丹溪活套""医案""祖传方"等条目，书中共载方剂900余首，并附有44例医案。

清《四库全书总目提要》载："其学以朱震亨为宗，而参张机、孙思邈、李杲诸家之说，各选其方之精粹者，次于丹溪要语之后，复为或问五十一条，以申明之。"此说恰当地反映了《医学正传》的学术特色，即该书在继承丹溪学术的基础上，吸收并创新了诸家理论。

（七）《伤寒六书》

陶华著。《伤寒六书》是一部广泛论述伤寒脉、证、方、药的专书。此书包括六部分内容："伤寒琐言"1卷，是陶氏研究伤寒之随笔记录，从病证、诊法、方剂等几方面进行论述；"伤寒家秘的本"1卷，重点叙述伤寒、风温、湿温、风湿等73种病证的证治；"杀车槌法"1卷，论劫病法、制药、解药法及煎药法，并介绍了自创的37首方剂；"伤寒证脉药截江网"1卷，介绍辨证识病，区别病因及用药法则，并补充了妇人伤寒的证治；"伤寒一提金"1卷，为提纲性的伤寒启蒙读物，记载六经病证及四季时令病；"伤寒明理续论"1卷，是对成无己《伤寒明理论》的发挥。

《伤寒六书》的学术特色主要体现在两个方面，一方面是主张广义伤寒，寒温异治；另一方面是化裁经方，创制新方。

（八）《景岳全书》

张景岳著。《景岳全书》内容全面，对基础理论和临床各科的影响很大，是其温补学术思想的代表作。全书包括“传忠录”3卷、“脉神章”3卷、“伤寒典”2卷、“杂证谟”29卷、“妇人规”2卷、“小儿则”2卷、“麻疹诠”1卷、“痘疹诠”3卷、“外科钤”2卷、“本草正”2卷、“新方八阵”2卷、“古方八阵”9卷、“妇人方”1卷、“小儿方”1卷、“痘疹方”1卷、“外科方”1卷，囊括中医基本理论、诊断辨证、内外妇儿各科临床、治法方剂、本草药性等多方面内容。其中，“杂证谟”堪称一部内科专著。

《景岳全书》的学术特色包括：阴阳互根，阳为主导；阳常不足，崇生重阳；水火命门，温补之基。

（九）《石室秘录》

陈士铎编著。《石室秘录》全书共6卷，依次为礼、乐、射、御、书、数六集，各集均以治法为目。其中，“礼集”载有14种治法，“乐集”载有30种治法，“射集”载有39种治法，“御集”载有33种治法，“书集”载有12种治法和17论，“数集”载有7大类疾病（7门）和16种杂病。全书总计论述了128种治法、17论、7大门类和16种杂病，内容涵盖内科、外科、妇科、儿科、五官科等约100种疾病的证治，收录古今成方及作者自定方500余首，其中多数处方为作者自创。该书是中医古籍中一部理论联系实际、理法方药俱备的治法专著，其主要学术特色为：治法多样，立方独到；遣药组方，味少量大；观点创新，立论新颖。

（十）《伤寒来苏集》

柯琴著。《伤寒来苏集》全书共分8卷，其中，“伤寒论注”4卷，是柯氏将《伤寒论》原文依据六经的方证，分立篇目，重加编次而成。“伤寒论翼”2卷，主张《伤寒论》之六经辨证方法是为百病立法，而非单指伤寒。“伤寒附翼”2卷，是论方专书，主要剖析《伤寒论》诸方。除“论注”外还有“附翼”2卷，六经各有总论，罗列诸方，发明精义，附“论注”后，合为6卷。又有“伤寒论翼”共14篇，分别名为全论大法、六经正义、合并启微、风寒辨惑、温暑指归、痉湿异同、平脉准绳，7篇为上卷；“六经病解”各1篇，口制方大法，为下卷，合《论注》《附翼》两书，统名曰《来苏集》。

柯琴的学术特色主要体现在对伤寒学的整理和发挥上，主要有以下几个特点：以方类证，方不拘经；首创六经地面学说；重新厘定六经提纲证。

（十一）《冯氏锦囊秘录》

冯兆张著。《冯氏锦囊秘录》全书由8个子目组成。书中“内经纂要”为清顾世澄所撰，其余七书皆冯氏撰著。“内经纂要”2卷，主要摘录《黄帝内经》原文并加以注释。“杂症大小合参”14卷，主要为水火立命论、太极图识，以及内科、儿科杂病证治。另有“脉诀纂要”1卷、“女科精要”3卷、“外科精要”1卷及“药按”1卷，分论脉法、女科、外科杂病证治妙法及药性功效主治等。“痘疹全集”15卷、“杂症痘疹药性合参”12卷专论痘疹。其中，“杂症大小合参”中的“大”指成人，即内科专篇；“小”指儿童，即儿科专篇。《冯氏锦囊秘录》涉及中医基础理论和临床各科，其内科部分颇有特色，对后世有较大影响。

《冯氏锦囊秘录》一书传入越南，影响深远。越南名医黎有卓（1720—1791）受此书启发，历经30年完成了中医学巨著《新镌海上医宗心领全帙》一书。

《冯氏锦囊秘录》的主要学术特色包括：博采众家，脉证合参；崇尚温补，善用参附；化裁古方，创制新方。

（十二）《通俗伤寒论》

俞根初著。《通俗伤寒论》一书倡导寒温统一，对外感热病的诊治极具临床参考价值。本书所收方剂，诸如蒿芩清胆汤、羚角钩藤汤亦是内科常用之方，疗效确切。

《通俗伤寒论》全书共12章。第一章为“伤寒要义”，为全书纲领，分述六经形成、病理、病证、脉象、舌苔、治法，并设六经、三焦用药法，六淫病用药法，用药配制法，最后为六经总决，论述六经治则。第二章为“六经方药”，第三章为“表里寒热”，第四章为“气血虚实”，第五章为“伤寒诊法”，第六章为“伤寒脉舌”，第七章为“伤寒本证”，第八章为“伤寒兼证”，第九章为“伤寒夹证”，第十章为“伤寒坏证”，第十一章为“伤寒复证”，第十二章为“调理诸法”。全书语言精练，纲举目张。

《通俗伤寒论》的主要学术特色包括：辨治热病，寒温统一；因症脉治，据症立法；治有六法，尤主清化。俞根初《通俗伤寒论》一书奠定了绍派伤寒的学术理论体系，特色鲜明，为寒温之争开启了一条研究新路。

（十三）《时病论》

雷丰著。《时病论》综论四时外感之病，特色鲜明，为后世所重。全书共

8卷，以《黄帝内经》经旨为纲，集四时六气之病为目，列四时之病72种。卷一论述“冬伤于寒春必病温大意”，卷二论述“春伤于风大意”，卷三论述“春伤于风夏生飧泄大意”，卷四论述“夏伤于暑大意”，卷五论述“夏伤于暑秋必痎疟大意”，卷六论述“秋伤于湿大意”，卷七论述“秋伤于湿冬生咳嗽大意”，卷八论述“冬伤于寒大意”。每卷还附有“拟用诸法”“备用成方”“临证治案”等内容，书中总计载有治法60种，备用成方104首，附医案87则。正文8卷之外设有“附论”，载有“五运六气论”“瘟疫不同论”等13篇医论。

《时病论》对四时外感病，特别是温病有颇多阐发，切合临床实用，其学术特色主要体现在时病的证治纲领及用药特色等方面。

第二节 外科

浙江的外科医学起源于新石器时代。在河姆渡遗址中发现的无眼孔的管状针（用于刺砭）、骨簇（分挺、锋两个部分，其中锋部特别适合刺入皮肉）、骨锥（一种尖端打磨极其精细，作刺砭用；另一种则为凹形带沟，主要用于穿刺引流）等工具，与史料记载的中国早在新石器时代至奴隶社会时期即已发明“砭针”等外科医疗工具的论述一致。这些发现证明了浙江地区早在新石器时代就存在外科实践。在6000～7000年前，人们就已经掌握了简单外科工具的制造技术，并学会使用它们进行穿刺引流，治疗简单的外科疾病。河姆渡遗址中的骨锥等外科工具的发现，正式揭开了浙江中医外科学发展历程的序幕。此后，历朝历代浙江的外科医学持续缓慢发展。到了清代中期，杭州的外科医学开始走出低谷。清末民初，杭州的外科医学迎来了前所未有的繁荣，学术水平较高，在国内处于领先地位。

清代初期，杭州外科名医辈出，学术流派众多，形成了以世代家传为特点的医学传统。清代中期，钱塘人吴尚先集20年的临床经验，系统总结了清代光绪以前历代外科医家及民间流传的外治方法，写成了中国第一部理疗性外科专著《理瀹骈文》。《理瀹骈文》是中国医学史上一部全面涵盖理法方药的外治专著，详细叙述了外治法的源流，探讨了外治的理论依据和作用原理，并介绍了外治法在内科、外科、妇科及儿科中的临床应用。同时，吴尚先还将中医外治法与养生之道相结合，使中医外治法更具特色。清末民初，杭州“余步卿外科”等医疗机构迅速发展。

一、医学世家

在清代医药传承过程中，还涌现了一批著名的外科世家。这些外科世家各具特色，他们或以刀法独特著称，或以辨证精确闻名，或以方药灵验享誉。他们的学术思想与医疗经验一直延续至今，为当代浙江中医外科学的不断发展奠定了坚实的基础。其中，医名较盛、影响较大的有湖州的“潘氏外科”，德清的“俞氏下高桥外科”和“吕氏外科”，桐乡的“张氏外科”及宁波的“张懋炽外科”等。

1. 潘氏外科

（1）传承谱系

近百年来，浙北中医外科以东南湾、袁家湾、曲溪湾的医家最有名望。前两支均由曲溪湾分出，现均属钟管镇，而潘鼎则是曲溪湾潘氏外科的鼻祖。曲溪湾潘氏外科是形成于浙江德清钟管镇曲溪湾的传统医学门派。传承十二代，历经200多年，医著甚丰，形成了浙江省中医外科中的“曲溪湾潘氏外科”流派。其学生遍及湖州、德清、吴兴、长兴、安吉、孝丰及安徽、上海等省市，是江南外科名派。数百年来流传着这样一句话：“东舍墩上出相公，曲尺湾头出先生。”意指东舍墩倪氏世代耕读，出秀才相公；而曲尺湾的潘氏世代行医，多郎中先生。

潘氏的许多传抄本广泛用于外科教学，并接纳外姓弟子门人，其中不乏一方名医，在浙北及沪上开枝散叶。他们不仅精通外科的丸散膏丹和手术的外治手段，更遵循“外科必本诸内，知乎内以求乎外，其如视掌乎，治外遗留内，所谓不揣其本，而齐其末”的理念，内外兼治，没有偏颇，传承不断。

潘鉴清曾多次回忆潘氏家世：潘氏先祖原系湖南人，为书香门第。明末清初，为避战乱而随人群迁徙于湖南、江西、江苏、浙江、安徽等地。清康熙年间，迁至苏南一带。潘氏一世祖曾求学于清代名医叶天士门下，深入研读叶氏名著《温热论》及总结叶氏大量临证经验而成的《临证指南医案》，并以家学相传至潘鼎，已有五世。据上海辞语出版社编纂出版的《中医人物词典》记载：“潘旭，字东阳（1821—1894），清代外科专家。祖籍浙江德清，后迁乌程（今浙江吴兴）。先世以疡科闻名，至清道光年间（1821—1850）已传六世。”而潘旭，乃潘鼎之子，按《中医人物词典》记载，潘鼎应为五世祖。故潘鼎先人的祖籍并非浙江德清曲溪湾。在17世纪末至18世纪初，五世祖潘鼎生于清嘉庆年初（约1798），继承祖业悬壶行医，后定居于德清县戈亭曲溪湾。德清县地方志有以下记载：“潘鼎（生卒不详），钟管镇曲溪村人，以中医外科闻名，儿以善治疡疮为最。”

潘氏传承主要依靠家学渊源和师徒相授，且毫无保留。弟子中也不乏一方名医。潘氏著有《疡医歌诀》《外科汤头》《分经药性赋》《医学集成》《四言脉诀》等书，专为课徒启蒙而作。尤其是《疡医歌诀》以抄本形式广泛流传。潘旭生有两子，长子吉甫，次子申甫。潘吉甫（1840—1890），享年50岁；潘申甫（1847—1925），享年81岁。两人皆继承祖业，并擅长内科病证，均在当时享有盛誉，从学弟子逾百人。他们是潘氏中医第七代传人。1983年，《浙江中医杂志》第四期曾刊文介绍近代名医潘申甫。潘申甫，字宗元，德清曲溪人（今浙江戈亭）。他初攻举业，中秀才，父名潘旭，知医。潘申甫承家学，精外科，与兄吉甫齐名。清末民初，在乾嘉考据学余绪影响下，《黄帝内经》训诂研究兴起。晚清经学大师俞樾在其著作《读书余录》中记录了他对《黄帝内经》的考据心得，后人将其刊载于《三三医书》，取名为《内经辨言》。俞樾因患痔疮多方医治无效，便来到曲溪湾找潘申甫就诊。潘申甫对症下药，治疗数次后俞樾痊愈。亲身经历让俞樾见识到中医的神奇疗效，为了弥补《废医论》之失，他又撰写了《医药说》一文，并向潘申甫赠送了"术精祝括"的金字匾额。此后，潘申甫凭借精湛医术，在上海、杭州两地名噪一时，其医声远播皖南、苏南等地，慕名前来学医者达100多人。在医学界，凡提到中医外科，均以曲溪湾门生为荣。

潘吉甫能循内科之理以治疮疡，不仅刀法娴熟，其医案委曲详尽，亦颇有特色。医案经其子潘青时，其孙潘鉴清及曲溪国医研究会整理，编成《曲溪湾疡症心得集》10余册，汇集了360多个验案。每病一例，次序悉按《医宗金鉴外科》编排。此外，他还编撰了《经脉歌》《察舌辨症歌诀》《痈疽辨证歌诀》《疡症歌诀》《外科汤头歌诀》《外用方药》《内证方药治歌诀》《内科汤头歌诀》《温病歌诀》等著作，多为授学课徒所作，内容明朗易记。

第八代传人潘申甫曾集合同仁金子久、莫尚古、凌晓五及学生张彦英、王彤轩等人，成立了曲溪国医研究会。每逢三、六、九日，他们欢聚一堂，论证辨脉，总结经验。曲溪国医研究会除汇集潘氏医案外，还撰有《周身名位骨度》《编辑运气要诀》《时用妙方》《游丹十症》《内经十二官》《六淫问答》《七情论》《揣摩集》等著作。以上著作及医案均保存至今，惜未刊行。

潘吉甫得两子，长子青泉，次子莲舫。潘申甫得一子青时。三人皆承祖业，悬壶行医。其中，青泉尤精于内科。潘莲舫于清光绪年间（约1899）迁居湖州，而青时则留守于曲溪湾故居。此三人是为潘氏中医的第八代嫡传。潘申甫还授徒吴子庭、吴衡山、丁馥泉，其中吴子庭家中世代行医，精通内科。

潘氏中医第九代是潘氏外科的重要一代、繁荣一代。潘氏本家同辈八人继承家业，各自发展，各具特点。有多人走出曲溪湾，前往上海、湖州、塘栖等地行医。具体包括：青泉之子，荣波、春波、芹波、文波、惠波；莲舫之子，澜江和春林；青时之子，鉴清。鉴清擅外科刀法，芹波善制异灵丹，疗效卓著。荣波编撰了《疔疔一夕谭》，该书收录于《近代中医珍本集》。澜江则善治肠痈。潘春林曾组建湖州联合中医院，并著有《潘春林医案》1卷。第八代潘申甫的弟子吴子庭将医术传给其子吴厚载，而潘青时则授徒费元春、方济州、潘韵泉、潘梅青。至此，潘氏外科达到了繁荣鼎盛的阶段。

潘氏中医第十代传人，潘吉甫一脉有潘荣波的长子松年继业后于解放初期弃医改行，次子潘柏年供职于德清人民医院，于1994年退休。潘春波、潘芹波之子是否有继业者待查，潘澜江之子潘鹤龄、潘斌璋，潘春林之子潘嘉康、潘嘉旷均继承祖业。其中，潘嘉旷曾担任湖州市第二中医院副院长（现已退休），整理出版了《潘春林医案》，并整编、校订了首部断代大丛书《近代中医珍本集·外科分册》的部分内容。潘嘉旷还主持整理总结了该院名老中医学术经验等书籍共9部，并撰写了《潘春林外科学术经验选介》《给邪于出路是中医外科诊治疾病的一项基本原则》《辛木十香膏外贴治疗良性肿块》等28篇文章，在全国、省级刊物发表。潘斌璋历任浙江省卫生厅新药审评委员，浙江中医外科学会理事，省中医外科进修班一期、二期班主任，并受卫生部国家中医药管理局委托，担任二省一市《中医病证诊断疗效标准》起草的牵头人。他编写了《浙江省临床经验选辑·外科专辑》，并于1953年撰写了《中医外科进退疗法》和《医学经纬》等著作。而潘申甫一脉唯有潘鉴清的长子潘再初继承祖业。2008年，潘氏中医外科被认定为余杭区非物质文化遗产，潘再初被认定为该项目的代表性传承人。他携门人俞建卫及再传弟子余点、宋秋月等总结前人经验、整理医著，编撰了《曲溪湾潘氏中医外科》专辑。如今，潘再初将曲溪湾的潘氏祖宅建设为曲溪湾潘氏外科博物馆。此外，潘青时的弟子费元春授徒25人，其子费刘嵩及徒余步卿、蒋子岐均为浙江省名老中医。

（2）曲溪湾潘氏外科特色

①内外并治，针刀与药物并施　潘氏从事外科，注重内外合治，严守理法方药，并以八纲辨证为入手点。潘鉴清曾说："疡疾虽形于外，其源不外乎脏腑经络气血，探其根源，助以辨证，则用药如兵，攻守不殆。""事外科者，必通晓内科，切莫操数方以治疾。"作为潘氏外科继承者之一，他宗《医宗金鉴》，以温病学说为指导，得益于叶天士的《临症指南》，然不循文献之旧例，善采前人临床之经验，取其精华，在实践中不断探求。还有一桩广为流传的事迹：有个南浔来的落头疽患者，由于之前的医生治疗失误，脓水已经腐入脊髓。没

想到潘鉴清竟然在患者的臀部开刀拔毒，再用中药内服外敷，没多久患者就好了。所以大家就编了一句顺口溜来称赞他："疮生头颈里，刀开屁股头。"可见潘鉴清在外科和内科治疗上皆有卓越表现。

潘青时弟子费元春认为，"学外科者务熟内科""治外必求治于内"。《黄帝内经·素问》载有："诸痛疮疡，皆属于心。""营气不从，逆于肉理，乃生痈肿。"应用"四诊""八纲"进行观察、判断，结合全身症状与局部症状，方可得出正确的诊断和治疗方案。费元春认为，痈者壅也，邪热壅聚，气血不畅为阳，六腑所属。《灵枢·脉度》云："六腑不和则留为痈。"疽者，阻也，气虚寒、阴邪阻逆为疽，五脏所属。《疡科心得集》中提道："夫外疡之发也，不外乎阴阳、寒热、表里、虚实、气血、标本，与内证异流而同源者也。"根据理论和实践，他认为，阴疡科的辨证论治应作为外科医者的总则。在外科内治过程中，他认为疮疡的发生可分为三个阶段，即初发、成脓、溃后。在治疗上也可分为消、托、补 3 种方法。对于肿疡未成脓者，以内消为先，前人记载："以消为贵"。但内消应有正确的诊断，掌握疾病的变化，进行治疗，使疾病化险为夷，化大为小，直至完全消散，免受开刀之苦，免去养痈成患之虑。即使不能内消，也可以移深居浅，转重为轻，缩短病程，减少痛苦。内消法是一切肿疡初期治疗的重要原则。"用药如用兵"，内消是外科治疗中的首要法则。

方济州精研古典医著，注重中医"四诊""八纲"。他在观察触诊、选方遣药方面一丝不苟，对有脓无脓的判断果断利索，能抓住机遇及时切排，避免了患者骨髓炎的发生，从而使患者转危为安，深得患者信赖。在旧社会，劳苦大众疔疮疖毒、发背流注、外吹乳痈等病证甚多，方济州在临床中总是细心诊治，主张以"阳和通腠，温补气血"的原则治疗阳证。他力主以"以消为贵、以托为畏""治外必本诸内"，反对滥用刀针。

②善于辨疮疡部位论治　辨疮疡时每以经络分析病机，认为唇疔系脾经火毒上攻；臀项及上肢者，多由风火、风热、风痰所致；发于前阴，下肢者，多系湿热、温毒所致。挟痰者复证多端，有毒者病势峻猛，医者尤宜注意。是以作《分经药性赋》指导用药。又以三焦等具体部位划分，比如疮疡发于颈项部以上的，多由风热、风火、风痰所致，常用疏风散热、化痰解毒消肿之法。发于身体中部、躯干的痈疽，须进一步细分：胸部的痈疽多由肝脾郁结、气滞血壅或肝胆火毒，郁怒而成，内治在清热解毒、活血化瘀的基础上加行气药；腹部的痈是因为腑气失调，故佐以香附、木香等；腰部的痈由肝肾两亏、湿邪阻滞引起，治拟调补肝肾，清热渗湿，活血化瘀。下肢痈疽大多由湿热湿火所

致，以萆薢渗湿汤渗湿解毒，加减用之。

③善制丹药，精于诸外用药　潘氏所传丸散膏丹诸般外用药制法，现今仍有留存，尤其是红升、白降等丹药的制备运用很有特色，又是许多药物炮制的基础。还保存有《青囊秘授》等许多外用方书。

潘春林曾审定炒、煅、煨、制、提等28种外用药品的炮制方法，保持和发展了中医外科用药的传统特色和配制工艺，将其冠名为《湖州市中医院外科外用药协定处方》。湖州市中医院中医外科，沿用外科外用药80余种，其中青云散曾被列入1988年版《浙江省医院制剂规范》，疔疽软膏在1990年首届中国中医药文化博览会上荣获“神农杯”优秀奖。

方济州对早期外科病采用消法；成脓期采用补托及透托之法；后期毒尽采用补法，以恢复正气。为减轻患者手术痛苦，先生以丹取效，自制八宝丹、月精散、迎春散、桃花散等20余种药，屡屡奏效。

潘氏外科传承至今，传人、学说、著作不断，颇为珍贵。自西医传入以来，中医外科发展颇有难度，今事外科者，或专门研习外治，或操数方以悬壶治疾，内外合治者已为数不多，几乎绝迹，炼制丹药、炮制诸药之技艺，大多因中医药学习分家之故难以传承。

2. 俞氏下高桥外科

俞氏下高桥外科始于明崇祯年间，世居德清下高桥。相传俞氏乐善好施，曾得一道长传授炼丹之术，历经七传至燧田。

俞燧田（1855—1931），持祖业而更精，擅用消、散、箍、托之法治疗“痈疽”，探病原长以察舌，内治重视脾胃，故主张忌口要适应病情，不可偏废反伤胃气。其声名远播湖州、杭州、安徽等地，乡里人称之为“下高桥外科”。后又传子俞海门亦善于“炼丹”，迄今尚有海门之子、女继业。俞氏与潘氏、张氏并称为“浙北外科三大流派”。

3. 张氏外科

张氏外科始于清乾隆年间，家族世居桐乡晏城，是著名的“疡医世家”，家传六代至张辉。张辉（1877—1950），字卓然。张辉父早殁，从母习业，以善治“疔疮”“瘰疽”而闻名，后徙秀水（今浙江嘉兴），子、孙遂占籍。其子文冲承其业。

4. 吕氏外科

吕梦飞（1872—1940），德清人，精外科，负盛誉于余杭、德清、桐乡、吴兴一带，受业者达数十人。吕梦飞弱冠从师，临床每多创新。在分析痈疽的特点时，对于脓腔较大的病例，则扩大创口，并不断改进小升制剂的排毒方法等。德清吕氏外科临证强调内外并治，消托相配，善于以小升制剂的吊毒治法治疗痈疽。吕梦飞常与同乡俞海门交往切磋，改进制升术，使之更为切合临床实用。吕氏家传治湿性溃疡面的三黄麻油膏、治干性皮炎的三品散等，择药精良，在新市、塘栖一带为妇孺皆知的妙药。

5. 张懋炽外科

张懋炽（1856—1920），镇海城关涨鉴碶村人，张氏外科传至张懋炽时已历经三代。他从祖父张立魁处习得内科、儿科知识。后随同乡郑门学医，改入外科，兼参以西学新说，以外科闻名于世，尤善于治疗喉症、疽疡。其治痈疽重内托与刀法结合，在排脓疡时提倡大切口，与历来主张相殊，但临床收效甚佳，医业鼎盛，叩者如市。他还与里人共创“公善堂”，首创镇海义诊。他先后授徒20多人，其中多人负有盛名。其长子张子平继承父业，行医50余年，亦以外科、喉科闻名于世。其门生汤福荪及再传弟子包杏畊，均在医坛上继续将其医术发扬光大。

二、名医名著

东晋大医家葛洪创制了多种外科急症的外治法，并著有《肘后备急方》，其中部分内容专治刀斧等铁器所伤。其对中医外科的贡献极大。葛洪的《肘后备急方》以收录大量外用膏药为特点，如续断膏、丹参膏、雄黄膏、五毒神膏等，具体制用方法叙述较为翔实。在急救医术方面，葛洪对虫兽伤和创伤止血等亦有许多行之有效的方法。他对开放性创伤的早期处理及止血方法，防止伤口感染等已积累了一定的经验。此外，葛洪还创造了肠吻合术和兔唇修复术，亦有关于他灌肠、针刺减腹水等急救医疗技术的记载。在《肘后备急方》中，他总结了许多具有科学价值的治疗外科的经验，如用海藻治瘿疾，用大蒜和雄黄治毒虫咬伤，用狂犬脑髓敷治狂犬咬伤处，这是古代免疫思想的萌芽。同时，《肘后备急方》中还记载了大量的患者护理知识，注重饮食护理及情志护理对患者恢复的帮助，唐代《外台秘要》卷二十九“金疮禁忌序”中引用了葛洪《肘后备急方》的内容，在治疗创伤大出血时指出：“凡金疮出血，其人若渴，当忍之，常用干食并肥脂之物以止渴，慎勿咸食，若多饮粥荤，则血溢出杀人，不可救也。”又指出这时的患者“又忌嗔怒大言笑，思想阴阳，行动作劳。勿多食酸咸，饮食酒、热羹馔辈，皆使疮肿痛发，甚者即死。”他认为，外伤大出血者应禁食水及刺激性食物，避免剧烈活动和情绪波动。可见葛洪已经注意到患者的饮食禁忌及喜、怒、哀、乐等情绪对病情恢复的影响。这种饮食及精神疗法至今仍在沿用。他还指出："凡金疮，伤天囟、眉角、脑户、臂里跳脉（肱动脉）、髀内阴股（股动脉）、两乳上下、心、鸠尾、小肠及五脏六腑输，此皆是死处，不可疗也。"这类重伤对现代医学来说也是严重的战伤，治疗难度极大。《肘后备急方》中的外科病证的外治内容充分反映了魏晋南北朝时期外科治疗的突出贡献。

东阳太守范汪，善医术，常抚恤百姓，撰写了《范注方》500多卷，后又增补170余卷，在外科方面颇具专长，他对患者不问贵贱，一律予以治疗。在治疗乳痈时，范汪采用大黄敷贴法，将大黄与生鸡子混合后敷于肿胀部位。对于阴痒等下部疾病，《范汪方》采用了阴道塞药疗法，补充了前人的不足，迄今临床仍有应用。《医心方·卷第十四》中记载了范汪治疗伤寒后阴部瘙痒、天行下部疮烂等病证的一例病案："取女萎治下筛，棉絮裹著大道中，痒绝乃出药。"《范汪方》还记载了治疗妇人阴疮的方法，即用地榆和甘草清洗患处。《外台秘要·卷第二十八》另有范汪使用仓公散的记载："药用特生矾石、皂荚、雄黄、藜芦，主疗猝鬼击、鬼排、鬼刺心腹痛，下血便死，不知人，及卧魇，啮脚踵不觉者。诸恶毒气病，取前散如大豆许，以管吹入鼻中，得嚏则气通，便活；若未嚏，复更吹之，得嚏为度。"这是在急救过程中配合运用了外治法，时至今日，仍对临床实践有一定指导作用。

浙江最早有史记载的外科医生当属上虞人孙溪叟。孙溪叟，又作溪奴，南北朝时上虞人。他初为人家奴，及长，多谙方术。南朝宋文帝元嘉初年（424），他逃入建安，为治中（州刺史的佐史），后出仕民间，善疗宿疾，治头风如神。清光绪《上虞县志校续·方伎》曰其："治人头风，流血滂沱，嘘之便断，疮又即敛。虎伤蛇噬，烦毒垂死，禁护皆差。"孙氏对外科疮疡，有特异疗法，凡疮疡流血不止者，应手即止，疮疡也敛口而愈。其治疾兼授养生、延寿之法。宋元嘉十二年（435），值孙氏游长山（今山东济南），为家主人所获。旋又叛逃，出游外地。孙氏被认为是浙江有关外科医疗活动的先驱人物之一，是浙江最早的外科医生之一。

三国两晋南北朝时期，姚僧垣编撰了浙江最早的外科专著。姚僧垣（499—583），南北朝时期北周医家，字法卫，吴兴武康（今德清县武康镇）人。姚氏精通医理，诊病无数，经验丰富，蜚声于世。其父姚菩提曾任梁高平令，通医理，受梁武帝重用。魏晋南北朝时期，国家长期分裂对峙，政权更替频繁，战乱不息，社会动荡不安。在这样的特定社会历史背景下，出现了一位对隋唐时期中医发展影响很大的医学家——姚僧垣。姚僧垣是我国历史上唯一出身贵族且以医术获封爵位的人，一生经历了齐、梁、北周、隋代4个朝代，服务过9位皇帝，在梁、北周、隋代三代先后担任22个官职。他62岁被授小畿伯下大夫，71岁授遂伯中大夫，82岁封长寿县公，84岁晋爵北绛郡公。除两度封伯、封公爵外，他还拥有许多显赫的头衔：戎昭将军、车骑将军、骠骑将军、仪同三司、华州刺史等。死后还追赠荆、湖二州刺史，其中的湖州就是他的故乡吴兴，但实际上他从未到任过，这些头衔都是靠其精湛的医术获得。其一生治验不可胜记，声誉远闻，达诸蕃外域。姚氏总结当时外科证治经验，著有《集验方》12卷，亦称《姚大夫集验方》或《姚公集验》，这是浙江最早的一部外科专著，惜已亡佚，部分逸文尚存于《外台秘要》《医心方》等书。《集验方》记载了当时对痈疽的独特治疗方法，指出对痈的治疗要切开排脓，切口应在痈疽的下方，并要注意引流。他对石痈（骨肉瘤）与瘰疬、痈和瘤的鉴别诊断也有独到见解："发痈坚如石，走皮中无根，瘰疬也。……发痈至坚而有根者，名为石痈""发肿以渐知，长引日月，亦不大热，时时牵痛，瘤也，非痈。……发肿都软，血瘤也。"《北周书》称誉姚氏说："僧垣医术精妙，为当时所推，前后效验，不可胜记。声誉既盛，远闻边服。至于诸蕃外域，咸请记之。"可见姚氏当时名声之广，影响之深远。

此外，还有一些零星的外科医案记载。例如，南朝齐代东阳人徐嗣医术高明，曾有一位患有钉疽、全身疼痛难耐的老妇。徐嗣让她服下汤药后，老妇的疼痛加剧，不久"所黯处皆拔出钉，长寸许"。徐嗣随后用药膏涂在伤口上，三日后老妇康复。同一时期，浙江还出现了在中国医药学发展史上占有重要地位的2位医学世家：武康姚氏和东海徐氏，他们均在外科领域有所建树。

隋唐五代十国时期，晚唐五代出现了丰富的外科内服药、外用药，这对浙派中医外科方药的发展具有重要的启迪价值。其中，日华子对外科用药性味的论述尤为详尽。日华子，姓大，名明，宁波人，是隋唐五代十国时期著名的药物学家，精通医学，洞察药性，辨析极其细微。他收集诸家本草及近世应用药物，撰成《大明本草》（又称《日华子诸家本草》）20卷。该书早佚，但其内容散见于《类证本草》等书中。《日华子诸家本草》汇聚了诸多外科用药，如：苦楝皮"治游风热毒，风疹恶疮疥癞"；黄芩"疗疮，排脓，治乳痈，发背"；丹参"排脓止痛，生肌长肉"且疗"恶疮疥癣，瘿赘肿毒，丹毒"；羊蹄根"治癣，杀一切虫，肿毒，醋摩贴"；蛇床子"去阴汗、湿癣、齿痛、赤白带下，煎汤浴大风身痒"等。

隋唐五代十国时期，浙江中医药学兼精佛理者人才辈出，僧侣行医济贫者亦不乏其人。湖州道场山的僧人以集珍膏治恶疮颇有名气，后来有皈云僧、山僧等人精通医学，尤精外科，医技远近闻名，求治者应接不暇。

唐代四明陈藏器撰写的《本草拾遗》非常重视外治法，并首载鸭跖草、温泉水、轻粉等药物。书中指出鸭跖草主“疔肿”“小儿丹毒……蛇犬咬，痈疽等毒”；硫黄“主诸疮病，水亦宜然，水有硫黄臭，故应愈诸风冷为上”；轻粉有“杀疮疥癣虫及鼻上酒渣，风疮瘙痒”的效用。此外，陈藏器还发现“草蒿烧为灰，淋取汁，和石灰，去息肉”，将无机碱用于息肉治疗。唐代对外交流频繁，外来药物通过各种渠道大量涌入中土，丰富了外科用药的选择。陈藏器十分关注这些奇方异药的特性，并进行了较为详细地记录。例如，他记载了从印度吐火罗国等地传来的异药“质汗”，其成分包括柽、木蜜、松脂、甘草、地黄和“热血”等。据陈藏器介绍，质汗药调入酒中，主治“金疮伤折，瘀血内损，补筋肉，消恶血，下血气，妇人产后诸血结，腹痛内冷不下食。并以酒消服之，亦敷病处”。

后人将北宋时期钱塘人沈括的《良方》与苏轼的《苏学士方》(又名《医药杂学》)合编，更名为《苏沈良方》。该书为医学随笔体裁，谈及不少内科、外科、眼科、妇科、小儿科等各科简易疗法，并附有验案。《苏沈良方》中记载的川楝散，用于治疗小肠气(即疝气)和臁疮，至今仍为外科所用，得下立瘥，屡奏奇功。沈括在《梦溪笔谈》中记载了秦皮在外科皮肤疮疡中的应用：“予家祖茔，在钱塘西溪，尝有一田家，忽病痛通身溃烂，号呼欲绝。西溪寺僧识之曰：‘此天蛇毒耳，非癞也。’取木皮煮汁，饮一斗许，令其恣饮，初日疾减半，两三日顿愈，验其木，乃今之秦皮也，就不知天蛇何物。”除此之外，有史可溯的北宋医家还有宁波的潘殿直，其在外科治疗方面经验丰富，平时经常施疮药，还被史源请去为其母医治背疮，“施疮药每效”。此外，宋金以降，宗教活动与中医药学也关系甚密。

陈言所著的《三因极一病证方论》一书，为永嘉医派奠定了坚实的学术基础。特别值得一提的是，《三因极一病证方论》中的卷十五和卷十六，专门讨论了阴疽、附骨疽、肠痈、五痔、肠风、疮疡、癣、斑疮、丹毒、瘾疹、狐臭等外科常见疾病。这些章节内容丰富翔实，病理分析细致入微，主张通过患者的脉象和临床表现来诊断疾病，并根据发病原因进行治疗。书中提供的方药简明而精要，深受后人推崇。

南宋时期，浙江比较著名的外科医家还有浙东鄞县的史源，史氏，字建安，精于治疗背疮证，著有《治背疽方》1卷（已失传）。该书在理论上发展了痈疽的针灸疗法，阐述了背疮的病因及临床常用治法，系其多年临证经验的总结。南宋时期，浙江比较著名的外科医家还有浙东鄞县（今浙江鄞县）的李世英，字省颖，号雪岩，曾任太医，李氏世业外科，治痈疽多有神效。李氏参考古来诸名家之论及前辈诸先生之教，于宋淳祐二年（1242）编撰《痈疽辨疑论》2卷；金华谢天锡，南宋淳熙十一年（1184）进士，著有《疮疹证治》1卷，在当时较为闻名，但后世佚失未见，实在令人惋惜；史弥宁，鄞县人，曾任邵阳知事，寻知泰州，兼任淮安提举。宋嘉定丙子年，温大明辑《隐居助道方服药须知》，后改名《海上仙方前集》。该书分述77种病证，涉及金创出血、口疮、小儿疮疹、痔疮等诸多外科病。因其所论病机、病症与用药切实有效，如运用硫黄、白矾外治酒渣鼻，备受推崇；鄞县魏岘在《魏氏家藏方》中首次提出枯痔法治疗痔疮，将砒霜、白矾、朱砂、斑蝥、巴豆置于痔核表面，借药物腐蚀、收敛之性，促进局部坏死、干枯脱落，首开枯痔法先河。

南宋时期，外科医事快速发展，众多外科医事、病案记载见诸史册。南宋时期，陆游在《老学庵笔记》中记载了一个短指畸形家族："曾子宣丞相家男女手指皆少指端一节，外甥抑或然。或云襄阳魏道辅家世指少一节，道辅之姊嫁子宣，故子孙肖其外氏。"陆游对这一短指畸形的临床症状描述是少指端一节，这种遗传方式是常染色体显性遗传，这一临床病例报告距今已有780年，是世界上最早的短指畸形的病例报道。另有秀州（今浙江嘉兴）张小娘子辨治背疽的一则病案："吴人章县丞祖母，章子厚侍妾也，年七十，疽发于背，邀治之。张先溃其疮，而以盏贮所泄浓秽澄滓而视之，其凝处红如丹砂。出谓丞曰：此服丹药毒发所致，势难疗也。丞怒曰：老人平生尚不吃一服暖药，况于丹乎？何妄言如是！母在房闻之亟呼曰：其说是已。我少在汝家时，每相公饵伏大丹，必使我伴服一粒，积以数多。故储蓄毒根，今不可悔矣！张谢去，章母旋以此终。"此外，南宋时期的临安（今浙江杭州）人曹五，曾用取痔千金方为南宋高宗治愈痔疾，后被提拔为观察使。这说明南宋时期浙江已出现了治疗痔疾的专科及医家。

南宋时期的山阴人窦材撰有《扁鹊心书》，其中载有山茄花和火麻花配制的全身麻醉药方——"睡圣散"。这是现今已知世界医学上最早的全身麻醉药方，作为当时外科所用的麻药名方，为后世中医外科手术的开展提供了良好的条件。

朱丹溪对宋代陈自明所编撰的《外科精要》进行了评述，阐发外科义理，发挥治疡心得，并著有《外科精要发挥》一书，惜已失传。幸有《格致余论》遗留了部分外科治疗的心法，后学所撰《丹溪纂要》亦包含诸多外科治疗的内容。朱丹溪对于外科疾病的论述颇为精辟，对后世产生了较大的影响。其理论至今在外科实践中仍卓有成效，主要包括：在“痈疽”的论述方面，朱丹溪从临床实际出发，体会到疮疡痈疽虽多生于体表某一部位，但实则与内脏功能失调有关。治疗时应注意整体、内外兼治、注重胃气、当辨经络。例如，治疗内疽时应采用内服汤药和针刺并用的方法。在“乳岩”的论述方面，丹溪指出，“忧怒郁闷，昕夕积累，脾气消阻，肝气横逆，遂成隐核”。他强调乳岩虽表现为乳部的隐核，但在病因方面主要是情志所伤，进而累及肝脾两脏。因此，治疗应从肝脾着手。在“结核”“瘰疬”“骨疽”“乳痈”“肠痈”和“疝气”的论述方面，朱丹溪首次提出此类疾病与痰邪有关，多与饮食厚味、饮食积滞或饮酒过度密切相关。后世医家受朱丹溪认识的影响，多从痰论治本病。朱丹溪提出了多种疾病从痰论治的理论，初步建立了中医外科痰证诊治的理论体系。他对外科痰证诊治的认识不仅开创了中医外科痰证诊治的新纪元，而且为后世医家发展从痰论治外科疾病奠定了坚实的基础。其中医外科痰证诊治理论至今仍有效地指导着临床实践。

元代，浙派中医外科在继承总结前人经验的基础上，结合临床实践，新说肇兴。这一时期的外科医家滑寿最早发现麻疹早期黏膜内疹。滑寿（1304—1386），字伯仁，晚号撄宁生，襄城（今河南襄城）人，后迁仪真（今江苏仪征），又迁余姚（今浙江余姚）。他著有《痔瘘篇》，已佚。滑寿擅长麻疹的治疗，并著有《麻疹全书》。该书前2卷论述麻疹的发病及不同发展阶段的证候特点与变证，后2卷则为治疗方剂。书中对麻疹的发病及不同发展阶段的证候特点与变证均有论述和具体治法。他首先发现了麻疹前期以口腔黏膜内疹为特点，并将其定名为“滑氏斑”。这是世界上最早的记载，对麻疹的早期诊断具有重要意义。此外，滑寿还著有《读素问钞》《难经本义》《十四经发挥》《医翠引彀》等多种医书。

据《钱塘府志》记载，杭州的外科世医始于元代。代表人物是医术高超、名盛一时的钱塘（今浙江杭州）人倪垕、倪居敬父子。尤其是倪居敬（1303—1371），于元至正年间（1341）被荐补为杭州路医学正，后又升任医学教授、浙江官医副提举、医学提举。其擅长疡科，主事期间，尽瘁于医疗，活者甚众，有口皆碑。朱元璋反元初期，士卒多病，遂遣使者邀请倪居敬。倪居敬弃元高官厚禄，为义军行医，疗疾多愈。明代建立后，居敬辞归乡里，优游湖山以老。

金元时期，浙江外科医家开始采用当时国内比较先进的治疗方法。例如，四明（今浙江宁波）的李生采用了挂线疗法医治痔疮。李生在治疗痔疮时所采用的挂线疗法，在当时实属创新之举。

明代出现了中国第一部系统论述梅毒病的专著——陈司成的《霉疮秘录》。陈司成，生活于明崇祯年间（1628—1644），海宁人，陈家世以业医，尤以疡医闻名，迄至陈司成，已逾八代。陈司成少时攻科举，后继家业，博涉诸科证治，善治老人、妇女、婴儿疾病，尤精于外科。陈司成于1632年撰成的《霉疮秘录》是我国第一部系统而资料翔实的梅毒病专著。全书共2卷，分为总例或问、治验、方法及宜忌等五个部分。书中详细叙述了梅毒的性交传染、非性交传染、遗传、在体内的传播、预防、治疗等内容。该书对梅毒的传染途径进行了详细的论述，准确描述了一期和二期梅毒的症状，包括硬下疳、扁平湿疣、梅毒性斑疹、环形丘疹、白斑、鳞屑损害，以及晚期树胶肿损害，骨关节和神经系统受累等症状。书中还特别描述了胎传梅毒的特殊表现。同时，陈司成提出了必须彻底治疗的原则，强调预防和防止复发的重要性，反对内服汞剂和滥用剧毒药品，以防发生药物不良反应，主张辨证施治。此外，书中首创了用丹砂、雄黄等含砷药品治疗梅毒的方法，这是世界医学史上最早应用砷剂治疗梅毒的记载。陈司成因此成为中国第一位梅毒学专家，《霉疮秘录》不仅在国内产生了深远影响，还传到了日本等国，对世界医学做出了重要贡献。

张介宾（1563—1640），明代山阴人。张氏著有《类经》《类经附翼》《景岳全书》等重要医书。在《景岳全书·外科钤》中，张介宾博采众长，抒发己见：辨证首分内外、别阴阳、识深浅；论治重元气，又不偏废他法；候脉定治则，测预后。张氏虽以"温补"见长，但临证并不偏执己见，治外科疾病多用清热解毒之法。书中指出："疮疡之治，有宜泻者，有宜补者，有宜发散者……因证用药，各有所主。"

明初余杭陶华（1369—1463）著《痈疽神秘验方》。陶氏根据痈疽的若干兼证制定了内服和外用方70多个，如内疏黄连汤、托里荣卫汤、加味解毒汤等。这些方剂后收录于《薛氏医案》，为后世治疗痈疽提供了丰富的经验。明崇祯时期，温州抚军喻思恂患发背痈剧甚，当地无人能医。召陶华至，陶华封腐肉两大碗，并敷以丹药，两日痈平。陶氏后任太医院院判。

浙江秀水（今浙江嘉兴）陈文治撰《疡科选粹》。陈氏，明代神宗万历时人，号岳溪，自幼饱读诗书，少年时学武，继而习医。陈文治精通骨伤科及外科疮疡疾病的诊疗。陈氏著有《疡科选粹》8卷，本书辑录外科各家学说参以作者经验编成，共分111篇，包括乳腺科、皮肤科、肛肠科、五官科及伤科的各类病证，选方精要，切于实用。而后，仁和（今浙江杭州）卢万钟著有《医说佛乘》。卢氏，号觉迟子，明代人，年少时因母亲的缘故，立志学医，穷究《黄帝内经·素问》等古典医著，兼习近世名方，达四十年之久。他在痈疽、梅毒、咽喉急症有异方，治之有奇效。可惜的是，《医说佛乘》一书已佚失。

此外，陆承宣、丁凤梧、邹观、姚应凤、徐待征等，皆为明代浙江外科名医。陆承宣，字风山，嘉兴人，曾居武职，后隐于吴，精刀圭术，著有《济人说》，其子拱台，字明三，承其业。丁凤梧，字敬山，嘉善人，精于外科，擅治无名肿毒、疑难杂症及咽喉诸疾，曾任太医院吏目，年72岁卒，子孙传其术。邹观，临安人，精于医术，尤善治疔毒，曾有风亭贫民患疔毒，观诊之即愈，其人以一牛为谢，辞勿受。越二年，道经风亭，夜遇虎，人马皆惊，忽有牛自灌莽中逸出抵虎，遂得免难，后牧者寻牛至，询之即前患者所馈之牛也。姚应凤，字继元，钱塘人，以治疗疮毒溃疡出名，治疗外科奇疾，妙手回春，人称“华佗”。明崇祯时期，巡抚喻思恂住在温州，背上长毒疮，疼痛难熬，召姚应诊，姚将其腐肉割下两大碗，施以丹药，不几天病愈，名声大振，后官至太医院判，崇祀乡贤，享年77岁。徐待徵，字邃云，嘉兴人，幼遇名医，授以青囊秘术，遂精外科，曾任太医院吏目。明代卓越医家，不胜枚举。

从山阴陈士铎的外科专著中，亦可了解到清代前期浙派中医外科医家所处环境、接触病种、个人经验体会及思想方法、师承授受等多种因素的影响。他著有外科专著《洞天奥旨》16卷（又名《外科秘录》），立论精辟且富有创新性，别具一格，多发前人所未发。陈士铎临证时重视火毒这一病机，治疗上擅用内消法，方药平稳且量重。他并不废弃刀针，并且善用刀针进行治疗，至于敷药之法，他强调辨证与实效，对于其他外治法，则选其确效、万全者，方予应用。

清代浙江正宗派的代表是祁坤，其在前人基础上做了新的探索，以精良的外科学术修养和技术独树一帜。山阴人祁坤（1610—1690），字广生，号愧庵，于清康熙初任职清太医院，后升为太医院院判。他于1665年撰成《外科大成》4卷，在外科领域有过许多精辟的理论论断。例如，他在论述脓肿切开引流的原则和方法时指出：“针锋宜随经络之横竖，不则难于收口，部位宜下取，便于出脓。肿高而软者，在肌肉，针（切开）四五分。肿下而坚者，在筋脉，针六七分。肿平肉色不变者，附于骨也，针寸许。毒生背、腹、肋、胁等处，切开刀宜斜入，以防透膜之害。”《外科大成》曾指出失荣、舌疳、乳岩、肾岩翻花乃疡科中四绝症，这是对此类外科病的最新阐释。清乾隆年间，国家编纂《医宗金鉴》，其中《外科心法要诀》即是以《外科大成》为蓝本。故正宗派在清代影响极大，可谓中医外科的正宗流派。

清代中期，浙江籍医药学家辈出。上虞许凤麟善于将望诊应用于外科，《余姚县志》中记载了他通过观察面色诊断肺痈的一则验案；萧山陈锡灿撰写的《青囊准绳》与《痈疽虚实寒热辨》记载了许多颇有价值的外科医疗经验。当时比较著名的外科医家还有桐乡的胡吉士和张千里等人，胡吉士，字祥甫，以疡医名于时，有华佗复生之誉。外科专著数量颇丰。例如，孙震元的《疡科汇治》，孙氏鉴于王肯堂《外科准绳》采辑虽富，然于医籍所载犹有遗漏，乃集王肯堂之后诸家论述及《外科准绳》未收之方，依类补入，间附有孙氏个人临证心得。其书内容繁杂，除外科以外，尚有经络、脏象、解剖、运气等内容，书中记载有各种形制的金属针具，并绘制了烙铁图像，形象完备，收罗资料详备，是继《外科准绳》之后，反映清代乾嘉以前外科学成就的重要著作。叶氏的《七十四种疔疮图说》，本书有论有图，专门介绍外科疔疮肿毒的诊断与治疗。卢真人所著《疔疮紧要秘方》以其治疗疔疮的独特方法而闻名。作为一位道士，他以穴位挑治为主要疗法，根据所患疔疮之部位不同挑治相应穴位，多用泻法清热解毒，泻其恶血，收效颇速；再配合内服汤药，外敷草药，疗效益佳。

清代末期，外治法有了进一步发展。外治法专著中，最具代表性的莫过于吴尚先撰写的《理瀹骈文》，该书是中国第一部理疗性外科专著。吴尚先，字师机，钱塘人。时值太平天国战争之际，药物供应十分困难，为了不使患者因缺药而误治，他潜心研究外治之法，开设“存济堂”药店，专门研制膏药等外治用药。吴氏不但善于用外治法治疗疮疡等体表疾病，晚年还集二十年之经验，系统总结了清光绪以前历代外科医家及民间流传的外治方法，编撰成《外治医说》一书。由于正文用“骈文”形式撰写，故改名为《理瀹骈文》。吴氏强调：“外治之理，即内治之理，外治之药，亦即内治之药。所异者，法耳”“外治必先治内，先求其本，本者何？明阴阳，识脏腑也。”在此思想指导下，吴氏总结出敷、熨、熏、浸、洗、浴、器、照、擦、漏、坐、嚏、冻、缚、刮痧、火罐、推拿、按摩、灌导、割治等20余种外治法，其中许多属于现代物理疗法的早期成就。该书流传甚广，对中医外科理法方药的完善和外治法的广泛流传及普及应用做出了杰出贡献，至今仍具有重要的现实意义。

邹存淦的《外治寿世方初编》也是这一时期的代表性著作。邹氏师承吴尚先，仿《理瀹骈文》的体例，辑录了历代有关外治法的论述和方药，包括内科、外科、妇科、儿科，共分62门，载方2400余首。虽然其收录的内容鲜有超出《理瀹骈文》者，然选方有所不同，且较为简明扼要。邹氏认为，外治法不仅可作救急之用，对于某些内科、妇科和儿科疾病也有较好的治疗效果。汪祝尧的《外科易知》是另一部重要著作。汪乃名医吴师机之妹丈，其亦精医术，曾与吴师机擅以"薄贴法"治病，此书将外科疾病分为痈毒、疔疮、疮毒、大麻风、丹毒、风疹、瘤、阴疽、杂证等9类，简要论述诸病证治，并附方药。

第三节　妇产科

一、溯源

浙派中医妇科作为浙派中医的重要组成部分，在汉代初显雏形，迄今已有千余年历史。早在东汉，就有道士于吉（一作干吉）专为妇人治疾。不过，浙派中医妇科在此时期的代表人物和医学专著较少。当时比较闻名的当属竹林寺女科，至后周、北宋之际，已有“越中妇科巨擘”之称。

南齐年间（479—502），开山祖师悟真禅师于萧山竹林寺诵经宣佛，至石晋天福八年（943），高昙禅师兴医业、扩寺院，创立竹林寺女科，并将异授之秘方传于下任主持，衣钵相传，以医养佛，代有擅递，使得寺院医名与香火佛事齐发展，浙派中医妇科之萌芽由此而起。

唐代钱塘籍陈仕良，善于调治妇科诸疾，医术为后人所传。又如唐开元年间太仆宋广平，擅儒精医，其夫人余氏，亦知医术，参阅方书，印证临床所见，广为妇女治病，医名颇盛，所传专于妇科。至此，浙派中医妇科渐成体系，各家流派初具规模。北宋末年，绍兴钱氏女科初显光芒。公元9世纪，钱塘人郭昭乾即以治疗妇科疾病而闻名四方。

南宋时期，浙派中医妇科发展较快，如南宋时期的奉化人陆曮，以妇医名重于世，用红花活血救治产妇。而著名的四大妇科流派也在此时基本形成，即萧山竹林寺女科、宁波宋氏女科、绍兴钱氏女科、海宁陈氏女科。

竹林寺女科始于后晋而盛于南宋，一脉相承，名医辈出，南宋绍定六年六月，静暹禅师用秘方治愈了谢皇后的重病，理宗帝赵昀赐封其为“医王”，追封四世，袭封五世，并御书“惠济寺”，又赐“晓庵”“药室”两匾。其方书千余年来流传极广，屡经翻刻，版本多达数十种。

南宋建炎年初，宋氏女科后裔宋钦随宋皇室扈驾南迁，卜居四明，嗣后，家族中有为官者，有为良医者，世世相承，代不乏人。

绍兴钱氏女科世居山阴的石门槛，故又称“石门槛女科”。据《语肥堂钱氏族谱》载：“第十一代（北宋末年）始操女科业，为钱氏女科之鼻祖也。”有《大生秘旨》3卷作为家传衣钵。清嘉庆《山阴县志》亦载：“钱氏，自南宋以来，代有名家。”

海宁陈氏女科传至宋代陈沂，宋代建炎丁未年，陈沂随高宗南渡，居临安。其人医技愈发精湛，奉召为康王妃诊治，投药奇效，力挽狂澜，被赐御前“罗扇”，后仕至翰林院，获传业翰林院金紫良医之衔，督学内外医僚。陈沂著有《陈氏女科秘兰全书》及《素庵医要》等书。其子孙世传其术，皆以木扇表其门派，被世人冠以“陈木扇”或“木扇陈”，故陈氏医家改称为“陈木扇女科”。另外，陈氏女科的陈玉峰还曾官至宣抚使、钦差大臣，辞官后行医。

金元时期，钱氏女科对丹溪学说尤为推崇，其家传之作《大生秘旨》《胎产要诀》《钱氏产科验方》渗透丹溪之说。这些著作内容丰富，记载翔实，论及经、带、胎、产等诸多方面，既有系统之理论，又有典型之病案，尤其是收录了历代名医的经验方，从中充分反映出浙江历代医家较高的妇科诊疗水平。

明代，浙江历代妇科医家积极投身于妇科医疗实践，同时勤于著述，为后世留下了大量的妇科著作，提供了宝贵的临床资料。据史料记载，所编撰的妇科著作有百余种，现存于世的计60多种。例如，张景岳的《妇人规》立说纯正，要言不烦，提纲挈领，又多有阐发，堪称中医妇科的经典之作；赵献可的《邯郸遗稿》实为妇科专著，其论宗命门之说，认为月经与命门关系甚密，提出以温阳法作为调经的一大法则；楼英的《医学纲目》妇人卷博采众长，上至《黄帝内经·素问》、仲景之方，下至历代医家的医论及用方均有涉及，涵盖了“经、带、胎、产”诸疾，为当时的妇科临床提供了重要参考。

此时，日益体系化的浙派各中医妇科流派逐渐对经验进行了总结，并由后人记录、学习和传播。《黄帝内经·素问·奇病论》谓：“胞络者，系于肾。”浙派中医妇科各派在安胎时，均强调脾肾不足为关键病因，皆以补益脾肾、气血双补为安胎之根本。从竹林寺女科开始，浙派中医妇科各流派便认识到补益脾肾、气血双补、清热安胎的重要性。竹林寺女科认为，“胎热之证，必多烦热，宜凉胎饮、保阴煎，以生地黄、黄芩、黄柏等组方，血热甚者可用地骨皮、黄连”。竹林寺女科以养性理论来论治安胎，喜以寿胎丸合四君了汤为主方，重用菟丝子、党参，并指出保胎的第一要务是绝欲。

此后，浙派各中医妇科流派在调经安胎时皆佐以清热之法。钱氏女科调经喜用花药、风药。花药性平，轻清芬芳，善疏肝而兼快脾悦胃，临证应用时，药量宜轻。其调治月经的代表方——调经方，以藁本引白芷、防风入督脉，开发阳和之气；取珍珠母等介类药物潜降，以制风药之香散；用绿梅花、木蝴蝶、路路通、泽泻、香附调畅气机，稍佐郁金入血分。全方熔走奇经、畅气机、活血脉于一炉，制方精当，轻灵可法。

至明嘉靖年间，宋广平第十八代孙宋博川任太医院御医，他根据祖业，总结临床经验，撰写了《女科书》（后称《宋氏女科产后篇》）。明万历年间，宋广平二十七代孙宋林皋根据祖上医论及历代临床资料，取精华去糟粕，并结合自身数十年临床经验，撰写了《宋氏女科撮要》（又名《宋氏女科秘书》）。该书主要论述了妇科诸病的病因病机，精血在男女生育中的重要作用和主要证候，月经的由来，以及先期和后期疾病的病因病机和胎孕机制。此外，还论述了妇产科带病、虚劳、孕产等方面的临床证治，内容详尽，实用性强，实为难得的中医古籍。宋氏妇科自拟生麦安胎饮，主张以清热养阴之法安胎；拟益气培元饮与补肾安胎煎，讲求补肾安胎、益气健脾，从肝论治，不拘泥于仅从脾肾两脏着手及单纯平补脾肾之补法，更结合清心安神、平肝息风之清法，实为浙派中医妇科流派各家安胎在辨脏腑、辨病位及治法上的传承与发展。浙派各中医妇科流派在安胎时选药平和，高度警惕药源性流产风险随着药材炮制技术的同步发展，妊娠期用药在保障安全的同时，呈现出更为多元的选择。其中，宋氏医家尤为重视与妇人及其家属的沟通，通过耐心宣教，帮助孕妇避免孕期情绪波动，并叮嘱规避孕期性生活风险。

明天顺四年（1460）起，陈氏女科陈林、陈谟、陈鼎、陈鼐相继供职于太医院。后人陈谏，号荩斋，乃陈沂“九传而至荩斋翁”，尤精先业，治人所不能治之疾，决人生死多奇中。其著有《荩斋医要》，该书现存日本国立图书馆，书中的诸多论述和方药至今仍被中医妇科学著作所引用，指导着中医妇科临床实践。陈引泉、陈引川为陈谏之孙，皆继承祖业。陈引泉曾以孤凤散治愈张翰犹妻“始笑泣，既多言，已不语，绝饮食”之疾。陈引川得妇科心传，著有《引川心秘》一书，但未见流传。后人陈谢迁居石门（今浙江桐乡），名噪一时，治病多验，闻名遐迩，为“郡县妇科之冠”和“石门陈氏妇科之第一人”。他著有《女科秘要》，但仅为家藏秘本，流传较少。陈氏女科常用四物汤加黄芪来调理妇人气血，家传的十二味安胎饮则主补气血。

自明代开始，浙江中医人才的培养突破了家传与师带徒的传统框架，学堂教育逐渐兴起，成为新的中医教育模式，培育了一大批优秀人才。浙派中医妇科除却誉载海内的四大女科之外，尚有其他名家高手以其医道造福于乡里，影响于医界。明代杭州人郭琬，字宜生，其祖照乾专治胎产诸证。其父绍梁亦以医知名，母吴氏，妻毛氏皆能妇医，子桢、杞、枚均传其业，精妇科，可谓浙江又一妇科大家。

清代，原有的浙派各中医妇科流派发展成熟，同时也有许多新流派创立起来，如清嘉庆年间的嵊县竹氏妇科、清末的杭州何氏女科等。除了这些不断壮大的妇科流派，尚有其他诸多名家高手以其医道造福于乡里，并留下许多著作，影响于医界。彼时，西方医学大量涌入中国，复杂的社会因素对浙派中医妇科的发展产生了强烈的影响。

二、流派

（一）萧山竹林寺女科

萧山竹林寺位于浙江省萧山区城厢镇惠济桥北堍，始建于南齐年间（479—502），迄今已有1500多年历史。开山祖师悟真禅师，择此一席清净之地，诵经宣佛，始名“古崇寺”。石晋天福八年（943），寺僧高昙得异授而兴医业。高昙禅师作为竹林寺女科僧医的创始人，筹集资金，在原址古崇寺的基础上扩建寺院，将其更名为“资国看经院”。到太平兴国七年（982），又改名为“惠通院”，此后寺内僧医皆以治妇科病而著称。

在竹林寺女科发展史上，贡献较大且名声最隆的是静暹（晓庵）禅师。他殚精竭虑研究妇科，医术高超，诸多危急重症一经他手便化险为夷。南宋绍定六年（1233）六月，静暹用秘方治愈了谢皇后的重病，理宗帝赵昀赐封其为“医王”，追封其先辈四世，袭封其后裔五世，并御书“惠济寺”之名，又赐“晓庵”“药室”二匾。千百年来，竹林寺女科衣钵相传，全国各地到竹林寺求医者络绎不绝，广受民众敬重。

竹林寺僧医世系第一百零七世陈绪辉（1888—1928），自幼入竹林寺为僧，18岁时还俗。他于1928年病逝，这标志着竹林寺僧医传统的终结。

陈绪辉的子孙后代精研竹林寺女科诊疗经验，声名渐复，进一步发扬了竹林寺女科的学术特色。陈绪辉的长子祖尧（1912—1981）曾就读于南京国医学校，次子寿椿（1916—1996）就读于浙江中医专门学校。兄弟俩毕业后回到原宅悬壶行医，自立门户后仍在竹林寺内轮流坐诊。他们印刷了特制方笺，书“宋敕十世医王竹林寺女科”，以医王后裔自居，声誉复起，在整个浙江地区都广为人知。

竹林寺女科在辨证上以肝、脾、肾三脏主论，在诊断上强调问诊，在治疗上重视调和气血、疏肝解郁，在具体措施上提出补血行气、补肾益精、祛瘀解郁等治疗原则，在理法方药上别具特色。萧山竹林寺女科方书众多，刻本、抄本达数十种，均冠以秘传、秘方、秘录、秘要等字眼，目前，浙江省中医药研究院仍保存有30余种。1959年，浙江省中医药研究所编辑出版了《萧山竹林寺妇科秘方考》（上海科学技术出版社）。1997年，由顾仰勇等人编辑的《萧山竹林寺女科》一书得以刊印，并广泛赠阅。

（二）宁波宋氏女科

宋氏女科起源于唐开元年间（713—741），距今已有1300多年历史。据《四明宋氏女科秘书》记载，宋氏女科发源于"郢州之湘即今商丘邑"，即今河南商丘，"始祖广平公璟精于医门"，擅长医术。宋氏女科的始祖宋广平看到官府中的工作人员气色不佳，往往会询问哪里不适，然后根据情况开药，经常是药到病除，大家都认为他医术非常高明。宋广平的夫人余氏在医术方面也很有造诣，她一方面研究中医典籍，另一方面也将宋广平的处方加以整理研究。由于她是女性，女性患者纷纷前来向她求医问药，渐渐也就形成女科特色，这就是宋氏妇科的起源。

宋建炎年间（1127—1130），宋氏妇科的先人宋钦以进士任七子城使，扈驾南迁，后来在宁波定居。后人名医辈出，代代相传，并有著作流传于世，在我国中医妇科的发展历程中发挥了重要作用并做出贡献。据《宁波文史资料》第八集记载，明嘉靖年间，宋氏妇科传人宋博川因医术高明，成为太医院御医。后裔宋香雨、宋祖玑、宋紫清、宋星斋、宋世焱等均以妇科闻名于世。

清代，宋金熙定居于宁波城内小尚书桥行医，开办了"杏春堂"诊所，后世称之为"老宋家"。清末，另一支脉的宋凤远分居另开设了"济世堂"诊所，世称"新宋家"，并撰有《妇科秘笈》。新、老宋家以妇科名噪一时，民间甚至有传言："凡妇女之难病，若未经宋氏诊治则未尽其难。"

宋氏妇科不仅在宁波家喻户晓，早在清光绪年间就有宋氏传人到上海行医的记载。宋氏传人宋星斋、宋文照、宋文连、宋光祯等多人曾经在上海设立诊所。晚清和民国时期，有记录可查的在上海行医宋氏传人就有20余人。宋氏传人以其高超的医术使得"宁波老宋家"妇科在上海声名鹊起。在一段时期内，当时上海妇女若要找中医看病，非"宁波老宋家"莫属。民国时期，宋光泰、宋世焱还曾分上半月和下半月轮流在宁波和上海坐诊。中华人民共和国成立后，宋氏传人宋光祯进入上海中医学院（上海中医药大学前身）附属龙华医院中医妇科工作，使得宋氏妇科的学术思想在上海得以继续传播。

宋氏妇科以其高超的医术和高尚的医德深受宁波百姓的信赖和尊重。宁波人习惯称宋氏妇科为“宋家”，甚至很多人将其称为“宋科”。在内科、儿科、伤科等科之外，直接以“宋科”来命名宋氏妇科，可见其在老百姓心中的地位。在宋氏妇科长达1300多年的传承历程上，出现了许多杰出的医家，他们以其精湛的医技，不断将祖传的医术推向一个又一个新的高峰，使宋氏妇科独树一帜，闻名于大江南北。小尚书桥一带也因此成为当时宁波妇女看病的中心。

1959年，宋光济受浙江中医学院聘请留校任教，创建了中医妇科教研室，并担任妇科教研室主任。1972年，宋世焱受宁波市中医院之邀成立中医妇科并担任科主任。1983年，宋氏妇科的两位传人宋世焱和宋光济同时被浙江省人民政府授予第一批“浙江省名中医”称号。2010年，宋氏妇科被宁波市列为非物质文化遗产保护项目。2019年，宋氏妇科被列为宁波市首批传统学科建设项目。

当前，宋氏女科传人主要在宁波、嘉兴、杭州和舟山行医。其中，“济世堂”传人宋泽军、励桂虹、宋琳奕在宁波行医，宋莉莉在嘉兴行医；“杏春堂”传人宋逸民、宋世达在宁波行医，宋世华、宋文瑛在杭州行医，宋帼英、宋国忠、宋理伟在舟山行医。宋氏传人以其精湛的医术，传承家传绝学，服务于社会。

（三）绍兴钱氏女科

绍兴“钱氏女科”为浙江四大妇科世家之一，因世居山阴的石门槛，故又称“石门槛女科”。钱氏本为望族，原非以医为业，至宋代，钱氏之十一代裔孙始治妇科。宋高宗赵构在绍兴行宫暂留期间，后妃染疾，每延请钱氏女科诊治，于是钱氏医名得以鹊起，并世代相传。

钱象垌，字承怀，为钱氏第十四代孙，承先祖业，继世医志，撷前人之精华，参切身之体验，医名益盛。清嘉庆《山阴县志》称其：“荟萃先世精蕴，声远播焉”，著有《胎产要诀》。他的儿子钱廷选（十五世医）、孙子钱登谷（十六世医）、曾孙钱琦瑶（十七世医）及此后的钱茹玉（十八世医），均继承家业，精于胎产。钱家医术一向传子不传女，直到清代，十九世医钱宝灿破除陈规，收外姓徒弟两人：绍兴徐绍忠和杭州何九香。此二人均颇有医名，且开枝散叶，传人颇多。同时，钱氏女科的传人仍继承医术，皆精女科，享誉绍地，迄今已传二十二代，代有传人。家传秘本有《大生密旨》《胎产要诀》《钱氏产科验方》等存世。2006年7月，“石门槛钱氏妇科疗法”被列入绍兴市第一批非物质文化遗产名录。

钱氏妇科兴盛于南宋时期，鼎盛于清末民初，眼下因后继乏人，渐趋衰微，有关部门正在积极采取措施加以保护，以重振钱氏妇科之名。但钱氏外姓弟子传人何九香在杭州创立“何氏妇科”，传承六代，如今已经成为国家级重点学科，是全国著名中医妇科学术流派之一。

钱氏女科医学得自家传，其识证用药与平常者不同，自成一家之言。但亦博采诸家，以集思广益，尤于金元期间，对丹溪学说颇为赞同。钱氏家藏秘本每有丹溪学说渗透。钱氏女科善以风药调经；治崩漏不用固涩方，常以桑叶、菊花清肝凉血，以达澄源析流之效；治带推崇“五色带下”理论，并不拘泥于“带下皆责于脾”之说；主张胎前宜调肝脾、补气血，戒用枳壳、香附等耗气之品，产后宜通忌滞，注重孕妇的食忌和药忌。

钱氏女科所创之生化汤，为钱氏女科家传秘方。何廉臣在《钱氏产科验方》序中写道：“钱氏之方，得盛行者，实始于生化汤。吾越前辈张会卿载之于《景岳全书》。乃时，景岳之全书盛行，而钱氏产科之生化汤亦盛行，甚至妇女皆知，药肆备为通行成方，不必就医诊治，即向药肆购服矣。厥后，清初傅青主征君，著《女科·产后编》，随证加减，屡见不鲜，大旨为生化汤发明推广其方之效用。清光绪年间，陆封翁九芝为之重订，将繁者汰之，冗者节之，杂者一之，易其名曰《生化编》，而钱氏之产科验方，名乃大盛。”

（四）“陈木扇”女科

陈氏妇科世家可追溯至陈仕良。陈仕良为唐末期汴梁（今河南开封）人，以医著称于世，官至药局奉御。乾宁乙卯年（895），他奉诏修撰《圣惠方》。陈仕良之后有陈天益（陈谏十六世祖）、陈明遇、陈元忠等，经数传而至陈沂。

陈沂为木扇陈氏之祖，字素庵，生于汴梁，长于临安。宋建炎丁未年（1127），高宗南渡后，陈沂奉诏为宋康王赵构妃急诊，获效，获敕授翰林院金紫良医，并得赐宫中掌扇，以便随时奉诏出入宫禁。陈沂后代以医为业者，南宋时有陈静复、陈清隐，他们悬刻木扇以传术。元代以后有陈玉峰、陈仪芳、陈明扬、陈南轩、陈东平、陈恒崖等。陈恒崖的后代均供职于太医院。陈恒崖之孙陈谏，字直之，号荩斋，明嘉靖年间（1522—1566）钱塘人。陈谏精通医术，能治人所不能治之疾，还能预测妊娠男女生死。他著有《荩斋医要》，故有陈沂“九传而至荩斋翁”之说。此外，他还著有《陈氏秘藏妇科》5卷，《素庵医要》15卷。

“陈木扇”女科家学薪传，治病切中要害，效如桴鼓，深得病家信赖，传承不绝。明万历时，有陈谢，字左山，始居钱塘，后徙石门（今浙江桐乡）。他治病多验，闻名遐迩，为郡县妇科之冠，乃桐乡陈氏妇科之第一传人。其著作《女科秘要》为家藏珍本，流传甚罕。清初，有梦熊，字宇春，承家业，通经典，其子陈德潜亦具医名。清道光年间，有陈善南，字加言，为陈沂第二十二世裔孙，著《医案略综》。陈加言之子陈宜南继其业。陈宜南之子陈维枚，字叔衔，熟谙典籍，博通诸家，名震一时，誉称“八百年世医”。陈叔衔之子陈司叔及其侄陈韶舞皆精于医，并将医术传至后代。

现今，陈氏后人居住在嘉兴角里街，门前摆放着一把木扇，扇上书写着“宋赐宫扇南渡世臣”八个字，他们依然从事妇科医学。陈氏妇科世代相传，至今已有二十四世，历经1000多年。目前，继承家业的还有桐乡、海宁、嘉兴三支，形成了独具风格的妇科世医系统。

朱绪曾《开卷有益斋读书志》曾记载过《素庵医要》一书，后人认为此书是陈沂的著作。但据朱氏所述，《素庵医要》共15卷。宋代陈沂，字素庵，所传医案，明嘉靖时裔孙谏（字直之）始辑而行之……卷首绘素庵执扇像，赞曰:“陈沂素庵，盖世所稀，康后扶病，为帝所奇，出入禁中，扇惠宫仪，敕授翰院，金紫良医……”然《素庵医要》备列方药，不专妇科也。是书罕见，余所获乃嘉靖初印本，所描述的《素庵医要》的这些特征，正与今所见的《荩斋医要》完全吻合，可知《素庵医要》实即《荩斋医要》。

在临床上，陈木扇女科注重调肝脾肾，认为调补肝肾是治疗妇科诸疾的关键，而后天之源靠脾胃来化生，且疾病的发生与预后皆与胃气有关。后天的强盛有赖于先天肾精的充足，先天又依赖后天之化生，先天后天，相辅相成。在治疗妇科疾病时，陈木扇女科首重调经，调经当和气血、阴阳，用药切忌攻伐，同时认为安胎宜凉，产后应注重气血。陈木扇女科在治疗妇科疾病时注重问诊，仿张景岳十问歌，创妇科相关的《陈氏女科十问》，可谓别出心裁。陈木扇女科传承千年，既有高明的医术，又有高尚的医德。因此，陈木扇女科具有源远流长、守正出新的特点。

（五）海宁郭氏妇科

海宁郭氏妇科始于宋代郭昭乾。郭昭乾由儒学医，善于诊治妇产各病，享誉汴京。北宋大中祥符六年（1013），郭昭乾迁徙至临安。宋高宗南渡，郭氏全家也随之南迁，居住于武林。相传郭府男女皆通医理。昭乾的夫人冯氏，尤其精通妇科。她因治愈了当朝孟太后的疾病，得封国姓，并获赐府邸，得以世代居住于海宁。其子郭敬仲也继承家业，因艺术精湛被敕封为“光禄大夫”。

此后，郭氏根据经验总结出了“郭氏十三方”，历代相传，绵延至今。

（六）嵊县竹氏妇科

竹氏妇科声名远播、代代相传，其世居幸福乡紫竹蓬。竹氏妇科第一代竹秉仁（1796—1820），子竹忠高，孙竹篆甫均传家业。竹篆甫传子竹芷熙、竹芷源，授徒张禹川，竹芷熙传子竹余祥、侄竹余芳、竹庆成等。《绍兴史志》记载：“嵊县竹氏妇科，以芷熙医术最精……至城中后，先后在昌后堂、天德堂坐堂行医，诊务频繁。”竹芷熙中秀才后，弃儒行医，迁王山头村开业。他既承家学之长，又能博采众长，于医理多有创见。他曾受聘为《绍兴医药学报》特约撰稿人，发表了《胎前忌用熟地说》《产后忌用黑姜说》等论著，《社友治验录》中载有其《产后小便出粪》《对口治验》《产后中风》等文章。随着名气渐大，竹芷熙来到该城，先后在昌后堂、天德堂坐堂行医，诊务频繁。此外，竹芷熙曾注释《医学备要》，惜已散佚。现存《妇科医案问答》一书，在子孙、学徒间传抄。

（七）田氏妇科

田氏妇科起源于清嘉庆年间，源自萧山竹林寺女科，迄今已有180多年历史。其始祖田万春（1801—1865），原为儿科医生。清道光十二年（1832），竹林寺一位老僧去瓶窑北乡，路经钱塘（今浙江杭州）大陆乡日望桥，借宿田家。当晚老僧重病，田万春热心照料，并为其治疗。1个月后，老僧病愈，便前往北乡，事后又折回田家道谢，知田氏熟悉医道，愿授妇科相报。自此定居田家，悉心传授，田万春由此改业妇科，成为田氏第一代妇科医者。

田万春之子田厚栽（1825—1891），继承父业，成为田氏第二代妇科医者。由于日望桥北处偏僻，随着业务日益发展，为扩大医疗范围，清同治三年（1864），田厚栽举家迁至大陆乡七贤桥，造屋置田，另起家园。从此，七贤桥田氏妇科闻名乡里。

传至第三代田能香（1850—1925），随父学医。田能香文学基础较为扎实，深究医理，熟读《黄帝内经》《金匮要略》《神农本草经》等经典医学著作，对朱丹溪“阴常不足、阳常有余”的学说尤为推崇。其将平时积累的临证经验充实到妇科诊疗之中，为田氏妇科的发展打下了良好基础。田能香著有《临证要方》。

田氏妇科凭借其独特的医术和深厚的传承底蕴，被列入浙江省第四批非物质文化遗产名录。

（八）何氏妇科

何氏女科源流自绍兴“钱氏女科”。钱氏世居山阴（今浙江绍兴）之石门槛，故又称“石门槛女科”，为浙江“四大”妇科流派（嘉兴陈氏、宁波宋氏、萧山竹林寺、绍兴钱氏）之一。钱氏为世医，宋代时钱氏之第十一代裔孙始治妇科。直到清代，第十九世医钱宝灿破除陈规，收授外姓徒弟两人，一为绍兴徐绍忠，一为杭州何九香。

何氏女科始于清末，已传四世，蜚声钱塘，闻名遐迩。其先祖何九香（1831—1895）从业于山阴钱氏女科，后悬壶杭州石牌楼。当时，浙江抚台因其女“经闭腹膨”，疑为不贞，何九香诊之，力辨其非，用药后，其女下瘀血盈盆，其恙即痊，由是医名大振，并设何九香女科诊所，附设药店寿山堂。其子何穉香（1870—1949）继承衣钵。何氏妇科第三代传人有何子淮（1920—1997）、何少山（1923—2003），两人幼承家训，尽得真传，造诣颇深。何氏妇科第四代传人有何嘉琳、何嘉琅、何嘉珍、何嘉言等。

何氏妇科重视整体观念，突出脏腑经络辨证论治，并以论治奇经作为调治妇科病的重要手段。在理论上，强调妇人以血为本，以肝为先天，治血病注重调气机，治杂病重视调理肝、脾、肾。临床诊断注重望闻问切，用药灵活多变，而不墨守成规。何氏妇科主要方剂有定呕汤、凉血青海汤、血竭化癥汤、怡情解郁汤等。

1. 传承谱系

清末，杭州何氏妇科形成，是绍兴钱氏妇科外姓支脉。绍兴钱氏传至北宋第十一代，始为钱氏妇科，距今已有近千年历史。然钱氏妇科在传承上只传族人，且传男不传女。直至十九代钱宝灿破除陈规，开始收授外姓弟子，才有了杭州何氏妇科一说。因此，绍兴钱氏及杭州何氏妇科本为一源。

何九香之孙，何氏妇科第三代传人何子淮、何少山尽得家传。他们向国家捐献了何九香的秘方“定呕方”。何子淮在学术上主张张仲景辨证论治体系，同时研习陈自明、张景岳、傅山的学术主张，强调整体观念及脏腑经络辨证。其一生著作颇丰，发表了《调冲十法》《崩漏论治》等论文，出版了《各家女科述评》《何子淮女科经验集》等专著。

何子淮（1920—1997），杭州人，出身中医妇科世家，系杭州市何氏女科第二代传人，为杭州何氏女科集大成者。13 岁即侍诊父亲。1937 年考入上海新中国医学院，19 岁毕业回杭悬壶。1955 年，其任职于杭州市联合中医院。经过几十年的临床、科研和教学实践，其积累了丰富的妇科经验，创立了独具风格的何氏妇科。1982年，其整理出版了《何子淮女科经验集》。此外，他还著有《各家女科述评》，将历代女科名医的论述归纳为163个论点，并加以注释、评论和补充。其先后在国家级、省级刊物上发表过20余篇论文。何子淮先后担任浙江省中医药学会常务理事、省中医妇科分会副主任委员、中国中医药学会常务理事兼华东片主任。1983年，被评为省高级中医师。1992年，获国务院颁发的"为国内医疗卫生事业作出突出贡献奖"荣誉证书。出版有《何子淮女科经验集》《各家女科述评》等专著。

何少山本攻读化工专业，目睹民众饱受疾病之苦，毅然弃工从医。其父授其业而有所成，后就职于广兴联合中医院。何少山博采众长，中西贯通，著有《何少山医论医案经验集》，发表《论温阳止崩》等20余篇论文。何子淮、何少山兄弟勇于创新，将何氏妇科推向高峰，声名远播。

何少山长女何嘉琳，为何氏妇科第四代传人，为全国第三批名老中医，是继何子淮、何少山之后，何氏妇科的第三位全国名老中医。她师承伯父何子淮，尽得两位前辈真传，疗效显著。

2. 主要著作

何氏妇科源自钱氏妇科，至今已传至第四代，目前其代表著作有《何子淮女科经验集》《何少山医论医案经验集》《各家女科述评》等，并发表论文数十篇。其中,《何少山医论医案经验集》分为医论、医案、验方选介三个部分，介绍了何少山妇科病的诊治经验，再现了何氏妇科的临床诊治思路。

3. 主要学术主张

（1）调肝解郁以畅气机，调肝有八法，解郁有三法

何氏妇科将肝病的特点归纳为肝阴不足和肝用失和两个方面。肝阴不足可导致肝风内动和肝阳上亢；肝主疏泄，一旦肝用失和，便会影响到其他脏腑的正常功能。因此，何氏对调肝解郁之法十分重视。调肝法包括疏肝理气、开郁和中、柔肝息风、行滞化湿、暖肝温经、平肝清热、酸甘缓中、豁痰镇肝等八法；解郁法主要通过育阴、扶脾、益肾来体现。

肝为阳脏，体阴而用阳，性喜条达而恶抑郁。若肝气郁结，临床上可见月经失调、脏躁、乳癖、经前乳胀等，治宜疏肝理气。当肝用失和，气机不畅，脾胃功能首当其冲受到影响，进而波及水液代谢功能，引起湿浊内停，临床可见子肿、带下量多、经闭不行、不孕等，治宜行滞化湿。木克土，肝郁易乘脾，尤其素体本虚之人，脾胃受损则会出现嗳气吞酸、脘腹胀满、食积不化等症，当开郁和中。平素性躁易怒者，气机紊乱，肝气上逆，五志化火，木郁热

炽，致肝郁化火，血热妄行，临床多见月经过多、下腹疼痛、经间期出血、月经先期而行、带下赤黄等，治宜平肝清热。若肝气不足，寒凝肝经，临床可见痛经、不孕、少腹气冲等，治宜暖肝温经。妇人若素体肝血亏虚，在行经、妊娠、更年期等情况下，阴血为用，更显不足，易致肝阳偏亢，症见经前头痛、更年期综合征、子烦等，治宜酸甘缓中。肝主筋，阴血不足，肝失所养，不能濡养筋脉，可见四肢拘挛、痉病、颈项强直等，此时当柔肝息风。肝脏阴阳失调，加之情绪愤怒，则气血逆乱，清窍闭塞，进而晕厥跌倒，此时当豁痰镇肝。

何氏妇科认为，肝郁证在素体本弱的人群中更为常见，在调达气机的同时，应当兼顾虚证。肝久郁不舒，失其柔和，多因损伤肝阴，而肝阴亏损，会进一步促使肝郁的发展，此时应育阴解郁。郁症，起自肝经，久郁亦可犯脾土，肝病本易及脾，脾胃不强者常见，治疗上宜扶脾解郁。肝肾同源，肝的疏泄功能有赖于肾水的滋养，肝久郁伤阴，势必及肾，治当益肾解郁。

（2）肾病多宜“滋、补、填”

肾主生殖、主藏精，藏真阴而寓元阳，为水火之脏，宜藏不宜泄。故肾为病，多为虚证，而妇科虚证，多责之于肾，故治肾多用“滋、补、填”。另何氏所用补肾法，推崇阴中求阳、阳中求阴，即在补肾阴药中加入温肾阳药，温肾阳时配伍补肾阴之品。

（3）顾护脾胃重后天

对于脾胃损伤致病，何氏妇科根据脾主健运及脾主统血的理论，将其分为两方面。一方面，脾失健运，一则气血精微化生不足，冲任二脉失养可致月经后期、月经过少、闭经、乳少等；二则水液代谢失司，水湿停滞下焦，则为带下量多、子肿，聚湿成痰则可见闭经、不孕、癥瘕等。另一方面，脾胃虚弱，统摄无权，导致冲任二脉失去固摄，可见月经先期、量多、色淡、崩漏等，气虚下陷则见阴挺，可伴有乏力、面色不华、少气懒言等。

（4）辨准证型，大胆运用温阳药

妇人以血为用，且性易抑郁，久郁化热，进而耗伤阴血，故历代医家在临床上鲜用温阳药，恐伤其气血。然而，何氏妇科认为，不论男女，生命活动均需要通过阳气的推动助化，妇女在各个生理阶段的活动同样离不开阳气的温煦。以生育期妇女的月经周期为例，这便是阴阳转换的一种体现。尤其是在月经中期氤氲之时，发生排卵和排泄月经之际，更需要有充足的阳气去推动。若素体阳气虚弱者，更易感受寒邪，致使寒凝经脉、气血、冲任，或客于胞宫而致病。亦有因内伤导致脏腑阳气损伤，从而引起阳气虚、阴寒盛之证。何氏妇科认为，温阳法旨在鼓舞阳气，以消除荫翳，同时可以收少火生气，增强抵抗力。所以，当病情需要时，要大胆运用温阳之法，勿谨小慎微，以免药不抵病。

（5）病证合参，中西结合

中医治病辨证论治，西医治疗按病论治。何氏妇科认为中医学当借鉴西医学对疾病的诊断方法，再将其与中医辨证论治结合起来。在妇科疾病的诊疗过程中，西医通过临床实验室检查及妇科检查获取诊断依据，再结合中医四诊合参，能更快诊治疾病。在临床上，何氏妇科将辨病辨证相结合，灵活运用舍病求证、舍证从病、病证兼顾这三种诊治方法。

（6）育麟有五法

何氏妇科认为，不孕一症病因繁多。基于此，将不孕分为五型辨证施治，总结出临床育麟五法。一为元阳真阴俱不足，宜温肾填精。元阳不足，则命火衰微，上不能蒸腾脾阳，资气血生化之源；下不能温煦胞脉，行孕育新幼生命之职。加之先天禀赋不足，肾气实未真盛，天癸实至未充。治疗当温肾纳阳，益火之源；滋阴填精，壮水之主。临床用肾气丸、毓麟丸、归肾丸、苁蓉菟丝丸加减。二为肾虚肝郁，宜补肾调肝。肝肾精血相生，乙癸同源，二者为冲任之本，水不涵木则肝失濡养，进而肝郁气滞。三为寒湿沉疴，宜荡涤胞脉。人贵气血流通，寒湿内郁，则气血运行受阻。何氏妇科临床上多用荡胞汤。四为气衰癥瘕，宜养正除积。凡气弱血运无力，或气滞血瘀，又或病邪留滞，从而癥瘕积聚，留塞胞门者，必难受孕。何氏妇科常先予疏肝理气、养血活血之法，待患者气血渐旺，再予活血破瘀、通经消癥之品。五为痰瘀内阻，宜祛痰开郁。肝郁脾衰，气机升降不得顺，精微化生失其正，津液败而痰湿聚。加之妇人性抑郁而多气滞血瘀，痰瘀互结，损伤阳气，阻塞胞宫而不孕。治以醒脾升阳，祛痰启宫，以及疏肝行气，逐瘀通胞之法。

（7）流产后祛瘀有三法

何氏妇科认为流产对人体的影响很大。就药流而言，其损伤主要体现在冲任气血的虚损、瘀滞，因而在治疗上要补其虚、化其瘀，临床上分为三种类型。一为瘀血内阻型。此型相当于西医学的宫腔积血、药流不全、子宫内膜炎等，治当化瘀止血，使旧血去而新血生。二为冲任虚损型。药流会损伤冲任二脉，大量阴道出血致使气血俱虚，无力固摄，故可见恶露淋漓不净、色淡、神疲乏力、腰酸等。三为肝经血热型。流产损伤冲任，血不循经，瘀血内阻胞宫，久瘀化热，瘀热互结，进而导致血热妄行，临床上见恶露不净，色红，伴有血块，量或多或少，此型相当于西医学的子宫内膜炎、附件炎。

三、名医

（一）陈沂

陈沂（1152—1231），字素庵，出身医药世家。其祖辈曾在唐乾宁年间奉敕修《圣惠方》，以医术闻名于世。陈沂自幼承袭祖宗所传医道，并且“益能阐先世之秘”。宋室南渡后，陈沂迁居钱塘。

陈沂著有《素庵医要》15卷、《素庵全书》5卷。其中，《素庵全书》又名《陈氏女科秘兰全书》。《素庵医要》是陈沂的医论和医案著述，明嘉靖年间，其裔孙陈谏（字直之）始编辑刊行，流传极少。《素庵全书》有关论述包括每一病证的概念、病因病机、治则及方药。全书在妇科理论及疾病治疗之论述中不乏真知灼见，医论精辟，对后世医家产生了深远的影响。陈沂家族世代传承妇科医术，书中所撰多为家传秘方。《素庵全书》不仅是陈氏家族妇科经验的总结，更是中医妇科理论的重要组成部分，为后世妇科医学的发展提供了重要参考。

（二）齐仲甫

齐仲甫，南宋钱塘人，其生平事迹及生卒年月由于历代书籍著录未备，已不可尽考。宋宁宗时（1195—1224），他担任翰林医证，步军司医官兼太医局教授，分管女科，掌管医学教育。

齐氏博览群书，尝集百方纂成《女科百问》（又名《产宝百问》）2卷，该书约成书于宋嘉定庚辰年（1220）。又集胎前产后诸病杂证，撰《产宝杂录》1卷，附《芸窗万选方》1卷，两书于明崇祯十三年（1640）由乌程闵氏（闵齐伋）合刊。齐仲甫受儒家“仁者爱人”思想的熏陶，在其著作自序中写道：“不敢怠事，辄忘蒙昧”，可见其以医为职，有强烈的从医使命感，鞠躬尽瘁投身医业，视成为一名良医为毕生事业。同时，他在书中提道：“病家居处僻左，有是证，用是药。”其深知偏远地区医疗资源落后，缺乏实用性的医学书籍来提纲挈领地解决妇科疾病的诊治问题，故秉承济世救民的理念，撰写了一部妇科疾病科普指南式的综合性妇科书籍——《女科百问》。该书语言简练，说理清晰，被世人誉为“第一部妇产科普及读物”。为了弥补前书的不足，齐仲甫又集胎前产后及杂病之精华，撰成《产宝杂录》以惠及后世。由此可见，作为医者和教育者，齐仲甫对中医妇产科的发展和传播皆有一定的影响力，对浙派中医妇科而言举足轻重。

（三）沈又彭

沈又彭，字尧封、尧峰，嘉善人，清代著名医家。沈氏少年习举子业，兼善占星、堪舆。年过三十，因三次赴省闱功名不中，转而潜心医术。穷研《黄帝内经》《难经》和仲景学说，旁及各家，越十年医术方成。清乾隆五年（1740），获制府宗室德赠予“曾饮上池”旌匾悬挂其厅堂。沈氏治学刻苦，早年所学医书其均一一抄录，为晚年著书立说积累了大量资料。71岁病中所著《伤寒论读》，易稿达数十次之多，足见其治学严谨。

沈氏医术精湛，且医德高尚。他为人诊治不计利、不居功。对于家贫的患者还施之以药，或留治于家，病愈始遣归，为人所称颂。有邻人之子患重疾，濒危，而家贫母老，沈氏亦尽力救治。此时，杭州盐商以重金相聘，沈氏恻然曰：“富者不得我，转聘他医，可活也。此子非我不活，忍以区区长物而令人死且绝乎？”遂辞不应聘，而邻人之子得以痊愈。

沈氏生性旷达直率，擅长歌赋诗文，一生著述颇丰，为大众所熟知的有《女科辑要》，又名《沈氏女科辑要》。该书内容分为经水、月事不调、崩漏、带下、临产等。王孟英称之为“世罕传本”，并为之续按；张山雷称赞该书“精当处勘透隐微，切中肯綮，多发前人所未发。实验彰彰，始觉轩爽豁目”“大有取之不尽，用之不竭之妙”，能“示女科之涯略”。张山雷还集20余年阅历所得，参以西医学说，为之笺注，取名《沈氏女科辑要笺正》。除《沈氏女科辑要》外，根据《中国中医古籍总目》《中国分省医籍考》和《嘉善县志》等记载，沈又彭的著作已刊者还有《医经读》《伤寒论读》《沈俞医案合抄》《玄机活法》，未刊者有《证治心编》《治哮证读》《治杂病读》等。

（四）其他名医

清初，单南山，山阴人，精于妇产科，有专著《胎产指南》8卷、《明易产科》6卷、《广嗣真传》1卷，论及女科诸症，理论极为鲜明，阅之洞若观火。

清雍正、乾隆年间，周文楷，字崇仁，晚号苏园。《鄞县通志》称：“周文楷以善治带下称于里中，妇女就视者，日必满座。”清乾隆六年（1741），因友人邀请赴菲律宾，曾治愈国王之病，后被挽留，定居吕宋（今菲律宾），在当地以业妇科为主，将中医妇科传播至邻邦，扩大了中医学的影响。

清乾隆年间，嘉兴人计楠，字寿桥，其学折中诸家，尤擅妇科，治郁善用逍遥散论治，凡胎前之病以安胎饮为主，产后诸病以生化汤为主，颇具特色。安胎、崩漏力主补益，尊崇张景岳、朱丹溪，产后调治用生化汤，且标本兼顾。

嘉善沈又彭（尧封）撰《女科辑要》2卷，内容为经水、崩漏、带下等几类，并附治疗方剂等。民国二十二年（1933），张寿颐补注是书，名《沈氏女科辑要笺正》。

湖州地区中医妇科在清代积累了丰富的经验。医学家凌云十一世孙凌奂精通妇科，被尊为“凌仙人”。其弟凌德著有《女科折衷纂要》，论述女子常见病及治疗方法。陆以湉著《冷庐医话》，涉及医理、医史、各家学说，包括内科、外科、妇科、儿科、男科等临床各科。内容以辨证为主，病证推究虚实原委，论述精广。此外，还有清乾隆年间谈维曾的《保产益书》、清康熙年间岳昌源重订的《胎产证治》。

面对西洋医学的大量输入，许多开明的医学家兼收并蓄，汇通中西，在妇科理论和临证治疗方面的认识更为深化。1850年，沈又彭著《女科辑要》，其后附录了英国传教医师合信译释的《全体新论》。《全体新论》较为系统地介绍了西方医学，内容新颖充实，对中医妇产科学界影响很大。妇科外治法在清代后期也迅速发展。最为系统并被广泛应用的首推1864年吴师机的《理瀹骈文》。该书补前人所未备，列出了19首治疗妇科各期病证的膏药，并采用熏、熨、洗、敷等10余种方法，治疗妇科病多达30余种，极大地丰富了妇科外治的内容，使妇科外治法有了新的进步。张山雷的《沈氏女科辑要笺正》中也出现了不少以西学为用的外治方剂，进一步推动了中西医结合的发展。

四、名著

（一）《竹林寺女科秘传》

《竹林寺女科秘传》成书于清乾隆六十年（1795），是闻名于世的妇科专著。除抄本外，自1795年起有云南、河南等地刻本5种。该书共1卷，分经、带、胎、产、乳等15个门类，每门类分论病证，论后附方，所载诸方多系代代相传之效验者，其方药精简，价廉易得，又重视药食同用，颇受百姓喜爱。

世人曾以为竹林寺女科仅依赖秘本行医，出现这种误解的原因是僧侣的文化素养参差不齐，其所掌握的诊治水平也高低不同。文化层次低、诊治水平不高的僧侣只能照本行事，“其治病并不诊脉书方，惟问症发药”。而文化层次高、诊治水平高的僧侣则常能对秘本做一些发挥和补充。对现今流传的竹林寺藏书进行分析，也证明了其宝贵而广博的内容是在不断修订补充的。从其处方来源较广这一特点分析，竹林寺女科是在融会了众多医籍和历代女科有关诊治经验的基础上形成的，而绝非个别禅师的一人之作。

竹林寺女科最早的秘传底本是高昙禅师得自云游道人的“胎产前后秘方数十种，又胎产至要辨证及诊法共百十余条”。此后在广泛而持久的诊疗活动中，寺僧们不断总结经验，对原有的内容进行了修订补充。

最初寺内传授的女科秘本均被限制在寺内而不得外传。至明代末年，竹林寺遭遇兵祸，群僧四散，其秘传方书开始大量外泄，众多与竹林寺女科相关的医著才陆续问世。自清初以后始有署名竹林寺僧的传抄本刊行问世，《竹林寺女科秘传》即为其中之一。因竹林寺女科的方书通俗易懂，切合实用，故流行于世的有关著述甚多。

（二）《陈素庵妇科补解》

《陈素庵妇科补解》又名《陈氏女科秘兰全书妇科补解》，大约成书于1644年，是陈沂第十九世裔孙陈文昭根据陈沂所著《素庵全书》中的部分妇科内容进行补充和解说而成。全书共5卷，分为调经、安胎、胎前杂症、临产和产后众疾5个门类，共212论。各门又细分为若干个论点，每论先列陈沂《素庵全书》有关论述，包括每一病证的概念、病因病机、治则及方药，随后是陈文昭对陈沂所论、所治及方药进行的解说和发挥。本书内容多为陈氏家世临证心得，用药精辟独到，遣方以创新方居多，故书中多称方论。对妇科理论及疾病的论述，不乏精辟之论，其学术思想一直为后世医家所推崇，是一部理论与实践相结合且具有现实临床指导意义的妇产科专著。该书现有抄本和1983年上海科技出版社铅印本、2012年山西科学技术出版社铅印本，现均藏于上海中医药大学图书馆。

（三）《宋氏女科撮要》

《宋氏女科撮要》成书于明万历四十年（1612），为明代医家宋林皋所著。全书共有医论4篇，临床证治13门，载方226首，对妇科的经、带、胎、产诸病做了详细阐述。本书体例清晰，每一病证均论述其病因病机、选方用药，并从方名、药物组成、随症加减等方面进行详细论述。

宋林皋（约1553—？），字养吾，明州（今浙江宁波）人。宋氏祖居郢州（今湖北钟祥）。宋林皋始祖宋璟（663—737），字广平，为唐开元年间名相、太仆，精于医学，常常药到病除，得到世人的称赞。宋广平夫人余氏，也潜心钻研医学，尤其善于诊治妇科疾病，由于疗效颇佳，声名远扬，形成了妇科特色。到了宋建炎初期，其后裔宋钦，进士出身，为妇科名医，南渡时以“七子城使”身份带着家眷来到浙江，“卜居于四明（今浙江宁波）”。宋氏家族自此在宁波定居下来，并形成了宁波宋氏妇科的特色。宋林皋为宋广平的第二十七代孙，在传承祖先代代相授、秘不外传的妇科疾病诊治经验和学术思想的基础上，结合自身40多年的丰富行医经验，于明万历四十年（1612）撰写成了《宋氏女科撮要》。该书为宋氏现存最早的著作。

《宋氏女科撮要》又名《宋氏女科秘书》《四明宋氏女科秘书》《精理宋氏女科》，现存最早的版本为明抄本，现藏于中国中医科学院图书馆。此外，浙江省中医药研究院图书馆所藏曹炳章1932年抄本《宋氏女科撮要》有“四明曹炳章藏书之印”章，一函一册。

（四）《胎产秘书》

陈笏庵《胎产秘书》传本刊出时间早于翁元钧增辑本，然而关于此书的来源却语焉不详。其弟子何杏园在序言中提道：“前于受业师陈笏庵先生家，得珍藏秘本，细加批阅，内分胎前、临产、产后三门……”但至于秘本如何得来，没有作任何说明。

在翁元钧增辑本序言中提及“惟前明越中有钱氏者，曾遇异人，得授秘书……，迨我朝康熙间，其族裔始窃示所亲，遂有录之以付剞劂者，其书分胎前、临产、产后三门……”。此处的“前明越中钱氏”当指浙江四大妇科世家之一的绍兴钱氏女科。由此可见，《胎产秘书》最晚在明代已经成书。可惜钱氏仅提到得授秘书，而未言异人为谁，所以关于该书的作者仍不得而知。

钱氏女科，自南宋以来即有盛名，但在明以前，其医术多秘而不外传，其传者只在家族内，且传子而不传女。直到清康熙年间，破除陈规，始收授外姓弟子。陈、翁两家应是在这期间得到家传底本，并先后于乾隆、道光年间刊印。稍有不同的是，翁元钧在原书基础上做了少量增辑。

《胎产秘书》现存多个版本，本文以清宣统三年（1911）上海书局石印本为依据。全书分为3卷，上卷为胎前篇，论述产前34种证候的病因、证治及常用方药；中卷为临产篇，包括临产总论、临产脉法及难产、将产昏倒、交骨不开、死胎不下、胎衣不下等证治方药；下卷为产后篇，论述产后42种病证治疗，并附保婴要诀及经验方。

（五）《钱氏秘传产科方·试验录》

绍兴钱氏女科是浙江四大妇科世家之一。钱氏女科家传秘本有《大生秘旨》《胎产秘书》《钱氏产科要诀》等存世。

《钱氏秘传产科方·试验录》由钱少楠编著，钱少楠系钱氏第二十代世医。钱氏女科素无镌本行世，该书系抄本，全1册。从内容来看，似有脱漏之处，原藏于浙江省中医药研究院。该书记载了钱氏世传女科验方，其遵叔和之脉，述仲景之书，本之《大全》，继之《良方》，恭之《产宝》诸书，治百病之源，其法简约明允，药味少而精，苟得有效，名曰《试验录》，以传后人。

第四节　儿科

一、宋代浙江中医儿科

（一）流派

1. 靳氏儿科

靳氏儿科渊源有素，据考始于北宋时期，靳豪为第一人。靳豪原籍河南开封，北宋时居住汴京显仁坊，卖药兼行医，每日设浆、粥于肆，免费济贫。宋宣和年间（1119—1125），他得治儿疾秘方，用于临床，效果特好，遂以儿科享誉京城。宋高宗南渡时，靳豪随扈至临安，继续操业儿科。凡士大夫子女患病，必邀他治疗，辄有显效。皇上遂诏进太医院，晋为太医。靳从谦是靳豪的后人，担任御直翰林医官。因医术精湛，特敕赐晋三阶，并恩赏《百子图》，把他居住的里巷命名为"百子图巷"。从宋绍兴三年（1133）开始，靳家有《百子图》传世。

靳起蛟，字霖六，临安人，是靳从谦的后代，著有《本草会编》10卷。靳鸿绪，字若霖，是靳起蛟的儿子，临安人。其先世以儿科闻名，到靳鸿绪时医术更为精湛。他编辑了《内经纂要》。其子靳咸，字以虚；靳吉，字符庵；靳谦，字仁若，都继承父业，精通医学。

2. 范氏儿科

南宋时期，临安人范防御因治儿科名噪四方。人们往往用他的官名"防御"直呼他，以至于其真实姓名反而被人遗忘。其后代均操儿科，尤其是五世子孙范思贤和范思明在治疗小儿疾病方面声名远扬。

范思贤，钱塘人，以字行世。其祖先在宋代任防御使，而范氏世医传至第五代，医术更加精湛。无论贫富，邻近人家有小儿患病都会前来求医。范思贤行医不为牟利，只为救人，因此名声愈加显赫。他仁厚存心，信义待人。即使是十里之外，他也常常披蓑戴笠前往救治，一剂药便能治愈病患。后来，范思贤恢复本名为观善，并隐居于东皋。其所居之处在钱塘（今浙江杭州）城东，地势平坦，环境优美，有竹、木、禽、鱼之乐，人们称他为“东皋隐者”。

范思明也是范氏世医的重要成员。他曾冒雨披笠前往治愈徐一夔的儿子不能哺乳的问题，以及岳仲伯的儿子出疹的病症，医名盖世。

现今贡院西有范郎中巷，即范防御家族的故居所在。

（二）名医名著

北宋时期，杭州出现了以钱乙为代表的儿科学发展高潮。钱乙的《小儿药证直诀》系统论述了儿科的生理、病理特点，并将其发明的五脏辨证成功地应用于小儿疾病的辨证、诊断和治疗中。宋代在儿科诊断方面出现了指纹检测法，为临床提供了可操作的诊断依据。

嘉兴人闻人规，在1235—1236年从事痘疹专科，广求古人学说精华，结合自己的临床实践经验，撰成《闻人氏痘疹论》4卷。书中提出小儿痘疹八十一问，并列述治法方剂，对南宋时期浙江痘疹治疗做出了贡献。

汤民望，宋代东阳人，精小儿方脉，著有《婴孩妙诀论》2卷。其孙汤衡，进士汤麟之子，尤邃于祖业，擅长小儿医。汤衡著有《明验方》2卷行世，又称《汤氏婴孩妙诀》。

释奉真，号普济，宋代四明人，僧人，精儿科，民间传其能决患儿生死。宋熙宁年间（1068—1077），名闻东都。其法传之元觉，元觉传之法琮及了初，皆能续其焰，驰声一时，后皆载录入《鄞县志》。

李立之，临安人，儿科医生，名噪一时。有婴儿忽患喑，求治。李立之令以衾裹儿，乘高投之地，儿不觉大惊，遂发声能言。问之曰：“此乳搐心也，非药石所能疗。”

李信，原籍开封，迁居临安义和坊，精通儿科，任太医院判。《钱塘县志》载：“高宗得危疾，曾诏其入宫陪侍，因年老行走不便，特许乘小车直入宫，故时称李车儿。”子孙继承其业。

张永，宋高宗时（1127—1162）在世，宋代余姚人，初为洛阳人。精医术，官任翰林医学，与太医令李会通同时。李会通治宫中疾，用汤剂不效。张永建议进散剂，李会通采纳其言，疾病乃愈。后随高宗南渡，迁家于余姚县。随后考取进士，官至礼部尚书。辑有《卫生家宝方》《小儿方》等书，传于世（均佚）。子孙精医者甚多。

吴崇明，宋代汴梁（今河南开封）人，南渡时徙居仁和县。吴氏世业小儿医，其学出于外家范防御氏。崇明继承家学，以儿科名世。其曾孙吴观善，声名益著。

吴观善，字思贤，宋代汴梁人。南渡时，其曾祖吴崇明徙居仁和县。吴氏世业小儿医，其学出于外家范防御氏，而范氏又出于外家徐防御氏，故号称“源流三传”。其术至观善益精，人皆争延请之。

二、金元时期浙江中医儿科

元代浙江儿科因受战乱影响，发展缓慢，名家减少。但金元时期，以小方脉命名的儿科和其他学科一样，也有许多新的发挥。朱丹溪在《丹溪心法·小儿说》中提出：“乳下小儿常多温热、食积、痰热为病”，且易热化，损伤阴液，故多用滋养阴液之法治疗。

此外，金元医家对小儿斑疹伤寒、痫证、喘咳、夜啼、吐泻等病症的治疗，也积累了相当丰富的经验。对于痫证，《名医类案》卷八载有朱丹溪诊治一患痫证女孩的案例：“阴雨及惊则发作，口吐涎沫，声如羊鸣。”辨证为胎中受惊，遂用烧丹丸，以及四物汤加黄连、生甘草等药物，随时令加减，调治半年而愈。这说明当时医家已重视遗传因素对某些小儿疾病的影响。有关朱丹溪儿科证治的方药和医案，主要散见于《格致余论》《金匮钩玄》《丹溪心法》《丹溪治法心要》《丹溪手镜》《脉因证治》等书籍中。

朱丹溪儿科学术思想承前启后。在小儿的“养”与“教”方面，他首先提出“胎毒”的论点。他对小儿“四诊”的贡献、对小儿“病机”的认识、对小儿“预后”的判断以及在儿科临床实践中“遣方用药”的经验等方面，均有非凡贡献。同时，朱丹溪的儿科护理学思想主要体现在幼儿的养生护养、疾病的禁忌和某些药物的禁忌等方面。《格致余论·慈幼论》根据小儿的生理特点，阐述了儿科护理的重要意义，并详细论述了小儿的生活、饮食及心理护理。具体内容包括：薄衣养护，提倡适度穿衣，避免过暖；饮食护理，强调合理饮食，避免过度喂养；勿娇惯，主张不过分溺爱孩子，培养其独立性；择乳母，选择健康的乳母以保证婴儿健康；重胎教，重视孕妇的心理和生活习惯，以利于胎儿发育。在儿科证治方面，朱丹溪在其医著中收集了大量儿科病症内容，具体分类如下：心肝系病症包括惊风、口噤、中风、痫证、夜啼、黄疸等6种；脾胃系病症包括疳证、积滞、吃泥、腹胀、腹痛、呕吐、泄泻、痢疾、口疮、鹅口疮、脱肛、木舌（重舌）等12种；因湿、热、痰引起的疮疡肿毒类病症包括头疮、鳝攻头、癞头（秃头）、鼻赤、牙疳、走马疳、稻芒入喉中、赤游丹毒、痘疹、瘾疹、脐疮、乳病、瘰病、乳儿疟疾痞块、疝、中蚯蚓毒、阴囊肿痛、诸骨入肉不出等17种。分析朱丹溪文献所载小儿病证的治疗特点，内服剂型以丸、散、膏、丹为主，外治方法有涂、搽、糁、敷、贴、熏、洗等多种。制剂和使用方法因病情需要而极为讲究。此书记载治疗急惊风内服方剂共12首，其中使用频率在2次以上的药物有朱砂、全蝎、胆南星、防风、麝香、半夏、牛黄、青黛、轻粉、天麻、天竺黄和蜈蚣，以重镇安神、息风止痉、清热、化痰、开窍为主。在服用方法上，急惊风用姜蜜薄荷汤或荆芥薄荷汤或灯心汤调乳汁灌服，慢惊风用桔梗白术汤或参术汤化下。此书记载治疗疳证的内服方剂共13首。此书记载治疗吐泻的内服方剂共4首，无论热证、寒证，其处方、剂型和服用方法均以顾护脾胃为原则。治疗疮疡肿毒外治方法多种多样，有涂、搽、糁、敷、贴、熏、洗等多种，常用药物有清热解毒类的黄连、黄柏、大黄、寒水石、青黛和拔毒化腐、收敛生肌类的黄丹、白矾、伏龙肝、轻粉、芒硝、雄黄、松树皮、猪牙皂、白胶香、麝香等。敷料调剂方法有香油调、熟油调、鸡子白（清）调、蜜和、水调、无根水调、米醋调、酒调等，应根据病情所需灵活选用，有助于患儿康复。朱丹溪有关小儿病证的证治多从肝脾入手，用药注重泻肝火而扶脾阴、多措并举，善于遣方化裁而讲究调剂。

沈好问，字裕生，别号启明，钱塘人。祖上善于针灸，曾任职太医院，南宋时徙居杭州，杭人称为“沈铁针”。沈好问颖慧绝人，家传儿科医术，到他时日臻精绝。他给儿童治病，仿佛能看透其脏腑，对疾病了如指掌。尤其对痘疹治疗，更为娴熟。后来他被征任太医院院判等职，著有《痘疹启微》《素问集解》《本草类证》等书，惜均未见于世。其子允振，字慎伯，世袭父风，也为良医。

张经，字与权，元代余姚人。其八世祖张永善医，张经复游历明（今浙江宁波）、越（今浙江绍兴）之间，民众赖以全活者甚众。张经擅长儿科，居室“生意垣”用作诊所，是余姚县首家私人儿科诊所。其四世孙廷玉为太医院使，善于按摩，成效甚奇。钱宰《题生意垣诗》曰：“张生守环堵，种药周四隅。”谢肃《生意垣为余姚张与权赋》曰：“生意垣成舜水东，隐居之子有仙风。”戴良铭曰：“盖所友皆名士也。”

三、明代浙江中医儿科

（一）张景岳儿科

张介宾，字会卿，号景岳。他不仅善于诊治内科杂病，对儿科病的认识也独树一帜。张介宾治疗儿科以温补为重，他认为慢惊属于脾肾虚寒之证。“惊风之重，重在虚证，不虚不重，不竭不危”，因此治疗必须求本，“但当速培元气。即有风痰之类，皆非实邪，不得妄行消散，再伤阳气”。

张景岳著有《小儿则》2卷，专论小儿杂病，另有《小儿则古方》1卷。《景岳全书》中尚有《麻疹诠》1卷和《痘疹诠》1卷。张景岳的儿科理论包括以下几个方面：论因，尤重风寒及饮食；辨证，尤以虚实为紧要；诊脉，首分强弱与缓急；论治，强调培补避攻克；论“和略”与“和阵”在儿科中的应用。张景岳在《景岳全书》中将方剂学列为“八略”和“八阵”。“八略”是8种基本治法，“八阵”即对应的8类方剂。张景岳自己创造的方剂被列入“新方八阵”，其中有不少仍是当今临床常用的名方。张景岳对乳儿的病因探寻认为，不仅脾胃疾病可责之于乳母，癫痫等疾病也可能由乳母引起，作为其病因或诱因之一。

（二）杨继洲儿科医案

杨继洲的《针灸大成》卷九中有多个儿科医案，卷十主要介绍了小儿针灸按摩治法。杨继洲治疗上提倡针药并重、针灸兼用。他非常注重辨证论治，详审病因病机，反复权衡，随证遣用针、灸、药，理法详尽，往往能手到病除。杨继洲所提倡的针灸并举、针药并重的思想，在临床上能最大限度地发挥各种疗法的特长，以达到最佳疗效，实值得吾辈效法。

（三）王纶儿科病诊治特色

明弘治十五年（1502），王纶撰著的《明医杂著》6卷成书，这是其传世代表作之一。其中卷五专为小儿而设，论及小儿变蒸、惊搐、用药宜禁等问题，突出重痰、重滞、重调肝脾等学术特点。王纶儿科用药具有清散结合、兼顾肝脾、寒而不凝、补而不滞、平和灵动的特点。概而言之：清泻心肝肺胃之热，常用青黛、黄连、芦荟、薄荷、石膏、黄芩、栀子等；健脾和胃，行气运中，常用人参、黄芪、白术、茯苓、甘草、陈皮、半夏等；调气和血，生津养阴，常用川芎、当归、白芍、葛根、麦冬、生地黄等；安神定志，常用茯神、酸枣仁等；和胃消滞，常用神曲、山楂等。在多个清泻散热方中用姜水煎服，当属辛散开郁、和胃运中之理。

（四）徐用宣儿科理论

徐用宣世医出身，晚年贯通医术，尤精于小儿科。明永乐乙酉年（1405），徐用宣写成《袖珍小儿方》。至明嘉靖十一年（1532）壬辰，先由督抚庆台江楼陈琦重校；至明万历二年（1574）甲戌，又由太医院吏目庄应祺补充为10

卷，孟继春、祝大年校对出版。

该书共10卷，约19万字，是以《袖珍小儿方》为基础校正补充而成。《补要袖珍小儿方论》(以下简称《方论》)理论上推崇钱乙、陈文中，对伤寒、疳证、疟证分立专卷予以阐述。徐用宣明辨小儿生理病理特点，提出小儿望诊辨证方法，强调顾护脾胃之气，寒凉辛温治痘疹，并独创灸治法。因此，《袖珍小儿方》集明代以前儿科之大成，全面系统论述了小儿的生理、病理及其常见疾病的预防、诊断、治疗，不仅推动了后世儿科学的发展，其学术思想也影响着其他学科的发展。

《补要袖珍小儿方论》对儿科疾病的生理病理论述精当，诊治方法详备实用，具有较高的学术价值。然而，由于该书现存版本数量不多，医者对其学术理论及临证经验知之、用之较少。因此，对其学术思想进行深入探讨与弘扬实有必要。

（五）王氏儿科

乌程（今浙江湖州）王氏儿科久享盛誉，世代相传，从明末清初往前追溯，已历数百年，尤其以明嘉靖年间最为盛行。首创者王中立，为明成化年间乌程人，自幼聪敏，生性颖悟，早年体质怯弱。长大后留心医学，相传曾得异人授予“秘诀”，精研婴儿方脉，疗疾无不奇验，名震江、浙间，求诊者接踵而至。

王氏儿科的第二代传人可分两支：长子王銮，字文融，居乌程，继父业，经验宏富，医技益精，名动四方。正德年间，他辑集世传经验，并汇其前医家之论，汇纂《幼科类萃》一书，计28卷。该书于明正德十六年（1521）成书，嘉靖年间付梓。此书所录内容丰富，有论有方，为明清儿科医著之基础。其子王以勤，继其业，后因医技高超，学识渊博，而任安吉（今浙江湖州）训科。孙子王元吉，承祖业，并任德清（今浙江德清）训科，医名颇盛。清康熙年间曾应召，留职太医院。次子王宠，字子沾，号秋泉。他研医学、究经典，学验俱丰，对望诊更有所擅长，曾著《或问》，录其课徒及平时讲稿百余篇。

王时锺，字惟一，号兰田。他是王宠之子，秉承父辈美德，存济世之心，精研儿科疾病的诊治，且善养生修性，故其寿逾百岁，人皆尊称为“王太公”。俟其仙逝，人们于当地专建“百岁坊”一座，以纪念其高尚医德。

（六）其他医家医著

魏直，字廷豹，号桂岩，明嘉靖年间萧山东乡人。其能诗，医名甚著，治痘疹则更具心得。其著《博爱心鉴》3卷，以“血气送痘气”立论，主张气血充足，则痘毒轻而易出，曰："痘本于气血，治痘急于扶正抑邪。"其洞察痘疹底蕴，独具匠心。当时名医朱惠民云："其术精而要，简而明，即以悬之咸阳市，询无可增减也。"评价之高，由此可见。明嘉靖壬辰（1532），此书易名《秘传小儿痘疹经验良方》刻行于福建、广东等省，江西府儒学教授吴城撰跋而得以流传。

王中立，湖州人，精孺婴方脉。其子奎，字文融，尤以儿科著名。明正德年间辑家传经验成《幼科类萃》38卷。其子以勤、曾孙元吉均袭其业。

赵贞观，字如葵，宁波人，名医赵献可之子。其精儿科，撰有《痘疹论》等书，惜已佚。

费启泰，字建中，湖州人。其精痘疹，认为痘疹流行与诊治和天时运气关系密切，若泥守古法成规，必贻误病情，晚年著《救偏琐言》10卷传世。

葛林，字茂林，明代钱塘人，成化时为太医官。其诊疾洞若烛照，著有《杏坞秘诀》1卷。

钱寰，明嘉靖年间的御医，其因侍太子疾有效，升右通政。《钱塘县志》称其"以小儿医名"。

谈时雍，号继岩，嘉兴人，世传婴儿医术。其每日可治婴儿30～50人，家长付药酬时，其一般只收取药价的20%，医德高尚。

陈文治，明代嘉兴人，生活于万历、崇祯年间。其专于幼科、疡科。1591年，其著《广嗣全诀》一书；1628年撰《疡科选粹》8卷；1633年辑录《伤寒集验》一书；1612年辑录《诸证提纲》一书。

郁光始，字涵春，嘉善人。明万历间，其医术颇负盛名，尤精痘疹，医德高尚，不计利。其主张治病必先贫而后富，先贱而后贵。若有病家困苦者，冬施絮衣，夏施蚊帐。另言小儿险症，赖以全活者甚众。其子国瑛，传其业。

张霆，号芝田，明代海盐人。其与同邑谈宠并精小儿医，先后著名于明嘉靖、隆庆年间。其子孙并嗣其业。

张翰，明代浙江海盐县中所人，为邑名医张晖之子。张翰继承父业，善治伤寒证。其治感寒疾者，常一服而愈。

张万春，字复泉，嘉善人，治婴孩神效，寿九十六。其被授冠带医官。其子孙世其业。

谈宠，号元谷，海盐人。其精幼科，与张霆齐名。

张培，字抱一，平湖人。其精痘疹，善写山水，自号"画禅"。

陆道光，字明旸，平湖人。其父金精岐黄术，济人立效。陆道光承家学，精儿科。曾有一儿食果多病胀气急，众医罔效，陆道光独取桂、麝、瑞香三味为丸，一服即愈。

吴文冕，海盐人，原籍休宁。其为杭府庠生。甲申变革，其正值39岁，迁澉浦，以著述为事。

唐守元，号吾春，平湖人。其辑录有《医鉴》《医林绳墨》《后金镜录》等书。

吴淇，号悠斋，兰溪人。其世传儿科。其性情柔和，视小儿风寒麻痘等证，诊脉察色，有如己子；用剂慎确，加减轻重，必重思之，不误伤人。

陈氏，四明人。明万历二十九年（1601），陈氏编成《小儿按摩经》一书，同年被收入杨继洲的《针灸大成》，是中国现存最早的小儿推拿专著。

俞承春，号桃源，奉化人。其精小儿科，凡小儿危急症，悉能调治。其更擅长跌打损伤，伤重垂绝者，药能下咽，率得不死。贫无药资者，不计其值，其弟承历，号凤山，承历子应震，能世其业。

朱惠民，字济川，长兴人。明代嘉靖、万历年间名医。幼习举子业，好诗文，博览群书。其因母病而弃科举，矢志于医，存济世之志，酷爱慈幼之术，崇尚钱氏，尤其对魏直的《博爱心鉴》研究较深，历10年之久，于明万历二十二年（1594），刊出《痘疹传心录》16卷（亦有14卷本）。此书详论“儿科四大症”（痧、痘、惊、疳）的诊治，并有精美之插图附列，是一本图文并茂的儿科学专著。此书虽承魏氏之论，而有较多补正，如痘疹的分期、辨证、治法等，有了进一步的补充和发挥；最后为《慈幼心传》2卷，重点论述了小儿杂病的证治方法。书中还记录了德清胡璞首创的“采痂种痘法”，朱氏是预防接种的推广者。

金辂，字伯乘，山阴人，精保婴术。

应诗治，字在详，号莲桥，鄞县人。其少颖悟，值西夷之变，郡城失守，作愤恨篇，感慨以寄意，塾师见而异之。其家贫，父授以医药、农圃诸业。因乡居苦盗，兼学击刺骑射，成诸生。其肆力于医，洞彻要妙，奏效如响。暇则吟哦讽诵，山水之乐辄发之于诗，妙造自然。其著有《幼科易简集》4种4卷。清江吴跃南庶常见其幼科书，题曰：“昔人推钱仲阳为幼科之圣，先生今之钱仲阳也”。应诗治并著《伤寒论续》《医学问津》《答婴儿问》等书。

仇廷权，甬（今浙江宁波）人。其业儿科，撰《保婴要言》，曹炳章集古阁有藏本。

任二琦，字瑞庵，杭州人。本姓韩，宋忠献公后裔。扈高宗跸，来杭州。

其先世受儿医于任氏，遂为任姓。至任二琦时业益精。儿科世称“哑科”，任二琦得数十年经验，观其啼呼，即知其痛苦何在，遂名大振。其凡医婴儿投剂即效，遇贫者则给金钱，且贵药不吝。其长子允谦，字谷庵，为诸生有名；其次子懋谦，字汝和，贡生。二人皆善医，克承父志，笃于行谊。

仇凤翔，字敬寰，建德人。自幼习医，通悟方脉诸书，善疗小儿疾，治病常不用药饵，但视患儿经络所至，以手按摩，令汗出立愈。

释瑞公，字近峰，富阳人。俗姓裘氏，出家宝山院，晚年习视小儿痘疹百不爽一，贫者不收费，98 岁，神明不衰。

侯弼，字公辅，永嘉人，曾任职太医院。其辑录《丹溪治痘要法》1 卷，成书时间未详，收于明嘉靖七年（1528）年童氏乐志堂刻《奚囊广要》，由施衿三校正。全书共 21 条，卷首节录丹溪《格致余论·痘疹呈氏方论》，后载痘疮将出、初起须分气血、表里、黑陷、灰白、全白、痘后风、痘痈等，附案二则，即《痘疹呈氏方论》附案，末附《小儿思惊证》一则。

石涵玉，字启泰，海盐人。行术于盐官（今浙江海盐），治痘疹有奇效。其用药精，方法活。其著有《伤寒五法》《证治百问》《新方八法》等书。其子楷，尤精先业。

徐谦，字仲光，号澄光，嘉兴人。其精痘疹治疗，以清解为长。其著有《痘疹仁端录》16 卷、《仁端痘疹玄珠》5 卷。

王仍奕，字钥泉，仁和（今浙江杭州）人。其祖少泉业医，善治痘疹，所治赤子甚多。王钥泉自幼志在济世，与其兄修德（字宏泉）同学于其祖，宏泉未几即殒，而钥泉术益精，名益震，所活者甚多。

王朝清，字畴九，太平（今浙江温岭）人。其世业医，精治痘麻科。朝清以儒为之，术益神，授太医院吏目。人们纷纷请他治病，无贵贱之分。郡守令同时业医者，皆师事之。其子允昌，世其术。

王少春，良明子，传其父业。其能令病者立起，痘疹尤著奇效。为医学训科，赵宽有赠诗。

卢铣，号水西，明万历时（1573—1620）在世，四明人。其长子一峰，见民间苦痘疹者众，恻然欲拯救之，取旧所藏《玉髓心鉴》诸编，裒其精实，裁其踳驳，先之论辩以详正源，次之方圆以详治法，终之药性趋避焉。大多宗丹溪之秘，粹然成一家言，名取《新刊痘疹证治要诀》。

蔡继周，鄞县人。其精痘疹科，有医名。《医籍考》载其著有《保嗣痘疹灵应仙书》一书。

四、清代浙江中医儿科

清代浙江儿科形成各种流派和儿科世家，其名医和儿科专著在数量上均居各省之首。这些名医在学术上多有创见，临床上各具特长。

（一）医家学派

1. 冯氏儿科

冯兆张，字楚瞻，海盐人。明崇祯至清代康熙年间名医。他13岁习医，从师访道10年，曾六上京师，研究医学，亦可称之为“行万里路，读万卷书”。他尤精儿科，行医于两浙。经过30多年的探索，在清康熙四十一年（1702）著成《冯氏锦囊秘录》50卷，充分反映了冯氏的学术思想。全书包括：《内经纂要》1卷、《杂证大小合参》14卷、《脉诀纂要》1卷、《女科精要》1卷、《药按》1卷、《痘疹全集》15卷、《杂症痘疹药性主治合参》12卷。冯氏之学，崇尚温补，尤其赞赏赵氏《医贯》的“命门”说，对张景岳的善补阴阳，注重“大宝”等论，亦有同感。他总结治病诊察要领，归纳为三法、四因、五治、六淫、八要。他非常强调医德，指出“医家应有济人之心，必须具有救人之术”。其中对于小儿及痘疹的论述尤为详细，而《药按》为冯氏本人治案，大多为重笃复杂病案，治宗温补，旨在补肾健脾，用八味、六味、八珍、十全等剂，反映了他个人的学术观点。本书刊行后传至越南、日本等国，越南名医黎有卓十分推崇，在其所撰写之《海上医宗心领》中做了许多引述。其子乾元，继其业。

2. 陈氏儿科

陈士铎（1627—1707），浙江绍兴人，清初著名医学家。其一生勤于著述，著有16种著作，惜大多亡佚。据1792年李亨特所作《重修绍兴府志》序言记载，陈士铎著有《内经素问尚论》《灵枢新编》《外经微言》等书行世。其中，《婴孺症治》为儿科专著，惜其已佚。尽管许多著作已失传，但从现存的医书中，我们依然能够看到他对儿科疾病的深刻见解。其中，《辨证录》卷十四、《石室秘录》卷五的相关论述内容较多，记录了小儿色脉指纹的辨证方法，常见病证有惊疳、吐泻、虫证、痘疮、疹证、胎毒、丹毒、发热、痢疾、疟疾、咳嗽、口疮、脐疾等。虽然篇幅不多，却已涵盖儿科方证，析理分明，具有一定的临床应用价值。

从现存陈士铎医著来看，其学术思想有“重命门，重脾胃”的特点。在儿科疾病的论治中，他突出强调须重脾胃。《脉诀阐微·妇人小儿脉诀》曰：“小儿之脉，弦紧、弦急俱是外邪，除此之外，皆内伤也。治内伤之法，以补脾健胃为先，即治外邪，亦当顾正，虽脉纯现弦紧、弦急，未可单祛外邪也。”其论治儿科疾病重脾胃理念如下：小儿诸多疾病，须时时护脾胃；药宜补为先，益气健脾土；疏肝健脾胃，实土防木克。

陈士铎治疗疳证经验如下：小儿疾病以脾胃为要，治疗以脾胃为主；强调它病迁延而致的观点，注重儿科疾病的传变；“脾胃分述，心肾并重”以治疳证；活用《黄帝内经》，以“补土散火法”治疳证。他认为儿科以脾胃病为主，治疗当以脾胃为先。他重视小儿疳证及其他脾胃病的传变，善用补肾泻心、调补脾胃之法以治小儿疳证，亦为以前医家所少见。上述观点值得后世研究，以用于临床治疗。

3. 戈氏儿科

戈氏原籍河南，系汴京望族，随宋高宗南渡。初驻足乍浦，至朝荣卜居当湖（今浙江平湖）。戈朝荣承业于岳家，从事儿科诊疗，因技术高超，医德高尚，声名鹊起。其后有镜庐、竹圃、秋堂、芸岩、杏庄、菊庄、似庄、恺君、仲裁等相沿袭，迄今尚有传人（志良）。

戈朝荣，字瑞斋，清乾隆时期名医。其长于儿科，治学严谨，受业于岳家后，虽有小誉，但不满足，乃遍阅群书，上溯《内》《难》，下追明清，潜心钻研，撷取众家之长，尤其折服于钱仲阳，然而，他对小儿脾胃病的调治，则宗法李东垣《内伤余义》，采用“补气升阳”之法。他认为“仲阳化裁《金匮》‘八味’为‘六味’，寓温、凉、收、泻、通、补、开、合之义，深合小儿以脾胃为本，实开后世小儿医滋阴益气之先河”。故在其验案中，对小儿泄泻的治疗，常选用吉林须、洋参、扁豆、淮山药、茯苓、葛根等。戈朝荣之后，有戈恩、戈镜庐等先后承业。戈氏世传有《育婴常语》《戈氏儿科医案》等医著。

4. 余姚周巷景氏儿科

创始人景瑞璇，字佩玉，号朴庵，余姚周巷（今浙江慈溪）人。其善治小儿疾，医门若市，著有《幼科证治真传》6 卷。其子景炼之，字心丹，号补堂，亦精儿科，著有《医学知新》4 卷。

5. 慈溪花墙门吴氏儿科

吴锦赉，慈溪人。吴氏儿科始于明代末期，至今已传承八世，医名愈著。其所居之地称为花墙门，因此人们称其为“花墙门儿科”，与余姚景氏儿科齐名。

6. 嵊县喻氏儿科

始创者为喻恭校，喻氏儿科在当地颇有名气，其七世孙喻晓承医术尤精，对麻、痘、惊、疳等常获奇效。

7. 天台齐氏儿科

始创者齐君镕，字叔皇，以擅长儿科闻名于世。其子钉麟，字纯长，尽得其传。清康熙四十九年（1710），天台大行痘疫，其自制丸药施治，活人甚多，名声更噪。

8. 宁波李氏小儿针科

李氏小儿针科传至李张冬英时，已相传七世。该科以小儿推拿、针刺配合方药治疗为主，颇具特色，擅长惊风、疳积及新生儿不乳等疾病。李张冬英继承李氏之后，从其翁祖李镜清处习得李氏世传之小儿针术，尽得其术。其悬壶应诊，屡起沉疴，声誉日隆，患者尊称“李老娘”。

9. 鄞县董氏儿科

创始人为清末鄞县人董丙辉。其子董水樵，字乾增，号质仙，鄞县人，以儿科名。其学受自其父丙辉而加精研，察示指关纹即能知所受病，方宗叶天士。其弟子张芝光、陈宗炎、董德标传其术。其子、孙、曾孙皆以儿科名于世，民国《鄞县通志》有传。

其子董廷瑶，字德斌，号幼幼庐主，鄞县人，出身中医世家。其 15 岁起受父亲教导，研习经典医籍及汉唐方书，精读《黄帝内经 · 素问》《黄帝内经 · 灵枢》和仲景学说，继而各家学说。后又遍访名师，博采众长。弱冠之年，父逝而继祖业，独立应诊，以其家学渊源，医术精湛，名闻江浙。后抗战避难迁沪，悬壶上海，专擅幼科，闻名遐迩。

1959 年，董廷瑶晋升为沪上首批主任医师之一，从事中医 70 多年，学识渊博，医术精湛，医德高尚，救治危重病儿无数，被尊为现代中医儿科泰斗。1996 年，上海市卫生局拍摄录像片《儿科泰斗》以志其业绩。他著有《幼科刍言》《幼科撷要》等专著，另发表论文近百篇。

董维和，字味和，号纯学，宁波人，董廷瑶之子，亦擅儿科，著有《麻疹的防治》一书。

（二）儿科名医

戈朝荣，字瑞斋，平湖人。其治儿疾多有奇效，对钱乙之说最为服膺，创小儿“纯阳阴虚”之见。

杨予桔，号櫂仙，余姚人。其提出“不明三元甲子与五运六气者，不可以业痘科”之说。

李菩，字东白，号梅山，绍兴人。其主张治重辨别证之虚实和小儿禀赋之厚薄，认为痘内发于脏腑，外应于气达，须结合五运六气加以辨证。鉴于王肯堂《幼科准绳》过于烦冗，学者难于检阅，其遂于1701年撮其要编成《痘疹要略》一书。

朱丹山，字载阳，仙居人。其采集各家之说，撰成《麻症集成》一书。其主张麻症无须切脉，只须察言观色，随症应变，即可决其顺逆吉凶。

陆紫篑，桐乡人。其所著《分经察纹法》专门论述小儿指纹诊断，颇有独到之处。

王国器，字君鼎，清康熙时上虞人。其精痘科，治危症若神，凡小儿出痘三日，其即能决生死，著有《痘科私存》一书。

李莼舫，宁波人。其注重四诊，尤善望诊，每望形体、审官窍、观指纹，即知其病之所在，预知善恶。其用药简洁，向忌大苦、大寒、大辛、大热及有毒之品，治多奇验。《鄞县通志》称赞道:“近数十年来，浙东中医儿科，以李氏为第一也。”

刘恒龙，字兰亭，桐乡人。其以用药峻猛名著四方，人称“火药刘”，著有《痘疹全书》《小儿心蕴》等书。

吴佩龄，字继鹤，兰溪人。其家世传儿科，在毗邻的三县妇孺皆知。其立法处方，往往以轻灵收效，著有《秘传家藏幼科》3卷。其子寿堂承其业，自制“化凤丹”治疗小儿外感，收效甚捷。

胡璞，字美中，德清人。其善治痘。据传其于清雍正年间，托名峨眉山人所授，以种痘术行遍江浙。

周显江，东阳人。其精幼科，尝饮友人家，闻妇人哭甚哀，问之，曰:“儿死半日矣。”显江用药后小儿竟苏醒。其弟显岱辑其遗作《痘疹自得论》。

赵廷海，字兰亭，道光咸丰年间天台人。台州因无痘种致患儿死者相继，赵廷海数次只身负箧千里，至湖北传痘种，并辑有《邱赵牛痘三书》。

陈季桐，鄞县人，赵廷海门人。清同治年间，痘疹流行，陈季桐在鄞县设牛痘局施种治痘，活人无算。其曾著《牛痘余论》一书，以补《邱赵牛痘三书》之遗漏。

李育元，字瑞庚，余杭人。其家世为南渡御医，以小儿医闻名，其术神验，无远近咸投治，门庭若市。其为人孝友，且慷慨好施。课子琏读书，延请名师，同研席士，有贫无膏火者，皆廪给之。

王上述，遂安洋畈人。家中世代行医，而其唯独精通儿科。时训导许厚泉孙子病危，诸医束手无策，急请上述，只一剂便转危为安。许感其德，赠以“儒理传医”匾额，自此声誉日盛。

顾敏三，钱塘（今浙江杭州）人。世医出身，尤擅儿科，对痘疹各证颇有心得，著有《治痞全书》《痘疹金镜重磨》《伤寒心印》等书。

沈巨源，字晓庵，钱塘（今浙江杭州）人。其擅幼科，著有《痘科正传》一书。

王良朋，字尔荣，萧山王应华子。其习岐黄，尤精幼科。其子君屏，世其业。

燕士俊，仁和（今浙江杭州）人。祖志学，以医名，著有《保婴集》一书。其子喜时、来时，皆善成父志。

鲁宗朝，明西安（浙江衢县）人，明代初期医学提领鲁望石之后裔。明嘉靖年间（1522～1566），其被荐治愈章圣献皇后之疾，遂擢太医院御医。其无子，以侄鲁守仁为嗣，传与医术，尽其方书。所著《保婴心法》亦授守仁。

齐君镕，字叔望，天台人，诸生。其习岐黄之术，善恤狱囚。顺治初，有囚寄系于台，感其德，授以秘方，君镕遂以小儿科擅名，治无不效。其子石麟世其业。

齐石麟，字汝长，天台人，以小儿科擅名。清康熙四十九年（1710），疫疠大作，石麟用秘方制丸，全活甚众。其兼工水墨画，著有《望问忆记》一篇。

陈寄生，名士奇，钱塘人，著有《痘科扼要》一书。

李炅，字之英，钱塘人，为宋代名医李信的第十三代孙。其精痘科，遇险逆证，辄应手愈。其言曰：“医者用药如布棋，须占定先着，若见某证，始议用某药，所谓以药候证，毋以证候药也。”

谈金章，字心揆，号黄郭，嘉兴人。其于1661年著《诚书》16卷、《诚书痘疹》3卷。

潘镜铨，字一铭，景宁人。其尤精痘科，享年89岁。

傅为格，康熙年间金华人。其精治麻痘，活幼甚众。

喻恭校，嵊县人。善医，尤精痘科。

周承新，字子行，山阴人。其专习岐黄，凡婴儿痘疹，遇有危症，无不获愈。

陈瑛，分水人，著有《痘科要诀》一书。

许金铉，字宰甫，一字鼎象，天台人，邑诸生。其尝论痘疹用药，随顺时地，并取前医经验诸方编成《痘疹证治》。其并将方证，撰为歌诀，分以日期，乃有功幼科之作也。其子文林，字守联，亦以医世其家。

骆卫生，山阴人，为维均后裔，医有盛名，不独有称于山阴、会稽（今浙江绍兴）间，即嵊县、诸暨、新昌等偏僻山民亦无不知有接龙桥儿科者。其著有医案 10 余册，未梓。其子保安、国安、静安皆克绍父业。

应统枚，字德遴，鄞县人。其习医，精儿科，诊治不择贫富，不避寒暑。著有《治疹要言》一书。

邵诚基，字松年，鄞县人，有医名。其撰有《治痘疹一权手》一书，皆述其祖备五之言。

黄传琏，字令玉，清道光年间台州人。其殚精《黄帝内经·灵枢》《黄帝内经·素问》，洞察肺腑，尤精治痘，延视者，无不立效。志在济人，未尝取值，厚馈者必却焉。居家孝友，尝以俭德训其子弟，享年 86 岁。

朱载扬，字克壚，号丹山，清道光、咸丰年间仙居人。其浑厚谨悫，博通经史，为邑中名诸生。其精于治麻痘，人称麻仙。著有《麻证集成》4 卷。

曹寿人，天台人。其与赵云龙友善，传种牛痘之方，改良古法，今小儿科多用其术。

密明坤（1802—1862），享年 59 岁，慈溪人。其受业于太医院，长于妇、儿科。其子叔豪，继其业。

谢心阳，字永琦，萧山人，著有《麻疹合璧》。

张廷章，平湖人，著《痘客解》（一名《手批救偏琐言》）。

陈沛鹤，镇海人。其精于医，邻小儿病气逆将埋矣，用菜油蘸芯燃儿脐，儿惊动，又遍针，遂能啼。

范洪宿，字炳如，宁波人。其攻医，精痘疹。婴儿经其治，多所全活。岁疫疠，郡太守开局施药，其精心炮制，铢两不苟，赖以活者甚众。

杨予桔，余姚人，以小儿医闻名。其幼喜读书，得《幼幼集成》一书，遂精其艺，人争延之。其通过望色听声，能识时医所不识，决患儿生死。一日赴桑家诊毕留饮，一童子居下，杨予桔目视之，曰：“顷所诊儿易活耳，此童将不治。”桑氏以童子初无所苦，未信，后果如所言。晚年检所出方著为论说，附于《幼幼集成》，又删原著未惬而补其不备，授子烈。杨烈守遗书，运用其术，以愈痫者，后因火灾毁书，遂失传。

沈望桥，太平（今浙江温岭）人。其擅医术，尤精麻痘。著有《治麻方书》，医家秘之枕中，挟以射利。

赵兰亭，天台人。其乐善好施，不惜重资，辗转购取，手辑付梓，名之曰《沈氏麻科》。

胡绍泉，宁波人，精儿科。

余澍，字具瞻，清代人，原籍海宁，以医居海盐。其为太学生，儒而精医，工儿科。贫家儿求治，日夜无休，著《本草分剂》一书。

王泊，字沧庭，归安（今浙江湖州）人。清道光、咸丰年间，其以善治婴儿痘疹、惊风，知名于世。

楼岩，字永千，萧山人，精儿科，所治立效。其著有《幼科明辨》《杂志辑要》等书。

金澍，字具瞻，海宁人，徙居海盐。其善医，精儿科，视病贫家，凡遇危症，终夜不寐，家人窃听之，但闻翻书声，以是得十全。其著有《本草分剂》一书，颇多发明，卒年69岁。

钱沛，字锦江，嵊县人，被授通议大夫，为五朝吴越王钱镠后裔。其好藏书，尤潜心医药，采辑良方，制刀圭以疗疾。其慨治麻疹之无专书，为保婴儿，在西宾赵月航协助下，将家传麻疹手抄本详加补辑，定名《治疹全书》，刊行流传，卒年53岁。

蒋国桢，字政齐，新登人，辑录《幼科症治全书》。

谢天锡，金华人，著有《痘疹证治》1卷。

徐琛，字良璧，金华人，治婴孩科奇验。

程延泽，字守先，开化人。其三世业医，至程延泽尤精，尤擅小儿痘科。

赖万南（1838—1930），寿昌县（今浙江建德）人。其以务农为主，精医，擅儿科，不取酬，郡人称其德。

张贯廷（1842—1927），享年86岁，开化人。其擅长小儿麻痘，兼治杂病。传其有28条治麻痘经验谈，刊于《开化科技中医专辑》第1期。

吴绍康（1849—1935），别号“御妹先生”，享年87岁，兰溪人。其继祖业，擅长儿科麻痘，兼通妇科。

石少衡，新昌人。清同治年间为邑庠生，精大方脉，凡遇疑难重症，多能起死回生，就诊者门庭若市。他晚年著有《麻科准绳》一书，未刊。

吴观乐，又名日盛，字审音，号聘卿，生于清道光三十年（1850），卒于1931年，享年82岁，龙泉人。清同治十三年（1874），其子患天花，几不救，又痛母逝，遂弃儒从医，拜投名师之门，精读医典，擅长麻痘，名噪一时。其著有《脉论》一书。

陈几贤，号屏麓，东阳人。其中年专习岐黄之术，尤精幼科，活人无算，受到乡邻的尊敬。

陆紫篔，桐乡人，清咸丰、同治年间的儿科医生，著有《分经察纹法》一书，颇有独到之处。

陈季桐，鄞县人，为天台赵兰亭门人。其师善治痘疹，清同治年间，痘疹流行，知府边葆诚延赵兰亭至郡，于鄞县设立牛痘局施种，活人无算。其著有《牛痘余论》1卷，以补《邱赵牛痘三书》之遗漏。

闵光瑜，字韫儒，号韫如，乌程（今浙江湖州）人。其善治痘，著有《伤寒明理论》一书。

金芝石，桐乡人，精儿科。

潘宝珊（1853—1935），享年83岁，字寅亮，号裕铭，瑞安人。其喜读书，好骑射。其稍长，精研孙吴兵法，动穷其奥。其20岁赴县试，取冠群曹。未几，废科举，其乃慨然弃举子业而从事岐黄，探源溯委。其开设天益堂药店，市药济众。其擅长痘科，门庭若市，邑人称赞他如同扁鹊复生。其子祥霖，继承家业。

徐志仁（1853—1934），享年82岁，原名道备，泰顺人。世传医业，曾祖彬公，祖父吕熹，医名皆著。徐氏幼承家学，潜心《审视瑶函》《秘传眼科龙木论》和《幼幼集成》等书，故平生擅长眼科，兼治儿科。某年，景宁天花流行，众心惶惶，求治者甚众。凡有所邀，莫不徒步往诊，为民治病，不辞辛劳，被景宁民众称赞。著有手稿《新方八阵解》。

张舟，字济川，浦江人。其通儒精医，擅长儿科，著有《济川麻书》。

张绥之，浦江人，为廪贡生，精通医理，著有《医学撮要》。

林楚材（1854—1904），享年51岁，瑞安人。其精儿科，撰有《改良痘科》。

姚含芳（1855—1935），名加熙，号含邦，享年81岁，庆元县松源镇南门村人。其少习医药，勤奋善学，医理渊深，以种痘及善医麻疹天花而驰名乡里。其子姚成典（1904—1940）承父业，设同和堂坐堂行医，在诊治内科、儿科、麻痘方面与父齐名。

范筱香（1860—1942），字玉芝，人称“铁行先生”，兰溪人，享年83岁。其祖传儿科，善治疳积、麻疹、时病、痉厥。

金殿策，字庭采，海宁人。其精幼科，尤善治痘。

陈恕，字子和，嘉兴人，著有《幼科述古》。

曹子芹（1864—1964），原名庆锵，以字行于世，享年99岁。其少随曾祖习医，擅小儿麻疹专科，光绪年间在温州行医，名扬民间。其年届九旬犹能健步应诊，平生恬淡养生。

阮樟清，字瑞铭，清光绪年间兰溪人。其祖传业医，擅长儿科，悉心研读《幼科心法要诀》，善疗麻、痘、风、痰、食。

阮怀清，字秉文，生于清同治八年（1869），享年59岁，黄岩人。其幼习儒，旁通医学，又求学于太平名医履韩石，故医名甚著，求诊者盈门。阮怀清见孤寡贫乏，必先拯治，乡里皆重其学术，尤重其行谊。其精内科，尤擅儿科、痘科。急症漏夜敲门，其即提灯往救，雪夜着草履，以至于踝际血出起泡。或劝用肩舆，曰："山乡苦瘠，舆往徒耗其费，吾足虽苦，心则乐也。"其治病用古方，服者多应手奏效。其生平临症笔录，积累成册最终成书，晚年手加核校，分门别类，著有《阮氏医案》4卷。中华人民共和国成立后，由其孙捐赠浙江省中医研究所。其子师彪、师舆、师霞，皆以医世其家。

张升蛟，字潮青，归安（今浙江湖州）人，著有《痘疹前编》14卷、《痘疹后编》4卷。

邢伟，吴兴人，著有《痘疹治案》。

沈明儒，字仰川，德清人。其精幼科，90岁高龄仍坚持行医。

任经，字抑斋，钱塘（今浙江杭州）诸生。任氏自南渡以来，世业小儿科，故经能继其业。

李育元，字瑞庚。其家世为御医，以小儿科著名，门庭如市。其为人孝友，且慷慨好施。

汪竹安（1869—1942），字家振，绍兴人，是绍兴汪氏儿科第一代医家。其师承绍兴断河头的名医魏本府。1895年，其在断河头家中悬壶济世，专治儿科疾病。

林颂壬，字松樵，瑞安人。其精痘科，为邑开种痘之先声。

郑启寿，字卜年，鄞县人。其生平乐善好施，对贫病者，常慷慨济之。一日，其遇异僧，殷勤待之，异僧乃密授疳疹治法。于是其旦夕研究，颇有心得，遂专痦科以济世。郑氏认为痦疹之起，多为感受时行之气，气候煊热，因而沿门履巷，遍相传染。其病机是手太阴肺经、足阳明胃经火热炽盛，无法宣泄，郁于肌肤。治疗上提倡疹宜清凉透解。无论咳嗽气喘、寒热汗战，还是产妇出疹、小儿痘疹相连等，均宜据其症以治之，所试辄效。其行医于宁波、台州两地达数十年，全活婴孩无算，人称"痦科神医"。其撰有《郑氏痦略》一书，详论瘖疹之治法，后因散佚，原版也遭回禄之灾，始由宁波二络居士于清同治庚午年（1870）再版。其子蓉塘、孙行彰，均承先业，皆有盛名。

郑德滋，字蓉塘，郑启寿之子，鄞县人。其擅痘瘄科。其将其父的《瘖略》进行删补，撰成《瘖科保赤金丹》一书，于清光绪庚子年第二次刊刻。

郑行彰，郑启寿之孙，鄞县人。其继承祖业，以瘖科负盛名于甬上。

沈望桥，宁波人，善治痘疹，著有《沈氏痘疹方》。

徐自俊，字方麓，余姚人。其精儿科，著有《痘疹要论》。

陈奕山，宁波人，儒而通医，撰有《痘疹辑要》，曹炳章集古阁藏有抄本。

毛世庚，生于清同治九年（1870），卒年不详，江山人，擅长儿科。

陈永松（1870—1951），享年82岁，东阳人。其善治麻疹，名播永康、缙云间。

赵琴（1871—1933），字蔼堂，小名瑞华，享年63岁，浦江人。其世代业医，承家学，精儿科，兼长内科、妇科，颇有医名。

黄永松，清代光绪年间在世，武义人。其精医理，尤长痘科，活人甚多，知县皮树堂于光绪戊寅年赠匾嘉奖。

朱勋通（1871—1959），字寿康，又名弗庭，享年89岁，永康人。其为秀才，通医，对贫而病者，兼施药饵，人咸德之。其晚年抱病应诊，以麻科闻名。

高沚苹（1876—1954），享年79岁，德清人。其世业儿科，至高沚苹已术传四世，故技愈精而名更盛。其家传化痰散，救治惊风痰热甚效，兼擅内、外科，亦颇有经验。

郑莱荪（1876—1942），字阿来，享年67岁，原籍镇海，后居定海。其承其叔祖、叔堂训，以医为业，精究儿科。其对《幼科心法》有较深研究，强调小儿病应注重预防、早治，用药主张量小、味少，太过则损稚体。其尤善治瘖，且不辞辛劳，奔波于乡村、海岛之间，为幼儿种痘，民间称其为"痘瘖阿来"。

吴晓山（1877—1949），享年72岁，宁波人，秀才。其潜心轩岐，虽无名师传授，发奋攻读，终成良医。中年，其悬壶鄞县，医名渐噪，临症数十年，于瘖疹一道，尤有心得。其尝谓："瘖疹之受害于无识也。"于是采撷良方，著成《瘖科指南》一书。

孔赏斋，1923年前后在世，萧山人。世以儿科著名，至孔赏斋已薪传八世。初悬壶时，其年轻胆壮，用较为大胆之剂治疗小儿疾病，以致个别患儿夭折，八世儿科门帖亦几被捣毁。由此其自责学术粗疏，发奋苦读。其精研《幼科发挥》，并结合祖传儿科经验，苦学终有所成，再悬壶行医，起死回生，名声大噪。40岁后，其名鼎盛一时。

喻晓承（1881—1940），享年59岁，嵊县人。其继承祖业，为孝子坊祖传小儿科第七代，精于儿科。对麻、痘、惊、疳等常获良效。其为人清高，不趋权门。20世纪20年代，嵊县成立神州医学会，在清节堂设施医所，喻晓承欣然加入，先后免费施医10余年，赤贫之家颇受其惠。1940年，日寇轰炸嵊邑，喻晓承被炸弹震伤，自此体力日衰，卧床不久后辞世。

徐仙槎（1881—1954），享年74岁，绍兴人。其世业儿科，传至仙槎已是十二代。徐仙槎聪颖过人，勤奋好学，15岁随父静川习医，尽得其传，父殁，即入越城悬壶，屡起危症，而名噪一时，誉满浙东。徐仙槎善诊，用药少而精，剂量轻重有方。中华人民共和国成立后，每逢“六一”国际儿童节，其便免费诊治。著有《婴科证治概要》等书。

张正佩（1887—1956），号玉音，享年70岁，瑞安人。其随父学医，擅长麻、痘科。其见贫穷患者，解囊相助，遇危急患者，不辞辛劳。其著有《保名堂麻痘集要》一书。

尹则卿，光绪年间宁波人，著有《种牛痘须知》一书。他将种牛痘的方法传给了美国人嘉约翰医师，为中美医药学交流做出了贡献。

史锡节，会稽人，对小儿痘疹颇有心得，著有《痘科大全》3卷。

周泳涟（1888—1967），字介溪，享年79岁，云和人。其师承祖传，擅长麻痘，行医60多年，在云和、龙泉一带颇负盛名。

李纯益（1890—1971），号阿明先生，享年82岁，慈溪人。其父李杏村著有《温病条辨歌括》，未刊。李纯益继承父业，行医近60年，精内科、外科，尤擅儿科，用药轻灵，门人胡仁勋传其业，专治外科。

程道生（1892—1948），又名福清，享年56岁，开化人。其初随父行医种痘，后悬壶江西婺源、景德镇一带，每遇重危病症，多获奇效，声名大扬。

吴桂岩（1892—1976），字肇东，享年85岁。祖传医术，壮年患肺痨，遂赴上海医治，其间又得名医传授，学术经验日益娴熟。其长于温病，服膺叶天士、丁甘仁。其善治内科、妇科、儿科疾病，尤以治小儿诸疾著名，如治患儿吴某吐泻肠厥案，投以五苓散加参，两剂悉平。

吴锦赍（1899—1942），享年44岁，慈溪人。世以儿科传家，已历八世，人称“花墙门儿科”，代有良医。《余姚六仓志》记载：“周行景氏儿科与花墙门吴氏并有名。”

薛学臻（1901—1971），字伯勋，享年71岁，瑞安人。其从父习医，擅长儿科，兼通历法。

陈林呈（1902—1953），享年52岁，青田人。三代业医，陈林呈医技最精。其善治小儿痘疹、惊风，故乡里有“陈一帖”之美誉。

第五节　骨伤科

一、溯源

从甲骨文中，我们发现了与骨伤科相关的疾病记载，如“疾手”“疾肘”“疾骨”等。同时，甲骨文中还有关于按摩、外敷药物等治疗手段的记录。1973年，在长沙马王堆出土的医学帛书《足臂十一脉灸经》中，记载了“折骨绝筋”，这一表述指的是闭合性骨折。《阴阳脉死候》则对开放性骨折有所描述。《五十二病方》里有关于“骨伤”“骨瘤”“骨疽”的相关记载。

东晋时期，葛洪所著的《肘后救卒方》已有关于颞颌关节脱位复位方法的相关记载。《刘涓子鬼遗方》针对创口感染、化脓性疾病提出了不同的治疗方案。而《诸病源候论》则对金疮化脓感染的病因病机展开论述，并提出了清创疗法的相关要点。

隋唐五代十国时期，由于战乱频繁，骨伤科疾患大量出现，这为骨伤科的临床实践提供了丰富的契机，进而推动了骨伤科诊疗技术的发展。唐代蔺道人所著的《仙授理伤续断秘方》，是中国现存最早的一部骨伤科专著。该书分别对“骨折”“脱位”“内伤”三大类疾病进行了论述。书中总结出了一套独特的正骨、复位手法，还记载了各种关节脱位的复位手法，例如治疗髋关节脱位采用手牵足蹬整复手法，治疗肩关节脱位则采用椅背整复法等。

宋代设立了“太医局”，其中设有“疮肿兼折疡科”。宋代的《洗冤集录》是中国最早的法医学专著，对全身的骨骼、关节都有较为详细的论述。太医局所编撰的《太平圣惠方》内容极为丰富，涵盖了宋代以前的骨伤科救治经验，书中记载了刀、针、钩等手术器械的相关内容，并且强调了骨折复位、脱位复位的重要性。

南宋时期，著名正骨科医师嵇清、张二大夫等跟随宋室南渡，迁居临安府。他们在骨伤科疾病治疗方面技艺精湛，造福了当地百姓。此后，越来越多的医家投身于中医骨伤专科诊疗工作，撰写了大量骨伤科相关专著。这些专著中丰富的学术思想内涵和卓越的医疗成就，对当地医学的繁荣及中医学的发展都产生了极其深远的影响。

元代危亦林所著的《世医得效方》中的“金镞正骨科”，对前人的治伤经验进行了总结，并形成了自己独特的理论，如世界上最早关于“悬吊复位法”治疗脊柱骨折的记载就出自此书。

明代初期，太医院设有“接骨”“金镞”科，这两个科室均属于骨伤科范畴。《金疮秘传禁方》记载了将骨擦音作为检查骨科疾病的方法，同时还对开放性骨折的治疗方法进行了论述。《普济方》汇总了15世纪以前治疗骨伤科疾患的方药，并介绍了12种骨折脱位的复位方法。明代薛己的《正体类要》记载了骨伤科内科医案，介绍了损伤诸方，是骨伤科内伤专著之一。这一时期是中医骨伤科发展的成熟兴盛阶段，涌现出许多在学术上卓有成就的医学家，并有多部骨伤科专著问世。

清代沈金鳌对骨伤科内伤疾病的病因病机、辨证论治都有所阐述，受到后世的推崇。清代早期，各医家对人体内在骨骼解剖结构的认识已经非常系统和深入，他们关于骨伤疾病的诊断思维至今仍对临床实践具有指导意义。1644年，清代太医院设立九科，其中包括“疮疡”“正骨”科。吴谦等所著的《医宗金鉴》较为系统地总结了清代以前的伤科救治经验。在这一时期，各医家对正骨手法、固定器具、固定方法的总结和革新，以及对方药内治思想的拓展，极大地促进了中医骨伤科的发展，使我国古代中医骨伤科的发展达到了全盛时期。

二、流派

自南宋开始，浙江形成了骨伤科专科流派，如绍兴“三六九”伤科、宁波劳氏伤科、嘉兴罗氏伤科等。这些流派历经数百年的发展，在江浙一带享有盛誉。浙派伤科理论丰富，各流派的学术思想百花齐放。以下是几个代表性流派的主要贡献：绍兴“三六九”伤科，在开放性骨折的诊治方面，“三六九”伤科提出了独特的思路和方法，为开放性骨折的治疗提供了独特的思路和方法参考。宁波劳氏伤科，强调解剖学理念，并创立了“七步辨证法”，这一方法在诊断和治疗中发挥了重要作用。嘉兴罗氏伤科，善于手法治疗骨伤科疾病，其外用伤膏效果显著，为明代之后骨伤科的发展奠定了坚实的基础。这些流派不仅推动了解剖学、伤科诊断学和损伤治疗学的发展，还为后世留下了丰富的临床经验和理论知识。

（一）“绍兴三六九伤科”

绍兴“三六九”伤科最早可追溯至南宋高宗绍兴年间，迄今已有800多年历史。其祖嵇幼域著有《秘传伤科》一书。绍兴“三六九”伤科原名“下方寺里西房伤科”，源起于少林寺。流派创始人嵇幼域随宋高宗南渡至杭州，嵇幼域去世后，“三六九”伤科传予其子绍师，医术得以持续传承。直至今日，杭州太庙遗址旁仍留存着“稽接骨桥”这一历史遗迹。

明清时期，其中一支由宏达祖师迁至山阴（今浙江绍兴），在下方禅寺定居，并创立了“下方寺里西房伤科”。宏达祖师将医术传授给南洲和尚，后又传至张梅亭、王春亭等人。清末民初，“三六九”伤科迎来鼎盛阶段，以张梅亭为代表人物，门下授徒分为六门，分别为张、王、单、傅、吕及在杭州的一支徐氏。

自清光绪年间起，每逢农历三、六、九日，“里西房伤科”的医生会前往绍兴宝珠桥河沿前应诊，久而久之，“三六九”逐渐成为该伤科的代名词，在浙东地区声名远扬。此外，医生们每逢农历二、五、八日在萧山凤堰桥应诊，一、四、七日在寺内应诊。“三六九”伤科这一名号推测始于张梅亭时期。

传承至今，“三六九”伤科仍有数十名后人从事相关职业，分别在绍兴市柯桥区中医医院、安昌街道、齐贤街道社区卫生服务中心及越城区宝珠桥河沿坐诊行医，年均诊治患者约20万人。其中，傅氏一脉尤为兴盛，其创业祖师为傅长生。

现存的“三六九”伤科学派医书有嵇幼域所传的《下方寺西房秘传伤科》，以及张梅亭著、王俊林编修的《下方寺西房跌打大成》。此外，还有《下方寺里西房伤科秘本》《里西房方药集》及其他一些零星抄本存世。

“三六九”伤科不仅阐述了骨折、脱位复位等方法，还详细记录了开放性骨折的治疗方式。该学派注重手摸心会、点穴通经、分筋错骨、功法习练，善于通过内服中药、外敷膏药来治疗疾病。历经数十代传承，其医术依然历久弥新，在浙东地区广受赞誉。

此外，“三六九”伤科拥有丰富多样的方药剂型，涵盖内服外用的汤剂、丹药、丸剂、膏剂、酒剂、散剂等，形成了一套完备的临床经验和技术体系。

（二）劳氏伤科

劳氏伤科起源于明嘉靖年间，历经490余年传承，在宁波乃至浙东地区享有颇高声誉。该流派的创始人为浙江余姚人（今浙江慈溪）劳天池，他著有

《劳氏家宝》一书，成书于明嘉靖六年（1527）。该书主要阐述了伤损证治、用药要诀、接骨入骱手法、失枕、刀斧磕伤等治疗方法。

《劳氏家宝》内容丰富，涵盖伤科基本理论、解剖学、病因病机、辨证、脉候、治则、穴位、方剂、手法、绑缚、预后及禁忌等多个方面。书中特别注重整体辨证，综合考量气候、损伤部位、损伤轻重、气血与脏腑状况及预后情况。劳氏伤科学术特色鲜明，主要体现在以下几个方面。

1. 整体辨证

具体包括辨气候，即根据不同的气候条件灵活调整治疗方案；辨损伤部位，详细分析受伤的具体位置；辨损伤轻重，准确评估损伤程度并制订相应的治疗计划；辨气血与脏腑，关注气血运行和脏腑功能，以此调整治疗策略；辨预后，结合患者整体状况预测治疗效果。

2. 引入解剖学理念

劳氏伤科严谨地引入了解剖学理念，并参考宋代法医宋慈所著的《洗冤录》，研究其中关于致命处和大小伤口的内容。书中还摘录了《洗冤录》中的尸格及《考骨图》中关于致命处和验证吉凶的部分。

3. 丰富的内服外用方剂

书中载有 81 种内服外用方剂，为临床治疗提供了多样化的选择。劳氏伤科是浙东中医骨伤的主要流派之一，其主要内容涵盖：伤损证治，详细阐述各种伤损的治疗方法；用药要诀，总结用药的基本原则与技巧；接骨入骱手法，介绍独特的接骨手法；失枕、刀斧磕伤等治法，针对不同类型的损伤提出具体治疗方案；人体骨数、穴道，系统讲解人体骨骼结构和重要穴位。

劳氏伤科不仅在理论层面有所建树，还在实践过程中积累了丰富的经验。通过引入解剖学理念和引用《洗冤录》的研究成果，劳氏伤科极大地提升了对创伤的理解和处理能力。其学术思想和治疗方法至今仍对现代中医骨伤科具有重要的借鉴价值。

（三）罗氏伤科

罗氏伤科历史悠久，其起源于山东。明崇祯年间（1628—1644），先祖南迁至浙北嘉兴县（今浙江嘉兴），并延续传承至今。

第一代传人罗格仪自幼因家境贫困外出打工。当时，东家聘请了一位拳师教授自家两个儿子武艺，罗格仪用心观摩，并私下勤奋练习。这位拳师不仅精通武术，还善于治疗跌打损伤。罗格仪悉心学习医术，得到拳师的指点后，医术大有长进，掌握了伤药的应用。不久后，他辞工返乡，并于清嘉庆年间

（1796—1820）在嘉兴创立了罗氏伤科，为乡里乡亲服务。自此，“罗氏伤科”声名渐起。

第四代传人罗振玉（1892—1975），字昆仑，出生于嘉兴，继承家学，熟谙伤科医理，尤其善于接骨上骱。他一生勤奋治学，撰写了《骨折篇》文稿及多册医案。罗振玉医德高尚，为人温良恭俭，深受病家推崇。1956年，浙江省卫生厅（现浙江省卫生健康委员会）聘请罗振玉到浙江省中医院组建中医伤科。罗振玉将其自创的伤科药膏贡献给医院，该药膏成为浙江省中医院的经典膏药方——散瘀膏。散瘀膏适用于各种跌打损伤、伤后夹风寒外邪、筋结、筋粗、拘急、酸痛、闪挫伤筋、关节扭挫、触痛拒按等症状，亦可用于骨折、脱位的固定。问世半个多世纪以来，至今仍广受好评。散瘀膏具有广泛的临床应用价值，具体包括：第一，跌打损伤。凡日常因意外碰撞、跌仆所致的软组织挫伤，抑或运动时遭受之扭伤、拉伤等，皆能施其长技。第二，风寒外邪。适用于伤后兼夹风寒外邪的复杂证候。第三，筋结、筋粗、拘急、酸痛。对筋结、筋粗、拘急、酸痛等症，有良好的缓解功效。第四，闪挫伤筋、关节扭挫。治疗闪挫伤筋、关节扭挫等问题。第五，骨折、脱位固定。当骨折或脱位发生后，在施行复位与固定措施的同时，配合使用散瘀膏，有助于推动骨折部位的气血循环。

罗氏伤科历经数百年的发展，积累了丰富的临床经验和理论知识。从罗格仪创立伤科，到罗振玉将散瘀膏贡献给浙江省中医院，罗氏伤科始终凭借精湛的医术和高尚的医德服务患者，赢得了广泛的认可和赞誉。

清早期是浙派中医骨伤科兴盛的高峰期。在这一时期，众多专科学派崭露头角，伤科作为独立的医学分支受到高度重视并取得显著发展。众多医家在其著作中将伤科独立成篇，由此形成了多个著名的伤科流派。

（四）陆氏伤科

陆氏伤科于清顺治年间（约1658）由陆士逵创立。陆士逵（字鸿淅），作为陆氏伤科始祖，幼年在少林寺学习拳术，武艺精湛，曾担任皇上侍卫。明末清初，为躲避战乱，他随父亲躲至江南隐居，而后远走他乡（最终留居宁波行医。陆士逵起初居住在慈溪陶家山宋湾村，后迁至鄞县城区宁波江东百丈街）。他平日用石碗铁筷进餐，以铁烟管吸烟，均是为了借助其重量锻炼臂力。据传，陆士逵轻功了得，能够立于纸灯笼上，硬功则可指捏竹碎。壮年时，他北游齐赵，广交奇术异能之士，获得秘方。此后，他专门从事伤科工作，使用“麻药水”“麻醉剂”减轻患者手术时的痛苦，还自制伤膏、散剂，疗效甚佳。

其药方严守秘密，从不示人。

陆士逵深入钻研《医宗金鉴·正骨心法要旨》等经典，融合临床心得，著有《伤科》一书，详细阐述了诸损伤疗法，对皮伤缝合、脱臼复位、骨折正原等诊治的记载尤为详尽。此外，他还著有《医经通考》，对各经典医籍条文进行考证，受到医界的推崇。

陆氏伤科注重望、问、触、摸、叩等手法的运用，以及火罐、银针、三棱针、艾等传统治疗工具的使用，在此基础上进行“骨折整复，理筋续骨”，再辅以祖传加味补阳还五汤等秘方内服，因其善于治疗内外损伤，在浙东地区享有盛誉，曾被誉为“浙东第一伤科”。

（五）詹氏骨伤科

清康熙年间，詹锦鹤传承父辈医技，并将詹氏中医骨伤疗法发扬光大。詹氏骨伤以詹氏中医骨伤疗法独特的手法整复、杉树皮小夹板外固定、中药内服外敷的治疗方法为特色。其独特的正骨手法主要包括手摸心会、牵拉扶正、拔伸牵引、侧方推挤、前后提按、屈伸展收、挤夹分骨、环抱扣挤、成角反折、回旋反绕、摇摆触碰、纵向叩击。

（六）顾氏伤科

顾氏伤科始于清康熙年间，第一代创始鼻祖为顾士圣。其最早承袭于少林寺武派，兼收南北伤科之长，医学与武功兼擅，疗伤膏药闻名遐迩。顾士圣擅长伤科，调筋接骨，应手效捷，子孙世代传承其业。到了第五代，开始弃武学医。顾氏数代行医，在第五代来风公时，将先祖们的医案整理归纳，撰写成《顾氏医录》家传本。第六代杏元、杏庄、杏春、杏林兄弟皆得其父真传，其中杏庄所著《祖传药录》，为顾氏伤科增色不少。杏庄长子仁瑞、次子仁生亦皆能继承祖业。

顾氏家族自清初以来，世代从医，祖辈在伤科领域造诣深厚。顾氏伤科早年承袭河南少林医派，其特色在于：医武兼收，临证注重法药并蓄，内外兼治；正骨复骱，强调一个“活”字，突出一个“巧”字；遣方用药，围绕一个“和”字，不忘一个“养”字。顾氏伤科造诣颇高，自成一派，顾氏治伤膏药更是闻名于世。

（七）王氏伤科

温州王氏伤科首创于清乾隆五十六年（1791）。其创始人王宗茂生于清乾隆二十四年（1759），是现浙江省瑞安西北部高楼枫岭西龙人。他年少时曾在嵩山少林寺习武，后来到福建南少林担任总教习 。在行走江湖期间，他持有

“铜人法宝”。之后回到西龙村，利用当地草药，结合南北派正骨术，独创接骨疗伤法。他取“奭”字“日光”之意，兴办“王奭薪堂”，寓意薪火相传，教导后人沿着习武、行医、修德之路不断探索，以期光耀千秋。

“王奭薪堂”中医正骨疗法在传统正骨八法的基础上加以拓展，配合“十六术”及“三十二种感应手法”恢复筋骨的正常结构。以价廉物美且取材方便的毛竹制成夹板进行固定，配合练功术，以及百草万应膏等膏药外敷，内伤汤、活魂汤等汤药内服，综合治疗伤科疾患。

王氏伤科极为注重通过手法整复恢复筋骨的正常结构关系，灵活运用探摸、连接、端挤、提拉、按压、揉摩、推滚、拿捏等正骨八法，以及柔、软、肿、胀、硬、冰、冷、温、热、烫、红、黄、紫、白、黑、肥、瘦、虚、实、表、高、低、凹、陷、平、弯、直、斜、旋转、分插等十六术及三十二种感应手法。就地取材，以毛竹片、杉树皮、刀、锯、锄、锅、罐、桶、臼、磨、粉筛等作为固定治疗工具，配合牵引、垫枕、悬吊，结合练功术和中药外敷、内服等方法进行综合治疗。

同时，“王奭薪堂”正骨疗法十分注重患者的体验，在确保最佳疗效的前提下，采用对患者伤害更小的治疗措施，以减轻患者的痛苦，体现了王氏伤科的人文主义精神，契合“以患者为主，忧患者所忧”的现代行医理念。经过200多年的传承与发展，王氏伤科现已传承九代，在医疗实践活动中积累了丰富的经验，对温州地区骨伤科疾病诊疗工作的开展具有重要意义。凭借其独特的治疗手段和良好的临床效果，王氏伤科获得了业内专业人士的认可。

（八）濮氏伤科

濮氏中医起始于清道光元年（1821），传承至今已历八代，其创始人是生于清嘉庆元年（1796）的濮守恩。濮守恩，字继荣。清道光元年（1821），濮守恩在浙江省孝丰县安家落户，于乡里悬壶济世，开设“濮济生堂国药号”。“济生”，即普济众生之意，乃是其行医的准则。濮守恩对内科、外科、妇科、儿科、针灸科、推拿科、骨伤科等各科皆颇为精通，堪称全科医生。

濮守恩发现，山区农民在劳作过程中，跌打损伤的病例较为多见，腰背疼痛、筋骨劳伤的发病率也颇高。于是，他采用内外结合的治疗方法以提升疗效，联合针灸、推拿之术，辅以温经通络、活血化瘀的中药进行外敷或内服，这便是濮氏治疗骨伤疾病最早且最基本的方法。此外，濮守恩还开创性地采用“取火”之法，将熊熊燃烧的烈火直接拍击在患者肢体上，用以治疗痹证及外伤后遗留的麻、肿、痛等症。

（九）章氏骨伤

清道光三年（1823），章正传在焦坑江田村设伤科门诊，章氏骨伤科正式创立，至今已有200多年历史。章氏骨伤科始终秉持“仁和清正、精术济世”的精神理念，传承了七代。在运用正骨手法、中药内服外敷及杉树皮固定等方法治疗风湿痹痛、骨折筋伤等骨伤疾病方面独树一帜，形成了完整的理论体系，成为江南骨伤科的重要流派之一。

清道光末年，章正传逝世后，其子章如奎继承父业，在焦坑村开设保春堂，继续悬壶济世。第三代章玉堂是章氏骨伤科的代表性人物，总结出一套内外兼治，涵盖理法方药的疗法。温州、绍兴、仙居等地的患者纷纷前来求治，民间流传着“要正骨到焦坑”的谚语，“正骨先生”声名远扬。民国十六年（1927），章玉堂治好了县长之疾，县长赠以“术妙华佗”的金字匾额。

第五代传人章显法继承前人经验，他的六个儿子皆从事骨伤科工作，后分别在黄岩、路桥、温岭、临海、江苏等地执业，使得章氏骨伤科得以传播。

章氏骨伤疗法形成了独特的理法方药治疗体系，尤其在手法正骨、手法理筋、手法复位、杉树皮夹板制作及外固定、中药内服、膏药外敷治疗骨伤疾病方面独具特色。在非手术治疗各类骨折方面独具匠心，具有不开刀、无创口、痛苦小、恢复快、费用低的优势，在浙东南地区享有良好口碑，一直深受广大患者的欢迎。

章氏骨伤疗法极为注重整体观念，重视内脏与气血等之间的关系。临证时尤为重视摸诊，强调通过“手摸心会”来了解筋、骨、关节的正常形态以及受伤的部位、性质、大小和程度。手法复位要求动作轻柔，秉持筋骨并重的原则，且拥有独特的理筋手法。总结出拔伸牵引、旋转屈伸、端提挤按、摇摆触碰、夹挤分骨、折顶回旋、按摩推拿等“正骨十法”。

2011年5月，国务院公布了国家级第三批非物质文化遗产名录，章氏骨伤疗法赫然在列。

（十）张氏骨伤

1. 传承谱系

靖康年间，金兵南下，张氏祖季列公随驾南渡至临安，担任杭州府的提刑副使。因上疏申冤而忤逆秦桧，遂辞官隐居于浦江。历经三世，至始祖千十一公由浦江迁至富春（今浙江富阳）。张氏自千十一公迁至富春之东山下后，开拓产业，繁衍发展。其分支散居于横溪、屠山（今浙江杭州上图山）等地，均为千十一公的后裔。上图山村四面环山，中药资源丰富，为中医伤科的创立提供了一定的客观条件。清咸丰年间，后代张永积创立了张氏中医骨科，以手法整复、杉树皮夹板外固定、百草伤膏治疗为特色。因其历史悠久、疗法独特，成为中国中医骨伤科的代表流派之一。

张氏中医骨科创始人张永积，第二代传人张士彬、张士芳，第三代传人张清高，第四代传人张绍富，第五代传人张玉柱，历经150多年，逐步形成了以“整体辨证、手法整复、杉皮固定、内外兼治、筋骨并重、动静结合、功能锻炼”为特点的骨伤诊疗体系。其传统正骨手法独特，中医药特色显著。张氏中医骨科为广大骨伤患者解除了病痛，在保证疗效的同时，相较于西医治疗，大幅降低了治疗费用，节约了社会财富支出，社会效益显著。

张绍富的骨伤科医武结合，追溯其源流，当属异远真人、赵廷海一派的武伤科。根据其以杉树皮小夹板固定为特色，以手法复位、夹板固定、功能锻炼和药物治疗为学术特点，往上追溯渊源，似源自唐代蔺道人所著《仙授理伤续断秘方》一脉。世代传承至先师张绍富时，发展成为闻名江浙的富阳张绍富伤科。

张绍富在前人经验的基础上，勤求古训，博采众方，取人之长，补己之短，大胆创新，在正骨手法、杉树皮小夹板固定方面取得了突破性进展。他在内外伤的辨证非手术治疗、临床用药上也颇有建树，对外伤性截瘫的诊治亦有独到经验，为世人所公认。

1991年12月25日，富阳县中医骨伤科医院王国平等完成“Colle’s骨折杉树皮旋后位固定的研究”。依据张绍富的临床经验，长期运用杉树皮旋后位外固定，取得了满意的效果。为验证其合理性及科学性，研究团队研制了压力传感器，对骨折复位固定后进行体表及断端间的压力测试。研究表明，旋后位时骨折端之间的压紧力最大，夹板固定的效力最强。从解剖学和病例对比来看，该体位使断端四周的肌肉和韧带处于松弛、协调状态，从而使骨折端发生移位的倾向最小，功能恢复快且效果良好。因此，这项研究为临床上治疗该类骨折提供了一种新型且良好的固定体位。

1994年12月，富阳市中医骨伤科医院孙捷等完成“创伤性股骨头缺血性坏死的防治研究”。该项目的研究主要从以下几个方面展开：对于创伤后引起的股骨头坏死，采用病灶清除、股骨头钻孔减压并植入多条血管束及滑膜切除、头臼成形、髋周松解，必要时进行髋臼加盖、内收肌切断的辅助手术治疗方法。对于创伤性股骨颈骨折后预防股骨头坏死和股骨颈骨折不连，采用骨折开放准确复位、稳定内固定及在不加重损伤原有血液循环的前提下，向股骨头、颈植入多条血管束及断端植骨的治疗方法。上述2种方法均配合中医中药辨证施治，以提高治疗效果。针对“创伤性股骨头坏死与预防青壮年股骨颈骨折后股骨头坏死和股骨颈不连”这一国内外公认的骨伤科难题之一，该项目的研究成功提供了一种有效率分别为93.5%～97.7%，优良率在90.3%～95.4%的治疗方法。

经过几代人的努力，张氏中医骨伤科已发展成为理论体系逐步完善、学术内涵不断丰富、治疗效果独树一帜的中国中医骨伤主要学术流派之一。张氏中医骨伤科立足长三角，面向全国，吸引了全国各地的骨伤医师前来进修学习，推动其不断得到传承与发展。同时，还吸引了全国各地及美国、日本等国家的患者前来就诊，每年为10余万患者解除病痛 。

张绍富先生为浙江省名老中医及中国中医研究院骨伤研究所客座研究员，其子张玉柱主任中医师为第四批全国老中医药专家学术经验继承工作指导老师、浙江省名中医。他们通过“师带徒”的形式培养了众多弟子，促使张氏中医骨伤科得以传承与发展，造福更广大的患者。然而，张氏中医骨伤科的治疗精髓，如手法正骨技术，并非经过三五年学习就能完全掌握；杉树皮夹板的应用也因杉树生长分布存在一定的地域局限性。在当前的经济社会环境下，周边地区有不少医疗机构冒用“张氏中医骨伤科”品牌，蒙骗患者，同时也对张氏中医骨伤科的传承和发展造成了严重的负面影响。这些问题亟待得到国家的扶持与保护。

2. 临床特色

张氏中医骨伤医术充分借助当地丰富的自然资源，大胆探索、勇于实践，持续传承发展，在中医骨伤领域形成了以“手法整复、杉树皮小夹板、百草膏技术”为核心，极具地域与个性特色的治疗体系。

（1）诊伤特色

张氏中医骨伤科临床诊疗秉持重全身、察局部、详查病情的原则，擅用“望、问、摸、比、切”5种诊法。先生尤为重视望诊，分为一望全身、二望局部。望全身时，首要观察患者的神色形态，以此判定伤情轻重及疾病预后。例如，通过观察神色的荣枯、形态的动静，能初步判断伤势的严重程度与身体的整体状态。其次，依据伤者特有的姿势，可推断损伤的部位与性质，如闪腰患者常呈现特定的腰部姿态，指骨骨折患者手部动作会有明显异常，老年股骨颈骨折患者行走或肢体摆放姿势会与常人不同。观察局部时，依据肿痛的部位和性质，可判断损伤类型，是骨折、脱位还是伤筋。像桡骨远端骨折、肘脱位、肩脱位等，均有各自独特的畸形表现。同时，运用问诊了解受伤时间、暴力作用的部位与性质、损伤严重程度，以及伤者既往身体状况，这对判断病情和预后至关重要。

在临床诊疗中，张氏中医骨伤科极为注重“摸”诊，包括摸压痛、摸畸形、摸肤温、摸异常活动、摸弹性固定。医者运用拇、食、中三指，由远及近仔细触摸骨折脱位部位，以此了解骨折及脱位的方向，达到“知其体相”“手摸心会”的境界，为整复提供依据。当摸诊难以明确诊断时，张氏中医骨伤科常采用“对比”方法，对比伤肢与健侧肢体的肤色、体相、肿胀程度、压痛情况及肢体长度，从而查明某些轻微的裂折，此方法在儿童青枝骨折的诊疗中尤为常用。摸诊要求医者平时多练习摸认正常的肌肉骨骼，如此才能达到精准诊断的水平。至于切诊，张氏中医骨伤科结合寸口之脉判断伤情顺逆、疾病转归；切患肢远端之脉，可判断伤情轻重及有无血管损伤风险。

（2）手法特色

张氏中医骨伤科临床极为推崇前贤所言：“盖正骨者，须心明手巧，既知其病情，复善用手法，然后治自多效。”并认为“手法者，诚正骨之首务哉”。在继承前贤正骨八法的基础上，针对当下临床上创伤骨折复杂多变的特点，融合百家手法之精髓，创立了独特的张氏正骨术。

手摸心会，作为摸诊手法，贯穿伤骨科临床检查与诊疗的全过程。人体各部骨骼解剖形态各异，损伤后正常结构受暴力破坏，出现肿、痛、畸、障、异动、骨擦感等异常。医者必须先熟悉正常的解剖特征，在临床检查与操作时，通过手摸心会，在不增加患者痛苦的前提下，感受伤处肿胀、张力异常，了解异动和骨擦现象。通过触摸明确局部异常，结合X光片，构建立体多维的损伤形象，在正骨过程中实时掌握骨折动态变化与复位效果。

牵拉扶正，医者双手牵拉把持稳定伤肢，这一操作贯穿检查、治疗（复位）及固定的全程，对其他手法的顺利实施及保持骨折对位的稳定至关重要。术者需要根据骨折的具体情况，施加适当牵拉力并确定扶正方位。在检查治疗前，按原畸形方向牵拉稳定，力度适中，避免过度牵拉或缩回，防止骨折端摇摆晃动。手法复位时配合术者操作，复位后按复位要求牵拉，维持稳定状态，以便于固定。

拔伸牵引，遵循“欲合先离，离而复合”的原则。沿伤肢轴向进行牵引，恢复其生理轴线和长度，通过对抗牵引来克服缩力。拔伸牵引要求顺势而为，按照复位要求施加适宜力量，做到用力恰当、适度，从而为施行其他手法创造条件。部分患者在固定时仍需要持续牵引。

侧方推挤，在牵引之后采用推挤手法来纠正侧面移位。医者用手指或双手按骨折移位的相反方向推挤骨折端，以此纠正侧方移位。

前后提按，在牵引后运用提按手法纠正前后移位。通过手指或双手的操作，达到“突者复平、陷者复起”的效果。

屈伸展收，用于关节内骨折或邻近关节骨折多方位移位的整复。在使用上述方法的同时，配合此手法进行远侧关节的被动屈伸收展活动，借助肌肉、韧带的松紧铰链或牵拉作用，促使骨折复位，或使骨折端指触稳定。例如，肱骨外科颈、肱骨髁上、肱骨外髁、胫骨平台、腕及踝部骨折脱位等。对于关节内骨折，按暴力的反方向屈伸收展关节，利用肌肉韧带起止点对骨折的牵拉作用，配合推挤、环抱等手法实现复位，如肱骨外髁骨折。

挤夹分骨，用于双骨折恢复骨间距，配合其他手法助力骨折复位。操作时，术者双手拇指及其余四指分别置于骨折的掌背侧双骨间，用力挤夹分骨，使双骨分开，恢复骨间距。

环抱扣挤，用于粉碎骨折的碎片分离移位。医者用双手掌对合环抱挤扣，使碎片靠拢，如肱骨髁间、胫骨平台、跟骨骨折等。

成角反折，适用于横断骨折重叠明显的情况。在侧方移位纠正后，加大成角然后反推，利用骨皮质接触点及拇指顶压作为杠杆力的支点，使骨折复位，但需要留意避免血管神经损伤。

回旋反绕，用于斜形骨折背靠背移位。术者把握骨折端，在轻牵引下感知骨折远端活动方向，此方向通常为骨折的原始移位通道，即回旋途径。

摇摆触碰，用于纠正残存移位、避免分离，并判断复位情况。

纵向叩击，用于分离的骨折及横断骨折，使其稳定。

张氏中医骨伤科认为复位的关键在于“知其体相”，唯有如此，方能“机触于外，巧生于内，手随心转，法从手出”。复位时，强调逆创伤机制、顺骨折通道整复。务必做到稳、准、轻、巧，注重用巧力而非蛮力。找准作用力的支点，熟练且连续地运用多种手法，实现“法之所施，使患者不知其苦，方称为手法也”。在脱位整复中，尤其着重运用巧力和持续力，避免使用爆发力。张氏中医骨伤科所创的“环抱推捺法”用于整复肘关节脱位，“膝顶展收法”用于整复肩关节脱位，操作简便，堪称手法上乘之作。

张氏中医骨伤科认为，接骨旨在恢复肢体与关节功能，避免影响患者的工作和生活。因此，主张复位应尽量达到解剖复位，但反对为追求解剖对位而反复多次进行手法整复，或滥用粗暴手法及其他不当治疗方法。对于骨折畸形愈合影响功能者，应及时采取措施矫正畸形，恢复肢体功能。

（3）固定特色

张氏中医骨伤科秉持“超关节、小夹板、固定灵便”的理念，认为固定是骨折治疗的关键环节。只有实现确切固定，才能营造有利于骨折愈合的相对稳定环境，有效防止骨折再移位。固定材料常选用易塑形且具有一定韧性与弹性的杉树皮小夹板。张氏中医骨伤科强调因形选材，要求使用顺直无节、质地坚韧且不蛀的杉树皮，并依据损伤部位制作夹板，精细塑形。

临床上，骨折复位后，先在局部敷贴药膏。初期选用金黄散软膏，中后期则外敷百草膏。随后，包绕桃花纸作为衬里，加上棉垫，放置跨越一个关节的杉树皮夹板，再分别用胶布、绷带自上而下呈螺旋形固定。固定后，必须密切留意夹板的松紧度以及肢端血运情况。鉴于杉树皮小夹板质轻、韧性佳且有弹性的特点，主张局部加垫，以此防止并纠正骨折移位。同时，主张固定靠近骨折端的一个关节，预防患肢活动引发移位。固定遵循“一松一紧”原则：初期宜松不宜紧，以防局部肿胀过度，若固定过紧，可能导致肢体血运障碍，甚至引发坏死；中期宜紧不宜松，且需要在局部加棉垫，通过适当压力逼迫断端，纠正和防止移位；后期松紧要适宜，以促进气血运行，利于骨痂生长。

骨折固定完成后，即刻主张适时、适度地指导患者开展功能锻炼，以促进肿胀消退，加速骨折愈合。每周复查并更换绷带一次，中后期可根据实际情况适度延长复查间隔，直至骨折完全愈合，方可解除外固定。

（4）用药特色

张氏中医骨伤科遵循“审部位、辨虚实、注重胃气”的用药原则。该科极为重视骨伤疾病的内治，推崇“治伤专从血论”，善于运用破血、活血、和血、养血诸法。同时深知“病来如山倒，病去如抽丝”，伤科患者病程往往较长，用药时间久。《景岳全书》云：“凡治病者，须常顾胃气，胃气无损，诸症无虑。”脾胃乃水谷之海、气血化生之源，胃属阳明，脾胃气血易受克伐损伤。因此，用药时务必注意避免克伐伤正、耗伤气血，注重保护脾胃，以免脾胃受损影响气血生化。在辨证施治方面，张氏中医骨伤科继承家传的按部位辨证体系，结合患者全身状况，遣药组方时反复斟酌，用药平和，疗效显著。例如，对于骨折患者，初期以破血、活血为主；中期以和血、养血为主；后期则注重补益气血、调养脾胃。

张氏中医骨伤科在外伤性截瘫的辨证治疗上经验独到。他们认为外伤性截瘫的病机是暴力作用致使督脉损伤，瘀血痹阻经脉，气血运行不畅，加之日久肝肾亏虚，筋脉失养，进而导致肢体痿废不用。为此，张氏中医骨伤科创用“豨莶狗脊淫羊藿汤”治疗本病。该方以豨莶草、淫羊藿、狗脊、地龙、山药、鸡血藤、续断、牛膝、当归、全蝎或海马为主药。初期减去山药、全蝎、鸡血藤，加用桃仁、红花、赤芍；高位截瘫者加泽兰、藁本、穿山甲；疼痛明显者加延胡索；抽搐者加钩藤、老蝉。若患者小便失禁，加益智仁、蟋蟀、海金砂、小茴香；大便秘结，初期用生大黄，后期用火麻仁、瓜蒌仁。血虚者用首乌、枸杞子、阿胶；气虚者加黄芪、党参；阴虚者加龟板、枸杞子、白芍；阳虚者加鹿角片、巴戟天、补骨脂。若患者食欲缺乏，加鸡内金、焦三仙。临证时灵活加减本方，治疗外伤性截瘫疗效显著。

张氏中医骨伤科在治疗中强调中药内服与外用相结合，其治伤理法方药与百草膏等外用制剂疗效显著。百草膏，俗称大膏药，最早由 130 余种中药熬煎而成，故而得名，是张家祖传秘制膏药。制作时，先用百草煎制，再加入广丹等芳香类药物，最后炼制成膏。百草膏具有温经通络、化瘀止痛等功效，临床应用效果良好。此外，还有消瘀通络熏条和养血舒筋露等制剂。其中，消瘀通络熏条用于促进血液循环、消除瘀血、缓解疼痛；养血舒筋露用于滋养血液、舒展筋脉、恢复肢体功能。这些制剂在临床上广泛应用，均取得显著疗效。

（5）经济价值与社会价值

富阳张氏中医骨伤科为解除患者痛苦做出了巨大贡献，在继承祖国中医特色与优势、积极推动中医药文化建设和中医药发展方面全力以赴。其价值主要体现在以下几方面。

在中医文化建设方面，张氏中医骨伤科大力弘扬中医药传统文化，秉持平等、公平、公正、幸福、和谐的理念，倡导天人合一的生态医学价值观等。与西方医学相比，充分彰显了祖国医学的优势，体现了中华民族的智慧，具有深厚的民族价值。

在历史研究方面，张氏中医骨伤科对于挖掘富阳乃至浙江的中医药历史，传承中国中医正骨传统医术和中医正骨经典理法方药等具有极为深远的意义。

在医术传承发展方面，张氏中医骨伤科技术采用手法复位外固定、中药内服外敷治疗，避免了手术的多次创伤，深受广大患者欢迎。良好的社会群众基础有力地促进了其传承与持续发展。

在经济与社会价值方面，张氏中医骨伤科采用简便、经济、有效的诊疗方法，为广大骨伤患者解除了病痛。在保证疗效的同时，相较于西医治疗，大幅降低了治疗费用，减轻了患者的经济负担，节约了社会财富支出。这成为解决当前看病贵、看病难问题的有效途径，经济效益与社会效益显著。

然而，张氏中医骨伤科的治疗精髓，如手法正骨技术，并非经过 3 ～ 5 年学习就能充分掌握，可见其难度之高。此外，杉树皮夹板的应用受杉树生长分布的限制，存在一定的地域局限性。在我国宏观社会经济发展背景下，周边地区有不少医疗机构冒用“张氏中医骨伤科”品牌，这对张氏中医骨伤科的传承和发展造成了严重的负面影响。这些问题亟待国家予以解决。

（6）保护举措

富阳市中医骨伤医院在多个方面进行了资金投入和建设：投入 150 万元用于张绍富中医骨伤学术研究所建设。投入 500 万元用于张氏中医骨伤科及中医药文化建设。投入 50 万元用于出版张氏中医骨伤科相关书籍、制作音像制品、发行报纸及运营网站等。投入 50 万元用于张氏中医骨伤科适宜技术在国内的推广。投入 50 万元作为国家级中医骨伤重点专科建设配套资金。同时，建立健全“师带徒”制度，全面培养张氏中医骨伤科学术继承人及后备人才，每年投入资金 35 万元。

2008 年，一座占地 214 亩、一期工程设置 500 张床位的现代化富阳市中医骨伤医院建成并投入使用，开始为来自全国各地及海外的患者提供服务。医院还建立了院史陈列馆，竖立了张绍富铜像，并被列为杭州市爱国主义教育基地。为更好地保护和宣传张氏中医骨伤科的文化遗产，医院采取了一系列重大举措：出版反映张绍富先生生平的传记文学《苍生大医》，拍摄“张氏中医骨伤科”宣传片，发行骨伤报、开设网站。这些措施不仅丰富了医院的文化内涵，还提升了张氏中医骨伤科的知名度和影响力。

为进一步开展张氏中医骨伤科医术理论研究，挖掘、整理和研究骨伤医术，富阳市中医骨伤医院完善了张绍富中医骨伤学术研究所。成立了以代表性传承人张玉柱为组长的“非物质文化遗产保护小组”，并制定了五年保护规划。该小组投入大量资金，配备充足的人力和物力，坚持“重保护，重发展”的原则，重点扶持第五代传承人，系统、规范地培养第六代传承人。计划每年培养两名传承人，使张氏中医骨伤科得到更好地传承，并发扬光大，造福更广大的骨伤患者，为祖国的中医药事业做出更大贡献。

以张氏中医骨伤科为基础成立的富阳市中医骨伤医院被国家中医药管理局确立为“十五”“十一五”中医骨伤重点专科建设单位，成为浙江省中医正骨医疗中心和浙江省“中医名院”建设单位。这为张氏中医骨伤科的传承和发展创造了良好的环境。

医院为系统整理、挖掘张氏中医骨伤科的临床经验与诊疗规范，开展相关学术思想总结及临床诊疗方法的科研验证，建立了“张绍富中医骨伤学术研究所”，这成为传承张氏中医骨伤科有形的宝贵财富。

两项张氏骨伤技术被列为国家中医药管理局适宜技术推广项目。医院通过主办或承办国家级、省级、地市级中医骨伤学术年会，每年举办张氏骨伤技术国家级继教学习班，使张氏中医骨伤科在国内外获得了较高的知名度。

医院大力开展中医药文化建设，宣传张氏中医骨伤科品牌，并成为国家中医药管理局中医药文化建设试点单位。2009 年 7 月，医院成功举办了全国中医医院中医药文化经验交流现场会，向卫生部副部长王国强及来自全国各地的 600 多名中医界领导专家展示了“张氏中医骨伤科”及其对中医药文化事业做出的重大贡献，得到了所有与会领导和专家的高度赞赏。

如今，以张氏中医骨伤科为基础发展创立的富阳市中医骨伤医院，已成为“十五”“十一五”全国中医骨伤重点专科建设单位、浙江省中医正骨医疗中心和浙江省“中医名院”建设单位。“中医骨伤科”被中华中医药学会评为“中医骨伤名科”。2008 年，张氏中医骨伤科被浙江省人民政府列入浙江省非物质文化遗产名录。2011 年，张氏中医骨伤疗法被列入国家非物质文化遗产保护名录，张玉柱被列入国家非物质文化遗产项目代表性传承人名录。

（十一）吴氏骨伤疗法

吴氏骨伤疗法技艺问世已有 200 多年历史，至今已传承五代。吴氏骨伤疗法技艺与南山中医骨伤流派同源，治疗上主要采用手法正骨、理筋、手法复位、小夹板制作及外固定、中药内服、膏药外敷等方法。在骨伤疾病的辨证诊治方面颇具特色，治疗骨伤疗效确切。结合现代正骨理论，通过临床实践，吴氏骨伤疗法创造了一套运用传统中医手法复位治疗骨伤疾病的独特方法。采用独树一帜的吴氏接骨手法和中西医结合治疗各类损伤疾病，尤其是在非手术治疗各类骨折方面独具匠心，优势尽显。其不开刀、无创口、痛苦小、恢复快、费用低的特点，使吴氏骨伤疗法在浙西南地区享有良好口碑，一直深受广大患者的欢迎和信赖。

吴氏骨伤疗法的诊疗特色主要是手摸心会、拔伸牵引、回旋、对扣拈合、折顶成角、夹挤分骨、按摩推拿等手法整复骨折。吴氏骨伤疗法不仅继承了传统中医的手法整复技术，还融合了现代医学的优势，使得复位更加准确，手法更加轻柔，减轻了患者的痛苦，并加快了康复的速度。其独特的伤药配方进一步提升了治疗效果，让患者在不开刀的情况下也能获得良好疗效，避免了术后疤痕和高昂的医疗费用。

（十二）茶亭伤科

茶亭伤科始于清同治九年（1870），至今已发展百余年。永春和尚（1832—1908），姓柳名溪，台州人，精通岐黄之术，擅长拳术，兼会石匠手艺，为人正直刚毅、见义勇为、好抱不平。当地有恶棍作恶，被其击毙，后云游至萧山戴村一带。当时，后溪人汤怡林头患疮疡，久治不愈，恰逢永春和尚施治，药到病除。经汤推荐，永春和尚至戴村墙头静修庵，在十八和尚处落脚行医，并重新修缮静修庵。庵门前道路，是七都山里十余村及富阳灵桥、大源等地到戴村、临浦、河上店的必经之路，路中有一茶亭，建于清雍正六年（1728），常有挑夫、行路者在此歇脚。自永春和尚行医起，茶亭便热闹非凡。因方圆百十里的骨伤患者找永春和尚看病都坐轿前往，静修庵院子里每天都停满轿子，有时轿子甚至停到庵门道路上。一顶轿子两个轿夫，患者在庵内就医，轿夫便在茶亭里休息。患者多的时候，轿夫在茶亭里一坐就是一天。久而久之，原本默默无闻的茶亭就成了永春和尚行医场所的代名词，茶亭伤科由此叫开。哪怕是绍兴、诸暨、富阳等地的骨伤患者去永春和尚那儿看病，也必定说“去茶亭”。从此，茶亭伤科名扬四方。

永春和尚医德高尚，医术精湛，怜贫恤苦，精制自配丸散膏丹，选用上乘道地药材，疗效显著，收费低廉，医术独树一帜，且乐善好施，扶贫济困，成就一世“医圣大师”之名。

（十三）苏吴氏伤科

苏吴氏伤科历史悠久，起源于清光绪年间。创始人苏步莱（1867—1930），字有浦，出身名门，平阳雅山人。家道中落，幼时体弱，由温州市区高盈里外祖母护养；经方外之士传授并获赠秘籍一部。少年苏步莱细心研读，勤学苦练，健康成长。后于青田学艺，艺成后到永嘉县西溪（现称小楠溪）碧莲“毛同仁堂”当伙计。清光绪十五年（1889），苏步莱于永嘉县碧莲街创办“苏同德参药号”，研发骨伤疗法，取堂号“同修仁德”之意，堂前挂“道地药材”青龙匾，采用前店后坊模式，运用传统正骨手法接骨，制作竹片进行固定，采用中药自制“伤膏药”敷贴，治疗各类跌打损伤引起的骨折和伤筋。在浙南地区具有较大影响力。迄今传至第五代，已有130余年历史。

（十四）黄氏骨伤

黄氏伤科源自我国古代岳家拳，又称“岳武穆柔术”，至今已有800多年历史。“岳武穆柔术”包含套路、桩工、散手、擒拿等，能使用刀、枪、棍、剑等器械，博采各家拳术精华，强调四两拨千斤，内外兼修，刚柔并济。金华岳家拳之祖师张春林，在江、浙、赣等地行医授拳。金东区塘雅人郑克荣16岁拜张春林为师，全盘继承张春林的拳术与医术，之后悬壶济世，岳家拳由此在金华落地生根。

郑克荣的嫡孙郑如槐和义子黄乃聪在郑克荣的精心传授下，全面继承了拳术与医术，对祖传拳术与医术研习深入，见解独到。对于内外伤，包括骨折、脱臼及被毒虫所伤等，都有相应的治疗方法，尤其是在骨折、脱臼的治疗上，往往就地取材，更具独到之处。1945年，黄乃聪与义父郑克荣在金华城内净渠头家中开设骨伤科诊所，济世行医，接骨疗伤，医名日盛。黄乃聪尽得师傅真传，同时刻苦钻研《仙授理伤续断秘方》《伤科大成》《正体类要》《医宗金鉴》《伤科补要》等经典著作，认为这些书中内容丰富，方法完备，治法简要，效果显著。中华人民共和国成立后，黄乃聪与金华市各科名老中医一起，先后组建了金华市中医第一、第二、第三、第四联合诊所，而后参与筹建了金华市中医院（现金华市中医医院），并担任金华市中医院首任业务院长。

（十五）其他伤科

清中期，骨伤科领域呈现出显著的发展态势。一方面，从事骨伤科专业的医家数量持续增加，部分内科医家也开始涉足骨伤科，使得临床经验得以持续积累与丰富。另一方面，医学基础理论取得长足进步，诸如朱丹溪的气血学说、赵献可的命门学说、张景岳的温补学说及王与的法医学等，均对骨伤科的诊疗工作起到了直接的指导作用，有力地推动了浙派中医骨伤科的发展进程。在此背景下，浙派中医骨伤科迅速发展，并逐渐形成了两大流派。

一派是受薛己学术思想的影响，在注重伤骨科手法运用的同时，着重强调八纲辨证与脏腑辨证，用药以平和滋补为主，故而被称为平补派。清初浙江秀水人陈文治，在理论上尊崇薛己的学说，并结合自身丰富的临床经验，特别强调在治疗骨伤时应以补气养血为首要原则。浙江萧山人胡延光，以《医宗金鉴·伤科验治心法》为根本依据，广泛参考诸家观点，深入搜罗伤科的关键要点，同时融入家传的独特方法，精心汇辑成《伤科汇纂》。在诊断方法上，胡氏创新性地提出了功能检查手法，如针对肘关节脱位复位后的合掌检查法，相较于原有的单纯摸法，具有更为科学、准确的优势。在固定方法方面，对于关节部位的骨折外固定，胡氏提出了推膝盖骨归原的独特方法，这一方法一直沿用至今，成为后世治疗髌骨损伤的常用手段。此外，胡氏所绘制的十四幅骨折脱位手法复位图，堪称骨伤科史上一套较为系统且完善的骨折复位图谱，为后世医家提供了重要的参考范例。

另一派则为少林寺派，该流派以经络穴位作为诊断的重要依据，高度重视手法复位、点穴疗法及功能锻炼，主要以武术接骨为特色。其代表人物有陈元赟、赵廷海等。赵廷海，字兰亭，他广泛收集流传于民间的技击家跌打秘方，并于清咸丰二年（1852）精心编成《救伤秘旨》一书。书中详细介绍了拳击伤和骨折的处理步骤及相应的治疗方剂，在治疗手法上展现出诸多创新之处。例如，对于肋骨骨折，赵氏主张在复位后“不必夹”，而是采用粘膏进行固定，这一方法因其简便有效，至今仍在临床实践中广泛应用。针对足踝关节骨折脱位，赵氏提出了超关节的外固定方法，为该类损伤的治疗提供了新的思路。同时，赵氏还认为对于手臂骨折应采用积极的功能锻炼方法，以促进骨折的愈合与肢体功能的恢复。该书还载有“十二时气血流注歌”及36个穴位的救治方药，其用药精准精炼，书中收载的“少林寺内外损伤方”共有6首。后附的“轻重损伤按穴治法”部分，详细记录了34个穴位损伤的按穴治疗方法，这无疑是对少林派伤科经验的全面总结与高度概括。陈元赟，浙江杭州人，他积极将中国伤科知识传播至日本，为中日文化交流做出了重要贡献，被日本人民尊称为“介绍中国文化之有功者”。

三、名医

（一）嵇清

杭州骨伤科最早记载出自南宋时期的嵇清。嵇清，生卒年份不详，字伯仁，是南宋时期浙江一位“善疗金疮骨损”的骨科名医。其父也是一位汴京（今河南开封）的名医。因宋室南迁临安，嵇清随同其父南渡临安。在南迁途中，他父亲为许多逃难的军民医治疾病。由于医疗工作繁忙，其父不得不请嵇清帮忙或代治，使得嵇清的医术大有长进。立足临安后，嵇清在中河东面开设药铺，门口没有桥相通，因此到他的药铺看病十分不便。他正想积蓄资金，在药铺门口的中河上造一座桥，以便患者就医。恰好宋孝宗恢复中原，亲自骑射训练时不慎落地跌伤，摔断脚踝骨。御林军急忙将其抬回皇宫，御医无法治愈，十分着急。有人推荐了嵇清。宋孝宗立即召他入宫，嵇清妙手回春，很快接骨治愈了宋孝宗的伤势。宋孝宗赐他金银，但他不要，只提出在药铺门口造一座桥，以方便患者就诊。宋孝宗马上命令工部主持此事，一座古朴典雅、长约140米、宽约2米的石拱桥很快建成，人们把它称为“嵇接骨桥”，至今尚存。嵇清的医名也因此更加显赫。

（二）戴思恭

戴思恭（1324—1405），字原礼，婺州浦江（今浙江浦江）人。他深刻地阐明郁证引起的升降失常导致周身疼痛，关节肿痛，对伤科内伤杂病具有重要的指导意义。

（三）其他医家

徐用诚，字彦纯，浙江会稽人。1396年，他撰成《医学折衷》，书中涉及痿证、损伤等17门内容。后来刘宗厚续增其书，并仿其体例续增疮疡、虚损、腰痛、痹等伤科相关内容，改名为《玉机微义》。

范接骨，杭州人，生卒年不详。后徙临安，官至翰林医痊。

张时彻（1500—1577），宁波府鄞县（今浙江宁波）张家潭村（今浙江宁波古林镇）人。明嘉靖年间，任职兵部尚书。其所撰《急救良方》是一本与兵家伤科相关的急救手册。书中论述了有关救木石压死、跌伤从高坠下跌死、仆打坠损、恶血攻心、闷乱疼痛等治疗方法。

张景岳（1563—1640），他所著《景岳全书》中提及现代慢性筋骨病范畴的中医病名，包括风痹、腰痛、胁痛、鹤膝风、痿证、痉证、中风、非风、虚损等。

姚应凤（继元），生卒年不详，明代钱塘人。他以疡医知名。

王征南（1617—1669），名来咸，又名王瑞伯，字征南。浙江宁波府奉化人。中年在甬城设帐授徒，兼治跌打损伤。瑞伯集平时治伤损经验良法而成《秘授伤科集验良方》1卷，附验方。另辑有《接骨秘方》1卷，《跌打奇方》不分卷。

劳天池（1627—1689），清余姚人。他以伤科为人治病，专治跌打损伤，接骨入骱，声誉渐著。

赵献可，字养葵，自号医巫闾子，鄞县人。其命门学说对后世骨伤科的发展起到了指导作用。

当时出现了一大批伤科名医和著作，如遂安余俊修，清嘉庆时著《跌打精英》一书。乌程（今浙江湖州）汤御龙，治病多有巧思。海宁许梿，曾著《折骨补遗考证》。绍兴俞应泰，著《伤科秘诀》。黄岩沈国才，接骨续脉，奏效如神。浦江洪继凭，曾从太平军学得伤科整复手法。清时，浙江伤骨科迅速发展，开始形成以家传为主的伤科世医家族。

四、名著

（一）刘伯温相关伤科专著

明清时期，浙派中医逐渐出现伤科专著。例如，明代青田刘伯温所撰《秘传刘伯温家藏接骨金疮禁方》，该书详细论述了骨折的各类整复、固定方法及内服方药。他还著有《金疮秘传禁方》《刘伯温先生跌打损伤秘方》《跌打损伤方》等，并亲自将来自全国的伤科秘方编撰成册，为后世骨伤科的繁荣发展奠定了基础。

《秘传刘伯温家藏接骨金疮禁方》又名《秘传》《刘伯温家藏禁方》《处州刘伯温跌打禁方》，约成书于明洪武八年（1375）。该书也被称为《（秘传）刘青田先生家藏禁方》。现存最早的版本为中国中医科学院馆藏的清光绪二十八年（1902）沈茂椿抄本，线装，一册，不分卷，共31页。

《金疮秘传禁方》，成书于明代，假以刘伯温之名，盖因历史上确有刘基编撰的医书，属战伤外科，即兵家伤科范畴。

（二）《劳氏家宝》

《劳氏家宝》由劳双龙著。明嘉靖年间，劳双龙著《劳氏家宝》，标志着地方性伤科流派劳氏伤科的形成。经过数十年临床探索，并结合中医辨证施治原则，终使劳氏伤科自成体系。流传至今的《劳氏家宝》，为劳双龙积多年行医经验编写成的一本秘籍。据《中国医籍大辞典》记载，《劳氏家宝》撰写于明嘉靖六年（1527）。该书是成书年代较早的伤科专著之一。《劳氏家宝》内容丰富，主要阐述了伤损证治、用药要诀、接骨入骱手法、失枕、刀斧磕伤等治法、全体骨数、穴道、摘录《洗冤录》中的尸格及《考骨图》中致命处和验证吉凶等内容，并载有治伤内服外用方81首。其学术思想源自《黄帝内经》《难经》及《仙授理伤续断秘方》，以整体观念和朴素的唯物辩证法思想贯穿其中。书中所载10余种“接骨入骱奇妙手法”，为许多后世医家所引用。

（三）《伤科汇纂》

《伤科汇纂》一书是清代胡廷光于1817年著成的，汇集了清代以前有关伤科文献的资料，现存最早的版本为清嘉庆二十三年（1818）博施堂抄本。此书共12卷。其中，卷一、卷二为伤科总论，介绍了与伤科证治有关的中医基础理论、解剖学知识，以及对损伤程度的识别和判断；卷三介绍了正骨理筋的手法及治疗的器械工具；卷四介绍了伤科内证的治疗，分述了损伤出血、发热、骨痛等40余证及80余医案；卷五、卷六介绍了各部位骨伤的治疗及用药原则，并附以胡氏治验41则；卷七、卷八记载了伤科治疗内服、外用的方剂共344首；卷九、卷十、卷十一、卷十二分别记录了金刃器物损伤、虫兽啮伤及各类损伤的主治药物；卷末补述了伤科常用药物的性状等。本书内容丰富，记录了多种创伤（包括金刃、虫兽），以经义、骨伤、手法、证治为序，结合了历代伤科的主要文献、民间手法、经验单方，辅以解剖图示、正骨手法图示等，详细介绍了中医骨伤疾病的类型，以及其详细的治疗手法、方药。本书选辑精要，分类合理，被誉为“治伤之大全”。

（四）《国术点穴秘诀伤穴治法合刊》

《国术点穴秘诀伤穴治法合刊》由梅占春编，清道光十五年（1835）付梓。

梅继春，浙江龙泉县（今浙江龙泉）人，清代伤科医家。梅氏将其曾祖梅占春所著家传之作出示曹红伯，遂有清道光十五年乙未孟春之曹序，附正骨止血法。

该书以1934年上海务本书药社铅印本为底本，并与《正体类要》《伤科汇纂》参校。本书无目录，书内分点穴、治法共2编。前为点穴编，记载了人身之要害穴道、验证吉凶、跌打损伤穴道要诀。从“功效”“指劲”“练气”“指劲练法”“点法”“认穴”“手眼”“解救”等多个方面论述点穴的功法、手指练功方法、认穴方法、解救方法、各穴的位置及伤后服用药物的原则，并载有歌诀，原书最后一节“点穴注解”中本有图，但因图较粗劣且穴位极不正确，故后世整理时略去穴位图，只记录文字部分。后为治法编，分“脉法总论”“治法总论”“左右论”“跌打损伤辨生死诀”“损伤用药论”“用药歌”“药中禁忌”，并附方26剂，“整骨接骨夹敷手法”附“应用诸方”16剂，“破伤总论”附方7剂。此编按损伤部位分别叙述伤全体、伤背肩、伤胸、伤肝等损伤证治与预后，以及凶险危急重症的救治方法、接骨入骱奇妙手法。此编论述了伤后的脉象、治疗法则、辨别生死、用药禁忌、常用方剂及整骨手法等，载有补泻药名及治疗损伤列方40余首。

（五）《救伤秘旨》

《救伤秘旨》一书由清代医家赵廷海编写。赵廷海（1821—1861），字兰亭，清代骨伤科医家、拳术技击家，浙江天台人。赵氏年轻时曾游历四海，不仅推广种植牛痘以防天花，还对骨伤科的理法方药尤为重视，对因技法导致的损伤多加关注，博采众家之长，辑成《救伤秘旨》，于1852年刊行（刻本）。

本书为伤科专著，全书不分卷，由序、总论、十二时气血流注歌、通用方、三十六大穴图说、少林寺秘传内外伤主方、王瑞柏损伤用药论、青城山仙传接骨方这8个部分组成。本书详细论述了因拳击、"点穴"所致的损伤及骨折诸证的辨证方法和整复治疗手法，认为应根据患病部位及症状进行辨证施治，其剂型分为内服剂和外用剂，内服剂包括汤、丸、丹、散、药酒等，外用剂包括敷、贴、掺、洗等。

本书关于理论阐述的内容较少，主要以临床实践的内容为主。本书的特色之处是整理了武林界理伤医方，反映了不同武林流派在治伤方面的临证经验，其中又以少林派治伤经验为主。

（六）《伤医大全》

《伤医大全》以清医家骆明贵之《跌损伤》一书为基础，由张炳南整理而成，成书于清同治八年（1869）。张炳南，生卒年不详，字不详，籍贯不详，清骨伤科医家。《伤医大全》现存荫圃主人抄本，藏于上海中医药大学图书馆。

本书阐述了全身各部位损伤证治，对于创伤主张内外兼治，并载有正骨服麻药方。本书为伤科专著，全书不分卷，由序、伤科总目两部分组成。伤科总目由接骨法、又接骨法、打破脑骨、肚肠出、官刑杖打、夹伤筋骨、棍棒打伤、三熨法、高处跌落、乱打遍身伤、刎伤喉骨、打出眼睛、骷髅裂陷、膝盖骨出、手腕出臼、胯骨出臼、肩骨出臼、斩断颈骨、肩颈骨折、下颌脱臼、整鼻法、肾囊打破肾流出、龟头损坏、翻肚、从高坠下生死症、秘授临证治法、损伤十戒、金枪跌打生死脉诀、跌打损伤十七病证治法、伤后大小便不通论诀、穴诀总论、论破伤风症、脉诀、选用药品、随症加减活套法、损伤秘诀、二诀论等组成。

总体来说，本书介绍的内容可概括为官场刑伤、外伤、内伤、临证辨治用药、穴诀、伤后补养禁忌等。本书详细介绍了续筋接骨术的治疗原则、治疗方法及具体用药，介绍了跌打损伤、穴道伤、棍棒伤及刀枪伤的治疗方法及用药原则，并提出了破伤风的施治原则。《伤医大全》中主要讲述了官场刑伤、跌打损伤、穴道伤、棍棒伤及刀枪伤的治疗方法及用药原则，提出了损伤的病机为"肌肉猝然伤肢"。在具体治疗方面，对于棍棒伤及刀枪伤，该书重点强调了外治法的重要性及损伤十戒，突出了童便及老酒在治疗中的作用；对于跌打损伤，该书着重强调了内外同治有助于快速恢复；对于穴道损伤，该书增加了诸突穴的对证论治，具有更高的指导价值。该书的特色是提出了破伤风是骨伤疾病的常见并发症，应引起医家的重视，并介绍了自刎喉断的急诊处理。

五、中成药

早在清光绪十五年（1889），苏步莱于永嘉县碧莲创办“苏同德参药号”，研发出“骨伤疗法”，取堂号“同修仁德”之意，采用前店后坊的经营模式，自制“伤膏药”。1960年，第三代传承人苏秉赋与吴氏伤科传人吴文霞（阿玲）喜结连理。此后，他们博采两家之长，潜心钻研医药。历经百余年的改良创新，最终形成了疗效显著的自制外用药——“苏吴氏伤膏药”。

“苏吴氏伤膏药”适用范围广泛，可用于各种跌打损伤，以及伤后夹风寒外邪所引发的筋结、筋粗、拘急、酸痛等症状，还适用于闪挫伤筋、关节扭伤、触痛拒按，亦可用于骨伤。特别值得一提的是，对于手术后出现的骨不连、骨迟愈合等状况，也有一定的治疗效果。

“苏吴氏伤膏药”至今已传承五代，拥有约133年的历史。其声誉远播浙南各地，直至今日，仍然深受患者好评。该膏药的主要成分为当归、黄柏、骨碎补、地鳖虫、赤芍、冰片、乳香、没药、人工麝香、水牛骨等。其功效为活血化瘀、温经通络、消肿止痛，常用于治疗跌打损伤和瘀肿疼痛。

六、学术特色

浙派中医骨伤科学术特点包括骨伤内治法学术特色和骨伤外治法学术特色。

（一）内治法学术特色

浙派中医骨伤科高度重视气血、肝肾、骨髓在伤科疾病诊断及治疗中的作用。“伤从血论”，伤科疾患从血论治并非一家之言，各伤科流派皆将伤血视为伤科辨证论治的基本要点。浙派中医骨伤科各流派谨遵三期辨证用药的基本理念，同时又各有创新发挥。伤血及治血贯穿三期辨证及损伤诊治的全过程。

1. 治疗分期

在损伤初期，跌仆损伤致骨断筋离，血溢脉外，瘀血内阻，故而在治法上以活血祛瘀为主。在损伤后期，浙派中医骨伤科认为，此时应大量运用补益肝肾、填精益髓之药。浙派中医认为，骨不连及骨不愈合之证，是由于肝肾亏虚，气血生化乏源，无以充养骨髓，精亏髓空而致百骸萎废，故治疗此类疾病应以填精益髓、补益肝肾、续筋接骨为主。

2. 学术创新

浙派中医骨伤科的显著特点之一是融汇古今、中西汇通，以临床问题为导向开展科学研究，有针对性地进行临床基础研究，并通过成果转化不断提升诊疗水平，实现理论突破与创新。例如，浙派中医罗氏伤科在中医经典理论“肾主骨”的基础上，创新性地将奇恒之腑“髓”对骨科疾病的影响作为独立研究专题提出，创建了髓系骨病理论体系。在临床治疗上，也实现了从单纯“从肾论治”到“肾髓同治”的治法创新，全面开展髓系骨病的益髓中药联合干细胞治疗应用研究。

3. 治疗特色

浙派中医骨伤科内治法经验丰富，是我国骨伤科发展史上不可多得的宝贵财富。其基本治疗特色为：起于气而伤于血，气血同治，补肝肾益精髓，续筋接骨。具体表现为将“活血化瘀，行气止痛”贯穿损伤的整个治疗过程中。辨别患者气血虚实轻重：根据患者的气血虚实轻重予以对症用药。对于骨折后期、骨不愈合等疾病，强调气血、肝肾、精髓在内治法中的重要作用。针对股骨头坏死等疾病，从肾及髓的角度出发予以治疗。

（二）外治法学术特色

浙派中医骨伤科在传承中医骨伤科理论的基础上，继承前人治病特点，总结出一套具有自身特点的骨伤外治法。其流派众多、各具特色。在继承与发展过程中，浙派中医骨伤科重视外治法的创新与应用，彰显出独特的外治法特点。

1. 外用药物

浙派中医骨伤科的外用膏药制作工艺精良。在总结前人经验的基础上，不断完善外用膏药的炼制方法。不仅在选用药材的质量上严格把控，而且在制作工艺上精益求精。浙派中医骨伤科在外用药中善于运用活血药物，并注重搭配引经药，以增强治疗效果。

2. 外治手法

（1）正骨手法

浙派中医骨伤科在继承上述特色的基础上，发展了具有自身特色的正骨手法。浙派中医骨伤流派众多，正骨手法独具特色，手法轻柔，注重骨折复位时间及固定的松紧度。

（2）理筋手法

浙派中医骨伤科的理筋手法秉持“筋骨并重”的理念，以平衡为核心，注重整体调理。

（3）导引疗法

浙派中医骨伤科重视导引的创新与应用，独树一帜。导引（练功）疗法强调呼吸的重要性，融合“移精变气”思想，古今相融，融汇中西。在中西医理论的指导下，越来越多的浙派中医骨伤学者朝着科学化、规范化、现代化的导引（功能锻炼、康复）方向发展，并开展了一系列临床和学术工作。

（4）按跻疗法

按跻（按摩）疗法在历代浙派中医骨伤科的临床实践中同样占据重要地位，并逐渐发展成为极具实用性与指导性的疗法，颇有特色。按跻疗法强调“筋骨并重”，通过按摩手法促进血液循环，缓解肌肉紧张，助力骨骼和软组织功能的恢复。浙江的中医骨伤流派众多，如杭州地区的张氏骨伤、罗氏伤科、茶亭伤科、李氏伤科，绍兴地区的“三六九”伤科、顾氏伤科和陈氏伤科，金华地区的黄氏伤科、谢氏伤科、程氏伤科等，在一代代的传承与发展中，形成了各具特色的骨伤科按跻（按摩）手法。

第六节 针灸科

宋元时期，杭州著名针灸学家对针灸学术理论进行了系统整理，并对临床经验进行了广泛总结，将针灸理论与临床运用紧密结合起来，使针灸学术发展进入一个新的阶段。这不仅奠定了针灸在医学领域的重要地位，而且为后世针灸学术的发展奠定了坚实的基础，成为针灸学发展过程中的重要里程碑。

浙江历代针灸医家对中国针灸学的发展均做出过重大贡献。南宋王执中著有《针灸资生经》，明代高武著有《针灸聚英》，杨继洲著有《针灸大成》，这些著作在针灸学术史上均起到承前启后的重要作用，且很早就流传到日本、法国等国家。

一、变迁

针灸具有鲜明的理论体系和操作方法，是中医临床治疗的重要手段，属于中医学的重要组成部分。在漫长的历史中，针灸为守护中华民族的健康做出了巨大贡献。中国针灸学实际包括针法和灸法两大类。1973 年，湖南长沙马王堆汉墓出土的两部针灸著作《足臂十一脉灸经》和《阴阳十一脉灸经》都只提到灸法和砭石，而这两部著作的撰写时间均早于《黄帝内经》，可作为灸法早于针法的佐证。现存最早的中医学文献是 1973 年湖南长沙马王堆汉墓出土的医学帛书，其中包含中医医方书籍《五十二病方》。

宋（金）元时期之后，随着针刺工具的改进，针法迎来了辉煌的发展时期，针灸学术得以实现全面发展。从基础的经络腧穴到临床运用（刺法、灸法、辨证取穴），均有深入的阐释和创新，浙江的针灸学术水平在此后逐渐走在全国前列。根据目前的文献资料分析，宋代以前的著名针灸医家多集中在今河北、陕西、甘肃、山西、河南、山东等北方地区，而宋代以后的著名针灸医家则多出自今江苏、浙江、安徽、江西等江南地区。在江南各省之中，又以浙江的针灸医家居多，且几乎每个地区均有在针灸界产生重要影响的人物。例如，湖州的凌氏世医、方贤；嘉兴的闻人耆年；杭州的楼英、赵学敏、张志聪、高世栻；金华的朱丹溪，王开、王国瑞父子；宁波的滑寿、高武；绍兴的张景岳、马莳；衢州的杨继洲、雷少逸、杨敬斋；温州的王执中等。这在全国是绝无仅有的。他们的著作与学术思想对国内外针灸界都产生了深远影响。

中国的针灸学在宋（金）元时期之后得到了较全面的发展，其中浙江医家做出了巨大贡献。无论是基础理论方面，如经络理论的形成、对古代医籍的阐释，还是在临床应用方面，如腧穴的发明与运用、刺灸法的发展，浙江医家的身影都随处可见。

浙派中医针灸学派有许多代表人物，他们不仅在针灸领域贡献卓著，对中医其他学派亦产生了深远影响。例如，丹溪学派创始人朱丹溪，在灸法上提倡“热证可灸”理论，他认为对于虚热证，艾灸有“补阳生阴”“助元气”的作用。楼英实现了针方与药方的整合，张景岳则重视灸法的应用。赵学敏著有《串雅内外编》，这是中国第一部关于民间走方医的专著，其中包含大量刺灸法的创新内容。温病学派的集大成者王孟英，著有《温热经纬》《王氏医案》《归砚录》《潜斋简效方（附医话）》等著作。他不仅在用汤药治疗温热病及霍乱方面造诣高深，还擅长针灸治疗，在针刺、放血、熨灸、贴穴救治温病和霍乱方面给后人留下了宝贵经验。

二、名医

于法开（生卒年不详），东晋高僧、医家，剡县（今浙江嵊州）人。他精于医术及佛释之道，善于针灸。于法开与当时的名士谢安、王文度等交好。南朝刘义庆所撰《世说新语》《晋书》、南朝慧皎所撰《梁高僧传》、明代江瓘所撰《名医类案》等典籍中都记载了他用针刺治疗难产孕妇之事，其中《梁高僧传》的记载最为详细。于法开曾撰有《议论备豫方》（载于《隋书·经籍志》），但该书已佚。

徐氏世医从东晋开始，一直到隋代，前后200年间，七代中凭借医术荣显家门、名垂青史的有12人之多。徐熙，字仲融，徐氏世医第一代医家，曾从道人学习《扁鹊镜经》而成为名医。徐秋夫，徐熙之子，精于针术。因其有“秋夫针鬼病”的传说，《针灸聚英》中有托其名的“徐秋夫鬼病十三穴歌”。从第二代徐秋夫开始，徐氏家族皆以针灸之术传世，第三代徐道度、徐叔响皆久居钱塘，深得当时帝王将相之信任，常为刘宋皇室及大臣治病。徐道度被宋文帝称为“钱塘五绝”之一，其官至兰陵太守。《隋书·经籍志》中称徐叔响为宋大将军参军，载其著作《针灸要钞》，可惜该书已亡佚。《南史·张邵传》中记载：“秋夫生道度、叔响，皆能精其业。道度有脚疾不能行，宋文帝令乘小舆入殿，为诸皇子疗疾，无不绝验。位兰陵太守。宋文帝云：‘天下有五绝，而皆出钱塘。’谓杜道鞠弹棋，范悦诗，褚欣远模书，褚胤围棋，徐道度疗疾也。”徐文伯是徐道度的长子，是宋代孝武帝及之后废帝时期的针灸名医，有针刺足太阴、手阳明而下胎之传说。徐雄、徐之才为徐氏第五代、第六代传人，均以医术和针术闻名。徐之才约生于南齐永明八年（490），其著作有《徐王方》《徐王八世家传效验方》《雷公药对》《徐氏家秘方》《脚气方》等。徐少卿、徐同卿为徐氏第七代传人。

沈括，北宋钱塘人，著有《六醴斋医书十种》，该书选辑灸法收录于卷一中，主要内容包括灸二十二种骨蒸法，涉及取穴法、艾炷大小法、取艾法、用火法等。据《嘉兴府志》记载，北宋李明甫，东阳人，善医，尤得针砭之妙术。

王执中（1140—1207），字叔权，瑞安人。曾在武林、江下、会稽、夷陵、澧阳等地（今浙江、湖北、湖南一带）游学行医。王执中为宋乾道五年（1169）进士，历任峡州教授、从政郎、澧州教授、澧阳郡博士等。他十分推崇孙思邈“知针知药，固是良医”的观点，认为“但知针而不灸，灸而不针，或唯用药而不知针灸者，皆犯孙真人所戒也”。因此，他主张针、灸、药并用。王执中既精于针灸，又通晓方药，他结合长期临证经验，著有《针灸资生经》7卷、《既效方》1卷及《读书后志》（后两书已佚）。

闻人耆年（生卒年不详），南宋槜李（今浙江嘉兴）人。1266年，他撰成《备急灸法》。在《备急灸法》中，闻人氏论述了22种急救灸法，除了常见的艾炷直接灸，尚有隔盐灸、隔蒜灸等隔物间接灸，并附图文示例。《备急灸法》在普及灸法，特别是急症用灸方面，发挥了很大作用，是对后世颇有影响的一本古代专论灸法的重要著作。

滑寿（1304—1386），字伯仁，号樱宁生，元代名医。他精于医经研究及针灸学，后寄居鄞县（今浙江鄞州）直至去世。滑寿一生著作甚多，最著名的为《十四经发挥》3卷。

胡元庆（生卒年不详），鹤溪（今浙江青田）人。他提出痈疽、疔疖是由经血阻滞、气血不通所致，遂辑十二经通滞之穴，撰成《痈疽神秘灸经》。该书是一部用灸法治疗外科痈疽病的专著，后经明代薛己校补并刊行于世。

王开（1278—1347），字叔启，又字启元，号镜潭，浙江兰溪人。他曾于大都（今北京）跟随窦汉卿学习针灸之学长达二十余年，尽得其传。王开将窦汉卿的遗著《铜人针经密语》加以整理，并参以己见，增订为《增注针经密语》。另著有《重注标幽赋》和《针灸全书》，皆佚。

张景岳（1563—1640），本名介宾，字会卿，号景岳，别号通一子，因善用熟地黄，人称“张熟地”，浙江绍兴府山阴（今浙江绍兴）人。他是明代杰出医学家，温补学派的代表人物，也是实际的创始者，主张“阳非有余，阴常不足”“人体虚多实少”等。张景岳的针灸学术思想亦体现其“温补学说”，在其著作《类经》《类经图翼》《景岳全书》的针灸内容上均有所体现。张景岳重温补，崇灸法，书中总结了灸法禁忌，注重交叉选穴灸法的运用，博采隔物灸、麦粒灸等特色灸法，强调灸法的温通作用。在腧穴与经络方面，他在著作中广泛参考多种针灸文献，理清经络联系，灵活运用经络辨证，完善腧穴主治功能，详分骨度，取穴灵活，并提倡骨度分寸法和中指同身寸法的结合使用。在刺法上，他详论得气在针刺补泻中的重要意义，阐发“针有泻而无补”之说，注重针刺的泻实作用。张景岳对灸法运用的总结发挥，对经络的辨析、腧穴主治和定位的归纳创新，以及对针刺补泻的阐发，都对后世产生了深远的影响，不断地被借鉴和引用。张景岳的针灸学术思想对现代临床仍有一定的指导意义。

高武（生卒年不详），四明（今浙江宁波）人。他晚年专注于研究医学，尤善于针灸。高武著有《针灸聚英》4卷和《针灸节要》3卷。

杨继洲（1522—1620），名济时，以字行，明代著名针灸学家，三衢（今浙江衢州）人。据《中国医籍考》卷二十二载，杨继洲出生于世医之家，自幼耳濡目染。他的祖父杨益曾任太医院御医，父亲曾任明嘉靖年间的太医院吏目。杨继洲本人也于明嘉靖三十年（1551）为世宗侍医，隆庆三年（1569）进入太医院圣济殿，任医官达50余年。他重订明堂孔穴、图文并重，强调针、灸、药并用，各施所宜，选穴精要、奇正相辅，重视针刺手法的应用。杨继洲在家传《卫生针灸玄机秘要》等典籍的基础上，结合个人临床实践经验，全面总结了明代以前的针灸学成就。他收集了明代以前32部著作，撰成《针灸大成》一书。该书是我国针灸学承前启后的经典著作，被列入《四库全书》存目，并被国内外医界尊为针灸经典。自1601年问世以来，《针灸大成》一直是针灸学界流传最广、影响最大的著作之一，也是继《针灸甲乙经》之后对针灸学的又一次重要总结。《针灸大成》的问世，标志着中国古代针灸学已经发展到相当成熟的阶段，后人在论述针灸学时，大多将其作为最重要的参考书之一。杨继洲在《针灸大成》中记载了自己的临证医案33则，基本遵循“一针、二灸、三服药”的治疗原则，对针法和灸法的理论给予了同等重视。他还研究铸造铜人像，详细刻画穴位，并绘图立论，便于后人钻研。这些开创性的成就，奠定了杨继洲在医学史上“针圣”的地位。

杨敬斋（生卒年不详），明代常山人，生平不详，撰有《杨敬斋针灸全书》上下卷。

方贤（生卒年不详），明代归安（今浙江吴兴）人。他曾任太医院院使、院判，著有《奇效良方》69卷，刻于明成化六年（1470）。该书全名为《太医院经验奇效良方大全》，其中针灸内容收录于卷五十五（针灸门）中。

凌氏世医，浙江湖州凌氏世医是国内外颇负盛名的医学世家。自明代凌云始，至今已历十六代，支系繁衍于苏、浙、沪地区，代有传人，历经五百多年长盛不衰，是国内屈指可数的中医世家之一。凌云，字汉章，号卧岩，湖州府归安县双林镇（今属浙江湖州南浔）人。据考证，其生卒年应在1443—1519年。明孝宗弘治年间，他奉诏进京，任太医院御医。凌氏针灸至今已有五百余年历史，其学术影响之深远，在中国针灸史上极为罕见。凌云的著述主要有《针灸秘法全书》《凌门传授铜人指穴》《针灸内篇》《聚英撮要针砭全书》《子午流注图说》《流注辨惑》《卧岩凌先生得效应针法赋》《针灸经穴真传》《经神集》等，可惜刊行于世者不多。

张志聪（1610—1674），字隐庵，别署西陵隐庵道人。明清时期浙江钱塘县（今浙江杭州）人。他著有《针灸秘传》2卷，该书已佚。

马莳（生卒年不详），明代著名医家，字仲化，又字玄台，后人为避康熙讳，改为元台，明代浙江会稽（今浙江绍兴）人。马莳善于针灸，且见解独到，其对《灵枢》的注释水平高于《素问》。

韩贻丰（生卒年不详），字芑斋，清代初期针灸医家，浙江慈溪人。他尤赏识“雷火针”治病，并加以改进，命名为“太乙神针”，并于清康熙五十六年（1717）撰成《太乙神针心法》2卷。该书是现存最早的太乙神针专著，其中上卷为治疗篇，下卷为针案，记载了韩氏用太乙神针治疗的40则验案。

赵学敏（1719—1805），字恕轩，号依吉，浙江钱塘人。1759年，他著成《串雅外编》，该书卷二“针灸门”对针法和灸法做了分类介绍。

雷丰（1833—1888），字松存，号少逸，别号侣菊布衣，清代著名医家。他强调辨病与辨证分论，主张急症可用灸法，首创银盏隔姜灸法，并传承太乙神针与雷火针。

三、名著

《针灸资生经》，王执中著。王执中曾任从政郎、将作丞等京官，后外调，在任峡州（今湖北宜昌）教授期间编成并刊行了《既效方》，之后在任澧州（今湖南常德）教授时编成《针灸资生经》。全书共7卷，内容丰富。卷一采用王惟一的《铜人腧穴针灸图经》内容，并根据《太平圣惠方》补录了11穴，按头、面、肩、背俞、侧颈项、膺俞、侧腋、腹及侧胁部，分经论述诸穴，共记载365穴，并附经穴图46幅。卷二集中论述取穴、灸法、针灸禁忌及针药关系等。卷三至卷七按各科病证分别详述腧穴选穴与施治。卷三主述虚损、肾虚、泄泻、呕吐、胃痛等消化与泌尿系统疾病；卷四主述心痛、不卧、中风、咳嗽、腹痛等心脑与呼吸系统疾病；卷五主述背痛、肩痹痛、肘痛、膝痛、腰痛等痛证疾病；卷六主述耳鸣、目赤、牙痛、鼻塞、头痛等头面五官疾病；卷七主述伤寒、黄疸、风疹、难产、月事等妇科及外科疾病。全书共计论述临床各科病证197种，收录临床验案99例。《针灸资生经》所载灸法特别丰富，包括灸劳、灸痔、灸肠风、四花穴灸、膏肓俞灸、孙真人脚气八穴灸、《苏沈良方》咳逆灸、痈疽隔蒜灸、附子饼灸、小儿雀目灸、神阙防老灸、黄帝疗鬼邪唇里穴灸等，堪称宋代以前灸法的集大成之作。书中还记载了21个民间常用且有效但前人未曾记载的“别穴”，并纠正了前人关于腧穴的某些错误论述。王执中明确提出同身寸法，继承孙思邈取“阿是穴”的经验，强调以按压酸痛处为刺灸点，这对提高取穴的精确程度和增强治疗效果都有重要意义。该书撰成后，由王执中首刊于澧阳（今湖南澧县），时间不详；继刻于海陵（今江苏泰州）。至宋绍定四年（1231），上述两版均不复存。朝散郎澧阳丞越纶为广其传，再次重刊。该书现存主要版本为元代广勤书堂刻本，明正统十二年（1447）叶氏广勤书堂刻本，日本宽文九年（1669）村上氏刻本，《四库全书》本，1959年上海科学技术出版社点校本。《针灸资生经》是继宋代《铜人腧穴针灸图经》之后又一部重要的针灸著作。该书在元明之际流传至日本、高丽，清乾隆年间收入《四库全书》。书中不仅辑录了前人的治疗经验，还附录大量王执中的临床医案及体会，是一部文献价值、临床价值均较高的针灸著作，在针灸史上起到了承前启后的重要作用。

《备急灸法》，闻人耆年著。闻人耆年是南宋时期的针灸医家，生活于12—13世纪，行医四五十年，具体生卒年代不详。他受宋代名医张涣《鸡峰普济方·备急卷》的启发，搜集了《肘后备急方》《备急千金要方》《随身备急方》

《延龄至宝方》等书中的急病灸疗法，师法前人经验并汲取精华，同时结合自己的经验，编述成集，名为《备急灸法》，这是针灸史上第一部灸法急救专书。该书共1卷，记载22种急病灸疗法，包括诸发证、肠痈、疔疮、附骨疽、卒暴心痛、转胞小便不通、霍乱、转筋、风牙痛、夜魇不寐、卒忤、溺水、自缢、急喉痹、鼻衄、妇人难产、小肠气、蛇伤、狂犬咬毒等急病。为便于推广应用以救卒急，书中附图17幅，使操作取穴者可按图取穴。书中倡导艾灸为“急救扶阳”的首选方法，强调选穴少而精，取穴注重“男女有别”。《备急灸法》刊行于1226年。1245年，乡贡进士孙炬卿获得该书的蜀刻本，又附加了佚名氏的《骑竹马灸法》及《竹阁经验备急药方》两种图书，将三书合为一书，仍称《备急灸法》，以后便成为宋代刊刻的祖本。

《十四经发挥》，滑寿著。滑寿自幼敏而好学，由文及医，潜心医术。《十四经发挥》共3卷，卷上为“手足阴阳流注篇”，通论经脉循行规律；卷中为“十四经脉气所发篇”，依据十二经脉和任、督二脉的流注次序，分别论述各经穴相应的脏腑机能、经穴部位和经脉主病等；卷下为“奇经八脉篇”。上、中两卷是在元代忽泰必列所撰《金兰循经取穴图解》的基础上加以注释和补充而成。《十四经发挥》中绘制了经穴图，编写了腧穴歌，对后世影响较大。《十四经发挥》成书后，流传至明代尚未刊出，仅在江浙一带医家中流传。自明代至今，流传版本包括《薛氏医案》丛书本，《薛氏医案》丛书单刻本，以及源于《薛氏医案》的各种版本。

《针灸聚英》，高武著。高武先后编撰了《针灸节要》3卷和《针灸聚英》4卷。鉴于当时针灸铜人载穴定位与古法不甚相符，他亲铸针灸铜人3具，男、女、童各一，均已佚。除针灸著述外，高武还著有《痘疹正宗》《射学指南》《律吕辨》等书。他的学术贡献包括对腧穴进行系统整理，创立纳支（子）法，并主张针、灸、药并重。《针灸聚英》共4卷，汇集书目16种，附图31幅。该书既崇尚经典，又重视实践，广师古人，不囿一说，融诸家之长而“聚英”，对针灸学术的发展起到了承前启后的作用。《针灸聚英》国内现存版本为明嘉靖十六年（1537）陶师文刻本。

《针灸大成》，杨继洲著。全书共10卷，总计207篇，附图表140余幅。卷一主述针灸源流，引用《黄帝内经》《难经》等古典医籍中有关针灸的内容，作为理论基础；卷二、卷三为针灸歌赋选集，摘引《医经小学》《针灸聚英》《标幽赋》等20余种医籍中的部分针灸歌赋；卷四主述取穴法、针具及各家针法；卷五主述井荥俞经合、“子午流注”“灵龟八法”“八穴八法”等针刺手法；

卷六、卷七为脏腑、经络及腧穴卷，主述脏腑、经络、十二经穴位及其主治；卷八主述介绍各种病证的针灸选穴和证治方法；卷九首列“治症总要”“名医治法”和杨氏“针邪秘要”，其次为灸法选集，并附有杨氏医案31例；卷十首载小儿按摩，源自《陈氏小儿按摩经》，另有高武的“附辨”“请益”，作为全书附录部分。《针灸大成》是针灸学史上的经典著作，集针灸诸家之大成，其用穴选穴少而巧，配伍精当，注重详审病机，辨证选穴，守正出奇。《针灸大成》国内现存版本包括明万历年间赵文炳刻本，明万历年间刻、清顺治年间李月桂重修本，明万历年间刻、清顺治年间和康熙年间递修本，清康熙年间李月桂重刻本，清乾隆年间章廷珪刻本等。杨继洲注重特定穴的运用，特别扩充了井穴的理论，并在《针灸大成》中将井穴的配伍运用进行了完善。他还率先提出使用穴对，“四关穴”就是最早使用的穴对之一。他将前人的针灸论述发展为针灸理论，将《玉龙经》中对透穴的论述发展为透穴理论，为针灸理论的发展做出了重大贡献。杨继洲将针灸理论与针灸临床、经络腧穴与刺法灸法、歌诀图谱与医案策问融于一本著作中，开创了针灸著作编撰体例的先河。《针灸大成》被誉为针灸学的百科全书，是针灸学历史上一本集大成的著作。

《经学会宗》《针灸秘法全书》均为凌云著。《经学会宗》的主要学术主张为尚古纳新，针药并举；穴法精准，操作娴熟；注重补泻，精于手法；灸法考究，因人制宜。《针灸秘法全书》的学术主张则强调取穴有准则、施针重手法、灸治有规范、临证范围广、穴名易归类。《针灸秘法全书》共分3卷。卷一首列十二经流注始终、十四经气穴图、奇穴图；次论十二经气穴疗病解；最后论述奇经八脉流注始终，各奇经气穴及疗病解和经外奇穴疗病解。卷二首载十二经寻穴歌及任督二脉并奇经穴歌；次列针梯，曰“针梯者，针灸家之梯阶也”；再列论取穴法，取穴折量法辨，取穴图；详列十二井穴歌、十二原穴歌、十二经合穴歌、十五络脉歌、经脉气血多少歌、八脉交会歌、禁针歌、禁灸歌；载有募俞穴、八会穴、七冲门。对于针具，列有煮针药方、针造成后煮法、炒灸法、九针名状及九针之图、九针论。卷二最后列有标幽赋（选）、扁鹊玉龙歌、长桑君天星秘诀歌、千金十一穴歌、天星十二穴歌、灵光赋、度弘赋、治病总穴歌、八法流注活法歌、七星穴法歌、八法针穴歌。卷三收录治疗类歌赋有“通玄指要赋”“行针指要赋”“百症赋”“经外奇穴治病歌”；补泻类有补泻手法及针灸辨、泻诀直说、补诀直说，歌赋有“行针赋”“补泻歌”“男女左右补泻歌”“迎随补泻歌”“提按补泻歌”“子午补泻歌”“飞腾补泻歌”“指法十四条”“行针八法”“过关过节飞经走气法”，还载有“逐日尻神所在不宜针灸”，子午流注方法，灸疗法相关内容如取穴、大小、灸壮、点火、灸疮等。

《类经图翼》，张介宾著。《类经图翼》刊于明天启四年（1624），主要内容包括运气学说、经络腧穴、灸治方法等，对后世特别是清代的针灸学术发展有一定的影响。《类经图翼》共十一卷。卷一和卷二为运气学说，对阴阳五行、五运六气等中医理论进行了充分的阐述，并附以图表解析。卷三至卷十为经络内容，主要论述了脏腑部位、骨度分寸、十二经脉、奇经八脉、经穴、奇穴的定位及主治病证，以及相关的针灸操作等。卷十一为针灸要览，收录十四经针灸要穴歌和诸证灸法要穴等。张景岳博采众长，著述颇丰，其中汇集了大量有关针灸方面的文献。《类经图翼》是一部关于针灸的专著，内容突出灸法，在针灸学术史上具有重要价值。现存主要版本有明代金阊童涌泉刻本及清代崇让堂刻本等。

《针灸内篇》，林屋江上外史著。据江上外史记述，该书由双林凌声臣先生传于外孙宣沛九，宣沛九又传于作者。由此可见，此书内容源自凌氏后人，并由作者著录得以留存于世。作者及其老师宣沛九的生平已不详。《针灸内篇》主要记载了明代双林凌氏针派的学术特点。双林针派创始人为凌云。《针灸内篇》未分卷，全书先列炼针法，然后是十四经图及十四经穴，后列内丹诀云、禁针歌、禁灸歌、《黄帝内经》补泻、《难经》补泻以及《神应经》补泻。

《灸法秘传》，雷丰著。据传，此书“得自蜀僧，施治颇验”，雷丰的亲戚金冶田参与编辑补订，其弟子江诚负责校对，最终得益于衢州知府刘国光的帮助，于清光绪九年（1883）刻印成书。《灸法秘传》全书未分卷。开篇5则凡例，介绍取穴施灸、灸量灸法、灸中要点及灸后调息。续篇为施灸常用取穴图（正面图与背面图）、施灸度量（指节图）、灸具及灸方（灸盏图及灸药神方方论）。后篇为时日灸忌（4篇，详述时日灸忌）及尻神图；列述70种病证的病因及施灸穴位，包括咳嗽、汗证等内科疾患，调经、胎漏等妇科疾患，疳劳、惊风等儿科疾患；最后详细论述“太乙神针”的制作与使用及其正、背面穴道证治。卷末附雷火针法，包括制作及应用等内容。《灸法秘传》国内现存版本为清光绪九年（1883）刻本，现藏于天津中医药大学图书馆。

此外，还有张文澜的《太乙神针》、孔广培的《太乙神针集解》等著作，均为针灸学领域的重要文献。

四、学术特色

浙江针灸流派的学术思想有坚实的理论基础，其源头均可追溯至古代经典医籍，学术思想的根基源于《黄帝内经》《难经》，灸法的古代源流最早可追溯到晋代葛洪的《肘后备急方》。此后，唐代孙思邈的《备急千金要方》、王焘的《外台秘要》，以及宋代嘉兴医家闻人耆年的《备急灸法》、明代张景岳的《类经图翼》、杨继洲的《针灸大成》都是构成浙江灸法流派的重要组成部分。

历代浙江针灸医家都对《黄帝内经》《难经》等医学经典做了深入的研究，例如，宋明时期的张景岳、滑寿、朱丹溪等浙江医家，在全面、深刻理解《黄帝内经》《针灸甲乙经》等著作的基础上，分别撰写了《类经》《类经图翼》《十四经发挥》，并对奇经八脉的学术理论进行补充和更新。

浙江针灸流派从古至今都没有脱离经典，无论在何种历史环境下，浙江医家始终遵循《黄帝内经》《难经》等中医理论经典，从经典中提炼理论，并从理论中发现可用于临床的疗法。正是有了历代浙江医家对针灸的热爱与坚持，浙江针灸流派才得以历久弥新，生生不息。

浙江针灸流派的理论基础来源贯穿古今，上至《黄帝内经》《难经》等汉晋时期著作，下至《针灸大成》《十四经发挥》等明清时期著作，浙江医家不断从经典中汲取营养，致力于在古代针灸理论的基础上推动针灸学术的发展。

浙江针灸医家以精湛的针刺手法著称，尤其擅长《黄帝内经》中的针法。其中，楼百层的《黄帝内经》补泻刺法、高镇五的《灵枢》速迟刺法和盛燮荪的《黄帝内经》五体刺法等，均为浙江针灸的代表性技法。

许多浙派针灸医家都善于针、药并用，或针、灸、药并用，这可以看作浙派针灸的一大特色。在众多浙派针灸学术流派中，尤以阮氏针灸和严氏针灸对针药的联合使用更为专长。

浙派针灸学术特色可概括为：师宗《黄帝内经》《难经》，推陈出新；针药并重、针灸并用；精研刺法、革新灸法。浙派针灸流派的特色医技包括特色针法、灸法。其一，特色针法：一针二穴——透刺法，针治盲疾——金针拨内障术，轻灵无痛——“旋插”进针法，轻补轻泻——顶刺法，紧提慢按——头皮针抽添导引法，三刺三才——三指一度飞针法，激发卫气——浅刺多捻针法，以通为用——陆氏长银针，针具创新——钩针，补虚泻实——丛针浅刺法，安神定眩——百会长留针法，通督升阳——粗针法，祛湿除痹——漆针法，脐部全息——脐针疗法，耳廓全息——耳穴疗法，非遗针法——翁梅沈氏针灸。其二，特色灸法：灸器灸法自晚清——银盏隔姜灸法，热力深透而不灼——阳燧锭灸法，药灸并用疗伤疾——雷火针和太乙针，陈旧顽疾用点灸——白降丹药物点灸法，施灸灵活取穴精——梁氏麦粒灸，南药北艾固本灸——笕桥古法艾灸，传统灸法创新用——百会压灸，隔药灸法祛痼疾——药饼灸和铺灸。

五、流派及其传承

凌氏针灸源远流长，始祖凌云生活在明成化至正德年间，是明代著名的针灸学家，其后代人才辈出，传至今日已历500余年，共计17代。

阮氏中医针灸学术流派起源可追溯至清乾隆年间，始祖为阮魁元，传承至今已有九代人，其传人主要分布于北京、绍兴、杭州等地。阮氏后人在传承祖业的基础上，既继承和总结了前人的理论和学术经验，也各有创新，临床辨证中西医结合，施治针药结合，其中尤以传统针刺手法的灵活应用为诊疗特色，对当代常见病及疑难杂症有显著疗效。本书自第六代传人开始介绍阮氏针灸在浙江的传承情况。第六代传人：阮耀南（1880—1959），执业于北京市前门大栅栏街“七贤堂”中医诊所。1899年，受绍兴名士鲍德馨力邀，他离京移居于绍兴县，于绍兴县北后街210号开有一间名号为“卫生医局”的中医诊所。他曾任绍兴县中医师公会学术咨询委员，与曹炳章、何廉臣、陈幼生、傅柏杨、徐仙槎、邵兰荪等同辈绍兴名医皆有交往。每逢初一、十五，阮耀南都会到绍兴县龙山下的凌霄社会馆开展名医义诊，免费施医施药，均次施治100余名患者。在临床实践中，阮耀南善于用特制金质针灸针施阮氏复式补泻手法，并辅用艾灸、拔罐、中药、膏药、药酒等方式医治患者，疗效显著，声名远播。患者经治愈后为表感谢赠送的大块金字牌匾，挂满诊所四壁，足有三圈之多。画家陈蔚南2015年的画作《新正嬉街》被誉为绍兴的“清明上河图”，记录了1938年新春在绍兴大善寺新年庙会民风民俗的历史场景，画作右下角“针灸阮耀南”五字的遮阳伞旁，有一男子右手持竹罐正在给另一袒露左肩臂的男子做拔罐治疗。袒露左臂的男子嘴角轻翘，脸上露出病痛减轻的微笑，而右手持竹罐、神情专注的男子正是阮耀南。

第七节 推拿科

一、流派

浙派推拿历史悠久，其学术思想有筋骨平衡论、证因相关论、肾督气脉论和平秘论。葛洪是东晋时期著名的道教领袖，内擅丹道，外习医术，相传其曾于杭州葛岭结庐修道炼丹。葛洪是浙派推拿历史中重要的奠基人，其在著作《肘后备急方》中提出“以指代针”，并最早提出了颞下颌关节前脱位的治疗方案，以及首次系统论述了膏摩，使其成为证、法、方、药齐备的治疗方法。同时期的陶弘景传承葛洪衣钵，在浙地游历并写下了《养性延命录》，其中有“安坐，未食前自按摩……导引诸脉，胜于汤药”，记载了饭前按摩的养生之法。宋代李昉等的《太平广记》中记载了唐代浙江海宁人马湘“患腰脚驼曲，拄杖而来者，亦以竹柱杖打之，令放柱杖，应手便伸展”。用竹杖击打患处，是以器具配合的“推拿”疗法之一，这种治疗方法可以视作现代推拿手法棒击法的前身。

宋代浙江地区已出现专业的按摩医者。现存最早、最完整的按摩专论《圣济总录》按摩篇，为浙派中医推拿学派的形成奠定了基础。宋元时期，推拿按摩被广泛地应用在各科疾病的治疗中。北宋钱塘人沈括和苏轼合著的《苏沈良方》介绍了用推拿手法中的掐法治疗脐风，开创了推拿治疗新生儿破伤风的先河。《苏沈良方·上张安道养生诀》记载了“苏氏养生功法”。每日以子时后，披衣坐，先行叩齿、闭息、内视、漱津等相关术式，然后以左右手热摩两脚心（涌泉穴）、脐下腰脊间，皆令热彻（徐徐摩之，微汗出不妨，不可喘）；次以两手摩熨眼面耳项，皆令极热；仍按捏鼻梁左右五至七次，梳头百除梳，散发卧，熟寝至明。

苏轼在《东坡志林》中介绍的“以指代针”，是采用手指刺激腧穴来治疗疾病的一种推拿方法。南宋洪迈创作的文言志怪集《夷坚志·丁志》则载有萧山女医武元照采用按摩手法治疗患者足疾的病例:“武真人，名元照。会稽萧山民女也……韩自幼患足疾，每作，至不得屈伸。照为按摩，觉腰间如火热，又摩其髀亦热，拂拂有气从足指中出，登时履地，厥疾遂瘳”。

南宋绍兴人陆游在诗词中多次描写了按摩的场景。如《幽居》中“朝哺两摩腹，未可笑幽居”与《庵中晚思》中“小庵摩腹独仿徉”描述了自我按摩保健;《病减》中“病减停汤熨，身衰赖按摩”描述了大病初愈后身体亏虚依赖按摩康复;《自叹》中的“晨兴袖手观空寂，饭罢宽腰习按摩”,《晚饭后步至门外并溪而归》中的“徐行摩腹出荆扉”,《自诒》中“饭余解带摩便腹”以及《饭后偶题》中“结衣扣腹西窗下”等，描述了饭后缓行摩腹带来的和胃消食的愉悦心情。这些诗词说明在宋代时期不仅将按摩用于预防保健和疾病的治疗，亦被广泛用于疾病后期的康复。

张廷玉，元代绍兴人，太医院使（类似于五品官员），在太医院行医治病，收浙江推拿名医项昕为徒。项昕因具有“手到病除”的挢引按摩技术而闻名于世。

金元四大家之一的朱丹溪也善于用摩腰膏外摩治疗腰痛，对寒湿和虚寒腰痛均有良效。如《丹溪心法·卷四·腰痛七十三》云:“摩腰膏，治老人虚人腰痛，并妇人白带。附子尖、乌头尖、南星各二钱半，雄黄一钱，樟脑、丁香、干姜、吴茱萸各一钱半，朱砂一钱，麝香五粒大者。上为末，蜜丸如龙眼大，每服一丸，姜汁化开，如粥厚，火上顿热，置掌中，摩腰上。候药尽粘腰上，烘绵衣包缚定，随即觉热如火，日易一次。”此外,《丹溪心法·卷四·疝痛七十四》也有摩腰膏的相关记载:“予尝治一人，病后饮水，患左丸痛甚，灸大敦穴，适有摩腰膏，内用乌、附、丁香、麝香，将与摩其囊上横骨端，火温帛覆之，痛即止。一宿，肿亦消。”

据《古今医统大全》记载，周汉卿是元末明初名医，浙江松阳（今浙江丽水）人，尤善于以针灸按摩治病。永康人应童患腹疾而伛偻不能伸，汉卿解其衣诊视，气突出于腹部有两处，其大如臂，以针刺结合按摩，即病自愈，身直行走如常。诸暨黄生背弯曲，扶杖而行，他医皆以风治之，汉卿诊断为血涩，用针扎两足昆仑穴，即痊愈去杖而行。时人誉为神医，闻名两浙。明代初期，浙江地区的按摩推拿发展较迅速，治疗时注重审病求因，精准施治，治疗效果颇佳。

严乐善，明永乐年间的嘉兴名医，其父严震为太医院官吏。乐善亦以医为业，颇有医名。常以运气之术疗病，且精于子午按摩法。《古今图书集成医部全录》记载："严乐善，业医有名……乐善能运气凝神，及子午按摩法。"这是浙江地区关于子午按摩运气法的最早文字记载。

明代时期，浙江除了不断涌现著名医者，也出现了许多闻名遐迩的导引按摩养生之士。高濂（1573—1620），字深甫，号瑞南道人，钱塘（今浙江杭州）人，是明万历年间著名的养生学家、戏曲作家。他著有《遵生八笺》，全书共19卷，其中卷九、卷十为"延年却病笺"，皆为服气导引诸术。

明末清初的著名医家陈士铎，浙江山阴（今浙江绍兴）人。他所著的《石室秘录·摩治法》记载："譬如手足疼痛，脏腑癥结，颈项强直，口眼歪斜是也。法当以人手为之按摩，则气血流通，痰病易愈。"书中细致描述了按摩治疗风证的具体操作方法，为后世治疗风证提供了重要参考。

曹庭栋（1700—1785），浙江嘉善县魏塘镇人，生活于清康熙至乾隆年间，享年86岁。他撰有《老老恒言》一书，这是一部著名的老年养生专著，书中记载了很多导引方法，如华佗五禽戏、八段锦、天竺按摩诀等。这些方法中掺杂了大量的按摩招式，对老年人的健康养生具有重要价值。

清代末期，各地开始出现各式推拿流派。一指禅推拿流派创立于清咸丰年间，流传于江南一带，特别是江苏、上海、浙江地区。一指禅流派由李鉴臣创立，后传于丁凤山。现存《一指定禅》一书，由王松山在师傅丁凤山指导下整理完成，为清光绪二十年（1894）手抄本。书中主要论述痧症和外科病症的推拿治疗，兼及内科杂症。前半部分与痧症有关的内容，主要以推、揉、缠三法治之。书中涉及的手法还有刮、按、摸、捏、擦等法，以及推揉、缠揉等复合手法，与清代末期一指禅流派的十大手法不尽相同。一指禅流派强调审证求因，辨证施治，因人、因证、因部位而治，其手法特点为功力内透，以柔为贵，刚柔相济、以柔制刚，重视经络，变换灵活，对浙派中医推拿学派的渊源、传承及发展中起到了重要作用。

㨰法推拿流派，创始人丁季峰（1914—1998），出生于杭州，祖籍江苏扬州，是一指禅推拿名家丁树山之子。

正骨推拿流派，代表人物项昕，字彦章，晚号抱一翁，浙江永嘉人，师从太医院使张廷玉，学得挢引按摩之术，兼各家之长，精内、外、妇、伤科，于浙江、福建行医40年，著有《脾胃后论》《竹斋小稿》等。

袁氏按导流派，创始人袁正道。他先后到北京、上海、浙江等地行医，1927年于上海法租界成立"袁氏兄弟按导医院"，并于1929年刊行《证道居士按导医效录》。袁正伦（1882—1949），字敦五，别署静修居士，袁正道之兄。他弃儒行医，曾与弟弟袁正道一起行医浙江，在杭州居住。袁正伦在杭州行医期间加入杭州市国医公会。袁正伦所著《按导一得录》，于1940年由上海商务印书馆刊行。袁氏按导流派以腹诊和腹部按摩为主，腹部治疗又分总持法和分持法，手法独特，治疗范围广泛。

明清时期，浙江地区的经济文化快速发展，浙江的推拿领域有了质的飞跃，集前朝众多经验，出现各式推拿流派，如一指禅流派、㨰法推拿流派、正骨推拿流派、袁氏按导流派等，他们不仅吸收传统医学文化，还结合了西方解剖学和康复手法，沿用至今，并对现今推拿学科的建设产生巨大的影响。

二、名著

《修龄要旨》，又称《修龄要指》，冷谦著。冷谦，元末明初的道士，生平无法考证，通常认为其为钱塘人，是中国古代中医养生家的杰出代表人物。《修龄要旨》是一部中医养生学专著，也是中国古代健身气功学的代表作，一直为后人所推崇。全书阐述了中医养生的基本理论和吐纳导引修炼的具体方法，其最大贡献和成就在于养生保健方面，尤其是四季吐纳导引的健身气功养生。全书共分九大篇章，包括“四时调摄”“起居调摄”“延年六字诀”“四季却病歌”“长生一十六字诀”“十六段锦”“八段锦导引法”“导引却病歌诀”“却病八则”。

《小二按摩经》，四明陈氏（佚名）著集。据文献考证，四明陈氏为宁波人，《小儿按摩经》为我国现存最早的推拿学专著，对后世小儿推拿的发展具有重要意义。明代杨继洲撰写的《针灸大成》中刊录了《小儿按摩经》。书中首次提出了“掐、揉、按、摩、推、运、搓、摇”小儿按摩基本八法，并将特殊手法由2种增加到了29种，如“黄蜂出洞”“水底捞月”“赤凤摇头”“运水入土”“飞经走气”“按弦搓摩”“揉脐法”等。《小儿按摩经》将小儿推拿特定穴扩充至50个并提出“穴法不详注，针卷考之甚详”。书中绘制小儿推拿穴位图谱且将特定穴在体表的投影做了详细论述，并提出了小儿推拿是“以手代针之神术”“亦分补泻”的观点。此外，书中对于小儿初生的调护也论之周全。《小儿按摩经》将前人的小儿推拿手法进行继承及发展，扩充了手法种类、形式及特定穴数量，因小儿特性，还着重强调望诊在小儿疾病治疗中的重要性。《小儿按摩经》的问世，因杨继洲《针灸大成》的转载而得以流传。它标志着小儿推拿有了比较成熟的理论体系，按摩学科也走上了独立发展之道路。

《推拿秘旨》4卷，黄贞甫著。黄汝亨（1558—1626），字贞父、贞甫，号寓庸、寓庸居士，又自号玉衡主人，室名小蓬莱阁、云岫堂，武林（今浙江杭州）人，黄裳之子。《推拿秘旨》撰于明泰昌元年（1620），由徐赓云于清嘉庆十五年（1810）重编，并收入《味义根斋偶钞》。现存清代徐赓云《味义根斋偶钞》稿本，藏于上海交通大学医学院。据国民手抄本影印件《推拿秘旨》目录，其内容有：一拿说、拿法、身中十二穴拿法、天门虎口揉斗肘、二龙戏珠、揉脐龟尾七骨节、打马过天河、黄蜂入洞、水底揽明月、飞金走气、按弦走搓摩，双龙摆尾、猿猴摘果、赤风摇头、凤凰单展翅、总收法、推拿用汤宜时、推拿手法四十二。此外，书中还出现了“推坎宫图”等5幅头面部推拿操作图，标志着浙江地区的小儿推拿理论及操作体系更加趋于完善。

《秘传推拿妙诀》共2卷，补遗1卷，明代周于蕃辑注，成书于1612年。后经清代钱汝明予以参订重刊。钱汝明，字用晦，浙江嘉善人。书中先论小儿望诊，次述推拿之汗、吐、下三法。举凡指纹三关、男左女右推拿法、小儿节饮食、养护法等，均予阐释，并介绍天门入虎口等9种推拿手法、12种拿法及60余种儿科疾患之推拿处方。对胎惊、脐风惊等20余种惊风之推拿手法，叙说颇详，并载有周身穴图、手掌穴图、灯火灸穴图、推三关手法图等10余幅推拿穴位手法图。此书基于《小儿推拿秘诀》扩充，钱汝明扩充的内容，如“一絮说”“原病因治法”“节饮食说”“四证八候说”“补推指法”“字解法”，均为《小儿推拿秘诀》所未著述。

《袖珍小儿方》，徐用宣著。徐用宣，明代衢州府（今浙江衢州）人，为世医出身，晚年贯通医术，尤擅长儿科。他致力于搜集小儿诸家方书，以北宋钱乙《小儿药证直诀》为本，加以整理，选取良方，并参附己意，汇成《袖珍小儿方》10卷。书成于永乐年间，并于明嘉靖十一年（1532）重刊。《袖珍小儿方》以《脉诀》为首，《方论针灸图形》次之，总共72门，收录624方，内容涵盖儿科常见疾病的治疗方剂。书中还记载了“龙入虎口”“苍龙摆尾”等手法，为现存最早的小儿推拿按摩文献。

《却病延年笺》上、下2卷，高濂著。该书以气功导引和按摩为主要内容，是高濂在养生学领域的代表作之一，详细介绍了通过气功、导引和按摩实现延年益寿的方法。

《石室秘录》，陈士铎著。陈士铎，字敬之，号远公，别号朱华子，自号大雅堂主人，浙江绍兴人，明末清初著名医家。《石室秘录》是中医古籍中唯一一部以治法为主要内容和标目的著作。

《理瀹骈文》，吴尚先著。《理瀹骈文》一书理法方药齐备，是中医外治法完善之标志，旨在阐明外治与内治法同出一源，理同法异，二者互为补充，相得益彰。该书最早版本为清同治四年（1865）刻本，收藏于中国中医科学院图书馆。《理瀹骈文》有较为完整的中医外治法理论体系，肯定了中药外治在整个治疗领域中的作用，并将中药外治灵活地运用于各科内病的治疗中。书中提出的核心观点为内病外治，溯源有据；内治外治，理同法异；膏治内病，辨证施治；内外并重，外治之优。该书是对中医外治疗法广泛应用后的系统总结，收选的治法有较高的临床参考价值，被后世尊称为"外治之宗"，是影响较大的外治专著之一。同时，《理瀹骈文》是中国第一部专门研究膏药的专著，也是中国医学文献中第一部以骈文形式写成的外治专著，对中医外治法的发展做出了重大贡献。

《福幼手法仙决》，臧瑜著。臧瑜，浙江吴兴人，该书成于1894—1901年，原版存于四川述古斋。《针灸指南》为海盐孙勉之校注，约成书于清光绪元年（1875），书前有一序提到："将小儿推摩法所应读者，亦附于后，名曰'针灸指南'，盖以便初学者也。"书中所述小儿推拿法出自《小儿按摩经》。《针灸指南》及《福幼手法仙决》的出现，说明《小儿推拿经》在浙派中医推拿学派儿科推拿分支中占据不可或缺的地位。

《一得集》，清代心禅法师著。心禅法师，晚清时期咸丰或同治年间人，定海普陀山（今浙江舟山普陀山）人，少年出家，醉心于岐黄之术，清光绪年间在普陀山修行，后于杭州、宁波等地云游。清光绪十五年（1889），他将多年行医心得整理成书，起名《一得集》。

第八节　浙江历代刊刻医籍

据《中国中医古籍总目》自古至1949年历代浙江刊刻机构印制医药著作的统计情况来看，南宋之前，浙江刊刻机构没有付梓医籍。从南宋绍兴年间到1949年间，浙江刊刻的医籍逐渐增多，近现代时呈现井喷状态。浙江刊刻机构印制的中医药著作数量远超西医药著作，这充分说明在1949年前浙江中医药人才在全国医药界占据重要地位。

自古至1949年，浙江一直是全国刻书业较为发达的省份之一，但目前国内外还没有全面系统研究浙江刊刻机构印制医籍状况的科研成果，相关研究处于初级阶段。《中国中医古籍总目》在世界范围内收录中医药古籍书目，由中国中医科学院薛清录主编而成。现以《中国中医古籍总目》为原始资料，将星散在该书中的相关医药著作目录按朝代归类，兼收博采，从中稽探自古至1949年历代浙江刊刻机构印制医籍的盛况。

一、宋元刊刻医籍

南宋绍兴年间，两浙东路茶盐司刊刻（唐）王焘撰《外台秘要》40卷。1300年，江浙等处行中书省刊刻宋徽宗赵佶敕撰《圣济总录》200卷。

二、明代刊刻医籍

1474年，钱塘人谢颎刊刻（宋）周守中纂集《养生类纂》22卷和周守中撰《养生月览》2卷。

1485年，山阴人沈纯刊刻（元）朱震亨撰、（明）戴思恭辑《金匮钩玄》3卷。明正德年间，浙江布政司刊刻（明）徐彦纯撰、刘纯续增《玉机微义》50卷。

1529年，京口丁氏刊刻（唐）王冰注、（元）滑寿抄注、（明）丁瓒补正《素问补抄》12卷，附《诊家枢要》1卷。

1539年，丽水郑临等刊刻（元）朱震亨撰、（明）程充校补《(新刊）丹溪心法》5卷、附录1卷。

1566年，钱塘人洪楩刊刻（明）洪楩辑《洪楩辑刊医药摄生类》8种。

1570年，浙江谷中虚刊刻（宋）唐慎微原撰、曹孝忠校、（元）张存惠校补《重修政和经史证类备用本草》30卷。

1574年，归安陆稳刊刻（明）万全编《痘疹全书》，子目：①《痘疹碎金赋》2卷；②《痘疹世医心法》12卷；③《痘疹玉髓》2卷，附《痘疹玉髓方》。

1593年，钱塘人胡氏校刊刻（明）朱橚撰《救荒本草》2卷，附录1卷。

1595年，钱塘（今杭州）胡文焕校刊（明）孟继孔撰《幼幼集》4卷，附《本草药性》。

1596年，钱塘人胡文焕刊刻（明）胡文焕撰《素问心得》2卷。明万历年间，浙江布政司刊刻（明）李维桢编《合刻二种医书》，子目：①（明）徐用诚撰、刘纯续增《玉机微义》50卷；②（明）虞抟撰《医学正传》。胡文焕刻印（明）胡文焕编《医家萃览》，子目：①《素问心得》2卷；②《灵枢心得》2卷；③（宋）崔嘉彦撰《新刻脉诀》；④《新刻太素心要》2卷；⑤《新刻太素脉诀秘书》；⑥《食经本草》；⑦《食物本草》；⑧《医学便览》；⑨《医学权舆》；⑩《轩辕黄帝治病秘法》；⑪《新刻孙真人海上仙方》；⑫《新刻温隐居海上仙方》；⑬《新刻应急良方》；⑭《新刻怪证奇方》2卷、附杂录1卷。吴兴人童子山刊刻（明）周礼撰、张昆校正《医圣阶梯》10卷。

1592年，武林（今浙江杭州）胡氏文会堂校刊刻（明）周臣编《厚生训纂》6卷、（明）胡文焕编《类修要诀》2卷、（明）王蔡传《修真秘要》、（明）混沌子撰《锦身机要》3卷（附《大道修真捷要选仙指源篇》）和（明）胡文焕校《养生导引法》。

1602年，嘉兴九思堂刊刻（明）王肯堂辑《六科证治准绳》，子目：①《杂症准绳》8卷；②《伤寒准绳》8卷；③《类方准绳》8卷；④《外科准绳》6卷；⑤《幼科准绳》9卷；⑥《女科准绳》5卷。

1603年，武林人胡氏文会堂刊刻（宋）陈直撰《养老奉亲书》、（元）汪汝懋编《山居四要》5卷、（明）王廷相编《摄生要义》和（明）胡文焕编《摄生集览》。

1609年，四明人万邦孚刊刻（明）万表编《万氏家抄方》6卷。

1615年，武林人胡虞潢刊刻（明）尹真人撰《性命圭旨》4卷。

1618年，衢州府丁明登刊刻（明）丁凤撰《医方集宜》10卷。吴兴嘉业堂刊刻（元）朱震亨撰《局方发挥》1卷。武林人何景道刊刻陶华撰《伤寒六书》。

1640年，乌程（今浙江湖州）闵氏刊刻（宋）齐仲甫撰《女科百问》2卷，附《产宝杂录》。

三、清代刊刻医籍

（一）清代前中期刊刻医籍

1649年，武林人市兵卫刊刻（日）寿德庵玄由注解《难经捷径》。

1661年，吴兴人沈氏家刊刻本衙藏板（清）沈穆撰《本草洞诠》20卷。

1689年，古越（今浙江绍兴）吴兴祚刊刻（清）朱本中撰《贻善堂四种须知》，子目：①《急救须知》；②《饮食须知》；③《修养须知》；④《格物须知》。

1695年，杭州侣山堂刊刻（清）陶承熹编《惠直堂经验方》4卷。杭州西湖慧空经房刊刻（清）涵虚子撰《黄庭经注解》。

1710年，会稽人鲁超刊刻（明）张介宾撰《景岳全书六》14卷，子目：①《传忠录》3卷；②《脉神章》3卷；③《伤寒典》2卷；④《杂证谟》29卷；⑤《妇人规》2卷；⑥《小儿则》2卷，附《小儿则古方》1卷；⑦《痘疹诠》4卷；⑧《外科钤》2卷；⑨《本草正》2卷；⑩《新方八略》；⑪《新方八阵》；⑫《古方八阵》8卷；⑬《妇人规古方》1卷；⑭《小儿则古方》1卷；⑮《痘疹诠古方》1卷；⑯《外科钤古方》1卷。

1712年，钱塘人张氏三余堂刊刻张锡驹注《伤寒论直解》6卷。

1713年，浙江书局刊刻周扬俊编、刘宏璧删补《伤寒论三注》18卷，附《伤寒医方歌诀》1卷。

1719年，钱塘人孙氏渊藻堂刊刻（清）吴世昌编《奇方类编》2卷，附奇效方1卷。武林人山寿堂刊刻（清）蔡烈先编《本草万方针线》8卷。

1729年，山阴人朱越江刊刻（清）沈铭三撰、田间来增辑《灵验良方汇编》4卷，附《胎产要诀》2卷。

1734年，杭州并育堂刊刻（清）汪纯粹撰《孝慈备览——伤寒编》4卷。

1737年，慈溪承启堂刊刻（明）聂尚恒撰《痘疹活幼心法》8卷，卷末附录1卷。会稽人章廷珪刊刻（明）杨继洲原撰、靳贤补辑重编《针灸大成》10卷。

1739年，黄岩刊刻（清）林开燧撰、林祖成参订《会篇记略》14卷。

1744年，武林三余堂刊刻（清）沈巨源《痘科正传》6卷。

1763年，钱塘金氏刊刻（清）陈奇生撰《痘科扼要》。

1764年，钱塘王氏刊刻（元）敖氏原撰、杜本增订《敖氏伤寒金镜录》。余杭苕溪光裕堂刊刻（清）亟斋居士撰《达生编》。

1766年，瑞安利济堂刊刻吴仪洛订《伤寒分经》10卷。

1775年，武林文苑堂刊刻（清）叶桂撰、华岫云编、徐大椿评《临证指南医案》10卷，附《种福堂公选温热论医案》1卷、《种福堂公选良方》3卷。

1776年，武林大成斋刊刻（宋）骆龙吉编，（明）刘浴德、朱练合订《内经拾遗方论》4卷。

1777年，浙江重刊刻辑者佚名《武英殿聚珍版书》，子目：①（宋）苏轼和沈括撰、（清）孙星衍撰校勘记《苏沈良方》8卷，《拾遗》1卷，《校勘记》1卷；②（宋）钱乙撰《小儿药证直诀》3卷。兰溪扬培兰轩石印（清）庄一夔撰《保赤全编》。

1780年，武林万卷堂刊刻（明）张世贤图注《图注难经脉诀》，子目：①《图注八十一难经辨真》4卷；②《图注脉诀辨真》4卷。武林万卷堂刊刻（明）熊均撰《八十一难经经络解》4卷。

1781年，武林大顺堂刊刻熊寿试编《伤寒论集注》。

1786年，萧山铅印（清）竹林寺僧撰《竹林女科证治》4卷，萧山竹林寺抄本（清）竹林寺僧撰、静光禅师考定《女科秘要》8卷，萧山竹林寺抄本、（清）竹林寺僧撰、雪岩禅师增广《女科旨要》4卷，萧山竹林寺抄本著者佚名《竹林寺妇科胎产摘要》，萧山竹林寺抄本（清）竹林寺僧撰《竹林女科秘本》。

1790年，山阴陈氏大雅堂刊刻（清）陈士铎撰《洞天奥旨》16卷，附《十二经络图》。

1792年，嘉善屠氏稽古堂刊刻屠人杰集解《伤寒经集解》9卷，卷首1卷。

1794年，台州荻氏校刊刻朱肱撰《伤寒类证活人书》22卷。

1795年，仁和堂刊刻（清）吴仪洛编《本草从新》6卷，附《药性总义》；刊刻慈溪养正堂藏板（清）竹林寺僧撰、袁光裕校《宁坤秘笈》3卷，附《济世论》《秘传良方》。古越集阳楼刊刻（清）黄德宁注《黄庭经发微》2卷，附《阴符经本义》2卷。

1801年，上虞方氏刊刻（清）刘兼编《便元集经验奇方》2卷。

1803年，浙江精一堂刊刻（清）精一堂编《精一堂丹丸集录》，附《胶膏集录》《花露集录》。

1804 年，刊刻武林（今浙江杭州）大有堂藏板（清）叶香侣编《平易方》4 卷，附《补遗经验良方》。鄞江（今浙江宁波）书林星聚楼刊刻（明）龚居中撰《痰火点雪》4 卷。嘉郡秀水县（今浙江嘉兴）王绵文刊刻（清）汪喆撰《产科心法》2 集。

1809 年，古虞（今浙江上虞）何氏杏园序刊刻（清）陈笏庵撰编《胎产秘书》3 卷，附《保婴要诀》《经验名方》。

1811 年，萧山義木施氏刊刻辑者佚名《寿世编》。

1812 年，会稽人沈礼意刊刻（晋）王熙撰《脉经》10 卷。

1816 年，海宁学渊堂刊刻（清）毛世洪编《经验良方》。

1821 年，武林三德堂刊刻（明）陈实功撰、（清）张鷟翼重订《外科正宗》12 卷。萧山裕文堂刊刻（清）沈李龙编《食物本草会纂》12 卷，附《日用家抄》1 卷，《脉诀秘传》1 卷。清道光年间，杭州刊刻著者佚名《经验秘方》。吴兴陆氏林丹书屋刊刻（明）陆嶽、陆桂、陆士龙撰《陆氏三世医验》5 卷。

1822 年，萧山陆氏刊刻（唐）孙思邈撰《孙真人海上方》，刊刻嘉兴九思堂藏板（清）李文炳撰《仙拈集》4 卷。

1823 年，嘉兴盛新甫刊刻（清）罗美编《古今名医汇粹古今名医方论合刊》8 卷。绍兴刊刻山阴后马村藏板（清）周纪常撰《女科辑要》8 卷，附《单养贤胎产全书》。

1825 年，李氏万卷楼刊刻著者佚名《颅囟经》2 卷。

1827 年，仁和人许乃济刊刻著者佚名、（清）许梿校订《咽喉脉证通论》。

1828 年，浙江王氏上全堂刊刻（清）上全堂编《王上全堂丹丸全录》。

1830 年，吴兴费氏屺亭刊刻（清）曾鼎撰《痘疹会通》5 卷。

1831 年，武林涵古堂刊刻（明）缪希雍撰、丁元荐编《先醒斋医学广笔记》3 卷、附 1 卷。

1835 年，慈溪叶氏濬吾楼刊刻（清）吴瑭撰《温病条辨》6 卷，卷首 1 卷。

1836 年，浙江官书局刊刻（清）吴溶堂撰《保婴易知录》2 卷。

1837 年，武林竹简斋重印别下斋丛书本（唐）梅彪编《石药尔雅》2 卷。

1838 年，四明吴氏刊刻（清）王士雄撰《霍乱论》2 卷。会稽李氏刊刻（清）庄一夔撰《福幼编》。

1840 年，山阴松溪陈杰刊刻（清）陈良佐撰《陪赈散方论》，附《救荒广济丹方》《痢疟良方》。

1841 年，海宁怀德堂重刊刻（清）郭懋筠编《群方便览续编》2 卷。

1842年，余姚胡氏刊刻（清）毛世洪编、王松泉等增订《养生经验合集》。嘉兴胡氏刊刻（清）胡德凝编《医药便读汤头歌诀》2卷，附《珍珠囊指掌》和《温病忌汗辨》。绍兴丽泽堂刊刻（金）李杲撰《珍珠囊指掌补遗药性赋》4卷。

1843年，嘉善张心渊刊刻慎余堂藏板（清）陆言等编《经验方钞》4卷。

1844年，越城同善堂刊刻（清）萧然居士编《葆元录》、附《经验良方》。兰州浙江会馆刊刻（清）徐忧忊编《妇婴至宝》8卷。

1845年，会稽人马传和刊刻西鸿源堂藏板著者佚名《痧症发微》2卷，附《张氏医通翻痧》《经验良方》。鄞邑董氏刊刻（清）徐子默撰《吊脚痧方论》。

1847年，杭城文寿斋刊刻（清）黄惕斋编《胎产集要》3卷，附《幼科摘要》《幼科撮要》。四明梅峰道人刊刻（清）曹氏撰《同寿录》4卷、卷末1卷。

1848年，杭州方回春堂刊刻（清）方回春堂编《丸散全录》。

1850年，杭州九元堂药局刊刻（清）杭州九元堂药局编《丸散膏丹集录》。武林朱勋刊刻（清）黄梦菊编《用要方》。

（二）晚清时期刊刻医籍

1885年，越州徐氏刻铸学斋丛书本（清）王士雄编《四科简效方》4卷。王士雄刊刻（清）沈尧封撰、徐政杰（蔼辉）补正《沈氏女科辑要》2卷。浙西朱氏刊刻山西晋魁斋藏板（清）陈复正编《幼幼集成枢要经验方》，附《种痘万全要法》《百方编号》《经验百方》。清咸丰、同治年间，秀水杜氏刊刻（清）杜文澜辑《曼陀罗华阁丛书》，子目：①《妇科秘方》1卷；②（明）李长科辑《胎产护生篇》1卷，补遗1卷；③（清）范培兰撰、杜文澜编《太乙神针方》1卷。

1852年，杭州王鹏寿刊刻（清）王晋夫编、王鹏寿续编《医方易简集》9卷，附《遂生福幼合编》。

1853年，仁和胡氏刊刻许叔微撰《伤寒九十论》。绍兴朱增耀刻字店刊刻著者佚名《验方传信》3卷。

1854年，新昌庄氏过客轩刊刻（清）庄肇麟辑《长恩书室丛书》，子目：①（宋）董汲撰《旅舍备要方》1卷；②（宋）韩祗和撰《伤寒微旨论》2卷；③（宋）王贶撰《济世全生指迷方》4卷。

1855年，萧山金石文刊刻（清）江涵暾撰《笔花医镜》4卷。新昌刘氏刊刻（清）邱熺编《引痘略》。

1857年，海昌（今浙江海宁）蒋氏衍芬草堂刊刻岭南小嫏嬛阁藏板（清）

徐大椿撰《徐氏医书》8种，子目：①《难经经释》2卷；②《神农本草经百种录》；③《医贯砭》2卷；④《医学源流论》2卷；⑤《伤寒论类方》；⑥《兰台轨范》8卷；⑦《慎疾刍言》；⑧《洄溪医案》。海宁蒋氏别下斋刊刻（清）毛世洪编《汇刊经验方》。

1858年，长乐钱氏遗经堂刊刻著者佚名、（清）钱沛增补《治疹全书》3卷，附《外编补遗》。

1859年，杭州罗文显刊刻（清）赵学敏编《串雅内编》4卷。杭州三元集刊刻（清）毛世洪编《便易经验集》。

1860年，绍城张文星斋刊刻（清）陈良佐撰《陪赈散论说》。海宁许氏刊刻（明）陈实功撰、（清）徐大椿评注《外科正宗》12卷，附录1卷。

1861年，浙宁保安局刊刻著者佚名《（秘授）沈氏瘄疹摘要》。

1862年，钱塘汪氏刊刻（清）竹林寺僧撰《竹林寺女科秘方》。

1864年，刊刻浙江军需局藏板（清）鲍相璈编、张绍棠增辑《（增广）验方新编》18卷，附《妇婴至宝》。

1866年，秀水杜文澜刊刻（清）竹林寺僧撰、长科编《妇科秘方》和（清）李长科编《胎产护生篇》。吴兴陆氏林屋丹房抄写本陆氏集《仲景方汇录》。平湖刊刻（清）恬素氏编《集验良方拔萃》2卷，续补1卷。

1867年，浙江翰墨斋刊刻（清）虞庠编、王廷俊增注《类经纂要》3卷，附《难经摘抄》《寿芝医案》。海宁纪树馥刊刻（清）章楠撰《医门棒喝》，子目：①《医论》4卷；②《伤寒论本旨》9卷。

1868年，钱塘丁氏刊刻（清）傅山撰《傅青主女科》2卷，附产后编2卷。山阴陈氏刊刻吴熚编《医学辑要》4卷。仁和金肖农刊刻（清）汪氏、俞大文编《玉历汇录良方》。

1869年，宁波汲绠斋刊刻（清）谢玉琼原撰、郑启寿和郑行彰撰《郑氏瘄科保赤金丹》4卷。当湖（今浙江平湖）茂林斋刊刻（清）庄一夔撰《遂生福幼合编》。

1870年，归安（今浙江湖州）沈氏刊刻（清）唐千顷撰《大生要旨》5卷。

1871年，浙江书局刊刻（清）陈良佐晰义、杨璿条辨、吕田集录《瘟疫条辨摘要》。钱塘张应昌吉心堂刊刻（清）赵学敏撰《本草纲目拾遗》10卷，卷首1卷。武林刊刻杭省有容斋藏板（清）阎纯玺撰《胎产心法》3卷。

1872年，杭州漱芳斋刊刻（清）邹岳撰《外科真诠》2卷。

1873年，杭州勤艺堂刊刻（清）倪枝维撰《产宝》。浙江温处道署刊刻

（清）龚自璋、黄统合编《医方易简新编》6卷。浙江赵宝墨斋刊刻（清）胡凤昌编《痧症度针》2卷。绍兴刊刻（清）释普净撰《痧症指微》。海昌义方南舍刊刻（清）尤怡撰《尤氏医学读书记》3卷，《医学续记》1卷，附《静香楼医案》31条。

1874年，归安姚氏咫进斋刊刻（清）王维德编《外科证治全生集》4卷，附《金疮铁扇方》。山阴童荣寿堂刊刻（清）童光鏶编《集验神效方汇刻》。

1875年，杭城文雅斋刊刻（元）朱震亨撰《胎产秘书》3卷。四明欧立三堂刊刻（清）单南山撰、陈彩钟增辑《胎产指南》7卷，卷首1卷，卷末1卷。宁城汲绠书庄刊刻（清）应其南撰《济世神针》，附《救急良方》。宁波三文堂刊刻（清）应遵诲编《(新增)疔疮要诀》。宁城汲古书庄刊刻著者佚名《疔疮针法》《跌打损伤外科验病秘授》。清光绪年间，武林竹梅草堂刊刻（清）陈念祖原评《急救经验良方》。浙湖许恒远堂据宗文书堂刊刻重印本（元）孙允贤原编《医方大成论》。归安吴氏印崃尚古堂刊刻（清）邱熺撰《西洋种痘秘诀》。归安陆氏刻十万卷楼丛书本（宋）程迥撰《医经正本书》1卷，附《札记》1卷。

1876年，武林有容斋刊刻浙江省军需局藏板（清）杨昌濬撰《急救应验良方》。仁和葛氏刊刻（明）汪绮石撰《理虚元鉴》2卷。归安陆氏刻十万卷楼丛书本（宋）李迅撰《集验背疽方》。浙江台州刊刻（清）赵开泰编《沈氏麻科》。

1877年，浙江书局刊刻（唐）王冰注、（宋）林亿等校正、（宋）史崧音释《重广补注黄帝内经素问》24卷，《黄帝内经灵枢》12卷，附《素问遗篇》。绍兴富文斋刊刻（清）竹林寺僧撰《竹林寺女科秘传》。萧山华莲峰刊刻（清）叶志诜编《颐身集》。杭州勤艺堂刊刻（清）邹存淦编《外治寿世方初编》4卷；刊刻萧山愿贤堂藏板（清）毛世洪辑《济世经验汇编》。归安陆心源刊刻（宋）寇宗奭撰《本草衍义》20卷。杭州胡庆余堂刊刻（清）胡光墉编《胡庆余堂丸散膏丹全集》。会稽汪氏刊刻（清）叶桂撰《眼科良方》。

1878年，抚浙使者刊刻杭州东璧斋藏板（清）鲍相璈编《验方新编》24卷。乌程（今浙江湖州）汪氏刊刻（清）汪曰桢编《随山宇方抄》。钱塘丁氏当归草堂刊刻（清）丁丙辑《当归草堂医学丛书初编》，子目：①（宋）著者佚名《颅囟经》2卷；②（宋）吴彦夔撰《传信适用方》4卷；③（宋）东轩居士撰《卫济宝书》2卷；④宋太医局编《太医局诸科程文》9卷；⑤（宋）李师圣等编《产育宝庆集方》2卷；⑥（宋）严用和撰《济生方》8卷；⑦（宋）

著者佚名《产宝诸方》1卷；⑧（宋）著者佚名《急救仙方》6卷；⑨（元）沙图穆苏编《瑞竹堂经验方》5卷；⑩（明）卢之颐撰《痎疟论疏》1卷；⑪（宋）严用和撰《严氏济生方》10卷；⑫宋代太医局编、（清）四库全书馆辑《太医局诸科程文》9卷。秀水孙氏望云仙馆刻槜李遗书本（清）曹庭栋撰《老老恒言》5卷。会稽学署刊刻（清）王士雄编《温热经纬》5卷。

1879年，浙江有容斋刊刻（清）郑宏纲撰《重楼玉钥》2卷。浙西梧桐乡刊刻（清）谢元庆编、王庆霄校订《良方集腋》2卷、续附1卷。

1880年，杭州刊刻（清）黄维翰撰《白喉辨证》。上虞兰兰山房刊刻徐氏藏板（汉）华佗撰《中藏经》8卷，附《内照法》。

1881年，杭州城隍山赵公祠刊刻（清）纯一子撰《催生符》。杭州景文斋刊刻（清）范毓𢓡编《太乙神针》。

1883年，钱塘丁氏校刊著者佚名《西方子明堂灸经》8卷、西方子撰《铜人针灸经》7卷。武林潘煦刊刻（清）严燮撰《医灯集焰》2卷。宁波述古堂刊刻（清）守素氏原撰、太瘦生增订《济生杂录》。乌程汪氏刊刻（清）汪曰桢辑《荔墙丛刻》，子目：①（清）叶桂撰《叶氏眼科方》1卷；②（清）徐大椿撰《慎疾刍言》1卷；③（清）汪曰桢撰《随山宇方钞》1卷；④（清）王士雄撰《温热经纬》5卷。仁和葛氏刊刻（清）葛元煦辑《啸园丛书》，子目：①（清）徐灵胎撰《洄溪医案》1卷、附1卷；②（清）徐灵胎撰《慎疾刍言》1卷；③（清）陈念祖撰《景岳新方砭》4卷；④（明）汪绮石撰《理虚元鉴》2卷；⑤著者佚名《保生胎养良方》1卷。归安姚氏刊刻（清）姚觐元辑《咫进斋丛书》，子目：①著者佚名《咽喉脉证通论》1卷；②（清）徐大椿撰《慎疾刍言》1卷。

1885年，杭州万承志堂刊刻（清）万承志堂编《万承志堂丸散膏丹全集》。钱塘吴氏刊刻（清）王勋撰《慈航集》4卷。钱塘吴氏补松庐铅印（清）张绍修撰《时疫白喉捷要》。四明存存轩刊刻（晋）皇甫谧撰、（宋）林亿等校《针灸甲乙经》12卷；刊刻浙绍奎照楼藏板（清）车宗辂、胡宪丰同撰《伤寒第一书》4卷，附录2卷。湖州王文光斋刊刻（晋）葛洪撰、（梁）陶弘景补缺、（金）杨用道增广《肘后备急方》8卷。上海福瀛书局重印浙湖许恒远堂藏板（日）本庄俊笃撰《眼科锦囊》4卷，《续眼科锦囊》2卷。

1886年，钱塘魏氏刊刻（宋）崔希范原撰、（元）王道渊注解《崔公入药镜注解》，附《青云歌注释》。四明陈氏寿婴堂刊刻（清）邱熺、赵开泰编《（重订）邱赵牛痘书3种》。山阴周锡莹刊刻（清）郑尘撰、许佐廷增订《喉科秘钥》2卷，补编1卷，附《秘传吹喉药经验神方》。

1887年，浙江书局刊刻（清）高世栻注《黄帝素问直解》9卷。归安陆心源刊刻宋徽宗赵佶撰、吴禔注《圣济经》10卷。归安陆氏刊刻（清）陆心源辑《十万卷楼丛书》，子目：①（宋）寇宗奭撰《本草衍义》20卷；②（宋）许叔微撰《注解伤寒发微论》2卷；③（宋）许叔微撰《注解伤寒百证歌》5卷；④（元）王好古撰《阴证略例》1卷；⑤（宋）史堪撰《史载之方》2卷；⑥（宋）朱端章撰《卫生家宝产科备要》8卷；⑦（宋）程迥撰《医经正本书》1卷；⑧宋徽宗敕撰《圣济经》10卷。绍城文奎堂刊刻（清）竹林寺僧撰《秘授女科集成良方》。杭州叶种德堂刊刻（清）叶种德堂主人编《叶种德堂丸散膏丹全录》。绍城许显记刊刻许鼎元刻字店藏板辑者佚名《达生编》3卷，子目：①（清）黄惕斋撰、刘峰泰辑《保产机要总论》；②（清）沈楞香增订《临产期要》；③（清）倪维枝原本、刘峰泰增订《产宝》。

1888年，钱塘赵氏刊刻编者佚名《慈幼新书》3种。四明王仁乾据日本铅印本刊刻（日）丹波元坚撰、松井操译《诊病奇侅》2卷，附《五云子腹诊法》2卷。会稽董氏取斯堂木活字本刊刻（清）胡珽辑《琳琅秘室丛书》，子目：（宋）许叔微撰《伤寒九十论》1卷，附校伪1卷，补校1卷。四明积善堂刊刻（清）陈劢编《寿世良方》4卷，卷首1卷。绍城许大房广记刊刻（清）瑞五堂主人编《几希录》，附《集古方》。

1889年，浙东莳兰书屋刊刻（清）胡志澄编《简易百方》，附《征信录》。

1890年，浙江书局刊刻（清）张志聪注《黄帝内经素问集注》9卷，《黄帝内经灵枢集注》9卷。

1892年，浙江书局刊刻（明）王肯堂撰《古今医统正脉全书》，子目：①（唐）王冰注《黄帝内经素问》24卷，附《素问遗篇》；②《黄帝内经灵枢》12卷；③（晋）皇甫谧编《黄帝针灸甲乙经》12卷；④（汉）华佗撰《中藏经》8卷；⑤（晋）王叔和撰《脉经》10卷；⑥（元）滑寿注《难经本义》2卷；⑦（汉）张机撰《金匮要略方论》3卷；⑧（汉）张机撰、（金）成无已注《伤寒杂病论》10卷；⑨（金）成无已撰《伤寒明理论》4卷；⑩（宋）崔嘉彦撰《脉诀》；⑪（宋）朱肱撰《类证活人书》22卷；⑫（金）刘完素撰《素问玄机原病式》；⑬（金）刘完素撰《黄帝素问宣明论方》15卷；⑭（金）刘完素撰《伤寒直格论方》3卷；⑮（金）刘完素撰《伤寒标本心法类萃》2卷；⑯（金）张从正撰、常德编《伤寒心镜》；⑰（金）刘完素撰、镏洪编《伤寒心要》；⑱（金）刘完素撰《素问病机气宜保命集》3卷；⑲（金）张从正撰《儒门事亲》15卷；⑳（金）李杲《内外伤辨惑论》3卷；㉑（金）李杲《脾胃论》3卷；㉒（金）李杲《兰室秘藏》3卷；㉓（元）王好古撰《医垒元戎》；㉔（元）王好古撰《此事难知》2卷；㉕（元）王好古编《汤液本草》3卷；㉖（元）王好古撰《瘢论萃英》；㉗（元）朱震亨撰《丹溪心法》5卷、附录1卷；㉘（金）李杲撰《脉诀指掌病式图说》；㉙（元）朱震亨撰《格致余论》；㉚（元）朱震亨撰《局方发挥》；㉛（元）朱震亨撰《医学发明》；㉜（元）朱震亨撰《金匮钩玄》3卷；㉝（元）朱震亨撰《活法机要》；㉞（元）齐德之撰《外科精义》2卷；㉟（元）王履撰《医经溯洄集》；㊱（元）马宗素撰《伤寒医鉴》；㊲（明）戴原礼编《证治要诀》12卷；㊳（明）戴原礼编《证治要诀类方》4卷；㊴（明）陶华撰《伤寒琐言》；㊵（明）陶华撰《伤寒家秘的本》；㊶（明）陶华撰《伤寒杀车捶法》；㊷（明）陶华撰《伤寒一提金》；㊸（明）陶华撰《伤寒截江网》；㊹（明）陶华撰《伤寒明理续论》。四明姜氏刊刻（清）耐修子撰《白喉治法忌表抉微》。海宁钟氏刊刻（宋）闻人耆年撰《备急灸法》，（明）全循义、金义孙编《针灸择日编集》。四明伴梅轩刊刻（清）周云章撰《简易医诀》4卷。瑞安利济医院刊刻（清）陈虬撰《利济元经》。

1893年，杭州刊刻（清）陈熊撰《橄榄治痢奇验方》。会稽徐氏刊刻（清）徐维则辑《会稽徐氏铸学斋丛书》，子目：①（清）王士雄撰《四科简效方》4卷；②（清）关梓撰《精选集验良方》2卷；③（清）吴尚先撰《理瀹骈文摘要》2卷。

1894年，杭城聚文楼刊刻（清）杨舒和、潘耀墀编《经验秘方》，刊刻会稽孙氏藏板（清）余景和撰《外证医案汇编》4卷。浙江朱熙刊刻（清）陈惠畴撰《经脉图考》4卷。

1895年，嵊县魏其臣刊刻（清）张正撰《外科医镜》。

1896年，杭州西湖瑞元堂刊刻（清）蒋希曾撰《医验辨似》2卷。宁波咏古斋刊刻（清）王上达撰《济生集》6卷。

1897年，桐庐袁氏通隐堂刊刻（清）袁昶辑《渐西村舍汇刊》，子目：①（隋）杨上善注《黄帝内经太素》30卷，附遗文1卷（原缺7卷）；②（隋）杨上善注《黄帝内经明堂》1卷，附录1卷。刊刻乌程（今湖州）庞氏藏板（清）陆以湉撰《冷庐医话》5卷。

1898年，杭州同善堂刊刻（清）王清源撰《医方简义》6卷。绍兴育新书局石印（清）周锟撰《（精校）经验奇方》。

1899年，浙江官书局据日本思德堂刊刻本重印（清）张璐等撰《张氏医书》7种，子目：①（清）张璐撰《张氏医通》16卷；②（清）张璐撰《本经逢原》4卷；③（清）张璐撰、张登等编《诊宗三昧》；④（清）张璐撰《伤寒绪论》2卷；⑤（清）张璐撰《伤寒缵论》2卷；⑥（清）张登编《伤寒舌鉴》；⑦（清）张倬撰《伤寒兼证析义》。德清俞氏刊刻（清）俞樾撰《春在堂全书》，子目：①《枕上三字诀》1卷；②《废医论》1卷。嘉兴博古堂刊刻（清）杨乘六编《医宗已任编》，子目：①（清）高鼓峰撰《四明心法》3卷；②（清）高鼓峰撰《四明医案》；③（清）吕用晦撰《东庄医案》；④（清）董废翁撰《西塘感症》3卷。杭州成文堂刊刻（清）潘志裘编《不药良方》。

1900年，宁波文光斋刊刻（清）陈隆泽辑校《求志居丛书》，子目：①（宋）王衮撰《博济方》；②（宋）董汲撰《旅舍备要方》；③（宋）韩祗和撰《伤寒微旨》；④（宋）王贶撰《全生指迷方》；⑤（宋）许叔微撰《伤寒九十论》。温州陈氏湫漻斋石印（清）陈葆善撰《燥气总论》，附《验案》。东阳长衢方氏刊刻（清）吕新甫编《麻疹汇要》。

1901年，嘉兴姚氏刊刻嘉兴砚香室藏板辑者佚名《启蒙真谛》。

1902年，处州抄写（明）刘基撰《（秘传）刘青田先生家藏禁方》。

1903年，杭州衢樽书局石印（明）方广编《丹溪心法附余》24卷，卷首1卷。浙东书局抄写（清）包三镳撰《包氏喉证家宝》。

1904年，桐乡徐氏颐园铅印（清）孔广福撰《记忆方诗》。会稽董氏取斯堂刊刻（清）俞震编、王士雄选《古今医案按选》4卷。

1905年，浙江绍兴德裕堂刊刻（清）祝韵梅编《寿世汇编》，子目：①（清）德轩氏编《普济应验良方》8卷；②（清）亟斋居士编《达生编》1卷；③（清）庄一夔撰《福幼编》1卷；④（清）庄一夔撰《遂生编》1卷；⑤（清）张绍修撰《时疫白喉捷要》1卷。萧山竹林寺抄本（清）竹林寺僧撰《竹林女科要旨》。绍兴奎照楼石印（清）王士雄、周鑅辑录《王氏医案》2卷。

1907年，兰溪王恭寿刊刻著者佚名《疔疮五经辨》。

1908年，杭州永丰泰书馆铅印（清）红藕村主人辑《治疗要书》。嘉兴冯圣昌刻字店刊刻著者佚名《急救仙方》。宁波钧和印刷所铅印（清）徐友成编《卫生丛录》。1909年，武林萧氏铅印（元）朱震亨撰、（明）高宾编《丹溪治法心要》8卷。绍兴浙东书局铅印何廉臣重订（清）吴贞撰《伤寒指掌》4卷。

1910年，钱塘仲氏刊刻（清）张志聪和高世栻原撰、仲学辂集说《本草崇原集说》3卷，附《本草经附录集说》。浙东印书局铅印何廉臣编《绍兴医学会课艺》，绍兴裘氏家藏抄本（清）袁枚编《医林掌故录》。兰溪三益堂石印

（清）三益堂编《三益堂丸丹全集》。

1911年，杭州保和堂抄（清）谢氏辑《麻疹纂要》。绍兴明达书庄石印（清）陈汝銈撰《(绘图）痧惊合璧》4卷。宁波汲绠斋刊刻（金）刘完素撰《黄帝素问宣明论方》15卷，（清）罗美编《古今名医方论》4卷，编者佚名《三朝名医方论》。温州务本石印局石印（清）徐润之编《松龄医铎》。湖州凌氏抄写（清）蔡西河撰《西河医约》。绍兴浙东印刷局铅印曹炳章撰《鸦片瘾戒除法》2卷。杭州吴氏刊刻（明）孙一奎撰《赤水玄珠》30卷、《医旨绪余》2卷、《三吴医案》2卷、《新都医案》2卷、《宜兴医案》1卷。仁和鲍毓东据潭城同仁斋杨春荣抄本刊刻（明）袁学渊撰《秘传眼科七十二症全书》6卷。浙江宝晋斋刊刻（清）王士雄撰、周鑅和张鸿辑《王氏医案》2卷，《王氏医案续编》8卷，附《霍乱论》2卷。宁波汲绠斋刊刻戈维城撰《伤寒补天石》2卷，《续伤寒补天石》2卷。浙宁三味堂刊刻（清）叶桂撰《种福堂公选良方》3卷，附《温热论》。浙江亦西斋刊刻（明）张世贤注《图注脉诀辨真》4卷，附方1卷。嘉兴九思堂刊刻（明）王肯堂编《幼科证治准绳》9卷。海宁蒋氏别下斋校刊（清）张遂辰编《张卿子经验方》，刊刻绍兴奎照楼藏板辑者佚名《雷公炮制药性赋解》。山阴王金成、沈懋发校刊（明）吕新吾撰《疹科全书》；刊刻浙江衢州三余堂藏板（宋）窦材撰《扁鹊心书》3卷、卷首1卷，附《扁鹊心书神方》1卷。杭省衢石印（明）傅仁宇撰、林长生校补《审视瑶函》6卷，卷首1卷。

四、中华民国时期刊刻医籍

1912年，海宁李继园据清道光三十年（1850）镇江快志堂版刊刻（清）蒋宝素撰《问斋医案》5卷。

1913年，长兴印务局铅印唐世泰编《寿世良方》。

1914年，叶种德堂铅印叶鸿年编《叶种德堂丸散膏丹说明书》。绍兴浙东印书局铅印（清）戴天章撰、陆懋修删订、何廉臣重订《广温热论》4卷。新昌胡恩敬刊刻（南齐）褚澄撰《褚氏遗书》。

1915年，杭州兴业书局铅印（清）梁廉夫撰《不知医必要》4卷。绍兴裘氏刊刻（清）赵彦晖撰《存存斋医话稿》2卷。绍兴育新书局石印（清）吴瑭撰、（民国）曹炳章注（增订）《医医病书》2卷。

1916年，绍兴医药报社石印（清）唐秉钧撰《人参考》。

1916—1921年，绍兴医药学报社刊刻裘庆元辑《医药丛书》11种，子目：①（清）莫文泉撰《研经言》4卷；②（清）周璟编《周氏易简方集验方》2卷；

③（清）周璟撰《周氏集验方续编》；④（元）罗天益撰《罗谦甫治验案》2卷；⑤（清）吴瑭撰《吴鞠通先生医案》4卷；⑥（清）周镇撰《惜分阴轩医案》4卷；⑦（清）唐秉钧撰《人参考》1卷；⑧（清）李文荣撰《知医必辨》1卷；⑨（清）王德森撰《市隐庐医学杂著》1卷；⑩（清）叶桂撰、徐大椿评《徐批叶天士晚年方案真本》2卷；⑪张采田撰《白喉证治通考》。绍兴医药学报社刊刻裘庆元辑《医药丛书》56种，现存子目：②（清）马文植撰《马氏医论》；④（清）俞应泰撰《伤科捷径》；⑤张拯滋撰《通俗内科学》；⑧陈浚撰《退庐医案》；⑨曹炳章撰《规定药品之商榷（上）》；⑪何其伟撰《医学妙谛附验案（上）》；⑭曹炳章撰《医界新智囊初集》；⑱（清）俞根初撰《通俗伤寒论卷上二》；⑲裘庆元编《医士道初集》；⑳张拯滋撰《通俗咽喉科学》；㉘夏希灵等撰《医药问答初集》；㉛王普耀等撰《医药学说二集》；㊲裘庆元编《草药图考》；㊴何炳元等撰《医药论文三集》；㊵曹炳章等撰《药物学集说》；㊶张汝伟等撰《医林诙谐文》；㊷医药学报社编《医药界事件》；㊺张汝伟等撰《绍兴医药学报社社友治验录》；㊻医药学报社编《神州医药会绍兴分会纪事（一）》；㊼（清）王启魁撰《脐风悟源》；㊽刘恒瑞撰《察舌辨症新法》；㊿（日）筱田平三郎撰、张拯滋译《药草与毒草》；㊾（清）吴瑭撰《医医病书》。

1917年，宁波钧和印刷公司铅印张国华撰《虚劳要旨》2卷。绍城和济药局铅印曹炳章撰《喉痧证治要略》。义乌陈知本石印陈知本编《（最新发明）白喉警言》。绍兴育新书局石印曹炳章撰《（彩图）辨舌指南》6卷。兰溪公立中医学校油印兰溪公立中医学校编《兰溪中医学校讲义》，子目：①张寿颐撰《医学易诵随笔》；②张韵生撰《医论存稿》；③张韵生撰《组织学讲义》；④徐芸斋撰《药物学讲义》；⑤张韵生撰《医纲学讲义》；⑥张寿颐撰《重订四言脉诀学要》；⑦张寿颐撰《仲景伤寒论方记诵编》；⑧张寿颐撰《诊断学讲义》；⑨张寿颐撰《古今医案平议3种》；⑩唐容川撰《本草问答》2卷；⑪张寿颐撰《沈氏女科辑要义疏》；⑫张寿颐撰《脉学正义》4卷；⑬王寿麟撰《病理学讲义》7卷；⑭张寿颐撰《钱氏小儿药证直诀义疏》3卷；⑮张寿颐撰《疡科纲要》2卷；⑯张寿颐撰《疡科医案平议》。绍兴天元堂药局铅印张若霞编《草药新纂》2卷。

1918年，宁波中华卫生公会铅印（清）郑奋扬编、徐友成增订《验方别录》。余姚徐友丞校刊曹炳章撰《秋瘟证治要略》。嘉兴县景兰医院铅印唐景兰撰《喉痧汇编》。绍兴医药学报社刊刻（明）吴琯辑《薛氏医按》24种，子目：①（元）滑寿撰《十四经发挥》3卷；②（元）滑寿注《难经本义》2卷；

③（明）徐彦纯编《本草发挥》4卷；④（元）朱震亨撰《平治会萃》3卷；⑤（明）薛己撰《内科摘要》2卷；⑥（明）王纶编、薛己注《明医杂著》6卷；⑦（元）马宗素撰《伤寒钤法》1卷；⑧（明）薛己订《外科金镜录》1卷；⑨（元）倪维德撰《原机启微》2卷，附1卷；⑩（明）薛铠编《保婴撮要》20卷；⑪（宋）钱乙撰、（明）薛己注《钱氏小儿药证直诀》4卷；⑫（宋）陈文中撰、（明）薛己注《陈氏小儿痘疹方论》1卷；⑬（宋）钱乙撰、（明）薛己注《保婴金镜录》1卷；⑭（宋）陈自明撰、（明）薛己注《妇人良方》24卷；⑮（宋）陈自明编、（明）薛己注《女科撮要》2卷；⑯（宋）陈自明编、（明）薛己注《外科发挥》8卷；⑰（宋）陈自明撰、（明）薛己注《外科心法》7卷；⑱（宋）陈自明编、（明）薛己注《外科枢要》4卷；⑲（明）陶华编《痈疽神秘验方》；⑳（明）薛己撰《外科经验方》；㉑（宋）陈自明撰、（明）薛己注《外科精要》3卷；㉒（明）薛己撰《正体类要》2卷；㉓（明）薛己撰《口齿类要》；㉔（明）薛己撰《疠疡机要》3卷。

1918—1921年，绍兴医药学报社铅印裘庆元辑《国医百家》，子目：①（清）曹存心撰《琉球百问》1卷；②徐莲塘撰《薛案辨疏》1卷；③（清）叶霖撰《叶氏伏气解》1卷；④（清）单南山撰《胎产指南》7卷、卷首1卷、卷末1卷；⑤（清）费养庄撰《重订幼科金鉴评》；⑥（清）张士骧撰《雪雅堂医案》2卷，附《类中秘旨》；⑦（明）程松崖撰、王桂林增注《简明眼科学》1卷。

1919年，武林许氏刊刻（清）沈善兼撰《喉科心法》2卷。苕溪吴永铅印（清）刘昌祁编《白喉治法要言》，附《白喉问答》。浙江体育学校铅印（清）朱载扬撰《麻症集成》4卷。宁波卫生书报社铅印包声撰《妇科秘书》。绍兴育新书局石印（明）周之干撰《慎斋遗书》10卷。

1920—1921年，绍兴医药学报社铅印陆锦燧辑《鲟溪医述》，子目：①陆咏媞辑《要药选》；②陆循一辑《用药禁忌书》2卷；③陆晋笙辑《外候答问》12卷；④陆成辑《病症辨异》4卷；⑤陆平辑《鲟溪医论选中篇》6卷；⑥陆晋笙辑《鲟溪单方选》2卷；⑦陆晋笙辑《鲟溪外治方选》2卷；⑧陆晋笙辑《重古三何医案》3卷；⑨陆詠辑《鲟溪医案选摘要》4卷；⑩陆晋笙辑《景景医话附医谈录旧》。1920年，浙江印刷公司铅印（清）唐千顷撰、马振藩增订《大生要旨》5卷。杭州第七中学石印王逼声撰《药用植物图考》6卷。绍兴印刷局铅印陆成编《病症辨异》4卷。绍兴刊刻绍兴裘氏藏板《医案梦记》2卷，附案1卷。

1921年，杭州武林印书馆铅印（清）顾靖远撰《顾氏医镜》，子目：①《素灵摘要》2卷；②《内景图解》；③《脉法删繁》；④《格言汇纂》2卷；⑤《本草必用》2卷；⑥《症方发明》8卷。杭县敬斋氏都学林据聿修堂刊刻（日）丹波元简编注《伤寒论辑义》7卷。严鸿志编《女科精华》3卷。宁波汲绠书庄石印严鸿志编《女科证治约旨》4卷和《女科医案选粹》4卷。绍兴印刷局铅印陆平一撰《鲟溪医案》。绍兴一诚堂书局铅印周一老撰、滕飞青录《神精锻炼法》。

1922年，绍兴医药月报铅印张寿颐撰《女科学笺疏》4卷稿本。绍兴明强书药局铅印何廉臣编《叶天士医案按》。

1923年，宁波华升局铅印宋拙子撰《戏世迂谈》，附《经验良方》。兰溪中医专门学校铅印张寿颐疏证《英医合信全体新论疏证》3卷和张寿颐撰《难经汇注笺正》3卷，卷首1卷。宁波华升局铅印（清）庐真人编《疔疮紧要秘方》。绍兴医药学报社铅印裘庆元辑《绍兴医药学报丛书》，子目：①《古今医学评论》；②《杏林文苑》；③《症治精辨》；④《社友医案存要》；⑤《验方记实》；⑥《海外医谈》；⑦《上池雁足》；⑧《医学杂纂》；⑨《鷓鴣集医学揭要》；⑩《增订脚气刍言》；⑪《秋躁论》；⑫《药性歌诀》；⑬《药物研究录》；⑭《管氏外科十三方》；⑮《医事见闻录》；⑯《古今医评》；⑰《中国地理病学》；⑱《证治要论》；⑲《生理卫生学要义》；⑳《社友读书记》；㉑《社友文存》；㉒《中国胎生学》；㉓《药物研究录续编》；㉔《医事调查记》；㉕《医话集腋》；㉖《医林尺素》；㉗《医事杂评》；㉘《医学衷中参西录医方歌括》；㉙《赵氏霍乱论》；㉚《医事杂评二集》。兰溪中医专门学校油印张寿颐撰《经脉俞穴记诵编》2卷。1924年，杭州三三医社铅印裘庆元辑《三三医书》子目：第一集，①（清）柳宝诒撰《温热逢源》3卷；②（日）今邨亮撰《医事启源》1卷；③（明）盛寅编《医经秘旨》2卷；④（清）张畹香撰《医病简要》1卷；⑤（清）汪必昌撰《医阶辨证》1卷；⑥破头黄真人撰、何光编《喉科秘诀》2卷；⑦（清）梁希曾撰《疬科全书》1卷；⑧田云槎撰《重订时行伏阴刍言》1卷；⑨魏祖清编《村居救急方》7卷，附余1卷；⑩（清）燃犀道人撰《歐蛊燃犀录》1卷；⑪（清）凌奂编《外科方外奇方》4卷；⑫（清）凌德撰《咳论经旨》4卷；⑬杨云峰撰《临症验舌法》2卷；⑭（清）沈维基撰《沈氏经验方》1卷，附《胎产良方》1卷；⑮（清）费养庄编、顾晓澜评《重订痧疫指迷》1卷；⑯（明）王肯堂编、顾金寿重订《重订灵兰要览》2卷；⑰（清）凌奂撰《凌临灵方》1卷；⑱（明）李豫亨撰、（民国）王兰远节录《推蓬寤语》1卷；

⑲（清）李用粹撰、唐玉书记《旧德堂医案》1卷；⑳（清）俞樾撰《内经辨言》1卷；㉑（清）管玉衡编《新刊诊脉三十二辨》3卷；㉒（清）凌德编《专治麻疹初编》6卷；㉓（清）汪喆编、（民国）徐召南评《评注产科心法》2卷；㉔著者佚名、金山农录《本草衍句》1卷；㉕（日）浅田惟常撰《先哲医话》2卷；㉖苏州世医陈氏传《陈氏幼科秘诀》1卷；㉗林天佑编《秋疟指南》2卷；㉘（宋）闻人耆年编《备急灸法》1卷；㉙（清）芬余氏撰、卢育和录《医源》1卷；㉚（清）马培之撰《马培之医录》1卷；㉛（宋）许叔微撰《类证普济本事方续集》10卷；㉜（清）曹存心撰《曹仁伯医案论》1卷；㉝（清）叶桂撰、宋兆祺增注《南病别鉴三卷续集》1卷。第二集，㉞（清）萧渙唐编《医脉摘要》2卷；㉟（清）姚龙光撰《崇实堂医案》1卷；㊱（清）张千里撰《千里医案》5卷；㊲（清）高鼎汾撰、王泰林注《医学课儿策》1卷；㊳（清）刘恒瑞撰《经历杂论》1卷；㊴（清）吴士瑛撰《痢疾明辨》1卷；㊵（清）刘恒瑞撰《伏邪新书》1卷；㊶（南齐）龚庆宣撰《鬼遗方》5卷；㊷（清）孟今氏撰《医医医》3卷；㊸（宋）施发撰《察病指南》3卷；㊹（清）周魁撰《温证指归》4卷；㊺（清）凌德撰《女科折衷纂要》1卷；㊻（清）曹存心撰、吴元善录《延陵弟子纪要》1卷；㊼（清）曹存心撰《过庭录存》1卷；㊽（清）顾仪卿撰《医中一得》1卷；㊾（清）秋田散人撰《医学说约》1卷；㊿（清）何其伟撰《医学妙谛》3卷；51（清）谢应材撰《发背对口治诀论》1卷；52（宋）董汲撰《脚气治法总要》2卷；53（宋）李迅撰《集验背疽方》1卷；54蒋树杞撰《伏瘟证治实验谈》；55（明）王肯堂撰《肯堂医论》3卷；56（清）江考卿撰《伤科方书》1卷；57（清）金子久撰《和缓遗风》2卷；58（明）袁班撰《证治心传》1卷；59（清）金子久撰《金氏门诊方案》1卷；60（日）田中荣信编《长沙正经证汇附方》1卷；61丁国瑞编《治痢捷要新书》1卷；62（清）胡澍撰《素问校义》1卷；63（清）熊笏撰《中风论》1卷；64（清）曹存心撰《琉球问答奇病论》1卷；65（清）随霖撰《羊毛瘟证论》1卷；66（宋）滕伯祥撰《走马急疳真方》1卷。第三集，67（清）吴煇编《医学辑要》4卷；68（元）王好古撰《阴证略例》1卷；69张寿颐撰《疡科纲要》1卷；70（清）沈祖复撰《沈鲐翁医验随笔》1卷；71童月轩录《历验再寿编》1卷；72（清）李文荣撰《仿寓意草》2卷；73（清）毛祥麟撰《毛对山医话》1卷；74（清）沈尧封编、徐政杰补注、张寿颐笺疏《沈氏女科辑要笺疏》3卷；75（清）沈萍如撰《鲙残篇》1卷；76刁步忠撰、刁质明编《重订喉科家训》4卷；77刘丙生编《外科学讲义》1卷；78（日）尾台逸撰《医余》3卷；79（日）后藤省撰

《伤风证治约言》1卷；⑳（明）沈之问编《解围元薮》4卷；㉑（元）朱震亨撰《丹溪脉诀指掌》1卷；㉒王普耀编、沈仲圭录《医学体用》3卷；㉓（日）大桥尚因撰《疝瘕积聚编》1卷；㉔（清）邵同珍编《医易一理》1卷；㉕（明）喻政编《虺后方》；㉖（清）江之兰撰《医津一筏》1卷；㉗（清）许恩普撰《许氏医案》1卷；㉘（清）沈又彭撰《医经读》4卷；㉙（唐）孙思邈撰《摄养枕中方》1卷；㉚（清）师成子编《灵药秘方》2卷；㉛（日）吉益东洞编《药征》3卷；㉜（清）潘名熊撰《评琴书屋医略》3卷；㉝（清）郑承瀚撰《重楼玉钥续编》1卷；㉞（清）沈又彭撰《伤寒论读》1卷；㉟（日）邨井杶撰《药征续编》2卷，附录1卷；㊱（明）冯时可撰《上池杂说》1卷；㊲李识候参订《暑症发原》1卷；㊳徐渡渔撰《徐渡渔先生医案》1卷；㊴（清）罗世瑶编《行军方便便方》3卷。永康胡氏梦选楼刊刻（元）朱震亨撰《格致余论》。宁波钧和印刷公司铅印严鸿志撰《退思庐金匮广义》4卷。

1926年，浙江中医专门学校校友会铅印浙江中医专门学校校友会编《浙江中医专门学校校友会年刊》。杭州抱经堂书局影印（清）张叡撰《修事指南》。绍兴朱志云铅印（清）杨开泰汇编《麻科合璧》。

1927年，鄞县（今宁波鄞州）林氏据旧刊刻汇林仕荷辑《三余堂丛刻》，医书子目：①（清）郭志邃撰《痧胀玉衡书》3卷、卷末1卷；②（清）陈耕道撰《疫痧草》1卷；③（清）张绍修撰《时疫白喉捷要》1卷；④（清）徐子默撰《吊脚痧论》1卷。绍兴和济药局铅印（清）郑奋扬撰、（民国）曹炳章集注《(增订)伪药条辨》4卷。衢县（今浙江衢州）龚六一堂铅印六一草堂医学丛书（清）程正通原撰、程曦等注《仙方注释》2卷。

1928年，宁波东方针灸学社铅印张世镳编《温灸学讲义》。

1929年，都敬斋铅印都敬斋编《杭州医学公会汇刊》。丹溪学社铅印陈无咎编《伤寒论蜕》。黄岩杨氏种书楼铅印（清）袁句撰《天花精言》6卷。

1930年，杭州中医专校石印杭州中医专校编《幼科学讲义》。衢县龚六一草堂铅印（清）程鉴撰《医约》4卷，附《死候概要》。宁波东方针灸学社铅印（清）周复初撰《针灸秘授全书》。

1931年，宁波东方针灸书局铅印日本神户延命山针灸专门学院编，缪召予、张世镳等编译《高等针灸学讲义》和张鸥波编《温灸术研究法》。宁波印刷公司铅印周岐隐撰《妇科不谢方》，附《怡怡书屋妇科医案》。绍兴育新书局铅印何廉臣辑《何氏医学丛书》，子目：①（日）丹波元坚撰《新增伤寒广要》12卷；②（日）丹波元坚撰《伤寒论述义》5卷；③（日）浅田栗园撰《伤寒论识》6卷；④（南宋）许叔微撰《增订伤寒百证歌注》4卷。四明怡怡书屋铅印周岐隐撰《精神病广义》2卷。兰溪县中医学习班油印张寿颐编撰《病理学》4卷。宁波汲绠书庄石印严鸿志辑《感证辑要》4卷。

1932年，宁波东方针灸学社铅印（日）杉山和一撰、缪召予译《(杉山真传）百法针术》和（日）吉原昭道撰、陈景岐译《中风预防名灸》。兰溪中医专门学校油印张寿颐编《兰溪中医专门学校讲义》4种，子目：①《籀簃谈医一得集》；②《古今医案平议第一种》5卷；③《古今医案平议第二种》3卷；④《古今医案平议第三种》2卷。

1933年，宁波东方医学书局铅印缪召予编《病理学》。四明怡怡书屋铅印周岐隐编《伤寒汲古》3卷。余姚夏仁培铅印（清）许佐廷撰《喉科白腐要旨》2卷。

1934年，杭州医药新闻社铅印杭州医药新闻社编《医药新闻》（1～34期）。东阳汉溪医院铅印赵玱撰《虚痨真诠》。宁波东方针灸学社铅印王可贤撰《金针百日通》。绍兴小金山房铅印张若霞编《贝母之研究》。

1935年，慈溪魏文耀医室铅印魏文耀撰《慈溪魏氏验案类编初集》。

1936年，杭州仁盦学舍铅印王一仁撰《仁盦医学丛书》，子目：①《中医系统学》；②《内经读本》；③《难经读本》；④《伤寒读本》；⑤《金匮读本》；⑥《饮片新参》；⑦《神农本草经新注》；⑧《分类方剂》。宁波东方针灸书局铅印（日）菅沼长之编《针灸则》1卷，附录1卷。

1937年，宁波东方针灸书局（日）杉山和一撰《选针三要集》2卷。嵊县郭氏医所铅印郭望编《汉药新觉》。

1938年，浙江中医专门学校铅印浙江中医专门学校编《浙江中医专校讲义》33种，子目：①莫文泉撰、杜士璋编《研经言讲义》；②傅崇黻编《运气学讲义》；③陆元照编《生理学讲义》；④傅崇黻编《组织学讲义》；⑤杜士璋编《药物学讲义》；⑥杜士璋编《药用动物学讲义》；⑦都敬斋编《诊断学讲义》；⑧王仲香编《处方学讲义》；⑨陆无病、黄素庵合编《妇科学讲义》；⑩马汤楹编《杂病学讲义》；⑪傅崇黻编《外科要旨讲义》；⑫都少伯编《精神病学讲义》；⑬魏汝桢编《名医学说讲义》；⑭杜士璋编《医纲学讲义》；⑮杜士璋编《医学原理讲义》；⑯傅崇黻编《嬾园医语讲义》；⑰陈汝舟编《妇女胎产科讲义》；⑱杜士璋编《读医随笔》；⑲王仲香编《伤寒学讲义》；⑳杜士璋、陈汝舟编《幼科讲义》；㉑陆无病编《金匮要略讲义》；㉒杜士璋编《理虚元鉴》；㉓杜士璋编《症因脉治》；㉔杜士璋编《医学举要》；㉕杜士璋编《药用植物学讲义》；㉖马汤楹编《诊断学讲义》；㉗王普耀编《温热学讲义》；

㉘杜士璋编《病理学讲义》；㉙王香岩编《伤寒指掌》；㉚魏子祥编《杂证学》；㉛陆元照编《卫生学》；㉜孙祖燧编《难经讲义》；㉝马汤楹编《处方学讲义》。章氏国医讲习所铅印章炳麟撰《卒病新论》5卷。宁海源来书局铅印孔继华撰《病症辨治常识》3卷；《浙江中医专校讲义》8种，子目：①《难经讲义》；②《金匮学讲义》；③《伤寒学讲义》；④《诊察学讲义》；⑤《外科总论讲义》；⑥《杂症学讲义》；⑦《组织学讲义》；⑧《国文讲义》。

1939年，宁波东方针灸学社影印（日）玉森贞助编绘《人体写真十四经穴图谱》。

1940年，金华印书局铅印祝慎余选编《施今墨医案》8卷。

1941年，嘉兴清正草堂抄写赵弘道录《知已眼科》。

1943年，黄岩中国针灸医学社铅印牟允方撰《霍乱新论》。

1946年，绍兴养性医舍铅印倪祥川编《养生格言》。

1948年，金华金震东石印局石印曹棪编《咽喉症治要略》。

1949年，杭州陆景景医室铅印陆景景医室编《存粹社医报》2卷。宁波茹古印书局铅印颜伯卿撰《辨刘达人医说》。绍兴明强药局铅印何拯华编《二十一种卫生要药》。宁波东方针灸学社铅印陈光昌撰《实用针灸学》5章。浙东印书局抄写何廉臣撰《实验要药分剂》。海宁陈乃乾慎初堂抄写（日）畑柳安撰《医籍考》。

综上所述，从南宋绍兴年间到1949年，浙江共印制了南宋、元代、明代、清代、民国时期医药著作共800余部。年代越往后，浙江出版的医籍数量越多，近现代时处于井喷状态。客观地说，1840年，鸦片战争打开了中国闭关锁国的大门，中国逐渐卷入世界潮流。西方传教士纷至沓来，西医以浩大的声势传入浙江，教会医院如雨后春笋般蓬勃发展。这一现象开始改变浙江中医药学延续近千年、独领风骚的医药格局，使得浙江本土的中医医疗卫生保健体系开始动摇，逐步向中西医结合的方向迈进。然而，直到民国时期，西医药师人数才渐次增多。在实际医疗卫生事业中，由于民众生活水平低下，西药舶来昂贵，人们习惯拜求中医，因此中医药师人数远超西医药师人数。相应地，浙江刊刻机构印制的中医药著作数量亦远超西医药著作，这充分佐证了在1949年前，浙江中医药人才在全国医药界仍占据主导地位。因此，通过梳理历代浙江刊刻机构印制医籍的盛况和发展脉络，分析其异同，昭其精华，参酌古今，不仅有助于全面了解浙江中医药出版的历史轨迹，也有助于多角度研究中国社会的变迁。

下篇

浙派中医当代发展

第六章 中医药管理

中华人民共和国成立初期，在党的领导下，浙江省进一步贯彻了中医政策，加强了中西医团结，基本上扭转了轻视、排斥中医的倾向，在继承发扬祖国医药学遗产方面，无论是西医学习中医、中西医结合临床治疗、中药学的整理研究，还是中医药人才的培养等，都有较多成绩，对浙江省医疗保健事业起到很大作用。

1960年，随着工农业生产的飞跃发展和爱国卫生运动的深入开展，浙江省中医工作取得了很大成绩。浙江省卫生厅党组曾多次研究中医药工作，并由党组书记先后向各医疗单位做“关于认真贯彻党的中医政策，西医学习中医”的报告。杭州、温州、嘉兴、金华等县市在当地党委的领导下，分别召开了中医药工作会议、中医药代表会议以及中西医座谈会议等。各级卫生单位均以党支部为核心，成立领导小组，领导全体医药卫生人员，认真学习了1958年中共中央发布的对卫生部党组关于组织西医离职学习中医班总结报告的批示和1959年1月25日《人民日报》发表“认真贯彻党的中医政策”的社论。同时，浙江省和绝大部分县、市举办了中医中药展览会，以许多鲜活的事例来教育大家。因此，浙江省各地迅速掀起了学习党的中医政策高潮。

1949—1978年，浙江中药产业不断发展壮大，成为浙江经济的重要支柱产业之一，浙江中药产业在全国名列前茅。20世纪50年代初期，浙江省有400万人从事药材种植与加工。浙江各地开展中药普查，促进药材生产，编写中药手册。1958年11月，国务院印发《关于发展中药材生产问题的指示》，为贯彻国务院文件精神，1960年3月浙江省卫生厅等组成浙江省天然药物资源普查队，对全省部分市县重点调查中药资源。1962年，全省中成药厂定点为胡庆余制药厂、张同泰制药厂、兰溪制药厂、绍兴制药厂、宁波制药厂、温州制药厂。1963年，浙江省卫生厅制定的《中药材生产十年（1963—1972）规划》中，将“浙八味”确定为白术、白芍、浙贝母、杭白菊、延胡索、玄参、笕麦冬、温郁金。至1965年，全省药材种植面积达9.43万亩，总产量1593万千克，全省中成药生产品种有470种。

改革开放以来，浙江中医药事业不断发展，取得了瞩目的成就。浙江省坚持中西医并重的工作方针，将中医药事业发展纳入经济社会发展总体规划中。

浙江省政府在2015年10月发布了《关于加快推进中医药健康服务发展的意见》，2018年1月出台了《关于加快推动中医药发展的实施意见》，努力实现中医药的均衡、充分和高质量发展，各项工作取得了较好成绩，完善了全方位的中医药健康服务体系。

“十五”期间，浙江省中医药工作者在《中华人民共和国中医药条例》《浙江省发展中医条例》的保障下，根据浙江省委、省政府和省卫生厅党组的工作部署，紧紧围绕《浙江省卫生现代化实施纲要》和《浙江省中医药事业发展“十五”计划》确定的发展目标，解放思想，更新观念，加强管理，改善服务，圆满完成了“十五”计划的各项任务，实现了浙江中医药工作“干在实处、走在前列”的发展要求，中医药事业的法律地位得到确立。浙江省本级中医事业经费累计达2.5亿元，年均增长13%，占卫生事业费的10%左右，中医事业经费的平均增长比例高于卫生事业经费的增长比例。浙江省中医药服务体系逐步健全，基础条件日益改善。中医药特色和优势突出，服务能力和水平显著提高。中医药科技创新能力持续提升，突破性成果不断涌现。中医药人才队伍逐渐壮大，素质明显提高。

20世纪90年代末，浙江省中医药界密切关注社会经济的发展态势，不断提高在不同历史条件下推动浙江省中医药事业发展的规律性认识，全面评估经济社会发展给中医药工作带来的全方位、多层次、宽领域的影响。“七五”以前，浙江省着重加强硬件建设，完善中医药服务网络，在全国较早实现了“县县有中医院”的发展目标。“七五”至“八五”期间，浙江省着重加强内涵建设，提高管理水平，完善中医药服务功能。“九五”至“十五”期间，浙江省着重加强特色优势建设，突出服务品牌，提升中医药服务水平。

2005年7月，习近平总书记主持召开中共浙江省委十一届八次全会，研究浙江的文化发展问题，全会做出了《中共浙江省委关于加快建设文化大省的决定》。文件中明确提到要“实施中医药攀登工程，发挥中医药资源优势”。“文化大省”战略和“中医药攀登工程”的实施，使浙江省中医药产业发展与文化传播均走在全国前列。2006年，浙江中医学院升格为浙江中医药大学。2007年2月12日，习近平总书记在给浙江省名中医研究院成立的贺信中指出，中医药学是中华文明的瑰宝，希望全省广大名中医秉承“大医精诚”的美德，积极加强学术交流研究，认真挖掘整理学术经验，努力传承创新发展中医药学，大力培养中医药人才，为建设卫生强省和中医药大省做出新贡献。2007年，习近平总书记先后视察了浙江中医药大学、胡庆余堂药业有限公司、浙江康莱特药业有限公司等。“十三五”以来，浙江省坚持中西医并重的工作方针，紧扣中医药传承创新发展主线，强化“三医联动”“六医统筹”，协同推进中医药事业和产业发展，“中华民族瑰宝”的魅力和活力不断焕发。

党的十八大以来，浙江省加快推进了中医药现代化、产业化，提出了打造“浙产好药”的口号。除在各类文件和规划中做出总体安排外，浙江省政府有关部门还先后出台《关于加快推进中药产业传承发展的指导意见》《浙江省中药材保护和发展规划（2015—2020年）》《浙江省药品生产安全监管三年行动计划》等专门文件，推动相关工作的开展。浙江省中药产业发展坚持中医药基础理论引领和现代化发展方向，建立了以省级中药科研机构为核心，以中药企业为主体，以高等院校和中药创新平台为支撑的多学科、多领域、多层次的协同创新机制。加强中药研发、种植、生产、流通关键核心技术攻关，开展中药材道地性、资源保护与供给、规范化种植研究，从源头上提高中药材质量，推动了中医药产业高质量发展，开展了中药商业“互联网+”模式创新研究，构建中药现代化物流体系，依托中药高新技术产业基地或园区、药都或药谷，集聚高能级要素，引导产业集群创新，使中药产业从传统小型产业向战略性产业转型。

2023年，浙江省中医药工作联席会议办公室印发了《2021年度浙江省中医药发展报告》，报告显示2021年浙江省中医药发展指数比上年增长3.05%，连续3年保持增长态势。中医药创新能力日益提升，人才支撑作用不断增强。全省稳步推进建设各类中医药创新平台；持续实施“杏林工程”，确定省中医药“新苗”计划项目培养对象75名，新增省国医名师传承工作室14个、省名老中医专家传承工作室29个、全国基层名老中医药专家传承工作室8个。“浙派中医”国际影响力也在不断提升，与以色列、罗马尼亚、白俄罗斯共建的“一带一路”中医药中心，已列入国家中医药管理局中医药国际合作专项建设项目，并成为全国样板；成功建立葡萄牙科英布拉大学孔子学院、南非西开普大学中医孔子学院，举办浙江服务贸易（匈牙利）中医健康养生展等。

第一节　中医药管理工作

一、中医管理工作

1949年9月，杭州市卫生局成立医政科统一管理杭州中西医事业。杭州市当时有中医诊所411家。1949年10月，浙江省卫生厅颁发《浙江省各市、县开业医事人员及医院药商登记暂行办法》(简称《办法》)11条，明确医事人员及医院、药商在浙江各市、县开业者，均应按照《办法》的规定办理。人员物业涵盖医师、中医师、牙医师、药剂师、护士、助产士、镶牙生、医院、诊所、化验所、西药房、制药厂、中药铺等，需在《办法》公布施行后2个月内办理登记。杭州市医事人员及医院、药商可在杭州市卫生局登记，其余各市、县在浙江省卫生厅登记。相关人员如有歇业、复业、迁移、死亡时，须于15日内呈报。

1950年，根据全国第一届卫生工作会议确定“团结中西医”的方针，由杭州市卫生局医政科登记办理中医合法开业手续，根据“自愿合作、集体所有、民主管理”的原则，鼓励开业中医师成立联合诊所。同年，杭州市批准设立中医联合诊所3家。同年，杭州市卫生局成立中医科。中医科负责对医疗机构中药质量与临床应用实施监管，而中药材采购、加工生产、市场流通则由市商业局管理。公有制的药厂、医药公司与药店归医药局管理。

1950年6月15日，浙江省第一次全省卫生工作会议在杭州召开，会期7天，出席代表210人。会议主要贯彻中央人民政府确定的“面向工农兵”“预防为主”“团结中西医”的卫生工作总方针以及《中国人民政治协商会议共同纲领》中关于“推广卫生医药事业，并注意保护母亲、婴儿和儿童的健康”的政策。1954年9月21日，浙江省召开全省第一届中医代表会议，参会人员219人。会议进一步阐明中国共产党的中医政策，广泛征求中医意见，大力开展中医工作，批判了过去不重视中医中药的错误倾向，提出了贯彻中医方针的指导意见。会议传达了中央关于中医中药工作的指示，回顾过去5年的中医工作，制定了未来工作方案，会议历时7天。1954年10月20日，《浙江日报》发表了《坚决贯彻团结中西医政策，更好地发挥中医作用》的评论。1954年12月30日，浙江省委在批转浙江省卫生厅党组关于中医工作的报告中指出，各级党委、政府、卫生部门必须对中医引起足够的重视，执行中国共产党的团结中西医政策，号召医务工作者学习中医技术。

1955年，浙江省卫生厅设立了中医处。1955年3月14日，浙江省卫生厅发出《关于开展中医政策学习的指示》，浙江省委宣传部批转浙江省卫生厅党组《关于在全省卫生人员开展中央对中医中药工作指示的学习计划》。1957年8月26日，浙江省卫生厅发出《改进中医学徒工指示》。1957年12月19日，浙江省卫生厅发出《关于药酒的管理和经营问题的联合通知》。1958年11月27日，浙江省委批转浙江省商业厅、卫生厅党组关于海宁县实行医药合一的报告，指出中药材经营交由卫生部门领导有重大意义。1959年2月，温州地区召开第一届中医代表会议。

1959年3月，经浙江省委、省人民委员会批准，由省卫生、商业、农业、林业等6个厅联合召开全省会议，贯彻国务院《关于发展中药材生产问题的指示》。1959年，建立杭州市联合医疗机构管理委员会及各区管理委员会，加强管理工作。1960年底，浙江省中西药公司与浙江省卫生厅药政处合并，成立浙江省卫生厅药政管理局。

1960年，浙江省人民委员会发布命令批准任免有关中医药行业干部职务：何任为浙江省中医进修学校副校长、魏长春为浙江省中医院副院长。1963年12月30日，根据国务院批复精神，省委决定将浙江医学科学院改为浙江卫生实验院，与浙江医科大学划开，由浙江省卫生厅直属。中医学院、中医院、中医研究所也从浙江医科大学划出，成立浙江中医学院、浙江省中医院、浙江省中医研究所，由浙江省卫生厅直接领导。

1982年，浙江省公示了43位省级名中医的名单。浙江省政府分别于1986年、1994年和2000年三次召开全省中医药工作会议，并出台了《关于加快发展我省中医中药事业的通知》等政策措施。

1986年以前，浙江省着重加强硬件建设，完善中医药服务网络，在全国较早实现了“县县有中医院”的发展目标。1987年2月14日，浙江省政府发布《关于发展中医、中药事业的通知》，在全省贯彻执行。

1987年，经浙江省政府批准，在原浙江省卫生厅中医处基础上成立浙江省中医管理局，赋予单独行文权，单列中医事业经费。2000年，改名为浙江省中医药管理局，进一步健全了管理职能，由浙江省卫生健康委员会统一领导和管理。2021年7月，浙江省卫生健康委员会加挂了浙江省中医药管理局的牌子，局长由浙江省卫生健康委主任担任，机构规格为正厅级。

1992年，浙江省设立“浙江省老中医药专家学术经验继承工作办公室”。第一批全国老中医药专家学术经验继承工作指导老师包括盛循卿、唐福安、何子淮。1994年6月“浙江省老中医药专家学术经验继承人结业考核评估工作领导小组”和“考评专家委员会”成立，全省20位老中医药专家学术经验继承人按期出师。1994年10月20日，“浙江名中医馆”建立。浙江省公示了150位省级名中医名单。

1995年，浙江省人民政府下发《关于加快发展我省中医中药事业的通知》。1996年，淳安县被浙江省卫生厅确定为浙江省农村中医工作重点建设县。1997年4月20日，浙江省颁布了《浙江省发展中医条例》，成为全国第三个出台省级中医药法规的省份，为中医药事业的发展奠定了坚实的基础。1997年，浙江中医学院、浙江省中医药研究院、浙江省中医院、杭州中西医结合医院、杭州市中医院等被国家中医药管理局定为全国首批对外开办中医进修教育的单位。

“十五”期间，浙江省中医药工作者在《中华人民共和国中医药条例》和《浙江省发展中医条例》的保障下，根据浙江省委、省政府和浙江省卫生厅党组的工作部署，紧紧围绕《浙江省卫生现代化实施纲要》和《浙江省中医药事业发展“十五”计划》确定的发展目标，解放思想，更新观念，加强管理，改善服务，圆满完成了“十五”计划的各项任务，切实实现了浙江中医药工作“干在实处、走在前列”的目标。

2000年3月5日，浙江省政府召开全省中医药工作会议，并出台了《关于加快发展中医中药事业的通知》等一系列政策措施。4月16日，浙江省政府下发了《关于进一步贯彻实施〈浙江省发展中医条例〉的意见》。浙江省相关部门不断优化资源配置，发挥互补优势，中医医院发展能力显著增强。全省共有三分之二的中医医院进行了不同程度的新建、扩建，较好地改善了服务环境和条件。7月20日，浙江省第二中医院、中医药研究院、精神卫生研究院三家合并成立浙江省立同德医院。2001年5月18日，浙江省中医院整体兼并杭州下沙经济开发区医院。中共浙江省委把加强党的先进性建设真正落实到发展中医药事业的具体工作中去，对影响中医药事业发展的全面性、战略性问题进行了深入的思考与研究，部署和实施了中医药攀登工程等重要举措。习近平同志先后视察了浙江中医药大学、杭州胡庆余堂药业有限公司、浙江康莱特药业有限公司等，极大地推动了浙江中药事业向前发展。历届中共浙江省委、省政府均将中医药产业列入医药行业的重要组成部分，强力推进。2002年，浙江省成立了浙江省中医药信息监测中心。在“数字浙江”的建设中，持续推进中医药信息化进程，以信息化带动中医药现代化，建立适合中医药事业发展的医疗、教育、科研信息系统。进行全省中医医院远程医疗网络建设，打造“数字化中医院”。通过整合省中医药数据监测中心、省卫生信息中心的资源，成立了浙江省中医药数据中心，在基层医疗卫生机构开展中医馆健康信息平台建设。2002年，1368家中医馆被纳入健康信息平台，已上传4 482 661份中医诊疗病历。

2003年，浙江省卫生厅组织制定中医药发展规划，并将中医药纳入卫生事业总体发展规划，负责中医药的继承、创新和中西医结合工作，统筹协调中西医发展。为进一步促进中医医疗服务能力与水平的提高，浙江省卫生厅组织专家修订了《浙江省中医医院评审标准》，为中医医疗机构行业准入和规范管理提供了科学依据。2003—2004年，杭州市卫生局多次组织中医执业资格和执业活动的执法检查，89家中医医疗机构（包括社会办中医医疗机构）中，有9家受到通报批评，2家中医医疗机构因发布虚假广告被撤销。

2003年，根据《中华人民共和国中医药条例》和浙江省中医药发展实际情况，浙江省及时修订了《浙江省发展中医条例》。浙江省建工医院成建制划转为浙江中医药大学附属新华医院。5月28日，浙江省第十届人民代表大会常务委员会第十一次会议通过《关于修改〈浙江省发展中医条例〉的决定》，完善了《浙江省发展中医条例》。

2005年，浙江省政府专门召开全省中医药工作会议；成立由分管省长任组长的省中医药工作协调小组，加强对全省中医药工作的统筹指导；制定《浙江省人民政府关于进一步促进中医药事业发展的意见》，明确了浙江省今后一段时期中医药工作的主要目标、重点任务。2006年，浙江省政府颁布《浙江省卫生强省建设与“十一五”卫生发展规划纲要》，将中医药人员数和床位数作为卫生强省建设的重要指标，并将“中医药攀登工程”列为卫生强省建设的“六大工程”之一。省政府还将中医医院标准化建设和中医药普及项目分别列入了“省重大项目建设行动计划”和“省公共服务均等化行动计划”，予以重点建设。在新一轮机构改革中，成立由浙江省卫生厅领导和管理的省中医药管理局。

“十一五”以来，浙江省着重加强发展战略研究，围绕浙江省经济社会发展目标和卫生强省发展战略，在全省全面实施“浙江省中医药攀登工程”，形成了以不断满足中医药社会需求为导向，以发挥中医药特色优势为主线，以名院、名科、名医为引领，以提高中医药科技创新能力和人才队伍素质为保证，以扩大中医药服务可及性、加强农村和社区中医药工作为基础，以提升中医药服务核心竞争力为目标的中医药工作新思路。

“三名三进”即“培养名医、创造名科、建设名院，中医药进农村、进社区、进家庭”，是国家中医药管理局贯彻党的十七大关于“坚持中西医并重”“扶持中医药和民族医药事业发展”的精神，在全国范围内实行的中医药发展战略。2006 年以来，浙江省密切关注社会经济的发展态势，不断提高在不同历史条件下推动中医药事业发展的规律性认识，全面评估经济社会发展给中医药工作带来的全方位、多层次、宽领域的影响。

习近平总书记亲自部署和推动了浙江省“中医药攀登工程”建设。按照浙江省委十一届八次全会精神制定的《浙江省卫生强省建设与“十一五”卫生发展规划纲要》，将“中医药攀登工程”列为卫生强省建设的“六大工程”之一，明确提出要加强中医药的继承与创新，促进中医药的现代化和国际化。2006 年 6 月，浙江省卫生厅、浙江省发展和改革委员会、浙江省财政厅联合下发了《关于印发浙江省中医药攀登工程实施方案的通知》，工程的总体目标是力争通过五年建设，初步建立起与浙江省基本实现全面小康相适应的、较好满足人民群众健康需求的现代中医药服务体系；中医药服务领域不断拓展，服务能力和可及性明显提高；中医药资源配置优化合理；中医药行业管理规范有力，中医药继承与创新成效显著，中医药事业发展的基础条件得到较大改善，全省中医药综合实力位居全国前列。9 月 27 日，浙江省召开中医医院院长会议，全面部署中医药攀登工程，首要的任务是全面加强中医药服务能力建设，其内涵是要优化中医药资源配置，继续办好现有公立中医医疗机构，规范有序引导社会力量参与中医药发展，加强基础设施建设。项目启动后，很快取得成效，并且不断拓展。中医药攀登工程有五项主要任务：①全面加强中医药服务能力建设。②充分显现中医药特色与优势。③持续提升中医药科技创新能力。④积极推进中医药全面参与城乡社区卫生服务。⑤努力优化中医药人才结构。具体开展八个重点项目建设，包括名院建设项目、名科建设项目、创新基地建设项目、重点研究项目、中医药临床特色优势标准化研究项目、中医药参与城乡社区卫生服务示范单位建设项目、中医药适宜技术应用项目、中医药人才素质提升项目。工程实施周期为五年，分三个阶段逐步推进，从加强领导、创新机制、规范管理、多方筹资、上下结合、推广示范等方面落实各项保障措施。中医药攀登工程为浙江省中医药各项事业的快速提升绘就了系统蓝图。沿着基本路线，贯彻党的十八大以来的中医药政策方针，浙江省先后制定和实施了中医药事业发展“十二五”“十三五”规划，取得了累累成果。“十一五”以来，浙江省卫生厅、省发展和改革委员会、省财政厅联合制定出台了《浙江省中医药攀登工程实施方案》，并颁布了《浙江省中医药事业发展第十一个五年规划》，明确了中医药工作的重点领域和主要任务。

2008 年 10 月 28 日，浙江省政府成立了中医工作协调小组，召开了浙江省中医药工作会议，赵洪祝书记作重要批示，吕祖善省长作重要讲话，出台了《关于进一步促进中医药事业发展的意见》，有力推进了中医药事业发展。“中医中药中国行”浙江省活动顺利启动，中医药文化氛围进一步提升。10 月 29 日，卫生部副部长王国强在浙江调研中医药工作。各级政府都十分重视中医药参与应对突发公共卫生事件能力和水平的提升，积极促进中医药参与公共卫生体系和医疗救治体系建设。在传染病医院建设标准中，要求设置中医科和中药房，以发挥中医药综合服务功能，同时，配备一定数量的中医和中西医结合专家参加医疗救治工作，提高中医药防治效果；还进一步加强对突发公共卫生事件中西医结合防治工作的研究，制定突发公共卫生事件的中西医结合工作预案和技术方案。

此外，在省政府制定的“重大项目建设行动计划”和“基本公共服务均等化行动计划”中都专门安排了“中医药攀登工程强化项目”“中医药服务普及化项目”等建设任务。杭州市卫生局印发了《杭州市名老中医工作室建设暂行管理办法》，开展了全市名老中医工作室建设申报工作，并制定了《杭州市名中医评选管理办法》和《杭州市基层名中医评选管理办法》，以期发挥名中医的作用，带动基层名科与名院建设。

2009 年，国务院下发《关于扶持和促进中医药事业发展的若干意见》，浙江省认真贯彻落实，为中医药事业发展营造了良好的环境。2009 年以来，杭州市中医医疗机构按照国家中医药管理局的要求，开展中医医院管理年活动，每年认真开展自查和自评。杭州市卫生局根据《全国中医医院管理评价指南》《中医医院中医药特色评价指南》等文件精神，加强对各级各类中医医疗机构的中医药特色指标、中医（中西医结合）单病种管理、核心医疗管理制度和安全医疗的督导。

2010年，杭州地区市级和区（县）级中医院有19家：杭州市中医院、杭州市红十字会医院、杭州市推拿医院、上城区中医院（清波望江街道社区卫生服务中心）、上城区中西医结合医院（上城区南星街道社区卫生服务中心）、下城区中医院（文晖街道社区卫生服务中心）、下城区中西医结合医院、拱墅区中医院（拱宸桥街道社区卫生服务中心）、拱墅区中西医结合医院（祥符镇社区卫生服务中心）、西湖区中西医结合医院（三墩镇社区卫生服务中心）、萧山区中医院、余杭区中医院、富阳市中医院、临安市中医院、桐庐县中医院、建德市中医院、淳安县中医院、富阳中医骨伤医院、萧山区中医骨伤科医院（萧山区第六人民医院）。

2012年，浙江省政府与各市、县政府签订的医改责任书中要求办好县级中医院，浙江省卫生厅在卫生强市考核指标中把各市卫生局是否设置中医药管理部门作为一票否决指标，浙江省发展和改革委员会积极推动县级中医院标准化建设。2013年，杭州市卫生局结合杭州实际研究制定了《杭州市基层中医药服务能力提升工程实施方案》。

2014年，浙江省卫生和计划生育委员会联合省发展和改革委员会等在全国率先出台了《关于促进中医药健康服务业发展的实施意见》，明确了发展目标、工作任务和保障措施。中医药发展列入了省政府战略；积极实施中医“治未病”健康工程；参与医疗体制改革，全面实施基层中医药服务能力提升工程，市、县两级累计投入600万元，为13个县（市、区）各新建1个县级基层常见病多发病中医药适宜技术推广基地。

2014—2018年，先后成立浙江省中医院中医病历、中药饮片、中医护理、中医药数据、针灸、推拿、康复等质量控制中心。与此同时，建立浙江省基层医疗机构中医药健康服务信息网络系统，畅通基层信息报送渠道，便于适时开展检查指导。完善地市质控中心组织建设，地级市成立了质控中心，建立了分级质控管理体系，逐步加大质量管理的覆盖面，有效开展对基层医疗机构的质控检查和指导工作。

2015年，浙江省政府颁布了《浙江省人民政府办公厅关于加快推进中医药健康服务发展的意见》。杭州市卫生健康委员会组织开展第六批市级名中医评选，经过推荐、公示、评选产生29名杭州市级名中医；创建淳安县中医院严有林及桐庐县中医院许子春两个全国基层名老中医药专家传承工作室；组织市内三级中医（中西医结合）医院开展杭州市中医药各类质量控制中心挂靠单位申报工作，成立杭州市中医临床、中医护理、中药药事、中医药适宜技术推广应用以及中医“治未病”质量控制中心；接受浙江省中医药管理局组织的对市中医院、市红十字会医院、余杭区中医院等5家三级中医医院开展的大型中医院巡查和持续改进等检查。

2016年，浙江省立同德医院发起成立浙江省互联网医院（筹）获浙江省卫生和计划生育委员会发文同意，开启对新型智慧健康医疗服务平台的探索。杭州市组建中医保障队伍，做好“G20峰会”中医药保障工作。

2017年，浙江省卫生厅发布《浙江省卫生计生委关于印发浙江省中医药事业发展“十三五”规划的通知》，总结了浙江省“十二五”规划的实施情况，并对未来做了规划：到2020年，基本建成覆盖全生命周期、内涵丰富、优势突出、与城乡居民需求相适应的中医药健康服务体系；建立健全覆盖城乡、均衡发展、功能完善、优势突出、与现代社会多层次和多样化的健康需求相适应的中医药服务体系，中医药服务领域不断拓展，服务水平明显提高，服务机构建设更趋完善，中医药在应对突发公共卫生事件和防治重大疾病中的作用更加显著；进一步加强中医药科技创新体系建设，持续增强中医药继承与创新能力，提升中医药国际化水平；进一步完善中医药人才培养体系，逐步壮大中医药人才队伍，优化中医药人员知识结构，提高综合素质，培养一支名中医药专家队伍和基层中医药骨干队伍；大力推进中医药政策体系建设，营造有利于中医药事业全面健康持续发展的政策环境，不断增强中医药在经济社会发展中的地位和作用，为浙江省社会经济发展提供有力的中医药健康保障。

浙江省委人才工作领导小组办公室、省人力资源和社会保障厅、省卫生和计划生育委员会联合出台了《浙江省中医药传承与创新“十百千”人才工程（杏林工程）》，计划培养50名省国医名师、100名领军人才和1000名拔尖人才，“杏林工程”人才计划列入省151人才工程。

2017年，杭州市发展和改革委员会和杭州市卫生局出台《杭州市中医药事业发展“十三五”规划》。杭州市卫生局联合市发展和改革委员会、市人力资源和社会保障局、市市场监督管理局联合出台《杭州市基层中医药服务能力提升工程“十三五”行动方案》。开展杭州社会办中医试点工作，加强对社会办中医的引导和扶持工作，被国家中医药管理局确定为国家社会办中医试点城市。组织中医中药中国行——杭州市中医药健康文化推进行动启动仪式、杭州市基层中医药服务能力提升工程“十三五”行动计划启动会暨钱塘中医论坛，王永钧主任医师、朱德明教授做专题学术报告。

2020年12月1日，中共浙江省委、浙江省人民政府颁发了《关于促进中医药传承创新发展的实施意见》，提出如下实施意见：①健全服务体系，增强服务能力，强化中医药服务龙头牵引、构筑中医药服务骨干支撑、推进中医药服务网络覆盖。②发挥独特作用，提升服务效能，提升中医药疾病诊疗服务水平、发挥中医药预防保健作用、提高中医药康复服务能力、强化中医药疫病防治功能、促进中西医结合。③强化创新引领，夯实发展基础，提高中医药高等教育质量、培育高素质中医药人才队伍、建设高能级中医药创新平台、加强中医药科研攻关。④推进产业发展，拓展发展空间，扩大中医药产业规模、深化中医药开放合作、拓展中医药国际市场。⑤打造“浙”字品牌，彰显区域特色，打造“浙派中医”文化品牌、打造“浙产好药”产业品牌、打造“浙里中医”服务品牌。⑥深化综合改革，完善体制机制，健全中医药治理体系、完善医保和中医药价格政策、完善多元投入保障机制、改革中医药评价和激励机制、强化中医药管理体制保障、加强组织实施。

2020年12月31日上午，浙江省中医药大会在杭州召开。浙江省委书记袁家军作出批示，中医药学是中华优秀传统文化的瑰宝，中医药事业在经济社会发展中具有重要的战略地位。长期以来，全省中医药战线和广大中医药工作者深入实施中医药攀登工程，着力打造浙派中医、发展浙产好药，为增进人民群众健康福祉做出了积极贡献。特别是在抗击新冠疫情中，中医药发挥了独特的优势和作用。各级各有关部门要深入贯彻习近平总书记关于中医药工作的重要论述精神，落实全国中医药大会部署，遵循中医药发展规律，传承精华、守正创新，系统推进中医药事业和产业高质量发展，加快建设高能级中医药创新平台，培养高素质中医药人才，构筑中医药医学高峰，建设中医药强省，为高水平建设健康浙江、奋力打造“重要窗口”、争创社会主义现代化先行省做出应有的贡献。

2020年以来，浙江省委、省政府主要领导先后就认真学习习近平总书记在南阳视察时的重要讲话作出批示，并赴中医医院、中医药大学、中医药企业调研，召开部分专家学者座谈会，对中医药工作进行再部署和再推进，强调要深入学习贯彻习近平总书记关于中医药的重要论述，把中医药发展放在共同富裕大场景中来谋划来实施。

2021年5月25日，浙江省发展和改革委员会、省经济和信息化厅、省农业农村厅、省卫生健康委员会、省中医药管理局关于印发《浙江省中医药发展“十四五”规划》的通知。在通知中，全面回顾了“十三五”期间浙江省中医药发展成就及提出了“十四五”发展的宏伟蓝图，对“十四五”期间浙江省中医药发展提出了总体要求，七个方面的重点任务和具体指标，四个方面的保障措施。总体要求如下。

①指导思想

坚持以习近平新时代中国特色社会主义思想为指导，深入贯彻党的十九大和十九届二中、三中、四中、五中全会精神，认真落实习近平总书记关于中医药工作的重要论述，坚持贯彻新发展理念，忠实践行"八八战略"、奋力打造"重要窗口"，全面落实健康中国和健康浙江战略部署，坚持以保障人民群众生命健康为根本出发点和落脚点，坚持中西医并重工作方针，坚持中医药现代化、产业化方向，坚持传承精华、守正创新，更加注重疗效、更加注重质量、更加注重融合、更加注重生态，遵循中医药发展规律，彰显中医药独特的卫生资源、潜力巨大的经济资源、具有原创优势的科技资源、优秀的文化资源、重要的生态资源"五种资源"价值，发挥中医药在疾病诊疗、预防保健、康复服务、疫病防治中的特色优势，从战略高度推动中医药事业和产业高质量发展，争创国家中医药综合改革示范区，努力打造中医药强省。

②基本原则

注重守正创新。秉持"传承师古不泥古、创新发展不离宗"，坚持中医药发展规律，遵循辨证论治原创思维，坚守优秀传统文化，充分利用现代科学技术，通过中医药理论创新、技术创新、制度创新、管理创新、模式创新，推动中医药创造性转化、创新性发展。

突出特色优势。秉承中药材道地性、中医服务特色性等中医药发展"因地制宜"特点，深挖浙江中医药文化历史底蕴，推进全省中医药资源优势、中医服务特色优势与数字经济发展优势等相结合，持续深化"浙"系列中医药品牌内涵建设，在传承创新发展中不断形成新优势、彰显新特色，永葆中医药薪火相传。

坚持系统观念。推动中医药事业和产业融合发展、齐头并进；促进中西医结合，在开放中发展中医药；统筹兼顾中医药发展各领域各环节，强化供应链、创新链、人才链、生态链等多链条集成，促进中医药医疗、保健、科研、教育、文化、产业协调发展，不断增强中医药发展的整体性和系统性；加强理念融合、资源整合、标准耦合，促进长三角中医药一体化发展。

努力争先进位。增强"窗口意识"，以数字化改革为引领，全面推进中医药发展质量变革、效率变革、动力变革，在传承创新中注重吸收现代科学技术和文明成果，提高中医药现代化发展水平，提升中医药发展的竞争力、影响力和辐射力，实现从中医药大省迈向中医药强省。

③发展定位

全力打造“浙里中医”服务品牌。按照“建高地、夯基层、筑网络”的总体要求，形成中医医院特色发展、综合医院（专科医院）中西医结合特色突出、基层中医药服务能力强，融预防、治疗、康复为一体，覆盖全民和全周期的中医药服务体系，不断提高中医药服务供给能力和疗效，强化中医服务品牌效应，建设中医药健康服务氛围浓郁省份。

全力打造“浙产中药”产业品牌。发挥中药资源大省优势，坚持集聚发展、突出质量优先，以道地药材品质提升、高能级产业集聚平台建设、龙头企业培育、经典名方和中药复方创新发展等为重点，全面推动中药制造向更大规模、更优质量、更高层次迈进，打造全国有影响力的中药产业品牌。

全力打造“浙中医药+”创新品牌。围绕生命健康科创高地建设，发挥数字经济先发优势，协同推进中医药科技创新和发展模式创新，以高能级中医药科创平台、一流中医药人才培养基地、高素质中医药特色人才队伍建设等为引领，加快汇聚中医药创新要素，大力发展中医药新技术、新业态、新模式，丰富中医药发展内涵，拓展融合发展空间，率先构建“中医药+”创新发展格局。

全力打造“浙派中医”文化品牌。深挖中医药文化资源优势，强化中医药古典医籍精华保护与研究利用，完善学术、学派、学科传承，搭建中医药文脉传承与文化传播载体，全面融入“一带一路”重要枢纽和国内国际双循环战略枢纽建设，大力推进国际中医药文化和服务的交流合作，更好向国际社会展示中医药文化魅力，形成更具深度和广度的中医药文化影响力。

④发展目标

到2025年，中医药强省建设取得明显进展，整合型中医药服务体系基本成熟定型，中医药创新发展能力和融合发展水平大幅提升，中医药产业竞争力明显增强，中医药对提高居民健康水平的贡献度进一步凸显，中医药高质量传承创新发展在全国争先进位。具体发展目标如下。

中医服务能力得到新提升。建成一批国家、省级中医医学中心和区域医疗中心，各设区市至少设置一所三级甲等水平的中医医院，95%的县级中医医院达到二级甲等以上水平，公立中医医院中医类执业（助理）医师占比达60%以上，中医药特色服务人次占中医医院总诊疗人次比率达65%以上，公立中医医院在全国绩效考核中总体排名进入全国前十，全部二级公立中医医院设置治未病科，全部公立综合医院、妇幼保健院设置中医科，全部社区卫生服务中心、乡镇卫生院设置中医馆、配置中医医师，努力打造中医药特色服务优质均衡发展先行地。

中医药产业实力跃上新台阶。中药产业规模明显扩大，中药材种植总面积达100万亩，中药工业企业主营业务收入突破400亿元，产业集聚程度进一步提升，六大中药谷规模效应逐步显现，形成若干规模化中医药产业集群，壮大一批龙头企业，培育一批“浙产中药”知名品牌，努力打造中医药产业高质量发展集聚地。

中医药科技创新实现新突破。建设一批高能级中医药科创平台和一流中医药人才培养基地，规模以上中药工业企业研究与试验发展（R&D）经费投入占比达3.5%左右，新增国医大师、全国名中医、岐黄学者和省级名中医、岐黄使者100人以上，重点围绕中医药基础研究和关键核心技术攻关实施20项中医药重大科研项目，力争形成一批突破性成果，努力打造中医药科技创新的重要策源地。

中医药文化传播和开放发展增添新活力。打造一批中医药文脉传承与文化传播载体，居民中医药健康文化素养水平达到30%以上，长三角中医药一体化发展取得明显成效，与“一带一路”沿线国家交流合作更加广泛，建成中医药海外中心、国际合作基地和服务出口基地4个以上，努力争当中医药文化传播和开放发展排头兵。

浙江省“十四五”时期中医药发展主要指标详见表4。

表4 “十四五”时期中医药发展主要指标

类别	序号	指标名称	单位	2020年	2025年
中医药服务	1	国家中医医学中心、区域中医医疗中心、区域中医（专科）诊疗中心个数	个	2	4
	2	县级中医医院达到二级甲等以上水平比例	%	87	95
	3	千人公立中医医院床位数	张	0.64	0.69
	4	千人中医类执业（助理）医师数	人	0.62	0.66
	5	公立中医医院中医类执业（助理）医师占比	%	44	60以上
	6	中医药特色服务人次占中医医院总诊疗人次比率	%	50	65

续表

类别	序号	指标名称	单位	2020 年	2025 年
中医药服务	7	二级公立中医医院设置治未病科的比例	%	91	100
	8	公立综合医院、妇幼保健院设置中医科比例	%	90	100
	9	社区卫生服务中心、乡镇卫生院设置中医馆、配置中医医师比例	%	92	100
中医药产业	10	中药材种植面积	万亩	83	100
	11	中药工业企业主营业务收入	亿元	210.8	400
	12	中药出口总额	亿元	11.5	18
	13	入选全国百强中药企业数	家	5	6 以上
中医药科技创新	14	规模以上中药工业企业 R&D 经费投入占比	%	2.83	3.5 左右
	15	实施中医药重大研发项目数	项	[11]	[20]
	16	推广优势病种诊疗方案数	个	50	100
	17	形成重大疑难疾病中西医结合诊疗技术项目数	项	17	50
	18	新增国医大师、全国名中医、岐黄学者和省级名中医、岐黄使者人数	人	[74]	[100 以上]
中医药文化传播和开放发展	19	公民中医药健康文化素养水平	%	25*	30 以上
	20	中医药文化宣传教育基地数	个	7	13
	21	中医药海外中心、国际合作基地和服务出口基地数	个	3	4 以上

注：1. [ ] 为五年累计数；2. 带 * 的为 2019 年数。

到 2035 年，全面建成中医药强省，中医药治理能力和治理体系基本实现现代化，中医药健康养生文化理念全面融入居民健康生活，中医药在疾病诊疗、预防保健、康复服务、疫病防治中的重要作用得到充分发挥，中医药科技创新能力和产业竞争力走在全国前列，成为与“重要窗口”相匹配、示范引领的中医药传承创新发展高地。

⑤空间布局

根据全省经济社会发展总体部署，依托各地中医药发展基础和资源要素条件，坚持集聚化、差异化的空间布局导向，构建“一轴引领、四带联动、六谷集聚、全域支撑”的中医药发展总体布局。

一轴引领：构筑中医药传承创新发展轴。依托杭州、宁波沿线打造全省中医药传承创新发展引领轴。统筹优化中西医资源配置，加快中医药优质医疗资源提质扩容，布局建设国家中医医学中心和区域医疗中心，全力推进国家中医药传承创新工程建设。依托杭州城西科创大走廊、甬江科创大走廊等科创平台，打造高能级中医药科创平台，做强浙江中医药大学、浙江省中医药研究院等创新主体，加快创新资源要素集聚，推动中医药基础研究、科技攻关和成果转化。依托钱塘新区、滨海新区“万亩千亿”新产业平台等，加快布局中药产品和中医药医疗器械等生产，打造中医药产业集群，做大做强一批中医药龙头企业，全面带动全省中医药传承创新发展。

四带联动：打造四大中医药文化健康旅游带。以诗路文化带建设为契机，深入挖掘各地中医药文化，整合相关资源和平台载体，串珠成链。重点建设以伤寒学派、绍派伤寒、本草学派等为代表的大运河中医药文化健康旅游带，以钱塘学派、温病学派、丹溪学派等为代表的钱塘江中医药文化健康旅游带，以医经学派、温补学派等为代表的浙东中医药文化健康旅游带，以永嘉医派、针灸学派等为代表的瓯江中医药文化健康旅游带。依托国家级和省级中医药健康服务基地建设，全力推动中医药跨界延伸发展，打造融合养生文化、山水文脉、遗产景区、生态旅游等元素的四大中医药文化健康旅游带。

六谷集聚：做强六大中药谷。依托“浙八味”“新浙八味”等道地药材优势产区和海洋生物资源优势，优化提升中药材种植基地，因地制宜建设一批中药材规模化种植基地、中药产业基地，推动中药种植、中药材、中药饮片、提取物及保健品等全产业链联动发展，打造浙中、浙西、浙北、浙西南、浙东南、浙东六大中药谷。其中，浙中药谷以金华磐安为中心，联动武义、东阳、新昌、天台、仙居等金华、绍兴、台州连片地区；浙西药谷以临安、建德、淳安、桐庐等地为主要节点，联动浙江西部地区；浙北药谷以安吉、桐乡等地为主要节点，联动嘉兴湖州地区；浙西南药谷以柯城、常山、开化、江山、龙泉、庆元、景宁等地为主要节点，联动衢州丽水全域；浙东南药谷以永嘉、乐清、平阳、苍南等地为主要节点，联动温州地区；浙东海洋药谷以海曙、余姚、定海为主要节点，联动宁波舟山地区。

全域支撑：构建覆盖全域惠及全民的中医药服务支撑网络。坚持以满足人民群众健康需求为出发点和落脚点，强化中医药服务特色优势，融合互联网+

中医药、健康食品、健康养老等领域，构建集中医药疾病诊疗、预防保健、康复服务、疫病防治于一体的全生命周期中医药健康服务体系，促进中医药服务优质资源均衡发展，保障全体居民享有安全、有效、方便、价廉的中医药服务。

浙江中医药发展“十四五”规划有五个特点。第一，体现系统性谋划，将中医药的事业规划调整为发展规划，坚持系统的理念、系统的方法，推进中医药的医疗、保健、科研、教育、文化、产业等协调联动发展。第二，体现全方位融入的特点。规划注重把中医药工作与省委、省政府的重要决策部署结合起来，协同推进。比如说，与打造生命健康科创高地相结合，浙江省提出强化中医药基础研究和关键核心技术的攻关，来建设中医药的高能级科创平台。与数字化改革相结合，提出中医药 + 互联网健康服务，完善中医药智治监管等举措。与乡村振兴和 26 个山区县高质量跨越式发展相结合，提出依托中药材种植来推动富民增收等举措。第三，体现特色化发展，围绕“建高地、夯基层、筑网格”，提高中医药服务供给能力和疗效为目标，全力打造“浙里中医”服务品牌。围绕道地药材品质提升、高能级产业集群平台建设、龙头企业的培育、经典名方和中医药复方创新发展等为重点，全力打造“浙产中药”产业品牌。围绕生命健康科创高地建设，发挥数字经济先发优势，全力打造“浙中医药 +”创新品牌。围绕搭建中医药文脉传承与文化传播载体，全面融入“一带一路”重要枢纽和国内国际双循环战略这个枢纽的建设，全力打造“浙派中医”的文化品牌，这是全面融入社会发展的特点。第四，体现深层次的改革。浙江省的“十四五”规划，围绕争创国家中医药综合改革示范区，以数字化改革为引领，在深化公立中医医院的改革、完善中医医疗服务价格和中医医保政策、加快中医药审评审批制度改革、构建中医药的标准规范体系、健全中医药的人才评价和激励机制、建立中医药全过程治疗追溯体系等方面提出了一系列改革举措，着力构建整体智治的中医药治理体系。第五，体现清单化的落实。浙江省的规划提出重大改革、重大政策、重大平台和重大项目，规划是由四个重大来支撑的，其中重大项目是 115 个，涉及中医医疗服务、中医药产业、科技创新等，“十四五”期间，中医药领域的投入资金将达到 560 亿元。以规划带项目，以项目带资金。

“十四五”时期，浙江省进一步把中医药工作的重心向基层倾斜，着力提升基层中医药服务的能力。浙江准备做这样几个方面的工作：一是加强基层中医医疗机构建设，完善服务网络。规划实施中医医院强院工程，争取 95% 县级中医医院达到二级甲等以上水平，同时提升县级中医医院牵头的县域医共体综合能力，实现县乡中医药服务一体化。健全中医诊所备案管理制度，支持有资质的中医专业技术人员特别是名老中医开办中医门诊部、诊所。浙江也在全国率先开展中医医术确有专长人员医师资格考核，并颁发了全国第一本《中医（专长）医师资格证书》，目前累计考核通过422人，鼓励取得《中医（专长）医师资格证书》的人员在基层提供中医药服务。二是完善基层治未病和康复体系，提升服务能力。加强县级中医医院治未病科和中医康复科规范化建设，提高治未病和康复服务水平和能力，鼓励在社区卫生服务中心和乡镇卫生院设置中医康复诊室和康复治疗区。加强中医药健康管理服务和技术规范培训，扩大目标人群覆盖面，提升家庭医生签约服务团队中医药能力，落实签约团队中医药人员配置。到2025年，老年人和儿童中医药健康管理率分别达到80%和90%；康复患者中接受中医康复技术指导的患者比重达到70%以上。三是强化基层中医药人才培养，壮大服务队伍。加大中医全科医师培养力度，实施中医全科医师倍增计划，每年选派200名基层中医全科医生、骨干人才进修学习。实施基层中医药人才培养工程，建立吸引和稳定基层中医药人才保障的长效激励机制，探索试点基层中医药人才订单培养模式，面向基层培养乡土型、本土化中医药人才，如安吉县投入400余万元以师承方式定向培养中医师。加强基层名老中医药专家传承工作室建设，以师承方式培养基层实用型人才。到2025年，社区卫生服务中心、乡镇卫生院全部配备中医执业（助理）医师。

2021年，浙江省卫生健康委员会与省财政厅联合制定了《浙江省山区海岛县中医医院中医药特色专科“百科帮扶”项目实施方案》，安排专项资金6000万元，推进优质医疗资源有效扩容和均衡布局，省市医院与山区海岛县中医医院建立合作办医关系，通过构建中医药特色专科联盟，对山区海岛县开展专科协作，建设100个以上基层中医药区域优势专科，加快补齐山区海岛县中医医院服务能力短板。

2022年以来，浙江有力推进国家中医药综合改革示范区建设，大力实施“中医处方一件事”改革，取得良好成效，出台《高质量推进中医药“走出去”三年行动计划》（简称《行动计划》），推动“浙派中医”国际化，打造“国民学国医”文化教育平台，促进中医药高素质人才队伍建设等，开展一系列新举措，取得一系列新成绩。

《行动计划》提出，加强政府间合作，建立长效合作机制，加强政策沟通，协调中医学历认可、中医医师资格认定、中药产品市场准入等重大问题；深化国际组织交流协作。搭建国内外专家学者交流平台，推动“浙派中医”国际化，支持浙江中医药学会设立世界中医药学会联合会浙派中医分会。加强中医药标准建设，对接国际标准化组织，合作研究制定针灸、推拿、康复等中医药国际标准；鼓励民间自主交流。建立海外中医药交流机制，鼓励在海外建立中医药博物馆（文化馆），举办大型中医药文化展览、义诊、健康讲座和科普宣传活动，支持何氏妇科等浙江著名中医学术流派在国外设立工作站，扩大“浙派中医”学术流派影响力。

《行动计划》提出，建设高水平中医药海外中心，谋划新建中医药海外中心 1 ～ 2 个，每年派遣 5 ～ 10 名中医专家赴中心开展中医诊疗服务、健康咨询等活动。推动合作国家中医药政策改革，积极推动中医药立法，为中医药“走出去”提供更多保障，支持浙江省内 5 家高水平中医院与欧洲国家在中医药领域开展深入交流合作。提升海外中医药服务辐射能力，建立中医药服务云端诊室，实施“千名医师结对百个侨团”活动，为海外侨胞提供线上中医药服务，依托浙江“中医处方一件事”改革成果，推广应用处方、病历、饮片等标准，提升诊疗能力和水平。发挥浙江中医药教育科研优势，加强葡萄牙、南非、泰国中医特色孔子学院建设，依托“国民学国医”平台和中医云课堂平台开发一批优质线上教育资源。

《行动计划》还提出，扩大海外服务和产品应用范围，以医带药，促进中药服务出口，打造浙江中医药服务贸易品牌；支持中医药企业开展对非合作，推动中药类产品以药品、保健品、食品等方式在部分国家开展注册。充分发挥浙江外贸优势，拓展中医药国际贸易市场，为国内中医药企业和境外采购商搭建交易平台，积极举办中医药国际贸易展等活动，开拓国际市场，扩大中药类产品贸易品类，组织企业参加中国中医药健康（澳门）品牌展览会等展会，扩大国际市场网络。

2022 年 3 月，浙江省卫生健康委全面实施“中医处方一件事”改革，建立省市县医疗机构协同、中医处方共享、中医数据互联互通的服务新模式，推动中医医疗机构临床、科研、服务的系统性重塑，切实提高老百姓看中医用中药的获得感。截至 2023 年 7 月 26 日，浙江省 4 家省级中医院和 11 个地市 102 家医院完成标准化与数字化同步改造。上线中医药数字化监管驾驶舱，每日实时上传标准化中医处方 4 万张以上，处方总数超过 1000 万张。2022 年以来，全省中医门诊量同比增长 9.1%，中医处方贴均费用降低 25%，群众看中医满意度居全国前列。

2022 年 9 月，浙江省政府办公厅印发《浙江省国家中医药综合改革示范区建设实施方案》，到 2025 年，浙江省中医药综合治理、数字支撑、特色服务、中西医结合、科技创新、人才培育、产业发展、文化传播和跨界融合九大领域综合改革取得显著成果，基本建成中医药强省。11 月 8 日，浙江省政府召开浙江省国家中医药综合改革示范区建设推进会，对国家中医药综合改革示范区建设进行了全面部署。浙江省委书记袁家军、省长王浩分别作出重要批示。

从 2023 年 1 月 9 日开始，由浙江省卫生健康委、省中医药管理局举办的“中医药为民大健康服务”大型主题活动正式开展。全省中医药系统围绕“中医药为民大健康服务”主题，对中医药防治新冠病毒感染进行广泛的群众宣讲。截至 1 月 18 日，全省开展直播活动 100 余场，视频播放量达 100 余万人次，解答群众提问达 1 万余条，广播日均收听人次达 3000 万。2 月，浙江省卫生健康委、省中医药管理局等五部门联合印发《浙江省高质量推进中医药“走出去”三年行动计划》，明确到 2025 年，实施高质量对外合作重大项目 10 个，建设国家级合作基地 10 个，与浙江建立中医药合作关系的国家和地区达到 50 个，培养海外中医药国际人才 2500 人，开展海外中医药服务与交流咨询 10 万人次，将浙江打造成为高质量推进中医药现代化、国际化的示范窗口和我国中医药对外开放新机制的金名片。

2023 年 4 月，浙江省卫生健康委印发《2023 年浙江省卫生健康工作要点》，紧紧围绕省委、省政府深入实施“八八战略”、三个“一号工程”和“十项重大工程”等决策部署，以卫生健康现代化建设九大行动为主线，量化细化目标指标，明确具体的实施路径和工作举措，突出措施的可操作性、进度的可追踪性和结果的可评价性，确保卫生健康现代化建设开好局、起好步。其中，浙江省卫生健康委办公室推出了 2023 中医药传承创新行动如下。其一，加快国家中医药综合改革示范区建设，推动 13 个先行区率先建立基于服务量的中医医疗机构补偿机制，推进相关政策落实落地。深化建设 5 家国家中医特色重点医院。其二，积极支持浙江省中医院争创国家医学中心（中医类）、力争新增国家区域医疗中心建设医院 1 家。推动浙江省立同德医院（浙江省中医药研究院）、浙江中医药大学附属第二医院加快建设国家中医药传承创新中心。积极争创国家中医康复中心。其三，推动台州市、衢州市、舟山市中医医院对照三甲标准制定创建方案。加强县级中医医院的急危重症救治能力。实施山区海岛县中医医院中医药特色专科“百科帮扶”工程，制定考核标准，启动建设骨伤、肾病、妇科等中医专科联盟。其四，出台《浙江省基层中医药服务能力提升工程“十四五”行动计划》，遴选培养县级中医药优势特色学科40个，新增省基层名中医90名以上。新增全国基层中医药工作示范县5个。其五，推进制定中西医协同“旗舰”医院试点方案，开展中西医协同“旗舰”科室建设，92%以上综合医院、妇幼保健院等医疗机构中医科室设置，制定推广中西医结合优势病种诊疗方案。其六，启动实施中西医联合攻关项目50项，新建省级以上中医药创新基地5家以上，新增省部级中医药奖励20项以上。开展“千方百剂”下基层，推广应用院内制剂20项以上。推动中医药海外中心和服务基地建设。其七，深入推动“中医处方一件事”改革，开发建设中医药数字健康应用场景10个，全面启动全省“中药服务在线”平台建设。其八，全面实施西学中教育改革，建设10家以上西学中培训基地，招录西学中人才500人以上。推广应用“国民学国医”文化教育平台，积极推动长三角优才学院、流派研究院建设，高质量举办中西医结合传承创新“双周”论坛。

2023年5月5日，浙江省中医药工作会议在杭州召开。浙江省卫生健康委党委书记、主任，省中医药管理局局长王仁元要求，2023年浙江省将紧紧围绕省委、省政府深入实施“八八战略”、三个“一号工程”和“十项重大工程”等决策部署，以卫生健康现代化建设九大行动为主线，加快实施中医药传承创新行动，高标准建设国家中医药综合改革示范区。一是要推进中医“名院名科名医”建设，实施中医名院建设项目，在全省重点建设好35所特色优势明显、管理规范的中医名院；实施中医名科建设项目，择优建设一批具有中医药特色与优势、在生命科学领域和前沿交叉领域居领先地位的中医药重点学科；实施杏林工程培养项目，加快培养高水平复合型中医药创新人才、青年拔尖人才，新增名中医90名以上。二是要推进基层中医化、中医特色化，全面提升中医药服务能级，出台《浙江省基层中医药服务能力提升工程“十四五”行动计划》；持续提高中医药服务水平，扎实推动公共服务“七优享”工程；充分发挥中医药服务特色，加强中医药优势病种、临床路径建设，找到能发挥中医药特色优势的关键环节，提高临床疗效。三是推进中西医协同发展，优化中西医结合医疗资源配置，各地在制定区域卫生发展规划和调整卫生资源过程中，应进一步明确中西医结合医疗资源的功能定位。健全中西医融合发展机制，鼓励和支持中西医医疗机构间的合作、联合，实现优势互补、资源共享，发挥规模效益。实施中西医协同重大项目，在技术研发、西学中人才培养、创新团队建设等方面，开展中西医协同先行先试。四是要推进中医药数字健康高地建设，深化中医药数字化重大应用场景，深入推进“中医处方一件事”改革，推广

"放心云煎药"服务应用，建设"浙江中药服务在线"，打造透明阳光的中药服务流程。

根据《健康杭州》2023年7月31日发布的新闻，杭州市政府召开中医药综合改革先行区建设推进会，全面统筹部署中医药综合改革重点工作任务，推动杭州市在推进中医药振兴发展、健康现代化两个先行中走深走实。杭州市推进中医药综合改革先行区建设是贯彻落实党中央、国务院关于中医药发展重要决策部署的政治任务。杭州要充分发挥数字治理先发优势和中医药发展特色优势，将中医药事业产业融合发展贯彻到实施"八八战略"、三个"一号工程"、"十项重大工程"和"七优享"工程等重要决策部署中，重点从提升中医药服务能级、加快数字化转型升级、促进产业融合发展、擦亮中医药文化品牌以及促进中医药标准化定量化等方面创新实践，为浙江打造中医药强省贡献"杭州力量"和"杭州范例"。

2023年10月13日，在国家中医药管理局就浙江建设国家中医药综合改革示范区情况举行发布会上，浙江省卫生健康委党委书记、主任，浙江省中医药管理局局长王仁元汇报：一年多来，浙江省根据国家关于中医药综合改革示范区建设的部署，紧扣改革和示范两个关键词，牢牢把握体制机制创新和可推广可复制的要求，着力打造"浙里中医"服务品牌、"浙产中药"产业品牌、"浙中医药+"创新品牌、"浙派中医"文化品牌，加快推进中医药强省建设。

第一，立标杆、谋长远，全面优化中医药发展政策环境。中共浙江省委、省政府高度重视国家中医药综合改革示范区建设，将其作为"两个先行"重要内容，纳入中国共产党浙江省第十五次代表大会的重要建设任务；省长任省中医药工作联席会议召集人，高规格召开全省推进会，省政府办公厅印发示范区建设方案，确定杭州市等5个市和苍南县等8个县为先行区；推进浙江中医药大学创建一流中医药大学。加强政策供给，形成"1+1+8"的中医药政策体系，出台中医药发展"十四五"规划，项目总投资达560亿元。创新实施"千方百剂""千科培育百科帮扶""千馆提升百馆示范""千医培养百医遴选"等重大工程，全力推动中医药事业产业健康快速发展。

第二，强应用、抓监管，全面深化中医药数字化改革。以"中医处方一件事"改革为切入口，制定处方、饮片、病历数字化标准体系，建立中医药诊疗大数据库，推动中医医疗机构临床、科研、服务的系统性重塑，实现智医、智药、智治、智研。推广"浙派名医堂""国民学国医""中药服务在线"等应用场景，建设中药全产业链追溯系统，搭建"浙里中医"综合监管平台，强化8

个中医药质控中心和10个中医住院医师规范化培训质控中心建设，开展医疗质量、运营效率、绩效水平、可持续发展、服务满意度评价等主体的指标监测，建立中医药监管新体系。发布省域中医药发展指数。中医药数字化改革成果获浙江改革突破奖；特别是在第一届全国数字健康创新应用大赛医学人工智能主题赛“数智中医”赛道入围17项中，浙江就有10项。

第三，促优质、重均衡，全面推进中医药特色服务布局。强化“高峰”“高原”建设，依托省市中医医院，建设国家中医临床研究基地、传承创新中心、中医特色重点医院和省级中医医学中心、区域中医医疗中心。健全完善优质中医药资源扩容下沉长效机制，实施山区海岛县中医医院“百科帮扶”计划和县域“三中心一在线”项目，就是中医诊疗中心、中医适宜技术推广中心、中药药事服务中心和中药服务在线项目，推进县级中医医院强院建设，21家县级中医医院绩效考核排名全国前100，数量居全国第一。坚持“基层中医化、中医特色化”，实施基层中医药服务能力提升行动计划，推进基层中医馆提档升级。

第四，建机制、求协同，全面落实“三医联动”改革。扩大调整中医药医保支付范围和价格，新设立中医门诊辨证论治收费项目，并纳入医保基金支付范围；推进符合中医药特点的住院患者医保疾病诊断相关分组（DRG）支付方式改革，构建以中医医疗机构中医药服务为导向的激励机制；建立中医优势病种医保支付新模式和中药饮片优质优价。优化医疗医药联动机制，加快中药制剂科研攻关和转化应用；明确中药制剂注册和备案可豁免情形，新增注册、备案中药制剂55个，健全中药制剂调剂协调机制；发布《浙江省医疗机构中药制剂白皮书》。

发布会上，浙江省卫生健康委党委书记、主任，浙江省中医药管理局局长王仁元还提到，浙江省推进中医药系统全行业、全要素、全流程的“立体化”综合监管，加快数字化转型，全面提升监管体系和监管能力现代化水平，主要做了以下几个方面的工作。

多元监管。①强化依法监管，将中医药纳入医疗卫生行业综合监管制度体系，完善中医药法规规章，制定综合监管权力清单、责任清单，严格按照清单行使权力、履行职责。②强化主体监管，明确公立中医医院、社会办中医医疗机构等各级各类医疗卫生机构对本机构依法执业、规范服务、确保质量和安全、推进行风建设的主体责任，主要负责人为第一责任人。③强化行业监管，充分发挥行业组织自律作用，制定《浙江省中医药学会中医师自律公约》和

《浙江省中医药学会中药师自律公约》等行业公约，每场专业会议前开展自律公约宣读仪式，内化于心。

专项监管。一方面，加强中医医疗服务监管，先后成立中医医院院感、中医病历、护理、针灸、推拿、中西医结合康复等质量控制中心，制定出台康复、推拿、院感等质控标准，推进中医技术标准制定和规范化培训指导，开展全省性专项培训和检查。另一方面，加强中药饮片监管，开展中药饮片规范使用和代煎服务专项检查，加强中药饮片味数、帖数、价格的监测，合理规范使用中药饮片，保障用药安全和群众健康。根据《浙江省中药饮片代煎服务工作质量管理规范（试行）》有关规定，2022 年完成华东医药等代煎服务中心常驻质控和飞行检查工作，中药代煎服务更趋规范化和标准化。

准入监管。①加强中医执业医师监管，强化中医执业医师在限制类医疗技术准入、三四级手术技术、重点监管技术等方面的准入培训，注重医师定期考核，强化核心制度执行，切实增强服务能力，保障医疗质量和安全。②加强中医护理监管，制定并印发《浙江省中医护理技术临床应用管理方案（2022 试行版）》，按技术的安全性、学习掌握难易度及操作方法难易度将技术分为三级，规范浙江省中医护理技术分级管理和人员资质准入。③加强中医确有专长人员监管，强化中医（专长）医师的岗前培训，采取属地化管理和分级分类监督管理的模式，推行电子化病历系统，重视执业范围和日常诊疗行为监管，得到国家中医药管理局的充分肯定。

数字监管。上线“浙里中医”数字化监管平台，设立绩效考核、综合管理、运营情况、处方监管等多种监管模式，实时动态归集全省 100 余家中医医疗机构相关数据，包括中医类别执业医师占比、中药饮片使用率、医疗服务收支等 26 项绩效考核重点指标在内的 100 余项关键信息。从医疗质量、运营效率、可持续发展和满意度评价等方面进行全面数字化、精细化监管。同时将医疗卫生行业信用信息纳入全省统一公共信用信息平台和社会信用链系统，推进综合监管结果与财政投入、公立医院等级评审、医保定点协议管理、床位核定、大型设备配置、评先评优等挂钩，实现“一处违法、处处受限”。

此外，他还提到，浙江围绕国家中医药综合改革示范区建设，针对中医药标准缺乏、能力不强、服务不足等难点痛点问题，全面开展“中医处方一件事”改革，深化“管理、服务”双向协同和“居民、医生、治理”三端联动，建立省市县医疗机构协同、中医处方共享、数据互联互通的服务新模式，推动中医医疗机构临床、科研、服务、监管的系统性重塑，不断提高老百姓看中医、用中药的获得感。①处方标准化。全面实施中医药标准化提升项目，制定全省统一的中医门诊处方格式，建立全国首张标准化针灸处方。制定统一的数字编码规则，对1749种中药饮片、1142种颗粒剂、322种中药制剂、516个腧穴进行编码；出版《浙江省中药饮片规格等级推荐标准》，对350种常用中药饮片进行质量分类评级。②诊疗规范化。制定标准化、结构化中医门诊病历，明确望、闻、问、切10项必诊项，建立问基础信息、辨四诊情况、查患者体格、做病情诊断、定治疗意见的“五步法”规范诊疗流程，统一中医辨证施治规定动作，推动中医治疗从个体化向可证实性、可证伪性、可重复性和普遍实用性转变。③服务便捷化。建设中医云服务、名老中医数字孪生机器人、区域中医药大脑等数字化应用场景14个。打造“浙江中药服务在线”应用，实现代煎流程、物流追踪、用药交代等各环节全透明、可视化。为群众提供“浙里办”统一查询入口，使中药服务更便捷、更优质、可追溯。目前，四家省级中医医院和杭州、宁波、嘉兴的二级以上中医医院都已上线运行。④监管智能化。上线“浙里中医”数字化监管平台，建立省市县三级中医诊疗数据全链条闭环管理机制，实时动态归集、监管全省中医医院病种、费用、中药等100余项关键指标。目前，依托浙江健康数据高铁，全省90%的县级以上中医院数据实时贯通，接入医疗机构101家，归集标准化中医处方1600余万张、门诊病历1700余万份。

在服务模式创新方面，主要通过数字化手段助推提升中医药服务效能。①打造“浙派名医堂”，着力解决看名中医“难”的问题。在“浙里办”开通“浙派名医堂”模块，开通线上预约挂号、中医体质辨识、中医药健康指导等服务，拉近了百姓与国家、省级名中医的距离。②打造县域“云上中医”，着力解决看中医“慢”的问题。创新建立“云上中医”应用场景，优化基层中医服务模式，如仙居县通过构建云上中医馆，推出“首诊面对面、复诊屏对屏”的服务，缩短了因空间产生的距离。③打造“三中心一在线”，着力解决看中医“烦”的问题。建设县域中医诊疗中心、中医适宜技术推广中心和中药药事服务中心，构建“中药服务在线”平台，如海盐县推出了“中医基层化、应用数字化、服务一体化”的海盐模式，创新重塑了中医诊疗流程。

2024年10月25日，国家数据局在2024中国国际大数据产业博览会上发布了浙江省中医药管理局“中医处方一件事”数字化改革建设案例。该案例中实施了标准化提升，制定和应用统一的标准化中医门诊处方和病历，规范中医看诊“五步法”流程，明确望诊4项、闻诊1项、问诊4项、切诊1项为必诊项；创新性地将“四诊”结果进行结构化处理，比如“望面色”中囊括色青、色赤等6大类19小类选项供医生选择，推动中医诊断结果精准定性；制定统一的数字编码规则，对1749种中药饮片、1142种颗粒剂、312种医疗机构中药制剂进行数字编码，编制穴位标准编码516项，建立了全国首张标准化针灸处方。浙江省中医药管理局全面实施的“中医处方一件事”改革，建立了省市县医疗机构协同、中医处方病历共享、数据互联互通的新体系，有效提高中医处方病历质量、中医药保障能力、中医药科学研究和中医药服务能力。

二、中药管理工作

中华人民共和国成立后，浙江省药材专业公司初建，无暇顾及野生小药材收购，一度仍沿旧习。20世纪50年代，浙江省中药材，包括野生药材与实种药材，其生产管理都由农林部门负责。浙江省从事种药和采药的人数有400万人左右，药材收入在农村经济中占一定比重。浙江私营药商在这一时期仍加大投入。浙江省产主要药材如麦冬、白术、玄参等“浙八味”恢复，扩大了国内外销路。1951年，浙江省发布《取缔伪制或假冒药品暂行办法》，各地积极行动，如杭州市查获没收一批伪劣药品，计210种，9000千克，由杭州市卫生局集中焚毁。

1950年5月，国营机构中国土产公司浙江省公司和供销合作社成立，内设药材股，兼营中药，但药材专业人员仅有5人，主要经营白术、麦冬、玄参、延胡索等少数省产品种的收购调拨业务。野生药材仍由农民分散采集后，投售给附近城镇的药店或药行。

1953年5月，中国土产公司浙江省公司中药材批发部下放杭州市，改为中国土产公司杭州支公司中山中路药材部。1954年10月迁至杭州市中山中路196号（羊坝头）营业，更名为中国土产公司杭州支公司药材门市部。11月改名为药材批发部。

1954年开始，浙江着手贯彻“排挤投机的大批发商，适当利用中、小批发商，充分利用零售商和成药加工制造商”的方针，加强对国营、合作社的支持，通过批发业务，扩大货源供应，逐步把药材纳入国家计划轨道。在对私营中药商业进行整顿的同时，对国营机构则加以大力扶持。浙江省卫生厅下发通知，要求各级医防单位必须严格执行药材采购规定。2月，浙江省创办了杭州药物种植场，原址在西湖石莲亭杭州植物园范围内，占地4000余亩。该种植场大力发展“浙八味”等道地药材，还积极进行了省内外主要药材的栽培和技术经验总结。浙江省在宁波、温州、台州、兰溪、嘉兴增加了五个国营药材批发供应点。杭州市查获私商制造假药21种，掺假掺杂13种，以次充好54种，冒名顶替12种，偷工减料34种，出售禁止的毒药、伪药18种和霉变虫蛀失效药592种。在代客煎药中，又以浙贝母代川贝母，苦杏仁代甜杏仁，低档品代高档品，质量和价格相差悬殊，患者利益往往受损。

1954年8—11月，杭州地区开展药用植物资源调查。浙江医学院药学系生药学教研组为改进教学，配合中国药学会制订中药初步标准，对杭州市、杭县、余杭县、临安县、於潜县、昌化县、桐庐县、建德县、淳安县进行药用植物调查。上海第一医学院药学系生药学教研组在20世纪50年代，多次来杭调查药用植物，并于1960年出版了《杭州药用植物志》。该书收载药用植物268种，分隶98科。这是当时杭州行政区范围内第一本药用植物专著。1954年12月17日，浙江省委制发《浙江省对私营商业实行社会主义改造的初步规划（第1次草稿）》，确定对全省私营商业实行全行业公私合营主要内容和目标任务。

1955年，中药材专业机构建立后，才根据产地野生药材的数量，按产销情况进行统一管理，分类指导。浙江省市县医药公司的生产收购人员，每年收购季节都深入产地，对野生药材的采集时间、采集方法等进行宣传辅导，有些市县还组织野生药材鲜干样品展览，统一药材名称。1955年12月，国家对私营中药店、参燕店和药材批发商行进行社会主义改造。药材商行9家（广大、五丰、大丰和、恒丰和、恒大庆、协丰、三慎永、方回春8户在改造前已转入零售），由省供销社中药材经营管理处杭州采购批发站全部接收安排；杭州市89家私营零售国药店和9家私营参茸店，实行公私合营，由杭州市中药公司负责归口、领导与管理；郊区药店归基层供销社组织合作店（组）。

1954年和1955年，国营收购的中药材品种分别扩大到125种和203种，收购比重也持续提高。1955年，浙江省中药材正式纳入国家计划，市、县购销业务由供销社统一经营。1955年3月24日，农业部发函到浙江省指出："近接商业部、卫生部来函，据称市场上不同程度地发生了药材供不应求的现象，其中部分品种确系生产不足所致。你省东阳、杭州等县为白术、白芍等药材主产地，兹将商业部、卫生部所提出对中药生产的要求整理成表附寄，即请速与当地中药公司或土产公司研究。"据浙江省供销合作社中药材经营管理处调查，1955年，杭州市区国药业饮片零售平均毛利为145%，344个饮片零售价格毛利101%～300%的品种占51%。

中华人民共和国成立后，杭州中药饮片，仍由大小药店自行加工炮制，规格不一，质量和价格相差悬殊，患者利益往往受损。尤其是实行公费和劳保医疗以后，饮片配方用量明显增加，为统一饮片规格、质量、价格，提高加工炮制效率，杭州市中药公司于1956年拟定从大店中调集11万元，以叶种德堂栈房为基地，经过8个多月的筹建，于1957年4月建立公私合营中药切片工厂。

1955年5月，杭州市为适应对私营药业改造，充实组织力量，由国营企业代表相吉堂任杭州市土产公司主任委员，私方代表孙延年、高天德为副主任委员。6月，浙江省将省土产公司系统经营的中药业务全部移交给浙江省供销社，并从省土产公司抽调人员。7月1日，药材业务由土产公司划归供销合作社统一经营，建立了浙江省供销合作社中药材经营管理处。杭州市土产公司所属中山中路药材批发部划为浙江省药材处直属营业部。对私营中药商的改造，采取"全面安排、广泛利用，同时进行改造"的方针。10月1日，建立浙江省供销合作社中药材经营管理处杭州采购批发站。该站建立后，加强对杭州中药材经营和药材市场、药价管理，于1956年起形成以国营商业为主体的中药批发市场，掌握全部中药材和部分中成药货源，取代了药材行批发业务。

1957年3月，浙江省供销合作社中药材经营管理处杭州采购批发站与杭州市中药公司合并成立杭州市供销合作社中药材经理部。6月26日，新药业与国药业合并，成立杭州市药商业同业公会，裘松茂为主任委员，高天德、钟炳麟为副主任委员。

1958年初，浙江省供销合作社中药材经营管理处与浙江省医药公司合并成为浙江省商业厅中药新药管理处。人民公社化运动后，药材自由市场也随之关闭。国营药材部门对紧缺药材实行全额收购，对一时多了的药材，实行"先停采，后停收"的原则。5月20日，建立浙江省杭州市新药采购供应站，由原来的市医药司和市供销合作社中药材经理部合并，主营中药材、新药及医疗器材等商品。10月，浙江省根据国务院发布《关于发展中药材生产问题的指示》引种省外药材，实行就地生产就地供应方针。当时，杭州市列入引种的品种有136种，经试种成功的有31个品种。

1958年，杭州中西药站中药批发部的供应范围包括城区各中药店、省市医院、疗养院、卫生所、部队医院、机关工矿企事业单位医务室、副食品商店；郊区供销社药店、卫生院；萧山县的长河、浦沿、闻堰供销社药店、卫生院；余杭县的瓶窑、横湖、百丈、三墩、良渚、勾庄供销社药店、卫生院等，共106家。1958年，在大办工业的口号下，浙江省相继建立了公私合营杭州胡庆余堂制药厂、叶种德堂制药厂、张同泰制药厂、朱养心制药厂等多家药厂。1958年，杭州零售企业下放归各区领导，各店工商业者由区工商业联合会领导，同业公会组织消失。杭州市扩大生产能力，形成切片、淘洗、净选、炒煅、蒸制等工序。饮片加工品种达到200余种，并与中药批发部统一经济核算。至1978年第三次由杭州中西药站归口时，城市人口翻了一番多，而药店数量反而减少了52.7%，仅剩24家核算单位35个门店。1958年后，浙江省中西药公司曾四次印发主要野生药材彩图30余万张，并在1963年印发了《浙江省中药材生产收购业务手册》，指导广大农民采集野生药材。

1958—1977年，杭州市郊和绍兴、仙居县等地引种成功泽泻、地黄、三七、番红花、知母、天麻等药材。杭州中成药供应范围包括杭州市区及各县，金华地区的东阳、义乌、浦江，绍兴地区的绍兴、诸暨，嘉兴地区的安吉、德清。1978—2024年，杭州中成药供应区为杭州、萧山、余杭、临安、富阳、桐庐、建德、淳安、安吉、德清2市8县共24个批发部。

1960年2月25日至29日，浙江省药政会议在临安召开，安排了药材生产任务和有关生产管理办法。29日，浙江省卫生厅发布了倡议书。3月下旬，卫生部提出在三年内基本摸清全国野生药材资源的要求，浙江医科大学、浙江省军区后勤部和中国科学院南京植物研究所等单位，联合组成浙江省天然药源普查队，开展工作。1960年，野生药材收购纳入“小秋收”运动。“小秋收”运动一直进行到1980年前后。从1961年起的国民经济调整时期，商品紧缺多，杭州中药批发部经营品种1272种，脱销147种，占11.56%。

1960年5月8日，浙江省卫生厅、商业厅联合发文，将全省商业部门所属中西药械经营业务全部划归卫生部门统一领导管理。7月，杭州中西药站划归市卫生局管理，市卫生局药政科迁入中西药站。10月，市卫生局和杭州中西药站合办杭州塘埠药物种植场，种植144亩药材。12月24日，应朝鲜保健省要求，浙江省卫生厅将29种中药药物种子赠送给朝鲜高八榕地区。1960年年底，根据浙江省委决定，浙江省中西药公司移交省卫生部门，与浙江省卫生厅的药政处合并，成立省卫生厅药政管理局。

1961年，针对部分地区出现集体组织采集收益分配不合理的情况，实行“定额记分、超产奖励、工余归己、现金结算”的办法，并规定“包产采药的定额都要留有余地，使得有产可超，有奖可得”等收益分配办法。1961年4月，浙江省卫生厅又组织人员会同临安县卫生局、临安县中西药公司共50人，对天目山地区近50个山头做了重点调查，历时5个多月，采集到药用植物标本

95 科 633 种，在此基础上编写了《浙江天目山药用植物志》。这是浙江省第一本以自然区域为范围的大型药用植物专著，上册于 1965 年出版。

20 世纪 50 年代至 60 年代，工矿企业逐步建立了保健站（室），如杭州 1950 年初工矿企业保健站（室）仅 7 家，1962 年增加到 185 家。厂矿职工一般疾病由保健站（室）就诊、配药，故药店零星售药量逐年下降，饮片配方逐步上升。杭州市 1963 年配方 205.2 万帖，1965 年为 252.7 万帖，1967 年 402.6 万帖，1970 年 472 万帖，1971 年 590 万帖，1972 年 658 万帖，1973 年达到 702 万帖。20 世纪 70 年代中期，医院、卫生院普遍设立中药配方部，药店配方量逐年下降。杭州市区 1977 年配方帖数下降为 505.3 万帖，1981 年为 430.8 万帖，1985 年为 303.7 万帖，到 1986 年仅为 295.8 万帖。

杭州部分中药店向外采购，据 1962 年上半年 7 家药店的统计，向外组织商品 17 万元，占进货额的 20%。1962 年，杭州中西药公司贯彻药政管理规定：①未经卫生行政部门核准的产品，一律不得擅自采购、销售。②过期失效、霉烂变质的药品，一律不得销售。③瓶签模糊或质量有怀疑的药品，先停售，并与有关部门联系鉴定后，再行出售，不得以次充好。④中药饮片必须备齐辅料，依法炮制。配方严格执行递减法。煎药遵照医嘱，注意清洁卫生，掌握浓度，保证质量。⑤加强商品保管，防止霉烂变质，提高药品质量，减少损失。同时还建立配方校对和差错登记制度，大店专人校对，小店相互校对，配方不对不出门。

1964 年开始，杭州中西药站实行商品流通费分中药材、中成药、西药、器械（玻璃仪器）、化学试剂 5 大类核算。1964 年 11 月 14 日至 24 日，为贯彻国务院 10 月 11 日关于医药工业实行托拉斯集中统一管理的指示精神，浙江省计划与经济委员会、卫生厅先后发文将全省西药生产企业统一交由中国医药工业公司杭州分公司归口管理，原卫生厅所属的胡庆余堂制药厂也由该公司接管。据统计，全省有专业药厂 8 个（西药厂 6 个，中成药厂 2 个），职工 2689 人；兼产药品单位 18 个，胶丸厂 38 个，药用玻璃厂 4 个。

1965 年 1 月 29 日，浙江省卫生厅制订并颁发了《浙江省中西药品生产单位管理暂行办法》《浙江省中西药品新产品审批及临床试验管理暂行办法》《浙江省中西成药管理暂行办法》《浙江省中西药品标准制定暂行办法》《浙江省中西药品宣传品管理暂行办法》五个法规。根据中央的指示，医药工业实行托拉斯，中成药生产的布局又做了调整。杭州张同泰制药厂撤销，该厂的生产任务并入杭州胡庆余堂制药厂。杭州胡庆余堂制药厂是浙江省中成药生产的骨干厂，接受浙江省中西药公司安排的加工任务，并负责杭州、嘉兴、台州三个地区医药商业部门的加工任务。1965年5月，杭州市开展市区医药系统技术竞赛活动，接方员、配方员、校对员、保管员、验收员苦练基本功，投入全市性配方、算方、簸药、拣药、泛丸药、摊膏药、扎瓶酒、闭目认药等技术操作比赛活动。1966年，杭州市向外采购药材基本停止。

1968年，新建了杭州中药厂（现杭州胡庆余堂制药厂）遂昌分厂（1971年下放当地，改名为处州制药厂）；杭州中药厂新凉亭制胶车间于1972年扩建为杭州第二中药厂；在临安各药场的基础上改建为临安天目山制药厂（现杭州天目山药业股份有限公司）。

1969年11月25日，由浙江省药材医药公司、杭州制药厂、浙江省中医院、解放军112医院（临安）等19个单位组成“浙江中草药研究推广小组”。为了贯彻毛泽东同志的“六二六指示”，全国上下掀起了“一根针、一把草”的新医疗法，广泛开展推广使用中草药活动。

1970年2月，根据浙江省革命委员会的决定，浙江省药材、医药公司系统又从商业局划归浙江省卫生厅领导管理。4月，贯彻医药商业要大力促进社队单位搞“三土”（土医、土药、土办法）上马，“四自”（自采、自种、自制、自用）创业，促进中草药进城市、医院和工矿企业保健室。杭州市卫生局在杭州市第五人民医院召开中草药进城市医院现场会。5月，浙江省卫生厅在原杭州市卫生学校筹办全省中草药展览，并选出疗效确切的品种送北京全国中草药展览馆展出。6月22日，杭州市卫生局召开市卫生系统大会，传达全国中草药学习班精神。7月，杭州市中草药服务部迁到原叶种德堂药店，半年中接待问病卖药近10万人次，并为工厂、公社、街道培养一批以使用中草药为主的“赤脚医生”。7月1日，浙江省卫生厅、省财政金融局发出通知，实行降低中成药新价格和降低白木耳收购新价格。7月25日，浙江省卫生厅决定建立杭州市中草药服务部，同意撤销省公司所属中药厂门市部。浙江省50多个县办起了中草药厂。多数县市建起中草药推广小组和中草药服务部、门诊部。秋季开始，工商协作改革中成药剂型，通过“创、仿、改”研究试制，使杭产中成药摘掉“老产品、老剂型、老工艺、老包装”帽子。1970年起，杭州市为解决缺味顶方，以采购中药材为主，开始带购中西成药，采购地区延伸到安徽、江苏、福建、江西、上海等地。

1971年1月16日，浙江省中草药、新医疗法展览馆正式展出。杭州中西药站排出92个中草药品种，由各县开展收购。此后，收购品种、数量逐年增多，按地区收购牌价簿所列品种共有170种，每年上调的品种一般在40～50种，具体数据见表5。

表5　1971—1987年杭州市各县新草药收购上调统计表

单位：千克

年份	品种（个）	上调数量	年份	品种（个）	上调数量
1971	29	274000	1980	24	108400
1972	50	419950	1981	11	23250
1973	32	121750	1982	10	31000
1974	49	229000	1983	10	70750
1975	65	480800	1984	6	22600
1976	56	589550	1985	5	3400
1977	61	549600	1986	4	3539
1978	44	653750	1987	7	9050
1979	36	2246			

1971年，多数品种都是各县自收自用。城市供应量越来越大，除少量供中草药服务部配方外，数量大的几个品种，供中、西药厂作原料，生产千里光片、穿心莲片、一枝黄花冲剂等。有些医院、卫生院、工矿企业医务室也自制成药使用。各县社队合作医疗站纷纷办起“百草园”。在开展新草药收购中，有些品种药效不确切，收购过量，造成积压，其中虎耳草、茶树根等，后均报废处理。9月，浙江省药材、医药公司经省卫生厅批准改名为浙江省卫生厅医药公司。10月，杭州市中药配方贯彻实施《浙江省中药加工炮制规范部分品种改革的试行意见》。

1973年1月，浙江省卫生厅医药公司又划归省商业局，更名为浙江省商业厅医药公司。同年1月18日浙江省革命委员会生产指挥组发出通知，将八个医药二级站的机构收归省领导管理，恢复下放前的管理办法，商品计划、财务核算、基本建设，人员编制和工资额度等均由省管理。8月，浙江省商业厅医药公司更名为浙江省医药公司，后又改回原名称。

1973—1979年，杭州药材试验场等在野生丹参变家种研究中，采用分根和种子繁殖途径，以二年制栽培技术措施，使丹参亩产量250千克以上。1974年6月，在建德县大洋供销社召开地区药材收购技术经验交流会，以《浙江中药材收购手册》为基础，由各县公司有经验的中药人员担任辅导老师，上山采集新鲜标本。1977年前，各级医药公司对野生药材采集，实行规划到队，大宗药材由集体经营，零星分散不适宜集体经营的品种，鼓励社员采集。1978年后，随着农村实行联产承包责任制，野生药材又都由农民个体采集出售。1977年，为解决配方缺味，杭州一些零售店又逐步向外组织商品，以中药材为主，也带一些中西成药，采购地区扩向安徽、福建、江西、上海等地。1978年，采购范围扩展到东北、四川等地，以函购为主；采购品种逐步转向人参、白木耳等营养补品。

1977年12月18日，浙江省商业厅医药公司正式改名为浙江省医药公司。1978年7月开始，杭州市区中药零售配方及所有中医处方，一律采用克为计量单位。同年起，中药配方开展万帖无差错竞赛活动。

1979年，浙江省医药公司与省医药工业公司、省医疗器械工业公司和省医疗器械研究所合并成浙江省医药管理局，原有8个医药二级公司和舟山医药分公司一并移交。1979年，新型中成药收购占80%。1979年12月，浙江省首次召开中成药展销会，邀请全省各县医药公司及上海市、区、县药材医药公司参加，开创了中成药跨区供应的新局面。

1980年5月，杭州中草药服务部与春光药店合并，继续提供问诊售药服务。同年9月，杭州中西药站总结经营新草药10年经验教训，指出今后除大宗药材和工厂需要的新草药原料继续与县公司签订上调合同外，其他不再经营，由县公司自产自销。

20世纪80年代后，杭州市卫生局成立药品联合招标采购管理委员会，进行政策指导、组织协调、管理和监督。具体招标活动由市级12所医疗单位组成的药品联合招标采购领导小组负责。该领导小组下设药品招标办公室和专家小组，负责具体的招标工作以及招标药品目录的审定和药品质量跟踪反馈、招标药品的临床评价工作。中成药同时列入招标范围。

1984年2月，为打击假冒伪劣中药扰乱市场，杭州市卫生局举办第一期中药识别的培训班。7月《中华人民共和国药品管理法》实施。杭州市对医院制剂室的生产品种实行注册登记制度。杭州市86家准予设立制剂室的医院登记3572种（次）药品。1985年，杭州城区有中药自然门店39家，经营品种5000余种，其中中药材1000余种，中成药700余种。由于全国各地中药批发市场蜂拥而起，本地经销商进货渠道复杂，药材良莠不齐。杭州市卫生局、市公安局、市工商局等部门，每年组织全市包括中药在内的药品质量大检查。检查中发现违法案件多以伪冒虎骨、麝香、羚羊角、鹿鞭、红参、西洋参等名贵中药居多，对违法经营户以抄查罚没、公开展览、集中销毁、吊销执照、媒体曝光等方法处理。1986 年，杭州市卫生局对 113 所医院和中药店的中药饮片进行检查，共查 4815 种，不合格率为 6.5%；对全市 8 家中医院、中西医结合医院中药房的中药饮片、配方质量进行检查，发现毛货上架的有 16 种。

1987 年，杭州市卫生局印发《关于加强中药配方质量管理的通知》。1989 年，注册登记的药品增加到 4000 种（次），当年换发注册证书 3267 份。杭州市开展中药真伪鉴别、中药切法和中药配方操作比赛，杭州市中医院获第一名。1991 年，杭州市核发医院制剂许可证 72 家，注册生产的医院制剂 4000 种。1996 年杭州市开展"中药配方质量月"活动，举办中药配方质量、中药饮片识别、中药调剂基础理论 3 项比赛，临安市代表队获得优胜。1998 年杭州市开展创建"放心中药房"活动，杭州市中医院、杭州市第六人民医院、西湖区人民医院、富阳中医骨伤医院、桐庐县中医院、萧山市妇幼保健院成为全市第一批"放心中药房"示范单位。1999 年，第二批"放心中药房"验收完成。

2002 年，在全国上下掀起中药现代化热潮的背景下，浙江省政府适时出台了推进实施中药现代化工程的重大举措，"实施中药现代化工程"引起了社会的广泛关注，通过广泛宣传和引导，中药现代化理念已渗入到中药产业的各个领域，并形成了合力推进中药现代化工程的良好氛围。近年来，浙江省中药材种植业、中药工业稳步发展，中药创新能力不断增强，呈现出前所未有的良好态势。

杭州市卫生局制定了《杭州市中药饮片集中配送可行性方案》，建立可控性中药饮片供货渠道，从源头上保证饮片的质量。同年，制定《杭州市县以上中医机构质量检查标准及评分办法》，要求各中医医疗机构按此标准和办法定期进行自查。2002 年 12 月，杭州市卫生局组织对杭州市区 58 家医院（门诊部）的中医科室和中药房进行了全面检查，对存在问题进行专项整顿。

浙江省政府及有关部门认真贯彻促进中药产业发展方针政策，浙江省经济和信息化委员会出台了《浙江省推进中药现代化工程实施意见》等 6 个指导性文件和政策措施，为中药产业健康发展提供了政策支持。2005 年，杭州市中药饮片和中成药加工生产企业发展至 60 家，药品批发母体企业增至 33 家中药零售企业达 703 家。正大青春宝药业有限公司、胡庆余堂药业有限公司、天日山药业股份有限公司、浙江康莱特药业有限公司等企业成为全国中药行业的知名企业。

浙江省不断加大对中药现代化的资金和项目支持，“十一五”期间，浙江省财政厅安排4000万元，总计197个项目得到资金支持。中药材生产向规模化、规范化、标准化、合作化生产方式发展，产业合作组织和制药企业订单生产基地约占全省中药材面积的50%；建立省新药创制科技服务平台和省中药现代化产业技术创新战略联盟，医药行业拥有国家级企业技术中心6个、省级企业技术中心42个。2010年，浙江省中药工业完成主营业务收入76.7亿元，比2006年增长68.1%，利润总额11.1亿元，比2006年增长126.5%。浙江省内基本形成了“浙八味”、山茱萸、厚朴等道地药材和珍稀特色药材（铁皮石斛、灵芝、瓜蒌等）优势产区，其中杭白菊占全国总量的近70%，铁皮石斛占80%以上，浙贝母、延胡索、白术占50%以上。

在中药产业较快发展的同时，浙江省食品药品监管局不断加强对中药质量的监管，保障公众用药安全有效。截至2010年末，浙江省共有中药生产企业32家，中药饮片生产企业52家，医疗机构制剂室51家，通过良好农业规范（GAP）认证的中药材种植基地4家。2016—2020年共批准中药新药45个，仿制药23个。加强中药标准研究，提高道地药材质量，负责或参与起草《中国药典》2010年版中药材标准“浙八味”、铁皮石斛等内容的修订工作，负责起草“铁皮石斛”“珍珠粉”保健食品原料国家标准，研究“蜂胶”保健食品原料标准的制定。

2011年，杭州市卫生局对杭州主城区23家公立和民营中医医疗机构的中药饮片使用现状进行了调查摸底，组织省、市级名中医对2350张处方进行集中点评，完成了杭州市主城区中医医疗机构中药饮片处方管理的调查报告，总结了杭州市主城区中药饮片处方管理中存在的问题，于1月10日下发《杭州市卫生局关于加强中药饮片处方管理的通知》，对全市中医医疗机构的中药饮片处方管理进行为期半年的专项整治。2013年，浙江省为认真贯彻落实国家食品药品监管总局等部门《关于进一步加强中药材管理的通知》，进一步加强浙江省中药材管理，提出加强中药材种植养殖管理。2014年，浙江省物价部门调整医药价格，对所有198个中医诊疗项目价格上调幅度达30%～40%。杭州市开展中药饮片使用专项治理整顿行动，对20家群众举报较多、中药饮片费用高的医保定点医疗机构开展专项检查。

党的十八大以来，浙江省加快推进了中医药现代化、产业化，提出了打造“浙产好药”的口号。2015年以来，国家先后制定了《中药材保护和发展规划（2015—2020年）》《中医药健康服务发展规划（2015—2020年）》《中医药发展战略规划纲要（2016—2030年）》《关于促进医药产业健康发展的指导意见》，浙江省制定了《浙江省中药材保护和发展规划（2015—2020年）》《浙江省人民政府办公厅关于加快推进中药产业传承发展的指导意见》《浙江省人民政府办公厅关于加快推进中医药健康服务发展的意见》等政策和规划，在中药工业转型升级、中药资源保护发展、中药材规范化种植养殖、现代中药流通体系构建等方面，明确了产业发展思路、目标、路径和主要任务，并从政策、监管、资金、要素等方面加大对产业发展的推进力度。

《浙江省人民政府办公厅关于加快推进中药产业传承发展的指导意见》指出紧紧围绕建设“两富”“两美”浙江的目标，积极主动融入国家“一带一路”倡议，抢抓中药产业发展重要机遇期，以科技创新为支撑，以市场需求为导向，以“互联网+”为契机，强化质量标准，规范生产经营，延伸产业链，完善市场流通体系，推动中药产业传承发展，加快推进医药强省建设和健康产业发展。计划到2020年，全省中药现代产业发展体系基本形成，产业发展水平显著提高；中药材种植养殖规范化、规模化程度稳步提升，中药材供需矛盾得到有效缓解；以电子商务和现代仓储物流体系为依托的中药产业现代流通体系加快建成。

2016年8月，浙江省中医药管理局颁布了《浙江省中药炮制规范》2015年版，于2016年12月1日起实施。本版中药炮制规范是中华人民共和国成立后浙江省颁布的第七版中药炮制规范，收载浙江省地方习用特色中药632个，涉及饮片规格820个。

2017年，浙江省物价部门在医药价格调整中，对中医骨科、针灸、推拿价格总体上调30%，同时加强中药饮片价格管理，中药饮片加成政策保持不变；省发展和改革委员会按中西医并重战略规划要求，制定浙江省县级中医院标准化建设规划；省级财政中医药专项资金逐年增加，2017年开始，浙江省财政新增中医药重大疾病攻关专项，每年投入资金1000万元；省人力资源和社会保障厅将中药饮片纳入基本医疗保险支付范围，并规定三级中医医院使用的中药配方颗粒纳入基本医疗保险支付范围，其支付品种、使用管理和作价差率按中药饮片标准执行。各级政府坚持中西医并重，将中医医疗机构建设纳入区域卫生规划、医疗机构设置规划和城市建设总体规划。

2018年，浙江省新增12家省中医药文化养生旅游示范基地，2个国家中医药健康旅游示范基地。开展参麦注射液、康莱特注射液国家中医药标准化项目阶段评估，新增39个县开展中药资源普查。

2021年，浙江省在全国率先开展中药材品种审（认）定工作，并通过开展标准化生产、实施“三品”认证和合格证制度、中药材农药试验登记、推广产后安全加工技术等举措，有力提升了中药材质量水平。同时，浙江省着力打造中医药健康产业发展平台，具体内容详见表6。

表6　2021年浙江省中医药产业发展主要平台

<table>
<tr><th>序号</th><th>类型</th><th>名称</th><th>备注</th></tr>
<tr><td rowspan="3">1</td><td rowspan="3">中药材种植</td><td>省级“道地药园”示范基地</td><td>73个</td></tr>
<tr><td>中药材特色强镇</td><td>国家级2个：淳安临岐镇、武义县白姆乡；
省级3个：淳安临岐镇、磐安新渥镇、象山贤庠镇</td></tr>
<tr><td>华东药用植物园</td><td>全国生态类型最丰富的药用植物园</td></tr>
<tr><td rowspan="2">2</td><td rowspan="2">中药产业基地</td><td>杭州生物产业国家高技术产业基地</td><td>—</td></tr>
<tr><td>金华国家级天然药物生产基地</td><td>位于兰溪，列入科技部火炬计划</td></tr>
<tr><td rowspan="2">3</td><td rowspan="2">特色小镇</td><td>磐安江南药镇</td><td>省政府命名的第四批省级特色小镇</td></tr>
<tr><td>慈溪鸣鹤“国医小镇”</td><td>—</td></tr>
<tr><td rowspan="6">4</td><td rowspan="6">特色街区</td><td>杭州五柳巷中医药特色街区</td><td rowspan="6">—</td></tr>
<tr><td>杭州桥西中医药特色街区</td></tr>
<tr><td>杭州河坊街中医药特色街区</td></tr>
<tr><td>宁波药行街中医药特色街区</td></tr>
<tr><td>温州南塘中医药特色街区</td></tr>
<tr><td>金华胜利街－古子城中医药特色街区</td></tr>
<tr><td rowspan="2">5</td><td rowspan="2">交易平台</td><td>中国（磐安）中药材交易博览会</td><td>华东地区最大的中药材产地市场，已成功举办十三届</td></tr>
<tr><td>中国浙西（千岛湖）中药材交易博览会</td><td>已成功举办四届</td></tr>
<tr><td rowspan="2">6</td><td rowspan="2">健康旅游基地</td><td>国家中医药健康旅游示范基地</td><td>2个</td></tr>
<tr><td>浙江省中医药文化养生旅游示范基地</td><td>94个</td></tr>
</table>

2023年1月19日，浙江省中医药管理局、浙江省经济和信息化厅、浙江省农业农村厅、浙江省卫生健康委员会、浙江省林业局、浙江省药品监督管理局联合下发通知，公布了《浙江道地药材目录（第一批）》，包含了44个道地药材的名称、标准药材名、基源和道地产区等要求，对浙江省优化布局道地中药材产区和发展重点品种具有重要指导意义。

第二节　中医药发展概况

一、中医发展概况

1950—1978 年，浙江开展中药普查，全面整理名老中医学术经验。在爱国卫生运动中，大多数中医师参加了环境卫生工作。大批农村中医开展了巡回医疗工作。中医诊疗服务占农村医疗卫生工作的 70%。

1950 年，杭州市有中医诊所 411 家。杭州市卫生局医政科登记办理中医合法开业手续，根据“自愿合作、集体所有、民主管理”的原则，鼓励开业中医师成立联合诊所。同年，杭州市批准中医联合诊所 3 家。

1951 年起，浙江省组织了 419 所中医联合诊所，287 所中、西医联合诊所，2000 多名中医从业人员加盟，这些诊所都成为公立卫生机构的有力助手。

1954 年，遵照中央对中医中药工作的指示，浙江各地中医除个体开业外，多数中医组建联合诊所，如杭州出现了 26 个联合诊所、1 个联合中医院和 208 个工厂企业建立了特约诊疗关系，郊区 4 个联合诊所组织了 4 个中医巡回医疗组，深入工厂、田间，为工农业生产服务。8 月的统计数据显示，浙江省共有 15000 多名中医从业人员，除 1200 人分布在 7 个市外，其余均分布于农村。杭州市中医师各科人数 461 人，按其医学背景分为以下五种类型：祖传师授 336 人，占全市中医的 73%；中医专校毕业 41 人，占 9%；儒医 15 人，占 3%；江湖医生 51 人，占 11%；无医学前置背景者 18 人，占 4%。以科目分类：内科 205 人、外科 42 人、妇科 6 人、儿科 20 人、针灸科 54 人、伤科 47 人、眼科 15 人、牙科 63 人、风科 3 人、痔科 2 人、喉科 2 人、精神病科 1 人、按摩科 1 人。

1955 年开始，杭州市卫生局直属综合性医院与专科医院先后成立中医科，凭借综合性医院医技科室配套的基础，广泛开展中西医结合的临床实践。杭州市的综合性医院中医科都是由名老中医领衔创建的，初以门诊为主，兼管病房会诊。病种包括内、妇、儿科等及各种疑难杂症。1956 年 1 月，浙江省有中医师 11692 人（其中专科医师 8301 人，其他中医人员 3391 人），民间医生 3244 人，中药人员 9798 人。浙江省共有联合医疗机构 917 所（其中医院 6 所、诊所 907 所、妇幼保健站 4 所），设有病床 212 张（其中医院 167 张、诊所 45 张），参加联合医疗机构的中西医务人员共有 4253 人，其中包括中医师 2369 人、其他中医人员 432 人、西医师 372 人、医士 464 人、中药人员 127 人、其他卫生技术人员 489 人。

1956 年，杭州市开始吸收民间一批开业中医参加公立医院中医科的组建，市属医院全部建立中医科，筹建中药房，增设中医病床。广兴联合中医院得到市卫生局的支持，吸收民间集资，扩充内科、外科、妇产科、伤科、针灸科，增设床位 20 张。同年，杭州市中医门诊部建立，地址在杭州学士路，设内科、儿科、妇科、外科、眼科、针灸科等，聘请叶熙春、史沛棠、张硕甫、黄毓龙等名医坐诊，求医者摩肩接踵，门庭若市。在 1956 年社会主义改造运动中，杭州市开业的中医诊所联合起来走合作化道路，1957 年联合诊所发展为 76 所。

1960 年底，浙江省有 15000 多名中医药工作者，县级医院都设了中医科。20 世纪 60 年代中期，随着公社体制的建立和发展，社、镇、街道卫生院先后成立，联合诊所发展成为卫生院或并入人民医院，中医人员亦纳入国家医疗系统。杭州市联合医疗机构管理委员会随之撤销。1960 年，浙江省有中医 14000 名，比中华人民共和国成立初期增加了 6000 多人，其中安排在国家机构工作的有 570 人；县以上医院一般都设了中医科，全省还有国家办或集体办的 12 家中医院。为了培养新生力量，浙江省举办了中医学院和中药学校各一所，各市县办的中医学校、班亦有十一个。许多有名中医带了徒弟，中药学徒也有了发展，据 25 个市县不完全统计，共有中医学徒 945 人，中药学徒 420 人。

1978 年，根据浙江省卫生厅统一部署，公立医院招收集体所有制和民间中医人员，充实中医队伍。杭州地区报考 200 余人，经政审、初试、复试，录取 81 名。分配到市区 25 人，余杭 11 人，建德 10 人，桐庐 9 人，萧山 8 人，临安 7 人，富阳 6 人，淳安 5 人。余杭县塘栖镇人民医院、上城区清波卫生院分别于 1978 年与 1979 年挂牌转为中医院。

1978 年，杭州市属综合性医院先后成立中医病房，按综合性病房管理制度的要求进行管理，倡导现代医院的检查、化验先进方法与中医望、闻、问、切传统方法相结合，西医疾病诊断与中医辨证施治相结合，西药与中药治疗相结合，西医治疗方法（封闭、理疗、牵引等）与中医治疗方法（推拿、针灸、膏药等），形成了一套中西医结合的临床医疗模式。杭州市级综合性医院中医科各具特色，如市第一人民医院的肝胆结石治疗，第二人民医院的内科急症疾病治疗，第三人民医院的胃肠病治疗，第四人民医院的中西医结合治疗慢性肝炎、肝硬化、肝癌。市级专科医院则成立中医或中西医结合的重点专科，如第六人民医院成立专攻重型肝炎、肝纤维化和肝硬化以及脂肪肝、原发性肝癌等的中医与中西医结合的省级重点专科。科研成果有：人工肝技术达到全国先进水平；中西医结合抗肝炎药物制剂达到国内领先水平；中西医结合科以介入手术、微创手术及外科手术相结合为肝病患者提供了多种治疗手段。

中华人民共和国成立以来，浙江省内上至省级下至区、县都建立起了中医院、中医门诊部（所），还有各类规模不一、民营性质的中医门诊也如雨后春笋般涌现，可见浙江地区的中医发展有着良好的民众基础和政策扶持。

1978年，浙江省仅有9所中医医院。1978—2005年，浙江省本级中医事业经费累计达到2.4亿元，年均增长13%，占卫生事业费的15%左右，中医事业经费的平均增长比例高于卫生事业经费的增长比例。中医药事业的法律地位得到确立。

1982年起，浙江省高度重视名中医队伍建设，浙江省政府组织开展了5批144名省级名中医评选工作。

20世纪80年代，是杭州市中医机构和队伍迅猛发展的时期。据1985年底统计，杭州市辖县、区只有上城区中医院、余杭县中医院、萧山县中医院、建德县中医院4所中医院，共有中医病床250张，医务人员501人。

1990年，杭州市中医院盛循卿、何子淮、唐福安3位省级名中医被评为“全国老中医药专家学术经验继承工作指导老师”，选配5名继承人。1990年后，尚未成立中医院的县（市）、区都积极创造条件筹建中医院，到1990年底，杭州市县（市）、区中医院发展到17家，基本实现每个县（市）、区有一所中医院；病床增加到2390张。县（市）、区综合医院设中医药科室134个，乡镇（街道）卫生院设有中医科室412个，中医药人员增至2402人。1996年，浙江省卫生厅公布王永钧、金亚城、洪用森、罗诗荣、何少山、杨少山6位中医师被评为第二批省级名中医。同年，公布俞尚德、何少山、杨少山、洪用森、王永钧、罗诗荣、金亚城7位中医师为第二批全国老中医药专家学术经验继承工作指导老师。1997年，公布王向东、郁惠兴为第三批省级名中医。

1997年，浙江中医学院在浙江省委、省政府支持下，启动移址新建工作，基础设施与内涵建设得到了快速发展。温州医学院增设了中医学专业，浙江大学、温州医学院等7所高职、高等院校设立了中药学和中药制药技术专业。1998年1月23日，浙江省卫生厅下发《浙江省名中医学术经验继承工作管理暂行办法》和实施细则。同年，经浙江省政府批准，鲍严钟、何嘉琳、章煜铭、张融碧、李荣珍、郁加凡6人被评为第四批省级名中医。

2003年，浙江省有81.05%的乡镇卫生院设有中医科，75.65%的乡镇卫生院设有中药房。乡镇卫生院和村卫生室的卫生技术人员大部分能运用基本的中西医两法防病治病。乡镇卫生院中的中医门诊占总门诊人次的18.9%，村卫生室中的中医门诊占门诊总量的24.36%。

2005年，杭州市县以上中医医院有12家、中西医结合医院4家，县级中医骨伤科专科医院3家，县以上综合医院设中医药科室254个，乡镇卫生院设中医科202个、中药房212个，有9家乡镇卫生院增挂中医机构（专科）牌子。全市有中医药人员（包括中西医结合医护人员）约4000人，其中县及县以上中医（中西医结合）医疗机构中有中医药人员2140人，县及县以上综合性医院内有中医药人员564人，乡镇卫生院有中医药人员1004人，村卫生室以中医中药诊疗为主的乡村医生有237人，能运用中西医两法开展疾病防治的有1058人。民间举办中医机构也十分踊跃，据杭州市卫生局中医处统计，杭州地区由社会资本举办的中医医院有14家，病床694张。杭州市中医医疗机构开展“医院管理年”活动，组织医疗质量大检查。杭州市县级以上中医院全年总诊疗人次548万人，住院患者88063人次，病床使用率91.58%，县级以上中西结合医院全年总诊疗人次78万人，住院患者7728人次，病床使用率71.59%。

2003年，浙江中医学院门诊部与针灸推拿系“部系合一”，成立浙江中医学院附属针灸推拿医院；2006年随大学升格更名为浙江中医药大学附属第三医院，即浙江省针灸推拿医院。这些措施为做大做强省级中医医院、发挥省级单位带头作用创造了良好的条件。2007年，浙江省中医医院资产总额85.98亿元，比2000年增长了2.27倍，实际开放床位18492张，比2000年增长了60%，床位使用率提高了26%。

2007年，浙江省卫生厅中医管理局开展浙江省“中医药攀登工程”，加强中医“名医、名科、名院”及重点专科和重点学科建设。杭州市中医院、杭州市红十字会医院、余杭区中医院、临安市中医院、富阳市中医骨伤医院等5家医院被列入浙江省第一批中医“名院”建设名单。11月17日，浙江省“三名”

建设现场会在杭州市中医院举行。翌年杭州市红十字会医院被确认为全国第二批重点中西医结合医院建设单位。

2007年，浙江省县级以上医疗机构使用医院管理信息系统基本普及，全省县（市、区）农村合作医疗信息系统基本建成。2007年，杭州市有县级以上中医医疗机构20家（其中中医专科医院4家，中西医结合医院4家，民营中医院1家），占综合性医院总数的23.81%。实有床位4309张，占综合性医院床位总数的24.22%。全市注册执业（助理）中医（中西结合）类医师2513名，占全市医师总数的16.68%。同年，杭州市共有6家中医机构进行了新建和扩建，建筑面积11万余平方米，投资约5.875亿元，竣工面积约4.28万平方米。浙江省有中医类别执业（含助理）医师18408人，占全省执业（含助理）医师总数的13.66%，千人口中医师数达到0.28人，有县级以上公立中医医院93所。加强特色优势和服务能力建设，全省有省部级以上重点学科7个，省中医药重点学科53个；国家级各类重点专科68个，省级中医药重点专科108个，市级重点专科120余个；全国及省级综合医院示范中医科29个，形成了以国家、省、市级重点学科、专科和示范中医科为骨干的中医“名科”建设格局。与2000年相比，2007年全省中医医院总诊疗人次、总出院人次分别增长了107%和119%。中医医院工作效率和资源利用率均处于全国领先水平。95%以上的县级以上综合医院设置了中医科和中药房。2007年，浙江省立同德医院等3家中医医院被列入国家重点中医院建设单位。2007年，浙江省本级中医事业经费已达1.56亿元。同时，中医药管理机构网络逐步健全。

2008年，城乡社区中医药工作得到加强。以创建农村中医工作先进县和中医药特色社区卫生服务示范区为抓手，通过中医药社区服务网络建设、中医药适宜技术推广和社区中医药卫生人才培养等途径，浙江省建立健全城乡社区中医药服务体系，为广大群众提供方便、有效的中医药服务。中医“名院、名科、名医”建设深入开展。中医药“进农村、进社区、进家庭”活动大力推进。浙江省已拥有县级以上公立中医医院93所，95%的县级以上综合医院设置了中医科和中药房。国家级农村中医工作先进市2个（全国仅11个）、先进县（市、区）17个，浙江省级农村中医工作先进县（市、区）42个，全国中医药特色社区卫生服务示范区4个。浙江省有90%的社区卫生服务中心设置了中医科、中药房，社区卫生服务机构中医药服务量占服务总量的三分之一以上。同时，注重在新型农村合作医疗、农村公共卫生服务中发挥中医药作用，扩大中医药在新型农村合作医疗保险中的报销范围，中药、中医诊疗项目的补偿比例比西药、西医诊疗项目提高了 20%。

2009 年，7 家中医医院被列入国家市地级及以上重点中医院建设项目，8 家中医院被列入国家农村基层卫生建设项目，争取国家资金 6400 多万元。启动首批 8 个中医医院标准化建设项目，安排中医药专项经费 1000 万元。4 个全国中医药特色社区卫生服务示范区顺利通过国家验收。浙江省公立中医医院总诊疗人次达到 3056 万，比 2005 年增长了 41%，总出院人次 53 万，增长了 37%。

浙江省财政累计安排补助资金 7200 万元用于支持实施中医药攀登工程。杭州市和余杭区分别投入 8 亿元、5 亿元按三级标准新建杭州市中医院丁桥分院和余杭区中医院。宁波市积极研究创新中医药财政投入机制，按照中医服务量即由市县两级财政对同级综合医院和中医医院按中医门诊人次 8 元、每中医住院床日 15 元标准进行财政补助，慈溪市将补助范围扩大到全部社区卫生服务中心，有效地激励了医疗机构开展中医药服务。2010 年末，全省有公立中医医院 93 家，其中省级 4 家，地市级 13 家，县级 76 家，基本实现“县县有一家中医院”。全年总诊疗人次达 3398 万，住院 61 万人次，资产总额达 136 亿元，比 2005 年增长 100%，建筑面积达 207 万平方米，增长 40%；全省 90% 以上的乡镇卫生院和社区卫生服务中心设置了中医科和中药房，62.2%的社区卫生服务站开展了中医药服务，中医药参与率达 30%以上。

2012 年 1 月 10 日，在北京举行的全国中医药工作会议上，杭州市被命名为首批“全国基层中医药工作先进单位”。2012 年，发挥中医药在公共卫生服务中的作用，挖掘中医药服务新优势。浙江省率先将高血压、哮喘病等慢病的中医药防治纳入省政府与各市政府及卫生厅等相关厅局的医改责任状；各地积极开展“治未病”工作，构建中医药预防保健服务体系，提高中医预防保健服务的能力和水平，如杭州市拱墅区将每人每年 25 元公共卫生服务经费中的 10 元用于中医药项目，浙江省已有国家“治未病”预防保健服务试点单位 4 家，成立了全省中医“治未病”研究中心，加强“治未病”理论和方法研究；中医药积极参与突发公共卫生事件的救治工作，在甲型流感、手足口病等疫情的控制中发挥了重要作用。

2013 年，浙江省有 93 家公立中医医院（含中西医结合医院），其中省级 4 家，市级 13 家，县（市、区）级 76 家。杭州市 13 个区、县（市）全部实现中医药工作先进单位创建。2013 年全国启动基层中医药服务能力提升工程，浙江省创新提出“中医基层化，基层中医化”的要求，并积极实施和组织督查评估，以查促建，2014 年实现了 92.75%的社区服务中心、80%的乡镇卫生院、

66.48%的社区卫生服务站和村卫生室达到能提供中医药服务的目标要求。

2014年，浙江省卫生和计划生育委员会联合省发展和改革委员会等在全国率先出台了《关于促进中医药健康服务业发展的实施意见》，明确了发展目标、工作任务和保障措施。中医药发展列入了省政府战略规划。桐庐县、天台县、杭州市拱墅区、浙江省寿仙谷医药股份有限公司成为浙江省首批中医药健康服务示范基地。积极实施中医"治未病"健康工程。地方各级人民政府将发展中医事业纳入了卫生事业发展规划，将中医医疗机构建设纳入区域卫生规划、医疗机构设置规划和城市建设总体规划，充分发挥当地中医药的传统优势，积极扶持和举办中医特色专科医疗机构，除常山、洞头外所有县（市）均设置了公立中医医疗机构，县级以上综合医院、绝大多数中心卫生院设置了中医科和中药房，乡村医生掌握了中医基本知识和中医诊疗技术。

2009年、2017年，何任、葛琳仪先后当选为第一届、第三届国医大师。此外还有全国名中医3名、中医药岐黄学者3名、全国中医药教学名师2名、国家重点基础研究发展计划（973计划）项目首席科学家1名、全国老中医药专家学术经验继承工作指导老师105名；省特级专家2名、省国医名师7名、省级名中医141名、省中青年临床名中医31名，省基层名中医135名；市级名中医456名、县级名中医505名。

2017年，浙江省成为全国社会办中医试点城市。10月，嘉兴市卫生和计划生育委员会发布了包含中医辨证论治服务平台、中医药知识库和中医临床业务监管系统的嘉兴"中医云"。11月，全国首家互联网国医馆——乌镇互联网国医馆正式成立，该馆以"中医药+互联网+人工智能"为创新主题，开发了"悬壶台中医智能诊疗系统"，目前已接入320多家中医馆，覆盖全省11个地级市，服务60多万基层百姓。12月13日，浙江省非物质文化遗产保护协会传统医药专业委员会成立，由方剑乔担任主任委员、朱德明担任副主任委员兼秘书长，加强了浙江省传统医药非物质文化遗产项目的传承与保护工作。

2018年，浙江省中医药改革持续深化。在"最多跑一次"改革中，全面优化服务流程，跑出了中医药特色与速度；在医共体建设中，11个试点县（市、区）有9家县级中医院作为牵头单位推进建设，并取得实效；在强基层行动中，县级中医院入选首批全国县级强院、市级全国基层中医药工作先进单位、全国基层中医药工作先进单位等均处于全国先进水平；在"三医联动""六医统筹"改革中，着重加强中药饮片费用控制，建立科学合理的中药饮片价格形成机制，并将开具中医大处方作为名中医评选的关键指标，纳入中医医院等级评审、中医药重点专科建设重要考核指标，收效显著。浙江省中医药创新能力和质量水平持续提升。浙江省新华医院成功入选第二批国家中医临床研究基地建设项目，浙江省中医院血液科、杭州市中医院肾病科成功创建国家区域中医（专科）诊疗中心，3个项目被纳入全国重大疑难疾病中西医临床协作试点项目，2个项目通过国家中医药防治重大疾病攻关项目顺利验收。全面启动二级以上中医医院（中西医结合医院、中医专科医院）应用DRG开展医疗服务质量与绩效评价工作。

2018年底，浙江省有中医类别执业（助理）医师33633名，每千名常住人口中医师数为0.58人，有院士、国医大师各1名，全国名中医、岐黄学者各3名，有省国医名师17名、省级名中医179名、省中青年临床名中医31名、省基层名中医135名。建有全国名老中医药专家传承工作室54个、全国基层名老中医药专家传承工作室29个、全国中医学术流派传承工作室4个、省名老中医专家传承工作室75个。浙江省公立中医院总诊疗人次为5583万余人次，出院人次为123万人次，分别占公立医院总诊疗人次、出院人次的25%和15%左右。

2018年，浙江省有90%的社区卫生服务中心设置了中医科、中药房，社区卫生服务机构中医药服务量占服务总量的三分之一以上。注重在新型农村合作医疗、农村公共卫生服务中发挥中医药作用。

2019年，浙江省有4项中药类的传统医药非物质文化遗产列入国家级非物质文化遗产代表性项目名录，即胡庆余堂中药文化、朱养心传统膏方制作技艺、方回春堂传统膏方制作工艺和武义寿仙谷中药炮制技艺。2019年，举办杭州市首届中医文化节，组织中医文化成就巡回展活动。2019年，浙江省编写了全国首套、列入省中小学教学用书目录的《中医药与健康》小学教材，该教材进入全省所有小学五年级课堂。省委党校开展了中医药进党校活动，中医药作为固定课程长期在省委党校设置。开展中医药进农村文化礼堂活动，丰富农村文化礼堂载体。总结凝练浙江各大中医流派特色，打造“浙派中医”品牌。积极利用新媒体宣传中医药文化，开展《养生大国医》电视栏目，“浙江中医药”微信公众号影响广泛。

2019年，浙江基本建成了以省、市级中医医院为龙头，县级中医医院为骨干，综合医院中医科为重要力量，基层医疗卫生机构为基础，中医门诊部和诊所为补充，覆盖城乡各级区域的中医医疗服务网络。全省有公立中医院96家，民营中医院113家。达到国家三级标准的中医院35家，数量位居全国第一，87%的县级中医院达到二级甲等以上水平。98.29%的社区卫生服务中心、95.52%的乡镇卫生院已经能提供6类以上中医药技术服务，88.41%的社区服务站、82.83%的村卫生室已经能提供4类以上中医药技术服务。基层医疗机构中医药服务人次占比约为三分之一。浙江中医药工业总产值从2015年的176亿元增长到2019年的230亿元，年均增长7.8%。

2020年，《浙江省中医药事业发展“十三五”规划》重点任务完成情况及实施成效如下。

①贯彻落实《中共中央 国务院关于促进中医药传承创新发展的意见》和全国中医药大会精神的情况。一是浙江省委、省政府把中医药工作列为重点工作内容之一并部署。浙江省卫生健康委于2019年11月1日向浙江省委办公厅、省政府办公厅报送了全国中医药大会有关情况的文件，并向省领导进行了专题汇报。浙江省委、省政府主要领导分别对浙江省卫生健康委报送的文件作了重要批示，指出要“认真学习习近平总书记重要指示和全国中医药大会精神，高质量发展浙江省中医药事业和产业”“抓紧会同有关部门开展专题调研，按照问题导向和效果导向，提出浙江省贯彻意见，推动浙江省中医药事业传承创新发展”。同时，浙江省委、省政府主要领导就认真贯彻落实《中共中央 国务院关于促进中医药传承创新发展的意见》作出批示，要求“省卫生健康委认真贯彻落实，提出实施意见，促进浙江省中医药传承创新发展，服务于全省人民卫生事业”。根据省委、省政府主要领导的指示批示，中医药传承创新发展工作被纳入《2020年政府工作报告重点工作责任分解》和《中共浙江省委全面深化改革委员会2020年工作要点》。2020年3月29日至4月1日，习近平总书记到浙江考察调研并发表重要讲话，赋予浙江“努力成为新时代全面展示中国特色社会主义制度优越性的重要窗口”的新目标和新定位，这对浙江中医药发展提出了新的更高要求，也赋予更重大的使命和责任。二是深入宣传学习《中共中央 国务院关于促进中医药传承创新发展的意见》和全国中医药大会精神。浙江省卫生健康委办公室印发《关于认真学习贯彻全国中医药大会精神的通知》，全省掀起了学习领会习近平总书记关于中医药的重要论述和全国中医药大会精神的高潮。浙江省卫生健康委党委召开会议，专题学习全国中医药大会精神，领会精神实质，统一思想，凝聚共识，形成合力。召开全省中医药管理人员学习会，学习全国中医药大会精神及《中共中央 国务院关于促进中医药传承创新发展的意见》精神，各市卫生健康委中医处负责人、各县（市、区）卫生健康局中医药负责人和各市卫生监督所中医监督执法负责人参加了培训。三是扎实

推进中央《中共中央 国务院关于促进中医药传承创新发展的意见》和全国大会精神落地。2020 年，浙江省确定中医药改革发展年，重点任务是出好一个文件，开好一个大会，起草一个条例，申报一个示范区，制定一批配套文件。9 月 18 日，浙江省政府第 52 次常务会议审议通过《中共浙江省委 浙江省人民政府关于促进中医药传承创新发展的实施意见（送审稿）》，月底提交浙江省全面深化改革委员会审议。根据《中共中央 国务院关于促进中医药传承创新发展的意见》中"规划建设一批国家中医药综合改革示范区"的要求，浙江省积极行动，制定《浙江省创建国家中医药改革示范区建设方案》。

②《中华人民共和国中医药法》贯彻落实情况。一是加强组织领导。浙江省卫生健康委成立了领导小组、《浙江省中医药条例（草案）》制定指导组和专班组，加强部门协调，组织开展课题研究、调查研究和召开专家论证会，先后起草了《浙江省中医药条例（草案）》讨论稿和征求意见稿。二是开展调查研究。浙江省人大常委会、省人大教育科学文化卫生委员会高度重视《浙江省中医药条例》制定工作，2019 年 3 月省人大教育科学文化卫生委员会组织省卫生健康委有关同志赴山东、江苏等地进行调研考察。2019 年 10 月，在省人大常委会法制工作委员会关于立法项目座谈会后，浙江省卫生健康委组建了 6 个中医药调研组，赴全省 11 个设区市开展专项调研工作，进一步听取地方卫生健康部门、医疗机构对制定《浙江省中医药条例》的意见建议。2020 年以来，结合起草《关于促进中医药传承创新发展的实施意见》，浙江省卫生健康委进一步加强调研工作，并于 5 月 11 日、7 月 17 日两次向成岳冲副省长做了专题汇报。三是加强沟通协调。2020 年 5 月底，在拟定《浙江省中医药条例（草案）》的基础上，浙江省卫生健康委与浙江省司法厅进行了衔接，对《浙江省中医药条例》相关条文进行修改和完善。同时，浙江省卫生健康委赴省人大汇报了《浙江省中医药条例》起草情况。

③中医药工作纳入浙江省规划纲要的情况。《浙江省国民经济和社会发展第十三个五年规划纲要》提出要加强中医药事业内涵建设，推动中医药健康服务发展。开展中医药医养结合试点示范，建设一批中医药养生基地、中医药健康服务示范基地、一批中医药特色小镇和特色街区。培育遴选"新浙八味"。实施中医药"走出去"工程，增进中医药国际交流合作。浙江省确定由省发展改革委牵头制定《浙江省中医药发展"十四五"规划》。

④加大中医药政策扶持力度。"十三五"以来，浙江省政府先后出台《关于加快推动中医药发展的实施意见》《关于加快推进中医药健康服务发展的意

见》《关于加快推进中药产业传承发展的指导意见》《浙江省中药材保护和发展规划（2015—2020年）》《浙江省中医药事业发展“十三五”规划》等文件。浙江省物价部门在2017年医疗服务价格调整中，对中医骨科、针灸、推拿价格总体上调30%，中药饮片加成政策保持不变；浙江省级财政中医药专项资金逐年增加，2017年起新增中医药重大疾病攻关专项，每年投入资金1000万元；浙江省人力资源和社会保障厅把所有医疗机构使用的中药饮片纳入基本医疗保险支付范围，并把三级中医医院使用的中药配方颗粒纳入基本医疗保险支付范围，其支付品种、使用管理和定价标准按中药饮片标准执行。各级政府坚持中西医并重，将中医医疗机构建设纳入区域卫生规划、医疗机构设置规划和城市建设总体规划。

⑤深化医药卫生体制改革。浙江省中医药系统积极参与、深度融入卫生健康领域“1+5”改革攻坚战。一是全面推进县域医共体建设。55家县级中医院联合368家乡镇卫生院（社区卫生服务中心）建立55个医共体，实现“一家人”“一本账”“一盘棋”；推进县域医共体中医诊疗中心标准化建设，以质量控制和绩效评价为重点，实现“同质化”“规范化”服务。二是持续深化“最多跑一次”改革。建立公立中医医院“一窗受理、一站服务、一章管理”服务模式，推行支付宝、微信、银联等付费方式。100%的中医医院能够提供中药饮片代煎配送到家服务。三是积极探索中医药医保支付方式改革。在全省二级以上中医医院开展基于DRG医保支付方式改革，二级及以下医保定点医疗机构开展基层中医门诊常见病按病种支付方式改革，70%以上的县域推广应用“八病九方”按病种支付，支付病种每日中药费用在20元以下。

⑥做好规划组织实施。为贯彻落实国家中医药管理局《中医药发展“十三五”规划》，浙江省制定出台《浙江省中医药事业发展“十三五”规划》，明确发展目标和工作任务，要求各地建立健全中医药工作推进机制，健全中医药管理体制，加强对本规划落实情况的监督检查和跟踪分析，加强实施中的监测评估，积极推动规划各项任务落实。

⑦大力发展中医医疗服务。一是加强中医医院基础设施建设。浙江省中医院、浙江省新华医院、浙江省中山医院、宁波市中医院被列入国家中医药传承创新工程建设单位，获中央补助资金2.3亿元。30余家中医医院完成了迁建、扩建或改建，公立中医院的服务条件进一步改善。二是完善中医专科专病防治体系。确定“十三五”省中医药重点专科174个，基本形成专业覆盖齐全、层次分布合理、服务优势明显的中医药重点专科群。浙江省中医院的血液病科、

杭州市中医院的肾病科入选国家区域中医（专科）诊疗中心建设项目。三是加强中西医临床协作。浙江省中医院牵头的胃癌、浙江省立同德医院牵头的重度抑郁症、浙江省新华医院牵头的系统性红斑狼疮3个项目成为国家重大疑难疾病中西医临床协作试点项目。四是强化综合医院中医药科室建设。86%的市级综合医院和妇幼保健机构、94%的县级综合医院和妇幼保健机构建有中医科、中药房。38家综合医院和妇幼保健院被创建为全国综合医院（妇幼保健院）中医药工作示范单位。

⑧加快发展中医养生保健服务。一是支持中医养生保健机构发展。浙江省大力鼓励社会资本开设中医经络按摩馆、太极运动馆、药膳馆、情志调摄馆等，中医养生深入人心，中医养生保健机构数量不断增加，在惠民生、促就业、扩内需、调结构等方面发挥着重要作用。同时积极支持中医医院和有条件的综合医院、妇幼保健院设立治未病中心或治未病科。2020年，100%省、市级中医院均设立了治未病科（中心），84%的县（市）级中医院设立了治未病科（中心），每个治未病科或中心平均配备6.6名专职医护人员。2019年，浙江省公立中医院治未病服务量达102万人次。二是开展中医特色健康管理。组织全省各级中医院开展了以“治未病”为主题的“中医药养生体验周”活动，为居民提供中医健康状态辨识与评估、咨询指导、健康干预、健康管理等服务，推广中医按摩、刮痧、拔罐、艾灸、熏洗等中医技术及以中医理论为指导的其他养生保健方法及产品。积极推进中医药基本公共卫生服务项目实施，2019年，0~3岁儿童和65岁以上老年人中医药健康管理服务覆盖率分别达到61.86%和56.61%。基层卫生机构提供的中医药服务，也已从过去注重中医医疗，正逐步转向同时注重预防、保健等综合服务。三是加强中医养生保健服务队伍建设。通过院校教育和职业教育，大力培养中医药健康服务专业人才，如浙江中医药大学开设健康管理、推拿、康复、健康服务与管理专业。为加强中医养生保健服务人员的职业技能和岗位培训，浙江中医药大学举办健康管理师培训班和中医推拿培训班，培养健康管理师和保健按摩师；为提高中医养生保健机构管理人员中医药相关政策和管理水平，举办中医药健康养生企业经营高级研修班。

⑨推进中医药继承创新。一是加强中医药科研创新平台建设。浙江省中医药研究院被列入全国中医药传承创新工程中医药科研机构项目储备库，浙江中医药大学附属第二医院入选第二批国家中医临床研究基地建设项目，目前浙江省拥有2个国家中医临床研究基地；确定“十三五”中医药重点学科80个、省重大疾病中医药防治中心13家、省中医药重点实验室10家。二是加强中医

药防治疑难疾病联合攻关。实施省中医药科技计划，增设中医药现代化专项、重大疾病中医药防治专项等，加强中医基础理论、诊疗技术和中药理论研究，推进重大疑难疾病、传染病防治的联合攻关。“十三五”期间，立项资助省中医药科技计划项目2018项，佐力药业、贝尼菲特药业2家企业项目列入2017年中药配方颗粒专项。三是加强中医药科研成果转化。开展中医药科成果奖励评审工作，评出省中医药科学技术奖励223项。“十三五”期间，中医药领域获省科学技术奖励59项，其中一等奖6项、二等奖14项，三等奖39项；获国家科学技术奖励一等奖1项。

⑩加强人才队伍建设。一是科学谋划中医药人才工程。联合浙江省委人才工作领导小组办公室、省人力资源和社会保障厅出台了《浙江省中医药传承与创新“十百千”人才工程（杏林工程）》，用10年左右时间，“评、引、育”相结合，在全省有重点地遴选支持中医药领域的50名杰出人才、100名领军人才和1000名拔尖人才。二是加强中医药高层次和骨干人才培养。新增国医大师1名、全国名中医3名、省国医名师17名、省级名中医40名；新建国家中医药高层次人才培养基地建设单位1家、全国名老中医药专家传承工作室21个、全国基层名老中医药专家传承工作室23个、省名老中医专家传承工作室30个；确定第六批全国老中医药专家学术经验继承工作指导老师43名及学术继承人86名、第四批全国优秀中医临床人才培养对象26人、第四批全国中医（西学中）优秀人才研修项目培养对象8名、全国中医临床特色技术传承人才培训项目培养对象19名、全国中医药创新骨干人才培训项目培养对象20名、全国西学中骨干人才培训项目培养对象20名、全国中药特色技术传承人才培训项目培养对象30名、省中青年名中医培养对象60名。三是基层中医药人员培养。确定省基层名中医培养对象112名，培养一批专业理论扎实和临床实践丰富的基层中医药人才；加强中医师转岗培训工作，完成中医全科医师转岗培训1462名；规范传统医学师承和确有专长人员考核及中医医术确有专长人员医师资格考核，传统医学师承和确有专长人员考核合格588人、中医医术确有专长人员医师资格考核合格166人，为医术确有专长、但不具备中医医学专业学历的人员进入中医队伍拓展了渠道，补充了基层中医药队伍。

⑪推进中药保护和发展。一是加大政策支持力度。省人民政府出台加快推进中药产业发展、中药材保护和发展规划等文件，推进浙产道地药材的资源保护和开发，不断巩固和扩大浙产中药品牌影响力。二是推进中药材产业集聚发展。全省基本形成了以“浙八味”为主的传统道地药材和“新浙八味”特

色药材两大优势产业区，建成近30万亩标准化、规范化生产基地，认定2个中药材省级特色农业强镇，43家省级“道地药园”示范基地，2019年全省中药材种植面积80.2万亩，总产量26.2万吨，农业总产值63.8亿元。三是促进中药工业智能化生产。推进中药工业数字化、网络化、智能化建设，基本形成了较为完整的中药产业链和产业体系，促进中药工业第一、二、三产业融合发展。2019年度中药产业工业总产值227.6亿元，同比增长12.3%，其中中成药196.7亿元，同比增长13.8%，中药饮片30.9亿元，同比增长4.2%。

⑫拓展中医药服务新业态。一是加强中医药健康旅游示范基地建设。获批国家中医药健康旅游示范基地2家，创建省中医药文化养生旅游示范基地67个。打造中医药特色街区、特色小镇，助推温州南塘、绍兴越秀中医药一条街建设。二是开展“新浙八味”遴选。与省经济和信息化委员会共同牵头开展新“浙八味”评选工作，确定铁皮石斛、衢枳壳、乌药、三叶青、覆盆子、前胡、灵芝、西红花为“新浙八味”中药材培育品种。三是推进中药配方颗粒产业发展。联合省食品药品监督管理局等开展中药配方颗粒后备企业的评估，将佐力药业、贝尼菲特药业2家企业项目列入2017年中药配方颗粒科研专项。四是推进第四次全国中药资源普查。在完成第一批21个县中药资源普查工作基础上，对59个县开展中药资源普查，目前，发现中药资源2704种。

⑬推进治理体系和治理能力现代化。嘉兴市中医院被纳入全国现代医院管理制度试点单位，95%的三级中医医院完成章程制定工作。制定出台《浙江省二级、三级公立中医医院绩效考核指标》，将全省10家二级、34家三级公立中医医院纳入全国绩效考核平台，考核数量居全国前列。

⑭浙江省各地、各部门中医药亮点工作。新冠疫情发生以来，浙江省中医药系统认真贯彻以习近平同志为核心的党中央的决策部署，全面落实国家中医药管理局和省委、省政府工作要求，坚持中西医结合、中西药并用，中医药在预防与救治中关口前移、早期介入、全程参与，形成了“高危和普通人群用预防方、疑似病例第一时间用上中药、中医师进隔离病房全程参与救治、康复期用中药恢复”的中医药防治机制。一是建立健全中西医结合疫情防控工作机制。疫情发生后，省委、省政府即时成立省新冠疫情防控工作领导小组，中医药专家进入省级医疗救治专家组，疫情防控领导小组（省长例会）每天听取中医药防治的进展情况。省中医药管理局成立省新冠病毒感染中医药防治处置小组、省级中医高级别专家组和中医药防治专家指导组，各市也相应成立中医药专家组，全面参与、指导全省新冠疫情防治工作。二是全面开展中西医结合医

疗救治。依据国家《新型冠状病毒肺炎诊疗方案》有关中医治疗方案以及《关于推荐在中西医结合救治新型冠状病毒感染的肺炎中使用“清肺排毒汤”的通知》，结合浙江省气候特性和病证特点，组织专家先后制定完善《浙江省新型冠状病毒肺炎中医药防治推荐方案》(试行第一版至第四版)，在全省推荐使用。浙江省共计90名中医师进驻集中定点收治医院隔离病房；中医会诊病例实现全覆盖。截止到2020年9月14日，中医药参与确诊病例治疗1244例，参与率为97.34%。三是全面提供中医康复技术指导。针对患者出院后余邪未尽，仍有乏力、纳差、气虚、情绪异常以及生化、影像学检查异常等表现，组织专家调整制定《新型冠状病毒肺炎中医药防治方案(试行第四版)》，明确患者恢复期(肺脾两虚型)中药方剂，按恢复期(康复期)用中药的要求，对出院患者开展中药方剂、中医适宜技术、膳食疗法、传统功法等中医综合干预；实施中医药随访复诊制度，在出院患者复诊时辨证施治，确保患者余邪尽除，截断疾病复发。四是大力实施中医药群防群控。针对密切接触者、一线医务人员、防疫工作人员等高风险人群，以及复工复产等情况，组织中医专家制定高危人群和普通人群中药预防方，并纳入职工基本医疗保险个人账户支付范围。全省使用预防方达24万余人，一线医务人员、防控工作人员使用预防方剂100万余帖，为一线医务人员和防控工作人员实现零感染发挥了积极有效的作用。五是积极统筹中医力量驰援湖北抗疫。全省中医药系统医务人员主动请战驰援湖北开展疫情防治工作，中医药系统医务人员驰援湖北共276人，浙江省中医药管理局也选派2名工作人员支援湖北。浙江省第二批援鄂医疗队中医救治组，在接管的天佑医院三个病区隔离病房开展新冠病毒感染患者辨证施治，实行中西医双主任查房制度，使接管的病区中医药治疗覆盖率达到100%，两个普通隔离病区接受中西医结合治疗患者的死亡率为零。六是加强中西医协同科研攻关。注重临床救治和科研相结合，开展新冠病毒感染中医药防治科研攻关。浙江省中医院牵头承担的“中西医防治新冠病毒肺炎的临床研究”和浙江省立同德医院牵头承担的“中医药治疗新型冠状病毒肺炎的临床研究”2个项目被确立为浙江省重点研发计划应急攻关项目。疫情防控期间，浙江省对中药制剂实行容缺备案，共有34个中药制剂获批，有力保障了中医药深度介入新冠病毒感染的救治工作。

中西医结合、中西药并用是这次疫情防控的一大特点，也是中医药传承精华、守正创新的生动实践，为应对突发公共卫生事件提供了成功经验。一是促进了中西医相互补充、协调发展的医疗服务模式的形成。在新冠疫情防治之初，浙江省新冠疫情防控领导小组把中医药防治作为重点措施之一，全力推进中医全程深度介入防治工作，健全完善了中西医联合诊治的制度，使确有疗效的疫情防治工作有了鲜明的中医特色，在一定程度上推进了中西医相互补充、协调发展的医疗服务模式的形成。从实践来看，中医药防疫的成效、治疗方案得到了行业认可，普遍反映中医药在这次疫情阻击战和整体战中发挥了确有疗效、不可替代的作用。二是促进了新时代“温疫病”防治体系的建立。自疫情发生后，按国家中医药管理局的部署及要求，结合实际，分类指导，推进中医救治关口前移、第一时间用上中药，形成了“高危和普通人群用预防方、疑似病例第一时间用上中药、中医师进隔离病房全程参与救治、康复期用中药恢复”的中医药防治体系，拓展了“温疫病”防治的内涵，丰富了“温疫病”理论发展的基础。三是促进了中医药跨区域跨国界救援模式的形成。按照国家统一安排，浙江省建立了中医药跨省域救援制度、运行模式和救治方案，并在实践中健全完善了中医紧急救援的运行机制和体系。同时，针对华侨的需求，浙江中医药开启了走出国门开展防疫的先例，为今后开展中医国际救援积累了经验。

在取得成绩和经验的同时，中医系统在维护公共卫生安全方面也存在不足，主要体现在中医系统新发突发急性传染病防控体系相对薄弱、中医医院重症医学力量相对薄弱、中医药科研体系相对薄弱三个方面。下一步要强弱项、补短板、堵漏洞，持续巩固和发挥好中医药在疫情防控中的作用。一是做好疫情防控常态化中医药工作。坚持落实“四早”措施，严格落实医疗机构分区管理要求，严格执行院感防控，持续做好涉及新冠病毒感染的预防、治疗和康复的中医药救治工作。二是建立健全中医药应急响应机制和应对突发公共卫生事件的中西医协作机制。加强中西医结合，强化中西医会诊、中西药并用，建立中西医协同的公共卫生安全保障机制。三是将中医疫病防治体系纳入公共卫生应急体系建设规划之中。建设省级疫病防治中心，二级以上中医医院加强发热门诊、疫病病区、实验室能力和应急救援队伍建设，更好地发挥中医药在疫病防治中突击队的作用。

⑮其他中医药亮点工作。一是全面推进县域医共体建设。55家县级中医院牵头联合368家乡镇卫生院（社区卫生服务中心）建立55个医共体，实现“一家人”“一本账”“一盘棋”。加强县域医共体中医诊疗中心标准化建设，以质量控制和绩效评价为重点，实现“同质化”“规范化”服务。二是开展“看中医减少跑”活动。为深入贯彻落实省政府提出的加快推进“最多跑一次”改

革工作要求，在浙江省中医医疗机构开展“看中医减少跑”活动。

截至2020年7月，浙江省有中医药大学、中医药科研机构各1家，省级中医院4家、市级中医院13家，53个县（市）都有1家政府举办的公立中医院；有民营中医院102家、中医类门诊部338家、中医类诊所2140家，其中杭州市民营中医医院25家，实行备案制管理的中医诊所70家，数量位居全省前列。浙江省有三级中医院36家，数量位居全国前茅，87%的县（市）中医院达到二级甲等以上水平。近几年全省公立中医医院总诊疗人次、出院人次占公立医院总诊疗人次、出院人次分别为25%和15%左右。全省建有中医科、中药房的市、县级综合医院、妇幼保健机构分别有37家、208家，占比分别为86.04%、94.11%；共有全国综合医院（妇幼保健院）中医药工作示范单位38家，数量位居全国前茅。认真实施《浙江省基层中医药服务能力提升工程“十三五”行动计划》，大力推进乡镇卫生院（社区卫生服务中心）中医药综合服务区（中医馆）建设，基层中医药服务网络不断完善，中医药服务量占总服务量的三分之一左右。浙江省中医药研究院、3家浙江中医药大学附属医院以及宁波市中医院5家单位列入国家中医药传承创新工程建设单位，获得中央补助资金近4亿元；省重大疾病中医药防治中心建设总数达到13个，能力建设稳步实施。实施中医药现代化专项，组织开展中医药理论、重大疾病防治、中药资源保护等方面研究。确定“十三五”省中医药重点专科174个，基本形成专业覆盖齐全、层次分布合理、服务优势明显的中医药重点专科群。2个专科被列入国家区域中医诊疗中心建设单位。在新冠疫情防控阻击战中，坚持中西医结合，中西药并用，发挥中医药特色优势，中医药在预防与救治中积极深度介入，关口前移、全程参与。实施中医师进定点隔离病房一线救治制度，全省共计90名中医师进集中定点收治医院隔离病房，省、市专家组开展中医会诊达2574次，实现中医一线参与救治全覆盖。开展中西医联合会诊，全省使用中药汤剂的确诊病例有1178例，占95.4%；中医药参与治愈病例1234例、症状改善1例。全省中医系统共有276名医务人员奔赴武汉参与抗疫，中西联合诊治，贡献浙江智慧。

截至2020年5月，浙江省有中医类别执业医师35179名，中医类别执业助理医师3417名，每千常住人口中医师数0.67人。其中杭州市全市执业（助理）中医、中西医结合医师7484名，占医师总数的23.88%。浙江省中医药系统有院士1名、国医大师1名、全国名中医3名、岐黄学者3名、全国中医药教学名师2名、973计划项目首席科学家1名、全国老中医药专家学术经验继承工作指导老师 105 名；省特级专家 2 名、省国医名师 7 名、省名中医 141 名、省中青年临床名中医 31 名，省基层名中医 135 名；市级名中医 456 名、县级名中医 505 名。建有全国名老中医药专家传承工作室 49 个、全国基层名老中医药专家传承工作室 29 个、全国中医学术流派传承工作室 4 个、省名老中医专家传承工作室 75 个。“十三五”期间，全省累计培养中医住院医师规范化培训学员 7000 余名。国家和省级中医药继续教育项目立项 1406 个，培训人员达 10 多万人次。面向农村社区岗位定向培养中医类本科生 1064 名，组织中医类别全科医师转岗培训 1462 名，开设西学中班 59 个，培训学员 6531 人。

2020 年，杭州市有中医医疗机构 1078 家，其中中医综合医院 32 家，中西医结合医院 8 家，中医专科医院 17 家，中医门诊部 248 家，中医诊所 773 家。

自 2020 年 12 月以来，浙江省中医药发展研究中心《浙江省中医药发展报告》主要通过建立中医药发展指数和均衡指数，以“三图三榜两指数”的形式对全省各地中医药发展现状、地区差异、变化趋势进行全面分析评价，促进中医药综合监管整体智治能力的提升，推进中医药领域数字化改革和共同富裕示范区中医药均衡发展。

2020 年，浙江省所有医院住院费用已经实施了 DRG 付费方式。因为中医院临床有其自身的特点和规律，为了确保各级中医院的发展，浙江单独制定了中医药的激励机制，鼓励医院在临床治疗当中多使用中医中药，多发挥中医中药的作用，即中医治疗比例越高，得到的费用越多，通过对出院患者中药饮片的使用率、出院患者使用非药物疗法的比例、中药饮片收入占药品收入的比例、中医药制剂收入占药品收入的比例、住院患者的中医医疗服务项目的收入占住院医疗收入的比例，以及中治率，从六个维度来构建中医的激励政策体系。中医使用得越多，医保的激励强度就越大。2019 年的结算结果显示，在杭州地区各类中医院当中，都得到了约 168 万中医的激励点数，总金额是 2.2 亿元。这是医保对医疗机构的激励。浙江省湖州市还实施了具有中医特色的住院费用 DRG 点数法付费相关政策，13 个中医优势病种的 31 个病种作为政策扶持组，给予基础点数上浮 6%的倾斜，最后的结算结果是，2020 年全市中医的 DRG 的额外增加扶持资金达到了 500 万元。所以，在医保支付方式当中，浙江省根据中医药服务的特点，制定有利于中医药发挥优势的政策，鼓励临床多用中医中药。

2020 年，浙江省数字经济发达，“互联网 + 医疗健康”发展迅速，大数据、区块链、人工智能等新兴信息技术加快渗透到中医药领域，有效提升中医药诊疗环节的科学性和精准性，不断提高人民群众就诊的便捷度和满意度。同时，三大科创高地的加快打造，进一步吸引中医药人才集聚，推动更多重大科研平台、校企合作平台和科技攻关项目落地，促进更多先进技术和精密仪器运用到中药生产过程中，助推中医药新品创新研发，为中医药生产、服务提供强大的技术支持和产业升级动力。

2020 年，新冠疫情暴发，杭州市卫生健康委第一时间成立市新冠病毒感染中医药防治工作小组，制定实施《杭州市新型冠状病毒感染的肺炎中医药防治方案（试行）》。在浙江省率先选派中医师直接进入隔离病房辨证施治，推动中医药全过程、深度参与防治。陆续共有 36 名中医师进驻市、县两级定点医院临床一线，另派 85 名中医医院医务人员紧急驰援武汉，通过建立市、县和杭州—武汉两个中医药专家钉钉群平台架起了两个阵地的桥梁，共同推动中医药全过程、深度参与疫情防治。对市、区两级定点医院收治的确诊患者全部采用了中西医结合治疗的手段，杭州市定点医院收治的 123 名确诊患者（包含被核减的 10 例）中西医结合治疗手段达到 100%，经中西医结合积极治疗后全部痊愈出院，治愈率达 100%。杭州市中医药防治工作做法与经验成为这场阻击战中的一大特色和亮点，被中央电视台 1 套和 4 套、《人民日报》、新华社、《健康报》等多家主流媒体报道，并被浙江省推荐作为地市级典型经验报送国家中医药管理局。

2021 年 6 月，浙江省共有公立中医医院（含中医综合医院、中医专科医院和中西医结合医院，下同）94 家，包括省级 4 家、市级 13 家、县级 77 家，87% 的公立中医医院达到二级以上水平，含三级医院 34 家，公立中医医院的服务总量位列全国前 3 位。基层中医药服务可及性明显增强，全省有 55 个县级中医医院牵头成立了医共体，建成标准化中医馆 1277 家，建有中医馆的基层医疗卫生机构占比达 92.07%，基层中医药服务量占全省基层总服务量的三分之一左右。社会办中医发展迅速，全省拥有民营中医医院 109 家、中医类门诊部 389 家、中医类诊所 2339 家。其中杭州市数量位居全省前列，杭州市于 2017 年成为全国社会办中医试点城市。

2021 年，中医药服务供给持续优化，基层中医药服务可及性显著提升。浙江省中医类别执业（助理）医师数比 2020 年增长 5.87%，中医类医院门诊使用中医非药物疗法诊疗人次数、使用中药饮片出院人数比上年分别增长 41.30%、19.14%。对 65 岁以上老年人、孕产妇开展中医药健康管理服务项目人数比上年分别增长 8.38%、7.62%。浙江省 11 个地区深化中医药疫病防治体系建设，全方位参与新冠疫情防控取得显著成效。

截至2022年，浙江有中医药领域院士1名、国医大师3名、全国名中医6名。从2009年开始，国家中医药管理局、人力资源社会保障部、国家卫生健康委联合评选了四届国医大师，他们是中医药行业最高荣誉的获得者。何任为第一届国医大师、葛琳仪为第三届国医大师、王永钧为第四届国医大师。从2017年开始，全国名中医评选工作开始，王永钧、王坤根、范永升入选，后连建伟、陈意、何嘉琳入选。浙江省有国家岐黄学者5名，省国医名师31人，省名中医67人，建有省级以上名老中医药专家传承工作室220个。浙江省有中医类别执业（助理）医师近4万名，每千常住人口拥有中医类执业（助理）医师0.62人，居华东地区第一。

2022年7月至2023年4月，浙江省中医医疗机构累计中医诊疗人次达755万，累计接收中医处方数6136601张，中医处方占比17.34%，出诊中医师（人）/ 总数（人）为11969/36192，机构接入数（个）/ 总数（个）为101/115。

2022年开始，浙江省全面实施“中医处方一件事”改革，从中医标准化建设入手，不到一年时间，全省就实现了中医处方标准化应用，为人工智能应用打下坚实基础。在浙江卫生健康现代化大场景下，继续全面推进中医药数字健康高地建设，加速人工智能应用，提升患者就医体验。2023年，浙江省启动了14个中医药数字健康场景应用建设。这些场景大部分通过人工智能助力中医药智慧化服务，利用标准的中医数字诊疗设备以及深度学习等人工智能算法技术，对中医理论进行分析归纳，对中医诊疗的规律特点进行自动提取，从而形成具有专家经验的人工智能辅助决策模型，具有科学性、可复制性和全域性。尽管一些地区当前中药饮片代煎流程已经实现了自动化，但智能化监管不足，患者对于煎药质量的满意度不高。为优化中药服务，浙江省的一些大医院进行了探索，升级改造建立了“智慧中药房”，充分利用“互联网+物联网”技术，建立了中医人工智能审方平台，实现了中药配送全流程可在移动端操作，并新增“智能审方”环节，能够及时拦截预警处方。杭州市则在全市域范围内进行了“中医处方一件事”改革应用探索，2022年年初启动了“放心云煎药”项目，相对于原来全市范围内各煎药中心、医疗机构自管一处的局面，通过智慧系统、智慧服务的开发建设，统一了代煎追溯标准、质控标准，实现了在市级政务平台上统一进行数据传输、数据查看、数据共享。

2023年2月25日，全国中医药局长视频会议在京召开，浙江省卫生健康委主任王仁元围绕数字化改革，推动业务集成、模式创新、服务提升，探索富有浙江特色的中医药综合改革创新之路展开介绍。浙江以数字化改革为牵引，找准卫生健康重点领域和关键环节，树立“全省一盘棋”工作思想，综合集成、上下联动，全面推动中医药数字化改革。着眼精准服务群众需求，聚焦中医药领域核心业务，运用数字化思维、理念、技术，先后推出“中医处方一件事”“国民学国医”等一批重大改革应用。数字化发展和综合监管是浙江省国家中医药综合改革示范区建设的重点任务，浙江从政府监管端、医疗服务端和区域评价端三个方面发力，不断答好“特色卷”。搭建“浙里中医”综合监管平台，全面发展远程医疗和互联网诊疗，对全省区域中医药发展进行量化评价，连续三年发布省域中医药发展指数和均衡指数，浙江省中医药发展指数由2019年的75.52增长至2021年的78.60。从中医药重大需求中谋划切入点，以“解决问题、塑造变革”为核心要义，一体化推进服务重塑、文化传承、产业赋能，撬动中医药领域全方位变革。打造中医数字化标准体系、应用体系和监管体系，制定中医药处方病历等行业标准5项，连续推出“中医药为民大健康服务活动”“中西医结合传承创新双周论坛”等活动，突出产学研协同，实施“千方百剂”项目，完成1749种中药饮片和1142种颗粒剂数字编码。

2023年，浙江省卫生健康系统持续加大基层综合改革力度，基层服务能力持续提升，支持乡村发展的政策进一步健全，全省设置巡回医疗点2800余个，配备巡回医疗车460余辆，已基本实现乡村医疗卫生服务全覆盖。5月，浙江省卫生健康委员会、浙江省中医药管理局数字赋能建立中药产业数字标准化体系，走在全国前列，极大地推动了浙江省数字赋能中医药产业发展。5月，国家中医药综合改革示范区建设立足于共同富裕示范区和浙江省域现代化先行大场景，纳入中国共产党浙江省第十五次代表大会明确的重要建设内容。浙江省也以创建国家中医药综合改革示范区为契机，深入实施中医药攀登工程，坚持中西医并重，有力推动中医药医疗、保健、科研、教育、产业、文化“六位一体”发展。

浙江中医药大学附属第三医院岐黄学者方剑乔，通过数据挖掘，整理针灸治疗三叉神经痛的经验，研制出治疗疼痛性疾病包含内置处方功能的中医针灸人工智能设备，从而创新中医治疗疼痛性疾病的新局面，推动科技进步，提高临床镇痛疗效。

当前中医诊断的智能化路径，第一是通过名中医处方的大数据积累，经过人工智能识别运算后，输出诊疗辅助决策方案，实现智慧化辅助开方。如浙江省中医院与企业共同研发的数字孪生机器人，能够实时采集、快速分析诊疗数据，实现对名老中医经验的复制和再现。同时，机器人还可以远程授课、在线批注等，从而实现智能带教，将名老中医临床经验活态传承。目前已有名中医工作室的胃痞病、慢性肾病、重症肌无力、面瘫、肥胖五个病种，从常见病、慢性病、疑难病、中医适宜技术和治未病五个维度同步进行研究。如全国名中医王坤根工作室，针对胃痞病，孵化了王坤根经验的数字孪生机器人，综合相似度超过 90%，并在安吉县中医院落地应用试点，当地医生运用这套系统已成功开具胃痞病中药方近百张。

实现中医诊断智能化的第二条路径，是将“循证”作为中医智能化的一个关键研究点，将中医辨证施治与西医疾病诊断相结合，进一步改造升级现有中医数字化诊疗仪器，达到“病证结合”诊断的功能，体现了“人工智能 + 辨证施治 + 现代医学”的思想。2023 年浙江省五家医院启动了中医智能化项目，分别在再生障碍性贫血病中医辨证领域、肝癌防治舌脉色诊领域、失眠症中医调理领域、系统性红斑狼疮复发预测领域以及先兆流产预警领域，采集这五种疾病的中医舌、面、脉、问诊数据，并结合西医生化检验数据、影像数据以及病史数据，建立多中心的科研课题，预期开发不同中医证型的生存预测、复发预测、辅助辨识以及用药推荐等中医智能辅助决策系统。研发的各类算法模型将建立“中医数据采集—人工智能辅助决策—远程辅助诊断—中医病证管理系统”一系列的衍生应用，帮助中医医生更加便捷地进行诊断和治疗，提高中医医生的工作效率和诊疗水平，还可以与其他医疗设备进行联动，实现智能化的医疗服务，为中医发展带来巨大的价值。

2023 年，中医智能化项目已在杭州 10 家市级医疗机构全面上线运行，通过智慧化、数字化推动代煎业务规范化，为中药疗效和品质、服务可及性提供了有力保障，获得了杭州市民的好评。2023 年 5 月，浙江省全面启动了“浙江中药服务在线”项目，项目在杭州市“放心云煎药”的基础上扩展延伸，计划通过一年的时间，在全省建立统一规范的中药服务监管体系，实现代煎流程、物流追踪、饮片明细、用药交代等各个环节全透明、可视化，使中药服务更便捷、更优质、可追溯。同时，还将为老百姓提供统一的查询入口，轻松获取用药指导，可在线进行用药反馈和疗效评价，让老百姓感受到更安全、更便捷的中药服务。

2023 年 7 月 6 日至 9 日，第十五届浙江・中国非物质文化遗产博览会在绍兴举行，指导单位是国家文化和旅游部非物质文化遗产司、中国非物质文化遗产保护协会，主办单位是浙江省文化和旅游厅、绍兴市人民政府，承办单位是浙江省非物质文化遗产保护协会、浙江省非物质文化遗产保护中心、绍兴市文化广电旅游局、绍兴市柯桥区人民政府。此次博览会专门开辟了1500平方米的“本草仁心”传统医药展区，胡庆余堂、方回春堂等16家传统医药非物质文化遗产代表性项目保护单位参展，执行单位是浙江省非物质文化遗产保护协会传统医药专业委员会、浙江中医药文化研究院，由朱德明教授组织实施。

2023年7月11日至13日，浙江省卫生健康委组织开展了“健康浙里行”中医药传承创新专题媒体采风宣传活动。来自中央、省级新闻媒体的记者们，分别前往省级医疗卫生单位、杭州市、湖州市及绍兴市，深入一线进行实地调研采风。7月26日，浙江省卫生健康委组织开展的“健康浙里行”中医药传承创新专题活动中公布，浙江建有公立中医院98家，其中省级4家、市级13家、县级81家。“十四五”期间规划新建60个中医医疗服务类重大项目，总投资245亿元，目前37个项目已开工建设。浙江鼓励社会资本规范发展中医诊所、门诊部和特色专科医院，现有民营中医院139家、中医类门诊部523家、中医类诊所2613家。浙江省中医医院开放床位达41 096张，中医医疗服务量位居全国前列。浙江已建成省中医药重点专科280个，20个中医专科列入国家临床重点专科建设项目，数量居全国第3；国家中医药管理局重点专科70个，7个专科成为全国基层医疗机构中医药特色专科，实施22个县（市、区）基层中医优势病种建设项目。

2023年，中医外科在临床方面也取得了很大进展，主要体现在一些特色鲜明、优势明显的专科专病的建设上，例如中医中药治疗体表化脓性疾病，包括疽毒内陷、疔疮走黄、烧伤等外科危重急症；中医中药防治乳腺增生病、浆细胞性乳腺炎，乳腺癌手术后的中医药调治。中医药防治肛肠疾病取得了显著成果，如切开挂线法治疗高位肛瘘，硬化注射法、套扎法治疗内痔等；中医诊治泌尿男性生殖系疾病，也取得了显著成效。

此外，在对外交流与合作方面，改革开放以后，浙江省抓住机遇，发挥优势，积极开展中医药对外交流与合作。

浙江省中医药国际学术交流十分活跃，人员互访数量与规模均有了大幅度增加。2000—2005年，先后接待了来自美国、加拿大、日本等30多个国家和地区的国（境）外人士1000多批，共4000余人次。浙江省各单位积极走出国门，广交朋友，先后选派有关学科的专家学者300批共500余人次赴30多个国家和地区参加国际学术会议、技术培训、合作研究、考察访问、项目洽谈及医疗援外等。中医药国际科技合作日趋紧密，项目合作质量与层次有了明显提升。五年中，共开展各类各级中医药国际科技合作项目30余项，如浙江省中医院与澳大利亚悉尼威尔士王子医院合作开展“中草药开发治疗血液病”研究，获得澳方资助的经费19万澳元（约合人民币100万元），成果获浙江省中医药科技进步奖一等奖。原浙江中医学院与美国辛辛那提大学听力学院合作开展耳聋康复工作，外方为浙江省培训耳科医师、听力学与聋儿康复专业人员、助听器专业选配师。同时，美国巴曼基金会还捐赠了一大批助听器及听力检测设备，极大地促进了浙江省耳聋康复事业的发展。浙江省中医药对外培训工作卓有成效，先后在美国、俄罗斯、澳大利亚、日本、中国香港等地的有关机构密切开展中医药对外培训工作，并与30多家境外教育、科研、医疗单位建立了长期、稳定的合作关系。累计接收各类中医药留学进修人员2100人次，培训内容和质量受到学员们的普遍好评。

“十一五”期间，浙江省中医药国际学术交流十分活跃，人员互访数量与规模均有了大幅度增加，浙江省有9家中医医疗单位参与援外医疗工作，先后奔赴马里、中非、斐济、纳米比亚等国提供医疗援助。浙江省第20批援非医疗队中的两名医生在马里卡地中心医院受到时任中共中央总书记、国家主席胡锦涛的亲切慰问。

2018年5月，“中国—以色列中医药中心”在以色列的雷特曼学院、麦卡贝医疗中心、益年堂中医诊疗中心分别挂牌成立。12月8日，首届世界中医药科技大会暨中医药国际贡献奖（科技进步奖）颁奖大会在杭州召开。会议吸引了来自26个国家和地区的500多名专家学者参会。2018年，“浙派中医”国际影响力不断提升，与以色列、罗马尼亚、白俄罗斯共建的“一带一路”中医药中心被列入2018年度国家中医药管理局中医药国际合作专项建设名单，并成为全国样板。成功建立葡萄牙科英布拉大学孔子学院、南非西开普大学中医孔子学院，举办浙江服务贸易（匈牙利）中医健康养生展等，更多中医药机构将在海外开设，为海外民众提供中医医疗、保健、康复等服务的同时，积极开展国际中医药文化交流活动，不断扩大中医药国际影响力。中医药对外交流工作的有序开展，促进了浙江中医药走向世界，为“一带一路”建设做出了贡献。

2019年，浙江省分别在以色列特拉维夫、白俄罗斯明斯克州、罗马尼亚阿拉德建立中医药中心，开展中医药诊疗、教学、科研等活动，3个中医药中心列入2019年国家中医药管理局国际合作专项建设项目，数量位居全国前列。11月8日，浙江省中医药学会与浙江省商务厅以在匈牙利举办的第十六届世界中医药大会为契机，共同组团参加会议、办展并进行“一带一路”中医药学术交流活动，服务浙江省中医药企事业单位走出国门，让“浙产名药”亮相多瑙河畔。

2020年4月23日，由世界中医药学会联合会主办，浙江省中医药学会、葡萄牙科英布拉大学孔子学院和微医集团共同承办的“中西医结合防治新冠肺炎交流会（英文专场）”准时在线直播，会议邀请了中国赴意大利抗疫医疗专家组副组长杨珺超、浙江省第一批援鄂医疗队医疗组组长吴晓虹、浙江省援武汉第二批医疗队成员董雷三位参与过一线抗疫的专家，从不同角度，全英文分享了浙江省新冠病毒感染的中医药防治策略、西医治疗经验和中西医结合诊治案例，同时与葡萄牙在线专家就新冠病毒感染的预防、治疗和康复等话题展开了讨论交流。来自中国、葡萄牙等国的10余位中西医专家、学者进行了对话交流，共吸引海内外5000余人观看。杭州市积极推进中医药发展和“一带一路”建设，在意大利罗马设立何氏妇科工作站，联合世界中医药学会联合会举办“首届世界中医药互联网产业大会”，共议互联网与中医药的融合发展。杭州市中医院与加拿大麦基尔大学医疗中心、美国梅奥医学中心等多个国外医疗中心开展包括中医药人才培养、学术交流、专项技术培训等多项合作。

2020年，新冠疫情发生后，为支援海外抗击疫情，设立中医药服务云平台，开展欧洲、东欧、东盟等中医药专场服务，实现中医药服务贸易线上线下融合。面对国际疫情严峻的形势，浙江中医药学会先后向意大利华侨华人青年会和罗马温州工商总会捐赠抗疫中药颗粒剂一万余份，助力缓解意大利侨胞抗疫医疗物资特别是中医药物资紧缺的局面。在全国首个服务贸易云展会——浙江数字服务贸易云展会暨2020浙江出口网上交易会开幕式上，学会与国内外多家单位签订了《浙江省中医药服务云平台战略合作备忘录》，正式启动“浙江省中医药服务云平台”，联合省内多家中医药企业，在线提供中医药服务，对“浙产名药”进行了网上展示，参与了浙江出口网上交易会（中医药抗疫专场）欧洲三国站、东盟站等活动。

2021年2月，由浙江中医药学会与浙江中医药大学和科英布拉大学联合主办的中葡联动预防新冠疫情在线交流会暨中葡在线义诊启动仪式召开，范永升会长为旅葡留学生及华人华侨300余人做《如何在冬春季做好新冠疫情的防控》的专题讲座。5月25日，浙江省发展改革委、省经济和信息化厅、省农业农村厅、省卫生健康委、省中医药管理局关于印发《浙江省中医药发展“十四五”规划》的通知。通知中全面回顾了“十三五”期间浙江省中医药发展成就及提出了“十四五”发展的宏伟蓝图，要求促进中医药对外交流合作。

利用世界健康大会、世界中医药互联网大会、世界互联网大会、世界青年科学家峰会等大型活动平台，组织中医药专题论坛、展览等，支持衢州等地承办好第七届中国中医科学大会、世界针灸康养大会等具有影响力的中医药主题盛会，结合杭州亚运会启动“中医药与世界”大型展示宣传活动。加快中医药文化海外传播，促进中医药被国际社会广泛接受，在境外文化和旅游推广活动中叠加中医药文化交流的功能，加快推进中医药文化“走出去”步伐。在援外医疗中进一步增加中医药服务内容。构建多层次中医药国际交流合作体系，支持外国留学生来浙江省学习中医药专业。推动中医药服务贸易发展，建立完善中医药贸易促进体系和国际营销体系，制定促进浙江省中医药贸易发展政策、管理办法和技术性贸易措施。依托浙江中医药大学、温州医科大学、浙江省中医院等高校、医院、机构建立国家和省级中医药服务出口基地。以“一带一路”沿线国家为重点，支持布局全球中医药服务贸易中心。适应疫情下国际中医药服务贸易发展趋势，大力推动网上中医药服务出口，不断提高中医药服务出口质量和附加值。鼓励与海外高水平大学合作开展中医药研究，支持在海外建设中医药中心、中医养生保健机构等。完善中医药服务贸易展会平台建设，创新“中医药云展”新模式。积极开展中医药服务贸易人才培养，加强中医药服务贸易统计。

中医药援外医疗工作也稳步发展。2017 年以来，共有 9 家中医医疗单位参与援外医疗工作，其中援纳米比亚医疗队为纯中医医疗队，其派遣任务完全由有关中医医疗单位承担。中医药对外交流工作的有序开展为扩大全省对外开放、促进中医药走向世界发挥了积极的作用。2021 年，中医药成为浙江援外医疗的特色。浙江省援意医疗队带去的物资中有 68 600 帖中药方剂和 1 万包中药配方颗粒剂。浙江省中医药学会先后向意大利华侨华人团体捐赠 1 万多份预防性抗疫中药颗粒剂。

二、中药发展概况

1957 年上半年，杭州市有 4 家药店撤并，1 家新设，市内国药参茸零售商店有 50 家。1958 年 5 月，市内中西药零售商店实行市、区分管。胡庆余堂、叶种德堂仍由市管，其余 69 家（中药 48 家、西药 21 家）属区管理，江干、拱墅、西湖区的药店，分属日用品区店管理。1959 年上半年，中药生产也有了很大发展，不少人民公社都办起了药物种植场，种植面积达到 19 万亩，比 1954 年增加 3 倍多，人参等名贵药材也已引种成功。下半年，中药材生产落实

22.3 万亩，比 1958 年增长 106%。浙江省内主要药材如浙贝母、白术、白芍等都有不同程度的增长。省外道地药材引种面积达 3000 余亩。药材生产的发展，对保障人民身体健康提供了有利条件。

1961 年，杭州中西药站会同临安、富阳、萧山、余杭、桐庐 5 县及杭州市江干、西湖、拱墅等区，拟定钱塘江两岸沙地为重点药材生产基地。临安、富阳、桐庐等县也因地制宜开展试引种。1961 年杭州地区中药材实种 3737 亩，有老品种 11 个、新品种 9 个，并于 5 月 1 日开始，中药材收购首次实行粮食补贴。11 月 16 日，浙江省卫生厅所属杭州医疗器械厂被定为浙江省医疗器械定点厂。24 日，根据陆琦医师的内痔治疗验方，浙江省卫生厅批准由杭州胡庆余堂药厂生产陆氏内痔药条。1965 年，浙江省药材种植面积和野生药材采集量都有所回升，实种 9.43 万亩，总产量 1593 万千克，其中大宗的"浙八味"药材为 7.65 万亩，产量 744.5 万千克。

1965—1970 年，杭州地区的河南生地黄、白木耳、麦冬、白芍、丝瓜络等，出现产大于销，产量大幅度上升。尤其丝瓜络，商品大量积压。萧山县的靖江和杭州药材仓库无不为丝瓜络所占据。临安白木耳盲目发展影响山林，引起政府部门的关注。商业部门对盲目发展的品种，采取降低收购价格，提高规格标准。

1966 年，杭州中西药站直接去省外采购，分两广、东北、西北、华北、中南及华东等地区。苏州、镇江草药类品种较多，杭州地区不产的灯芯草、寻骨风、人中白、金丝草等均向这两地采购。广东金钱草、田基黄和四川对坐草等道地草药，也采办调入。杭州市中西药零售商店有西药 2 家、参店 2 家、药店 5 家分别撤并。朱养心药室改名为光明药室，划为人民药店分部。全市医药零售核算单位改为 26 家，网点改为 35 个。1969 年，开设杭州市药材医药公司中草药服务部。5 月，杭州市中草药服务部并入春光（即张同泰）药店，挂两块牌子。从山东引入金银花苗，分配给富阳、桐庐、建德等县试种。

1970 年 1 月，浙江省革命委员会生产指挥组提出《1970 年国民经济计划纲要》，要求全省每个生产大队有 2 名"赤脚医生"，发展草医、草药和新针疗法。6 月 26 日至 8 月 31 日，浙江省革命委员会在杭州举办中草药和新医疗法展览会。12 月，杭州市医药零售企业包括胡庆余堂门市部、上城医药总店、省医药药材公司商场、朱养心膏药厂门市部，市区有医药供应网点 47 个。据 10 月 30 日统计数据显示，在推广中草药运动中，全省收购中草药品种从 18 种 10 万千克增加到 250 种 110.5 万千克。36 个县办起了县属中药厂，928 个社队办起了土药厂，中成药总产值比1969年增加36%。选编中草药汇编5本，发行400多万册。

1971年1月，杭州中西药站排出92个中草药品种，由各县开展收购。4月6日，自即日起调整白术、生地黄、浙贝母等药材的收购价，降低10%～15%。1971年，丹参野生变家种在诸暨县试种成功。1972年，推广到萧山、桐庐等县。白芍生产出现盲目种植，生产量突破25万千克。引种省外穿心莲新草药，在市郊种植，作为原料药提供杭州药厂生产穿心莲片。

1973年，浙江省把中医药重点主要放在木本药材造林方面。例如，淳安县医药公司在“萸肉造林”过程中，发现杂草灌木丛中有较多的山茱萸幼苗，然后将其他杂草灌木进行清除，独留下山茱萸的苗木并另觅幼苗补之，故定名为“萸肉造林”。随后，浙江省将这一经验推广到临安、桐庐两县，以助种子育苗、幼苗嫁接及中苗矮化试验。同时造林的尚有淳安木瓜，临安杜仲，建德栀子、金银花，桐庐金银花，富阳金银花、辛夷花。另有余杭县高山试种黄连、天麻，萧山县室内培育天麻。

1976年，为促进丹参生产，杭州中西药站与萧山县中西药公司组织义蓬供销社及有关生产队人员，去江苏高邮参观丹参种植高产经验，事后以不同方式进行栽培试验，取得成功。

1982年后，中药材专业经营与中药材生产种植，逐渐脱离计划经济体制，购销方式灵活，专业生产收购与农副产品一样对待。

1978年改革开放后，浙江成为全国中药材重要产区之一，生产和资源总量均列全国前三位，其中部分药材已列入国家卫生健康委员会公布的药食同源目录。1978—1990年，杭州市药物研究所调查研究了天冬、百部、半夏的生物学特性和生产规律，1979年冬，杭州中西药站召开首次中成药展销会，邀请浙江省及毗邻省各县公司参加，并首次邀请上海市、区、县药材、医药公司参加。其中复方野菊感冒冲剂、三七片、生脉饮、双宝素、青春宝等一度成为上海医药市场的抢手货。

1982年，杭州中西药站参加全国中药材仓库害虫调查研究，采集1557件标本，发现省内中药仓库害虫134种，隶属于2纲10目39科，共危害253种中药材，19种仓库害虫属省内新发现的，22种属中药材主要仓库害虫，9种被划为偶发性害虫，掌握了仓库害虫防治的基础资料。该成果获1985年国家中医药管理局科技进步奖二等奖。10月，杭州市将283种中药材价格下放给县管理。

1985年以前，杭州中成药经营以胡庆余堂制药厂产品为主体，市场销售基础很好，进入杭州医药市场的外地产品，主要是云南白药、阿胶、龟龄集、定坤丹等各地名优产品，经销品种占10%左右，金额不到20%，进货渠道全部通过产地二级站调入。随着市场全面开放搞活，药厂从过去单纯生产型转向生产经营型，省内各二级站直接向杭州各中药厂收购产品，杭州医药市场也为外地产品流入提供了条件。1985年1月，杭州中西药站开展企业经济体制改革，4月起分别建立药品、中药、化学试剂和玻璃仪器经营部，并贯彻执行《中华人民共和国药品管理法》，获得医药经营许可证。5月，放开中药材收购价格，除少数药材品种外，其余协商作价。

1986年，杭州市有中药饮片和中成药生产加工企业10家，中西药兼营的药品批发企业12家，中药零售企业627家。

1987年，杭州医药商场为把紧缺中药用在关键处，确保名老中医应诊处方的特殊需要，解决“一人生病，全家跑药”的困难，经过半年的筹备，8月25日，杭州医药站成立杭州市名老中医特约配方部，保证某些紧缺的动植物名贵药材的供应。特约配方部有必备的中药材710种，中成药213种。裘笑梅、杨继荪等21位名老中医的处方，凭“特供”印章，由医药商场负责配齐紧缺、名贵和特殊炮制中药。当年9—12月，配出特约处方5515帖，成方率99%。

1989年4月10日，杭州天目山制药厂改制为浙江省医药行业第一家股份制企业。1993年8月23日，杭州天目山药业股份有限公司股票在上海证券交易所挂牌交易。

1998年，杭州市开展创建“放心中药房”活动，杭州市中医院、杭州市第六人民医院、西湖区人民医院、富阳中医骨伤医院、桐庐县中医院、萧山区妇幼保健院成为全市第一批“放心中药房”示范单位。

2000年6月起，杭州市卫生局开始实行医疗机构药品联合招标工作，组建成立药品联合招标采购管理委员会，进行政策指导、组织协调、管理和监督。具体招标活动由市级12家医疗单位组成的药品联合招标采购领导小组负责。招标领导小组下设药品招标办公室和专家小组，负责具体的招标工作以及招标药品目录的审定和药品质量跟踪反馈、招标药品的临床评价工作。中成药同时列入招标范围。

2003年4月24日和2005年3月22日，时任浙江省委书记习近平同志两次来到淳安县下姜村实地考察，担当该村脱贫致富的引路人。在他的关怀下，浙江省派中药种植专家，指导在村里低坑坞种植中药材黄栀子，使每户农民每年增收4000多元，中医药的经济资源优势得到了生动体现。

浙江省中药材种植产业初步形成了“科技为先导、公司加基地加农户”的生产经营模式，建成了一批由中成药生产企业直接投资的中药材种植基地，产业化程度明显提高。其中浙江康莱特集团有限公司的薏苡仁规范化种植基地、浙江天皇药业有限公司的铁皮石斛种植基地通过了国家食品药品监督管理总局的GAP验收，多家公司的种植基地得到国家发展改革委的重点支持，中药工业稳定增长。

2010年6月6日，杭州市卫生局贯彻落实《医疗机构中药煎药室管理规范》和《医院中药饮片管理规范》文件精神，委托市中医药协会中药委员会举办了2010年中药煎药人员上岗业务知识培训班。来自全市65家医疗机构、中药饮片生产经营企业、零售药店的104位中药煎药人员参加了本次培训。

浙江省中药产业发展坚持中医药基础理论引领和现代化发展方向，建立了以省级中药科研机构为核心，以中药企业为主体，以高等院校和中药创新平台为支撑的多学科、多领域、多层次的协同创新机制。加强中药研发、种植、生产、流通关键核心技术攻关，开展中药材道地性、资源保护与供给、规范化种植研究，从源头上提高中药材质量，推动了中医药产业高质量发展，开展了中药商业“互联网+”模式创新研究，构建中药现代化物流体系，依托中药高新技术产业基地或园区、药都或药谷，集聚高能级要素，引导产业集群创新，使中药产业从小型产业成长为战略性产业。

浙江省中药特色小镇建设如火如荼，寿仙谷药业有限公司以“有机国药第一基地”享誉国内外。“森山中国铁皮石斛地理公园”云集了众多院士加盟建设。磐安“江南药镇”成为首批省级特色小镇。“江南药镇，当归兰溪”工程在诸葛八卦村和张山雷担任教务长的兰溪中医专门学校所在地兰溪市全面展开。“临岐药镇”以其道地药材享誉全国。浙江省已有4个国家中医药健康旅游示范基地，106个浙江省中医药健康文化养生旅游示范基地。

2019年，浙江省完成中药资源普查，充分利用普查成果，制定中药材等级标准，按等级实行优质优价。加大药用资源保护与良种推广应用，建立中药材资源保护品种名录，培育有规模、服务强的种子种苗企业。开展中药材生产基地信用等级评价，完善生产全过程追溯管理制度。中药材是中药科学发展的物质基础，也是中药产业的基础物质。在中医药科学的漫长历史进程中，对中药材的质量历来是以讲求“道地”来保证的，《中华人民共和国中医药法》要求保护道地药材，保证中药材的质量，保证优质中药材的可持续利用。经过炮制的中药饮片，是中医辨证论治的物质基础，中药饮片的临床应用是我国传统医学用药的最大特色。《中华人民共和国中医药法》第三章中有关中药的保护与发展内容有十二条之多，足见中药对于中医事业发展的重要性。经请示浙江省人大原则同意，拟将《浙江省发展中医条例》修订为《浙江省发展中医药条例》，增加中药的管理内容。

2019年，浙江省政府高度重视中药材产业发展，把中药材产业列入十大历史经典产业，推进中药材种植集约化、标准化、优质化、品牌化发展，遴选推出了“新浙八味”，开展“道地药园”建设。浙江大力推进中医药特色街区、特色小镇建设，聚集中医养生、医疗、康复、文化、中药材等资源，在城市打造中医药一条街，在农村打造中医药特色小镇，建有杭州市拱墅、上城、温州市南塘等4条中医药一条街。磐安“江南药镇”是浙江省首批省级特色小镇；慈溪鸣鹤打造“国医小镇”。浙江中医药学会与相关医药行业组织开展“浙产名药”中成药评选和饮片评选，召开了“浙产名药”助力乡村振兴发展大会。浙江省开展了两届“浙江十大药膳”评选活动，培育了浙江药膳市场。截至2019年，浙江省有良好生产规范（GMP）资质的中成药生产企业113家、中药饮片生产企业68家。

2020年7月，浙江省中医药产业规模稳步提升。浙江省中药工业总产值达211.7亿元，较2015年（176.3亿元）增长20%。康恩贝、永宁药业、万邦德制药、佐力药业、维康药业5家企业入选全国中药企业百强榜，7家中药企业成功上市（数量与广东省并列第一）。康莱特注射液、百令胶囊、铁皮枫斗晶、银杏叶片、参麦注射液、青春宝片、黄芪生脉饮、胃复春等浙产中药产品在国内享有较高知名度。中医药产业平台不断发展壮大，磐安江南药镇、中医药特色街区、中医药健康旅游示范基地等产业融合载体发展迅速，乌镇互联网国医馆开创了国内互联网国医馆的先河，省属国企浙江省中医药健康产业集团有限公司成立运营。

2021年，浙江省中药材种植总面积、总产量、总产值实现“三增”，中药工业企业利润总额达42.32亿元，同比增长44.17%。中药产业大脑建设持续推进，中医药产业链标准化水平不断提升，9个县的“浙八味”优势特色产业集群项目建成，磐安“江南药镇”等产业平台不断发展壮大，“浙产好药”品牌影响力得到提升。

2024年1月10日，浙江省委书记易炼红赴金华市磐安县省级特色小镇江南药镇，考察了解中药材产业发展、实施“一县一业”助推山区高质量发展和共同富裕情况。在位于磐安县的省级特色小镇江南药镇，易炼红考察了江南药镇养生博览馆，该馆由浙江中医药大学浙江中医药文化研究院执行院长朱德明教授主要参与建设。易炼红在该馆展陈内容中了解到中药材产业发展、实施“一县一业”助推山区高质量发展和共同富裕情况，并开展现场大解题。他希望江南药镇充分挖掘中医药文化内涵，进一步发挥中药材特色产业优势，推动中药材产业做优做强做大，加快打造富有特色的中药材产业创新平台、科普基地和旅游目的地，更好助推生态富县、产业惠民。同时，易炼红实地考察古茶场保护和开发利用工作后指出，中医药和茶文化是中华优秀传统文化瑰宝，希望磐安做深做实“研究挖掘”和“活化利用”工作，推动中药材和茶文化做大产业、做优链条、做强品牌，进一步拓展产业新赛道，聚焦聚力先进制造业招大引强，为县域高质量发展提供坚实支撑，为推进共同富裕注入强劲动能。

第七章

中医教育、科研、人才队伍及机构建设

第一节　中医教育

一、函授教育

1950—1951年，杭州市先后举办了两期中医进修班，214人参加进修中医，191人结业。1952年，杭州市卫生局贯彻团结中西医结合的方针，先后举办第一期、第二期中医进修班。进修班教学内容为西医的生理、解剖等基础课程，目的是提高中医人员的理论水平和业务技术水平，使他们适应新建医院的工作。1953—1954年上半年，先后选送5名中医师参加浙江省中医进修学校进修。到1954年6月，杭州市参加进修的中医占杭州市中医总数的43%。1953—1959年，杭州市先后办有中医进修班和中医师资班，结业学员739名；举办2期针灸进修班、3期针灸训练班，结业学员355名。课程有“中国医药史”“黄帝内经”“伤寒论”“金匮要略”“温病学”“中药方剂”“针灸学”“中医内科学”“中医妇科学”“中医儿科学”等。1955年，杭州市贯彻党的中医政策，鼓励西医学习中医，推行中西医结合，发展新型医药学。同年，首次吸收中医内科、针灸、伤科人才到公立医院门诊部工作。市属公立医院开设中医门诊和针灸门诊，开办中药配方部，开展中药煎送业务。个别医院聘请中医师任副院长，分管中医中药、中医科研方面的工作。组织西医学习中医理论基础的“四大经典”，组织中医学习生理、病理等现代医学知识。在护士中普遍推广针灸经络知识，在安眠、镇痛方面发挥针灸作用。次年，杭州市举办第一期“西医在职学习中医班”，以《黄帝内经》《伤寒论》《金匮要略》《神农本草经》为主要内容，请杭州著名老中医王邈达等担任教师，学期2年。参加学习的有市各医疗单位的西医师100余人。

1957年和1958年，杭州市属医疗机构选送3名中医师参加全国中医师资教学研究班学习，培养出杭州市第一批中医师资。1958年是中医事业快速发展的一年，杭州市举办中医师资教学研究班，招收30名具有中医基础理论知识和临床经验的中医参加学习，学期1年。研究班制定中医教学大纲，编定适合于中青年中医进修提高的整套教学讲义。1958年，杭州市选送洪用森、胡培德等12名西医师参加浙江省举办的“西医离职学习中医班”，学制3年。

1959年，杭州市为了发掘中医药民间宝藏，发动了采风献方活动，广泛收集民间秘、验、单方3000多张，经临床验证，去伪存真，弃粗存精，编辑出版《杭州市中医验方集锦》两册。1959年开始，杭州市卫生局相继举办杭州市中医在职进修班共5期，每期1年，在学习基础理论的同时，学习诊断、方剂和临床各科，共培养中医学徒200多人。5月，杭州市卫生局首次召开中医中药工作会议，讨论贯彻中医政策，布置中医中药工作任务。为解决中医队伍后继乏人问题。根据中央和浙江省有关文件精神，杭州市卫生局制订公布《杭州市中医带徒暂行办法》，对师徒条件、学习内容、年限和学徒待遇等做了明确规定；并开始就全市中医师徒相授情况进行调查，符合《杭州市中医带徒暂行办法》规定者，经文化考试合格后，帮助其签订师徒合同。同时，举办杭州市中医基础理论学习班，晚上集中上课，以基础理论为主；白天从师抄方，以临床经验为主。学制规定：高中毕业者5年，初中毕业者3年；学习期满，经考试合格，高中毕业者为中医师，初中毕业者为中医士。老中医自带子女为徒者，在同等条件下，可予照顾。学习班先后开办5期，共培养中医学徒200多人。

1962年，杭州市卫生局决定采用“三自”办法（自找老师、自费学习、结业后自找出路），招收名老中医子女、亲朋故旧子女及其他青年为中医学徒，全市共70余人。1965年，根据浙江省卫生厅《中医学徒满师后的有关问题的通知》，杭州市卫生局开展全市中医学徒满师考核与定职工作，使中医学徒培养逐步走上正轨。1974年6月，杭州医药站采取药材收购技术经验交流会的形式，以《浙江中药材收购手册》为教材，由各县医药公司有经验的中药人员担任辅导老师，上山采集药材标本，搜集真伪样品，编印讲义，集中学习近100种中药材的真伪识别和质量要求知识。此后，每年利用药材收购会议或“小秋收”会议进行技术辅导一次，直到1983年。1978年，根据浙江省卫生厅统一部署，杭州市招收集体所有制医疗单位和散在城乡民间中医，以充实中医队伍。杭州市报考者200多人，经政审、初试、复试，录取81人，其中分配到市区25人，各县56人。

1979年1月，中共杭州市卫生局党组贯彻中共中央批转国家卫生部的《关于认真贯彻党的中医政策，解决中医队伍后继乏人问题的报告》，进一步落实对中医药人员的政策，调动广大中医药人员的积极性，决定以学校培养和中医带学徒双管齐下的方法来培养中医药新生力量；在办好现有中医院的基础上，创办中西医结合医院。加强对继承整理老中医学术经验工作的领导；迅速解决中药材的质量和供应问题。1980 年，根据国家卫生部文件精神，市卫生局举办中医经典著作学习班和中医专业班，选送在职中医人员参加浙江中医学院的中医函授教育，建立杭州市中医函授教育辅导站。同时，选送人员参加省卫生厅委托湖州中医进修学校举办的中医外科进修班，与省医药局联合举办中药剂人员学习班，组织中药剂业务的系统培训。10 月，杭州市又有 104 名中医士和 5 年制中医学徒，参加浙江中医学院主办的函授班，学制 3 年，经考试及格结业后，晋升为中医师。1984 年，市卫生局鼓励发展中医专科建设，建立和健全中医医院和各医疗单位中医科的病房基地；批准近 300 名个体医开业，其中中医占有相当比例，大部分分布在农村。1989 年，杭州市卫生局委托杭州市卫生学校招收 3 年制乡村中医士自考班（同时为职高学历）100 名。1992 年毕业，95%以上的学员获得自考和职高“双文凭”，他们现已成为农村中医的骨干力量。

1992 年，受浙江省教委委托，杭州市卫生局与浙江职业进修学院在全省范围内招收农村中医士自考班（同时为成人中专学历）学生 80 人，学制 3 年。1997 年，浙江中医学院、浙江省中医药研究院、浙江省中医院、杭州中西医结合医院、杭州市中医院等医院被国家中医药管理局确定为全国首批对外开办中医进修教育的单位。

二、高等教育

1963 年，浙江省委决定将浙江医科大学下属的中医学院、中医院、中医研究所从浙江医科大学划出去，合并成立浙江中医学院（后更名为浙江中医药大学），归浙江省卫生厅管理。

浙江中医药大学是以中医中药为优势特色学科的教学研究型大学，是浙江省重点建设高校，是浙江省人民政府、国家中医药管理局、教育部共建高校。学校始创于 1953 年 6 月，时名为浙江省中医进修学校，浙江省中医进修学校莫干山疗养院同时建立。1959 年 6 月成立浙江中医学院，校址位于杭州市庆春街原浙江大学旧址；1965 年 5 月 26 日，浙江中医学院的学制由 6 年改为 4 年。1970 年 7 月 27 日，浙江中医学院并入浙江医科大学。1973 年 11 月 24 日，恢复浙江中医学院。广大师生员工秉承“求本远志”校训的精神，遵循高等教育规律，解放思想，更新观念，创新模式，开拓进取，学校实现了跨越式发展，现已成为一所以中医中药为主，医、理、工、管、文多学科协调发展，在省内外具有一定影响的省属高校。

1984年，学校开始培训日本、美国、澳大利亚等国家，以及中国港澳台地区的学生。1991年，学校成为首批获得中国港澳台地区招生权的高等中医药院校。1993年，开始开展留学生学历教育。1997年，浙江省委、省政府做出移址新建浙江中医学院的重大决策，为学校的全面振兴提供了难得机遇。

1998年3月23日，学校成为博士学位授予单位，在省属高校中率先获得博士学位授予权，设立中医内科学博士点。1998年，成立留学生教育部。学校坚持扩大招生规模与提高教育质量同步发展，通过学历教育和继续教育两种手段，创新培养模式，壮大中医药人才队伍，提升中医药人员综合素质和学术水平。浙江中医药大学是浙江省唯一一所中医药高等院校，硬件和软件建设均得到了快速发展，已形成了以中医药为主体，医、理、工、管、文协调发展的专业布局。此外，浙江大学药学院和温州医学院近年分别新增设中药科学与工程学系和中医、中西医结合专业，已招生培养200余名学生，为促进浙江省中医药人才的培养发挥积极的作用。

如今，浙江省有浙江中医药大学、浙江大学、温州医科大学、杭州医学院、浙江农林大学等高等院校培养本科以上层次的中医药人才。其中，浙江中医药大学（原浙江中医学院）是培养中医药人才的主力军。以下是浙江中医药大学自2000年以来的发展情况。

2000年3月，浙江中医药大学成为全国首个采取“市场机制、盘活存量、土地置换、移址新建”模式整体迁校的高校，新校址位于杭州市滨江区省教学科研用地区块内，按在校学生2500人的规模设计，占地面积286亩，绿化率40%以上。2001年获教育部首批本科教学工作随机性水平评估优秀；2003年在浙江省属高校中率先建立博士后科研流动站，浙江省建工医院整体划转并成为浙江中医药大学附属第二医院。2004年，学校成功举办中医中药针灸诊治疑难杂病国际学术会议。

2005年获得两个浙江省重中之重学科；2006年2月，更名为浙江中医药大学。2007年，学校获得浙江省属高校首个国家重点学科，李大鹏研究员当选为省属高校首位中国工程院院士；2008年获教育部本科教学工作水平评估优秀，附属第一医院成为国家中医临床研究基地，再次获得两个浙江省重中之重学科，省邮电医院整体划转并组建新的附属第三医院。

2009年，何任教授当选首届国医大师，浙江中医药大学获临床医学博士专业学位授予权。学校坚持以本科教育为主体，积极发展研究生教育，形成了较完善的从学士到博士的培养体系。截至2024年，学校设有15个学院，建有12个研究机构，拥有3所直属附属医院、12所非直属附属医院。有各类在校生12628人，其中本科生9301人、硕士生1188人、博士生127人、成人高等教育生1718人、留学生及港澳台生294人。全校设有21个本科专业，分属医、理、工、管、文等5个学科门类，其中有国家级一类特色专业5个、浙江省重点专业8个；设有博士后科研流动站2个、博士点5个、硕士点23个。学校现有教职工及医护人员3600人，其中有中国工程院院士1人，国医大师1人，浙江省特级专家1人，享受国务院政府特殊津贴专家18人，全国老中医药专家学术经验继承工作指导老师22人，卫生部有突出贡献中青年专家1人，浙江省有突出贡献中青年专家2人，浙江省“新世纪151人才工程”第一、二层次入选者23人，浙江省教学名师5人，浙江省名中医39人。学校从1988年起具有卫生技术副高级职务评审权，1993年起具有副教授职务评审权，2004年起成为国家中医药管理局中医师资格认证中心工作基地，2006年起具有中医内科学、中医骨伤科学、中医临床基础、中药学等4个学科教授职务任职资格评审权。

2009年，学校有浙江省省属高校唯一的国家级重点学科，省部级重点学科9个，其中浙江省重中之重学科4个、国家中医药管理局重点学科2个，国家中医临床研究基地1个，国家中医药管理局重点研究室3个，国家中医药管理局三级科研实验室10个，国家食品药品监督管理总局药物临床试验机构1个（涵盖12个专业），省公共科技条件平台2个。学校主办了《浙江中医药大学学报》《浙江临床医学》两种学术期刊，《浙江中医药大学学报》是全国最早对外发行的中医学术刊物之一，在20多个国家和地区发行，已被美国《化学文摘》等国际著名检索系统收录。2009年，学校积极扩大国际交流与合作，先后与21个国家和地区的37个教育、科研、医疗单位建立了合作关系，招收了31个国家和地区的国（境）外学生。学校具有聘请外国文教专家资格，先后聘请了35位外国专家学者担任客座教授。2009年，学校的建设和发展受到各级领导的高度重视，并引起社会各界的广泛关注。时任中共中央政治局常委、全国人大常委会委员长李鹏，时任中共中央政治局常委、国务院副总理李岚清，时任中共浙江省委书记习近平及教育部、卫生部多位领导都先后来校视察，对学校改革与发展的成绩给予了充分肯定。目前，学校正沿着科学发展的道路，以提高质量为核心，以内涵发展为主导，以创建高水平中医药大学为目标，以“深化改革、科学发展、提高质量、增强能力”为总要求，全面推进学校由教学型向教学研究型大学转变，努力为建设创新型国家和实现中医药现代化做出积极贡献。2000年以来，学校承担了各级各类科研项目1500余项，其中包括国家重点基础研究发展计划（973计划）、国家自然科学基金、国家高技术研究发展计划（863计划）、“十五”国家科技攻关计划、“十一五”国家科技支撑计划等国家级项目56项，省部级项目260项。科研成果获各级各类奖励314项，其中国家科学技术进步奖二等奖2项、技术发明奖二等奖1项、省部级奖励68项。开发了康莱特注射液、参麦注射液等单品种年销售额超2亿元的中药新药。在近三次教学成果奖评选中，学校获得国家教学成果奖二等奖3项，省级教学成果奖一等奖4项、二等奖6项。

学校人才培养质量不断提高，先后两次获教育部本科教学工作水平评估优秀。2012年起，学校中医毕业生在执业中医师资格考试中综合笔试通过率多次位居全国中医院校第一。2013年，学校成立以培养中医特色人才为目标的“何任班”，在课程设置中增加中医经典和国学人文课程的比例。

2014年1月，浙江省政府批复同意将杭州医学院老校区（滨江校区）置换给浙江中医药大学。2015年9月富春校区（滨江学院迁建工程）投入使用，开启两校区办学格局。学校占地面积达千亩，总建筑面积超过47万平方米。学校下设第一临床医学院、第二临床医学院、第三临床医学院/康复医学院、第四临床医学院、基础医学院/公共卫生学院、口腔医学院、药学院、护理学院、医学技术学院、生命科学学院、人文与管理学院以及马克思主义学院、成人教育学院/继续教育学院、国际教育学院，举办1所独立学院（滨江学院）。拥有附属第一医院（浙江省中医院）、附属第二医院（浙江省新华医院）、附属第三医院（浙江省中山医院）3所直属附属医院和20所非直属附属医院。学校是国家创新人才培养示范基地，自主培养了中国工程院院士、973计划项目首席科学家、国医大师、全国名中医、国家“新世纪百千万人才工程”人选等一批高层次人才。截至2024年，在职教职工（校本部）1200余人，正高级专业技术人员320余人（含直属附属医院人员）。拥有浙江省特级专家、享受国务院政府特殊津贴专家、国家优秀青年科学基金获得者、中医药高等学校教学名师、浙江省国医名师、浙江省“钱江学者”特聘教授等一批专家学者。学校全力推进学科建设，不断提升科技创新和服务能力。在浙江省属高校中首批获得国家重点学科（中医临床基础）；中医学、中药学入选浙江省第二批重点建设高校优势特色学科；临床医学、药理学与毒理学学科领域进入基本科学指标数据库（ESI）全球排名前1%；获浙江省“十三五”一流学科建设项目A类3个、B类6个。获国家科学技术进步奖、国家技术发明奖5项，浙江省科学技术一等奖10项。学校发挥中医中药特色优势，积极推进国际交流与合作。与来自美国、英国、捷克等30余个国家及地区的90余个教育、科研、医疗单位建立合作关系，先后聘请50余位外国专家学者为客座教授，在葡萄牙科英布拉大学建立孔子学院，在罗马尼亚、以色列建立海外中医药中心。学校是首批获得中国港澳台地区招生资格、首批免试招收中国香港学生的高等中医药院校之一；建有浙江省来华留学生中医文化教育基地，招收了来自57个国家和地区的国（境）外学生。

2014—2018年，浙江中医药大学不断加强科研工作，先后承担国家级和省部级科研项目680余项。其中，2016—2018年国家自然科学基金项目每年在50项以上，在全国中医药院校和省属高校当中排在第五和第六位。以中医学为主要支撑的临床医学和以中药学为主要支撑的药理学与毒理学两个学科进入全球ESI前1%。2015年，浙江中医药大学代表队在全国《黄帝内经》知识大赛总决赛中夺得总冠军。

浙江中医药大学于2017年8月入选第二批浙江省重点建设高校，9月作为全国第一所中医药院校获批成为浙江省政府、国家中医药管理局、教育部共建高校。2017年，学校通过教育部本科教学工作审核评估。2018年，全日制在校生规模从10 500余人增至17 100余人（含滨江学院）。临床医学、药理学与毒理学2个学科领域先后进入ESI全球前1%，形成了高峰带高原的学科生态体系。新增中医学、中西医结合2个一级学科博士点和临床医学等5个一级学科硕士点，新建中西医结合博士后流动站。打破行政壁垒和学科藩篱，采用“公共平台+学科实验室”的运行机制，建成并启用设施先进、管理智能、资源共享的中医药科学院。建成一批协同创新中心、重点实验室、工程研究中心、国际合作平台。不断拓展国际交流与合作，推进国际教育机制改革，具有国（境）外交流学习经历的学生数量较十年前增长50倍，在校国际学历生数量增长4倍。主动承接国家重大活动，2016年圆满完成G20杭州峰会相关服务保障工作，2017年成功承办第十三届全国学生运动会武术赛事。

2019年，学校深入实施“高层次创新人才引进计划”“海内外学科（学术）带头人引进计划”“5151远志人才工程”，新增国家级人才8人、省部级人才

32人，引育并举，汇聚了中国工程院院士李大鹏、国医大师葛琳仪等一批名师大家。持续推进中青年教师“博士化工程”“国际化工程”“教师职业发展计划”，专任教师数量从528人增至781人，博士学位占比从19%提升至65%，教师赴海外留（访）学6个月及以上占比提升至31%。全校教师爱岗敬业、严谨治学，涌现出全国高校黄大年式教师团队等先进典型，高水平人才师资队伍不断壮大。学校成为省属高校首个国家创新人才培养示范基地。2019年4月与富阳区政府签订战略合作协议，明确校本部拓展、附属医院建设、产学研基地建设等规划布局，聚力开创学校发展新局面。

2020年，学校新设中医学专业“国医丹溪”直博实验班，致力于培养具有创新精神、创新能力和领导能力的未来杰出中医人才。学校新开设医药类相关专业12个，中医学、中药学、临床医学通过教育部专业认证。推进“何任班”和“远志班”建设、临床医学专业平行设置、“课程思政”等方面的教育教学改革创新，研究生招生及培养改革走在全国同类院校前列，获得了一批国家级和省部级教学平台、项目及成果奖项。

2020年，面对突如其来的新冠疫情，学校党委认真学习贯彻习近平总书记重要指示精神和中央、省委的重要决策部署，全面落实属地管理要求，充分发挥中医药资源优势，切实组织并做好援鄂援外、防疫科研、捐款捐物、线上教学、返校复课、宣传引导等各项工作，做到“两手抓”，实现“两战赢”，先后制定下发防控文件近30个，多人获“全国抗击新冠肺炎疫情先进个人”等省级及以上先进表彰，抗疫事迹获学习强国、新华网、浙江日报等媒体相继报道近30篇次。全国抗疫斗争取得重大战略成果后，学校继续完善落实常态化疫情防控机制，确保师生生命健康和校园安全稳定。克服疫情影响，组织“中国医药世界战疫行动”等线上项目宣讲活动10余场，新增国际合作伙伴3家，持续深化与已有合作伙伴交流合作，充分发挥孔子学院、海外中医药中心等国际合作平台在联合抗疫、物资捐赠、学术合作、中医药推广等方面的作用，中医药国际抗疫活动受到人民日报海外版、*China Daily*和南方周末等媒体广泛报道。

加强专业内涵建设，完成新一轮人才培养方案修订，开设中医学、中药学本科直博实验班，5门课程获国家级一流本科课程认定，“互联网+”教学取得显著成效。录取博士生101人、硕士生1220人，同比增长14.8%和57.6%。硕士学位论文抽检优良率列省属博士点高校第三。研究生发表科学引文索引（SCI）收录论文214篇，同比增长104%。持续推进学科绝对排名稳步前移，临床医学、药理学与毒理学ESI学科绝对排名同比前移230位和72位，软科最好学科排名中医学、中药学进入全国前20%，护理学进入全国前30%，中西医结合进入全国前40%。

积极申报省部级科创平台，获批省重点实验室2个、省国际科技合作基地1个、省工程研究中心1个。组织做好科技项目申报和成果培育，申报各级各类项目46批次1755项，获批国家级项目63项，其中国家重点研发计划项目1项、国家社会科学基金项目2项。国家自然科学基金项目立项60项，创历史新高，在全国同类院校中连续四年列第5位。科技成果不断涌现，获2019年度省科学技术奖一等奖1项。学校作为第一作者或通讯作者第一单位发表SCI、工程索引（EI）等收录的论文543篇，其中中国科学院一区论文23篇，SCI期刊论文43篇。新增非直属附属医院1所（丽水市中医院），筹建直属同质化附属医院1所（杭州市中医院），与富阳区政府签约共建富阳中医骨伤医院。

2021年是中国共产党成立100周年，也是学校全面落实第三次党代会精神、奋力开启“十四五”征程、扎实迈出一流中医药大学创建步伐的开局之年。站上新的历史起点，全校上下高举习近平新时代中国特色社会主义思想伟大旗帜，深入贯彻习近平总书记对学校建设发展的重要指示批示精神，以及浙江省委书记袁家军到校调研座谈时的讲话精神，在党史学习教育中淬炼升华思想认识，在贯彻落实党的十九届六中全会和省委十四届九次、十次全会精神中铸魂育人，在接受省委巡视中强化责任担当，在解放思想大讨论中激发办学活力，围绕建设特色鲜明、守正创新的一流中医药大学的奋斗目标，凝心聚力、改革攻坚、开拓进取，谋划实施“八个一流”工程，发展动能进一步释放，发展优势进一步彰显，办学水平和核心竞争力稳步提升。

2021年7月9日，浙江省委书记袁家军到校调研座谈，明确表示支持学校创建一流中医药大学，要求学校争当培养中医药专业人才的新高地、中医药事业发展的领跑者、助力共同富裕示范区建设的生力军、加强高校党建工作的排头兵，加快进入全国中医药高等教育第一方阵，打造“重要窗口”的金名片。在11月30日召开的省委十四届十次全会上，袁家军再次强调要谋划推进一流中医药大学建设。学校党政班子高度重视，第一时间召开党委会议和全体教职工大会进行学习传达和动员部署，召开党政班子务虚会专题研讨加快推进一流中医药大学创建工作。成立创建工作领导小组和学校发展战略咨询委员会，围绕创建一流中医药大学开展深入调研，形成了1个主调研报告和8个专项调研报告。研究出台《关于深入贯彻习近平总书记对学校重要指示批示精神 加快创建一流中医药大学步伐的实施意见》，拟定创建一流中医药大学目标任务清单、战略实施路径图表，全面推进“八个一流”工程。全校上下目标明确，思想统一，步调一致，形成了齐心协力推进一流中医药大学创建的浓郁氛围。

完善硕博连读、申请–考核、本科生直博三种方式并举的博士生招录体系，录取博士生 129 人、硕士生 1428 人，同比增长 28% 和 17%。全年共引进国家优秀青年基金项目获得者 1 人、学科（学科方向）带头人 7 人，柔性引进工程院院士、长江学者特聘教授等海内外专家学者 16 人，柔性引进民间名中医 3 人。2021 年软科排名中医学、中药学均位列第 7，保持全国前 20%；中西医结合进入全国前 30%。ESI 学科全球绝对排名稳步前移，保持中医药院校第 5 位。临床医学较上年前移 249 位（提升 10.5%），药理学与毒理学进入全球前 5‰，同比位次前移 95 位（提升 17.8%）。国家自然科学基金立项 72 项，其中区域创新发展联合基金重点支持项目 2 项，列全国同类院校、省属高校中第 5 位。获科技部科技创新 2030 重大专项课题 1 项、省部级重大重点项目 11 项，其中省重点研发计划 4 项。获省科学技术奖 5 项，其中一等奖 1 项。获授权国内发明专利 44 项、美国等国际发明专利 3 项。以第一作者单位发表 SCI 论文 717 篇，其中一区论文 26 篇。

新增中国—新西兰中医药中心，海外中医药中心数量增至 4 个。中医药服务出口基地获批浙江省服务贸易发展示范型基地。搭建 8 所海外院校参加的海外教育服务联盟，签订合作协议 13 项，新增瑞士弗里堡大学、加拿大麦克马斯特大学、澳门大学、澳门科技大学等合作伙伴，与法国索邦大学、比利时根特大学等开展合作交流，召开浙江中医药大学—澳门大学中华医药创新论坛。创新师生出国（境）交流方式，举办“云访学”系列活动，开设覆盖 17 个国家和地区的 24 个访学项目，参与学生 1100 余人次。

2022 年是党的二十大召开之年，也是学校落实巡视整改、深入实施“十四五”发展规划、加快推进一流中医药大学建设的关键之年。全校干部师生牢记习近平总书记对学校事业发展的殷殷嘱托，以习近平新时代中国特色社会主义思想为指导，深入贯彻落实党的二十大精神和省第十五次党代会精神、省委书记袁家军在学校调研座谈时的讲话精神和省委常委会议、省政府常务会议专题研究支持学校建设一流中医药大学的会议精神，严格落实省委、省政府《关于支持浙江中医药大学建设一流中医药大学的若干意见》的部署要求，以谋划推进一流中医药大学建设为主题主线，重点聚焦“四个争当”要求，全面实施“八个一流”工程，统一思想，统一行动，攻坚克难，奋发进取，学校发展动能进一步释放，发展优势进一步彰显，办学水平和核心竞争力不断提升，学校在 2022 年软科最好大学排名中位列中医药高校第 5 位。

2022 年 4 月，浙江省人民政府办公厅印发的《关于支持浙江中医药大学建设一流中医药大学的若干意见》，提出以建设一流中医药大学为目标，对接国家中医药综合改革示范区建设要求，推动浙江中医药大学不断提升办学水平和核心竞争力，早日成为高校党建工作排头兵、中医药专业人才培养新高地、中医药事业发展领跑者和共同富裕示范区建设生力军。

制定"十四五"重大教学成果培育方案，修订《教育教学改革与建设项目认定与管理办法》，选送 2 个省教学成果一等奖项目申报国家级教学成果奖，新增国家级一流本科专业建设点 3 个，获批国家中医临床教学培训示范中心，获全国高校教师教学创新大赛二等奖 1 项。制定 2022—2026 年本科专业建设与发展规划，申报临床药学、国际商务 2 个本科新专业，校本部英语等 4 个本科专业恢复招生。推进何任班、丹溪直博班、留小忠师承实验班等教育改革，推动课堂教学改革，优化课程评价机制，不断完善中医师承教育体系。成立国内首家培养中医药专业学位博士研究生的改革型学院——中医药未来学院（CMCC），试点"中医 +X"多学科交叉创新型专业学位博士培养模式改革。获批国家级虚拟教研室 1 个、国家级基地 1 个，新增省级一流课程 111 门；获省研究生教育学会教育成果二等奖 1 项，新增省研究生联合培养基地 2 个。2022 年录取全日制本科生 4225 人，同比增长 33.9%；全日制博士生 145 人、硕士生 1598 人，同比分别增加 12.4%、11.9%。扎实做好浙江省中医住院医师规范化培训、考核工作，规范做好中医药行业人才培养专项工作。

围绕重点领域和优势特色学科，依托国家和省级"双百行动"计划等各类引才计划，充分发挥柔性教授、访学人员、海外校友等桥梁作用，深入实施高层次人才集聚工程，加大高层次人才引进力度，国家海外引才计划取得突破。2022 年引进国家海外高层次人才计划 1 人、省海外引才计划 1 人、省"万人计划"科技创新领军人才 1 人、省 151 人才第二层次人才 1 人。新增国医大师 1 人、全国名中医 3 人、国家"万人计划"教学名师 1 人、国家"万人计划"科技创新领军人才 1 人、岐黄学者 1 人、青年岐黄学者 2 人。入选省"万人计划"科技创新领军人才 2 人、省"万人计划"青年拔尖人才 2 人、省有突出贡献中青年专家 1 人。

根据浙江省登峰学科和优势特色学科的创建要求，编制《登峰学科 / 优势特色学科建设规划提纲》，完成中医学、中药学、中西医结合学科发展建设规划。制定《一流学科建设工程行动方案》，出台《高起点标志性成果定向支持专项实施方案》和《高水平标志性成果“揭榜挂帅”专项实施方案》，并开展组织遴选工作。组织高级别重点学科的申报推荐工作，按照省教育厅关于新一轮重点学科建设的统一部署，完成中医学、中药学、中西医结合、护理学、公共管理5个学科推荐申报省一流学科（A类）工作。立项国家中医药管理局重点学科建设项目9个，申报国家中医药管理局高水平中医药重点学科建设项目11个。

中医学、中药学、中西医结合分别位列2022年软科学科排名第5位（首次进入全国前12%）、第6位（首次进入全国前12%）、第15位（首次进入全国前24%）。ESI学科全球排名稳步前移，临床医学较2021年末前移200位（提升9.4%）；药理学与毒理学较2021年末前移91位（提升18.4%），生物学与生物化学首次进入全球前1%。

与金华市政府共建浙江中医药大学金华研究院（浙中实验室）。加快推进浙江省中医药理论现代化研究所建设，深化和拓展校地共建合作。组织申报省部级平台6个，其中教育部医药基础研究创新中心1个。获批省工程研究中心2个、省国际科技合作载体1个。获国家自然科学基金立项74项，其中区域创新发展联合基金重点支持项目2项，立项数创历史新高。获国家重点研发计划“政府间国际科技创新合作”重点专项1项，国家重点研发计划“中医药现代化”课题2项。国家社会科学基金取得突破，获年度项目和青年项目3项、后期资助项目2项，立项总数列全国中医药类院校第一；获省社会科学重大项目1项。完成国家重点研发项目验收1项，国家重点研发项目专项课题验收2项，国家自然科学基金项目结题54项。我校作为第一署名单位发表SCI论文1010篇，其中2022年中国科学院分区表大类一区论文74篇。科技成果奖项取得历史性突破，首次获得教育部高等学校科学研究优秀成果奖（科学技术）一等奖。获2021年浙江省科学技术奖6项，其中一等奖1项。

实施附属医院“强院计划”，4家医院2021年度“国考”等级均为A级及以上，其中附属第一医院、附属杭州市中医院为A+，分别位于全国中医类医院第10位和第11位。

国际化办学水平不断提高。入选第二批“国家特色服务出口基地（中医药）”，搭建基地架构，有序推进基地建设工作。三家海外中医药中心（新西兰、以色列、白俄罗斯）均中标2022年国家中医药管理局中医药国际合作专项中心类项目。境外办学取得突破，创办浙江中医药大学突尼斯分校，面向突尼斯及北非国家民众开展中医药特色康复治疗学、护理学等专业的人才培养。新增佩奇大学等8个合作伙伴，与比利时根特大学等国外知名高校举办高水平国际会议6场。聘任海外教师9人。实施5G（Five Global）计划，搭建师生国际交流平台，举办世界名校展望、国际组织实习、新青年全球胜任力培养、国际云课程和杏林文化全球讲述人寻找等系列活动，师生参与2000余人次。

国际教育品牌培育成效显著。系统谋划，精心组织，顺利完成来华留学生高等教育质量认证工作，学校来华留学教育工作获得专家肯定性评价。完善招生流程，加强招生宣传，招收国际生189人，同比增长81.7%，其中硕、博士生增长30.8%。新增阿尔及利亚、不丹2个生源国。新增康复治疗学、公共卫生2个国际化专业，获批省级一流国际化课程10门，在突尼斯海外分校联合培养护理学、康复治疗学国际学历生。梳理、扩充国际研究生导师库，新增导师15人。出台《加强国际学生思想教育的实施意见》，获批省教育厅国情教育名师工作室建设单位。新建国际学生校友分会1个——学校留学生校友会（中国区）。

政产学研合作得到大力拓展。制定《助力山区26县高质量发展行动计划（2022—2025）》，共获各类政府提供的合作经费866万元。推进与衢州市合作，与常山县新签战略合作协议，建成公共实验研究平台。推进与丽水市合作，在松阳创建学校首个实体化运营的地方研究院。与金华市签署战略合作协议，共建研究院和实验室，并依托研究院获批省工程研究中心1个。与康恩贝集团共建浙江省中医药创新联合体、与富阳区政府共建中药制剂研究转化中心等产学研合作平台8个，与杭州泰格医药科技股份有限公司共设“春妍中医药发展基金”，新设博士工作站9个，新建技术转移中心1个（泰顺）。

2023年10月27日上午，浙江中医药大学富春校区建设工程重大项目开工奠基仪式在富阳举行。浙江省人大常委会党组书记、副主任陈金彪，省政府咨询委员会副主任、省委原常委、省军区原政治委员王新海等领导以及学校相关职能部门单位负责人，学校党政领导班子成员、老领导、特聘教授等参加仪式。校长陈忠主持奠基仪式。校党委书记黄文秀在致辞中表示，富春校区建设工程是一项承载学校发展愿景、事关一流中医药大学建设的重大项目。

浙江中医药大学富春校区建设工程项目是浙江省重点建设项目、扩大有效投资“千项万亿”工程重大项目和公共服务“七优享”（“学有优教”）工程重大项目。项目位于富阳区富春街道，分为南北两个地块。北地块东至大学路，南至浙江中医药大学富春校区，西至浙江建设技师学院，北至自然山体。南地块东至大学路，南至规划道路，西至规划 B–A33–01 地块（杭州第二中学富春学校），北至百川街。项目总用地面积 679.83 亩，总投资 20.73 亿元。计划 2023 年 10 月开工，2025 年 12 月完工，2026 年启用。工程项目设计以中医药文化、宋韵文化与富春山水文化有机结合为特色，整体布局科学合理，建筑风格庄严大气，人文韵味内涵深厚。未来，浙江中医药大学和浙江省中医院“双总部”都将落户富阳。浙江省中医院新院区项目紧邻浙江中医药大学富春校区，是富阳区人民政府与浙江中医药大学、浙江省中医院三方共建的以省中医院（浙江中医药大学附属第一医院）主院区建设为方向的省级重点民生项目，计划建成集医疗、教学、科研、保健、培训、行政办公于一体的三级甲等中西医结合医院。浙江中医药大学富春校区建成后，将进一步优化校园布局、拓展办学空间、提升办学条件，助力建设一流中医药大学，推动浙江中医药产业高质量发展。

2023 年 11 月 1 日上午，浙江省省长王浩调研浙江中医药大学富春校区建设工程，省人大常委会副主任吴晶、副省长李岩益、省政协副主席王昌荣、杭州市市长姚高员、省直有关单位和富阳区相关领导陪同调研，校党委书记黄文秀、校长陈忠、副校长罗伟明参加调研。王浩一行察看了浙江中医药大学富春校区建设工程现场，听取了黄文秀关于富春校区建设工程情况的汇报。王浩强调，公共服务“七优享”工程是浙江省践行以人民为中心发展思想的重大民生保障工程，各地各部门要高度重视，提高站位，强化措施，倒排工期，全力以赴推动重大项目早落地早见效。要进一步聚焦群众最关心、最薄弱的领域精准施策，牢牢把握“普惠性、基础性、兜底性”这一基本要求，持续谋划建设一批公共服务领域补短板重大项目，更好地在高质量发展中保障和改善民生，不断实现人民对美好生活的向往。根据省委、省政府工作部署，浙江中医药大学富春校区项目建成后，有利于拓展办学空间，改善提升学校办学条件，推进一流中医药大学建设，助力浙江省中医药产业高质量发展和高教强省建设。

第二节　科学研究

一、研究机构

1956 年 8 月 23 日，第一批 30 名中医师被分配到浙江省中医研究所、浙江省中医院工作。1958 年，史沛棠担任浙江省中医研究所首任所长。1960 年，浙江省中医研究所曾与浙江中医学院、浙江医科大学、浙江卫生实验院合并，1973 年 11 月 24 日，恢复浙江省中医研究所，分别独立。1975 年 4 月 25 日，浙江省卫生局决定成立省针灸麻醉研究办公室，设在浙江省中医研究所内。1980 年，浙江省中医研究所改名为浙江省中医药研究院，是全省唯一的中医药研究机构。2014 年，有职工 274 人，其中卫生技术人员 190 人；专业人员中高级职称 24 人，中级职称 55 人，初级职称 103 人；高级职称中，有研究员 3 人，副研究员 13 人，副主任医师 8 人。设有中医临床、基础实验、中药、针灸、气功、情报、文献等研究室。从以研究血吸虫病、丝虫病、传染性肝炎、流行性乙型脑炎（乙脑）、蛇伤防治为主，逐步转向开展肿瘤、心血管疾病、消化系统和呼吸系统疾病研究。文献研究室整理《医方类聚》《丹溪医集》《千金方义》，其中《医方类聚》（校点本）在国内、日本出版后获好评。继承名老中医经验，先后编辑出版《医林荟萃》11 辑。

1991 年 1 月 8 日，浙江省中医药研究院被国家中医药管理局列为“八五”期间重点建设的科研机构。

1998 年，浙江省中医骨伤研究所成立，2011 年 5 月更名为浙江省骨伤研究所。研究所积极探索创新研究所管理运行模式，按照“开放、共享、联合”的原则，采取固定人员、专职人员、流动人员相结合的科研团队组成模式，充分整合附属医院和学校骨伤相关学科研究力量，独具特色并取得明显成效，为学科发展做出了积极努力，总体已进入全国同类研究所先进行列。研究所下设文献研究、生物学研究、临床诊疗研究、生物力学研究和中药新药研发等实验室。仪器设备总值2000余万元，具有活细胞工作站、显微CT（Micro-CT）、多光谱小动物活体成像系统等大型设备。研究所与美国拉什大学、约翰霍普金斯大学、圣路易斯华盛顿大学骨科长期开展合作，定期选送人员进修培训，建立友好实验室，开展临床和基础研究的项目合作。现已成为国家中医药管理局重点专科、国家中医药管理局第一批重点研究室、国家中医药管理局科研三级实验室、国家中医药管理局重点学科、中华中医药学会“全国骨伤名科”、浙江省重点实验室、浙江省重点科技创新团队、浙江省重中之重一级学科（共建方向）、浙江省一流学科（共建方向）、浙江省医学重点建设学科、浙江省重点扶植学科单位等。研究所在骨关节疾病发病学及病机演变规律的研究、骨关节病病证结合诊疗体系构建及分期规律研究、骨关节病中医药干预作用基础和专病专药新药的研究方面取得重要进展，获各级科技奖励21项，其中省部级10项。近五年，承担国家级科研项目17项，省部级科研项目28项，科研项目经费3000余万元。

此外，浙江中医药大学下辖中医药科学院、浙江中医药大学金华研究院（浙中实验室）以及浙江中医药大学富阳研究院等多个科学研究机构。

2017年5月，浙江中医药大学中医药科学院成立。围绕浙江省中医药发展“十四五”规划和学校建设一流中医药大学总目标，中医药科学院按照超前规划、综合利用、资源共享的目标定位，打破学科界限，整合学校科技资源，总体规划建设，打造集科技服务、科学研究和实验教学于一体的大型综合性科技创新和人才培养平台。中医药科学院由医学科研中心、药学科研中心、动物实验研究中心组成，涵盖校级科研机构、国际合作实验室、学科研究员（PI）实验室等科研组织。中医药科学院依托科技部国家创新人才培养示范基地，汇聚中医药领域的优秀人才，形成了一支高素质的创新人才队伍。拥有中国工程院院士、国医大师、973计划项目首席科学家、全国名中医、国家“新世纪百千万人才工程”人选等一批高层次科研人才以及浙江省特级专家、享受国务院政府特殊津贴专家、国家优秀青年科学基金获得者、中医药高等学校教学名师、浙江省国医名师、浙江省高等学校“钱江学者”特聘教授等一大批专家学者。拥有浙江省重点科技创新团队4支。

中医药科学院集聚优势学科力量，有国家中医临床研究基地2个、国家中医药管理局重点研究室3个、国家中医药科研三级实验室10个、浙江省重点实验室6个及国家中医药管理局协同创新中心、浙江省“2011协同创新中心”、浙江省工程研究中心等一批科技创新平台。承担 973 计划项目、863 计划项目、国家科技支撑计划项目、国家科技重大专项、国际科技合作与交流专项、国家自然科学基金重点项目、中医药行业科研专项、国家重点研发计划项目等 10 余项。获国家科学技术进步奖、国家技术发明奖 5 项，以及浙江省科学技术奖一等奖 10 项。

2022 年 12 月 30 日，浙江中医药大学与金华市人民政府、华润三九医药股份有限公司签署共建“浙中实验室”框架协议。浙中实验室是以浙江中医药大学金华研究院为母体，由金华市人民政府与浙江中医药大学共同举办，并联合浙江光电子研究院、华润三九共建的中医药与大健康高能级研究平台。实验室主体位于金华市浙中科创走廊的核心区域，总规划面积约 500 亩，计划总投入 65 亿元。实验室建设坚持“聚焦前沿、传承精华、交叉融合、守正创新”的原则，打造集人才引育、科技研发、成果转化等多功能于一体的中医药与大健康领域国内领先、国际一流的高能级创新高地。实验室围绕生物医药大健康产业领域，重点聚焦中医药特色，进行基础性、前瞻性、引领性研究布局。浙江中医药大学金华研究院是浙中实验室的核心，拥有医学平台、药学平台、医疗器械平台、健康产品平台和企业孵化平台等实验平台，致力于中医药理论传承创新、中医药重大疾病防治、中医药产业技术、中医药人工智能、中医药生物工程技术和中医药创新交叉等领域研究。

2023 年 4 月 7 日，杭州市富阳区人民政府与浙江中医药大学签署全面深化战略合作协议，双方携手共建浙江中医药大学富阳研究院，经区、市、省三级机构编制委员会办公室批准，报中央机构编制委员会办公室备案后顺利注册成立，并于 2023 年 10 月 10 日正式启动运行。研究院位于杭州市富阳经济技术开发区银湖生物信息产业园，具有办公及实验用房约 60 894 平方米，其中首期中试净化厂房墙车间（GMP 车间）面积约 7000 平方米。研究院聚焦以中医药为特色的生物医药领域，承载浙江省“双百行动”和“鲲鹏行动”人才引育工作，旨在推动富阳区经济高质量发展和浙江中医药大学“双一流”学科建设，打造“高能级、全球化、高辨识度”的现代中医药产业创新高能级平台，突破生物医药领域关键核心技术，致力创新科学研究、现代中医药科技成果转化和产业创新技术服务。截至 2023 年，研究院已启动 7 个院士团队的招引工作，引进蒋玉林、赵国屏、弗拉基米尔 · 帕普拉院士及鲲鹏级人才，并计划迁入院士工作站 2 个，由院士或鲲鹏级人才领衔建设中药创新、中西医结合创新和中医创新 3 个核心领域的创新中心。研究院创新中心将依托学校和地方产业政策，以院士全职或柔聘+B类以上人才全职为条件筛选，打造“院士团队领衔+政产学研融合+产业同步落地”一体贯通的有组织科研“富阳模式”，通过知识产权基金孵化产业项目，利用全资公司进行投资和持股分红。未来，研究院将以中医药人工智能为技术核心，围绕中医优势病种构建大数据中心和生物样本库，推进政、产、学、研、医深度融合，加快引育院士、“鲲鹏计划”人选等高层次人才，逐步建立一支多学科交叉的高能级应用科研团队，赋能中医药传承创新发展，推动富阳建成现代中医药国际合作示范区，形成千亿规模生物医药产业集群，成就世界级的“东方丹谷”品牌。

此外，科研平台是科技创新力量和优势资源整合的重要载体和重要力量。中医药作为具有原创优势的科技资源，更需要以中医药科研平台为支撑，多学科、跨部门共同参与中医药协同创新体制机制，完善中医药领域科技布局。浙江中医药大学以实现国家级科研平台突破为目标，以省部级科研平台稳中有升为保障，以加快推进浙中实验室建设为储能基础，贯彻落实一流科研推进工程，奋力争创一流中医药大学。

近年来，浙江中医药大学创新科研管理体制机制，构建“校级夯基—省级争优—国家突破”的三级培育体系，锚定国家区域重大战略需求分层谋划，全力推进高能级科创平台建设，取得佳绩，详见表7。2023年获批教育部医药基础研究创新中心1个，这是学校在教育部科研平台建设方面的突破。获批省级工程研究中心2个、省级国际联合实验室2个。人文社科平台建设也获得突破，首次获批省哲学社会科学重点培育研究基地1个、“浙江省习近平新时代中国特色社会主义思想研究中心”研究基地1个。

表7　2023年浙江中医药大学新增省部级科研平台

序号	平台名称	批准单位	所在学院
1	自身免疫性疾病医药基础研究创新中心	教育部	基础医学院
2	浙江－香港中医药免疫代谢联合实验室	浙江省科学技术厅	金华研究院
3	浙江－澳门中西医结合肾病免疫联合实验室	浙江省科学技术厅	第一临床医学院
4	高品质中药育种和标准化生产技术浙江省工程研究中心	浙江省发展和改革委员会	金华研究院

续表

序号	平台名称	批准单位	所在学院
5	慢性病中西医结合智能化装备浙江省工程研究中心	浙江省发展和改革委员会	第二临床医学院
6	浙江中医药文化研究院	浙江省哲学社会科学界联合会	中医药文化研究院
7	浙江省习近平新时代中国特色社会主义思想研究中心第二批研究基地	浙江省习近平新时代中国特色社会主义思想研究中心/中共浙江省委宣传部	马克思主义学院

二、基础理论

1956年，浙江省在全省范围内发动一次全民献方献宝运动，大力挖掘民间的医药技术成果，加以研究整理。当年，杭州市开展采方献方活动，医务人员上山、下乡、下厂，深入群众访问、调查、了解、发掘民间验方、秘方、单方，同时动员群众献方。一年中，收集民间秘方、验方、单方3000多个，经临床验证，去伪存真，弃粗取精，于1959年7月编辑出版《杭州市中医验方集锦》2册。此外，还编写浙江中医史并收集整理图书文献。同时，还要求各县人民公社组织汇编民间草药、单方、土方手册和中药手册。1959年，浙江省编写出版了《温病条辨白话注解》等中医教材6种，《灭四病手册》《临床经验汇编》等临床治疗与研究书籍14种，为祖国医学的发展做了贡献。1959年2月，《浙江中药手册》第一集及《浙南民间药用植物图说》出版。1959年4月，《浙江中药手册》第二集出版。

1962年4月3日，浙江省卫生厅完成《天目山药用植物志》编写任务，收载药用植物1184种，共130万字。在浙江省委的指示下，由浙江省卫生厅统一组织编写以雁荡山为中心的《浙南药用植物志》。10月12日，浙江省卫生厅提出抢救和继承名老中医药人员学术经验的意见。1964年4月，《浙江药用植物志》着手编写。这是继1961年5月成立天目山药用植物志编辑室并完成《天目山药用植物志》以后的一项更大规模的编写工作。1972年12月29日，《浙江药用植物志》仍在编写中。1969年，浙江省卫生厅组织人员整理民间资料，编辑出版《浙江民间常用草药》，在3年内出版了3集，共记载民间草药373种。

三、科研项目

在科研成果转化方面，李大鹏团队研发的我国具有自主知识产权的抗癌中药康莱特注射液取得突出进展。自1997年获得国家新药证书以来，该药先后在美国、日本、欧盟等11个国家和地区申请了发明专利，获得了俄罗斯等国家和地区颁发的药品注册证书，成功上市销售。2015年获美国食品药物管理局批准，进入三期临床试验，成为首个在美国本土进入三期临床的中药注射剂产品。2001年，浙江中医药大学李大鹏院士研制的“康莱特注射液”荣获国家科学技术进步奖二等奖。

中药现代化被列入浙江省建设先进制造业基地的17个专项之一，各级政府大力支持中药生产企业实施技术创新和技术改造。浙江中医药大学负责的“金麦平感颗粒的开发研究”、浙江大学药学院负责的“黏痰溶解药——蓝桉油的临床前研究”、浙江省立同德医院负责的“抗肿瘤转移辅助中成药——长必安胶囊的研制”、浙江省中医院负责的“‘百利康冲剂’二期临床前研究”等重点项目都已顺利完成研究任务，并获国家食品药品监督管理总局的药物临床批件，其中有关药物组合物及其用途均获得国家发明专利。浙江大学动物科学学院负责的“家蚕生产冬虫夏草的开发研究”项目，在浙江省卫生厅立项的基础上获得企业资助450万元，目前已完成全部研究工作，并按中药一类新药标准上报资料。

2006年，李大鹏领衔的“超临界二氧化碳萃取中药有效成分产业化应用”科研成果获得当年国家技术发明奖二等奖，这是中药技术成果首次获得高级别国家技术发明奖励。此后多年，浙江省的中医药研究多次获得国家级科技创新成果奖项。

由浙江中医药大学和温州医科大学共同完成的“当归提取物治疗高血压病的作用机制与临床研究”，获得2008年度中国中西医结合学会科学技术奖一等奖，并成为2009年国家科学技术进步奖二等奖的初评通过项目。2006—2010年，浙江省共获国家级课题70多项，省部级课题370多项。获各级政府科技资助2.8亿元，配套资金投入近3亿元。2009年，中医药科研课题立项338项，评选出省中医药科技创新奖62项，申报省科技进步奖25项，其中5项获得中华中医药学会相关奖励。

“十二五”期间，浙江省立项资助中医药科技计划项目2300余项，争取到国家、省部级以上项目1000余项，973计划项目首席专家实现了零的突破。中医药系统获国家级科技奖励 1 项、省部级科技奖励 63 项、厅局级科技奖励 365 项，其中获国家科学技术进步奖二等奖 1 项、省科学技术奖一等奖 4 项。

“十二五”以来，浙江省中医药领域获国家级科技奖励 3 项。2011 年，范永升教授“从毒瘀虚论治系统性红斑狼疮的增效减毒方案构建与应用”获国家科学技术进步奖二等奖。“十三五”期间，累计完成重大疑难疾病中西医临床协作攻关项目 3 个，获国家科学技术进步奖一等奖 1 项；获省科学技术奖励 59 项，其中一等奖 4 项，二等奖 16 项，三等奖 39 项；同时主导制定了铁皮石斛、灵芝两项中医药国际标准。“十三五”期间浙江省中医药科研项目一等奖获奖情况详见表 8。2011—2020 年，中医药领域获浙江省科学技术奖励 120 项，其中一等奖 9 项、二等奖 34 项；获国家科学技术奖励 3 项，其中一等奖 2 项、二等奖 1 项。2019 年，成功立项国家重大疑难疾病中西医临床协作攻关项目 3 个。

2016 年，王永钧教授与陈香美院士联合申报的以“风湿致肾病”理论为核心的“IgA 肾病中西医结合证治规律与诊疗关键技术的创研及应用”项目获得国家科学技术进步奖一等奖，是杭州市医药卫生类截至 2024 年所获的最高级别奖项。

表 8 “十三五”期间浙江省中医药科研项目一等奖获奖情况

奖励级别	项目名称	完成单位
国家科学技术进步奖一等奖	IgA 肾病中西医结合证治规律与诊疗关键技术的创研及应用	杭州市中医院
浙江省科学技术奖一等奖	基于肾主骨理论骨系细胞维持骨稳态的机制和应用研究	浙江中医药大学
	铁皮石斛品种选育与高效栽培	浙江农林大学
	中医肿瘤瘀毒互结致病理论研究和应用	浙江中医药大学
	痛风脾虚浊阻理论体系构建及临床应用	浙江中医药大学

2021 年，中医药创新能力日益提升，人才支撑作用不断加强。浙江省各类中医医学中心、临床医学研究中心、中医药科研创新平台等的建设稳步推进。中医药科研成果获浙江省自然科学奖二等奖 1 项，省科学技术进步奖一等奖 1 项、二等奖 1 项、三等奖 6 项。持续推进“杏林工程”，新增省国医名师传承工作室 14 个、省名老中医专家传承工作室 29 个和全国基层名老中医药专家传承工作室 8 个。

四、成果产业化

1952年，杭州市市长江华召集全市针灸师座谈会，讨论针灸治疗在医学上的价值。同年，卫生部妇幼卫生司副司长、著名针灸专家朱琏来杭，邀请杭州市针灸师座谈针灸理论，鼓励针灸师学习和研究针灸技术。1954年，松阳叶时荣在杭州把人体经穴标于石膏模型上，制成中国第一具针灸石膏经穴模型。1955年，杭州市第一人民医院夏贤闽发现新穴位——球后穴，1956年在中华医学会第十届大会眼科学会上公布。至今，全国乃至美国、德国、日本、韩国等均将球后穴列为眼科治疗主穴，写入各国教学资料中。夏贤闽后来又发现新穴位——星状穴，收入各国针灸挂图及书籍。1959年1月13日，浙江省卫生厅丝虫病座谈会召开，汇报和交流中药治疗丝虫病的经验。

20世纪60年代，中西医结合在治疗晚期血吸虫病、丝虫病等方面效果显著。1961年6月，浙江省召开著名蛇医师座谈会，交流民间草药对防治毒蛇咬伤的实践经验，总结了杭州著名蛇医俞宝根防治蛇毒的经验。

1971年7月20日，浙江省卫生厅要求各地组织学习19日新华社播发的“我国创造成功针刺麻醉”的报告。20世纪70年代，杭州市中医骨伤医疗呈现中西医结合的发展趋势，并引进边缘学科，在创伤、骨病、脊柱等领域开展临床新技术、新药物与新器械的研究。杭州市中医院开展同种异体骨移植研究取得进展。黄良夫的论文《深低温冷冻同种骨关节在骨科临床移植的应用》被选为国际学术交流论文。杭州市第四人民医院以中药填充法治疗骨髓炎11例。杭州市红十字会医院采用经皮穿针外固定架治疗四肢感染性骨折、骨不连、畸形愈合近100例，获良好疗效；对各种胫骨陈旧性骨折患者，行骨板滑移植骨术后再用复位固定器外固定治疗，骨折平均愈合时间短、质量高、功能恢复佳、后遗症少；以病灶清除术配合中医辨证治疗骨髓炎67例，均获满意疗效。

1980年12月，建德县第二人民医院沈启彬完成“中药一次干髓疗法”项目，中药干髓剂既有杀髓作用，又有干髓效能，用于治疗成年人牙髓疾病，适应范围广，不去髓组织，牙体破坏少，操作简便，反应少，速度快，能一次治疗完成整个疗程。中药干髓剂矿物质含量高，便于X线检查，同时保持根管干燥无菌，对根尖无不良刺激。

1982年，杭州市红十字会医院王永钧负责“原发性肾小球肾炎辨证规律的研究”，该课题对100例原发性肾小球肾炎患者在中医辨证分型的基础上，检测甲皱微循环、血液流变学、心肾功能及免疫指标，发现阳虚型肾炎的免疫功能降低，全血黏度升高，外周循环瘀滞，易致心肾功能不全，并提出肾小球疾病时的血瘀证与阳虚有关，具有“虚中有瘀”的特征，提示温肾、益气、养血、化瘀有助于提高疗效。

1985年，浙江省名老中医罗诗荣善于用“辅灸”治疗痹证，治疗时间为三伏天，治疗寒湿痹痛型39例，总有效率为94.8%；治疗湿热痹痛型26例，总有效率为73.1%。杭州市中医院马石铭承祖传“浅刺多捻”针法，善于治疗面瘫、乙脑后遗症、小儿麻痹症等疾病。1985—1989年，杭州市中医院骨伤科以牵引推拿法治疗腰椎管狭窄，取得满意疗效，采用“三位八法”推拿手法牵引，联合针灸椎间孔阻滞、水针、理疗、中西药内服等，治疗腰椎间盘突出症404例，获较好疗效。杭州市中医院推拿科徐岩等以肘臂揉压法治疗肩凝症1888例，治愈率为90.46%。

1990年，裘笑梅研发的“妇乐冲剂”获全国首届中医药文化博览会“神农杯”银奖，“孕宝”获1992年中国优质保健品银奖及1993年第33届国际蜂产品博览会金奖。

1991年11月，杭州市第一人民医院李佩璋等完成了“人体心率、心律、心肌缺血与季日、时辰的关系”课题，该课题从中医学“四变之动，脉与之上下”的学术思想出发，前瞻性地研究了心血管疾病患者心律失常和心肌缺血的发生频率、发生程度的季日和时辰的变化规律，首次提出冬、春两季易发生室性心律失常及心肌缺血，且程度重。在一日当中室性心律失常与心肌缺血多发生于卯时至巳时，冬春两季分别易发生于酉时至亥时和子时至寅时，同时应用现代先进医学技术研究了四季、昼夜时辰的阴阳运动对心律失常、心肌缺血的影响，丰富了中医学的有关理论，为中医在心律失常、心肌缺血等方面研究提供了科学的实验依据。

1993年11月1日，萧山市中医院李茂才等完成“单翼双头加压螺纹钉治疗股骨颈骨折”课题研究。该课题组研制的“单翼双头加压螺纹钉”内固定器械，利用加压螺纹钉的双头双螺纹差动加压原理，在旋转时，对骨折端实行自动加压，即若前后螺距之差为2毫米，则每旋转一圈，在理论上可使骨折端互相接近2毫米，使骨折面紧密接触。再通过独特的阻旋翼设计，利用阻旋翼阻挡骨折端的旋转应力，以加强固定作用，使其具有加压抗旋转双重作用，集三翼钉和加压螺纹钉的优点于一体，较好地满足了对股骨骨折内固定物的要求。

1994年12月22日，萧山市中医院洪佳璇等完成“夜咳宁治疗小儿咳嗽的临床与实验研究”。该课题依据中医关于小儿体质特点的理论，采用知母、玄参、野荞麦根等具有清热化痰、宣肺止咳养阴作用的中药，研制成专门治疗小儿咳嗽，特别是昼轻夜重咳嗽的制剂。该制剂服用方便，价廉效好，无不良反应。临床验证该制剂治疗小儿咳嗽总有效率为 95.3%，对咳嗽昼轻夜重者疗效达 98%。

1995 年 6 月 22 日，杭州市中医院郐成霖等完成“小儿肤康洗液的研制和临床应用”。该项目以传统方法提取出苦参、黄连、黄芩等中药的有效成分，配以新型无刺激性表面活性剂为赋形剂，研制成兼有外搽及外洗功能的中药制剂小儿肤康洗液。经 195 例临床验证，该洗液对小儿常见皮肤病脓疱疮、急性皮炎湿疹、红痱的治愈率分别为 71.8%、38.6%、34.3%，总有效率为 95.4%，疗效明显优于对照组。药理、药效及安全性动物实验证明，小儿肤康洗液具有强大的杀菌、抑菌力和明显的抗炎功效，安全性好。1995 年 9 月 26 日，杭州中西医结合医院章剑今等完成“抗栓灵治疗血栓、血瘀性疾病的临床与实验研究”。该课题基于传统中医理论应用银杏叶和水蛭研制了纯中药制剂抗栓灵片以治疗血栓和血瘀性疾病，经临床 90 例缺血性脑中风（脑卒中）患者治疗观察，总疗效达 80%，短期内抗血栓纠瘀作用优于川芎嗪对照组，并证实抗栓灵对降低血黏度和纤维蛋白原水平，改善微循环有较好疗效。该课题通过动物体外抗血栓及活体微循环实验观察，结果表明抗栓灵有明显的抗栓抗凝作用，与临床观察结果一致，为中西医结合治疗血栓、血瘀性疾病提供了新的制剂选择。1995 年 10 月 19 日，杭州市上城区湖滨医院戴健行等完成“软肝散的临床及实验研究”。软肝散由中药丹参、黄芩、参三七、甘草、五味子、赤芍、郁金组成，根据 1990 年版《中华人民共和国药典》散剂标准制备而成。

“十一五”期间，多个重点项目的成果转化工作取得新进展，如生血宁制剂、脂可平降脂通络软胶囊、固本咳喘片、清胃黄连片、归脾颗粒、经不痛巴布剂、伤痛膏巴布剂、冰硼膜等中药新药都已成功转让，取得良好的社会与经济效益。

2015 年，浙江寿仙谷医药股份有限公司向国际标准化组织 / 中医药技术委员会（ISO/TC 249）提交了“中医药 – 灵芝”“中医药 – 铁皮石斛”两项国际标准提案，并分别于 2018 年 12 月和 2019 年 2 月正式发布为 ISO 国际标准。

五、科技创新

“十五”以来，浙江省中医药科技创新能力显著增强，其建设规模和建设成效都达到了全国先进水平。全省共承担国家“十五”科技攻关计划、863计划、973计划等国家重大科技项目35项，省部级项目268项；全省申报中医药各类科研计划项目达到2121项，立项1068项。省本级中医药科技项目总资助额度达到2000多万元，开展中医药重点开发项目48项。组织鉴定中医药科技成果315项，共获得各级政府科技奖励261项，其中“薏苡仁酯制剂及其抗癌作用机理和临床研究”“生血宁的研究”“中药质量计算分析技术研究”3项成果获国家科学技术进步奖二等奖，这些成果取得了显著的社会效益和经济效益。通过多学科融合、多形式创建、多部门参与，建立了一批国家和省级中医药现代化科技创新平台。2008年，浙江省有国家中医药管理局中医药重点研究室4个、三级实验室6个；省级中医药临床研究试验基地1个，省级中医药重点实验室25个。组建了全国首家省级名中医研究院，成为中医药继承创新和学术交流的重要平台。浙江省已初步形成了多部门、多学科、多专业联合攻关，相互协作的科技创新格局。浙江省中医药自主创新能力得到显著增强，以高等院校及三级医疗单位为主体，以优势研究领域为方向，跟踪国内外学术前沿技术，全力构筑浙江省中医药科技创新水平的技术支撑平台。

2010年，浙江省拥有中医临床基础和中医消化2个国家级中医药重点学科；拥有中药药理、计算机辅助中药分析、血液细胞分子生物学等6个国家中医药三级实验室；拥有中药学、中医临床基础2个省级“重中之重”学科建设基地；拥有中药、针灸、推拿、中西医结合传染病、中西医结合移植免疫等53个省级中医药重点学科；拥有中医药实验动物、针灸神经生物学、中药保健食品功能学等25个省级中医药重点实验室。此外，浙江中医药大学承建的现代中药药效评价研究中心、浙江大学药学院承建的计算机辅助新药设计研究中心、浙江省中医药研究院承建的现代中药信息中心等7个中医药研发中心被列为科技部中药现代化科技产业（浙江）基地平台建设计划。积极开展中医“治未病”研究，组建了省中医“治未病”研究中心，开展中医“治未病”科研专项联合研究及中医药健康管理模式的试点。经过改革开放30多年的建设，浙江省中医药科技创新规模已居全国前列。2010年浙江省中医药科技创新基地建设情况详见表9。

表 9　2010 年浙江省中医药科技创新基地建设一览表

项目	数量	备注
国家中医药重点学科	2	省级配套 60 万元
国家中医药三级实验室	6	
省级“重中之重”学科	2	建设周期为四年，省政府累计投入 4000 万元，建设单位 1∶1 配套
省级中医药重点学科	53	建设周期三年，省级累计投入 1590 万元，单位 1∶3 配套
省级中医药重点实验室	25	建设周期三年，省级累计投入 750 万元，单位 1∶3 配套
中药现代化科技产业（浙江）基地技术创新平台	7	

第三节　人才队伍建设

一、人才队伍管理及成效

浙江省优化知识结构，提升人才队伍素质，全面促进中医药人才培养，还坚持以继续教育和岗位培训为重点，开展在职人员的继续教育工作。全省建立和完善了由卫生行政部门负责，各级各类中医机构共同参与的中医药继续教育网络，制定并下发了《浙江省中医药继续教育规定》等文件，中医药继续教育工作已走上了系统化、规范化、制度化发展的道路。特别是2000—2005年期间，浙江省开展国家与省级中医药继续教育项目224项，参加人员13604人，中医药继续教育率达到90%，住院中医师规范化培训覆盖全省县级以上医院，大大提高了浙江省中医药专业技术人员接受继续教育的水平。同时，还探索了院校和县（市）联合办学的农村中医药人才培养的新模式，积极开展面向农村基层的成人教育工作，努力培养一支适应农村中医药工作实际需求、"留得下、用得上"的农村中医药实用型人才队伍。中医药继续教育在办学体制、教学模式等方面在全国居领先地位。

为推进中医药人才培养工作，开展高层次的师承教育计划，浙江省制定并实施了《浙江省名中医学术经验继承工作管理办法》，先后开展了三批全国老中医药专家学术经验继承工作及两批省级名中医学术经验继承工作，共评选出省级名中医144名，2007年在世的有101名。2007年3月3日，浙江省在全国率先成立了名中医研究院，加强中医药学术传承与创新。浙江省有77位国家级和省级老中医药专家学术经验继承指导老师，109位学术继承人，13位全国优秀中医临床研修人才。通过开展中青年名中医、基层名中医、重点学科专科带头人等项目，已培养或正在培养中青年名中医和基层名中医154名，农村中医骨干476名，不断提升中青年中医药人员的素质。通过多样化的培养模式、规范化的运行机制和科学化的管理方式，浙江省为满足中医药事业日益发展的人才需求提供了保障。2007 年浙江省中医药人才培养项目情况详见表 10。

表 10　2007 年浙江省中医药人才培养项目一览表

项目名称	规模（人）
全国老中医药专家学术经验继承工作指导老师	52
省级名中医（药）师	102
全国中医临床优秀人才研修项目培养对象	13
中医药重点学科带头人	53
中医重点专科带头人	81
新型农村中医骨干	156
中医药科技创新人才培养对象	1103
中青年临床名中医培养对象	27
基层名中医培养对象	107

2008 年，浙江省卫生健康委、人力资源和社会保障厅又开展了新一轮省级名中医评选工作。中医药创新领域拔尖人才不断涌现，有中国工程院院士 1 名，省特级专家 2 名。基层中医药人才培养取得明显成效，形成了一支以中青年名中医、基层名中医、农村中医骨干等为主要力量的中医药人才队伍。浙江中医学院在移址新建并更名为浙江中医药大学后，成为浙江省培养中医药高级人才和具有中医药背景的复合型人才的重要基地，创新人才培养模式，采取院校教育、师承教育、继续教育及专项培训等措施，进一步提高中医药人才队伍的数量和质量。

浙江省积极实施中医药人才素质提升项目，初步形成了由临床实用型人才、中医药专家和中青年骨干组成的中医药人才队伍。截至 2010 年 12 月，浙江省有中医执业（助理）医师 19414 名，约占全省执业（助理）医师的 13%。浙江省中医药系统有国医大师 1 名，中国工程院院士 1 名，省特级专家 2 名。同时，全国老中医药专家学术经验继承工作指导老师 69 名，全国优秀中医临床人才 28 名，省级名中医 128 名，培养全省中青年名中医 31 名，基层名中医 77 名，农村中医骨干 661 名。浙江省率先将乡村医生中医大专学历教育纳入财政补助范围，全科医师和乡村医生的中医药知识培训率达到 100%，中医药继续教育覆盖率达 100%。

2017 年，浙江通过实施省中医药传承与创新“十百千”人才工程（以下简称“杏林工程”）、省级基层名中医培养项目，健全和创新中医药学历教育、毕业后教育和继续教育的制度和模式，加强中医师转岗培训工作，规范传统医学师承和确有专长人员考核及中医医术确有专长人员医师资格考核等多种方式，加快形成梯队衔接、结构合理、数量充沛的中医药人才队伍。其中“杏林工程”是根据国务院《中医药发展战略规划纲要（2016—2030 年）》、国家中医药管理局《中医药传承与创新“百千万”人才工程（岐黄工程）实施方案》以及浙江省委组织部等 9 部门联合印发的《浙江省高层次人才特殊支持计划》，2017 年开始实施的重要人才项目。该工程计划用 10 年时间，“评、引、育”相结合，在全省有重点地遴选支持中医药领域的 50 名杰出人才、100 名领军人才和 1000 名拔尖人才，支持一批具有深厚中医药理论基础和学术经验、较高的中医药传承创新能力、掌握现代科学研究方法的中医药高层次人才，为振兴发展浙江省中医药事业提供坚实的人才保障。

2017 年 6 月 29 日下午，人力资源和社会保障部、国家卫生健康委员会和国家中医药管理局在京西宾馆联合举办国医大师和全国名中医表彰大会，授予王世民等 30 位同志国医大师荣誉称号，葛琳仪名列其中。2017 年，浙江省已建成 60 个全国老中医药专家学术经验继承工作室、4 个全国中医学术流派传承工作室和 33 个全国基层名老中医药专家传承工作室，设立省级工作室 126 个，形成了独具特色的“浙江模式”。在实践中，名中医研究院将名老中医学术继承从最初一对一的“师徒结对”，逐渐发展为“群师带群徒”的方式，促使学员博采众长；在临床上，开展“师生共临床”诊疗模式，为患者提供优质服务。此外，在建成工作室的基础上，研究院还积极向基层辐射，建立基层工作站，带动基层医疗机构中医药服务能力的提升，扩大群众受益面。例如，嵊州、宁波等设有国医大师葛琳仪工作站，丽水、绍兴、温州、湖州、金华、嘉兴等设有全国名中医范永升工作站，永康、桐庐等设有全国名中医王坤根工作站，慈溪设有全国名中医王永钧工作站。名中医研究院对各级工作室（站）的学术传承、临床实践和综合能力培养等都制定了具体的任务与要求，并定期考核验收，取得了丰硕的成果。

2018 年 1 月，浙江省表彰国医大师、全国名中医暨首批省国医名师命名大会在杭州召开，袁家军省长提出要聚焦健康浙江建设，落实人才强省战略，增强文化自信，推动中医药发展，持续加强中医药人才建设。至 2018 年 1 月，浙江省选拔和培养高层次中医药人才，新增国家岐黄学者 3 名、省国医名师 10

名、省级名中医 40 名、全国老中医药专家学术经验继承工作室 5 个；遴选省级基层名中医培养对象 112 名、中医护理优秀人才培养对象 60 名。确定 23 家国家中医住院医师规范化培训基地协同单位，新招中医住院医师规范化培训学员 918 名。新增西学中班 10 个；完成中医医术确有专长人员的医师资格审核考核工作。在 2018 年 4 月 30 日举行的浙江中医经典理论研讨班上，浙江省首批国医名师葛琳仪、王永钧、范永升、王坤根、陈意、连建伟、俞景茂 7 人，自获评后第一次集体亮相。8 月 16 日下午，在首个“中国医师节”即将到来之际，浙江省在省人民大会堂召开庆祝大会，浙江省委书记车俊祝贺葛琳仪教授荣获浙江省首届“医师终身荣誉”称号。在表彰大会上，浙江省中医院葛琳仪教授代表首届“医师终身荣誉”称号获得者和全省老一辈医师发言，并分享了她 60 余年行医生涯的心得体会。

2022 年，国家中医药管理局、人力资源社会保障部、国家卫生健康委在北京召开第四届国医大师和第二届全国名中医表彰大会。浙江省杭州市中医院王永钧获第四届国医大师称号，浙江中医药大学连建伟、浙江省中医院陈意、杭州市中医院何嘉琳获第二届全国名中医称号。

2023 年，浙江省在基层中医药人才培养方面，以建好“招、育、评”三条路径为主。一是招人才。积极落实“两个允许”，着力提升基层中医药人员的待遇，通过完善招聘方式、落实学费代偿、建立激励机制等举措，吸引中医师到基层工作。依托县域医共体建设，推广“县聘乡用”“乡管村用”模式，推动县域内中医药人才柔性流动。二是育人才。大力开展中医专业基层定向培养、师承培养和中医医术确有专长的考核，2023 年以来，已累计招录中医专业定向培养学员 1608 人，师承培养和中医医术确有专长人员考核合格 1492 人，中医医术确有专长考核通过 582 人。浙江省积极推广“中医师承 + 定向培养”的乡村医生培养模式，目前，首批中医师承定向培养学员已全部到岗。三是评人才。持续开展省级基层名中医培养项目，在基层遴选中医药业务骨干，通过研读古典医籍、跟师访学、临床实践等培养方式，提高中医药理论深度和诊疗水平，已经累计培养省级基层名中医 247 名。

人才是中医药发展的第一资源。老中医药专家是中医药发展的重要力量，自中华人民共和国成立以来，一大批老中医药专家奋战在中医药医疗、教育、科研等各个领域，为中医药发展做出了重要贡献，涌现出了一大批医德高尚、医术精湛、治学严谨的名医大家。可以说，中华人民共和国的中医药发展史就是一部名医大家“传承精华、守正创新”的奋斗史。为表彰老中医药专家的突出贡献，自2009年开始，国家先后多次评选表彰了国医大师。国医大师是中医药工作者的杰出代表，也是中医药行业的最高荣誉。他们始终坚守医乃仁术、医者仁心的信仰追求；始终保持勤于临床、精益求精的工作态度；始终践行救死扶伤、全心全意为人民服务的根本宗旨，是我们中医药系统的骄傲和荣耀。

二、国医大师及国家级名中医

（一）国医大师

1. 何任

何任（1921—2012），浙江杭州人，中共党员，首届国医大师，主任中医师，博士生导师，享受国务院政府特殊津贴专家，首批全国老中医药专家学术经验继承工作指导老师，浙江中医药大学终身教授。曾任原浙江中医学院院长，杭州市中医协会主任委员，浙江省中医药学会会长及名誉会长，浙江省名中医研究院名誉院长等职。他既是中医界“十老上书”的领头人，又是“八老上书”的签署者之一，还是现代“中医思维”的倡导者。

何任出生于中医世家，自幼便诵读《四书五经》《古文观止》《史记》等经典著作。父亲见其天资聪颖、沉稳好学，便令其接触《汤头歌诀》《药性赋》等中医入门书籍，愿其继承祖业，走上从医之路。1937年，何任考入上海新中国医学院，求学期间受教于谢利恒、丁仲英、祝味菊、徐小圃、秦伯未等名家，并先后跟随徐小圃、秦伯未、章次公等临诊抄方。毕业后，何任并未满足，仍感医道渊深、学海无涯。于是，在临证、教学之余，他依然孜孜于中医学术的精研细究。四大经典，金元诸家，明清专著，何任无不披阅摘记。在数十年的临证实践中，逐渐形成了独特的学术思想和临证特点：遇重病大症，常以“经方”取效；遇疑难杂症，则“经方”与时方择优选用；遇肿瘤，则不断扶正，适时祛邪，随证治之。

①学术思想

何任秉承《灵枢》“必审五脏之病形，以知其气之虚实，谨而调之”之精神，强调“辨治杂病，须执简驭繁，重在分虚实，明脏腑，辨痰瘀，速愈顽疾”。

何任认为八纲辨证中的虚实辨证，在治疗疑难杂症当中具有特别重要的地位，可将每一组辨证一分为二，化繁为简。其一，虚者，辨脾肾。脾、肾分别为后天、先天之本，虚者辨脾肾，即治病应分清疾病是先天不足还是后天失养，或是两者并作。临证时，着意追问患者一些临床表现，比如饮食、睡眠、大小便、疲劳程度、腰膝酸软与否、畏寒怕冷与否、汗出与否，直至情欲如何，皆有助于明辨虚实。其二，实者，分痰瘀。疑难杂症之实证，绝少外邪为患，多为疾病过程中阴阳气血失调，致使体内病理产物蓄积而发病。其中病理产物一说，多指痰瘀而言。何任认为疑难杂症之辨治，化痰瘀在前，调气血在后。

而脏腑辨证，则是在充分认识脏腑生理功能、病变特点的基础上，将临床所得全部信息进行综合分析，从而判断疾病所在脏腑的一种辨证方法。何任认为，对于疑难杂症而言，大多数以五脏病变为主，六腑病变为次，且六腑病变也是在五脏病变的基础上继发产生，因此辨证当明五脏。结合数十年临床经验，何任认为脏腑辨证可适用于以下两种临证情况。其一，有病有症，以症循脏，治病求本。脏腑病症是脏腑功能失调反映于外的客观征象。在进行五脏辨证时，要从整体角度分析脏腑病变所属证候。根据临床实际，对于症状明显者，不论诊断明确与否，可以通过仔细辨析临床症状、体征，以症循脏，抓住疾病的根本，治病求本，即能取得桴鼓之效。其二，有病无症，以脏络病，异病同治。与有病有症相反，有些患者处于疾病早期，或者某些疾病本身表现为有病少症，或者有病无症。这一类患者往往通过体检发现异常，或通过其他现代医学手段诊断某种疾病而前来求诊。正是由于临床症状很少或者没有，有时似乎会让中医学陷入无证可辨的尴尬境地，但何任认为，依旧可以按照中医五脏功能归属进行分类辨治，达到异病同治的作用。

②临证经验

何任深谙《素问》“正气存内，邪不可干”思想，强调正气为人体健康之根本，在治疗肿瘤时采用扶正祛邪之法，探索出“不断扶正，适时祛邪，随证治之”的治疗原则。其一，肿瘤发生、发展关键在于人体正气的虚衰，因此扶正需贯穿治疗始终。扶正细分为益气健脾、养阴生津、温阳补肾三法。其二，虽然正气是肿瘤发生发展的决定性因素，但邪气亦会不断销蚀人体正气，从而促进癌瘤肿块发展转移。因此，在治疗肿瘤之时，必须在“不断扶正”基础上，投用祛邪之品。然而，以祛邪之法治疗肿瘤，关键在于“适时”，也就是必须根据肿瘤所处的不同阶段、其他西医治疗方法的运用情况等，恰到好处地采用不同的祛邪方法以因时制宜。从临床实际来看，大致可分为清热解毒法、活血化瘀法、化痰散结法、理气解郁法。其三，虽然同属肿瘤，但不同的患者，或同一患者在不同时间、不同阶段、不同治疗方法之后，就可能出现不同的证候。在这种情况下，就应根据患者所出现的不同证候，针对性地辨证以随证治之。

2. 葛琳仪

葛琳仪，1933年6月生，江苏吴县人，中共党员，第三届国医大师，主任中医师，享受国务院政府特殊津贴专家，全国中医药杰出贡献奖获得者，全国老中医药专家学术经验继承工作指导老师，浙江省首批国医名师，浙江省首届"医师终身荣誉"获得者。曾先后任浙江省中医院院长、浙江中医学院（现浙江中医药大学）院长、浙江省名中医研究院院长等职。

葛琳仪师出科班，1962年毕业于上海中医学院，为中华人民共和国第一批中医院校毕业学生。求学期间，获名医程门雪、乔仰先等先生的教诲与真传，深得中医学之精华。毕业后进入浙江省中医院中医内科工作，初期师从浙江省名医吴士元，深得悉心栽培和学术引领；其后师从现代著名中医临床大家杨继荪。杨继荪是"浙派中医"之一"钱塘医派"的传承代表人物之一，并创立了"杨氏内科"流派。葛琳仪作为杨氏内科流派的传承人，继承、发扬了"谨严求实、术精德高"的流派特色。葛琳仪学有渊源，博采众长，在数十年的临证中逐渐形成了独特的"多元思辨""善用清和""用药简练""衷中参西"等学术思想和临证特色。

①学术思想

三位合一、多元思辨的诊疗模式。葛琳仪倡导辨体、辨病、辨证之"三位"为一体的多元思辨模式。首先，强调辨病与辨证相结合的诊治思路。提倡以中为主，衷中参西，即根据患者症、征特点，结合现代医学检测手段，明确疾病的中西医诊断，此谓辨病；同时，在审病的基础上实施中医传统辨证，把握患者当前阶段病理变化的本质。其次，强调体质是中医"证"形成的内在因素，辨明患者的病理体质类型，有助于把握机体对致病因子的易感性、对疾病的易患性以及病势演变规律。

谨守病机、正本清源的诊治理念。葛琳仪常用《素问·至真要大论》中"谨守病机，各司其属，有者求之，无者求之，盛者责之，虚者责之"来强调谨守病机的重要性，指出临证中无论有无与病机相应之症，均应探求、辨别，更当责究邪正之气的盛衰，以准确把握病机的归属。她认为今日求治于中医者，往往为西医不效的慢性病、老年病及疑难杂病，多属中医复杂多变的内伤病范畴，从中医病因病机学角度审视，以因病致虚、因虚致实之本虚标实、虚实错杂的病理状态为多见，应以正本清源为要，主张标本兼治、攻补活用的治疗原则，强调治标不离本、治本兼以治标，灵活应用攻、补二法。

衷中参西、遣方简练的用药特点。葛琳仪临证中以用药简练、轻重有度、衷中参西为特点，力求法捷效速，其遣方选药主要体现在辨证用药、辨病用药和经验用药。辨证是论治的前提，论治是辨证的目的，方药则是治病的利器，葛琳仪认为医者在辨证用药时务必审证求因，提倡传统中医经典的辨证论治方式，即辨证立法、方证相对、据方遣药。在辨病用药时须衷中参西，掌握辨中医病的同时，参以诊西医病，可明确疾病、充分了解其发展规律及预后，以便根据现代科技对中药药理的研究，合理地使用中药。葛琳仪教授临证时在辨证、辨病用药的基础上，广罗各位中医名家及民间的经验用药，结合自己的临床实践加以总结、升华，以求用药简练而效捷。

②临证经验

葛琳仪以善治咳喘顽疾等肺系疾病而著称，认为咳喘顽疾乃因病因多端、病机多变而迁延难治，酿成宿疾。因病延日久，正气复损，故本虚标实、虚实错杂是其基本病机，肺脾肾虚为其本，痰、热、瘀为其标，葛琳仪立“正本清源、补虚泻实”为治疗原则，以“清法”为要，贯穿肺系病治疗全程，并扩展其内涵，创清宣、清降、清润、清化、清补“肺系五清法”。

葛琳仪在脾胃病诊治中，认为中焦气机斡旋失序是其病机特点，从气论治脾胃系疾病，立法理气缓中，善用花类药以轻拨气机，强调宜柔忌刚，顾护胃气为要。诊治老年病时，针对老年病证的“以虚为本，因虚致实、虚实夹杂”之病机特点，指出要补虚泻实，以脾肾双补为法，以化痰、活血为主。诊治疑难病时，认为其基本病机是本虚标实、虚实错杂，要先明其所因，即辨析、明了“难病”的病因，再伏其所主，谨守病机、精准辨证、正本清源。养生调体上，提出顺应天时、辨体养生，以适龄以养为原则，立小儿清养、少壮清和、老年补疏之法。

3. 王永钧

王永钧，男，1935 年 1 月生，浙江杭州人，第四届国医大师，浙江省首批国医名师，主任中医师，博士生导师，全国老中医药专家学术经验继承工作指导老师，中国中西医结合肾病学科重要开创者和奠基人之一，1992 年起享受国务院政府特殊津贴。浙江省“医师终身成就奖”获得者，曾获国家科学技术进步奖一等奖。

王永钧因病习医，立志杏林，初求古训，长耽典籍，曾考入杭州市首届“中医学习班”，以第一名成绩毕业，成为学习班唯一享受本科生待遇的毕业生。并先后拜师于王显庭、徐步云、王金生、赵志超、俞尚德、张硕甫、谢麒祥七位名老中医，博采众长，集各家精粹，治学临证受俞尚德影响至深。俞尚德师从上海名医蔡济平，是著名中医脾胃病学家，提倡辨证治“病”，借鉴新知。王永钧继承发扬俞氏“审病辨证”“融贯中西”思维方式，师古不泥，主张“多思、唯实”治学理念，法古融今，创新“风湿致肾病”“肾内微癥积”等理论，并构建免疫球蛋白A肾病（IgA nephropathy，IgA肾病）五型辨治新体系，为王氏肾科流派奠基人。

①学术思想

提倡“审病—辨证—治病/证”的临床思维。审病即认识现代医学病名及其内涵，这不仅便于与国际接轨，更在于它能反映“发生生命现象异常自始至终的全过程”，同时符合《黄帝内经》“善言始者，必会于终，善言近者，必知其远”的“终始观”要求，此后应在识病的基础上，剔除合病或并病带来的干扰，再进行辨证和治疗。

研究肾病的“内景”与“玄府”，建立微观辨证体系。王永钧认为，病/证的临床表现（望闻问切所得），既有传统的宏观信息（“外景”），又有现代的各种微观信息（“内景”），甚至目前尚未认识的信息（“目不能见”却有使“气液升降出入”功能的“玄府”），故应以中医理论作为制定治疗方案的依据。据此，王永钧提出肾组织病理中出现炎症细胞浸润及新月体形成等活动性指标是风湿病邪侵扰肾络的表现，而细胞外基质积聚、球囊粘连、血管襻闭塞、肾瘢痕形成、局灶/节段肾小球硬化与间质纤维化等病理改变，则是“肾内微癥积”在不同时期形成的病象，并将此作为微观辨证的依据，结合传统四诊信息和化验结果，构建了微观辨证体系。

创新“风湿致肾病”理论。王永钧提出《素问》中的肾风病即原发性肾小球疾病，是由风湿病邪为主的网络病因所引发。认为当“开泄、善行、数变”的风邪和“凝滞、缠绵、难愈”的湿邪相合，可干扰肾藏精、主水、司开阖功能，影响肾之玄府，使气液升降出入受阻，以致水肿、尿少，并使蛋白和（或）红细胞等精微物质从尿泄漏，继而出现精气血不足的虚弱状态，甚则久病入络，久闭成痹，致肾络瘀痹及肾内微癥积形成（肾痹），并使肾功能进一步衰退和丧失，临床出现肾劳和溺毒的证候，甚而累及肾外及全身多个脏腑。这一“风湿致肾病”证候演变规律提示，风湿不仅是肾风病的始作俑者，亦是病情进展与加重的独立危险因素，治疗当以祛风胜湿为要。

②临证经验

王永钧善治杂病，尤精于治疗各种肾系疾病，今择要而述。

IgA 肾病：王永钧根据数十年临证经验和 1148 例临床证候学调研发现，IgA 肾病可分肾虚证、瘀痹证、风湿证、肝风证、溺毒证五型。其中，又以虚、瘀、风湿证候更为多见。治疗上，王永钧常以黄芪系列组方调整肾之阴阳气血；并主张从脉络不和、气血凝滞和肾内微癥积三个层次分层论治肾络瘀痹证；风湿活动者，则多选用防己黄芪汤、雷公藤多苷片或联用西药慢作用祛风湿药物以加强祛风胜湿的效果。

肾病综合征：王永钧主张以风湿立论，认为风湿内扰为其核心病机和主要证候，且常伴有虚、瘀、热等表现。辨证分为风湿气（阳）虚证、风湿阴虚证、风湿夹热证和风湿夹瘀证四型，可在祛风湿基础上，加以益肾、清热或活血化瘀之剂，并结合中西医分阶段、个体化治疗。

慢性肾功能衰竭：王永钧认为，慢性肾衰竭的病理基础是肾纤维化，即肾微癥积，由无形之痰与瘀血胶结而成，治疗应以消补兼施、痰瘀同治为总则，临床常以复方积雪草方加减治之，并自制尿毒净制剂、结肠灌洗液中药灌肠以多途径吸附、泄浊排毒治疗。

（二）全国名中医

1. 范永升

范永升，1955 年 11 月生，浙江金华人，主任中医师，教授，首届全国名中医，岐黄学者，973 计划项目首席科学家，国家“万人计划”教学名师，享受国务院政府特殊津贴，教育部第二届高等学校中医学类专业教学指导委员会副主任委员，中国中西医结合学会风湿病专业委员会名誉主任委员，中华中医药学会常务理事，中华医学会常务理事，浙江省特级专家，浙江省中医药学会会长，浙江省“医师终身成就奖”获得者。曾任浙江中医药大学校长。

1978 年至 1981 年，范永升作为原浙江中医学院首届硕士研究生，在何任教授领衔的古典医籍导师组的指导下攻读硕士学位，徐荣斋先生是直接指导老师。1988 年至 1990 年，由国家教育委员会派遣至日本佐贺医科大学胶原病研究室留学，师从著名风湿科专家山口雅也教授。回国后，在上海中医药大学陈湘君教授门下获得博士学位，并在 10 余年的中医风湿病临床实践中积累了丰富经验。首届国医大师何任教授学术造诣深厚、临床经验丰富，徐荣斋先生博览群书、理论功底扎实，山口雅也教授具有严谨的科学精神，陈湘君教授专注于风湿病多有创见。范永升的勤奋努力以及诸多名家的悉心指导，使他在中医领域快速成长。

①学术思想

重视传承经典，善于临床创新。范永升熟读经典，酌古斟今，上溯《黄帝内经》《难经》《金匮要略》《伤寒论》，下至明清及近现代名家之著述，尤其专注《金匮要略》的研究。他通过临床观察发现系统性红斑狼疮（SLE）患者常表现为高热、红斑、口疮等热毒症状。另有皮疹以及血液流变学指标中存在的浓、黏、凝聚状态和微循环障碍等与瘀血相关的表现。同时，SLE 患者多有遗传倾向，并伴有脱发、月经不调等症，与肾虚阴亏直接相关。因此创新性地提出热毒、血瘀、阴亏是 SLE 发病的主要病机和三个关键环节。他提出的解毒祛瘀滋阴法治疗 SLE 以及由该法形成的治疗方案已在全国得到广泛应用。

倡导衷中参西，制定行业指南。范永升参考西医的 SLE 诊断标准，将其分为轻重两型，同时根据病情特点，归纳出九种常见证型，提出二型九证辨治法。以此为基础制定的“诊疗指南”团体标准已于 2021 年 8 月由中国中西医结合学会向社会发布。范永升组织全国中西医结合风湿病专家编写了《中西医结合临床风湿病学》，该书设立“中西医结合诊治策略与措施”专栏，旨在为临床上中西医何时结合、如何结合等问题提供参考答案，推动了中西医结合风湿病学科的发展。

立足地域特色，推出浙派中医。范永升在 1995 年就选择从宋代至清代的浙江临床名医 25 家，主编出版《浙江名医诊疗特色》。2009 年在浙江中医药大学建校 50 周年之际，主编出版《浙江中医学术流派》，提出浙江中医的十大医学流派。为推动浙江中医药对外交流、扩大社会影响以及传承与创新，范永升带领团队经过长时间的梳理与提炼，多次组织专家论证，提出将“浙派中医”作为浙江省各中医流派对外交流的统一称谓的建议。该建议经过浙江省中医药学会第六届理事会第五次会长会议表决通过。“浙派中医”称谓的发布，推动了浙江中医药事业发展，成为浙江中医药一张亮丽名片。

②临证经验

范永升在临床上善于治疗风湿免疫病，尤其对 SLE 研究深入。他根据临床实际，提出热毒、血瘀、阴亏是其发病的主要病机，解毒祛瘀滋阴是治疗该病的主要治法，并创建了相应的治疗方案。以《金匮要略》升麻鳖甲汤、《外台秘要》犀角地黄汤和《温病条辨》青蒿鳖甲汤为主，针对 SLE 热毒血瘀阴虚证创制的由干地黄、炙鳖甲、升麻、七叶一枝花、青蒿等药物组成的经验方及其应用方案在临床取得了较好的效果，并且在全国得到广泛推广应用。

在 SLE 治疗过程中如何减轻糖皮质激素（简称“激素”）不良反应是亟须

解决的重要问题。范永升提出“三维一体减副法”，即根据激素不同剂量的使用阶段的证候特点、患者的证候类型以及激素引起不良反应的症状，提出了一套在临床中切实可行的中医诊疗方案。如激素大剂量应用阶段以滋阴降火为主，可加知母、黄柏等；中小剂量长期应用阶段以益气养阴为主，可加生黄芪、麦冬等；维持量阶段以温阳益阴、调补肾精为主，可加淫羊藿、生黄芪等治疗，体现了中西医结合增效减毒的特色与优势。

2. 王坤根

王坤根，1945 年 10 月生，江苏宜兴人，中共党员，主任中医师、教授、博士生导师，首届全国名中医，浙江省首批国医名师，浙江省名中医，第四、第五、第六、第七批全国老中医药专家学术经验继承工作指导老师。曾获“第二届全国优秀医师”“浙江省优秀院长”等称号。曾先后任浙江省中医院院长、浙江中医学院（现浙江中医药大学）副院长、浙江省名中医研究院副院长、浙江省中医药学会副会长、浙江省中西医结合学会副会长等职。

王坤根出身于传统中医师承，1961 年师从受“新安医派”熏陶的范士彦老先生，其间认真研读传统中医典籍，系统学习了全国中医学院第二版教材，并订阅相关中医药杂志，了解最新临床研究进展。1966 年出师后从事临床工作，其间得到“孟河医派”传人袁昌益、浙派脾胃病大家俞尚德等先生指点。1975 年在杭州市红十字会医院进修期间师从王永钧和吴宝森，学到了科学研究的精神和方法。在中医理论上，对新安、孟河、浙派的医学思想兼收并蓄，融会贯通。行医生涯中精于从阴阳、五脏、气血调治杂病，擅治脾胃，尤其重视肝与脾胃的关系，用药平正中和。结合江南卑湿，今人压力较大，湿热相火为病甚多的地域与时代特点，守正出新，因地制宜，注重健脾化湿；取经方之长，又以南人肌腠不似北人紧密而倡用时方，逐步形成自己的浙派中医特色。

①学术思想

脾胃分治，五脏共调。中医认为脾土居中焦，为胃行其津液而浇灌四旁。二者互为表里，升降相因，纳运相和，燥湿相济，共化水谷，以养人身，故而常见脏腑同病，脾胃共治。但脾为阴脏，胃为阳腑，脾胃病证，大有不同，则宜分而治之。脾主升清，治宜健运升提，化万物以养百骸；胃主降浊，治宜清润和降，通六腑以柔五脏。脾主运化，宜健运以化生气血；胃主受纳，宜清和以通降六腑。脾胃为气血化源，周身脏腑、四肢百骸，皆受其养，治脾胃以调五脏，可治一身之病。土居中央，乃万物所归，无所复传之处。心肝肺肾，五脏之病，都与脾胃功能密切相关。脾胃诸病，既可由五脏而来，亦能由五脏治之。由此提出五脏共调，以治脾胃的理念，拓展了脾胃病的治疗思路。

阴阳为本，气血为纲。他认为临证所苦，苦于法多而难执，若以阴阳为本，脏腑、气血为纲，则能纲举目张，抓住疾病本质。临证时通过察色按脉，详查诸症，首辨八纲，再辨脏腑气血。治疗时基于脏腑特点，调和气血。肝、肺、脾、胃，治法各不相同，如柔肝、补肺、健脾、养胃，各因其性而治之。脏腑气机不畅者，治宜通利，首重疏肝、降肺、运脾、和胃、通利三焦诸法。治血宜和，气滞血瘀者，行气活血以和之；血虚兼瘀者，补血活血以和之；血热动血者，凉血止血补血以和之，灵活配合补血、行血、破血、温血、凉血诸法，不执一端，是名为和。用药重视阴阳对偶，刚柔并立。

精于辨证，法从三步：辨证论治既是中医核心特色，也是中医临证精髓所在。在多年临证中形成独具特色的“三步法辨证论治”：抓住主症，综合兼症；提炼病机，确定证型；制定治则，选方用药。

②临证经验

对于心血管疾病的治疗，他认为五脏中唯一气、血、阴、阳并重者即心，治疗心系疾病除了要通心阳、滋心阴、益心气、活心血，通补并用，以致中外，更要注重调脾胃，健脾气，温脾阳，化痰湿。主张治疗高血压病需“肝脾兼治，息风化浊”，在清肝的同时注意柔肝；治疗心功能不全应“益气活血顾胃气，通阳利水去实邪”；治疗心律失常以“健脾养心，益气活血”为治则，在此基础上加用具有抗心律失常的中药，充分体现了辨病与辨证相结合的指导思想。同时强调“治未病”的重要性。如论治冠心病，提出在存在高脂血症或代谢综合征时要“健脾化浊、补土生火治未病”；一旦发展为气虚为本、痰浊血瘀为标的冠心病，当“痰瘀同治、补虚泻实治已病”；待放置了支架，又当“益气活血、食养将息防病复”这一系列的治疗方案。

总结肿瘤的病机是本虚标实。本虚不外乎气血阴阳亏虚，标实包括郁、痰、瘀、毒等，提出临床治疗肿瘤以健脾益气、扶正培本为主，配合理气消滞、化痰通络、软坚散结、清热解毒、活血化瘀等法，分系统进行调治。中医药与手术、放疗、化疗、靶向治疗等相辅相成，分阶段、个性化地优势互补，以达到增效减毒的目的。

3. 连建伟

连建伟，1951 年 2 月生，浙江嘉善人。浙江省首批国医名师，主任中医师，浙江中医药大学教授，博士生导师，享受国务院政府特殊津贴专家。曾先后任浙江中医药大学副校长，第十、十一届全国政协委员，第三至第七批全国老中医药专家学术经验继承工作指导老师，中华中医药学会方剂学分会主任委员、名誉主任委员，浙江省文史研究馆馆员。

①学术渊源

少年时期，连建伟有幸聆听叔公郁长军先生讲解《药性赋》和《药性歌括四百味》。未曾料到，正是这两个半日的讲解引领连建伟找到了自己的兴趣所在。于是，连建伟在家研读医书，并去医院跟随当地名老中医张宗良、余叔卿等学习问病、切脉、望舌、开方。

1978年10月，连建伟承蒙中医泰斗岳美中先生的知遇之恩，以及自己的刻苦努力，以总分第一名的成绩考入北京中医学院中医研究生班，成为中国历史上第一批中医硕士研究生。岳美中先生在病榻上勉励他要“自强不息，终日乾乾”；王绵之先生指导他进行《方剂学》的教学研究；任应秋先生、刘渡舟先生、马雨人先生、赵绍琴先生教授他研习四大经典，可谓勤求古训、博采众长。

②学术思想

精于脉法，师法仲景平脉辨证。连建伟临证精于脉法，认为脉诊在临证中具有极其重要的地位。诊脉之时，应内心虚、静，即心无杂念、心无旁骛地给患者诊脉，心到则意到，意到则气到，制心一处、悉心体察患者脉象。细细体会“独处藏奸”，即六部脉中的独浮、独沉、独大、独弦、独细之处，往往乃疾病症结所在。连建伟临证身体力行地贯彻平脉辨证。脾胃、肝胆是人体气机升降之关键，故连建伟尤其重视左关肝胆，右关脾胃。

精研方剂，经方时方兼容并蓄。连建伟勤求古训，博采众长，熟谙经典，转业多师，深研《金匮要略》《伤寒论》《温病条辨》，推崇仲景经方，博览各家学说，师从岳美中、王绵之先生，对历代名方熟谙于心，并融会贯通。连建伟临证圆机活法，用方皆有出处，用药化裁灵活，不囿于经方、时方之争，“有是证，用是方”。连建伟熟谙方剂配伍规律，并自制新方，如补土柔木汤、交通心肾汤、二丹桃红四物汤等。

重视脾胃，以土立剂中正和缓。连建伟临证以治脾胃病居多，用药中正和缓，喜用参苓白术散、资生丸、补中益气汤、逍遥散、归芍六君子汤等化裁。连建伟治疗脾胃病重视调肝，疏木扶土；九补九消，补而勿滞；久病入络，理气化瘀；疑难重症，胃气为本。亦擅从调理脾胃入手，调治其他脏腑病证，如培土生金法、培土柔木法、补脾养心法等，每获良效。

厚德载物，传承经典修道德。连建伟时刻坚守并发扬中医特色，注重治未病，遣方用药重在调和，以平为期，注重仁德，以德行医。临证除察色按脉、审因论治外，注重给予患者良好的人文关怀及饮食宜忌、精神调摄等指导，以达到身心同治、防治结合的效果。连建伟提出了“立大志、读经典、跟名师、多临证、学国学、修道德”的中医成才十八字诀，认为中医人必须学习中华传统文化，才能培养出苍生大医。

③临证经验

连建伟精研经方，活用于临床，用麻杏石甘汤治疗女童肺炎喘嗽，力挽狂澜，效如桴鼓；用白虎加桂枝汤治疗热痹、泻心汤治疗鼻衄、乌梅丸治疗久利、茵陈五苓散治疗戊肝、桂枝芍药知母汤治疗类风湿关节炎等。连建伟亦喜用历代名方，如《先醒斋医学广笔记》之资生丸治疗脾胃诸疾，《世医得效方》之十味温胆汤治疗不寐、心悸，《备急千金要方》之独活寄生汤治疗腰腿疼痛，《医学衷中参西录》之镇肝熄风汤治疗头痛头晕，《医林改错》之少腹逐瘀汤治疗痛经、不孕。连建伟亦推崇《皇汉医学》等汉方医籍，临证喜用汉方温清饮治疗皮肤病，乙字汤治疗痔疮。连建伟效法近代医学大家蒲辅周、魏长春之经验，用蒲氏三才封髓丹治疗口舌生疮，蒲氏二和肺胃法治疗痰热咳嗽，魏氏清肺六二汤治疗阴虚燥咳；效法刘渡舟先生所谓“古今接轨方”，即经方与时方相合为用，如枣仁四物汤（酸枣仁汤合四物汤）辨证用于不寐属肝血亏虚、虚劳虚烦者，肾气丸合五子衍宗丸辨证用于男子肾虚精少不育者。

4. 陈意

陈意，1945 年 6 月生，浙江杭州人，全国名中医，主任中医师、教授、博士生导师，全国老中医药专家学术经验继承工作指导老师，全国优秀中医临床研修人才项目指导老师，浙江省首批国医名师，浙江省名中医，中华中医药学会膏方分会顾问，浙江省名中医研究院副院长，中央保健委员会保健会诊专家。浙江省第十届人大常委会委员，浙江省人民政府咨询委员会研究员。原浙江省中医院中医内科主任、浙江中医药大学中医内科教研室主任。

①学术渊源

陈意师出李誌铭先生，自十六岁起早摸黑苦读伺诊，练就了扎实的基本功。白天随师诊病，中午在药铺研究其他医生的处方，晚上整理背诵，以待师评。如此数年，打下了扎实的基础。1962 年春，进入“杭州市中医班”，系统学习中医课程；1978 年，根据中共中央下达关于全国选拔中医药优秀人才的 1978（56）号文件，以优异的成绩进入浙江省中医院，在与诸多名家长期共事的临床实践中得以精进医术。

在六十余载的临床中，陈意遣药组方，调气为先，以广义调气重视人体之气，谓“调气派”；临证诊疾，辨证为要；精神调适，情志为重；提出“八法增涩、以和统之”，认为“治湿心法、重在性味”，归纳了“调和阴阳、兼顾旧疾”的制膏大法，以及“消渴治瘀论”和“治肝拟童说”。

②学术思想

遣药组方，调气为先。陈意自谓“调气派”，此调气并非狭义之理气，而是顺其病势，随证治之，或升或降、或固或泄、或出或入，皆为调气之属。调气之法当广义驭之，如解表以透气、和中以理气、吐下以畅气、补益以生气、消导以散气等。

临证诊疾，辨证为要。强调八纲辨证、脏腑辨证，重虚实之辨、标本缓急之分。认为临床辨证应有一个基本的规范，即以八纲为总纲、脏腑辨证为基础，外感重寒热、内伤重虚实。

精神调适，情志为重。重视精神因素在疾病治疗过程中的发挥运用，认为诊治不当使患者拘谨，而当使其精神调畅、笑意盈然、心境舒展。遣方用药，重视疏肝解郁、调畅气机，可以事半功倍。

八法增涩，以和统之。宗《黄帝内经》“阴平阳秘，精神乃治”，认为治病以调和为大法，质疑“八法之中，无有固涩之法，何以疗虚固脱，而治自汗盗汗、虚泄、滑脱、崩中漏下之疾”，提出创见“于中医八法之中增入‘涩’法，以和法统摄八法，以八法分而治之”。

治湿心法，重在性味。陈意治疗湿邪，根据所患之病位、夹邪之性质、湿病之表里、正气之盛衰，而有芳香化湿、淡渗利湿、苦温燥湿、清热化湿、温化寒湿、祛风胜湿等之别。以补益滋腻为忌，治湿当以轻清运化，使其邪有出路为则。湿热相杂之证，治以湿邪为重，热易清而湿难去也，故无论寒湿、湿热，皆毋忘苦温之剂。寒湿以苦温立法，湿热当苦寒之中和入苦温之品，其效彰也。

调和阴阳，制膏大法。独创膏方理论体系，以调整阴阳为中心，以人体的体质、虚证的性质及程度、兼顾原有的旧疾为基本点，由足量的扶正补虚药、适量的治病祛邪药、少量的和胃助运药、必要的娇味剂与赋形剂组成，注意平衡药性、注意个体差异，并灵活使用开路方。

③临证经验

对泄泻病治疗，陈意倡导“急性泄泻不可妄投固涩，慢性泄泻不可漫投分利”，将其辨证分为虚实两端。实证或因感寒触风，或食积内伤，或湿热内留，当以祛邪为重，不可见泻止泻，以恐闭门留寇。慢性泄泻多为脾胃功能失调，以虚证多见，治当以健脾运中为主，如日久病及脾肾者，当脾肾同治。如夹湿热或湿浊者，当以苦燥祛湿为先，或以利湿止泻之分消，此急治其标也。

糖尿病治疗上，陈意提出“消渴治瘀论”，认为血瘀是消渴的必然病理，活血祛瘀是治疗消渴的必行之举。消渴之病机为阴虚燥热，其瘀就是在此病机上产生的。消渴患者体质有别，邪热与伤阴程度不同，血瘀有轻重深浅之分，在选择祛瘀方药时亦当有所侧重。

陈意治疗肝病提出“治肝拟童说”，人的一生如若四季，春生、夏长、秋收、冬藏，肝属木，其应于春，其气升发，此“治肝拟童”之意也。治肝如育孩童，以疏导为主，以肝性拟童性、以肝病拟童病、以育童之法拟治肝之法。疏肝理气以解肝郁，平肝息风而潜浮阳，清肝泻火抑其亢盛，养肝育阴培本扶元。

5. 何嘉琳

何嘉琳，女，汉族，浙江杭州人，主任医师，教授，博士生导师，享受国务院政府特殊津贴专家，何氏妇科第四代代表性传人，杭州市中医院终身学术导师，浙江省国医名师，全国名中医。2017 年荣获中华中医药学会首届“最美中医”称号，2018 年荣获“最美杭州人”称号，2020 年荣获“杭州工匠”称号。第三、四、六、七批全国老中医药专家学术经验继承工作指导老师，国家中医药管理局全国名老中医药专家传承工作室专家，全国第一、二批中医学术流派建设项目“浙江何氏妇科流派传承工作室”负责人，何嘉琳全国名中医传承工作室指导老师，何嘉琳浙江省国医名师传承工作室指导老师。兼任中华中医药学会妇科专业委员会顾问，中华中医药学会学术流派传承分会专业委员会顾问，浙江省中医药学会妇科专业委员会名誉主任委员。

何嘉琳出身于中医世家，年幼读五经而识文字，跟随父亲（何氏妇科第三代传人何少山）认药、抄方。1968 年，何嘉琳进入杭州市中医院工作。1986 年，经选拔参加上海中医药大学“全国高等医药院校师资进修班”研修学习，得到朱南孙、庞泮池、沈仲理等老师的精心教导，拓宽学术视野，提升思辨能力，临床水平突飞猛进。1987 年起担任杭州市中医院妇产科副主任。为了能充分发挥中医特长和优势，1988 年何嘉琳以过人的魄力和自信，成立中医妇科病房，可以说是当时全国第一个中医保胎病房。

1991—1994 年，何嘉琳被遴选为全国首批名老中医何子淮学术经验继承人，经过严格跟师考核，顺利出师，系统整理出版《医灯传焰》。何嘉琳既继承了伯父何子淮辨证细腻准确、用药大胆灵活的特色，又继承了父亲何少山独创的温通疏补法治疗流产后继发不孕及温阳法治疗崩漏等学术经验，集何氏妇科之大成。临证之余深入科学研究，先后撰写《妇科外用新药——妇洁净洗剂》《清湿安胎法治愈 ABO 血型不合 71 例》等多篇论文。《育麟方加减改善卵巢储备功能的临床及作用机制研究》荣获浙江省科学技术进步奖二等奖。

何嘉琳强调，中医妇科应"中医有传承，保持优势不褪色；西医跟得上，走在前列不落后"。在她的带领下，杭州市中医院中医妇科从无到有，从弱到强，不断发展。不孕症、习惯性流产的诊疗水平达到全国一流水平。何氏妇科的学术影响力及学术地位与日俱增，杭州市中医院中医妇科现为国家临床重点专科（中医项目）、国家中医药管理局重点专科、重点学科建设单位，浙江省中医重点学科，浙江省中医妇科诊疗中心，杭州市医学高峰学科。

2022 年 11 月 19 日，"首届西湖国医高峰论坛之中医妇科传承创新论坛暨全国名中医何嘉琳从医 60 周年学术研讨会"在浙江省人民大会堂召开。国医大师葛琳仪、王永钧，全国名中医范永升、连建伟、陈意等两百余名医学同道参会。60 年从医生涯，展示了一位平凡医务工作者的无私奉献和伟大事业。栉风沐雨六十载，朝乾夕惕一甲子。何嘉琳传承何氏妇科精华，不断开拓创新，将何氏妇科发扬光大，造福一方百姓健康。润泽青苗六十载，桃李芬芳满天下。何嘉琳以无私的精神倾心培养了大批优秀的中医人才，其中国家级师承人员有 6 人，省市级师承人员有 10 余人。时至今日，已是耄耋之年的何嘉琳仍奋战在临床教学第一线，这种献身中医的精神为广大中医人树立了榜样。

第四节　重点建设

一、基地建设

2007 年，浙江省中医院成功被国家发展改革委和国家中医药管理局确定为国家中医临床研究基地。2010 年，国家中医临床研究基地（血液病）落户浙江省。

2018 年，浙江省已建有国家中医药临床研究基地 2 个，浙江省中医院、省新华医院、省中山医院、宁波市中医院被列入国家中医药传承创新工程建设单位。建立省、市、县三级中医药适宜技术推广网络，每个县均建立省级中医药适宜技术推广基地，共有 52 个国家中医药适宜技术推广基地。2019 年，浙江省中医药科技创新实力不断提升。依托高校、企业、科研单位、医疗机构等主体的中医药创新平台建设加快推进，以平台建设、学科建设、项目研究为主要抓手，不断提升科技创新整体实力。浙江拥有国家中医药临床研究基地 2 个。

2023 年 3 月 8 日，浙江省哲学社会科学工作办公室颁发《浙江省哲学社会科学重点研究基地遴选结果的通知》，浙江中医药大学中医药文化研究院申报的"浙江中医药文化研究院"入选浙江省哲学社会科学重点培育研究基地，成为建校以来首个省级哲学社会科学重点研究平台。基地负责人、首席专家由校党委书记、浙江中医药文化研究院院长黄文秀教授担任，同时担任首席专家的还有校党委委员、副校长温成平教授，基地执行负责人由浙江中医药文化研究院主持工作副院长朱德明教授担任。基地依托一级学科博士点是中医学、中药学。基地设有 3 个主要研究方向，分别是中医医史文献（负责人朱德明教授）、中医药政策法规（负责人黄文秀教授）和中医药养生文化研究（负责人郑洪教授）。浙江中医药文化研究院有核心研究人员 33 人，其中有正高级职称者 11 人，副高级职称者 13 人。组建由 12 位专家组成的学术委员会，其中外单位学者 8 人，占成员数量的三分之二。8 月 24 日，浙江省哲学社会科学工作办公室公布了 2023 年浙江文化研究工程第二批立项课题名单。浙江省哲学社会科学重点培育基地浙江中医药大学浙江中医药文化研究院朱德明主持申报的《浙江中医药文化系列研究》获重大项目立项，极大地推进了浙江中医药文化研究工程。

二、高校学科建设

2008 年，科技创新能力建设加强，为促进中医药事业科学发展提供了强大的动力。通过不断培育中医药科研力量，加强中医药科技投入，积极发挥高等医学院校、大型医疗机构的作用，中医药科技创新能力不断提升，其建设规模和建设效应都达到了全国先进水平。坚持多学科融合、多形式创建、多部门参与的思路，强化中医药科技平台建设。全省已有国家级中医药重点学科 2 个，省政府重中之重学科 2 个，省级中医药重点学科 53 个。

2010 年，国家中医临床研究基地（血液病）落户浙江省，建成国家中医药重点研究室 5 个，国家中医药重点学科 14 个，教育部中医药重点学科 4 个，国家中医药三级实验室 20 个，浙江省政府重中之重学科 4 个，浙江省中医药科技创新平台 5 个，浙江省中医药重点学科 57 个，浙江省中医药重点实验室 26 个。2012 年，浙江中医药大学被国家中医药管理局确定为“十二五”12 个重点学科建设单位。截至 2020 年 7 月，浙江省有全国中医药重点学科和重点研究室 62 个，省中医药重点实验室 33 个，省中医药重点学科 251 个，省重大疾病中医药防治中心 13 家。

三、医院专科建设

2004 年，浙江省中医院椎间盘病科被浙江省卫生厅定为省中西医结合椎间盘病专科，成为省级中医重点专科。2006 年，国家中医药管理局公布“十五”重点专科（专病）建设等项目单位有杭州市中医院肾病中医专科、杭州市中医院妇科中医专科、杭州市第三人民医院白癜风中西医结合专病、富阳骨伤医院骨伤科中医专科、萧山中医院手外科中西医结合专病。2007 年，浙江省 22 个中医药重点专科被国家中医药管理局确定为“十一五”重点专科建设项目。椎间盘病科被浙江省卫生厅确定为“十一五”期间中医“名科”建设项目。2008 年，浙江省新增国家重点建设中医院 5 家，国家中医药重点专科 32 个。通过开展中医医院等级评审、中医重点专科建设、中医药优势病种诊疗标准推广应用等，持续提高科学管理水平，深化中医药内涵建设，中医药特色优势更加明显。国家级重点中医专科达56个，省级重点专科108个，市级重点专科120多个，形成了国家、省、市级重点专科构架。突出中医药特色优势的标准化和规范化建设，以中医优势单病种为研究对象，以完善中医药诊疗标准为目的，在全国率先组织编写并推广应用了“中医（中西医结合）单病种诊疗规范”。同时，不断优化资源配置，发挥互补优势，中医医院发展能力显著增强。全省共有三分之二的中医医院进行了不同程度的新建、扩建，较好地改善了服务环境和条件。2009年，5家医院被列入全国中医医院中医药文化基地建设项目。

“十二五”期间，浙江省共有中医名院35家，国家临床重点专科8个，国家中医药重点专科（专病）32个，全国综合医院中医药工作示范单位7家，全国基层中医药工作先进单位30家，其中湖州、绍兴为全国农村中医药工作先进市（全国只有15个市），建设数量与力度均处在全国前列。基层医疗卫生机构中医药特色诊疗区域建设和特色专科（专病）建设不断加强，杭州、宁波、绍兴等地特色诊疗区域覆盖率达到100%。“十三五”期间，截至2019年，浙江省的国家中医药重点专科达到70个，重点学科、重点专科数量位居全国前列。

四、实验室建设

根据2005年出台的《浙江省中医药重点实验室建设管理暂行办法》，2006年，浙江省共确定25个重点实验室列入第一批建设计划，并给予重点资助。

2007年，组织申报国家级中医药重点实验室，浙江省有6家成功获得认定，超额完成目标要求。2007年有国家级中医药重点实验室6个，省级中医药重点实验室25个；省级中医药临床研究试验基地1个；科技部中药现代化科技产业（浙江）基地平台建设项目7个。积极开展中医“治未病”研究，组建了省中医“治未病”研究中心，开展中医“治未病”科研专项联合研究，以及中医药健康管理模式的试点。2009年，4个中医重点研究室被列入国家重点研究室建设计划。

2018年，浙江省共有中医药重点实验室33个、省重大疾病中医药防治中心13家。2020年，浙江省拥有中医药类省级重点实验室14个和工程研究中心5个，并在磐安建有一个中药类省级产业创新服务综合体。

第八章

中医（中西医）医疗机构与学术团体

第一节 医疗机构

根据浙江省卫生健康委员会发布的《2021年全省各地区卫生机构明细表》及《浙江省中医药发展“十四五”规划》，浙江省共有公立中医医院（含中医综合医院、中医专科医院和中西医结合医院，下同）94家，包括省级4家、市级13家、县级77家，含三级医院34家。87%的公立中医医院达到二级以上水平，公立中医医院的服务总量位列全国前3位。基层中医药服务可及性明显增强，全省有55个县级中医医院牵头成立了医共体，建成标准化中医馆1277家，建有中医馆的基层医疗卫生机构占比达92.07%，基层中医药服务量占全省基层总服务量的三分之一左右。社会办中医发展迅速，全省拥有民营中医医院109家、中医类门诊部389家、中医类诊所2339家。

一、浙江省中医院

（一）院史

浙江省中医院（浙江中医药大学附属第一医院）隶属浙江中医药大学，是一所集医疗、科研、教学、保健、康复为一体的三级甲等医院，是省内中医、西医住院医师规范化培训基地，先后获全国卫生系统先进集体、浙江省援外医疗工作先进集体等荣誉称号。

浙江中医药大学附属第一医院（浙江省中医院、浙江省东方医院）是一家具有鲜明中医特色和中西医结合医疗优势的综合性、现代化三级甲等中医院，设立有乳腺外科、肛肠外科、皮肤整形美容科等具有鲜明中医及中西医结合诊疗特色的中医外科科室。同时，浙江省中医院作为浙江中医药大学附属第一医院，是浙江省内最主要的中医住院医师规范化培训基地，培养了一大批中医外科专业硕士学位研究生，为中医外科的新生力量积累了临床经验，同时为部分浙江地区中医外科流派的传承输送了人才。

1931 年，浙江省立医院（浙江第一家省级公立医院）成立，首任院长为陈万里。1945 年，医院在杭州浣纱路重建。中华人民共和国成立后改为浙江省立杭州医院。为贯彻党的中医政策，吸收浙江省著名中医 25 人，1956 年杭州市中医门诊部全部人员并入。1957 年 3 月 27 日，浙江省中医院成立（由原浙江省立杭州医院改组），属浙江省卫生厅领导。截至 1959 年底，浙江省中医院完成各项医疗工作情况：门诊 595 970 人次，住院人数 6560 人，出院人数 6500 人，平均住院天数 15.45 天，床位利用率为 90.89%，床位周转率为 19.69 次 / 年，治愈率为 65.07%，死亡率为 2.59%。

1960 年 3 月 11 日，浙江省委决定将浙江省中医院划归浙江医科大学领导，改名为浙江医科大学附属中医院。1964 年仍改为浙江省中医院，回归浙江省卫生厅领导。1967 年，该院在国内最早开创三尖杉对白血病治疗的研究。同年研制“三根糖浆”治疗消化道肿瘤。1973 年在省内首次开展冷冻医学研究。1976 年最早引进“B 型超声诊断仪”，开拓影像诊断的新领域；同时引进全套肺功能测定仪，开展肺功能研究，被卫生部指定为全国呼吸生理及肺功能研究三大基地之一，承担省部级科研项目。医院拥有杨继荪、魏长春、裘笑梅、柏仲英等著名老中医。

1979 年 1 月 2 日，浙江省中医院划归为浙江中医药大学附属医院。该院建院时病床为 60 张，中华人民共和国成立时为 180 张。1984 年研制植物光敏剂诊断和治疗恶性肿瘤。该院以推拿治疗腰椎间盘突出症在省内外享有盛誉，将该病的手术治疗率下降至 1% 左右。杨继荪、裘笑梅、柏仲英等著名老中医的临床验方“复方鲜竹沥”“妇乐冲剂”“益视冲剂”等，被广泛应用于临床。

1994 年，浙江省中医院被国家中医药管理局评定为三级甲等中医院和全国示范中医院。1998 年，新建门诊大楼与病房综合楼等医疗用房 2.8 万余平方米，当年门诊量 87 万余人次。职工 1102 人，其中卫生技术人员 852 人，具有副教授、副主任医师以上职称 192 人，拥有博士生招生点、硕士生招生点共 7 个。设有内、外、妇、儿、骨伤、推拿、肛肠、血液、肿瘤、针灸、口腔、皮肤、眼、耳鼻喉等 24 个中西医临床科室；并设肺功能、血液病、肾病、消化、肿瘤、药物等研究室。全省中医医院医疗质量控制中心、中医临床研究中心和省呼吸生理研究中心，均挂靠在该院。医院为全国中医急诊医疗中心建设单位，全国胸痹急诊协助组织浙江分组、浙江省中医临床研究中心、浙江省中医医院医疗质量控制中心、浙江省呼吸生理研究中心、浙江省超声医院诊断会诊中心。血液科、消化科、神经科、呼吸科、乳腺病、免疫肾病、耳聋与康复 7

个学科被确定为浙江省中医专科专病医疗中心建设基地。肿瘤科、消化科被列为卫生部中药临床验证基地。承担厅局级以上课题103项，获各类科技成果奖54项。中药抗癌新药“康莱特注射液”为国家“七五”“八五”期间重点攻关项目，获国家中医药管理局1995年中医药科学技术进步奖一等奖，并获国家二类新药证书。同时，医院每年接待留学生和来访学者300余人次，并与澳大利亚、荷兰、日本等国建立友好合作关系。2004年和2011年两次通过浙江省中医药管理局组织的三级甲等中医院复评验收工作。2006年，浙江省中医院成为浙江中医药大学附属第一医院、浙江中医药大学第一临床医学院。2009年，医院被列入全国“重点中医院”建设单位。

2008年，浙江省中医院被确定为国家血液病中医临床研究基地。浙江省中医院被国家发展改革委和国家中医药管理局确定为国家中医临床研究基地。有1位中医药专家被省政府确定为省特级专家，有24位指导老师及48位学术继承人被纳入全国第四批老中医药专家学术经验继承工作计划。16名中医药人员经全国选拔考试，被确定为第二批全国优秀中医临床人才研修项目培养对象，录取率位居全国前列。浙江省中医院被评为国家建设基地，并拥有国家中医药管理局中医药重点学科2个、重点专科（专病）8个，见表11。

2023年10月，浙江省中医院新院区开工，项目紧邻浙江中医药大学富春校区，是富阳区人民政府与浙江中医药大学、浙江省中医院三方共建的以省中医院（浙江中医药大学附属第一医院）主院区建设为方向的省级重点民生项目，计划建成集医疗、教学、科研、保健、培训、行政办公为一体的三级甲等中西医结合医院。浙江省中医院新院区（一期）项目总占地面积192.67亩，建设床位1500张，新建门急诊楼、医技楼、感染楼、综合病房楼、国际保健中心、高压氧舱、科研办公楼等，项目预计2025年4月整体竣工验收交付。

表11　2008年浙江省中医院的国家级重点学科、专科专病一览

序号	科室	国家重点学科、专科（专病）
1	中医内科消化学	国家中医药管理局中医药重点学科
2	中医临床基础学	国家中医药管理局中医药重点学科
3	中医肿瘤科	国家中医药管理局“十五”重点专科 国家中医药管理局“十一五”重点专科
4	中医脑病科	国家中医药管理局“十五”重点专科 国家中医药管理局“十一五”重点专科

续表

序号	科室	国家重点学科、专科（专病）
5	中医外科	国家中医药管理局“十五”重点专病 国家中医药管理局“十一五”重点专科
6	中医骨伤科	国家中医药管理局“十一五”重点专科
7	中医血液病科	国家中医药管理局“十一五”重点专科
8	中医肺病科	国家中医药管理局“十一五”重点专科
9	中医儿科	国家中医药管理局“十一五”重点专科

（二）名医

魏长春，主任中医师，擅长内科，尤其精于消化道疾病的诊治。早在1935年就编写了《慈溪魏氏验案类编初集》，中华人民共和国成立后又编写了《魏长春医案》《魏长春临床经验选辑》《中医实践经验录》等著作，并发表论文30余篇。曾任浙江省中医院副院长、浙江省第四届人大代表、浙江省第四届政协常委、浙江省中医学会副会长等职。

裘笑梅，主任中医师，擅长妇科，著有《裘笑梅妇科经验选》，获1986年浙江省科学技术奖一等奖；经验方“妇乐冲剂”已通过鉴定投入生产，曾发表论文30余篇。曾任浙江省中医院妇科主任，杭州市第三、四届政协委员，浙江省第三至六届人大代表，中华医学会浙江分会常务理事兼浙江省妇科学会主任、浙江省中西医结合学术研究顾问等职。

柏仲英，主任中医师，擅长眼科，著有《柏仲英眼科医案》一书，并研究出治疗近视眼处方“益视冲剂”，获浙江省科学技术奖四等奖，发表论文10余篇。曾任浙江省中医院眼科主任，浙江省中医眼科协会名誉委员，浙江省第三、四届政协委员等职。

马逢顺，教授，1945年毕业于贵阳医学院。自1953年以来一直从事血液病研究工作。三尖杉酯碱联合疗法治疗急性非淋巴细胞白血病获浙江省科学技术奖二等奖，对三尖杉的研究获全国科技大会奖；浙江省血红蛋白病调查获浙江省科学技术奖四等奖，并发表再生障碍性贫血及白血病等相关论文25篇。曾任浙江省中医院内科主任、浙江医学会理事、浙江省肿瘤学会及血液学会副主任委员及顾问、杭州市上城区第六届人大代表等职。

章崧英，主任医师，1940年毕业于浙江省立医药专门学校，擅长外科，尤其是胸心外科和冷冻外科，主编《实用冷冻外科》，并发表论文数篇。曾任浙江省中医院外科主任，浙江中医药大学外科教研室主任，中华医学会浙江分会常务理事、外科学会副主任委员、胸心外科学会主任委员，浙江制冷学会副理事长，中国制冷学会理事及第六专业委员会副主任，国际制冷学会委员等职。

（三）院内中医十大流派

1. 何氏内科流派

何氏内科由杭城名医何公旦创立。何公旦从儒通医，研究精深，临诊多效，故名噪当时，求医者络绎不绝。何氏内科流派经其子何任而得以发扬光大。何任是首届国医大师，曾任浙江中医学院院长，浙江中医药学会会长，是著名的中医教育家、理论家、临床家。何任临床精于内伤杂病以及肿瘤、妇科，对于湿温时病也多有研究。凡重症大病，常以经方取效；疑难杂症则以历代医家名方选而用之；肿瘤治疗首倡“扶正祛邪”大法，并探索出“不断扶正，适时祛邪，随证治之”的十二字治疗原则；妇科宗法陈素庵、傅山，以健理法治经、带，益调奇经治崩漏，运利经脉治癥瘕；治疗湿温时病宗江南温病学派，以轻清渗解为上。

创始人何公旦（1876—1941），字颂华，精于医，擅书画。从事相关学科有中医肾病、中医血液、中医内分泌、中医外科、中医妇科、中医儿科。第二代传承人何任。第三代有传承人范永升、何若苹、徐光星、顾锡冬、张丽、王洁等。第四代传承人有鲁科达、陈红波、张宇、黄平、曹毅、袁晓、关天容、陈健等。

2. 杨氏中医

钱塘杨氏中医起源于清代末期，杨耳山为晚清拔贡，儒医皆通，至民国时期杨仰山设立私人诊所，并广泛招收学徒，后杨少山、杨继荪在中华人民共和国成立后进入杭州市中医院、浙江省中医院工作，杨氏中医开始以医院为发展基地。清末时期温病学说已经基本成熟，杨仰山善于治疗内科杂病，尤以治疗热病闻名，王泽民也是当时有名的杭城热病专家。杨少山从小学习温病四大经典，二十世纪四五十年代、七十年代杭城春季多发流感、流行性脑膜炎、麻疹、伤寒、副伤寒等疾患，杨少山在救济院等处行医时也多能灵活运用温病时方，屡获良效。因此特殊的时代背景造就了杨氏中医善用时方，治热病扶危救厄的特征。此外热病易耗伤阴分，杨氏在调养时也十分重视调养肺胃之阴，在治疗肺癌等疾病时也多用养肺阴祛痰热之法。杨氏中医进入医院发展后，吸收了部分西医知识，形成了宏观辨证与微观辨病相结合的特色。

杨氏中医创始人杨耳山为杭州市上城区吴山人，其子杨仰山在余杭仓前与杭州主城区往返行医，其后传人覆盖地域包括杭州主城区、余杭区、临安区及周边区域。杨氏中医相关人物，主要有沈少珊、杨耳山、杨仰山、王泽民、杨少山、盛循卿、周一先、杨继荪等。现介绍主要传承人如下。

沈少珊，清代末期杭城名医。籍贯杭县，坐诊地点西牌楼四眼井、四眼井1号；1912年入会杭州医学公会，担任杭州惠民病院院长，曾被杭州市医学公会授予“灵枢金镜”匾额，20世纪30年代成为浙江中医协会会员。

杨耳山（？—1935），晚清拔贡，既精于医，又擅文史。悬壶沪杭，誉满杏林。籍贯杭县吴山人。

王泽民（1880—1957），绍兴人。早年研究中医，后从事卫生行政兼搞医务，晚年弃政从医。专治内科，擅长温病治疗，藏书较多。王泽民诊所在杭州市上后市街振声里8号。1918年，入会杭州医学公会。1929年，担任杭州市中医师公会理事长。1933年，担任浙江省国医分馆副馆长、杭州市国医审查委员会委员。1936年，任杭州市第六届国医审查专家。1947年，任第一届杭州市中医药研究社理事。

杨仰山（1889—1940），余杭县仓前镇人，20世纪20年代至20世纪30年代杭州著名中医师，抗日战争爆发后常年往返于杭州市区和老余杭镇行医。自幼受传统文化熏陶，师从父亲杨耳山及名医沈少珊，深研中医经典，治疗温病宗叶桂、薛雪、吴瑭、王士雄四大家之说，善于治疗热病，1940年秋在出诊时遭遇意外去世。坐诊地点为杭州同善堂医药局、杭城甘泽坊巷11号（杨仰山诊所）、横饮马井巷新居、羊坝头大年堂。

杨少山（1923—2020），余杭县仓前镇人。坐诊地点为杭州市佑圣观路杭州救济院门诊部、惠民堂药店同济诊所、协和堂、庆春中医联合诊所、杭州市中医院。曾任浙江省中医学会内科学会理事，杭州市第六届人大代表，浙江省第七、八届人大代表，第八届全国人大代表。获浙江省科学技术协会颁发的“从事科研教学推广科技管理工作近四十年劳绩卓著”荣誉证书，浙江省卫生厅颁发的“从事中医药工作二十年”荣誉证书，1985年杭州市人民政府授予的“杭州市劳动模范”称号。1989年，被评为第一批杭州市市级名中医。1996年，被国家中医药管理局指定为第二批全国老中医药专家学术经验继承工作指导老师，同年被评为第二批浙江省名中医。

钱塘杨氏中医传承代表人物在钱塘地区中医学领域有着相当高的地位，所获荣誉奖励也不胜枚举。杨氏中医创始人杨耳山精通儒学医学，享誉上海杭州两地。沈少珊和王泽民为杭州医学公会早期成员，并担任多项医界行政职务，是当时杭州中医界较有影响力的人物。同时期的杨仰山虽无任职，但其开设的杨仰山诊所在当时的杭州颇有影响力，他不拘门户之见教授有十大弟子，并在余杭旧居开设诊所，扩大了杨氏中医的辐射范围。杨氏中医的第三代杨少山、杨继荪分别参与杭州市中医院、浙江省中医院的早期创建，并在医院长期发展，且都曾担任浙江省人大代表，杭州市、浙江省人大代表等职位，被评为市级、省级、国家级名中医等，是当代杭州中医界的领军人物。杨氏门人盛循卿、郁加凡、周锦等人也均获多项荣誉。此外，杨氏中医的第五代传人徐红、祝光礼等人均为浙江中医药大学研究生导师，以师带徒结合高校教育的形式培养传承人。杨氏中医在杭州、余杭及周边区域也有着相当影响力，截至 2024 年，仍有很多患者慕名前往杨少山全国名老中医药专家传承工作室就医。

杨氏中医内科学术流派传承至今已有 100 多年的历史，其主要特色为既坚持中医整体观和辨证施治，又吸取现代医学的长处，主张微观与宏观相结合，辨证与辨病结合，不因循守旧，善于创新；临床擅长高血压、冠心病、急慢性支气管炎、肺心病、中风、糖尿病、脂肪肝等心脑血管、呼吸、消化、代谢性疾病、肿瘤等中老年疾病的诊治；对中老年疾病重视“痰”“热”“瘀”“虚”辨治，在方药运用上突出“清理透达、化瘀行滞、寓补于疏”的临床特色；善治疑、难、急、重、顽病证；提倡养生保健、抗老防衰的“治未病”理念；流派相关人员众多，广布中医临床各科。杨少山秉持中西医结合的理念，使用虫类药治疗疾患并富有经验。裘笑梅教授常用的马钱子胶囊、头痛灵糖浆是在杨少山经验基础上研制而成。

杨氏中医是杭城中医界中十分有影响力的一支中医学术流派，其传承五代，超过百年，在钱塘地区及浙江省内有着较大的公众知名度和学术影响力。杨氏中医结合时代、地域及人物的特征，形成了擅治热病、注重脾胃、养阴疏肝、辨证与辨病相结合等学术思想特色，同时用药平治，以廉效著，在浙派中医中占有重要地位。

3. 叶氏内科流派

叶氏内科流派创始人叶熙春。师承叶天士学术流派，学验俱丰，精研秦汉医学经典，对温病学说造诣尤深。其传人全国老中医药专家学术经验继承工作指导老师李学铭偕其学术继承人致力于中医治疗肾病的研究。叶熙春精于内、妇科，宗张仲景“病痰饮者，当以温药和之”和叶天士“外饮治脾，内饮治肾”之法治疗痰饮病；治疗胃痛重胃腑的和降通达，推崇脾胃分治理论与胃阴学说；主张通补奇经疗妇科杂病；善治湿温时病，湿温辨治注重查舌；善辨斑疹白痦，以宣化渗湿为大法。临证强调审证求因、明辨病位，治法推崇平衡阴阳、护卫正气，遣方用药以经方为基础，少用杂药，务求精当。

叶氏内科流派第二代传承人李学铭，第三代传承人马红珍等。

4. 魏氏内科流派

魏氏内科流派由名中医专家魏长春创始。以“去其所本无，保其所固有，因势利导，引邪外出”为治疗外感疾病之大法，对内科杂病则注重维护本原。传人魏睦森、张丽珍及全国老中医药专家学术经验继承工作指导老师吴良村继承创新魏氏流派，将魏氏诊治方法运用于消化系统疾病、急症、肿瘤病诊治中，颇有成效。

创始人魏长春是第一批全国老中医药专家学术经验继承工作指导老师，从事相关学科有中医内科、消化科、心血管科、神经内科、肿瘤内科。第二代主要传承人有魏睦森、陈蓉蓉、王坤根、张丽珍、俞惠生、吴良村。第三代主要传承人有张弘、智屹惠、蔡利军、刘强、张璐、黄立权、裴君、华军益、沈敏鹤、王彬彬、舒琦瑾等。

5. 余氏外科流派

余氏外科创始人余步卿，疮疡诊治重消、托、补三法，忌一味内消，忌过用寒凉，审时度势，融合三法；重视脾胃，保护津液，顾护后天为其学术特色。流派传承人全国老中医药专家学术经验继承工作指导老师鲁贤昌、楼丽华，运用先师之经验在疮疡、痈肿、皮肤科及乳腺病等的中医治疗方面具有独到之处，传承发展了余氏外科，形成了特色的流派思想和诊疗技术。

创始人余步卿是第一批全国老中医药专家学术经验继承工作指导老师，从事中医外科（皮肤科、乳腺外科、肛肠科）。第二代主要传承人为鲁贤昌、楼丽华、邬丽珠。第三代主要传承人为曹毅、马丽俐、陶茂灿、沃立科、顾锡冬、谢小红、吕晓皑、赵虹、陈英、高秀飞、林国强、周秀扣、徐利等。

6. 裘氏妇科流派

裘氏妇科学术流派发源于武林钱塘，由首批国家级名老中医、全国老中医药专家学术经验继承工作指导老师裘笑梅创立。裘氏妇科致力于研究妇女生理、病理与肝、脾、肾三脏的关系，强调从肝、脾、肾立论，在动态中辨证论治，审因求本。重视调理脾胃，补养生化之源；倡导疏肝、泻肝、镇肝、养肝、滋肝、温肝等治肝六法；探究“先天之本”，推崇从肾论治。裘氏善于归纳总结，把握治疗关键。治疗妇科血症强调不可见血止血，当详究其因，对症施治；产后病的治疗，既知其常，又明其变，证病同治，活用经方，平衡阴阳，扶正祛邪。裘氏妇科强调中西医相结合、辨证与辨病相结合，扩大辨证论治的临床应用范围，临证治疗妇科疑难病症如子宫内膜异位症、多囊卵巢综合征、异常子宫出血、ABO血型不合、复发性流产、不孕不育、围绝经期综合征等方面有着独特的经验。

创始人裘笑梅是第一批全国老中医药专家学术经验继承工作指导老师，从事妇科。第二代传承人有盛玉凤、张萍青、王幸儿、吴燕平。第三代传承人为张婷、应翩、王洁、李慧、陆申奕、张晨、蒋军、杨华娣、朱迎萍等。

7. 罗氏伤科流派

罗氏伤科肇始于罗氏先祖，擅长治伤手法，既精于内治，又擅于手术。第六代传人罗国梁，提出了“伤科诸证，从瘀从湿”，发展了“专从血论”，增补了治湿十法。其传人吸取罗氏伤科精髓，进行了传承与发扬，进一步提出髓系骨病理论，使其得到了更好地发展，形成浙派肖氏骨伤，深受患者欢迎。罗氏伤科第四代传人罗振玉，从事骨伤科。第六代传人罗国梁。第七代传人有肖鲁伟、童培建、刘晋闽、何进、马镇川、章建华等。第八代传人有陈俊杰、庄汝杰、金红婷、厉驹、季卫锋、毛强等。

8. 宣氏儿科流派

宣氏儿科流派始创于清代末期光绪年间，创始人宣振元先生善治“惊风”，驰名杭州，世称“惊郎中”。浙江省级名中医宣桂琪为宣氏儿科第三代传人，善于治疗小儿癫痫、多发性抽动、双腿交叉摩擦综合征等神经系统疑难杂症，在全国率先开展小儿高热惊厥防治研究。强调“治儿病需知调气”；治外感，驱邪务净，善用“三宝”；治杂病，重调治，宜扶益，少滋补；治急惊贵当神速，治慢惊分清病机。第二代传承人宣志泉。第三代传承人宣桂琪、宣菊英、韩吕元。第四代传承人有宣晓波、王晓鸣、陈华、陈健等。

9. 金氏针灸流派

金氏针灸流派创始人为中医针灸名家金文华，其强调治经者纵其力，通络者横其力；善用导气祛邪，聚气培气之补泻手法以调气血之逆乱。金氏针灸传承弟子在继承的同时，创新和引进了粗针、腹针等疗法，临床运用卓有成效。第二代传承人张淑华、赵本传。第三代传承人宣丽华、徐福、徐勇刚、莫晓枫。第四代传承人有吴翔、毕颖、虞彬艳、吴高飞等。

10. 柏氏眼科流派

柏氏眼科流派创始人柏敦夫，特制“退赤眼药”“退翳眼药”，名噪江南。中医名家柏仲英继承前业。柏氏眼科流派在应用中医药治疗儿童弱视、青少年近视和眼底出血、视神经萎缩等方面有丰富的经验。第二代传承人柏仲英。第三代传承人有柏超然、柏砚农、许春、任征、陈国孝。

二、浙江中医药大学附属第二医院（浙江省新华医院）

浙江中医药大学附属第二医院（浙江省新华医院）成立于1960年。2003年，浙江省政府对中医医疗机构进行了一系列调整与重组，将原属浙江省建设厅的建工医院正式划转浙江中医学院，更名为浙江省新华医院，并改为中西医结合性质，按省直属医院同一政策进行管理。现为一所集医疗、科研、教学、健康管理为一体的国家级和省级三级甲等中西医结合医院。医院先后成为全国重点中西医结合医院、国家中医药传承创新工程重点中医医院建设单位、国家中医临床研究基地建设单位、国家中医药传承创新中心建设单位、国家中医药传承创新中心项目储备库。2022—2024年在国家三级公立医院绩效考核中获评A级，位居全国中西医结合医院前十强。医院设有主院区、新华国际院区和纳入医院同质化管理的浙中分院（金华市婺城区中医院），主院区核定床位1200张。

2024年，医院有教职员工1500余人，其中973计划首席科学家1名、全国名中医1名、岐黄学者2名、浙江省国医名师2名、省级名中医6名，省“万人计划”科技创新领军人才2人、省151人才工程人才15人、省卫生高层次创新人才7人。建有国家临床重点专科2个（风湿病科、外科），国家中医药重点学科3个（中医痹病学、中医全科医学、中医预防医学）、重点专科6个（肺病科、外科、护理学、风湿病科、肝病科、骨伤科），浙江省中医药重点学科11个、重点专科专病10个。

三、浙江中医药大学附属第三医院（浙江省中山医院）

浙江中医药大学附属第三医院（浙江省中山医院、浙江中医药大学针灸推拿医院）创建于1961年，前身为浙江中医学院门诊部。2003年，门诊部与浙江中医学院针灸推拿系“部系合一”，成立浙江中医学院附属针灸推拿医院；2006年随大学升格更名为浙江中医药大学附属第三医院；2008年，与浙江省邮电职工医院合并重组，成立新浙江中医药大学附属第三医院，加冠第二院名“浙江省中山医院”；2016年，与浙江省残联下属浙江慈爱康复医院共建浙江康复医疗中心，增设滨江康复院区；2022年，与湖州市吴兴区政府“省地共建”浙江中医药大学附属第三医院浙北分院（吴兴区中医院），形成了“一院四区”

发展新格局。

2024年，医院共有莫干山路、庆春路、滨江和湖州吴兴院区（在建中）四个院区，总建筑面积（不含吴兴院区）约9.8万平方米，核定床位1350张。设有57个临床医技科室，53个专科专病门诊，1个浙江省椎间盘诊疗中心。现有职工1368人，副高级以上职称的专家176人，其中国家杰出青年科学基金获得者1人、岐黄学者1人、享受国务院政府特殊津贴专家1人、国家“万人计划”青年拔尖人才1人、卫生部和浙江省有突出贡献中青年专家1人、全国老中医药专家学术经验继承指导老师10人、全国优秀中医临床人才7人、省国医名师4人、省级名中医11人，省卫生领军人才2人、省“万人计划”青年拔尖人才2人、省杰出青年科学基金项目获得者1人、省“钱江学者”特聘教授1人、省“新世纪151人才”8人。拥有核磁共振成像系统、64排128层螺旋CT、大型多功能数字减影血管造影（DSA）设备、聚合酶链式反应（PCR）扩增仪、高压氧舱、智能跑台步态评估训练系统等现代化医疗设备，为医教研协调发展提供了坚实的基础。

医院在保持和发展中医特色的同时，积极融合现代医学治疗手段，构建了包括3个国家临床重点专科、3个国家中医药重点学科、5个国家中医药重点专科、2个国家中医药管理局高水平中医药重点学科建设项目、1个浙江省“重中之重”学科、4个浙江省中医药重点学科、7个浙江省中医药重点专科在内的重点学科体系以及包括1个浙江省工程研究中心、1个“局省共建”重点实验室、1个浙江省协同创新中心、1个浙江省中医药创新团队在内的科研平台。获批成立浙江省针灸、推拿、中西医结合康复质控中心，引领全省针灸、推拿、中西医结合康复标准化建设。建有省内权威的名中医馆所——浙江名中医馆，拥有国医大师传承工作室1个、全国名中医工作室1个、全国中医学术流派传承工作室1个、全国名老中医药专家传承工作室7个、浙江省国医名师传承工作室4个、浙江省名老中医专家传承工作室11个，实施“名医、名药、名馆”发展模式，是省内中医学术交流的重要基地。

医院与浙江中医药大学第三临床医学院实行医教合一的管理模式，开设针灸推拿学、康复治疗学、中医康复学三个本科专业，拥有博士后流动站2个，博士生招生点4个，硕士生招生点18个，每年承担千余名本科生、硕博士生、留学生及住院医师规范化培训的培养任务，为社会输送了众多针灸推拿康复专业人才，医院也因此享有浙江针灸推拿界“黄埔军校”的美誉。

四、浙江省立同德医院

浙江省立同德医院是浙江省卫生健康委直属的集医疗、科研、教学、预防、康复、保健为一体的三级甲等中西医结合医院，是全国重点中西医结合医院，是美国南加州凯克医学中心合作医院、意大利锡耶纳大学附属医院、罗马纳里医院友好医院、韩国东新大学和韩国庆熙大学友好单位、台北医学大学附属医院姐妹医院、香港大学中医药学院合作院校。2024 年，医院有职工 2500 余名，其中卫生专业技术人员 1901 名，具有副高级以上职称的专家 387 名，硕博士生 601 名。拥有国家级和省级名中医 13 名，省特级专家 1 名，享受国务院政府特殊津贴专家 18 名。医院设有翠苑、天目山路、闲林、之江和青山湖 5 个院区，占地面积 660 亩。核定床位 1800 张，设有 45 个临床科室、122 个专科专病门诊和 10 个研究室。拥有博士后科研工作站、国家药物临床试验机构。

2024 年，医院拥有 2 个国家临床重点专科（中西医结合肿瘤科、情志病科）、6 个国家中医药重点专科（肿瘤科、肾病科、消化科、重症医学科、精神卫生科、针灸科），9 个省中医重点专科（中西医结合肾脏病专科、心血管病专科、肝胆胰专科、胰腺病专科、胃病专科、抑郁症专科、老年痴呆症专科、中医针灸中风后遗症专科、针灸科）。1 个国家中医药重点学科（中医心理学），13 个厅局级重点（扶植）学科（中医肿瘤学、中西医结合骨伤科学、骨显微外科学、中西医结合肾病学、中西医结合急救医学、中西医结合结直肠肛门外科学、中西医结合创伤外科学、精神卫生学、中西医结合精神病学、中西医结合临床心理学、中医文献学、中药资源学、中医文化学），4 个国家药物临床试验专业（中医肿瘤、中医消化、中医肾病、中医骨伤）。先后承担了国家、省（部）和厅（局）级科研项目 650 余项，获得各级科技成果奖励 150 余项。医院设备先进，拥有 128 排炫速双源 CT、3.0T 磁共振、大型多功能数字减影血管造影设备、高清内窥镜、乳腺钼靶、血液净化机、流式细胞仪、高效液相质谱仪、全自动生化分析仪、肺功能分析仪等医疗设备。近年来先后获得“全国文明单位”“全国卫生系统先进集体”“全国模范职工之家”“全国青年文明号”“全国厂务公开民主管理先进单位”“浙江省文明单位”“浙江省五一劳动奖状”“浙江省绿色医院”“浙江省平安医院”等荣誉称号。

第二节　学术团体

浙江省中医药学术团体主要为浙江省中医药学会，以下内容为该学会的发展历程、工作概况、新时代工作特色等。

一、浙江省中医药学会发展历程

1979年11月，经浙江省卫生厅、浙江省科学技术协会批准，成立了中华全国中医学会浙江分会，第三届理事会期间更名为浙江省中医学会，第四届理事会期间又更名为浙江省中医药学会（Zhejiang Province Association of Traditional Chinese Medicine，ZJPTCM）。中华全国中医学会浙江分会第一届理事会时，会长为陈过，秘书长为于诗俊；中华全国中医学会浙江分会第二届理事会时，会长为何任，秘书长为于诗俊；浙江省中医学会第三届理事会时，会长为何任，秘书长为张泳泉；浙江省中医药学会第四届理事会时，会长：张承烈，秘书长：熊国治。2010年，肖鲁伟担任第五届理事会会长，秘书长为沈敏鹤；2015年，肖鲁伟连任第六届理事会会长，秘书长为王晓鸣。2020年，范永升担任第七届理事会会长，秘书长为王晓鸣。

浙江省中医药学会是浙江省中医药科学技术工作者和管理者及中医药医疗、教育、科研、预防、康复、保健、生产、经营单位自愿结成的、依法登记成立的全省性、学术性、非营利性法人社会团体，是党和政府联系中医药科学技术工作者的纽带，是浙江省科学技术协会的组成部分，是发展浙江省中医药科技事业的重要社会力量，在浙江省科学技术协会、浙江省卫生厅、浙江省中医药管理局、浙江省医学学术交流管理中心的领导下开展工作。学会宗旨是团结广大中医药和相关的自然科学技术工作者和管理工作者，遵守国家宪法、法律、法规和国家政策，遵守社会道德风尚，弘扬中医药文化，促进中医药科学技术的繁荣发展，促进中医药科学技术的普及推广，推动中医药科技人才和管理人才的成长提高，为人民健康和社会主义现代化建设服务。

按照学会章程，学会的业务范围包括：学术交流、科普宣传、咨询、培训。面向各学科发展前沿，着眼广大中医药科技工作者成长需求，积极搭建不同层次、各具特色的学术交流平台，开展国家级、省级中医药继续教育，组织会员和基层中医药科技工作者学习提高业务水平；开展多种形式的中医药科普宣传、弘扬中医药学，组织专家撰写中医药科普文章，培养基层中医药科普工作者，提高广大群众对中医药防治疾病的认识。开展中医药科技咨询服务活动，长期向中华中医药学会和浙江省科学技术协会推荐科技创新成果、优秀论文和科普作品，向上级党委和政府部门反映中医药科技人员的意见和要求，维护会员和广大中医药科技工作者的合法权益，积极主动地为会员服务。学会屡次被国家中医药管理局、中华中医药学会、浙江省科学技术协会等部门授以“《中国中医药年鉴》工作优秀单位”“全国先进中医药学会”“全省科协工作先进单位”等荣誉称号。2013年荣获浙江省民政厅“5A级社会组织”称号。

（一）学会建设

1979年2月22日，中华全国中医学会浙江分会筹备委员会成立并召开了第一次会议，参加会议的筹备委员包括：浙江中医学院的何任、詹起荪、宋光济、陆芷青、林乾良、高镇五、蒋文照、裘钦豪；浙江省中医研究所的潘澄濂、李世俊、董浩、凌天翼、盛增秀、楼百层；浙江省中医院的杨继荪、王会仍、沈景允、姜云歧、魏长春、裘笑梅、柏仲英；杭州市第五人民医院的洪用森；杭州市第一人民医院的李汝鹏；杭州市中医院的何子淮、盛循卿；清泰卫生院的李云泉；清波卫生院的余步濂；浙江省卫生厅中医处的张泳泉、杭州市卫生局的韩祖源等。会上，中华全国中医学会浙江分会副会长于健吾同志介绍情况，并提出会议的主要任务：①推选出主任委员1人，副主任委员和秘书若干人；②初步拟定1979年学术活动计划；③对中医学会和学术活动提出建议。经过协商，由浙江中医学院院长何任担任浙江省中医学会筹备委员会主任委员，浙江省中医研究所所长潘澄濂、浙江省中医院院长杨继荪、杭州市中医院副院长盛循卿担任副主任委员，詹起荪、盛增秀、王会仍、韩祖源担任秘书。接着，会议讨论了1979年中医学会的工作计划。中华医学会副秘书长林云青介绍了全国中医学术活动的开展情况。经讨论，1979年度学术活动由浙江省中医院主讲中医经典著作《黄帝内经》《神农本草经》《伤寒论》《金匮要略》，每部经典著作安排1次讲座；浙江省中医研究所主讲“温病学说在临床应用的评价”及“中西医结合治疗白血病、溃疡病的研究”。

1979年11月14日，浙江省中医学术会议暨中华全国中医学会浙江分会成立大会召开，经过5天会议，完成了学术交流和成立中华全国中医学会浙江分会及其所属针灸学会的两大任务，并举行了闭幕式。出席闭幕式的领导同志有：中共浙江省委副书记薛驹，省委教育卫生工作部部长商景才、副部长陶振民，中华全国中医学会副会长、卫生部党组成员兼中医司司长吕炳奎，省科学技术厅副主任、省科学技术协会副主席钱铭歧，以及中华医学会浙江分会负责人。浙江省卫生厅副厅长强世贤主持大会，宣读了中华全国中医学会浙江分会常务理事、会长、副会长、秘书长及副秘书长名单；同时宣读了当选为浙江省针灸学会委员会常务委员、主任委员、副主任委员和顾问名单。随后，省委副书记薛驹同志作重要讲话。省委教育卫生工作部副部长陶振民同志作报告。中华全国中医学会浙江分会副会长、浙江中医学院院长何任致闭幕辞。

1984年，民主选举产生第二届理事会，主要负责人均由中医专业人员担任，理事由原来109人缩减到64人，常务理事由48人减到15人，平均年龄从59.6岁降到52.8岁。学会坚持每年召开市（地）学会秘书长及分科学会负责人会议，制定一年工作计划，加强对市（地）、县学会工作的辅导与联系。

1989年12月17日至18日，浙江省中医学会先后在杭州大华饭店、群英招待所召开了庆祝浙江省中医学会成立十周年暨1989年年会。参加这次会议的代表共180余人，包括理事、顾问；1989年度获奖的优秀论文作者、优秀学会干部、先进学会代表；各市（地）学会专职秘书长；各分科主任、副主任委员等。浙江省人民政府副秘书长马寿根、省科学技术协会党组副书记罗学欧、省卫生厅副厅长吕世亭、省卫生厅顾问（第一届中医学会会长）陈过、省中医管理局局长于诗俊、省医药管理局局长张承烈、浙江中医学院党委书记吴学柳、副院长魏欣甫、省中医院党委书记周俊、省中医药研究院院长樊良卿、杭州市卫生局副局长徐兆骥等应邀出席了这次会议。省、市新闻单位、健康报驻杭记者站、杭州市各区卫生局及中医院、有关药厂等也派代表参加。会议由省人大常委会委员、杨继荪副会长主持。全国人大代表、何任会长代表常务理事会做“浙江省中医学会1979—1989年工作总结”报告，内容包括思想政治工作与组织建设、学术活动、培养人才、咨询服务、出版工作五个内容。截至1989年，学会共有19个分科组织，相关学科包括内、外、妇、儿、骨伤、耳鼻喉、眼、中药、肛肠、医古文、基础理论、医史、景岳学说、医院管理、气功、推拿、肾病、肿瘤、蛇伤，共有3080名会员。

1991年12月22日至23日，浙江省中医学会在杭州举行了第三次会员代表大会。参会代表共146人。浙江省卫生厅戴迪厅长、王绪鳌副厅长、浙江省政协丁德云副主席、浙江省科学技术协会顾申年副主席、浙江省中医管理局王坤根局长等出席大会并讲话。会上，何任会长做“浙江省中医学会第二届理事会工作报告”。浙江中医学院葛琳仪院长传达了浙江省科学技术协会工作精神。在提出修改意见的基础上，会议对《浙江省中医学会会章（草案）》原则上予以通过。大会经过民主选举，由79人组成浙江省中医学会第三届理事会。1991年，会员人数发展至3719人。

1993年，在广泛征求意见的基础上，经常务理事会议讨论，正式通过了修改后的《浙江省中医学会章程（试行）》，并印发全体理事。12月29日常务理事会议讨论通过《浙江省中医学会发展团体会员试行办法》。会员人数发展至3980人。1994年，学会进行成立浙江名中医馆的申请报批工作，浙江省卫生厅于10月下文批复同意建立浙江名中医馆。经常务理事会研究决定，由何任、张泳泉、陈春圃、周俊4位同志组成筹建小组，何任为组长。新发展会员95人，新成立老年病专业委员会。

1995年，根据浙江省卫生厅《关于同意建立浙江名中医馆的批复》的精神，经常务理事会议讨论，学会成立了名中医馆筹建小组进行筹建工作，制定出名中医馆章程草案。10月，浙江省卫生厅确定何任为名中医馆馆长。经学会常务理事会议讨论研究，决定增补范永升、王坤根、徐素仙、陈勇毅为常务理事，并增补范永升、王坤根、王晖为学会副会长，徐素仙、陈勇毅为副秘书长。年内发展新会员72人，会员达4140人。根据民政厅有关规定，将所属研究会一律改名分会。换届的分会2个：蛇伤分会、气功分会，蛇伤分会更名为蛇类医药分会。原科技服务部更名为浙江省中卫医药贸易商行，实施目标管理制。1998年，学会发展新会员35人，拥有会员4336人。

1999年12月10日至12日，浙江省中医学会第四次会员代表大会暨1999年学术年会在浙江省卫生系统培训中心召开，来自全省各地的会员代表128人参加了会议。第三届理事会秘书长张泳泉代表会长宣读了第三届理事会的工作报告。陈勇毅副秘书长做学会章程修改的说明。为有利于中医、中药工作发展，与中华中医药学会及兄弟省市学会同步，学会更名为“浙江省中医药学会”。陈春圃副秘书长做财务工作汇报。大会表彰了宁波市中医学会、舟山市中医学会、湖州市中医学会、衢州市中医学会、中药分会、儿科分会6个先进集体。代表们分组讨论了修改后的学会章程，认真审议并通过了工作报告。12月12日上午，代表们进行民主选举，采用无记名等额选举方式，投票选出第四届理事会理事93人；召开了第一次理事会议，选举产生了以张承烈为会长的新一届理事会。下午，大会举行学术讲座，特邀浙江大学生物医学工程与仪器科学学院院长郑筱祥教授做“高新技术在中药药理研究中的应用”学术报告。张承烈会长做了大会总结发言。成立博士学术委员会。

学会在1999年底及2000年1月制定了《学会工作人员守则》《浙江省中医药学会会长、秘书长分工情况》《浙江省中医药学会会议制度》(包括会长办公会议制度、常务理事会会议制度、理事会会议制度、秘书长会议制度、秘书办公室会议制度、主任委员会议制度)，经1月10日第一次会长办公会议审议通过，正式开始执行。2000年1月19日，学会召开第一次分会专业委员会主任委员会议。3月，学会制定了《浙江省中医药学会分会、专业委员会管理暂行办法》《浙江省中医药学会学术会议管理暂行办法》《关于分会、专业委员会换届的几点意见》。3月初，学会向各市地县中医药学会、各有关单位下发了“浙江省中医药学会进行个人会员登记、调整会员会费的通知”。截至12月底，发展个人会员400余人，重新登记会员600余人，补办会员证100余人。4月26日，浙江省中医药学会常务理事会议审议并通过了“浙江省中医药学会发展团体会员办法”，并以文件形式发至各市地县中医院、有关单位。截止到12月底，学会收到52家中医医院及有关单位申请加入浙江省中医药学会团体会员的申请表格。学会为36个团体会员单位制作浙江省中医药学会团体会员的铜牌，颁发团体会员证书。2000年4月底，学会办公室和门诊部搬迁至新址杭州市武林广场东侧，环城北路47号(原杭州科学会堂处)。6月13日，学会在杭州召开了首次“浙江省中医药学会联络员工作会议”，学会联络员86人，基本涵盖了浙江省县级及县以上中医药医疗单位，初步形成了学会的联络员网络系统。7月3日，经会长办公会议讨论，决定注销医学气功分会。该年度7个下属分会、专业委员会到期并进行换届改选，新成立2个分会(专业委员会)。

2001年，发展个人会员765人，重新登记会员1850人，补办会员证600余人，团体会员56个。学会所属的8个分会、专业委员会进行了换届改选，新成立1个分会。2002年3月，浙江省中医药学会被省科学技术协会评为2000—2001年度先进学会。10月初，学会完成会员重新登记工作，并录入电脑以供网上查询。学会新发展个人会员281人，团体会员3个。2003年，浙江省中医药学会被中华中医药学会评为2003年度先进中医药学会。2004年，新发展团体(单位)会员11个，共有团体(单位)会员75个。

2010年10月9日，学会在杭州召开了“浙江省中医药学会第五次会员代表大会”，会议进行了民主选举，会员代表们采用无记名等额选举方式，投票选举产生了浙江省中医药学会第五届理事141人，其中常务理事37人，选举产生了以肖鲁伟为会长的新一届理事会成员。截至年底，已有团体（单位）会员82个，个人会员3052人。11月26日第五届理事会第一次会长会议审议通过，成立学术、组织、科普、国际学术交流、财务5个工作委员会；审议通过《浙江省中医药学会会议制度》，规范了会长、常务理事会、理事会、秘书长、秘书处、主任委员等会议制度。

2011年，学会荣获全省科学技术协会工作先进单位称号。3月，第五届常务理事会第二次会议审议通过《浙江省中医药学会专科分会管理规定》，规范专科分会换届选举、筹备成立等程序。8月，浙江省中医药学会网站正式启用。同年建立每月1次的秘书长和秘书处会议制度；制定秘书处工作人员岗位职责和绩效考核方案；通过公开招聘，录用3名秘书处人员。完成学会标识设计。20个专科分会完成换届。

2012年，学会新增708名个人会员，16家单位被吸纳为学会团体（单位）会员。该年度，学会被国家中医药管理局和浙江省科学技术协会分别授予“《中国中医药年鉴》工作优秀单位”“全省科协工作先进单位”“2012年全国科普日活动优秀组织单位”荣誉称号。制定《浙江省中医药学会专科分会工作考评办法》，以会员服务、学术、科普、自身建设等为主要考核内容，开展专科分会年度考评。儿科分会、中药分会、妇科分会、血液病分会、肿瘤分会、科普分会、骨伤科分会、推拿分会、脾胃病分会9个分会被评为2012年度优秀专科分会。此外，中医经典与传承研究分会、脑病分会、医史文献分会、感染病分会、营养与食疗分会等6个分会组建成立。

2013年，学会接受了由省民政厅组织的第三方专业评估机构的实地评估和资料核查，被评定为5A级社会组织。学会被浙江省科学技术协会授予2013年度先进单位荣誉称号，并被省科学技术协会邀请在省级学会秘书处建设研讨会上做题为“加强秘书处建设，促进学会健康发展”的经验交流报告。组织学习贯彻党的十八大和十八届三中全会精神，提出“不辱使命，凝心聚力，开拓创新，奋发有为”的16字工作精神。与省医学学术交流管理中心签订《党风廉政建设责任书》，配合开展大额资金使用项目招标。制定《浙江省中医药学会档案管理制度》，对学会资料进行收集、整理、鉴定、编目、归卷。儿科分会、肝病分会、感染病分会、脾胃病分会、推拿分会、养生康复分会、中医经典与传承研究分会、中医院管理分会8个分会被评为2013年度优秀专科分会。

2014 年，学会被中华中医药学会评选为“先进地方学会”，被浙江省科学技术协会授予 2014 年度工作先进单位。通过省审计厅对学会 2012—2013 年财务审计，以及对学会门诊部进行延伸审计。重申学术活动经费管理规定，执行经费预决算制度，劳务费发放一律通过银行转账；集中物品采购。钱江路学会用房与针灸学会用房进行分割，厘清房产权属，腾空后出租。成立了体质分会、心脏病分会、呼吸病分会、整脊分会、中药资源与鉴定分会、情志病分会 6 个专科分会。截至当年，学会共有 45 个专科分会。儿科分会、体质分会、血液病分会、肝病分会、脾胃病分会、感染病分会、营养与食疗分会、肾病分会、推拿分会 9 个分会被评为 2014 年度优秀专科分会。

2015 年 8 月 28 日，浙江省中医药学会第五届六次会员代表大会在杭州召开。浙江省各地市县中医药学会（协会）、各级中医医疗机构、综合性医疗机构、医药企业等 200 余名代表参会。大会选举产生第六届理事会理事 148 名，常务理事 50 名。肖鲁伟当选会长。大会审议通过了《浙江省中医药学会第五届理事会工作报告》《浙江省中医药学会章程》《浙江省中医药学会会员管理办法》等文件。11 月，经第六届理事会第二次会议审议通过，成立学术、组织、财务、科普与基层、中医药健康产业促进 5 个工作委员会。12 月 21 日，经第六届理事会第二次会长会议讨论，学会会长进行分工，审议通过《浙江省中医药学会会议制度》《浙江省中医药学会专科分会管理规定》《浙江省中医药学会学术会议管理规定》《浙江省中医药学会财务管理制度》等。中医全科医学、中医急诊、外治分会成立。博士学术研究分会更名为中医临床研究与信息分会。儿科分会、妇科分会、营养与食疗分会、脑病分会、血液病分会、中医经典与传承研究分会、脾胃病分会、肾病分会、骨伤科分会、呼吸病分会 10 个分会被评为优秀专科分会。

2016 年，耳鼻咽喉科分会、风湿病分会、妇科分会、肝病分会、肛肠分会、骨伤科分会、护理分会、老年病学分会、内科分会、男科分会、脾胃病分会、糖尿病分会、推拿分会、外科分会、血液病分会、眼科分会、养生康复分会、针刀医学分会、中药分会、中医药文化研究分会、中医院管理分会、肿瘤分会共 22 个专科分会完成换届选举。皮肤科分会成立。儿科分会、妇科分会、营养与食疗分会、肾病分会、血液病分会、推拿分会、骨伤科分会、糖尿病分会、内科分会、感染病分会、肝病分会、脾胃病分会 12 个分会被评为优秀专科分会。

2017 年，学会获得浙江省科学技术协会省级学会考核优秀单位。截止到

12月底，个人会员4887人，单位会员173家，其中新增个人会员704名，新增单位会员11家。社会办医管理分会、中医诊断与方剂学分会、内经学分会、中医临床研究分会4个分会选举成立。12个分会成立青年委员会。儿科分会、妇科分会、感染病分会、脾胃病分会、骨伤科分会、中医经典与传承研究分会、推拿分会、肿瘤分会、名老中医经验与学术流派传承（筹）分会、内科分会、呼吸病分会、体质分会12个分会被评为2017年度优秀专科分会。

2018年，在纪念浙江省科学技术协会成立60周年的“60系列”征集活动中，何任获得“60人”、浙江省中医药学会获得“60组织”荣誉称号。名老中医经验与学术流派传承、“西学中”研究、丹溪学派研究3个分会成立。截至2018年，共有53个专科分会，其中2个分会筹建。共有28个专科分会成立了青年委员会。儿科分会、脾胃病分会、妇科分会、中医临床研究分会、名老中医经验与学术流派传承分会、肿瘤分会、感染病分会、营养与食疗分会、推拿分会、骨伤科分会、内科分会、中医经典与传承研究分会被评为2018年优秀专科分会。截止到12月底，个人会员5087人，单位会员171家，其中新增个人会员200名，新增单位会员3家，退出单位会员4家。

2019年是浙江省中医药学会建会40周年。学会紧紧把准时代脉搏，深入学习贯彻习近平总书记关于发展中医药的重要论述，围绕浙江省中医药工作要点，结合学会实际，坚持“规定动作规范做，自选动作创新做”，以党建统领，不断提升学会工作水平和创新服务能力。加强组织建设，按规召开会议。会员代表大会、理事会议、会长会议，组织、财务、学术和中医药健康产业促进工作委员会会议，专科分会主任委员与地市中医药学（协）会负责人工作会议，老专家顾问座谈会、学会建会40周年纪念活动等如期召开。截至2019年12月31日，学会共有单位会员173家，个人会员5381人，全年学会和专科分会共召开各类工作会议108次。2019年，成立了中药制剂分会、互联网分会；完成了体质分会、整脊分会、睡眠与情志疾病分会、卫生经济研究分会、呼吸病分会、络病分会、心脏病分会7个分会新一届委员会的换届工作；筹建了膏方分会、检验分会、中医美容分会等分会筹备组。学会已设立56个专科分会（含筹备3个），血液病分会、肾病分会、名老中医经验与学术流派传承分会、西学中研究分会、中医经典与传承研究分会、脑病分会、针刀医药分会、医史文献分会也相继成立了新一届青年委员会。

2020年，学会再次被浙江省民政厅评为“5A级社会组织”，获得浙江省科学技术协会“学会能力提升工程一流学会”“年度学会工作绩效评价优秀单位”“抗疫科技之星”称号，获中医中药中国行活动组委会“全国‘悦读中医’优秀成员单位”、中华中医药学会“全国‘中医药健康文化精品遴选活动’优秀组织单位”等称号，获得中华中医药学会抗疫集体通报表扬、年度《中国中医药报》突出贡献奖等荣誉。

2020年11月29日下午，学会第七届会员代表大会在杭州顺利召开。全省各地的145名中医药界会员代表参加了本次大会，完成了2020年浙江省中医药学会年报工作计划，总结选举产生第七届理事会，并通过学会章程及会员管理办法修改草案。经过全体会员代表民主选举，产生了第七届理事会和监事会，选出理事127人、监事5人。在第七届理事会第一次会议上，选举产生了常务理事42人，新一届理事会会长、副会长、秘书长、副秘书长共15人。浙江省特级专家范永升教授当选第七届理事会会长。截至2020年12月31日，学会共有单位会员179家、个人会员5456人，全年召开各类工作会议80次。2020年新成立膏方分会；完成了儿科分会、蛇类医药分会、外治分会、中药资源与鉴定分会、中医急诊分会、中医全科医学分会6个专科分会新一届委员会的换届工作；同意筹建乳腺病分会、姑息医学分会、疼痛分会、精准医学分会4个分会。截至2020年，学会已设立60个专科分会（含筹备6个）。

2021年，学会“百岁老人长寿因素调研报告发布”事项，成功入选首届浙江省中医药传承创新十大事件。

（二）学术活动

1979—1989年，浙江省中医药学会本着面向经济、面向社会、面向基层、面向农村的宗旨大力开展学术活动。十年中，学会共举办了189次学术活动，参加者达9127人次，收到论文5237篇。活动注重学术质量，学术活动与论文评比相结合，学术活动与医疗服务相结合，注重活动实效。在国际学术交流方面，先后接待了日本、美国、荷兰、澳大利亚等国的学术团体与个人20多次，并与海内外10多家单位交流学术资料。积极组织并推荐会员参加全国性中医学术会议，合计103场，307人次，送选论文284篇。学会还多次承办全国痹症、肛肠、骨关节损伤、肾病等学术会议。学会采取“请进来、走出去”的方法与兄弟省市进行交流，先后3次组织专家、教授去安徽讲学，并多次邀请浙江省外专家如裘沛然、丁光迪、杨维益、焦树德、方药中等20多人来浙江开展学术讲座。学会还与兄弟省市联合举办了朱丹溪、新安医学等学术研讨会，承办华东地区联合召开的妇科、眼科、气功、针灸等会议。学会举办了“纪念叶熙春诞辰100周年”大型学术活动。

1982年，何任教授作为“全国仲景学说研究会”的主要筹备人参加了在北京举行的“中日伤寒论学术交流会”，并作为中方代表宣读了论文。1984年，在卫生部、国家中医药管理局、浙江省卫生厅、浙江省中医管理局的关怀和支持下，学会与浙江中医学院联合创办了《中医报》，这是中华人民共和国成立以来的首家中医专业报刊，经过艰苦创业，发行量由3001份上升到50 000份。截至1989年底，总发行量达720余万份。1985年，学会举办了以美国学员为主体的针灸学习班等，推动中医学术走向世界。

1991年，在国际交流方面，学会2位会员参加了太平洋肾脏病会议并交流了黄芪、川芎嗪防治庆大霉素毒性的论文。5位会员参加国际传统医学会议，其中3位在大会上做了发言。在国内学术活动方面，学会承办了全国中医耳鼻喉科学术会议，参会者达178人。学会还承办了华东六省一市的肛肠学术会议。学会14个分会举办学术年会，开展学术交流，收到论文614篇，汇编论文集4种。

1992年9月，学会举办专题讲座“中药新药审批管理讲座”，特邀卫生部杨拾宁处长、中国药品生物制品鉴定所王宝渠主任药师等讲授中药新药审批管理办法、中药新药质量标准有关要求。10月10日至25日，受浙江省卫生厅委托，学会承办了浙江中医管理学习班，参加学习班的有中医院院长、医务科科长及卫生局中医主管干部28人。两年间，学会共开展学术活动27次，参会者2007人次，收到论文970篇，大会交流论文602篇。承办或主持全国性学术会议3次，接待与会代表415人次，汇编论文1册。

1994年，学会承办3次全国性学术会议，分别是第七届全国中医儿科学术会议，主题为小儿肾病；第二次全国肛裂专题研讨会，主题为肛裂；首届全国中医益智学术研讨会，首次运用中医药研讨益智养生。此外，学会还承办了华东地区第二届中医脾胃病学术交流会。全年度，学会所属分科学会，肿瘤分会、推拿分会、内科分会、眼科分会、儿科分会、肛肠分会、老年病分会、中药分会、妇科分会、男性病分会、外科分会、耳鼻喉科分会及骨伤科分会开展了学术活动，参会540人次，交流论文415篇。

1995年5月，学会与浙江省高教学会浙江中医学院分会联合举办首届中医药临床经验研讨会。6月，学会承办了第四届全国推拿学术交流会，来自全国19个省、自治区、直辖市的130位代表参加，收到学术论文170篇，其中150篇在大会上进行了交流。6月28日至30日，学会在建德召开华东地区中医儿科学术交流会暨中医儿科刊授创办10周年学术研讨会。9月中旬，由浙江省中医管理局牵头，学会与人民卫生出版社、兰溪市医药局等单位联合举办张山雷学术研讨会暨《张山雷医集》首发式。10月上旬，学会召开中医骨伤科学术交流会。12月上旬，学会与浙江省肿瘤医学科技开发部、甘肃大明制药厂，联合举办了有关沙棘的科研与推广的大型学术报告会。全年度，内科分会、妇科分会、儿科分会、骨伤科分会、气功分会、眼科分会、肛肠分会、男性学分会、推拿分会、蛇伤分会、医史分会、外科分会、中医院管理分会13个分会举行了学术年会，共收到论文619篇，参加人次1213人。

1996年，学会举办了两次学术研讨会和报告会。8月，学会与"101"章光集团公司在浙江医科大学联合举办了"头发与健康"的学术研讨会。9月，学会与大连制药厂举办了伤科临床学术报告会，200余人参会。学会15个分会举行了学术年会，参会人数达621人次，收到论文394篇，其中295篇进行学术交流。1998年，学会举办两次大型专题学术会议。一是学会与天津天士力制药集团公司等共同举办"中医药如何走向世界学术研讨会"，来自全省各地的170余人参加了研讨。二是学会与浙江省中医院联合举办"纪念魏长春先生诞辰一百周年暨学术研讨会"。学会与浙江省抗癌学会合作，联合举办了"浙江省第六届中医药防治肿瘤学术年会"。学会13个分会（专业委员会）举行了学术年会，参加学术研讨者964人次，交流论文457篇，专题讲座18次，出版论文集4册。1999年，学会承办了全国中医药防治过敏性疾病研讨会。学会8个分会（专业委员会）开展了年会活动。

2000年9月，学会受浙江省中医药管理局委托，与省中西医结合学会在杭州及桐乡联合举办了两场大型学术讲座。讲座邀请河北医科大学中西医结合基础理论研究室主任、博士后流动站负责人、河北省中西医结合学会会长李恩教授做"临床如何开展中西医结合研究"专题讲座。学会配合中华中医药学会、《中医杂志》社在杭州新宫饭店举行了"全国中医药临床应用研讨会暨全国针灸与康复疗法研讨会"，到会代表共300余人，来自全国各地。由学会主办、正大青春宝药业有限公司协办的"浙江省中医药学会'青春宝杯'中青年优秀论文大奖赛"收到参评论文116篇。2000年度学会所属分会（专业委员会）开展学术活动13次，参会1093人次，交流论文410篇，汇编论文集6种，共计1500册。

2001年，学会组织开展20次各层次学术活动，1653人次参加，交流论文265篇，汇编论文集7种，共计750册。承办、合办全国性学术会议、学习班2次，到会代表260人次。由浙江省科学技术协会主办，浙江省生物工程学会牵头，浙江省中医药学会与其他13个省级学会联合承办了"浙江省生物技术及产业发展研讨会”。来自科教、生产、政府管理、金融等领域近200名专家学者、企业家、政府官员和有关人士，就国内外生物技术最新研究成果及进展进行研讨。为了及时反映国内外基因芯片技术进展，促进国内相关人员认识这项技术，学会特在浙江省首届“科技活动周”内举办一场基因芯片技术交流大型报告会，会议主题为“基因芯片与临床应用及研究”“基因芯片与中药现代化的研究”。

2002年，受浙江省中医药管理局委托，学会主办了浙江省全国名老中医临床经验高级研讨会、2002年浙江省中医医院院长论坛和全省中医医院医务科科长培训班。学会全年共组织开展各层次学术活动19次，1033人次参加，汇编论文集12种，共计1000余册。承办、合办全国性的继续教育培训任务2次，参加代表106人次。受浙江省中医药管理局委托，学会牵头组织有关专家、编辑人员成立编辑工作小组，着手整理并汇编《浙江省名中医临床经验专辑》。

2003年3月和10月，学会分别举办了两期“浙江省全国名老中医临床经验高级研讨会”（第二、三期）。其中，第二期被省科学技术协会列入首届“中国浙江学术节”重点学术项目。牵头举办“人参文化沙龙”，浙江省中医药界、浙江大学、浙江中医学院、浙江省中医院、杭州华东医药参茸分公司等单位相关专业人员20余人参加。本年度，学会共开展学术继续教育项目16项，参加会议代表约1000人次。

2004年初，学会受浙江省中医药管理局的委托，组织举办了“浙江省中医药防治传染性非典型肺炎（SARS）临床研究预案及禽流感防治培训班”，系统介绍推广浙江省传染性非典型肺炎中医药防治技术推荐方案、中西医结合治疗SARS临床研究质量控制要点、SARS患者手册、中西医结合治疗SARS临床研究病例报告表、中西医结合治疗SARS临床研究研究者手册以及人禽流感的预防与控制等经验。受浙江省中医药管理局委托，学会组织召开了“2004年浙江省名老中医经验高级研讨会（第四期）”。11月24日至26日，学会协助胡庆余堂制药公司接待印度尼西亚中医协会一行20位医生。学会全年共组织开展国家级学术活动及继续教育项目2项、省级各类学术活动及继续教育项目14项，800余人次参加。

2005年，学会共组织开展18次各层次学术活动，共有1100余人次参加，汇编15种论文资料集，计1500余册。2007年，学会共组织开展21项学术活动及继续教育项目，其中国家级3项，省级各类学术活动18项，参加人次达1300余人。2008年，学会共组织开展学术活动及继续教育项目13项，其中国家级3项，省级各类学术活动11项。眼科分会、肝病科分会、妇科分会、男性病科分会、血液病分会、脾胃病分会、儿科分会、针刀分会、推拿分会、康复分会、中药分会等分会开展了学术活动，约1000人次参加。2009年，学会共组织开展学术活动及继续教育项目14项，其中国家级3项，省级各类学术活动11项。耳鼻喉科分会、眼科分会、肝病科分会、妇科分会、肛肠科分会、男性病科分会、血液病分会、针刀分会、医史分会、推拿分会、中药分会等分会开展了学术活动，约1000人次参加。2010年，学会共组织开展学术活动及继续教育项目13项，男性病分会、眼科分会、妇科分会、血液病分会、儿科分会、推拿分会、脾胃病分会、康复分会、中药分会、针刀分会等分会开展了学术活动。

2011年4月27日、28日，学会在杭州举办"中医经典必读"培训班，浙江中医药大学4位教授对《黄帝内经》《伤寒论》《金匮要略》以及温病学名著等重要原文进行讲解，并解读中医经典理论考题。11月19日，在杭州举办了首届"之江中医药论坛"。论坛以"中医药过去、现在和未来"为主题，国家中医药管理局李大宁副局长、浙江省卫生厅张平副厅长、浙江省中医药管理局徐伟伟局长作重要发言，中国中医科学院院长张伯礼院士、浙江中医药学会顾问李大鹏院士、浙江中医药大学范永升校长分别做主题演讲。此外，论坛还设内科分会、肿瘤分会、儿科分会、脑病分会、感染病分会5个分会场，进行学术交流与互动。举办各类培训班12期，学术会议14次，其中国家级继续教育项目5期，省级继续教育项目9期。

2012年3月6日至8日，学会在杭州举办第二期"中医经典必读"培训班，200多名来自浙江省内外各级中医院、社区卫生服务中心和其他综合性医院的临床工作者参加培训。4月1日，学会和浙江省名中医研究院在杭州共同主办首届"中医经典理论内涵与临床应用学术研讨会"。9月14日、15日，第二届"之江中医药论坛"暨浙江省中医药学会2012年学术年会在温州召开，以"中医药流派的传承与临床创新"为主题，山东省政协副主席王新陆教授、浙江省卫生厅张平副厅长、浙江省中医药管理局徐伟伟局长、全国政协委员连建伟教授、浙江中医药大学范永升校长、国家中医药管理局侯卫伟处长分别做主题演讲。2012年度共举办学术会议38次，其中国家级继续教育项目12期，省级继续教育项目22期。会议注册人数为3822人，交流论文1839篇。

2013年4月6日、7日，在杭州举办第二届"中医经典理论内涵与临床应用学术研讨会"。10月11日，"西医人员学习中医高级培训班"在浙江中医药大学开班，共有学员72人，其中各级中医医院领导32人，卫生行政管理人员4人。12月29日，由浙江省中医药管理局主办，学会和浙江中医药大学承办的第三届“之江中医药论坛”在杭州召开，全省各级中医医院院长参加。浙江省政府黄旭明副省长，全国政协文化文史和学习委员会周国富副主任，浙江省人大科教文卫委员会林吕建副主任，浙江省卫生厅杨敬厅长，浙江中医药大学连建伟教授，浙江省财政厅罗石林副厅长参会并做主题发言。第三届“之江中医药论坛”被省科学技术协会列入重点学术活动。全年度共举办学术会议34次，其中国家级继续教育项目11期，省级继续教育项目20期。会议注册2899人，交流论文1401篇，编印论文集31种。

2014年4月11日、12日，在杭州举办第三届“中医经典理论内涵与临床应用学术研讨会”。28日，由浙江省中医药管理局、浙江省中医药学会主办，桐庐县人民政府承办的第四届“之江中医药论坛”在桐庐召开，并作为“第二届华夏中医药养生旅游节”主会场之一。政府部门、中医药行业和企业界约500名代表参与。论坛围绕“健康服务业发展”“健康养生文化”等主题开展演讲和学术交流。全国政协文化文史和学习委员会副主任周国富、国家中医药管理局政策法规与监督司司长桑滨生、浙江省卫生和计划生育委员会副主任徐润龙、浙江省中医药管理局局长徐伟伟分别做主题报告。会议发表了促进中医药事业发展的《桐庐宣言》。学会分别在温州市永嘉、宁波市、湖州市、丽水市庆元等举办四期“中医药健康管理服务技术培训班”。培训主题为国家基本公共卫生服务项目中的中医药健康管理服务，基层医疗机构管理人员及责任医师近3000人参与培训。2014年度学会共举办学术会议37次，其中国家级继续教育项目10期，省级继续教育项目24期。会议注册3330人，交流论文1619篇，编印论文集5000余册。

2015年4月12日，第四届“中医经典理论内涵与临床应用学术研讨班”在杭州举办，300余位代表参会。7月16日至19日，“浙江省医院院长管理培训班”在杭州举办，共有160余位代表参会。国家中医药管理局于文明副局长、浙江省卫生计生委徐润龙副主任、浙江省中医药管理局徐伟伟局长做主题报告。11月13日，学会与浙江日报报业集团共同举办了第五届“之江中医药论坛·中医药创新发展高峰论坛”。国家中医药管理局规划财务司苏刚强司长、浙江省中医药管理局徐伟伟局长分别做主旨演讲。2015年度学会共举办了学术活动38次，其中国家级继续教育项目15项，省级继续教育项目16项，注册人数4054人次，交流论文2082篇。

2016年，“高级西学中班”学员完成学业，90%的学员通过结业考试。4月1日，“高级西学中班”学员们和教师代表在缙云仙都黄帝祠宇举办结业典礼，浙江省中医药管理局徐伟伟局长、浙江中医药大学方剑乔校长、浙江省中医药学会肖鲁伟会长、浙江中医药大学朱德明教授参加结业典礼。4月9日，在杭州举办第五届“中医经典理论内涵与临床应用学术研讨班”暨国家级继续教育学习班，参会550人。北京中医药大学冯世纶教授、上海中医药大学王庆其教授、浙江中医药大学连建伟教授、浙江省中医药研究院盛增秀研究员做专题讲座。7月，范永升副会长带领研究团队对浙江中医流派进行深入整理与分析，为浙江中医在对外交流时的统一称谓提出了八种方案。经过专家访谈、座谈、行业论证等方法，确定“浙派中医”这一称谓。2016年度共举办各类学术活动49次，其中国家级继续教育项目16项，省级继续教育项目24项；会议注册人数3789人次，交流学术论文1529篇。

2017年4月13日、14日，学会在杭州举办了第六届“中医经典理论内涵与临床应用学术研讨班”，参会人数500多人。北京中医药大学王庆国教授、南京中医药大学杨进教授、上海中医药大学王庆其教授、浙江中医药大学连建伟教授、浙江中医药大学范永升教授做专题讲座。会议期间，学会联合浙江日报、浙江在线、浙江新闻客户端联合推出“新闻直播间”。5—9月，在缙云、景宁、兰溪、宁波举办了4场以“中医外治法”为主题的“中医药健康管理服务技术培训班”，600余名来自基层的医护人员参加了培训。6月27日，中国民族医药学会和浙江省中医药学会主办的2017年黄帝内经学术研讨会在缙云举行。来自28个省、自治区、直辖市的汉族、少数民族的专家学者200余人齐聚仙都黄帝祠宇，瞻仰祭拜了中华人文始祖轩辕黄帝。7月1日，第六届“之江中医药论坛”在浙江科技馆隆重召开，论坛由浙江省中医药学会肖鲁伟会长主持，浙江省人大教育科学文化卫生委员会丁世明副主任出席会议，浙江省卫生和计划生育委员会杨敬主任致辞。浙江省中医药学会理事、专科分会主任委员，各地市中医药学会会长、秘书长，各级中医院、中西结合医院院长，以及中医药企业代表等近300人参加。浙江省卫生和计划生育委员会徐润龙副主任做“建设健康浙江、中医大有可为”的主题报告；浙江省中医药管理局徐伟伟局长结合浙江省的实际情况谈了对落实贯彻中医药法的四个思考；浙江中医药大学方剑乔校长分享了中医药产学研结合的机遇问题与对策；浙江省中医药管理局吴建锡副局长以大型中医医院巡查工作中发现的一些问题以及整改措施为主题，对中医医疗机构的质量做了剖析。会议期间，浙江省中医药学会范永升副会长做客浙江日报“新闻直播间”，发布浙江中医学术流派综合称谓——“浙派中医”，并举行浙派中医巡讲活动的授旗仪式。浙江省中医药学会王晓鸣副会长兼秘书长向各地市中医药学会代表授予“浙派中医”巡讲活动的旗帜。

2017年7月至12月，“浙派中医”宣传巡讲活动在绍兴、温州、金华、衢州、杭州、丽水、嘉兴、宁波等地区先后举行了10场巡讲，直接参会代表达3300余人。42名国家、省、市级名中医、专家学者组成的巡讲团队在浙江省各地共开设了58个专题讲座，对“丹溪学派”“绍派伤寒”“永嘉医派”“钱塘医派”“医经学派”“伤寒学派”“温病学派”“温补学派”“针灸学派”“本草学派”等诸多省内医学流派做了大力的宣传与推广。相关专科分会除积极参与“浙派中医”宣传巡讲活动外，也相继举办了“浙派中医”以及专科中医流派的专题研讨活动。同时，《中国中医药报》开设“浙派中医”专栏，共刊登“浙派中医”学术文章12篇，“浙派中医”活动新闻7篇。活动还受到了浙江省科学技术协会、浙江在线、浙江新闻客户端、浙江中医药等10余家省级及以上单位的60余次报道。10月21日至24日，学会组织优秀专科分会主任委员等10余人参加由世界中医药学会联合会主办、泰国中医师总会承办的第十四届世界中医药大会暨“一带一路”中医药文化周。11月4日，由《中国中医药报》社、浙江省中医药学会主办，宁波市卫生和计划生育委员会和宁波市中医药学会承办的“国医大师、名老中医临床经验传承和研习班”在宁波举办。浙江省中医药管理局局长徐伟伟、浙江省中医药学会会长肖鲁伟等出席开幕式，国医大师葛琳仪，上海市名中医、上海中医药大学附属曙光医院副院长蒋健，国家级非物质文化遗产董氏儿科传承人董幼祺，北京中医药大学东直门医院消化科主任医师李志红等专家分别为研习班学员授课，来自全国各地区180多名临床中医师参会。2017年，学会共举办各类学术活动50次，其中国家级继续教育项目18项，省级继续教育项目20项；会议注册人数9397人次，交流学术论文1766篇。

2018年3月23日，由《中国中医药报》社和浙江省中医药学会主办首届全国基层中医药信息化建设（浙江·海盐）高峰论坛在“全国基层中医药工作示范县”海盐举办。4月20日，第七届中医经典理论内涵与临床应用暨“浙江国医名师”学术研讨班在杭州举办，邀请了浙江省首批7位国医名师做专题讲座，吸引了来自省内600余位中医学者。国医大师、浙江首批国医名师葛琳仪，全国名中医、浙江首批国医名师王坤根、王永钧、范永升，浙江省首批国医名师连建伟、俞景茂、陈意，亲临授课。会议期间，学会联合浙江日报、浙江在线、浙江新闻客户端推出了新闻直播间，同时引用了省科学技术协会综合服务中心报名系统。5 月 31 日，由《中国中医药报》社和浙江省中医药学会共同主办的"浙派中医"品牌传播峰会暨第七届"之江中医药论坛"在浙江中医药大学隆重举行。浙江省中医药学会理事，各地市中医药学（协）会会长、秘书长，专科分会主委、副主委，单位会员负责人，浙江中医药大学师生以及一批热心于中医药事业的有志人士、企业代表等 600 余人参加了会议，共谋中医药的传承与发展。6 月 23 日，由浙江省中医药学会指导、杭州市中医药协会主办的"浙派中医"巡讲活动（杭州站）暨第二届"钱塘中医"论坛在杭州隆重举办。首批全国名中医王永钧教授对诊治关格溺毒的两则案例进行了分享；邬氏皮肤科流派第三代传人邬成霖介绍了邬氏皮肤科流派及其传承；浙江省中医药学会妇科分会主任委员章勤做了题为"浙江中医妇科流派渊源、现状及发展思路"的报告；张玉柱全国名老中医药专家学术经验传承工作室成员胡柏松对张氏骨伤传承与发展做了介绍。10 月 27 日至 28 日，由中华中医药学会、浙江省中医药学会主办的纪念张景岳诞辰 455 周年暨改革开放 40 周年张景岳学术传承发展研讨会在浙江绍兴隆重举行，来自全国各地中医药行业的 200 余人参加会议。首批全国名中医、新疆医科大学周铭心教授，第三至六批全国老中医药专家学术经验继承工作指导老师、浙江中医药大学连建伟教授，湖南中医药大学易法银教授、陕西中医药大学张建荣教授、浙江中医药大学朱德明教授、北京中医药大学赵艳副教授、浙江省立同德医院陈永灿主任医师、绍兴市中医院沈钦荣主任医师、景岳堂中医文化研究院叶兴法副院长等专家分别围绕张景岳的学术思想和经典名方、相关研究成果进行授课、介绍。11 月 16 日至 19 日，组织优秀专科分会主任委员与专家 10 余人参加由世界中医药学会联合会主办、意大利中华医药学会承办的第十五届世界中医药大会暨"一带一路"中医药文化周。活动还举行了杭州市中医院与意大利中华医药学会签约授牌"浙江何氏妇科流派传承工作室二级工作站"仪式，浙江省中医药学会向意大利中华医药学会赠送了具有浙派中医特色的相关书籍，以增进相互间的学术交流。2018 年，学会共举办学术活动 59 场，其中国家级继续教育项目 33 项，省级继续教育项目 5 项；会议注册参会人数 10 394 人次，交流学术论文 1800 余篇。

2019 年，学会继续开展"浙派中医"品牌系列活动。举办第八届中医经典理论内涵与临床应用学术研讨班和第八届"之江中医药论坛"。深入挖掘"浙派中医"内涵，举办浙籍医家楼英文化传承研讨会、朱丹溪学术思想与临床应用研修班、"浙派中医·张景岳"学术会议暨国家级继续教育学习班、"浙派中医·张山雷”学术会议暨省级继续教育学习班，开展了浙派中医之妇科、儿科、推拿等中医专科流派研修班。提升“浙派中医”世界知名度，举办第十六届世界中医药大会暨浙江服务贸易（匈牙利）中医健康养生展；创新推出“浙产名药”中成药评选和饮片评选，开展宣传推介活动。4月19日，“中医经典理论内涵与临床应用学术研讨班暨国家级继续教育学习班”在浙江中医药大学隆重举办，聚焦“中医传承与发展”，9名第二批浙江省国医名师齐聚一堂，分别就中医经典学习感悟、临床诊治经验和体会，与来自省内的400余位中医同仁交流互鉴。浙江省中医药学会与浙江省医药行业协会、浙江省中药饮片产业协会、浙江在线新闻网站等相关医药行业组织先后举办“浙产名药”中成药评选和饮片评选，同时开展宣传推介活动，分别于5月18日、9月23日正式公布列入宣传推介的首批“浙产名药”中成药13个品种和中药饮片10个品种，推动了浙江中医药产业的发展。6月14日至17日，由浙江省中医药学会、浙江省立同德医院联合主办的浙籍医家楼英文化传承研讨会、楼英祭祀活动在杭州市萧山区举行。研讨会内容雄阔纵论、见微知著，专家阵容强大。中国中医科学院首席研究员朱建平，香港浸会大学教授李敏，浙江省中医药研究院资深研究员盛增秀，浙江中医药大学教授朱德明，楼英后裔、中国药科大学教授楼凤昌分别做主题发言，深入挖掘楼英的医学理论和实践，更好地造福百姓健康。8月9日至11日，举办了2019年丹溪学派研究分会学术年会。12月6日至8日，举办了“浙派中医·张景岳”学术会议。12月15日，浙江省中医药学会建会40周年纪念活动暨第八届“之江中医药论坛”在杭州隆重举行。中华中医药学会会长王国强，中国工程院院士、中国中医科学院院长黄璐琦，浙江省卫生健康委员会副主任曹启峰，浙江省药品监督管理局局长徐润龙，浙江省医疗保障局副局长徐伟伟等领导和专家对学会40年来取得的成绩表示热烈祝贺，对学会今后的工作提出了殷切的期望。在之江中医药论坛上，王国强、黄璐琦、曹启峰、徐润龙、徐伟伟分别做主题发言，聚焦中医药的传承创新发展，共谋新时代浙江由中医药大省向中医药强省转变的实现路径。来自全国各地的专家、领导、代表以及广大中医药行业相关人士近500人欢聚一堂，共襄盛举。12月29日至31日，举行了“浙派中医·张山雷”学术会议。

2020年，学会举办各类国内学术会议54次、国际学术会议1次，其中国家级继续教育项目26项，省级继续教育项目19项，累计参会人数132 006人次。

2021年，学会为庆祝中国共产党百年华诞，在全省范围内特别策划了庆祝

"建党百年"系列活动，并于3月30日在红船起航地嘉兴启动。庆祝活动以"建党百年普天共庆，健康浙江国医同行"为主题，包括"三百一行一路"（百位名医讲科普、百名中医大义诊、百岁党员道养生、浙派中医助企行、重走革命红色路）等内容，全年陆续在杭州、嘉兴、宁波、舟山、丽水等地开展主题活动，用实际行动献礼建党百年。2021年，学会共开展百位名医讲科普活动115场；在全省38家中医医疗机构和基层医疗机构开展义诊活动；走访10名百岁党员并编辑发行以"守望百年微笑"为主题的《学会中医》1册；举办7场浙派中医助企行活动，服务企业19家。相关活动受到《中国中医药报》、中华中医药学会、《浙江日报》、浙江省科学技术协会等宣传报道近30次。

2021年4月16日，浙江生命健康学会联合体成立大会在杭州召开。次日，浙江省医学会、省医院协会、省医师协会、省护理学会、省预防医学会、省中医药学会联合举办"十四五·浙江省卫生健康高质量发展大会"，六家主办学（协）会的会长（理事长）做专题讲座。下午，作为分会场之一的第九届"之江中医药论坛"举办，这也是浙江生命健康学会联合体中医药专业委员会成立后开展的首场活动。5月22日，第二届"浙产名药"产业发展大会暨"中国·武义寿仙谷灵芝文化节"在浙江武义召开。本次会议以"浙产名药"助力"健康中国"为主题，旨在加强"浙产名药"公共品牌建设与学术交流，专家、学者和代表共400余人参加会议。11月2日，作为第十届"智汇丽水"人才科技峰会庆元分会暨"国家公园·康养庆元"高峰论坛的分论坛，由浙江省中医药学会、浙江中医药大学共同主办的浙西南道地中药产业高峰论坛暨2021年浙江省中医药学会中药资源与鉴定分会学术研讨会在庆元召开。来自全省各地的中医药专家、中药企业代表、庆元县相关部门代表、中医药行业人员前来参会，共话产业发展、共解种植难题，共推山区富裕，为26个山区县跨越式高质量发展奠定产业基础。

2021年，学会深入推进浙派中医、浙产名药、浙江药膳等"浙"字品牌的打造。先后召开"浙派中医·朱丹溪""浙派中医·张景岳""浙产名药"产业发展大会等学术会议，开展"浙派中医助企行"，主持浙江省首届香囊设计制作大赛、参与第三届"浙江省十大药膳"评审等系列活动。

据统计，2021年学会共举办各类国内学术会议62次，其中国家级继续教育项目26项，省级继续教育项目17项，累计参会人数411 754人次，交流论文1743篇；举办基层培训班11场，其中包含中医药健康管理服务技术培训班3场。

2023年11月17日，浙江省中医药学会、浙江省医学会、浙江省医师协会等7家单位联合主办的浙江省中西医学协同发展大会在杭州召开，现场聆听院士主题报告，发布了《中西医学协同发展杭州共识》，启动了《“浙里新医学”三年行动计划》，围绕“中西医学携手，共创美好未来”举行主题报告和圆桌交流。本次大会共有600名代表参加，他们共同探讨交流中西医学融合发展的深远意义。

2023年正值王孟英逝世160周年，为纪念这位“浙派中医”温病巨擘，6月2日，浙江省中医药学会、浙江中医药大学、浙江省名中医研究院共同主办的中医经典理论内涵与临床应用学术研讨班暨“浙派中医·王孟英”学术会议在海宁召开。

2023年，举办各类国内学术会议87次，其中国家级继续教育项目31项，省级继续教育项目21项，累计参会人数321779人次。

（三）持续助力“中医中药中国行”落地

2019年，学会共举办中医药科普大讲堂78场，义诊活动20场，基层培训班7场，主题科普活动53场，浙派中医大讲堂10场，下派专家465人，受益人数24689人次，发放科普资料近2万册，推送中医药文化科普微信作品80篇。发行了4期《浙江名中医》和以“湖山之乐”“海天佛国”“浙产名药”“浙派中医”为主题的《学会中医》，以传播中医药健康文化，提升民众健康素养为目的，为中医药事业发展营造良好的氛围。学会全年着力推动“中医中药中国行——中医药健康文化推进行动”落地。1月18日，“中医中药中国行——中医药健康文化推进行动”龙泉站启动；6月30日，为庆祝《中华人民共和国中医药法》实施2周年，浙江省“中医药健康你我他”大型主题活动在杭州运河文化广场举行。2019年6月，学会与浙江省中药材产业协会、浙江省营养学会联合主办了首批“浙江省十大药膳”评选活动，并于9月19日正式发布首批“浙江省十大药膳”名单，包括“茯苓猪肚汤”“乾隆太极饭”“羊蹄甲鱼冻”“黄精元蹄”等。

2020年10月10日，由浙江省中药材产业协会、浙江省中医药学会、浙江省营养学会、浙江省餐饮协会和磐安县人民政府共同举办的第二届“浙江省十大药膳”评选活动揭晓结果，评选出“黄芪当归牛筋汤”等10道作品为第二届“浙江省十大药膳”作品，同时推荐了36道第二届“浙江省十大药膳”提名作品。

2021年5月25日，由中华中医药学会、浙江省科学技术协会、丽水市人民政府主办，浙江省中医药学会等单位承办的“中医药与健康长寿论坛”在全国唯一获得“中国长寿之乡”的地级市——丽水举办。论坛上，中国工程院院士、国医大师王琦通过线上方式以“关于长寿的六个科学问题”为题进行演讲，浙江省中医药学会会长范永升教授以“传承精华守正创新对浙派中医高质量发展的探讨”为题做交流发言，浙江省名中医研究院院长肖鲁伟教授介绍了“浙江百岁老人长寿因素调研报告”。浙江百岁老人长寿因素调研由浙江省中医药学会耗时8年完成，调研寻访浙江各地百岁老人255位，形成了一份长达31页的统计分析报告，解读百岁老人“长寿密码”及其中的中医药元素。

（四）抗击疫情

新冠疫情发生以来，学会始终高度关注疫情发展情况，与学会门诊部、各专科分会、单位会员等众多省内中医药相关行业及人员共同采取行动，发挥各自优势，多措并举，主动投入到抗击疫情阻击战。学会充分发挥专家资源和专科分会优势，在疫情期间，学会顾问、会长、副会长及部分专科分会委员等担任浙江省制定中医防治方案的专家智库。在学会组织下，呼吸病分会对浙江省《新型冠状病毒肺炎中医药防治推荐方案（试行第四版）》做出详细解读；中医全科医学分会制定出《新型冠状病毒肺炎疫情期间社区全科医生诊疗工作专家建议》。此外，为助力复工复产，增强普通人群抗疫病能力，学会组织国医大师、部分省级名中医、中药专家等拟定了“中药预防疫病推荐方”，并得到省中医药管理局和省医疗保障局的采纳和联合发文，同时纳入浙江省职工医保个人账户支付范围。经学会采访推荐，《国医大师葛琳仪谈新冠肺炎患者的家庭康复》一文刊登于《中国中医药报》。

二、新时代学会工作概况

党的十八大以来，以习近平同志为核心的党中央对中医药事业高度重视，中医药发展迎来了春天，学会工作“规定动作规范做，自选动作创新做”，激活了社会组织的活力和亲和力，促进产学研、科教研的整合，取得了新成就。浙江省中医药学会被省民政厅、中华中医药学会授予“5A级社会组织”“全国先进中医药学会”。学会各项活动亮点迭出。

截至2011年，浙江省中医药学会是浙江省中医药行业最大的学术团体，集中了全省主要的中医药专家、学者。在四届理事会的领导下，浙江省中医药学会始终坚持党和国家的卫生工作方针，贯彻中医药政策；紧紧依靠广大专家和会员，秉持办会宗旨，坚持以活动为载体，促进学术交流。学会举办多层次、多形式的学术交流活动，打造中医药学术交流平台，推动学术与学科发展，成为广大中医药工作者开展学术活动的重要阵地，提高了中医药工作者的理论和技术水平。

三、"十二五"以来学会工作特色

"十二五"以来，浙江省中医药学会开展了一些活动。

（一）打造中医药学术活动品牌

针对现在好多年轻中医对大学所学的和临床所遇的难以产生有效结合，不能很好地用经典理论指导临床实践的问题，浙江省中医药学会坚持把"学经典、做临床"列入学会学术活动的重头戏，为全省中医临床医师搭建"学用中医药经典继续教育平台"。2012—2019年，学会连续举办了八届以"中医药经典理论内涵与临床应用"为主要内容的继续教育学习班。业内人士指出，浙江省中医药学会连续举办"学经典、做临床"活动，已成为学会最具影响力、最受全省中医临床人员欢迎的学术活动。参会学员从第一年100余人，增加到后来的500余人到会。学会"学经典、做临床"第六届办班，还联合《浙江日报》社、浙江新闻客户端特别开设"浙江中医药新闻直播间"，让社会和广大中医药人员了解"学经典、做临床"的重要意义。第七、八届办班，紧紧围绕"中医学术发展最重要的是传承发展中医经典"这一主题，组织浙江省国医名师齐聚为全省中青年临床中医骨干集中授课，力推培养具有中医经典思维和中医药文化自信的中医人。同时，学会和各专科分会秉持以服务需求为导向，开展了内容丰富、形式多样的各项学术交流活动。

（二）推动"中医中药中国行"落地

学会按照国家和省中医药管理局统一部署，连年开展"中医中药中国行"活动。3年来，学会在全省各地举办中医药健康文化知识普及活动353场，其中举办中医药科普主题活动23场，"中医药科普大讲堂"130场，开展义诊、咨询服务39场，受益人数达19万余人次。2018年《中华人民共和国中医药法》实施一周年之际，学会在杭州运河文化广场承办"浙江省'中医药健康你我他'"大型主题活动，内容包括：中医也有"戏"，让民众了解"浙派中医"和国医名师风采；看浙江中医药改革发展成果，了解"浙派中医"和"新浙八味"；互动参与中医药养生保健，现场提供义诊和咨询；赠送中医药科普资料和保健用品。随后，学会引领全省各地市中医药学（协）会举办形式多样的中医药文化传播活动。以"生活处处有中医"为题组织中医药知识竞赛；以"引领健康生活”为题征集推广中医药文创产品；开展“悦读中医、健康中国”活动；助力推进《中医药与健康》小学教材进课堂；组织专家深入基层巡讲养生保健知识。2019 年 5 月，学会启动了“中国公民中医养生保健素养”百场巡讲，为此组织了巡讲团讲师培训和考核，进行公民养生宣讲 100 余场，把中医治未病为核心理念的中医药养生方法传递给广大民众。学会推出“中医中药中国行”落地的实招多多：开展优秀中医药健康文化科普作品评选；开展“中医好感悟、好声音、好视频、好漫画”评选；开启浙江缙云“南方黄帝养生文化”系列活动和浙籍医家文化传承研讨。

（三）创建中医药服务产业驿站

2016 年起，学会经省科学技术协会立项，首创“缙云县国医馆”创新驿站，目前已在缙云县中医院、景宁畲族自治县人民医院、兰溪市中医院、开化县中医院创建 4 个中医药服务产业驿站。学会与各县（市）正式签约，秉持以“传承国粹、发展中医、维护健康”为使命，充分发挥学会各路专家团队优势，为驿站运行积极探索“政府主导、院方主抓、学会主角、专家主力”的协同创新长效机制。对 4 家增挂创建中医药服务产业驿站的县（市）医疗机构，切实帮扶提升中医药服务能级。学会共下派中医药专家 324 人次，开展坐诊、进病房诊疗和带教；举办县域中医药基层培训 36 期，包括“中医药外治法”“常见病、多发病和慢性病中医规范诊疗”“中医药健康服务技术培训”。学会与缙云县中医院共建的“中医药服务产业创新驿站”，主要是为该院发展做调研、当参谋、牵红线，争取让当地政府改善中医院办院条件，通过育人才、传技术、创建特色专科专病，助推缙云县中医院打赢医疗业务翻身仗。2018 年，该院业务量比 3 年前翻了一番。2018 年 6 月，学会与开化县中医院共建“中医药服务产业创新驿站”，满足了开化县对优质中医药服务的需求。学会组织多学科专家团队定期轮流到开化县中医院坐诊和带教，全面开展“西学中”“护学中”和中青年中医师培优等，促进开化县中医院业务持续增长，2019 年上半年同比增长 28.15%。

（四）创新培养中医药人才队伍

学会在永康市中医院推行“中医药互联网 + 师承”教育的试点，创新了名医授课，跟师习医和互联网传承相结合的中医带徒全新模式，重点培养医疗技术骨干。2015 年 4 月，学会签约授牌永康市中医院为“中医药互联网 + 师承”教育模式共建单位，建立了为期 3 年的共建关系，学会为该院定期举办名中医学术经验讲座，开设专家门诊，利用“互联网 + 师承”结对指导，帮助提升中医院业务骨干技术能力。这一“中医药互联网+师承”教育模式，已在浙江逐渐推广。学会对具有西医高级职称的中医院领导开展“西学中”高级培训，这在全国开了先河。浙江省中医药学会这一“西学中”高级培训班中，68名学员经两年的培训与跟师学习，已成为中西医汇通、集中西医两种医学优势于一体的中西医结合高级人才。在此基础上，学会成立全国首个省级“西学中”学会组织——浙江省中医药学会“西学中”研究分会，旨在为培养高层次的中西医结合人才探索新路子。“社会人士”学中医，这在全国也是首例。2019年春节前夕，学会举行“社会人士学中医拜师仪式”，学员为社会上有一定影响的退休领导干部及资深媒体记者，他们的师父是浙江中医药大学的教授、专家。“社会人士学中医”经过法律公证，学期5年，期满考核合格后可按有关法规参加中医医师资格考核注册。

（五）着力破解县级中医医院发展难题

浙江省中医药学会一直关注县域中医药事业“龙头”建设。2012年，学会组织调研组，遴选并实地调研发展相对滞后的14家县级中医医院，并连续5年对全省公立县级中医医院发展情况进行跟踪调研。结果表明，浙江二级甲等以上县中医医院占比居全国前列，但仍有10%左右的县未能对综合性医院和中医医院建设一碗水端平，学会就此向省有关部门递送调研报告。报告中列举某县中医医院建设被称“画饼医院”，该县（市）并非对卫生不重视，其新建了上档次的综合医院和妇幼保健院，而姓“中”的医院几十年原地不动，长期在场所狭窄、房屋陈旧的医疗环境中接待患者。该县早就设计了中医医院基建规划图挂在门口，但多年来未落实。报告还披露某县（市）中医医院的门诊和住院分隔在车来人往的马路两旁，被称为“马路医院”；有的县中医医院深居小弄堂被称为“弄堂医院”。调研认为，经济问题并不是制约这些县中医医院建设发展的关键，问题主要是少数县领导对贯彻“中西医并重”方针的认识不到位。调研指出，浙江省级政府层面高度重视中医药，全省多数县（市）中医医院标准化建设达标，但发展不平衡，少数县（市）举办医院厚“西”薄“中”的问题亟待解决，必须打通县级中医医院发展的“最后一公里”。学会提交的县级中医医院调研报告和相关政策建议，得到了省政府有关部门和领导的高度重视，“每个县建设好一所中医院”被写入政府工作文件。学会的这一调研被列入浙江省科学技术协会优秀决策咨询成果。现在，那家“画饼医院”即将建成全新的现代化中医医院；那家“马路医院”移地新建。学会将继续开展县级中医医院的发展现状和瓶颈调研，当好政府参谋。

（六）力推中药质量和产业提升

为强化中医药人员辨药、识药、用药能力，确保用药安全高效，由中国中药协会主办，浙江省中医药学会具体承办的“桐君堂”杯中药材真伪鉴别全国大赛，至2018年已连续举办三届。中国中药协会向浙江桐庐县授予“‘桐君堂’杯中药材真伪鉴别全国大赛永久性落户基地”牌匾。浙江是我国十大道地药材产区之一，在巩固老“浙八味”传统优势基础上，2018年，浙江省中医药学会积极参与省经济和信息化委员会等7部门联合评选，评选出覆盆子、灵芝等“新浙八味”。正如“浙派中医”在全国有很大的影响力，浙产中药在全国同样占有重要地位。为使浙产名药引领中药产业高质量发展，2019年，学会与相关医药行业组织开展“浙产名药”中成药评选和饮片评选，并开展宣传推介活动。宣传推介的首批“浙产名药”中成药13个品种、中药饮片10个品种。5月19日，还在浙江武义县“寿仙谷药业”召开“浙产名药”助力乡村振兴发展大会。会上，由中国中药协会授予的“浙产名药永久性会址”牌匾，喜落养生福地武义县。浙江评选“浙产名药”品种设置的门槛很高，学会为此专设“浙产名药宣传推介办公室”，坚持以严格的标准、公平的程序、公正的筛选、权威的认定，精选出最具特色和优势的品种予以公示后确定。中国中药协会领导对此次浙产名药评选推介的评价：正是时候，意义重大。

（七）深入调研百岁老人“长寿经”

2013年，学会启动“浙江省百岁老人长寿因素调研活动”，历时4年，共调查255位百岁老人，目的是研究并探索百岁老人的健康长寿因素，追寻延长人类寿命、延缓衰老过程的生活轨迹和经验，找出长寿的共性和个性特征。调研除了深入挖掘百岁老人的生活经历、养生之道、生活智慧、家庭和社会关爱等，专家们都细心地为老人提供健康体检和医疗咨询服务，详细了解他们的日常作息、用药情况、家庭遗传等信息，还为其送上慰问品。学会还与相关科研单位合作，开展百岁老人生物学特征的研究，探索百岁老人长寿的形成要素，分析百岁老人的“长寿密码”，为全面发展中医药健康服务提供基础详细的数据支持。对百岁老人的调研活动是为更好弘扬孝老敬老的传统美德，聆听寿星故事，记录寿星生活，探寻长寿之道，其意义非凡。学会调研组成员一再嘱咐老人的家人及辖区责任医生，要把老人照顾好，让老人们在快乐祥和的氛围中颐养天年。调研发现，纵观百岁老人的生活习性，并非全然依照埋想中所谓的“养生理念”。虽然他们性格不一、爱好不同，却有着共同的幸福生活：儿孙满堂，晚辈孝顺，体无大病，乐观开朗。学会对本次百岁老人的调研已进行了资料整理、数据分析，并撰写学术论文和调研报告。报告指出，长寿的原因是多方面的，各有各的活法，没有一个定律，但《黄帝内经》中所阐述的一些关键词如“饮食有节”“起居有常”“不妄作劳”“恬淡虚无”“精神内守”等在百岁老人身上都得到了很好的印证，这也许正是人们所期望的健康长寿之道。

（八）推广妇幼“无中医不保健”

在浙江省中医药学会直接指导和帮扶下，培育出妇幼领域“无中医不保健”东阳模式。东阳市妇幼保健院原先为纯西医保健，转折发生在2011年后。浙江省中医药学会指导该院确立“中西医并重”办院理念，把壮大中医药人才队伍作为妇幼保健院人才建设的重点之一，促使该院创办“国医馆”，全院各主要临床科室都配备中医医师。妇保方面，形成婚检和青春期、围产期、更年期妇女中医药保健链条式服务；专设“中医养胎保胎中心”“温馨月子中心”等，提供妇女保健全程“套餐式”中医药调养。儿保方面，推出名为“中医护苗”系列行动。儿科以不吃药、不打针的中医“自然疗法”为主。该院的小儿推拿科是浙江首家省级小儿推拿重点建设学科。“中医护苗”服务还延伸至院外，该院创编幼儿益智、预防感冒、健胃消食等“护苗”保健操已在东阳城乡托幼机构普遍推广。2015年,《中国中医药报》头版头条发表《东阳妇幼保健院：无中医不保健》的长篇通讯和相关评论后，原国家卫生计生委分管中医和妇幼保健的主要领导给予很高评价，国家卫生计生委、国家中医药管理局向全国推广妇幼保健“东阳模式”，浙江省卫生计生委、中国妇幼保健协会先后召开现场推广会。据统计，全国有30个省（市、区）的800多家妇幼保健机构共派出3200多人前往参观学习“东阳模式”。此外，东阳妇幼保健院面向全国举办了“无中医不保健”专修班27期，“无中医不保健”的理念已在浙江遍地开花，并在全国不少妇幼保健机构得到推广。

第三节 期刊

一、《浙江中医杂志》

1956年2月12日，浙江省卫生厅聘请曹炳章为浙江省中医药月刊社名誉总编。5月8日，浙江省人力资源和社会保障厅批复同意创办《浙江中医杂志》。《浙江中医杂志》是由浙江省中医药管理局主管、浙江省中医药研究院主办、《浙江中医杂志》社编辑出版的综合性中医药学术期刊，创刊于1956年12月。1960年7月，《浙江中医杂志》与《浙江医学》合并，改名《浙江医学》。1963年7月，恢复《浙江中医杂志》。1966年8月停刊。1975年1月，复刊改名《浙江中医药》。1980年1月，恢复原名《浙江中医杂志》。

《浙江中医杂志》以中医药及中西医结合临床、科研、教学工作者为主要读者对象，报道创新科研成果，重点交流特色诊疗经验，理论实践并重，提高普及兼顾，着力学术发掘，切合临床实用。开设的主要栏目有学术探讨、专家传经、经验交流、临床研究、经典研读、专科集验、实验研究、针灸聚英、衷中参西、方药运用、诊法求索、医案医话、中药研究、文献综述等。

二、《浙江中医药大学学报》

《浙江中医药大学学报》是由浙江中医药大学主管主办、《浙江中医药大学学报》编辑部编辑出版、国内外公开发行的中医药综合类学术期刊，是我国最早创办的中医药高校学报之一。常设论著、基础研究、国医传承、浙派中医、临床研究、实验研究、中药研究、针灸推拿、教学管理、健康管理、康复护理、硕博之窗、本科习作、学术进展等栏目，并不定期开设各种专刊、专栏，突出中医特色，既强调中医传统研究方法，又强调现代实验研究与临床运用总结，集中报道中医药各领域最新研究成果，深受广大读者喜爱。

三、《浙江中西医结合杂志》

《浙江中西医结合杂志》创刊于1991年，是由浙江省卫生健康委员会主管，浙江省中西医结合学会、浙江省中西医结合医院主办的中西医结合综合性学术期刊，是中国中西医结合系列杂志之一。办刊宗旨：贯彻党的中医政策与中西医结合方针，以中西医结合为主，以实用为主，面向临床，面向基层。栏目有专家讲座（笔谈）、名老中医经验、论著、实验研究、经验交流、临床报道、药学研究、调查研究、学术探讨、硕博园地、综述等。目前被国内多家数据库收录，主要有《中国核心期刊（遴选）数据库》、万方数据系统《中国学术期刊网络出版总库》、《中国学术期刊综合评价数据库》、《中国期刊全文数据库（CJFD）》、重庆维普《中文科技期刊数据库》、《中文科技资料目录——医药卫生数据库》，《超星期刊域出版平台》全文收录该期刊。

四、《中医药文化理论与实践》集刊

2024年，浙江省哲学社会科学重点培育研究基地浙江中医药大学浙江中医药文化研究院参照《浙江省哲学社会科学重点研究基地管理办法》第二十四条"基地应加强宣传平台建设。顺应互联网时代发展趋势，创新宣传方式、拓展宣传渠道，推进基地网站、公众号等新媒体宣传平台建设，扩大基地影响力。建设单位应支持基地主办或承办高水平学术刊物、电子期刊或集刊（年刊），建立本学术领域的高水平成果发表园地"，为打造全国中医药文化重点研究机构，以构建具有鲜明浙江辨识度的哲学社会科学体系学术交流平台，吸引海内外传承、创新中华优秀传统文化和中医药文化的学术成果，加强中医药文化宣传教育阵地建设，奋力推进文化大省建设、谱写浙江中医药文化理论与实践新篇章，创办了《中医药文化理论与实践》集刊，主编黄文秀，执行主编朱德明，编辑部主任张卓文。该刊是自1953年浙江中医药大学建校以来第一部中医药与哲学社会科学交融的学术刊物，也是浙江中医药文化研究领域最早的专刊。该集刊主要刊载中医药文化及其相关学科著名专家学者的原创性学术论文，选题紧扣中医药文化研究与实践主题，涵盖了中医药出土文物和文献、中医医史文献、中医药文化、中医药政策法规、中医药康养文化、少数民族医药文化等最新研究与成果。创刊该集刊，不仅是浙江省哲学社会科学重点培育研究基地的职责，而且更具学术价值和现实意义，它必将在国内外中医药文化、中医医史文献等研究领域发挥引领作用。

第九章 中医临床各科

第一节　内科

一、心脑血管疾病治疗

浙江中医学院何任治疗急性心力衰竭，对急性传染病所致者从强心升压入手，用人参、麦冬、炙甘草、大枣（去皮核）急煎服，如身体不受人参之温者代之西洋参；对由心脏瓣膜疾病所致证见喘息、水肿等兼证者，用参麦饮与济生肾气丸合用煎服。何氏长期临床经验表明以上方法疗效较好。

浙江中医学院朱古亭辨证施治中风分为经络型、脏腑型与后遗症三类，可用补气活血与通络化痰法、养阴潜阳与息风止痉法、清热化痰与辛凉开窍法、补元阳与益肾阴法，经长期临床总结，有较好疗效。浙江中医学院陆芷青辨证治疗中风：阳亢风动、痰迷心窍与瘀血入络型，用通络化瘀法，方用羚角钩藤汤等化裁；肝肾阴虚、风邪中府与络脉血瘀型，用养阴息风、豁痰通络与活血化瘀法，方用三甲复脉汤加减；气虚血瘀、痰浊不化与络脉阻滞型，用补气化瘀与豁痰通络法，方用补阳还五汤加味。杭州市中医院盛循卿辨证治疗中风，采用固脱、开闭、填精、祛风、蠲饮、益气、化痰、开窍、息风、化瘀十种方法。以上陆氏、盛氏治疗方法经长期临床总结，均有较好疗效。

浙江省中医院杨继荪治疗急性期肺心病，根据热、痰、瘀、虚四个病理特点的主次，分别采用清热化痰、活血行瘀、益气养阴方法，选用黄芪等多味中药加减，经长期临床验证，有较好疗效。1979 年 10 月至 1981 年 9 月，浙江省中医院徐志瑛以“通理攻下”“活血化瘀”法则治疗急性期肺心病，该治法有利于血气的提高和二氧化碳含量的下降，达到活血化瘀的效果。

1981 年，浙江省中医药研究所、杭州市红十字会医院樊良卿等，对冠心病中医辨证分型的客观指标进行临床与实验研究，研究表明以心的阴阳气血失调为主的中医辨证分型治疗方法确有病理基础和预后作用，对临床有一定的指导意义。

二、消化系统疾病治疗

20世纪50年代，叶熙春较系统地提出胃脘痛的治法治则，即注重胃腑和降通达与脏腑间的相互影响，在气分血分上详尽辨病。杭州市中医院盛循卿提出疏肝理气是治疗胃脘痛的重要治法，并分为肝气郁结、肝胃郁热、胃气上逆、食积气滞、气滞湿困、肝郁胃寒、胃阴不足、脾胃气虚八种证型施治。

浙江医院吴士元治疗胃窦炎及十二指肠球部炎用疏肝和胃法，以逍遥散为主方；治疗胆汁反流性胃炎用清胆和胃法，以黄连温胆汤为主方；治疗胃、十二指肠溃疡用运脾和胃法，以戊己汤为主方；治疗胃肠神经官能症用调理肝脾法，以桂芍龙骨牡蛎汤为主方；治疗上消化道出血引起的便血用补脾益气养血法，以黄土汤为主方。杭州市第四人民医院俞尚德提出消化性溃疡的病因是中气不足，脾胃阳虚，以致停痰聚饮，日久化火，痰火煎熬，久病入络，局部血脉瘀痹而形成溃疡，俞氏用温补脾胃阳气，通络行瘀及运化痰饮方法保护溃疡创面，促进组织新生，并自拟“补中生肌汤”。

浙江省中医院魏长春研制出具有调治脾胃系列功能的验方，主要有具有通阳宣气与和中降逆作用的栝蒌薤白半夏汤合二陈汤、解郁醒胃和缓急止痛作用的丹参良附小金瓜散、具有清胃润燥与和中止痛作用的蒲乳清胃汤等。浙江省中医药研究所潘澄濂辨证治疗肝硬化，分为积聚型肝郁血瘀证、脾虚气阻证，膨胀型血瘀壅滞证、脾虚水聚证、湿热蕴结证和肝肾衰竭证，除出现腹水外，治疗上分别以柔肝、健脾、益肾为各个阶段的基本方法。杭州市第四人民医院俞尚德认为胆病以郁滞不通为病机关键，治法宜清热泻火、理气疏郁与苦寒通降，并以芍药甘草汤加味组成“利胆汤”，疗效较好。俞氏还发现服用活血化瘀药能促使胆囊纤维组织重新吸收或瘢痕组织变薄变软，从而促使机能恢复正常。

浙江省中医院项柏康、周亨德等开展经内窥镜乳头括约肌切开加中药排石的疗效研究，对55例胆系疾患经内窥镜下乳头括约肌切开术后加服中药治疗，有效率为96.2%。

1977年5月，浙江省中医药研究所李世俊等进行益胃膏治疗胃、十二指肠溃疡及慢性胃炎的研究，总有效率81.7%。1981年益胃膏通过浙江省卫生厅成果鉴定，认为益胃膏原料均为常用中药材，具有价廉、方便、有效及治疗面较宽的优点，在国内同类制剂中具有先进水平。1980年，杭州市第三人民医院金亚城以单味番泻叶研粉口服治疗上消化道出血 109 例，完全止血 103 例，有效率为 94.5%，平均止血时间为 2.68 天。1982 年 8 月，浙江省中西医结合研究会牵头，与辽宁省协作成立胆道残石协作组，从事胆石成因分析和溶石治疗研究。

1982 年，浙江医科大学附属第二医院洪允祥等按 Astrup 氏法对 103 例胃脘痛患者的胃组织纤溶活性进行观察，发现血瘀与纤溶及血凝增高密切相关，并随着病程延长，血瘀兼证的发生率及胃组织纤溶活性均成比例增高，证实“久痛”与“入络”确有关系，为临床治疗提供依据。李世俊等开展养胃冲剂治疗慢性萎缩性胃炎的研究。1983 年，浙江省中医药研究所研制出溶石乳剂，用橘油复方胆酸钠乳剂治疗胆道残石患者共 69 例，显效 31 例，有效 30 例，无效 8 例。

三、呼吸系统疾病治疗

杭州市中医院唐福安辨证治疗咳嗽分为七型：风寒咳嗽用疏风散寒与宣肺安咳法，风热咳嗽用疏风清热与宣肺化痰法，燥火咳嗽用清热润燥与宣肺安嗽法，痰湿咳嗽用燥湿健脾与化痰安嗽法，肺虚咳嗽用养阴生津与清肺化痰法，脾虚咳嗽用益气健脾与化痰安嗽法，肾虚咳嗽用补肾纳气与安嗽平喘法。唐氏治咳七法经长期临床应用，收效良好。

1982 年，浙江省中医院王会仍等研究中医肺气虚与现代医学肺功能的变化规律，通过 106 例患者的临床观察，提出肺气虚可参照现代医学评定通气功能损害五级标准，分为尚虚、轻度虚损、中度虚损、重度虚损与极度虚损，为中医肺气虚的诊断与治疗提供应用经验。

四、传染性疾病治疗

1951—1957 年，杭州市传染病院先后应用黄连、黄柏、秦皮、白头翁、茶叶与马齿苋，治疗细菌性痢疾获满意疗效，尤其是以黄柏和马齿苋疗效较高。

浙江中医药研究所潘澄濂治疗乙脑分进行期和极期，前者辨为气分热化证，用白虎汤加味；后者为气营两燔证，先服紫雪丹，再服汤剂。乙脑恢复期辨为气阴两虚证，药用薏苡仁汤合生脉饮加减，后遗症配合针灸推拿综合治疗。1959 年，潘澄濂与浙江省中医院杨继荪、湖州市中医院朱承汉等在“治疗流行性乙型脑炎 730 例总结报告”中总结浙江省 1956—1958 年应用中医药治疗乙脑的临床经验，指出除以“卫气营血”为纲外，还应注意“湿从热化”和

"湿为热遏"的偏热、偏湿之不同，强调江南水乡湿重务必去湿之一面，为临床提供比较系统的依据。同年，杭州市传染病医院应用栀子金花汤治疗流行性脑脊髓膜炎 9 例，其中 8 例成功，且无任何不良反应发生。

肺结核是 20 世纪 50 年代至 20 世纪 60 年代危害极大的疾病，当时杭州一些医疗单位在西药治疗的同时，应用中医药获得一定疗效。临安人民医院自制干燥羊胆粉内服治疗 31 例，除 1 例因咯血曾服白及粉外，其他 30 例均未应用其他药物，治疗后复查均有改善。浙江中医院采用著名中医叶熙春研制的羊胆丸，服后症状明显改善。杭州市第二人民医院自 1957 年 8 月开始用黄连素治疗肺结核，收治 150 例获较好疗效。20 世纪 70 年代后，中医治疗肺结核从单味药趋向综合治疗，疗效不断提高。浙江中医药研究所潘澄濂根据症状分型辨证施治肺结核与病毒性肝炎，取得较好疗效。

1981—1982 年，浙江省中医药研究所在浙江医科大学协作下，搜集整理潘澄濂临证 329 例病毒性肝炎患者病案，分析完善潘氏对该病辨证论治原则，编制完成"老中医潘澄濂肝病诊疗计算机程序"，在丽水、仙居、泰顺等浙南山区推广运用。1982 年 10 月通过浙江省科学技术厅与省卫生厅成果鉴定，属国内先进。

五、肿瘤及免疫系统疾病治疗

1967 年，浙江中医学院潘国贤应用中医药系统治疗数十例肿瘤患者，取得较好疗效。治疗 7 例脑肿瘤，存活最长者 18 年，最短者有 7 年多。浙江中医学院何任根据长期临床经验，对前人和各地运用中医药治疗肿瘤的技术方法进行系统研究，总结出疗效较高的扶正祛邪治疗法则，其治疗方法祛邪不伤正，扶正助祛邪，平稳有效，不良反应较少，在临床上有较高应用价值。杭州市中医院杨少山自 1975 年起，以养阴清肺法治疗肺癌，积累病案 105 例，均属晚期，延长生存时间 5 年以上者占 39%，其中有 3 例存活时间达 9 年。

浙江省中医院马逢顺等于 1971 年在国内首先开展三尖杉抗白血病的研究。1976 年，分离出三尖杉和高三尖杉酯碱单体，由浙江民生药厂生产，单独应用可使白血病缓解率达 18.4%。1975 年，浙江医科大学厉斋华、郁知非与马逢顺合作，采用西医几种联合化疗方案加中药三尖杉治疗急性白血病 177 例，完全缓解率为 57%，完全缓解加一级部分缓解率为 65%。该研究于 1978 年获全国医药卫生科学大会奖。

1977 年，浙江省中医药研究所王锦云、赵树珍等根据中医"养正积自除"

原理，开展人参香茶片治疗中晚期胃癌（术后）的研究。浙江省中医院钱明山等开展选择性动脉插管化疗结合中医中药治疗晚期食管癌、胃癌近期疗效观察的研究，把选择性动脉插管化疗与中医中药治疗紧密结合，治疗205例368人次，近期症状改善率为90.77%。马逢顺等开展三尖杉（或高三尖杉）酯碱联合化疗急性非淋巴细胞白血病的研究，在国内首次提出三尖杉酯碱、长春新碱、泼尼松和阿糖胞苷联合化疗方案，治疗急性非淋巴细胞白血病，缓解率为60%，1979年通过浙江省卫生厅的鉴定。1984年，马逢顺等进行利用短期细胞培养法预测高三尖杉等5种药物对急性白血病敏感性课题的研究，经35例试验，与临床效果的符合率为88.6%。

浙江临安乳腺病研究所用“黄氏乳癖汤”“黄氏乳岩汤”治疗乳腺癌。1997年，黄氏中医乳腺病特效技术被第四届上海科学技术博览会评为金奖。黄氏中医乳腺病疗法这项中医药研究成果，《求是》《人民日报》《健康报》《中国中医药报》《科技日报》《解放日报》《浙江日报》等媒体对其进行了报道。

六、泌尿系统疾病治疗

浙江中医药大学朱古亭运用健脾益肾法，以参苓白术丸为主方随症加减治疗肾病，收到较好疗效。浙江中医药大学马莲湘发现脾肾不足是产生慢性肾炎尿蛋白的主要原因，辨证治疗分为3型：脾虚湿困型用益气健脾与渗湿利尿法，脾肾阳虚型用益气温肾利水法，肝肾阴虚型用滋阴益肾并佐以利尿法。

1978—1980年，杭州市红十字会医院洪用森等在10例肾病患者肾移植手术前加用中药治疗，结果存活7例，比单纯用西医方法治疗的疗效要好。1980年1月至1981年12月，杭州市红十字会医院王永钧对100例原发性肾小球疾病患者在中医辨证分型基础上，检测甲皱微循环、血液流变学、心肾功能及免疫指标，发现阳虚型肾炎患者免疫功能降低，全血黏度升高，外周循环瘀滞，易致心肾功能不全。王氏提出本病的瘀血证与阳虚有关，具有“虚中有瘀”特征，采用温肾、益气、养血及化瘀方法能提高疗效。王氏还进行慢性肾小球疾病肾虚证临床诊治研究，经对505例患者多项临床指标综合分析，发现在本病的发生、发展过程中，都存在肾失封藏，导致蛋白等精微物质随尿流失的病理环节。通过采用塞流—澄源—复本三法，提高疗效。该项研究于1984年8月经省级鉴定，达到国内领先水平。1985年杭州市红十字会医院洪用森等以六味地黄汤加减为主方，收治10例原发性痛风性肾病伴慢性肾功能不全患者，发现其疗效明显优于西药对照组。

1979 年，浙江中医药大学研制成“电子计算机模拟马莲湘老中医肾炎辨证论治系统”，经 210 例上机验证，处方准确率达 95%以上，该项成果通过鉴定，达到国内先进水平。1983—1984 年，该院对马氏急性肾炎、肾病综合征、肾结石等 10 个病种的辨证施治思维过程与技术方法进行系统研究，编制完成“马莲湘教授多病种电脑诊疗系统”，经 144 例回顾性抽样验证和 83 例应用，符合率为 99.4%。该系统于 1984 年 10 月投入门诊，疗效良好。

浙江中医药大学陆芷青在长期临床中总结出尿路结石的虚实之辨特别在于舌苔与脉象的辨识，并根据本病的五种证型分别施治，取得较好疗效。蔡鑫培通过对本病的长期治疗，研制出“尿石八味汤”专方，临床中据病情酌加清热利尿中药，获得较好疗效。

杭州市红会医院肾内科运用中西药内服、外敷、血液透析、腹膜透析、肾脏移植等系列化方案治疗慢性肾炎、尿毒症，形成了独特的治疗手段。该院还使用“益肾宁”治疗慢性肾炎。“益肾宁”对慢性肾炎激素撤退时肾阳虚证的临床治疗及实验研究，被列为国家“七五”期间中医重点攻关项目。1999 年，杭州市中医院肾病专科成为全国中医肾病治疗中心。2006 年“慢性肾脏病中医临床证治优化方案的示范研究”获科技部“十一五”支撑项目立项。

进入 21 世纪，浙江中医内科学的发展呈现出蓬勃态势，不仅在学术研究、临床实践取得了显著成就，而且在教育传承和国际交流上展现出新的活力。

第二节 外科

一、流派发展

近半个世纪以来，中医乘时势之风，取得长足发展。中医院校教育改变了几千年以来的中医传承方式，现代化的中医医院则改变了中医临床的实现方式。这些变化无疑对中医的学术发展产生了深刻的影响。传统的家传师授不再是主要的授业途径，现代化的病房管理和科研体系使得中医外科医生能更精细、深入地研究疾病诊治技巧。在此背景下的浙派中医外科必然能获得新的发展途径，具备新的学术特色。

中华人民共和国成立以来，原有的各大中医外科流派竞相发展，同时涌现了诸多新的浙江中医外科流派。浙江素称文化之邦，中医力量历来雄厚，中医外科亦是如此。近代，有浙北潘氏外科、杭州余氏外科及温州、宁波等各处的著名中医外科流派，他们各有其代表和传人，各有其擅长和特点，在辨证、治疗、手术、制药等方面均积累了丰富的经验。

（一）湖州潘氏外科流派

潘氏外科流派发源于浙江省德清县钟管镇戈亭乡曲溪村，创始人和起始时间不详，至清道光年间（1821—1850）已传六代，惜前四代佚缺史料，故从第五代记起。第五代潘鼎，生于清嘉庆初年（1796）。潘氏外科流派以家传、师授模式为主，主要代表人物有潘春林、潘斌璋、张明峰。为进一步传承中医文化，2017年5月，德清县政府在潘氏祖居建立了“曲溪湾潘氏中医外科博物馆”。曲溪潘氏迁居湖州，直、支传人为湖州市中医院成立与发展做出重要贡献，其杰出代表人物还有潘澜江等。潘氏外科历代传人甚多，遍及德清县、湖州市及杭州、嘉兴、上海、江苏、安徽等，其中著名的有上海夏墨农、夏少农等，杭州余步卿、余步廉等，湖州徐振华、李慕如等。20世纪80年代受浙江省卫生厅委托举办中医外科进修班，授业者遍及浙江省各地，其中优秀的已成为省级名中医。经过二百多年的流传和十二代发展，形成了以潘春林、潘斌璋、张明峰为主要代表人物的潘氏外科流派传承脉络。潘氏外科在疮疡、皮肤科、五官科、口腔科、乳腺疾病及急腹症等的诊治及中医外用药制剂形成了鲜明的流派学术思想和诊疗特色。潘氏从长期课徒实践中，积累经验甚丰，为教学之需，编撰了《分经药性赋》《外科汤头》《疡科歌》《医学集成》等用以启蒙的入门读物。近代以潘斌璋（代表作《潘斌璋临床诊断医案精编》）、潘嘉矿等为代表人物，潘嘉矿整理、校注、增添家传课徒读本内容，定名为《潘氏外科秘本九种》，参（旁）校《外科方外奇方》《外科传薪集》，3 种书籍共 175 千字，后被编入首部断代大丛书《近代中医珍本集·外科分册》。

（二）邬氏皮科流派

邬氏皮科流派发源于浙江绍兴东关镇，由邬春阳创立于 1895 年。邬春阳 1870 年出生，是杭州颇负医誉的名老中医。邬春阳在东关读完私塾后，前往天台国清寺习武学医。1895 年返回东关开设中医诊所，在当地执业行医，医技渐精。随后于 20 世纪初转至杭州悬壶济世，主诊外科疾患，邬春阳老先生精于中药内服与中医外治相结合，其高尚医德和精湛医术，令世人称赞。邬氏第二代邬思阜、邬诗英先后子承父业，悬壶杭州，很快成为杭州又一面中医外科的旗帜。邬氏皮科在毒蛇虫咬伤、脱发、银屑病、痤疮、湿疹等皮肤科顽疾的诊治及中医外用药制剂形成了鲜明的流派学术思想和诊疗特色。

（三）宁波严氏外科流派

严氏外科流派肇始于清光绪年间的严海葆（1880—1944）。严海葆字源来，镇海县人。少时游历鄞县天童寺，遇寺内医僧大和尚，见之曰：此子有异质，聪慧过人，可教也。遂收为门徒，将生平之医学知识，尤其是疡科，尽传于严。逾三年，乃悬壶甬上（今浙江宁波）。严氏勤奋好学，古今方药无不精研细读，与名医范文甫交往甚密，医术日精。至中年，医望甚高，求诊者纷至沓来，门庭若市。生平慷慨好施，有口皆碑。行医四十年，积有丰富之外科经验，凡遇险重之症，每内服、外敷并用，即可履夷出险，转危为安。自创复方三黄膏、黄连液及蒲公英汤等验方，颇有奇效，打造了甬派中医外科的金字招牌。严氏广栽桃李，称誉浙东，其弟子刘中柱、闻茂康、卢家祥等在宁波、上海及舟山行医。严氏外科集师传精华和自身实践经验，在临床上内外融通，中西并举，强调整体和分治观念，提倡症因证治的量化思维，重视先后天之本。能够与时俱进地汲取中医治病的精髓，发挥中医药的优势。

（四）余姚胡氏外科流派

胡氏外科流派始于1911年，迄今已有一百多年历史，历经四代传人。创始人胡钧纲（1886—1966），他自幼患骨疽，久治不愈，故学习医术，矢志岐黄，治愈了自己的痼疾。1911年，胡钧纲在余姚市马渚镇梅山殿胡家行医，独创的“活骨散”造福众多患者，成为一方名医。胡氏中医外科始于1911年，传承四代，总结出了一套以“三因、四诊、八纲、八法”为核心的中医外科辨证和诊疗方法，坚持内治与外治并重，对创伤、蛇伤、烫伤、痈疮等外科疾病有着一套独特的诊断用药方法，对一些疑难杂症也得心应手。代表专著有《外科八纲》《胡氏中医外科临床心得》《中医外科内治手册》《中医胡益平验方汇编》。

（五）温州金氏外科流派

金氏外科流派由晚清时期金云仙创立，金云仙为温州永嘉岩头一方名医，后移居乐清。金云仙擅长外科疾病的外治疗法，如用仙人球去皮捣烂加药后外敷治疗体表肿瘤，治愈者众多，获赠“德被江乡”的牌匾。金氏外科以追求中西医融合，提倡内外治并重，手术推崇微创理念等学术思想进行传承。主要著作有《肛肠病中西医治疗学》《痔病与肛瘘微创手术技巧图解》等。现主要传承人有金纯、金照、郑晨果等。

（六）德清俞氏外科

俞氏外科始于明崇祯年间，世居德清下高桥。相传俞氏乐善好施，曾得一道长传授炼丹之术，七传至俞燧田。俞燧田（1855—1931）继承祖业，善用消、散、箍、托法治痈疽，对重症外疡有独到之处，用药精简独萃，自制自炼，自成流派，乡人俗称“下高桥外科”。俞燧田传子俞海门等，继承家业。

（七）杭氏外科流派

杭氏外科流派创始人杭芝轩（1881—1971）。杭芝轩行医60余载，是一位深受嘉兴广大民众信赖与尊重的名医。他医术精湛，特长中医外科，擅于运用中药内服、外敷治疗疔疮、痈、疽、臁疮、蛇串疮、皮肤湿疹及乳房疾病等。杭芝轩对药物研究有素，“二气膏”“红云散”“白龙丹”“青露膏”诸方，均系其自制验方药。他对喉科的治疗，更有独特之处。在采取内服中草药的同时，常配用外喷散剂，同时给予中医针刺、放血等措施，无论烂喉风、锁喉风等急性喉科疾病，疗效特别显著。他所创“喉科散”“幺霜散”“喉科珍珠散”“开关散”“喉科壬字散”等，选药简单，疗效明显，特点在于精制。杭老将毕生精力用于研究，诊疗之余即在研磨散剂，晚年亦无闲时，故其药屡用屡验。杭芝轩老先生德高望重，对待患者态度一贯和蔼可亲，不论贫富，一视同仁，对特别贫穷的患者，非但分文不取，还常赠药、食。

（八）郭氏痔科

浙北秀水医派的郭氏痔科，发源于浙江嘉兴。创始人郭问农（1900—1982），禾城（今浙江嘉兴）人，嘉兴中医痔科名中医。郭问农年约14岁初习业于妇科陈仲南，4年后悬壶南埝（现东栅街道区域），后参加联合诊所。1959年，嘉兴联合中医院成立，郭问农随当时所在的勤俭路联合诊所一同并入中医院。他在南湖门诊部从事外科兼痔科，积累了六十多年丰富临床经验，尤其在肛肠科领域有很多治痔瘘经验，其治疗疾病的主要准则为内外同治、外治为主，从用药、手术等方面共同治疗肛肠疾病，如内服凉血地黄汤治初期内痔出血，补中益气汤治晚期痔疮脱出，止痛如神汤治肛门痛。因人而异选用枯痔法、压缩法、挂线法、外治法、熏洗法等，如用红升药线治疗内痔，明矾压缩治混合痔，中药内服外敷治肛瘘，中药汤剂熏洗治肛门瘙痒等。在几十年的临床实践中，以显著的疗效赢得患者信任。郭氏痔科对痔疮、肛裂、肛瘘、直肠息肉、结肠炎等肛肠疾病的诊治，积累了丰富的经验，其结合古籍与经方创立的“郭氏外洗方”沿用至今，效果显著。在痔疮手术中创混合痔切除新方法，肛痈一期切开术，肛瘘切挂术，具有切口小、引流畅、愈合快、治疗彻底等优势。本为家传之学，后则开门授业，先后及门弟子有陈会林、刘铫、尹和宅、王启、童蕾等，均任职于嘉兴市中医医院肛肠科。

（九）余步卿外科

浙江省中医院余步卿善于通过调理脾胃来达到外科疾病的转归作用，重视整体观念和辨证论治在外科治疗应用，善于随症变通采用消、托、补法治疗外疡，对疔疮、脑疽、乳痈、流疽、外伤血肿等有独到的治疗技术，在长期的临床实践中还创制出正灵丹、迎春散等13种外科用药。

（十）潘午印皮肤科

浙江省中医院潘午印把皮肤病的外因总结为风、湿、热、虫、毒五种，重视审证求因，内外兼治，在长期的临床实践中总结出临证七法，即益气养荣法、调和肠胃法、重镇软坚法、活血化滞法、活血散瘀法、清热利湿法和养血祛风法。

（十一）周醒华痔科

杭州铁路医院周醒华采用中西医结合外切内剥内扎方法治疗混合痔404例，近期治愈376例，好转28例；手术时间短，方法简单实用，痛苦小，并发症少。

（十二）杨佛心痔科

杭州市上城区涌金医院杨佛心治疗痔疮30余年，积累了以中医为主、中西医结合的经验方药和手术方法，有根治率高和疗效长远之特点。

自20世纪50年代开始，浙江从中医药治疗血栓闭塞性脉管炎，发展到治疗闭塞性动脉硬化症、糖尿病足等众多周围血管疾病，均显示出中医中药的综合优势。20世纪70年代初采用中西医结合总攻疗法治疗尿石症，提高了排石率，缩短了疗程，在治疗性功能障碍和其他男性生殖系疾病方面，也取得了可喜成绩。中医“湿润疗法”在中小面积烧伤的治疗方面有丰富的实践应用经验，各地有许多不同组成、不同剂型的中草药制剂，临床疗效好、瘢痕少。中西医结合治疗毒蛇咬伤优势显著，既可以有效地改善局部症状，又能明显减轻全身中毒症状，有中医药干预的综合治疗能明显提高患者治愈率，缩短治愈时间，降低患者死亡率、肢体伤残率和危重症发生率。中西医结合治疗系统性红斑狼疮、硬皮病、毒蛇咬伤等，也取得了很大的成绩。

二、专科教育

几十年来，为适应教育需要，在总结历代医家外科专著的基础上，浙派中医外科医家归纳、总结了中医外科学的理论体系及临床常见疾病的辨证论治规律，编写了中医外科学的系列教材，包括1980年《外科学》、1986年《中医外科学》（第五版）、1997年《中医外科学》（第六版），这些教材均为全国中医药院校中医外科学的统编教材。2002年，在教育部、原卫生部、国家中医药管理局的指导下，全国中医院校外科专家编写出版了新世纪全国高等中医药院校规划教材《中医外科学》。2005年出版了普通高等教育“十五”国家级规划教材《中医外科学》（七年制），2007年出版了普通高等教育“十一五”国家级规划教材《中医外科学》（新二版）和全国普通高等教育中医药类精编教材《中医外科学》，2009年出版了首部研究生规划教材《中医外科临床研究》，2012年出版了全国高等中医药院校规划教材《中医外科学》（第九版），这些教材在全国众多中医药院校中投入使用，并成为国家中医药类执业医师考试和职称考试的参考用书。统一教材的出版使学生能系统地学习和掌握中医外科学的理论知识，为培养中医外科人才打下了坚实的基础。同时，浙江地区还编著或重印了大量的中医外科学专著，不断汲取全国各地中医外科学的学术经验与成就，使中医外科学的理论和经验得到更快地普及与提高。

三、学术团体

1979年11月，浙江省卫生厅、省科学技术协会批准成立了中华全国中医学会浙江分会，1985年更名为浙江省中医学会，1999年再次更名为浙江省中医药学会。经过四十年的筚路蓝缕、砥砺前行，学会经历了组建、发展、壮大的过程，已发展成为有54个专科分会和3个门诊部的大型学术团体。浙江省中医药学会设有中医外科分会，为广泛开展中医外科学术交流、促进中医外科学术的繁荣创造了条件。外科分会成立于1980年6月，2015年又成立了外科分会青年委员会。

浙江省中医药学会中医外科分会第一、二届委员会主任委员为裘钦豪。裘钦豪曾负责浙江中医药大学中医外科教研室工作，编写了《中医学讲义》《中医外伤眼科学》等教材，修订了《医宗金鉴·外科心法要诀白话解》，还负责编写了《潘春林医案》，校勘明代古籍《外科精义》《外科正宗》等书。

第三、四届委员会主任委员为鲁贤昌。鲁贤昌曾任浙江中医药大学中医外科教研室主任兼浙江省中医院中医外科主任，擅于治疗类风湿关节炎、风湿性关节炎、退行性关节炎、痛风性关节炎、强直性脊柱炎等疾病，对男性病、胆道病、皮肤病、乳腺病等也有丰富的临床经验。

第五、六届委员会主任委员为楼丽华。楼丽华是第五批全国老中医药专家学术经验继承工作指导老师、浙江省中医院乳腺病中心创始人、国家中医药管理局重点乳腺病专科学科带头人、中华中医药学会乳腺病分会副主任委员，擅长各类乳房疑难病的中西医结合治疗和各类乳房良、恶性肿瘤的手术及微创手术。

在历届主任委员的带领下，以及历届常务委员、委员、青年委员等的共同努力下，浙江省中医药学会中医外科分会在各地广泛开展学术交流活动，邀请国内外知名中医、中西医结合外科专家就中医外科学研究的热点问题进行专题演讲，并与广大中青年学者一起交流探讨外科疾病的临床和基础研究进展，带头总结归纳各流派学术经验，大力推进浙江中医外科的传承与发展。

第三节　妇产科

一、何氏妇科

何子淮（1920—1997），浙江杭州人，先生幼承庭训，13岁起即侍诊于其父亲、何氏妇科第二代传人何稚香左右，尽得其传。1934年考入浙江中医专科学校，1937年转入上海新中国医学院就读，得朱小南院长等诸多名家亲临教诲。1939年毕业后，回杭悬壶何九香女科诊所，医术日臻精湛，医名日隆。1955年，进入杭州市中医院前身——杭州广兴联合中医院工作。曾任杭州市中医院妇科主任、浙江省中医药学会副主任委员、中华中医药学会妇科委员会常务理事兼华东片区主任、杭州市政协委员。撰有《何子淮女科经验集》《各家女科述评》等专著。《何子淮女科经验集》成书于1982年，由浙江科学技术出版社出版，陈少春、吕直整理。全书分临床经验、医话、医论三部分，共载文25篇，皆根据何氏诊余笔记、临证述谈及临床资料整理而成。该书体现了何子淮老先生对整体观念的重视，突出脏腑经络辨证，以及对月经病、妊娠病等独到的见解和治法。书中蕴含的“调肝八法”“解郁三法”“调冲十法”“治带四法”“治崩三法”“温病治疗八法”等体现了何子淮在女性疾病诊疗中的独特之处。1983年，何子淮被评为浙江省名中医，1991年被卫生部、人事部、国家中医药管理局列为第一批全国老中医药专家学术经验继承工作指导老师，1992年10月荣获国务院颁发的“为我国医疗卫生事业作出突出贡献”荣誉证书。

何少山（1923—2003），浙江杭州人，首批浙江省名中医，第二批全国老中医药专家学术经验继承工作指导老师，何氏妇科第三代代表性传人。曾任中国农工民主党浙江省常委、中国农工民主党杭州市副主委、浙江省政协委员、浙江省政协教科卫体委员会副主任、杭州市政协副秘书长。在20世纪30年代的中国，何少山看到广大贫苦百姓饱受疾病的煎熬，缺医少药，毅然弃工从医，在祖传父授、业有所成之后，于1948年即在杭石牌楼女科诊所悬壶应诊，由于医技精深，在患者中声誉鹊起，成为“何氏女科”第三代传人。1952年，杭州市成立了华东第一家中医院，即杭州市中医院前身广兴联合中医院。1955年，在省卫生厅副厅长、名医叶熙春的举荐下，他担任了院管会主任，主持全院工作，并兼任妇科负责人。为了解决中医院初创时期的困难，何少山毅然把“何氏女科”诊所的诊疗设备、中药配方部等全部无偿捐献给医院，“何氏女科”也成了该院特色专科。之后，医院请进了杭州城内的中医内科、外科、儿科、伤科、针灸、五官科等诸多名医。在何少山的领导下，医院在短时间内克服了种种困难，业务兴旺，成了杭州市卫生系统的先进医院。1988年，何少山应泰国天华慈善医院的邀请，赴泰进行学术交流，开展诊治工作，被授予“仁声远播”银质奖牌。1996年被评为第二批全国老中医药专家学术经验继承工作指导老师。他创立并为之付出毕生精力的杭州市中医院中医妇科，已成为国家中医药管理局确定的重点专科。

在繁忙的临床工作中，何少山潜心研究中医妇科的理论。在学术上，他继承和发扬了何氏女科中医理论，突出脏腑经络辨证论治，重视整体观念，立法处方虽多遵古训，但又不拘一家之言，博采众家之长，融合中西医学。在妇科常见病、多发病、疑难病的诊治方面积累了丰富的经验，尤其对不孕症、崩漏、急慢性盆腔炎、滑胎、产后杂病的诊治有其独特的见解。早在20世纪70年代，何少山就率先提出了流产后并发症的中医防治，并总结出辨证及用药规律，对流产后继发不孕具有独到的见解，其独创的温通疏补法治疗流产后继发不孕取得显著的疗效。他还首先将温阳法用于治崩，以气虚血瘀论治慢性盆腔炎等学术观点被全国同行认同，并在许多医院临床推广运用。此外，他还自拟经验方，制成消癥I号、消癖散、芪竭冲剂、妇外IV号等10余种制剂，在临床上深受患者欢迎。

何少山先生所撰写的《论温阳止崩》等20余篇论文和其继承人整理出版的《何少山医论医案经验集》都成为当代中医妇科的重要文献，使得“何氏女科”享誉浙江省内外及中国香港和台湾、日本、东南亚及欧美等地，成为中医妇科一支重要的学术流派。1999年，中央4台“中华医药”栏目中专题介绍了何少山的医术医风，在海内外产生了较大影响。在诊务之余，何少山积极参加社会活动，参政议政，建言献策，不顾年高体弱，经常带领调查组到丽水、台州等欠发达地区调查研究，率领医疗队为当地农民义诊，开展医疗咨询服务。

二、其他名家

1. 徐荣斋

徐荣斋（1911—1982）系全国著名老中医，精于妇科疾病的治疗，对带下病的诊治具有独特见解，著有《妇科知要》。

2. 吴国栋

吴国栋（1912—1993），原名紫檥，号朴园，浙江温州城区小沙巷人。出生于中医世家，其父瑞明公，其兄国芬先生，皆为浙南中医外科名医。吴氏从小耳濡目染，立志从医。1934年毕业于苏州国医专科学校，同年取得执业中医师资格，并悬壶于城区。1937年担任永嘉县政府（现温州市）中医诊疗所首任所长。1940年之后，任永嘉县中医公会执行委员、龙泉县道太区署警务班医官，受聘为永嘉普安施医施药局（现温州市中医院前身）常驻医师，就诊施药，周恤贫寒，深受各界人士好评。1945年，抗日战争胜利后，温州再次成立永嘉县中医整理委员会，吴国栋任主任。其后，永嘉神州国医学会与永嘉县中医公会合并，成立永嘉县中医师公会，并推举吴国栋为理事长。1946年吴国栋担任温州中医界考试委员会主任。1979年，担任温州市中医学会副会长、顾问、浙江省中医学会妇科分会顾问等职。1983年，被评为浙江省名中医。1988年，晋升为主任医师。

吴国栋从医50余载，其医技精湛，为人正直，生活俭朴，医德高尚，对患者富有同情心。诊病时，每遇一些贫病者拿不出药费，经常解囊相助。1988年退休后，许多单位以高薪聘请，吴老一一谢绝，只接受医院顾问之职，坚持每周三个半天，步行到医院坐诊，不管寒冬炎夏，从不间断。

3. 高德明

高德明（1915—1968），字苍鹄，男，汉族，浙江杭州人。毕业于浙江中医专门学校，早年曾求学于萧山竹林寺女科，得手抄秘方一册，后于南京中央国医馆研究班进修。他是浙江省著名中医之一，曾任浙江省政协委员、浙江省人大代表、杭州市人大代表、杭州市中医协会主任委员、考试院医师考试委员会副主任委员。

中华人民共和国成立前，高德明曾任浙江中医专门学校校刊《金铃》的主编、国民政府卫生署中医委员会副主任委员。1938年11月，中央社会部许可成立中国医药教育社，推选陈郁、曾义、高德明为常务理事，聘请陈立夫为名誉理事长。该社有序开展了诸多工作，先是拟订《中医学校教材编纂标准》并编纂教材，其中高德明负责《实用方剂学》的编写。其次是制定《中医专科学校科目表》，由陈郁、高德明作为负责人，拟订了《中医专科学校暂行科目表》，并于1939年4月由教育部公布，使得中医列入了国家教育系统。1940年春，开设了“中国医药教育社研究班”。最后，举办了首个国立中医医院——陪都中医院，由高德明担任副院长一职。1943年10月3日，《新华日报》曾报道该院“百天内应诊二千六百人”。20世纪40年代中期，高德明先生协助创立了新中华医药学会，学会认为中华医药学术的革新方向为“理论时代化”和“经验系统化”，其根本措施在于人才培养和技术革新，具体为设学置校培养人才、举行医院革新技术、开办药厂增强药效、编印书刊提高知识。学会主办了《新中华医药月刊》，是中国第一部中医学术刊物，由高德明担任主编，其宗旨在“运用科学方法发扬中华医学，并谋其内容之充实革新”。中华人民共和国成立之初，高德明回到杭州，与张同泰药铺及俞尚德合作开设“同春中医联合诊所”，是杭州市中医师学会12位委员之一。他任职于浙江省妇幼保健院，享受教授级工资待遇，1958年至杭州市红十字会医院工作，担任该院中医科主任，并承担杭州市各界中医进修学习及西医学习中医的教学工作。

高德明热衷于中西医结合研究，曾在杭州市卫生局召开的中西医师座谈会中强调“中医科学化”的任务，指出中医科学化并非就是中医西医化，主要是使所吸收的科学知识能够消化容纳，并要和旧有的中医知识结合起来，发展起来。同时以中西医结合观点撰写了《中医改进之路》《中医药进修手册》《现代实用国产药物提纲》《中国医学史讲义》《伤寒论新释》等著作，并于1960年在杭州首创“中西医结合病房”。

高德明尤善于治疗妇科病证，著有《产后恶露异常的讨论》《中医对于流产的认识与治疗》《我国古代的妇产科专家——陈自明》等。

高德明倾心培养了许多优秀的中医人才，展示了一位平凡的医务工作者为了中医事业无私奉献的精神，为广大中医后辈树立了榜样，也为当时我国摸索与推动中医教育事业发挥了不可磨灭的重要作用。

4. 盛玉凤

盛玉凤，浙江台州人，浙江省中医院主任医师，教授，硕士研究生导师。1965年于浙江中医学院毕业后，被分配到浙江省中医院妇科工作，跟随裘笑梅先生学习。曾任浙江中医学院妇科教研室主任、浙江省中医院妇科主任，社会兼职有中华中医药学会妇科专业委员会委员、浙江省中医院学术委员会委员、浙江省中医药学会妇科专业委员会主任委员、浙江省医学会计划生育分会委员、《浙江中医杂志》编委。同时是浙江省名中医和第三批全国老中医药专家学术经验继承工作指导老师。

综上，浙江历代医家不仅积极从事妇科医疗实践，且善于总结经验，勤于著述，为后世留下了大量的妇科著作，提供了宝贵的临床资料，所编撰的妇科著作见于史料记载的就有百余种，现存于世的约计60余种（包括未刊本），占全国中医妇科古籍的四分之一左右。这些著作内容丰富，论及经、带、胎、产等诸多方面，既有系统之理论，又有典型之病案，尤其是收入了历代名医的经验方，从中充分反映出浙江历代医家较高的妇科诊疗水平。

第四节 儿科

一、名医名方

杭州现代著名的中医儿科医家有宣志泉、滕一青、詹子翔等。宣氏善于治疗小儿惊风时病、杂病，滕氏善调脾胃，詹氏精于表里调治。

马莲湘对百日咳治疗采用清润肺金、化痰降逆治法，研制百龙汤治疗患儿37例，服药后痉咳缓解时间最快3天，14～21天获得控制。浙江省中医院儿科陈蓉蓉用自拟百日咳协定处方治疗患儿100余例，疗效良好。1980年制成百日咳冲剂，门诊治疗50例，随访观察46例，均痊愈，其中服药仅5日便获痊愈的有9例。

杭州市红十字会医院胡培德治疗小儿急性肾炎用芳香清利法，以藿香、佩兰等组成基础方。马莲湘辨证分型治疗小儿慢性肾炎蛋白尿，脾虚湿困型用益气健脾、渗湿利尿法，以党参、茯苓皮等组方；脾肾阳虚型用益气、温肾、利尿法，以淡附片、干姜等组方；肝肾阴虚型用滋阴益肾、利尿法，以生地黄、怀山药等组方。马氏在长期临床经验基础上还创制出消蛋白尿的基本方。

1981年，浙江医科大学附属儿童保健院在林钦廉经验方基础上，开展"儿童健脾益胃药物健儿膏"的研究，研制成治疗小儿消化功能障碍引起的营养紊乱症，并便于患儿口服的膏滋型药物——健儿膏。1982年，林钦廉等研制完成对儿童营养不良性贫血具有良好疗效的升血膏。

1981年，浙江中医学院对该院詹起荪治疗小儿腹泻疾病的技术方法进行全面系统研究，并编制成"治疗小儿腹泻电脑模拟系统"，经196例回顾性验证和107例双盲验证，符合率分别达到99.48%和98.13%。该诊疗系统从1984年9月应用于门诊。1983年，浙江中医学院马莲湘等在马氏40多年临床积累验方基础上，研制成具有健脾燥湿、消积止泻作用的"小儿止泻冲剂"，经485

例临床验证，有效率达86.4%。

二、浙江省中医院儿科

浙江省组建浙江省中医院，儿科汇聚了马莲湘、宣志泉、詹起荪、林钦廉等名医前辈，并培养了一代代的浙江省名中医，如俞景茂、宣桂琪、盛丽先、王晓鸣、陈华、陈健、邵征洋、邱根祥、侯春光等，带领浙派中医儿科走上更长远的发展道路。

到2024年，浙江省中医院的湖滨、钱塘、西溪三个院区均设有儿科，共建床位84张，新生儿床位24张，年门诊量达22万人次，成为浙江省中医院门诊量名列前三的科室之一。专科技术力量雄厚，中医特色突出，是中西医综合实力强、极具中医药特色和优势的临床、科研、教学基地，在全国享有较高的知名度和影响力。俞景茂、陈华、陈健先后担任中华中医药学会儿科分会副主任委员，王晓鸣、李岚先后担任常务委员等。王晓鸣、陈华、陈健先后任浙江中医药学会儿科分会主任委员，李岚任副主任委员，在省内外具有一定的学术地位。

浙江中医药大学附属第一医院儿科是浙江省中医药管理局重点学科，2007年被国家中医药管理局确定为“十一五”重点专科建设项目，此后又相继成为浙江省重大疾病儿科疾病中医药防治中心、国家药物临床试验机构以及首批浙江省中医儿科专业住院医师规范化培训基地。该学科中医渊源深厚，“宣氏儿科”“马氏儿科”“詹氏儿科”薪火传承。儿科的专科特色显著，中西医结合特色鲜明，现建有俞景茂、宣桂琪、盛丽先、王晓鸣、陈华、陈健6个国家级、省级名中医工作室。科室充分发挥浙派中医儿科的优势特色，凝练出“详钱乙五脏热证，倾河间寒凉之法，倡丹溪滋阴清热，创绍派伤寒新论”的学术路线，“偏于滋阴清热，重视顾护脾胃，巧用和解之法，善用清宣祛风”的学术特色。本着“强引领、均发展”的发展理念，经几代努力，在反复呼吸道感染、支气管哮喘、抽动症、多动症、肾病、生长发育等领域形成了特色优势，目前已形成3个具有稳定诊疗及研究方向的专科优势病种群（儿科心肝系疾病、肺系疾病、肾系疾病），建立小儿抽动症/多动症、发育行为、中西医结合儿童康复、哮喘、反复呼吸道感染、生长发育（性早熟、矮小症）、肾病、遗尿等特色专科门诊。各亚专科团队均由名医专家引领，结构合理，梯队稳定，技术扎实，已具备良好的中医药临床、科研工作能力，并连续四年获“中国中医院最佳临床型专科”称号。在做好浙派中医儿科传承的基础上，积极开展科学研究，仅2005—2007年就承担了课题38项，其中国家级课题6项，部省级课题4项，厅局级课题26项，在国内外学术期刊上发表学术论文162篇，其中SCI论文20余篇，出版论著10部。获浙江省中医药科学技术奖二、三等奖共5项，《儿科各家学说及应用》获中华中医药学会科学技术奖学术著作奖三等奖。专科成就受到业内认可，主持或受邀参与国家多个中医儿科疾病的诊疗标准及临床路径制定工作。受国家中医药管理局医政司、中华中医药学会委托，由李岚教授牵头完成了《中医优势病种诊疗方案和临床路径制定与实施项目》的儿科—肺炎喘嗽（毛细支气管炎）项目，其他参与的有《儿童哮喘中医临床诊疗指南》《儿童鼻鼽中医诊疗指南》《儿童厌食中医临床诊疗指南》《儿童反复呼吸道感染中医临床诊疗指南》《小儿积滞中医临床诊疗指南》《注意缺陷多动障碍中西医结合诊疗专家共识》《抽动障碍中西医结合诊疗专家共识》等的制定及修订工作，承担、参与多项临床研究项目。

此外，通过浙江中医药大学儿科教研室所有同仁的共同努力，"中医儿科学"被评为浙江中医药大学2020年度校级国内高水平"金课"。在执业医师考试中，浙江中医药大学学生的"中医儿科学"单科课程排名由2020年全国第二名上升至2021年及2022年连续2年全国第一。

第五节 骨伤科

一、骨伤疗法创新及中成药研发

20 世纪 70 年代中期起，杭州市中医骨伤医疗呈现中西医结合发展趋势，并引进边缘学科，在创伤、骨病、脊柱等领域开展临床新技术、新药物与新器械的研究。在创伤方面，富阳中医骨伤医院采用改良丝线环扎内固定方法，用传统的杉树皮衬托板外固定法治疗骨折，比用石膏固定效果更好。

杭州市红十字会医院采用经皮穿针外固定架治疗四肢感染性骨折、骨不连、畸形愈合近 100 例，获良好疗效。对各种胫骨陈旧性骨折患者，行骨板滑移植骨术后再用复位固定器外固定治疗，骨折平均愈合时间短，治疗质量高，功能恢复佳，后遗症少。

杭州市第四人民医院以中药填充治疗骨髓炎 11 例，杭州市红十字会医院以病灶清除术配合中医辨证治疗骨髓炎 67 例，均获满意疗效。浙江省中医院以手术结合中医辨证施治挽救中晚期股骨头坏死的患者。原浙江中医学院多年来采用旋髂深动脉髂骨移植手术法治疗患者，也都取得良好效果。

杭州市中医院开展同种异体骨移植研究取得进展，该院黄良夫撰写的《深低温冷冻同种骨关节在骨科临床移植的应用》被选为国际学术交流论文。

富阳中医骨伤医院以省名老中医张绍富为代表，张氏中医骨伤学术内涵不断丰富，总结出“整体辨证、手法整复、杉皮固定、内外兼治、筋骨并重、动静结合、功能锻炼”的治疗原则，张氏中医骨伤科是浙江中医骨伤重要学术流派之一。主要特色有手法、用药、固定 3 项。手法整复主要有“手摸心会、牵拉扶正、拔伸牵引、侧向推挤、前后推按、挤夹分骨、环抱和挤、成角反折、回旋反绕、摇摆触碰”等 50 多种正骨手法，能稳、准、巧地将断骨重新复位。用药有百草膏外敷，最早的百草膏由 40 余种中草药制成，故称“百草剂”。百草膏具有温经通络、化瘀止痛等功效。杉树皮小夹板固定技术利用杉树皮轻巧、可塑性和通透性强的特点，用于骨折固定，也是张氏骨伤科一绝，体现了中医骨伤动静结合的治疗特点，便于早期功能锻炼，有效地减轻关节因固定而产生的僵化；同时取材简便，价格便宜，可以量体制作，且不妨碍 X 射线的透过。这一成果荣获 1979 年杭州市优秀科技成果奖。张绍富还研制出艾火薰针、益肾糖浆、丹参蔓荆散等 10 多种内服外用的中药，疗效显著。

萧山区中医院的中西医结合手外科是国家级、省级重点学科，关节病专科是浙江省中医关节病医疗中心与杭州市关节病建设基地，脊柱病科是杭州市重点学科。萧山区中医骨伤科医院以戴村李氏伤科为基础，形成了以传统李氏传统手法治疗骨折的一整套方法，以及中西医结合治疗风湿性关节炎和类风湿关节炎，运用微创、介入手术技术闭合复位治疗椎间盘突出症、断指再植、拇指再造四大特色。

改革开放后，浙派中医骨伤科制成多种中成药。

其一，和营止痛颗粒。20 世纪 80 年代，浙江省名中医华江主任中医师通过临床观察发现，气阴不足、肝肾亏虚、血脉失和是导致老年人腰腿疼痛的主要病机之一，创立滋阴益气、柔肝缓急、活血通络、行气止痛之法，并自拟专方治之，每获良效。该方由生地黄、炙黄芪、白芍、延胡索组成，具有补气养阴、和营止痛之功，用于治疗腰腿疼痛等。通过多年的临床实践和经验总结，不断化裁将该专方改进形成解痉汤，应用于临床，疗效显著。华江潜心于解痉汤的研究开发，开展了大量的临床和基础研究，首先进行了剂型改良和制备工艺优化，于 1989 年研制成颗粒剂滋阴壮筋冲剂，并围绕滋阴壮筋冲剂开展药理研究和临床疗效观察，发现其除了能有效缓解腰腿疼痛，还具有抗衰老的功效，相关成果获得 1992 年浙江省医药卫生科技奖二等奖，为浙江省中医院骨伤科最早获奖的科研成果。滋阴壮筋冲剂后改名为和营止痛颗粒，于 1994 年由杭州市卫生局批准为院内制剂，2006 年由浙江省药品监督管理局批准为院内制剂。

其二，骨健口服液。20 世纪 90 年代初，浙江省中医院骨伤科童培建根据多年股骨头坏死的临床诊疗经验，逐步形成了补气活血兼补肾阴、肾阳的思路，在归纳多年的临床医案后，化裁成为骨健口服液，应用于临床。其组成成分有黄芪、丹参、杜仲、当归、菟丝子、延胡索，具有补肾壮骨，活血通络之功，用于治疗股骨头坏死等。童培建围绕骨健口服液做了大量研究，包括颗粒剂开发、制备工艺优化、临床研究等，并成功获得浙江省药品监督管理局批准。

二、浙江省骨伤研究所

1998年，浙江省中医骨伤研究所成立，2011年5月更名为浙江省骨伤研究所。研究所自成立以来，积极探索创新研究所管理运行模式，按照“开放、共享、联合”的原则，采取固定人员、专职人员、流动人员相结合的科研团队组成模式，充分整合附属医院和学校骨伤相关学科研究力量，独具特色并取得明显成效，为学科发展做出了积极努力，总体已进入全国同类研究所先进行列。研究所下设文献研究、生物学研究、临床诊疗研究、生物力学研究和中药新药研发等实验室。仪器设备总值2000余万元，具有活细胞工作站、Micro-CT、多光谱小动物活体成像系统等大型设备。研究所与美国拉什大学、约翰霍普金斯大学、圣路易斯华盛顿大学骨科长期开展合作，定期选送人员进修培训，建立友好实验室，开展临床和基础研究的项目合作。现已成为国家中医药管理局重点专科单位、国家中医药管理局第一批重点研究室、国家中医药管理局科研三级实验室、国家中医药管理局重点学科单位、中华中医药学会“全国骨伤名科”单位、浙江省重点实验室、浙江省重点科技创新团队、浙江省重中之重一级学科（共建方向）单位、浙江省一流学科（共建方向）单位、浙江省医学重点建设学科单位、浙江省重点扶植学科单位等。研究所在骨关节疾病发病学及病机演变规律的研究、骨关节病病证结合诊疗体系构建及分期规律研究、骨关节病中医药干预作用基础和专病专药新药的研究方面取得重要进展，获各级科技奖励21项，其中省部级10项。2007—2011年，承担国家级科研项目17项，省部级科研项目28项，科研项目经费3000余万元。

第六节　针灸推拿科

一、中华人民共和国成立初期针灸学科发展

中华人民共和国成立后，浙江针灸医学有很大发展。经络和俞穴研究的深化，针灸疗法的广泛应用，针刺麻醉的诞生与发展，针灸用具的改进，针灸著作的出版，针灸教育的发展，都对促进人民健康发挥着越来越大的作用。

国民经济恢复时期，浙江各地的优秀医家有机会前往全国各地进修学习，且学成后在设有针灸科的医疗机构工作或在开办的中医学校中任教，继续传播和推广针灸发展。针灸学术重新繁荣发展，大量针灸学术论文和著作涌现，具有代表性的有黄学龙的《屠龙之术》《针灸疗法与生理作用》，陈璧琉、郑卓人合著的《灵枢经白话解》《针灸歌赋选解》，李栋森、杨楣良、盛燮荪等相继编著出版的《宋明浙江针灸》《浙江近代针灸学术经验集成》，对浙江针灸学术的历史发展，浙江针灸医家临证经验的保护、整理和进一步研究做出了极为重要的贡献。随着浙江中医学院针灸系的筹建，浙派针灸医家不仅发掘传统之术，也积极推进浙派针灸的现代发展，其中，高氏针灸、虞氏针灸作为院校教育流派的代表，在传承创新方面的成就最为突出。以高镇五、虞孝贞为代表的老一辈教育家、医学家培养了一代针灸学者和医生，其中，浙江针灸学术以方剑乔教授为代表的针刺镇痛研究居于全国领先水平，以吴焕淦教授为代表的灸法理论与应用研究位于全国领先地位。

1954 年，松阳叶时荣在杭州把人体经穴标于石膏模型上，制成中国第一具针灸石膏经穴模型。

1954—1956 年，杭州市红十字会医院开展“耳针的病理应用与机理探讨”研究，经对 142 例临床病例统计，耳针的止痛效果达 99.66%，血沉改善，消炎退热效果明显。

1955 年，杭州市第一人民医院夏贤闽发现新穴位——球后穴，1956 年在中华医学会第十届大会眼科学会上公布，至今国内及日本、美国、韩国、德国等国均将球后穴列为眼科治疗主穴，见于各国针灸挂图及针灸书籍。夏氏随后发现的新穴位——星状穴，也被有关针灸书籍记载。

1977 年，浙江中医学院高镇五、虞孝贞等开展针刺纠正心律失常 106 例临床观察研究，有效率为 84.9%。同年浙江中医学院高镇五等进行针刺治疗心律失常 220 例临床观察，有效率为 80%。

二、改革开放后的针灸推拿学科腾飞

1980 年 7 月，浙江省中医药研究所开展电脑智能模拟楼百层老中医针灸治病及经穴图像处理研究。该系统具有人机对话、图像显示、使用方便、直观形象、正确率高等特点。经对 40 个病种 109 例观察分析，模拟看病结果与楼百层看病结果相符合，疗效显著。1985 年 9 月，浙江省中医药研究所杨楣良等开展微电脑多功能灸疗仪研制工作，经 30 多种疾病 152 例 811 人次验证，有效率均在 90%以上。

自 1989 年以来，浙江中医药大学针灸学科的王樟连、刘元亮、胡芝兰、沈爱学、方剑乔、陈华德、叶德宝等教授，分别多次被派往德国、巴西、墨西哥、波兰、美国等国家进行讲学和医疗工作。浙江的针灸推拿医生在援非方面更是做出了大量的工作，医疗援非工作自 20 世纪 60 年代开始一直延续至今，从未停歇。早在 1968 年，浙江省政府便派出第一批优秀针灸推拿医生前往马里共和国进行医疗援助，截至 2023 年已有 57 人次。针灸作为一种非药物自然疗法，其有效性和安全性得到了世界上 200 多个国家和地区的认可和使用。很多浙江籍专家在针灸国际化的进程中做出了很大的贡献。

杭州市中医院马石铭，承祖传“浅刺多捻”针法，善于治疗面瘫、乙脑后遗症、小儿麻痹症等疾病。杭州市中医院骨伤科以牵引推拿法治疗腰椎管狭窄，获满意疗效。1985—1989 年，采用“三位八法”推拿手法牵引，通过针灸椎间孔阻滞、水针、理疗、中西药内服等，治疗腰椎间盘突出症 404 例，获较好疗效。杭州市中医院推拿科徐岩等以肘臂揉压法治疗肩凝症 1888 例，治愈率为 90.46%。

余杭区中医院开展的“银质针密集针刺加热疗法治疗软组织损害引起的颈肩腰腿痛”项目于 2005 年被浙江省中医药管理局列为重点科研项目。桐庐县中医院针灸科被确立为国家农村医疗机构针灸理疗康复特色专科建设重点科室，善于治疗颈椎病、腰椎间盘突出症、面瘫、带状疱疹、头痛、失眠、慢性胃肠炎、月经病及各种疑难杂症。

进入21世纪，浙江针灸呈现出积极向上的发展趋势，各大三甲医疗机构都开设有针灸科，多数中医院有独立的针灸病房，针灸治疗技术得到广泛应用，涵盖了多个疾病领域，如各种疼痛性疾病、神经系统疾病、消化系统疾病以及妇科疾病等。浙江省的针灸科学研究和创新得到了进一步重视，针灸的机制研究、疗效评价和新技术的开发成为研究的重点。通过应用现代科技手段，如影像学、生物学、神经科学等，深入研究针灸的作用机制，推动针灸的现代化发展。其中，浙江省针灸神经病学研究重点实验室（Key Laboratory of Acupuncture and Neurology of Zhejiang Province）于2019年揭牌成立，是浙江省唯一一所致力于针灸基础和临床研究的重点实验室，同时是国家中医药重点学科（针灸学）、浙江省"重中之重"学科针灸推拿学科、浙江省"重中之重"中医学一级学科、浙江省重点建设大学优势特色学科等建设单位。该实验室以针灸理论和临床经验为指导，结合现代神经病学研究手段，开展针灸治疗神经系统疾病的相关机制和规律研究。

在针灸人才的教育与培养方面，通过建立针灸专业的学士、硕士生、博士生等培养体系，培养了一批专业的针灸师和科研人才。其中，浙江中医药大学附属第三医院针灸学科，是基于针灸临床、又有机融入针灸基础研究和针灸学教育的中医药领域重点学科，也是浙江中医药大学的核心建设学科和附属第三医院的主力学科。在2021年中华中医药学会中医药学科排名中，名列全国同类学科第六。该学科现有团队人员60人，其中博士生导师9人，具有博士学位的34人；享受国务院政府特殊津贴专家2人、国家杰出青年科学基金获得者1人、卫生部有突出贡献中青年专家1人、浙江省有突出贡献中青年专家1人、国家"万人计划"青年拔尖人才1人、中医药传承与创新"百千万"人才工程岐黄学者1人、浙江省"钱江学者"特聘教授1人、浙江省"万人计划"青年拔尖人才2人、浙江省国医名师1人、浙江省名中医3人、浙江省"新世纪151人才工程"重点培养对象1人、浙江省"新世纪151人才工程"第一、二层次培养对象2人、浙江省卫生"325高层次人才"领军人才培养对象2人，是目前华东地区针灸学科规模最大和水平最高的学科之一。该学科承担着浙江省高层次针灸人才的培养任务，现建设有国家一流本科专业、省一流专业、国家级精品课程2门、省一流课程6门，并被确立为全国"刺法灸法学"课程联盟理事长单位。此外，浙江省针灸学会也加强对临床医生和其他医务人员的针灸技术培训，提高他们的针灸应用水平。

三、杨继洲针灸的传承

浙江省作为针圣杨继洲故里，在杨氏针灸的传承发展方面也取得了很大的成就。2009 年 6 月，“衢州杨继洲针灸”项目被列入第三批浙江省非物质文化遗产名录，成为衢州市首个传统医药类省级非物质文化遗产；2014 年 12 月，“杨继洲针灸”入选第四批国家级非物质文化遗产代表性项目名录。以杨继洲针灸为题材的微电影《神针》和纪录片《针圣故里》相继拍摄播出。2016 年 11 月 5 日，宣传片《针圣故里》登陆号称“世界十字路口”的纽约时代广场，在纳斯达克世界第一屏连续一周每隔一个小时随着整点的钟声敲响滚动播出，引起了全世界的关注。《针圣故里》是由衢江区推出的国家级非物质文化遗产“杨继洲针灸”宣传片，旨在纪念中华第一神针、明代针灸大师杨继洲，展示杨继洲的故乡风景。2016 年 11 月 4 日，在日本举行的世界针灸学会联合会第八届执行理事会上，衢州获得了 2017 首届世界针灸康养大会的举办权，并且世界针灸康养大会永久性常设会址设在衢州。2021 年 9 月 6 日，杨继洲针灸文化园正式揭牌成立。“衢州杨继洲针灸”的传承与发扬在当代社会得到了空前的重视与最大范围的关注。

总体而言，当代浙江省的针灸发展呈现出前所未有的蓬勃生机。通过在临床应用水平的提升、科学研究与创新、教育与培训、技术创新与设备应用以及国际交流合作等方面的努力，浙江省的针灸事业在继承的基础上不断创新，推动了针灸的现代化进程，为浙江省的健康事业做出了重要贡献。

第十章 中药产业

第一节 药材资源及种植

一、浙八味

“浙八味”这一名称的形成有漫长的历史过程，对品种的说法也不一。1955年浙江省农业农村厅向农业部提交报告时，提到浙江省人工栽培药材最主要的有白术、浙贝母、延胡索、玄参、麦冬、白芍、菊花7种。“1955年这七种药材的面积，白术有5500亩，估计可产12000担，浙贝母种子地1505亩、定植地（商品地）1529亩，估计可产6000担；延胡索5257亩，估计可产7000担；玄参6000亩，估计可产18000担；麦冬717亩，估计可产1649担；白芍500亩，估计可产1000担；菊花20000亩，估计可产14000担。”1955年7月22日浙江省农业农村厅、浙江省供销合作社联合下发《为加强药材生产领导提出1956年药材生产任务意见》一文，要求对7种主要家种药材（白术、浙贝母、白芍、麦冬、延胡索、菊花、玄参）定产定购，其他一般家种及野生药材则以销定产。1963年，浙江省卫生厅制定的《中药材生产十年（1963—1972）规划（草稿）》中将“浙八味”确定为白术、白芍、浙贝母、杭白菊、延胡索、玄参、笕麦冬、温郁金。

二、新浙八味

2004年11月22日，国家中药现代化科技产业（浙江）基地项目通过了科技部组织的专家论证，并已组织实施。随着浙江省“医药大省”战略和国家中药现代化科技产业（浙江）基地项目的实施，中药材成为我国加入世界贸易组织后，浙江省农业参与国际、国内市场竞争的新亮点。比起老“浙八味”的历史悠久，新时代对“浙八味”的理解注入到了“新浙八味”中。铁皮石斛、衢枳壳、乌药、三叶青、覆盆子、前胡、灵芝、西红花作为“新浙八味”，不仅在产量上具有优势，药材的品质也有一定的保障。“新浙八味”的提出将进一步促进浙江省中药产业的发展与进步。

三、磐五味

“磐五味”是浙江省磐安县生产中药中的白术、延胡索、芍药、贝母、玄参5种药的合称，由浙江中医药大学朱德明教授首先提出“磐五味”概念。磐安素有“群山之祖，诸水之源”之称，适宜药材种植，被誉为“中国药材之乡”。早在唐代，磐安县人就将山上的药材引种到山下。到了宋代，磐安县人种植白术、白芍、玄参。到了清代，贝母被大规模种植。有史料记载，磐安药材在宋代时已被贩运至宁波、绍兴商埠转外销，其中玉竹等被列为贡品，元代进贡淡竹叶、乌药等。明代《东阳县志》记载：“白术，玉山民多种，以为生，余药皆有之。”清代和民国时期，“磐五味”已成为五大传统道地药材，因其品质优良，深受商家青睐。如今，“磐五味”闻名中外。

四、衢六味

“衢六味”是浙江省衢州市所产中药中的衢枳壳、白及、陈皮、猴头菇、白花蛇舌草、黄精6种药的合称。衢州自古以盛产道地中药材著称，早在清康熙年间，衢州就有陈皮、枳壳等上等中药材进贡。江山市是“浙江省中药材产业基地”“浙江葛根之乡”，常山县青石镇、球川镇分获“浙江衢枳壳之乡”称号，开化县白花蛇舌草受到中药材行业青睐，衢州已成为浙江省发展中药材产业“两市一县”中的重要成员。

五、温六味

“温六味”是浙江省温州市所产中药中的铁皮石斛、温郁金、温栀子、温山药、薏苡仁、山银花6味药材的合称。在温州市人民大会堂举办的2019世界青年科学家（温州）峰会——医疗康养与中医药创新发展论坛上，首届温产名道地药材名单发布，铁皮石斛、温郁金、温栀子、温山药、薏苡仁、山银花6味药材入选，简称“温六味”。2023年2月，浙江省中医药管理局等部门印发《关于公布浙江省道地药材目录（第一批）的通知》。第一批目录共包括44种药材，温州市“温六味”中铁皮石斛、温郁金、温栀子、山银花4种入选。为扎实推进浙江省共同富裕和省域现代化先行及国家中医药综合改革示范区建设，近年来，温州市中药材产业坚持特色发展、协同发展、错位发展，形成了以乐清为主的铁皮石斛产业，瑞安温郁金产业，平阳、苍南、泰顺的温栀子产业和文成特色野生药材产业。

六、淳六味

“淳六味”是浙江省淳安县所产中药中的山茱萸、覆盆子、前胡、黄精、重楼、三叶青6味药材的合称。2016年，淳安县精选出16味药材，通过专家和社会各界投票，最终选出了山茱萸、覆盆子、前胡、黄精、重楼和三叶青这“淳六味”，使之成为淳安道地药材的“金名片”。据史料记载，“淳六味”在淳安由来已久。在2000多年前的汉代，淳安县临岐一带就盛产山茱萸，彼时淳安前胡有“淳前胡”之称。目前，淳安仍是全国重要的白花前胡种子基地。2018年，“淳六味”中的前胡种植面积约占全省近90%，山茱萸种植总面积占全省70%以上，覆盆子和黄精种植面积均占浙江省种植面积的近三分之一。

淳安县地处正北纬30°，依托气候、环境等生态优势，中药材野生品种资源十分丰富且品质优良。1986年的淳安县中药资源普查结果显示，全县蕴藏药用价值的动植物1677种，其中植物类1510种，动物类167种。2018年，浙江省淳安县中药材资源丰富，全县种植中药材品种达40多个，种植面积10.9万亩。种植面积在2000亩以上的重点乡镇有8个，30亩以上规模的中药材基地有32个。“淳六味”的种植面积占据全县中药材种植总面积的70%以上，重点发展临岐、瑶山、屏门、王阜、左口、石林、枫树岭、威坪8个乡镇，其中临岐镇的规模优势更为明显，约占全县的40%以上。临岐位于淳安北部，是淳北地区的经济文化中心，临岐镇自然环境幽雅，境内森林资源十分丰富，森林覆盖率达90%以上，是碧水千岛湖的重要源头之一。临岐镇已发展为浙西重要的药源基地和生态健康旅游区。作为淳安县中药材重点发展品种，“淳六味”中的山茱萸、覆盆子、白花前胡已成功入选“新浙八味”，“淳萸肉”“淳前胡”等获得了国家地理证明商标，枫树岭镇、临岐镇成功创建“浙江省中药材之乡”，临岐镇还是“浙江省山茱萸之乡”“浙江省覆盆子之乡”和“浙江省白花前胡之乡”，有效提升了“淳六味”道地药材的品牌影响力。“淳六味”又将成为淳安县临岐镇建设国家级农业产业强镇的核心产业。2017年投入使用的临岐中药材市场，是杭州乃至浙西唯一的中药材交易集散地，年交易额突破3亿元。

七、桐七味

“桐七味”是浙江省桐庐县所产中药中的白术、覆盆子、山茱萸、六神曲、红曲、白及、黄精7味药材的合称。2022年6月，桐庐县中药材产业协会成立大会暨第一届会员大会在桐庐举行。会上提议并通过了认定“桐七味”为道地药材的决议。桐庐县中药材种植历史悠久，资源丰富，品质优异。

八、武七味

“武七味”是浙江省武义县生产中药中的铁皮石斛、武义宣莲、灵芝、黄精、杭菊、姜、三叶青7味药材的合称。2021年4月，“武七味”由浙江武义县遴选产生。武义中药材种植、加工历史悠久，炮制技艺最早可追溯到1300年前的唐代。据典籍记载及调查确定，有开发价值的野生中药材品种200多种，人工种植药材品种有天麻、太子参、杜仲、薏苡仁、白术、延胡索、厚朴、茯苓、玄参等30多种。其中，不乏国家一级重点保护野生药用植物南方红豆杉、二级重点保护植物凹叶厚朴等珍稀名贵中药资源。“天赐宣平黄金土，地育宫庭白玉莲”，举世闻名的国内三大名莲之一“宣莲”，始种于唐显庆年间，在清嘉庆六年（1801）被列为朝廷贡品，至今已盛放千年。“地美寿仙谷，芝斛称魁首”，在寿仙谷、大红岩等地，悬崖峭壁上野生石斛、灵芝等神奇“仙草”至今依稀可见。浙中第一高峰“江南九寨沟”牛头山，植被覆盖率99%，查明木本植物72科199属439种、陆生脊椎动物4纲29目71科265种，堪称华东原始珍稀野生植物库。唐代道士叶法善，精通养生之道，能为人治病驱邪，医术高妙。开元年间，他回到武义全塘口，遍采草药济世救人，求医者络绎不绝，被百姓看成“华佗再生，观音现世”。他留下的康养理念，在武川大地代代相传，历久弥新。因此，武义县全面打造“武七味”区域公共品牌，通过政府政策支持、科技支撑、资金扶持引导企业主体、社会资本广泛参与武义中药材产业高质量发展，培育核心基地、壮大经营主体、延长产业链条、发展中药新业态，推动道地优势特色中药材种植、存储、加工和销售一体化发展，带动农户增收致富。2021年底，武义县中药材种植面积达2.65万亩，中药全产业链实现总产值13.2亿元。

九、丽九味

“丽九味”是浙江省丽水市所产中药中的灵芝、铁皮石斛、三叶青、黄精、覆盆子、处州白莲、食凉茶、薏苡仁、皇菊9味药材的合称。2021年9月，浙江中医药大学朱德明教授在全程指导华东药用植物园的筹建布局工作时，认为明清时期乃至民国时期，丽水地区是浙江药材最丰富且质量最高的地区，可惜宣传力度不够，不被世人熟知，应该提出畲族乡村药材中几味道地药材，推出品牌。会场上，有人提出“丽十一味”，朱德明教授认为其中九味药材更道地，就称“丽九味”。12 月，丽水市农业农村局、市卫生健康委员会、市经济和信息化局、市市场监督管理局、市发展和改革委员会、市生态林业发展中心、市科学技术局、《丽水日报》报业传媒集团共同主办了处州本草“丽九味”的推荐工作。2022 年，经各县（市、区）推荐、社会公众投票、专家评审和网上公示，确定灵芝、铁皮石斛、三叶青、黄精、覆盆子、处州白莲、食凉茶、薏苡仁、皇菊为处州本草“丽九味”；重楼、百合、菊米、灰树花、浙贝母、青钱柳、白及、五加皮、前胡为处州本草“丽九味”培育品种。丽水拥有丰富的中药材资源，2022 年已发现 2478 种，被誉为浙西南的“天然药园”。2022 年，丽水市中药材种植面积达到了 30.86 万亩，位居全省第一；总产量 2.67 万吨，总产值 11.38 亿元，同比增长 7.39%。其中，灵芝、三叶青、薏苡仁、食凉茶的种植面积及产值均居浙江省之首。

第二节　中药生产

一、产业概况

中华人民共和国成立初期，中成药生产仍由各药店沿袭“前店后场（厂）”方式分散制作和经营。据浙江省供销合作社经营管理处调查，1952年全省产值仅200万元（折合新人民币，下同）。1956年中药行业实行公私合营后，一些大中型药店，先后建立加工厂，专事中成药生产。为加强中成药生产，浙江省供销合作社经营管理处对大药店实行委托加工订货或包销，品种有十全大补酒、六神丸、阿胶等69种。1958年，杭州、宁波、温州、湖州、兰溪、绍兴、金华等市县大药铺中基础较好的中成药加工厂，相继离店组建中成药厂。浙江省相继建立了公私合营杭州胡庆余堂制药厂、叶种德堂制药厂、张同泰制药厂、温州国药联合制药厂（后改为温州中药厂）、湖州制药厂、绍兴制药厂、金华九德堂制药厂、宁波市公私合营国药制剂厂和兰溪天一堂、瑞新堂加工厂，初步形成了浙江省的中成药工业。1959年，浙江省专业中成药厂发展到22家，包括兼产中成药的厂最多时达90余家。

1962年，国民经济调整，浙江省中成药厂进行了调整，保留了杭州胡庆余堂制药厂、杭州张同泰制药厂、兰溪制药厂以及兼产中成药的绍兴制药厂、宁波制药厂、温州中药厂6厂。在生产管理上，采取主要产品集中生产，一般产品分散生产的方式。确定30种用贵重药材生产的中成药，以杭州胡庆余堂制药厂为中心直接由省中西药公司安排生产，产品由杭州中西药站收购并按省下达的分配计划调拨。一般常用小成药，主要由当地县（市）中西药公司所属的饮片加工厂生产。

1965年，中成药生产的布局又做了调整，杭州张同泰制药厂撤销，成立宁波、温州、绍兴3个中药厂。原宁波制药厂和温州中药厂的中成药车间的设备和人员，分别划给宁波中药厂和温州中药厂。宁波中药厂归宁波中西药站领导，温州中药厂归温州中西药站领导。绍兴制药厂改为绍兴中药厂，归绍兴县中西药公司领导。杭州胡庆余堂制药厂和兰溪制药厂归口领导关系不变。1965年末，5个中成药厂共有职工509人，工业总产值1199.4万元，产供销均纳入省计划。

为保证医疗和市场对一部分中成药的需要，1966年2月，浙江省商业厅、卫生厅联合通知规定：对配方需要数量小，加工简易的六一散、九一丹及各种膏药等20种中成药，准许城乡中药店自行生产，且限于本店零售；珍珠散、冰硼散、大八宝丹、小八宝丹、午时茶、八珍糕、各种曲、各种花露等26种成药，由各县中西药公司指定的加工厂（大药店）组织生产，产品限在县公司供应范围内销售；广嗣葆真丸、观音救急丹、一粒珠、金锁玉匙散等21种，由地区中西药二级站指定有条件的加工厂生产，并负责收购，供应本地区的需要。这三种类型的中成药，其产品处方，均须按照1963年版《中国药典一部》和省卫生厅颁布的《浙江中药制剂经验集成》标准生产。除经批准的个别品种外，各中药店一般不再进行加工生产。

1967—1972年，浙江省又新增5个中成药厂。一是1968年新建了杭州中药厂（现杭州胡庆余堂制药厂）遂昌分厂；二是杭州中药厂新凉亭制胶车间于1972年扩建为杭州第二中药厂；三是1969年重建了湖州制药厂；四是在仙居新建了台州制药厂；五是在临安各药厂的基础上，改建为临安天目山制药厂（现杭州天目山药业股份有限公司）。到1972年末，全省10家中药专业厂职工共有1231人，产值1642.4万元，由省中西药公司统筹安排产销计划。随后全省各地兴起大办药厂的热潮，到1974年全省中药厂发展到50家（包括原有10个专业厂），分属于卫生、商业、轻工、化工等各部门领导。这些一哄而上的药厂，大部分因设备简陋、原料困难、产品质量差先后停产或转产，最后巩固的只有嵊县新光制药厂（现浙江新光制药厂）、宁海制药厂（现宁波四明药厂）、鄞县中药厂（现宁波第二中药厂）、安吉制药厂、桐乡制药厂（现嘉兴中药厂）、泰康制药厂、武义制药厂、前进制药厂8家。这些药厂主要利用当地资源，生产本地区适销的中成药，如嵊县新光制药厂、宁海制药厂主要生产曲剂、糖浆等适销中成药，鄞县中药厂利用当地盛产的贝母花生产贝母流浸膏等中成药，安吉制药厂利用当地原料生产鲜竹沥制剂等。

二、生产设备及技术改造

浙江省中成药厂多数是从前店后场（厂）基础上逐步发展起来的，办厂初期大多厂区环境狭小，房屋陈旧，设备简陋，环境卫生条件差。同时中药厂剂型多、品种繁，使用原料形状各异，植物、动物、矿物都有，而且生产制作工序多，各道工序必须有各式各样的生产设备。因此，技术改造任务尤其繁重，许多方面只能在传统制法基础上，用现代科学技术进行摸索、研究。

20世纪50年代后期，虽然添置了一些泛丸机、粉碎机等生产设备，但基本上还处于老品种、老工艺、老设备的"三老"时代。20世纪60年代，生产有了一定的发展。首先着手更新旧设备，各厂购置了一些混合机、颗粒机、单冲式压片机、糖衣机和相应的电动机等专用制药设备。但大多为单机设备，整个工序的机器设备还不配套。为解决部分中药厂缺乏糖衣机的问题，省中西药公司从省土产废品公司购进一批废旧紫铜电线，加工成糖衣锅，然后装配成糖衣机供工厂使用。总之，从20世纪50年代后期到20世纪60年代末，中成药生产厂的厂房、设备的改善进度缓慢。1957年至1972年的16年间，基建、技术改造投资共计仅216.4万元，因此只能对一些零星的生产设备进行修修补补，无力通盘规划企业的全面改造。

1975年以后，特别是改革开放以后，在国务院和省政府的关怀下，加大了对传统中成药生产工艺技术改造的力度，投资逐渐增加，技术改造项目迅速增加。"七五"至"八五"期间，技术改造项目投资总额达41317.6万元，为1985年以前技改总额的11倍。浙江省所有中成药厂都得到了规模不同的技术改造，绝大多数厂建了新厂房，添置了新设备，公用工程水、电、蒸汽设备也日臻完善。在改造中还普遍进行了厂区统筹规划，绿化厂区、美化环境，注意文明生产。1957年至1995年，浙江省中成药技术改造投资金额共计44 955.56万元。

三、改进制作工艺

传统制作工艺虽具有选料讲究、加工精细等特点，但生产方法都是手工操作，程序烦琐，生产效率不高，已跟不上医药发展的需要。因此，在20世纪50年代末，浙江省提出了"改进生产设备、改进工艺流程、改进产品剂型"的要求。

在生产设备上，从20世纪50年代至20世纪70年代中期，基本上仍以传统手工方法生产为主，辅之以粉碎机、切药机、泛丸机等单机设备。20世纪70年代后期至20世纪80年代中期，公用工程的水电等设备基本配套。20世纪80年代后期至20世纪90年代，在原药切制、炒炙、粉碎和液体的灌装、丸药的成型、药片的压片、冲剂的颗粒制作等均用机器生产；药汁煎煮、浓缩，由过去的敞开木制淘锅，改用密闭多能提取罐，并装置自动过滤机械，药汁采用管道泵输送，以减压浓缩代替敞口浓缩；干燥设备逐步更新为循环式热风干燥箱，有的药厂还采用低温真空干燥，使药品的有效成分不受影响，基本上实现了机械化、半机械化生产。

在药酒制作上，杭州胡庆余堂生产的养血愈风酒，1959年改浸渍法为渗漉法，生产周期从3个月缩短为120小时。绍兴中药厂生产十全大补酒，1987年采用循环提取法新工艺，生产周期缩短为32小时，而且产品质量合格率高，优质品率达到100%。

在中药片剂制作上，浙江省中药片剂的生产是从20世纪50年代开始的，1956年宁波公私合营国药号制造部（现宁波立华制药公司）首先将当归、党参经炮制加工、粉碎后，制成当归、党参片。1959年，杭州胡庆余堂制药厂将全鹿丸改制成片剂（糖衣片）。到1988年，已有藿香正气丸、紫金丸、腰痛丸、银翘解毒丸、治伤丸、安嗽丸、牛黄解毒丸、小活络丸、妇科十味丸等多种传统丸剂产品改为片剂，加上新产品片剂共68种，至1995年发展为95种。

在胶囊剂制作上，浙江省生产中成药胶囊剂始于1962年，杭州胡庆余堂首先开始生产双宝素胶囊（现由正大青春宝药业有限公司生产）。1988年有10个品种，包括丹参舒心胶囊、艾叶油胶囊、安尔喘胶囊、妇宁胶囊、香葵油胶囊、养血生发胶囊、蜂乳胶囊、慈禧益寿宝胶囊等。至1995年，浙江省胶囊剂已发展到67个品种。

四、饮片生产

中华人民共和国成立初期，中药饮片仍然沿用前店后场（厂）的传统形式，由城乡药店手工生产，分散经营。1956年，私营中药商业社会主义改造完成后，杭州市中药公司首先于7月筹建“公私合营中药切片工场筹建小组”，由胡庆余堂、叶种德堂、张同泰药店共出资11万元，杭州市中药公司投资开办费3.25万元，在杭州市直吉祥巷11号（原种德堂栈房）办厂，抽调管理人员和手工切制人员共25人，于1957年4月，正式成立浙江省第一个饮片加工厂——公私合营中药切片工厂。当时的经营方针仅为杭州市区国药业服务，本身不计盈亏，产品按成本价调给各店。1959 年 2 月，归并入杭州中药站中药批发部领导管理，产品加工后由批发部统一批发，操作基本上仍以手工为主。以后，各市、县医药公司陆续组建了中药饮片加工厂。20 世纪 70 年代以后，饮片加工厂迅速发展，特别是 1985 年以后，对老厂的陈旧厂房和设备全部进行了技术改造。

为了使浙江省加工炮制饮片工艺规范化，1959 年，浙江省卫生厅等部门集各地传统经验，于 1960 年颁布了首版《浙江中药加工炮制规范》，收集杭州等地区常用草药 489 种，其中植物药 396 种，动物药 60 种，矿物药 33 种，药物按火制、水制，水火合制、不水火制以及其他制法排列。1965 年做了修订，收药 477 种，其中植物药 365 种，动物药 62 种，矿物药 28 种，其他 22 种，药物按根及根茎类、果实种子类、全草类、叶类、花类、树皮类、茎藤类、树脂类、藻菌类、动物类、昆虫类、矿物类和其他类排列。1971 年浙江省革命委员会生产指挥组发布了《〈浙江中药加工炮制规范〉部分品种改革试行意见》。1975 年对《浙江中药加工炮制规范》再次修订后，改名为《浙江省中草药加工炮制标准》，收药 934 种，于 1977 年印行。当时饮片生产主要是手工操作，使用的工具是铁钳、铡刀、铁铲、铁锅、柴灶、瓷碗、铜捣臼及小锅、小煤炉等，不仅产量低，而且工人劳动强度大。

1957 年 4 月杭州市从各药店抽调 25 名切制人员，成立第一家中药切片工厂，首次使用切烟丝机切制草药，1962 年先后制成鹿角刨片机、硬性藤木切片机和橘红、橘白切片机等机器。1967 年，杭州中药饮片厂成立技术革新小组，在天津生产的万能圆盘切片机的基础上进行改进，试制成功小型圆盘切片机，以后又经过 9 次革新，成为定型产品。1968 年制成大块矿物类药材撞碎机。为加强浙江省饮片生产管理，提高饮片生产质量，从 1960 年开始按《浙江省中药炮制规范》进行生产。从 1960 年至 1994 年，共 5 次修定中药炮制规范，在规范中明确了中药材炮制通则：将药材通过净制、切制或炮炙等操作，制成一定规格的饮片，以适应医疗、调配和制剂的需要，保证用药安全、有效。

2000 年，为保证中药饮片的质量，杭州市在浙江省率先推行中药饮片小包装。全市 30 多家医院同时实行小包装配方，改变了中药房传统的抓药方式，改变了灰尘漫天、碎药满地的情况。2002 年，杭州市卫生局制定《杭州市中药饮片集中配送可行性方案》，建立可控的中药饮片供货渠道，从源头上保证饮片的质量。2003 年，杭州市卫生局和浙江中医学院共同承担省经济贸易委员会下达的《浙江省中药饮片电子商务信息平台建设项目》，翌年，该项目经省级鉴定达到国内先进水平。2006年，杭州市中医药协会中药专业委员会为提高中药质量、促进中药临床药学的开展及落实《浙江省中药炮制规范》（2005年版），邀请了北京药品鉴定所的张继等省内外专家分别进行了中药鉴定、中药临床药学及《浙江省中药炮制规范》（2005年版）新内容等系列讲座，组织全市县以上医院中药房主任及中药人员100余人参加培训。传统的中药饮片均为家庭煎熬，煎药全凭医嘱与经验。

2010年6月6日，杭州市卫生局贯彻落实《医疗机构中药煎药室管理规范》和《医院中药饮片管理规范》文件精神，委托市中医药协会中药委员会举办了2010年中药煎药人员上岗业务知识培训班。来自全市65家医疗机构、中药饮片生产经营企业、零售药店的104位中药煎药人员参加了本次培训。培训班学习内容涉及面广，包括中医药基础知识、中药煎煮的基本知识及煎药操作规程。11月，浙江省成立中药现代化产业技术联盟。联盟由正大青春宝药业有限公司牵头，创始成员共有10个，其中中药骨干企业4家，科研机构3家，高等院校3家。联盟的组建使浙江中药材良种繁育技术、中药材规范化生产技术、中药饮片加工技术、中药制药技术及装备、中药新产品研发水平、中药质量控制技术得到全面提升，从而达到促使传统中药企业做大做强、带动浙江中药产业快速发展的目的。

杭州市卫生局历时3个月对杭州主城区23家公立和民营中医医疗机构的中药饮片使用现状进行了调查摸底，组织省、市级名中医对2350张处方进行集中点评，完成了杭州市主城区中医医疗机构中药饮片处方管理的调查报告，总结了杭州市主城区中药饮片处方管理中存在的问题，于2011年1月10日下发《杭州市卫生局关于加强中药饮片处方管理的通知》，对全市中医医疗机构的中药饮片处方管理进行为期半年的专项整治。部分民营中医医疗机构"大处方"泛滥的现象得到明显控制，上半年中药饮片销售量与往年同期相比减少近三成，但全年饮片销售量同比仍有上升。

2015年，杭州市卫生局指导各级各类医疗机构开展中药饮片处方的点评，督促区、县（市）卫生行政部门进一步加强中药饮片处方管理。2016年11月，浙江省中药产业传承发展战略联盟在杭州成立。该联盟由杭州胡庆余堂集团有限公司、浙江省中药研究所等单位共同发起，省内中药相关企业、科研院所、高等院校和商贸医馆等单位参加，旨在增强中药产业"产学研""科工贸"的衔接，推动产业传承和创新发展。2017年11月，中国千岛湖中药材交易市场在临岐镇启用。市场总投资额4000余万元，建筑面积15145平方米，入驻市场药商 70 余家。市场作为浙西唯一的地产药材原料交易平台，主营山茱萸、白花前胡、掌叶覆盆子、黄精等道地药材。同时围绕中药材市场，不断完善市场配套，建成了“淳六味”道地药材展览馆、市场配套冷库、中医药博物馆、中药材线上电子商务平台、商场药材检测室等，提升市场服务水平。

2018 年，杭州市卫生局成立中药饮片招标调研工作组负责制定完善中药饮片采购方案和管理制度，督查委属医院开展专项整治行动，拟出台《关于切实加强医疗机构中药饮片管理的意见》，在招标环节管理、采购验收环节管理、代煎环节管理、加强检查考核等方面做出明确规定。杭州市卫生局联合市人力资源和社会保障局、市场监督管理局发文，对全市提供中药饮片服务的各级各类医疗机构开展中药管理专项检查，检查覆盖全市提供中药饮片服务的各类医疗机构。市级部门组织对各辖区 17 家民营中医医疗机构及 14 家市级医院进行检查。对发现的违法行为，各部门依职责予以查处。杭州市卫生局参与市物价局牵头组织的市中药饮片价格信息公布相关工作，积极做好中药饮片价格调整相关工作。

2019 年，杭州市卫生健康委联合市总工会举办“杭州市卫生健康系统中药炮制调剂鉴定技能竞赛”。最终杭州市中医院获得团体第一，个人成绩位列前三的选手被授予“杭州市职工经济技术创新能手”荣誉称号。2020 年，杭州市卫生健康委开展新一轮中医药质量控制中心挂靠单位申报评审，遴选产生 15 家市中医药质控中心，制定中医药质控标准，开展市中医药质控联合检查及质控培训。对全市医疗机构开展中药饮片使用管理专项检查。杭州市卫生健康委开展中药饮片处方点评工作，推进中医药综合监管平台数字化管理。2021 年，杭州市卫生健康委进一步推动中医药健康产业发展。推进各级中医医院的中药制剂、协定方的开发与转化，帮助指导富阳葛洪丹谷等中医药产业建设，与科教处共同推进西湖景区的中医药健康服务协作进程。

五、中成药生产

1955 年前，自然形成的中药饮片毛利最高。据浙江省供销合作社中药材经营管理处调查，1955 年杭州市区国药业饮片零售平均毛利 145%，在 344 个饮片零售品种中，零售价格毛利在 101%～300%的品种占 51%。1958 年前，浙江省中成药产品以生药或生粉投料，剂型主要是丸剂、散剂、曲剂、搽剂、胶剂、膏剂和药酒。20 世纪 50 年代末，有了片剂、酊剂等，但只有少数厂能生产，品种仅有银翘解毒片、胃灵安神补汁、桔红止咳糖浆等数种。20 世纪 60

年代中期，发展了胶囊剂、口服液、橡皮硬膏（伤湿止痛膏）。20世纪60年代后期，又先后发展了冲剂、注射液、气雾剂、胶丸剂等剂型。到1983年，浙江省共生产16种剂型，其中丸剂（包括颗粒状、块状）29种，膏剂20种，糖浆23种，膏药13种，药酒18种，酊剂（包括花露）6种，曲剂9种，胶丸剂4种，口服液13种，气雾剂1种，搽剂1种，胶剂3种，注射液10种，其他7种。

1978年，浙江省18家中成药厂共有职工2789人，工业总产值3534万元。1979年和1981年，新增朱养心膏药厂和湖州营养饮品厂。朱养心膏药厂前身系朱养心药室，1965年由杭州大元堂统一管理，1981年开始独立核算，1982年7月3日经浙江省医药管理局批准正式建厂，后改名朱养心药厂，其主要产品有珍珠八宝眼药、清凉药膏、万灵五香膏、狗皮膏等。

20世纪80年代，一些老剂型、老品种逐渐淘汰，新剂型、新品种受到欢迎。据1982年调查，各类剂型销售比重中，冲剂占全部销售金额的29.3%，居第一位，口服液、糖浆占27.8%，片剂占22.3%，丸剂、散剂和膏剂分别占6.8%、1.1%和6%。特别是丸剂，产量占全部中成药产品的一半，但销售额只占6.8%，说明老剂型已明显不受群众的欢迎。因此，从20世纪80年代中期起，老的剂型、品种和数量逐渐减少，新品种、新剂型迅速增加。在新开发的品种中，如复方羚角降压片、青春宝口服液、杞菊地黄口服液、八珍冲剂、肥儿康乐冲剂、可达灵片、伤风感冒冲剂、胃复春片、七宝美髯冲剂、人参百岁酒、固本咳喘片等，因其疗效好，服用方便，深受患者的欢迎，其产量和销量迅速增加，但也有些新品种配方大同小异，疗效并不确切。1987年，浙江省卫生厅邀请医药专家及有关部门，对323个中成药品种进行了评议，最后确定撤销了43个品种的批准文号，并于1988年1月起执行。

到1995年，生产中成药的厂又增加浙江医科大学药厂、杭州澳医保灵药业有限公司、杭州桐君制药厂、杭州市德康药业公司、浙江宫宝药业有限公司5家厂。湖州营养饮品厂转产。浙江省各中成药厂共有职工7855人，其中工程技术人员955人。建筑面积29.33万平方米，固定资产净值31.49亿元，年生产能力达5.28万吨，工业总产值8.25亿元。经过30多年的建设和技术改造，在粉碎、提取、蒸发、干燥等主要生产环节上基本实现了机械化生产，形成了比较完整且独立的中成药工业体系。此外，还有32家化学药品制药厂也兼产20余种中成药。随着中成药工业的形成与发展，浙江省中成药生产面貌大为改观，特别是1980年以后，生产发展较快，到1990年产值达到2.60亿元，在全国同行业中上升到第5位。

六、中药质量标准

2013年，浙江省中医药管理局启动编制工作，通过组织开展调研、品种筛选、标准研究、复核检验、专家审评、公开征求意见等工作，历时四年编制而成。新版规范按照习近平总书记关于食品药品监管的“四个最严”要求，坚持“最严谨的标准、最严格的监管、最严厉的处罚、最严肃的问责”，在历版浙江省中药炮制规范的基础上，结合国家对地方饮片炮制规范的监管政策、浙江省中医临床使用情况和先进质量控制技术、经验，删除了与《中国药典》完全相同的品种，吸收了《中国药典》成熟的现代分析技术，整体提升了浙江省中药饮片炮制、质量控制水平。《浙江省中药炮制规范》收载的品种基本反映了浙江省中药饮片炮制、检验、中医临床使用的特色，对保障公众用药安全具有重要意义。

《浙江省中药炮制规范》（2005年版）是按照修订实施方案的要求，在相关部门和单位的支持下，由浙江省中医药管理局组织有关单位的技术人员，在广泛征求意见、集思广益的基础上，对积累的资料进行反复修改、审议后编写而成。

《浙江省中药炮制规范》（2005年版）在尽量与《中国药典》（2005年版）及有关的中药材标准保持一致的原则下，收载的品种基本反映了浙江省临床配方的实际情况，有些本省习用炮制方法，也予以收载。本版炮制规范收载中药饮片品种有较大幅度的增加，共收载952个品种。其中新增65个品种，包括27个新增常用品种，38个新增不常用品种；修订了365个品种；删除了5个品种。本版由1994年版的不常用品种收为常用品种的有4个，由1994年版的常用品种收为不常用品种的有45个。

该版炮制规范在“质量可控、操作简单、标准完善”的前提下，合理地对84个品种增设了鉴别、检查、含量测定等项目，并采用了高效液相色谱法等现代分析技术，其中薄层色谱法23项，显微鉴别11项，高效液相色谱法3项，挥发油测定法9项，杂质检查20项，水分检查9项，灰分检查8项，其他10项，共计93项。

《浙江省中药炮制规范》（2015年版）于2016年12月1日起实施，本版中药炮制规范是中华人民共和国成立后浙江省颁布的第七版中药炮制规范，收载浙江省地方习用特色中药632个，涉及饮片规格820个。

七、主要中药厂

1958 年，在大办工业的号召下，浙江省相继建立了公私合营杭州胡庆余堂制药厂、叶种德堂制药厂、张同泰制药厂、温州国药联合厂、湖州制药厂、绍兴制药厂、金华九德堂制药厂、宁波市公私合营国药制剂厂和兰溪天一堂、瑞新堂加工厂等多家药厂。1959 年，全省专业中成药厂发展到 22 家，兼产中成药的厂最多时达 90 余家。

1962 年，国民经济调整，为了贯彻“调整、巩固、充实、提高”的八字方针，浙江省中成药厂进行了调整。浙江省药厂做了调整定点工作，其中，中成药生产定点 6 厂，即杭州胡庆余堂制药厂、杭州张同泰制药厂、兰溪制药厂、绍兴制药厂（西药厂兼产中成药）、宁波制药厂（西药厂附设中成药车间）和温州制药厂（西药厂附设中成药小组）。1960 年浙江省中成药生产品种为 338 种，1965 年为 470 种。1978 年，浙江省 18 家中成药厂共有职工 2789 人，工业总产值 3534 万元。

浙江省通过产品创新，创制具有自主知识产权的中药产品；通过技术创新，研创先进的生产技术和设备，用以武装产业链；通过标准创新，建立国际认可的中药标准规范体系。从产业层面看，要建立基于中药产业链的、开放式的产学研协同创新体系，通过引进、消化、吸收、再创新来促进产业升级，通过集成创新实现产业价值，全面提升中药产业现代化水平。

构建创新生态系统，促进产业融合创新。围绕产业链部署创新链，加强中药研发、种植、生产、流通关键核心技术攻关。开展中药材道地性、资源保护与供给、规范化种植研究，从源头上提高中药材质量；促进信息技术运用，开展中药工业工艺稳定性、剂型创新研究，加强中药新药创制研究；开展中药商业“互联网 +”模式创新研究，构建中药现代化物流体系，增强中药产业链控制力。

2004 年，中成药工业总产值达 35.6 亿元，利润 6.3 亿元。浙江省拥有正大青春宝药业、胡庆余堂药业、康恩贝集团、康莱特药业、天目山药业、天皇药业等国内知名企业。2014 年，浙江省有中成药生产企业 33 家，能生产包括注射剂、软胶囊、滴丸、气雾剂在内的约 16 种剂型。中成药工业经过多年发展，已具有相当基础，工业总产值、工业销售、利润等各项技术经济指标位居全国前列。

2020 年中药工业企业主营业务收入达 210.8 亿元，较 2015 年（161.3 亿元）增长30.7%。康恩贝制药股份有限公司、永宁药业股份有限公司、万邦德制药集团有限公司、佐力药业股份有限公司、维康药业股份有限公司5家企业入选全国中药企业百强榜，7家中药企业成功上市。康莱特注射液、百令胶囊、铁皮枫斗晶、银杏叶片、参麦注射液、青春宝片、黄芪生脉饮、胃复春片（胶囊）等浙产中药在国内享有较高知名度。中医药产业平台不断发展壮大，磐安江南药镇、中医药特色街区、中医药健康旅游示范基地等产业融合载体发展迅速，乌镇互联网国医馆开创国内互联网国医馆先河，省属国企浙江省中医药健康产业集团成立运营。

（一）杭州胡庆余堂药业有限公司

1955年12月1日，胡庆余堂实行公私合营。1958年，胡庆余堂等国药号相继从传统前店后场（厂）模式转变为单独设立制药厂。同年，百年老店叶种德堂并入胡庆余堂，成立公私合营杭州胡庆余堂制剂厂，申请了“古医”注册商标。后胡庆余堂的制膏车间发展为第二中药厂。杭州本地制药业对中成药进行剂型改革，走“创、仿、改”的道路。创本地特色的新品种有复方穿心莲片、千里光片、抗妇炎冲剂等；仿制的药品有藿香正气水、三七片、复方丹参片、板蓝根冲剂等；改革剂型的有牛黄解毒丸、小活络丸、跌打丸，其中跌打丸改为糖衣片、浸膏片、浸膏丸三种剂型。

1959年杭州市商业局决定将新药站所属中药制剂部分的生产设备、厂房并入胡庆余堂，1960年，厂名改为公私合营胡庆余堂制药厂。1961年，浙江省卫生厅批准胡庆余堂附设中药制剂学校，同年，胡庆余堂附设的中药制剂学校与杭州药材种植场附设的中药栽培学校合并，定名为“浙江药材学校”。1963年，为区别于上海胡庆余堂，厂名改为杭州胡庆余制药厂。1964年，该厂全年生产286个品种，试制新产品12种，当年投产7种，全年工业总产值达到756.7万元，利润102.78万元。1966年，厂名改为杭州中药厂；1968年，建成杭州中药厂遂昌分厂；1970年，成立杭州中草药服务部。1972年，根据杭州市化工局决定，该厂的郊外生产车间分出，成立杭州第二中药厂，原厂区改名为杭州第一中药厂。1979年，恢复名称为杭州胡庆余堂制药厂。该厂不但生产了众多传统产品，而且积极进行剂型改革，是全省剂型较全、品种较多的中成药厂，1978年工业总产值近800万元。该厂生产的腰痛片、全鹿片等一直是中成药出口名牌产品。

20世纪60年代初，胡庆余堂等中药厂开展中成药剂型改革，以新剂型生产的全鹿片、腰痛片、银翘解毒片等先后投放市场。20世纪70年代起，中成药生产走向现代化。杭州市第一中药厂生产十全大补丸等242种中成药；杭州第二中药厂生产千里光注射液等58种中成药，其中“青春宝”等保健药品享誉国内外。

1999年7月12日，浙江省医药管理局、浙江省卫生厅同意杭州胡庆余堂制药厂更名为杭州胡庆余堂药业有限公司。

杭州胡庆余堂药业有限公司继承了胡庆余堂百年“戒欺”的诚信治业精神，完成了从传统作坊向现代化的转变，成为高新技术企业、中国诚信企业、浙江省行业放心消费十佳企业、浙江省诚信满意十佳优秀企业、浙江省保健食品行业诚信企业、品牌浙江宣传示范单位、杭州市保健食品安全信用优秀单位、杭州市十大特色潜力行业200强、杭州市创新型试点企业、杭州市十大产业重点企业、杭州市江干区优秀骨干企业。“胡庆余堂”品牌先后被评为浙江省行业放心消费品牌，“胡庆余堂”商标被认定为中国驰名商标，“胡庆余堂”中药文化已成为国家级非物质文化遗产。2011年公司取得ISO 14001环境管理体系认证证书，2017年通过“国家二级”安全生产标准化评审。2018年公司取得ISO 9001质量体系认证证书，公司生产的药品及保健食品均通过国家药品GMP认证及浙江省保健食品GMP认证。

2012年初，为配合杭州市城市建设的要求以及公司自身发展的需求，公司在余杭经济技术开发区建造了占地面积107亩、建筑面积70398.86平方米的花园式中药生产基地。2015年底公司完成了具有历史性、里程碑意义的任务，从杭州市江干区杭海路78–10号整体搬迁至临平区经济技术开发区新洲路70号，开启了胡庆余堂药业在杭州市临平区经济技术开发区的文化传承与经营发展新的篇章。

公司是国家高新技术企业，获浙江省守合同重信用AAA级企业称号、杭州市人民政府质量奖提名奖、杭州市五一劳动奖状等荣誉。公司研发中心被省科技厅认定为省级企业研究院，技术中心被认定为杭州市企业技术中心。2020年，公司被评为“抗疫先进集体”和“定点扶贫优秀单位”，受到中华中医药学会通报表扬，获中国企业文化研究会授予“‘十三五’中国企业文化建设典范组织”奖。公司现拥有国家批准生产的药品182种、保健食品9种，拥有多项发明专利。秉承“采办务真、修制务精”精神，公司生产的胃复春片（胶囊）、安宫牛黄丸获得“浙江制造精品”称号，胃复春片（胶囊）、强力枇杷露获评为首批“浙产名药”，安宫牛黄丸获得“杭州市名牌产品”称号。公司主要生产的药品中，胃复春片、小儿泄泻停颗粒、障翳散、庆余救心丸（神香苏合丸）、矽肺宁片（国家三类新药）获省市科技进步奖或优秀新产品奖，杞菊地黄口服液为国内首家研制的药品，沉香化气胶囊、胃复春片等五类新药具有自主知识产权。公司主要生产的保健食品有铁皮枫斗晶、蜂胶胶囊、西洋参口服液等，其中铁皮枫斗晶和蜂胶胶囊被评为上海保健品行业名优产品。

（二）正大青春宝药业有限公司

正大青春宝药业有限公司位于杭州西子湖畔。1972 年，在百年老厂胡庆余堂制药厂制胶车间基础上，建立杭州第二中药厂，20 世纪 80 年代成为国内著名的中药行业样板企业。1992 年杭州第二中药厂改制为合资企业，成立正大青春宝药业有限公司。目前，公司是浙江省高新技术企业、浙江省先进技术企业、省“五个一批”重点骨干企业、浙江省最大工业企业之一、浙江省创利大户、浙江省守合同重信用 AAA 级企业，2004 年被评为浙江省先进技术优秀企业。

公司目前占地面积 12 万平方米，拥有现代制药厂房 11.2 万平方米，是国内规模最大、设备最先进、以天然药物为主要原料的集科研、生产、经营为一体的综合性制药企业之一。拥有符合 GMP 要求的生产车间，生产过程规范，拥有先进的企业管理方法和按照国际惯例运行的财务管理制度，可生产注射剂、片剂、颗粒剂、胶囊剂等 8 种剂型近百种产品。公司生产的产品全部通过国家 GMP 认证。公司有员工 6000 余人，有一支训练有素的工程、技术、经营、管理人员组成的团队，具有完善的由一流人才、一流销售工具、一流服务质量组成的营销网络，拥有一支由千余名销售代表组成、遍及全国各地办事处的营销队伍，产品覆盖全国各省、自治区、直辖市。生产的天然药品中包括药品及保健食品，其中青春宝抗衰老片、参麦注射液是浙江省名牌产品，产品商标“青春宝”为中国驰名商标。

正大青春宝药业有限公司是以天然药物为主要原料，结合中西药（药品、保健品）生产制造，集科研、生产、经营于一体的综合性制药企业，拥有国内先进的现代化中药生产车间和自控设备，以及高素质的专业化科技、生产队伍，企业产品屡获殊荣，其中登峰牌参麦注射液的工业化生产获 2004 年国家科学技术进步奖二等奖；“登峰牌”成为浙江省著名商标。公司完成的“中成药二次开发核心技术体系创研及其产业化”项目，荣获 2014 年国家科学技术进步奖一等奖。

（三）桐君堂药业有限公司

桐君堂脉承黄帝时期中药鼻祖桐君老人，始创于明洪武十七年（1384）。

"始有神农，继有桐君"，桐君中药文化是中国南方地区历史最为悠久、影响最为广泛的中医药文化流派之一，也是浙派中医重要的历史渊源。据记载，明洪武十七年（1384），富春人氏创建了"惠民药局"。清康熙二十二年（1683），改名为桐庐药材会馆。1940年，更名为寿全药店，后期改名太和堂。1956年行业公私合营，1960年改名桐庐县中西药公司，1998年更名桐庐县医药药材有限公司。2005年，以"桐君堂"为商号的桐君堂药业有限公司正式成立。作为一家现代化中药生产企业，桐君堂以中药饮片见长，生产着将近800个品种、1200多个规格的中药饮片。桐君堂从药材品质到炮制工艺都精益求精，"未曾期许做多大，只梦国药出精华"，或可道出每一个桐君堂人心底最真挚的愿景。历史上记载的519种道地药材，桐君堂生产和经营的占其中90%以上。

桐君堂建有毒性药材生产线、口服饮片洁净生产线、发酵饮片生产线、普通饮片生产线，以及符合食品生产许可（SC）标准的养生产品生产线，年产值达6亿元。经中国品牌文化影响力专业测评机构的综合评定，2015年，桐君堂药业有限公司荣获"中国品牌文化影响力500强""中国品牌文化影响力（行业）十大用户满意品牌"称号。2016年，经中国中药协会中药饮片专委会评定，桐君堂"药祖桐君"牌百药煎荣获"第三届中国中药饮片诚信品牌"。桐君堂生产的桐君堂红曲、百药煎、淡豆豉、六神曲等发酵产品的质控标准，已经成为行业标准。桐君堂建立阳光煎药中心，联合业内诸多厂家进行中药代煎服务。从其整个产业链来看，实现了源头控制、规范生产、精准检验、科技创新、精品饮片、阳光煎药。桐君堂建有约1500平方米的浙江省内第一家通过国家GMP认证的洁净生产标准的发酵车间，拥有近60个规范化种植养殖基地，品种超过80个，面积超过100万亩；共3个厂区，高家路厂区18亩，下城路厂区20亩，城南路厂区108亩；最大单体车间落地面积14亩，建筑面积23 000平方米；检验中心2400平方米，新冠疫情期间购进了2台检验设备，价值近400万元。

（四）浙江康恩贝制药股份有限公司

浙江康恩贝制药股份有限公司前身为兰溪市云山制药厂，经过逾五十年的发展，现已成长为一家集药物研发、生产、销售于一体，省内规模较大的中药企业之一，位列中国医药工业50强、中国中药企业10强，入选国务院"科改示范企业"。公司控股股东为浙江省中医药健康产业集团有限公司（浙江省国际贸易集团有限公司全资子公司）。

公司总部设在杭州，以浙江为产业发展中心，并在江西、云南、内蒙古等省、自治区建立了产业基地，员工总人数超 8000 人。公司是国家创新型企业，建有国家级企业技术中心、博士后科研工作站、院士工作站、省中药制药技术重点实验室、省重点企业研究院等创新平台，拥有以中国驰名商标康恩贝、前列康、天保宁和知名品牌金笛、金奥康等为代表的大品牌矩阵。自 2020 年 7 月正式纳入省国际贸易集团管理体系以来，公司以“传承精华，守正创新”为根本遵循，聚焦核心业务，创新发展、提升价值，为打造浙江省中医药健康产业主平台奠定了良好基础。2020 年入选全国中药企业百强榜。

（五）浙江永宁药业股份有限公司

浙江永宁药业股份有限公司位于浙江省台州市黄岩梅花井路 4 号，于 1990 年 1 月 1 日在台州市市场监督管理局注册成立，公司主要经营药品制造和片剂、胶囊类保健食品制造，部分一、二类医疗器械制造，预包装食品零售，药品销售等。从事医药中间产品的制造，出口自产的抗生素以及医药中间产品。2020 年入选全国中药企业百强榜。

（六）万邦德制药集团有限公司

万邦德制药集团有限公司始创于 1970 年，总部位于浙江台州温岭，是一家专业从事现代中药、原料药及制剂研发、生产和销售的高新技术企业。现拥有 6 家子公司，药品生产批文达 186 个，涉及 16 个剂型。

万邦德制药集团有限公司是一家集研发、生产、销售于一体的现代化高新技术企业，主要从事天然植物提取及相关制剂、原料药及相关制剂的研发、生产与销售。目前旗下有全资子公司 5 家，控股子公司 1 家。公司总部坐落于浙江温岭市经济开发区，总占地面积达 12.8 万平方米，建筑面积 6.7 万平方米。公司主要产品覆盖了心脑血管、呼吸、消化、泌尿、免疫调节、神经系统等多个疾病治疗领域。公司拥有强大的科技创新能力，曾获得国家高新技术企业、浙江省研发中心、浙江省技术中心等称号，被浙江省科技主管部门批准建设“万邦心脑血管药物省级高新技术企业研究开发中心”，在杭州设立了万邦德药物研究院（万邦德制药集团杭州医药技术有限公司），并与中国医学科学院药用植物研究所、中国药科大学、军事医学科学研究院、天津药物研究院、中国科学院上海药物研究所、浙江医学研究院等国内多家科研院所建立了长期的合作关系。银杏叶滴丸产品被国家科技主管部门列入“火炬计划项目”。

银杏叶滴丸为全国独家产品，已被列入国家中药二级保护品种目录和 2012 版国家基本药物目录，是目前临床上预防心脑血管疾病的常用首选药物之一。银杏叶胶囊和银杏叶片被中国保护消费者基金会推荐为消费者信得过产品。石杉碱甲原料药及注射液是万邦德制药集团自主研究开发的世界上第一个专门用于治疗阿尔茨海默病的天然植物药单体制剂，曾获国家卫生主管部门评定的部级科学技术成果荣誉，荣获第三届全国发明展览会金牌奖、法国尤里卡国际博览会金奖。联苯双酯滴丸和氯氮平原料药获“浙江省优质产品”称号。枸橼酸钙片也是国内首家研制的产品。公司十分注重市场推广和营销队伍的建设工作，以高质量的产品和一流的服务赢得了用户的信赖与支持，销售网络及产品遍及全国各地，在同类竞争产品中具有较高的市场占有率和核心竞争力。2020年，公司入选全国中药企业百强榜。此外，万邦德制药集团有限公司从全国一众医药工业企业中脱颖而出，荣登“2022年中国医药工业最具成长力企业”榜单。

（七）浙江佐力药业股份有限公司

浙江佐力药业股份有限公司成立于2000年1月，位于杭州莫干山麓，占地270余亩，建筑面积16万多平方米，是一家集科研、生产、销售于一体的国家高新技术现代化制药企业。目前，公司拥有浙江佐力健康产业投资管理有限公司、浙江佐力健康科技有限公司、浙江佐力百草医药有限公司、浙江佐力百草中药饮片有限公司、德清佐力医药科技有限公司5家全资子公司，以及青海珠峰冬虫夏草药业有限公司1家控股子公司，参股了科济药业控股有限公司。公司立足于药用真菌生物发酵技术生产中药产品，拥有现代化的原料药、提取、片剂、胶囊、饮片、颗粒和冻干粉针等生产流水线，通过多年的研发、改进，实现了珍稀中药材——乌灵参的产业化生产，实现了传统中药材和现代生物技术的结合。乌灵参是生长在地下深处废弃白蚁巢内的一种药用真菌，具有很高的滋补功能和药用价值，极为珍稀。由于其生长环境特殊，采获十分困难，且不易人工栽培，公司利用从天然乌灵参中分离获得的菌种，运用现代生物发酵技术，实现了乌灵参发酵菌粉（乌灵菌粉）的工厂化、规模化生产。乌灵菌粉和乌灵胶囊为国家中药一类新药。乌灵胶囊为国家医保目录品种、中药保护品种，具有“补肾健脑、养心安神”之功效，临床上主要用于治疗抑郁、焦虑状态和失眠。2019年5月，乌灵胶囊入选首批“浙产名药”。乌灵胶囊、灵泽片均已进入国家医保目录、国家基本药物目录。此外，佐力百草的“地青牌”中药饮片荣膺浙江省名牌产品，并实现从田间到碗里的可追溯。

多年来，公司坚持产品创新、市场创新和管理创新，积极开拓市场，连续实现销售、利税的大幅增长，取得了快速发展。与此同时，还获得了“高新技术企业”“国家级绿色工厂”“全国文明单位”“全国模范劳动关系和谐企业”“全国五一劳动奖状”“浙江省绿色企业”“浙江省诚信守法企业”“浙江省技术创新示范企业”“浙江省专利示范企业”“浙江省优秀民营企业”“浙江省知名商号”“浙江省守合同重信用AAA级企业”“浙江省信用管理示范企业”“浙江省科学技术进步奖”“浙江省助残爱心企业”等荣誉或称号。公司始终秉承“辅佐人类身体健康，致力祖国医药发展”的使命，倡导“创新、奉献、卓越、合作、共赢”的核心理念，坚持以乌灵系列产品为起点，以药用真菌的产业化为己任，打造国内大型药用真菌制药领域的“领头雁”。2020年入选全国中药企业百强榜。

（八）浙江维康药业股份有限公司

浙江维康药业股份有限公司是一家集医药研发、生产、销售于一体的国家高新技术企业。维康药业根植于享有“浙江绿谷、天然药库”美誉的丽水市，拥有浙江维康医药商业有限公司、浙江维康医药零售有限公司、浙江维康大药房有限公司、杭州维康中医诊所有限公司4家全资子公司。维康药业邀请了包括多名院士在内的行业权威教授、研究员担任技术与研发顾问，与高校、院士专家团队合作，提高科研能力，加快创新步伐。在此基础上，先后建立浙江省院士专家工作站、丽水市院士专家工作站和丽水市博士工作站。目前，公司产品覆盖硬胶囊剂、片剂、颗粒剂、软胶囊剂、丸剂（滴丸）等多种剂型，并已逐步形成了以中药分散片、中药软胶囊、中药滴丸为主体的产品结构，构筑自身独特的产业优势。

2010年，公司开设了维康大药房，正式进军医药零售行业。2015年5月，创办的维康国医馆整体建筑面积约3000平方米，是丽水市云集国医大师、省级名老中医专家，集中医诊疗、保健康复、中医养生、健康管理、学术交流等彰显传统国医特色服务于一体的高端人文中医馆，维康国医馆的建成并投入运营为公司提升企业核心竞争力又迈出了重要一步。稳步开拓，务实不骄。一路走来，维康药业创造了一项又一项的辉煌业绩，收获累累硕果，建有维康中药新产品省级高新技术企业研究开发中心，并先后获得了“国家知识产权优势企业”“浙江省专利示范企业”“浙江省绿色企业”“浙江省优秀民营企业”“丽水市纳税百强工业企业”等多项殊荣。2020年入选全国中药企业百强榜。

（九）浙江寿仙谷医药股份有限公司

寿仙谷药号始创于清宣统元年（1909），至今已有上百年传承与创新发展历史，是中华老字号企业、国家级非物质文化遗产项目保护单位、国家知识产权优势企业、浙江省级专精特新企业。2021年12月，荣获“浙江省人民政府质量奖”；2023 年 11 月，荣获浙江省科学技术进步奖一等奖。

寿仙谷医药股份有限公司作为中医药行业标杆企业，灵芝、铁皮石斛领域的第一股，始终坚持传承创新，践行“重德觅上药，诚善济世人”的企业祖训。公司针对中药农残、重金属超标、药效差、效益低等问题，进行深入研究，聚焦濒危珍稀中药全产业链基础与应用核心技术，攻克了制约我国灵芝、铁皮石斛在优良品种培育、优质原料生产、高质量产品研发等“卡脖子”难题，通过卓越绩效管理，促进科技成果应用、农业增效、农民增收、产业高质量发展；还主持完成了“灵芝全产业链高品质加工关键技术及产业化”项目，成果荣获浙江省科学技术进步奖一等奖，实现了浙江省食药用菌行业零的突破。

在经营管理中，寿仙谷坚持质量驱动、科技创新、标准引领、产业共促，开创了产品质量三化同行、企业管理三化融合、产业发展三化共促的“道生万物”质量管理新模式，构建了“一链二体三全九化”卓越绩效管理体系。公司于 2013 年荣获武义县政府质量奖，2016 年荣获金华市人民政府质量奖。

通过坚持以全产业链质量驱动为核心，以标准引领、科技创新共促产业融合发展。寿仙谷构建了“科技支撑 + 创新产品 + 道地原料 + 传统文化 + 药旅融合”产业体系和发展模式，大大提高中药材第一、二、三产业的联动和融合发展效率，实现了“以道地药材生产优质产品、以优质产品提升综合效益、以综合效益反哺道地药材生产”的良性循环，社会、生态、经济效益显著。

寿仙谷作为灵芝、铁皮石斛两大 ISO 国际标准的承担制定者，致力于打造“有机国药第一品牌，世界灵芝领导品牌”，为民众的健康美丽长寿服务，其品牌战略是企业实现快速发展的必要条件之一。在“2023 中国品牌价值评价信息发布”中，“寿仙谷”以 842 的品牌强度、15.36 亿元的品牌价值，位列全国医药健康行业第 29 名。截至 2022 年，寿仙谷已在美国、日本、韩国、印度尼西亚、新加坡、马来西亚、泰国共 7 个国家以及欧盟地区注册商标，积极拓展海外业务。

（十）浙江森宇控股集团

浙江森宇控股集团是一家集科技、工业、农业、贸易、投资为一体的高科技企业集团，是中国铁皮石斛研发、种植、生产和营销的航母企业。森宇公司成立于 1997 年，于 2004 年组建为浙江森宇控股集团，旗下拥有 15 家全资控股子公司，还包括 1 个工业园和 3000 多亩铁皮石斛种植基地，员工 1600 多人，年产值近 10 亿元。集团拥有 13 个自主知识产权的品牌，包括 87 个规格产品，其中有“森山”铁皮枫斗冲剂、胶囊，抗衰老片以及铁皮枫斗浸膏、浸膏丸等系列龙头品牌产品，迎宝孕康胶囊、花儿红阿胶胶囊、神娃喜儿快乐口服液、驻颜胶囊等著名产品。集团先后承担了国家“十五”科技攻关项目、国家农业科技成果转化项目、国家级星火计划项目和国家农业综合开发产业化经营项目4项国家级科研项目，荣获国家专利十多项，成为国家铁皮石斛产业标准制定的主导单位；同时森宇还赢得中国保健品十大公信力品牌、国家科学技术进步奖二等奖、中国著名商标等多项殊荣。集团下属公司包括浙江森宇实业有限公司、浙江森宇药业有限公司、义乌市新世界贸易有限公司、义乌市铁皮石斛研究所、金圆铁皮石斛种植有限公司、金滩农业科技有限公司、金滩典当投资有限公司、金滩矿业开发有限公司、浙江森宇置业投资有限公司、深圳市今之康保健食品有限公司、香港花儿红国际投资集团有限公司、香梅中药文化传播有限公司、香港文化出版社等15家。

集团旗下的森山健康小镇，占地面积4.07平方千米，总投资51.8亿元。集产业、医养、文旅等功能为一体，融合了现代农业、智慧工业、旅游休闲、养生养老等特色，在拉长集团产业链的同时，运用大数据、云计算、物联网等新技术推动互联网与大健康的跨界融合，打通第一、二、三产业，深入实施乡村振兴战略，有效解决“三农”问题。小镇是集现代农业示范园区、智慧健康产业高地、生态休闲养生基地为一体的健康产业硅谷，也是一座生态农业示范园区。

（十一）杭州方回春堂集团有限公司

方回春堂始创于清顺治六年（1649），据载为钱塘人士方清怡所创，寓“逢凶化吉，妙手回春”之意。1949年前，方回春堂已经形成了批发、零售、医疗三种经营模式。方回春堂膏方的制作与零售、医疗服务密切相关。当时，方回春堂的膏方制作方式有两种。一种是由坐堂医生开方，制膏师傅来熬制。另一种，因方回春堂货真价实，制膏师傅技艺精湛，很多患者在其他地方开了药方，到方回春堂来制作，因而方回春堂的膏方生意比其他药店要好。方回春堂膏方的制作流程，从准备工作到制成膏方，要经历复杂的过程，一剂膏方制成，最少要一天时间，长的要好几天。

中华人民共和国成立后，方回春堂重整店业，但因饱受战乱之苦，已无力恢复到民国时期的繁荣状态，只能通过缩减规模以维持经营。即便如此，叶熙春、史沛棠开出的膏方均指定方回春堂熬制。1953年，方回春堂以3万元的价格将清河坊的房子卖给上城区税务局，搬迁至望仙桥一带（今中河中路）。1956

年公私合营并入杭州医药站，方回春堂暂时退出了历史舞台。2000 年 4 月 8 日，清河坊历史街区改造与保护工程正式启动，杭州市人民政府颁布《杭州市清河坊历史街区保护办法》。为重振清河坊古韵，弘扬国医国药，2001 年 10 月，方回春堂国医馆重新开馆。2004 年 10 月，方回春堂参号馆正式开馆。2005 年 1 月，方回春堂杏林会馆正式开馆。2006 年，方回春堂被中华人民共和国商务部授予“中华老字号”称号。2014 年，方回春堂传统膏方制作技艺被列入国家级非物质文化遗产代表性项目，方回春堂俞柏堂老师傅被评为国家级非物质文化遗产传承人。

方回春堂复馆 10 余年间，遵循祖训“许可赚钱，不许卖假”，以“配置务精、品种务全”为宗旨，核心价值观为至诚、至仁、至精、至礼、至新。方回春堂国药馆内精选南、北道地药材，品质优、品种全，参茸馆内各类精品野山参、冬虫夏草、燕窝，质优价廉，保证配方质量，深受广大顾客的喜爱。G20 期间，方回春堂“能量小蓝瓶”汉方精油被选为馈赠外宾的中国礼物。

方回春堂国医馆云集 700 余位国家、省、市级名老中医、专家，覆盖中医各专病专科。名医荟萃，妙手回春，为百姓医诊实实在在，为百姓选药地地道道，坚守老字号仁心济世传统，致力于发扬国医精髓，福泽代代相承，用过硬的实力得到了老百姓的极大认可。方回春堂每年举办冬令进补膏方节、参茸节，夏季清凉节，端午送香袋、腊八施粥节，春秋义诊等传统民俗活动。迄今为止，方回春堂已开设十余家医馆，真正成了市民“家门口的医药馆”，也成了杭州一张金名片。

（十二）浙江英特集团股份有限公司

浙江英特集团股份有限公司是浙江省人民政府国有资产监督管理委员会控股的浙江省国际贸易集团旗下的上市公司，前身为成立于 1950 年的浙江人民医药公司。1998 年，浙江省医药药材有限公司、浙江省医药工业公司、浙江省医药器械有限公司、浙江省医药科技公司 4 家公司进行战略重组，合并成立浙江英特药业有限责任公司。2001 年 12 月，公司主营业务转型为医药流通，并更名为浙江英特集团股份有限公司。2008 年，中国中化集团入主并控股英特集团。2017 年，英特集团重回浙江省国际贸易集团控股管理。

公司为区域性医药流通重点企业，以经营药品、医疗器械为主营业务，以医药专业分销、现代物流、电子商务、生产加工及终端零售为主要经营业态，下属包括浙江英特药业有限责任公司等 40 余家成员企业，销售网络遍布浙江、辐射华东。2019 年度，公司营业收入 246.01 亿元；2019 年末总资产 107.69 亿元，所有者权益29.72亿元。公司连续多年荣获“中国服务业企业500强”“中国医药流通百强企业”“浙江省百强企业”“浙江省重点流通企业”“浙江省省级医药重点储备单位”等荣誉称号，是中国医药商业协会、浙江医药行业协会副会长单位。公司以成为“中国最优秀的医药健康综合服务商”为愿景，以“致力于人类的健康事业”为使命，围绕“内涵式增长、外延式扩张、整合式提升、创新式发展、生态圈协同”的战略路径，坚持全产业赋能、全客户覆盖、全品类经销、全生命周期服务，实施“一体两翼”（药品分销物流电商为主体，医疗器械和终端零售为两翼）协同发展，促进竞争力、创新力、控制力、影响力和抗风险能力全面提升，为“健康浙江”和“健康中国”建设贡献英特力量。

（十三）杭州天目山药业股份有限公司

杭州天目山药业股份有限公司前身为杭州天目山药厂，成立于1958年。1989年3月经浙江省临安县人民政府批准设立为股份制试点企业。1992年11月，经国家经济体制改革委员会批准继续进行股份制规范化试点。1993年8月23日，经中国证券监督管理委员会证监复审同意和上海证券交易所核准，公司股票在上海证券交易所挂牌交易，是杭州市第一家上市公司，全国第一家中药制剂上市企业，拥有中国驰名商标。公司主要从事中成药、生物制药、保健食品、医疗器械的生产经营及医药商业等业务，下属10多家子、分公司，总资产数亿元，年销售额数亿元。1993—2008年，连续十多年纳税名列临安区前茅。

（十四）杭州朱养心药业有限公司

朱养心药室自明万历年间创建以来，以现摊现卖为经营特色，信誉远及杭州、嘉兴、湖州、金华、衢州、严州等地区。每到春夏时节，香客辐辏于店，门庭若市，日售药钱多达百数十两。药室由朱家世代经营，传至十四世孙，房族众多。20世纪初，子孙各房志趣各异，缺乏专人主宰，家业逐渐由盛转衰。中华人民共和国成立前夕，祖业由房族共管改为分房轮流执管，各房自行进货制药，轮流营业，收入归己。

1956年，随着公私合营开始，朱养心药室才有了新的转机。1966年，朱养心药室更名为光明药室，从朱氏家族经营了300多年的大井巷13号迁址到中山中路331号营业，随后并入人民药店。此时，朱养心药室工作人员仅5人。1978年后，为了继承祖国医药遗产，发扬中医药的传统经验，在杭州医药采购供应站的支持下，于1981年初开始改店建厂，至1982年7月正式建立朱养心膏药厂。1988年6月更名为朱养心药厂。1999年10月加盟杭州华东医药集团有限公司，2001 年 3 月，改制为有限责任公司，更名为杭州朱养心药业有限公司。

朱养心药业有限公司积极做好膏药品牌的保护工作，做好商标的注册与保护，“朱养心”目前已被认定为“浙江省知名商号”“杭州市著名商标”；申请膏药生产技术专利，对冒牌膏药进行打击，做好防范与维权工作；做好膏药配方与技术保密工作，并加强对膏药质量的管理与规范生产。2009 年，朱养心传统膏药制作技艺被浙江省人民政府列入浙江省非物质文化遗产名录。2011 年，朱养心传统膏药制作技艺被列入国家非物质文化遗产名录。

杭州朱养心药业有限公司坐落于杭州市医药产业集聚的钱塘区，是一家集研发、制造、销售于一体的国家高新技术企业。公司地处杭州市钱塘区白杨街道 11 号大街 10 号，交通便利，厂区占地面积 7000 平方米，建筑面积超 11 000 平方米，建有符合 GMP 要求的生产车间及公用配套设施，配备通过中国合格评定国家认可委员会（CNAS）实验室认可的检测场所。研发管线持续聚焦风湿免疫、抗肿瘤等核心领域，并在皮肤外用制剂等领域布局特色差异化产品。目前在研产品项目达 10 余项，已获得发明专利有 32 项，外观专利 3 项。公司建有体系完整的药物研究所，下设制剂研究技术平台、质量研究技术平台、外用药开发和产业化平台等，并持续完善研发项目注册及管理体系建设。

公司承担并取得成果的科研项目包括科技部“新药创制科技重大专项”、国家发展改革委“通用名化学药发展专项”、浙江省重大科技专项重点社会发展项目。获得多项荣誉，包括 2018 年度浙江省科学技术进步奖一等奖；被认定为国家级高新技术企业、浙江省高新技术企业研究开发中心；其产品非布司他被评为浙江省优秀工业产品；拥有中华老字号、浙江省知名商号等称号；朱养心传统膏药制作技艺被列为国家级非物质文化遗产项目。

第三节 中药营销

20世纪50年代初，当时浙江省土产公司经营力量比较薄弱，只兼营白术、浙贝母、麦冬、玄参、延胡索等几种大宗中药材收购调拨业务，其他中药材由私商经营。为了扶植药材生产，浙江省土产公司组织私商参加各类物资交流会，促使浙江省产的白术、贝母、玄参、菊花、郁金等中药材由滞销转为畅销。以调出省外的情况为例，1951年与1950年相比，白术增加1.9倍，延胡索增加2.8倍，玄参增加1.9倍，浙贝母增加5.7倍。菊花、麦冬1950年均无调出，1951年调出1132市担和186市担。1951年，杭州市国药业营业额248万元，比1950年197.8万元增长26.6%。

私营中药商的积极经营，对活跃市场起到一定的作用。但也有一些私营中药商不顾国家政策和法令，偷税、漏税，偷工减料、以次充好、以假乱真，出售伪劣药材，牟取暴利。杭州市在1952年初揭发出伪劣药材134种，共4500余千克，集中在省体育场举行大会焚药，严厉打击了严重的违法行为。

1952年后，国家扩大了社会主义商业的阵地。5月，浙江省土产公司在宁波土产支公司成立药材部。9月，在杭州建立直属药材批发部，经营品种67个，对省内外进行批发。国家在物价、税收等方面对私营中药业采取了一些限制性措施。私商营业额略有下降，如杭州市批零营业额比1951年下降3.5%。同年第四季度，浙江省土产公司为了调动私商的经营积极性，调整了公私关系，放宽中药材经营限制，规定一般药材国营比重不超过30%，使私营中药商营业普遍上升。1953年，浙江省私营批发商批发销售额673.3万元，比1952年增长99.2%；零售营业额1866.32万元，比1952年增长44.7%。国营土产公司销售额为168.07万元（其中省内批发额69.52万元），仅占私商批发额的24.96%。

1953年12月，浙江省财政经济委员会下达了土产药材经营方案，从1954年起提高国营商业、供销合作社经营药材收购比重，白术、玄参、浙贝母、麦冬、延胡索分别由46%、54%、52%、33%、30%提高到80%，其他药材由30%提高到40%。对私营批发商进行私私合并，如兰溪8家药行合并为3家，并在产地采取公私联购及议价措施，削弱了私营中药批发商与农民的直接联系。省土产公司加强中药材经营后，将机构又扩展到台州、兰溪、温州。1954年，药材收购362万元，比上年增长55.4%；销售695万元，比上年增加4.4倍，超过私商销售额434万元的60%。私商批发额比上年下降34.9%，国营商业扩大了中药市场批发阵地。同年浙江中药零售额1973万元，比上年增长5.7%。

1955年，从中央到地方相继建立了中药经营管理机构。7月1日，浙江省中药经营由国营省土产公司划归省供销合作社，建立浙江省供销合作社中药材经营管理处，统一管理全省中药市场。对私营中药商的改造，采取“全面安排、广泛利用，同时进行改造”的方针。省供销合作社中药材经营管理处及其所属机构加强了批发业务，经营品种由1954年288种增加到400余种，并开展了中成药经营。中药的主要货源基本上为国营商业所掌握。浙江省主产的白术，承担全国调拨任务，实行了全部由产地供销社收购，对供应紧缺和需要量较大的药材，也采取提高收购比重的方式，控制货源。对私营的改造安排，凡当地供销社一时不能替代的，采取改造为各种形式的国家资本主义。为防止经营困难的零售商未改先垮，采取委托代购代批；资金不足的，通过银行给予贷款；降低批发起点；组织私私合营货源分配，限制大户，照顾小户等措施，提高营销总量。

1956年前，中药材大都由各地药店自收自用，中药业实行全行业公私合营后，全部由国营收购。收购分为4个类型：派购、大力收购、计划收购、停止收购。其中派购是主要形式，由药材公司统一计划、统一管理、统一经营，派购品种根据不同时期的产需情况，经浙江省政府批准统一调整，多时近20种，少时也有11种。1956年，实行全行业公私合营后，中药零售店进货主渠道依靠国营公司，浙江省基本完成对私营中药商的改造任务，清产核资约1000家，资金约600万元。对杭州、宁波、温州、金华、绍兴、嘉兴、湖州7市的批发商，全部从业人员共400余人，纳入国营企业，人员量才使用。对城镇零售药店进行清产核资，定股定息，对农村的私营或个体经营户仍采取分散经营，或经销代销，或组织合作小组，或参加联合诊所。如丽水县全县80余家坐商，有40余家参加联合诊所。通过改造或合理调整，使古老的中药业出现一派新的气象。

1949—1978 年，历年浙江出口的中药产品主要有白术、白芍、麦冬、浙贝母、菊花、延胡索、玄参、郁金、厚朴、山茱萸、羊胆丸、龟甲胶、阿胶等。20 世纪 50 年代至 60 年代，工矿企业逐步建立了保健站（室），如杭州 1950 年初工矿企业保健站（室）仅 7 家，1962 年增加到 185 家。厂矿职工一般在保健站（室）就诊、配药，故药店零星售药逐年下降，饮片配方逐步上升。从 1951 年到 1984 年，浙江省国营医药系统调往省外和供应出口的中药材累计总额达 61 969 万元，从省外调入浙江省的累计总额达 54 379 万元。其中 80%左右是按照计划安排或通过全国中药材交流会实现的，这对促进浙江中药材生产、稳定中药市场起到了一定的作用。

1960 年 12 月 24 日，应朝鲜保健省要求，浙江省卫生厅将 29 种中药种子赠送给朝鲜高八榕地区。1960 年起，国民经济调整时期，商品紧缺情况严重，杭州中药批发部经营品种 1272 种，脱销 147 种，占 11.56%，杭州部分中药店向外采购，据 1962 年上半年 7 家药店的统计，向外采购价值 17 万元的商品，占进货额的 20%。1966 年，向外采购基本停止。在此之前，中药配方业务也在不断变化。1963 年，杭州市配方有 205.2 万帖；1973 年，达到了 702 万帖。1970 年 5 月，浙江省卫生局在原杭州市卫生学校筹办浙江省中草药展览，并选出疗效确切的品种送北京全国中草药展览馆展出。20 世纪 70 年代中期，医院、卫生院普遍设立中药配方部，药店配方业务量逐年下降。杭州市区 1977 年配方帖数下降为 505.3 万帖，1986 年配方数仅 295.8 万帖。1979 年以后，出口权限放开，浙江的中药材开始自营出口。

1980 年 5 月，杭州中草药服务部与春光药店合并，继续问诊售药。同年 9 月，杭州中西药站总结经营新草药 10 年经验教训，指出今后除大宗药材和工厂需要的新草药原料继续与县公司签订上调合同外，其他不再经营，由县公司自产自销。杭州中西药站向外地进货 250 万元，次年向外地采购总值占全部进货额 29.8%。1982 年 10 月，杭州市有 283 种中药材价格下放给县管理。1982 年后，中药材专业经营与中药材生产种植，渐渐脱离计划轨道，购销方式灵活，专业生产收购与农副产品一样对待。1986 年起杭州零售企业与 20 个省、市建立了关系，有东北三省及天津市的人参、别直参，广东口岸的西洋参、别直参以及进口药材，上海则以旅游产品为主，如当归、党参、黄芪、山药、首乌等 30 个品种。

淳安县盛产中药材，对中药材的采集利用历史悠久，早在宋代，就以药材缴纳赋税，明代被列入赋税的药材多达二十几种。该县的临岐镇有“山茱萸之乡”的美誉，是传统中药材原产地之一，中药材采收种植与交易历史悠久，全镇中药材种植面积达 50000 余亩，现有 100 多家药材经营户，一直是淳安县以及周边临安、桐庐、开化、安徽等地的中药材主要交易集散地，也是前胡、覆盆子、黄精、山茱萸等大众药材的主要销售市场地。“淳六味”道地药材在全国中药材市场已形成知名品牌，尤其是掌叶覆盆子年交易量达 400 余吨，占全国市场一半以上。2017 年 11 月，中国千岛湖中药材交易市场在临岐镇启用。市场总投资额 4000 余万元，建筑面积 15 145 平方米，入驻市场药商 70 余家。市场作为浙西唯一的地产药材原料交易平台，主营山茱萸、白花前胡、掌叶覆盆子、黄精等道地药材。同时围绕中药材市场，不断完善市场配套，建成了“淳六味”道地药材展览馆、市场配套冷库、中药材线上电子商务平台、药材检测室等，提升市场服务能力。市场开业以来，迅速集聚周边资源，成为浙西、赣北、皖南等中药材主要交易市场，2017 年市场交易额达 3 亿元，是大众药材山茱萸、前胡、覆盆子的主要销售市场。2019 年 5 月，由浙江中医药大学朱德明教授主持布展的中国千岛湖中医药博物馆面向社会开放。

附录

附录一　浙江中医流派及创始人简表

所在地区	流派名称	流派分科	创始人
杭州市	钱塘杨氏内科	内科	杨耳山
	钱塘蒋氏中医内科	内科	陈莲舫、蒋文照
	钱塘叶氏内科	内科	叶熙春
	浙东魏氏医学	内科	魏长春
	杭州余氏外科流派	外科、皮肤科	余步卿
	浙江裘氏妇科流派	妇科	裘笑梅
	杭州宣氏儿科	儿科	宣振元
	金氏针灸	针灸科	金文华
	仓前葛氏内科	内科	葛载初
	宁波宋氏妇科	妇科	宋璟
	阮氏中医针灸	综合、针灸科	阮魁元
	方回春堂传统膏方制作技艺	中药	方清怡
	杭州靳氏儿科	儿科	靳豪
	胡庆余堂中药文化	中药	胡雪岩
	嵇氏骨伤	骨伤科	嵇清
	范氏儿科	儿科	范防御
	张同泰道地药材文化	中药	张梅
	朱养心传统膏药制作技艺	中药	朱养心
	陈木扇女科流派	妇科	陈沂
	周氏儿科	儿科	周子祥

续表

所在地区	流派名称	流派分科	创始人
杭州市	杭州王氏中医脾胃病流派	内科	王锦彪
	富阳张氏骨伤	骨伤科	张永积
	浙江孟河医派	内科	丁甘仁
	詹氏中医骨伤流派	骨伤科	詹锦鹤
	杭州孙泰和骨伤科	骨伤科	孙炳宽
	杭州沈氏中医外科	外科	沈子华
	曲溪湾潘氏中医外科	外科	潘鼎
	姚梦兰中医内科	内科	姚梦兰
	杭州塘栖黄氏眼科	眼科	黄葆元
	施氏小儿疳积科	儿科	施咏笙
	陈莲舫中医内科	内科	陈莲舫
	杭州西葛医派	内科、妇科	葛载初
	一指禅推拿流派	推拿科	丁凤山
	四明宋氏女科	妇科	宋璟
	杭桐许氏中医妇科	世医	许小仙
	桐庐汪氏中医	世医	汪兆亨
	茶亭伤科	骨伤科	永春和尚
	韩氏儿科	儿科	韩鼎祚
	潘氏中医儿科	儿科	潘世毫
	萧山庞氏中医妇科	妇科	庞传福
	萧山陈氏世医	世医	陈佩永
	萧山华氏中医内科	内科	华国仪
	萧山戴村李氏骨伤	骨伤科	李汝安
	萧山竹林寺女科	妇科	悟真禅师
	马氏中医妇科	妇科	马锦祥
	萧山楼氏世医	世医	楼英
	南阳同春堂妇科	世医	王鸣鹤
	余杭连具塘巴氏中医	世医	巴桐轩

续表

所在地区	流派名称	流派分科	创始人
杭州市	余杭金子久中医流派	综合	金子久
	浙江何氏妇科流派	妇科	何九香
	杭州邬氏中医皮肤科	皮肤科	邬春阳
湖州市	浙北潘氏外科	外科	潘鼎
	浙北杨氏外科	外科	杨詠仙
	浙北朱氏内妇科	内科、妇科	朱子文
	浙北吴氏内科	内科	吴桂芬
	湖州凌氏针灸	针灸科	凌云
	浙北伤科	康复科、世医	虞桂卿、倪青林
	湖州邵氏儿科	儿科	邵扶倾
	湖州李氏肛肠科	肛肠科	李慕如
	蔡氏一指禅切脉法医术	儿科	蔡荣发
	安吉濮氏中医骨伤科	骨伤科	濮守恩
	湖州查氏喉科	耳鼻喉科	不详
	丁家潭张氏中医	世医	不详
	德清俞氏外科	外科	不详
	陈氏传统中医骨伤	骨伤科	不详
	孙氏祖传中医术	世医	不详
	湖州武康姚氏世医	世医	不详
嘉兴市	浙北陈氏中医内科	内科	陆兰坡
	嘉兴孟河医派；嘉兴许氏外科	全科、外科、针灸	许福昌
	嘉兴王店劳氏伤科	骨伤科	劳双龙
	嘉兴许氏喉科	耳鼻喉科	许达
	嘉兴胡星塀疡科	外科	胡星塀
	许氏推拿理疗	推拿科	不详
	瘌头传统诊疗法	不详	不详
	盛氏针灸流派	针灸科	盛华耕
	乌镇医派	综合	林之翰

续表

所在地区	流派名称	流派分科	创始人
嘉兴市	严氏针灸流派	针灸科	严曜堃
	海宁郭氏女科	妇科	郭昭乾
	海宁朱氏外科	外科	朱菊初
	嘉兴海宁马桥朱氏中医妇科	妇科	朱博云
	海宁袁氏伤科	骨伤科	袁镜蓉
	海盐秦山姚氏中医	内科、针灸科	姚胜云
	石泉朱氏中医	世医	朱荣轩
	嘉善吴氏中医内科	世医	吴啸江
	嘉善唐氏中医妇科	妇科	唐少华
	刘氏中医伤科	骨伤科	不详
	嘉兴平湖严氏针灸	针灸科	严曜堃
	嘉兴平湖戈氏儿科	儿科	戈朝荣
	肖氏皮肤疮疡科	皮肤科	不详
	桐乡陈木扇女科	妇科	陈仕良
	桐乡丰氏中医儿科	儿科	丰小毛
	桐乡石氏中医外科	外科	石海棚
	乌程王氏儿科	儿科	王中立、王士忠
	桐乡张氏外科	外科	不详
	浙北秀水医派－华亭内科	内科	李子牧
	浙北秀水医派－施氏针灸	针灸科	施公高祖
	浙北秀水医派－邵氏眼科	眼科	邵传统
	浙北秀水医派－陆氏女科	妇科、民间医、中药	陆文彬
	浙北秀水医派－郭氏痔科	肛肠科	郭问农
	浙北秀水医派－潘氏内科	综合、内科、妇科	潘韵泉
	浙北秀水医派－周氏伤科	外科	周荣江
	浙北秀水医派－张氏儿科	儿科	张雅文
	浙北秀水医派－杭氏外科	外科、皮肤科、耳鼻喉科	杭芝轩

续表

所在地区	流派名称	流派分科	创始人
金华市	郭氏妇科世医	世医	郭玑
	周氏世医	世医	周道观
	八婺汇通流派	综合	张山雷、陈无咎
	程氏骨伤	骨伤科	程明璜
	韦氏眼科	眼科	韦尚林
	汤氏儿科世医	世医	汤民望
	孙氏世医	世医	孙橹
	葛氏世医	世医	葛思寅
	金氏世医	世医	金养素
	金华黄氏骨伤科	骨伤科	黄乃聪
	黄氏风湿骨痛液泡制技艺	不详	不详
	上唐坞伤寒学派	内科	唐熹
	回回塘血证派	综合	吴荫堂
	派堰头伤寒学派	综合	叶庭奎
	厚伦桥女科	妇科	毛庆熙
	上方顶外科	外科	胡绍棠
	一元堂中医外科	外科	胡聚五
	横山先生妇科	妇科	徐鸣皋
	吴氏儿科	儿科	吴佩龄
	成氏外科	外科	成壬林
	兰溪范氏骨伤	骨伤科	范正铎
	王氏针灸世医	世医	王毓秀
	郭氏妇科世医	世医	郭大熊
	前吴刘医派	综合、世医	吴士璋
	吴氏世医	世医	吴敬泉
	磐安药膳	中药	胡萍
	戴氏世医	世医	戴泳
	赵氏世医	世医	赵良本

续表

所在地区	流派名称	流派分科	创始人
金华市	郑卓人针灸	针灸科	郑卓人
	杨氏世医	世医	杨进
	武义寿仙谷中药炮制技艺	中药	李志尚
	罗氏传统黑膏药制作技艺	中药	不详
	许氏儿科	儿科	许永茂
	陈氏中医药治疗创面伤疗法	不详	不详
	陈氏中医妇科	妇科	陈湖胜
	王氏世医	世医	王开
	陆氏世医	世医	陆金
	陈氏济生堂世医	世医	陈文炳
	丁氏内科	内科	丁光祖
	虞氏世医	世医	虞崇真
	丹溪学派	综合	朱丹溪
	胡氏世医	世医	胡握
	蒋氏骨伤传统疗法	骨伤科	不详
丽水市	丽水畲医雷氏痧症流派	民族医	雷石印
	丽水云和谢氏骨科	骨伤科	不详
	丽水朱氏喉科	耳鼻喉科	不详
	丽水庄氏抓筋	不详	不详
	缙云钭氏骨伤	骨伤科	钭赵根
	缙云云松堂	不详	不详
	景宁畲正堂骨科	民族医	雷仁祥
	景宁金田骨伤科	骨伤科、世医	陈祖茂
	莲都南山吴氏骨伤	骨伤科	吴振兴
宁波市	宁波董氏儿科	儿科	董云岩
	宁波徐氏蛇伤	外科	徐祖青
	宁波严氏外科	外科	严海葆
	宋氏妇科	妇科	宋璟、余氏

续表

所在地区	流派名称	流派分科	创始人
宁波市	宁波钟氏内科	内科	钟成瑶
	宁波李氏儿科	儿科	李张冬英
	宁波李氏小儿针科	儿科	不详
	郑氏痔科	不详	不详
	宁波丁氏中医	外科	丁良翰
	慈溪劳氏伤科	骨伤科	劳双龙
	慈溪华氏治疮毒专科	外科、皮肤科	华棋仁
	慈溪吴氏儿科	儿科	不详
	康氏眼科	眼科	不详
	孙氏眼科	眼科	不详
	奉化严氏伤科	骨伤科	不详
	宁波张氏中医内科	内科	张金生
	宁波张氏中草医	民间医	张氏阿婆
	宁波小儿飞针挑治	儿科	潘月清母亲
	宁波陆氏伤科	骨伤科	陆士逵
	宁波莫氏眼科	眼科	莫维馨
	衢州凤阳派骨伤	骨伤科	董奉
	鄞县包氏喉科	耳鼻喉科	不详
	浙东范氏内科	内科	范文虎
	镆剑山传统中医妇科	妇科	陈可行
	余姚胡氏中医外科	外科	胡钧纲
	余姚寿明斋眼科	眼科	不详
	余姚劳氏伤科	骨伤科	不详
	余姚景氏儿科	儿科	不详
	镇海张氏内科	内科	张力魁

续表

所在地区	流派名称	流派分科	创始人
衢州市	衢州雷氏医学	综合	雷逸仙
	杨继洲针灸	针灸科	杨继洲
	衢州龚氏儿科	儿科	不详
	江山大陈中医蛇伤民间流派	民间医	廖高良
	衢州张氏世医流派	世医	张积林
	新安医派衢州分支	内科	程芝田
绍兴市	绍派伤寒	不详	不详
	绍兴钱氏女科	妇科	不详
	马山车家弄喉科	耳鼻喉科	不详
	石门槛徐氏儿科	儿科	不详
	祝氏草科	不详	祝柏仁
	胡氏伤寒专科	不详	胡睿志
	寿明斋眼科	眼科	郑慎斋
	明明斋眼科	眼科	徐德新
	张氏螺蛳桥痧科	儿科	张伯林
	金文华针灸	针灸科	不详
	绍兴“三六九”伤科	骨伤科	稽幼域
	绍兴老岳庙陆氏妇儿中医传承	内科、儿科、妇科	不详
	绍兴傅氏内科	内科	不详
	嵊州章氏内科	内科	章成文
	王氏痘麻诊疗专科	儿科	王天英
	嵊州喻氏儿科	儿科	不详
	嵊州竹氏妇科	妇科	不详
	新昌郑氏中医	世医	郑宝仁
	新昌张氏伤科	世医	张成惠
	新昌西山庵梁氏针灸疗法	针灸科	显华师父
	新昌俞氏中医内科	内科	俞鉴三
	绍兴顾氏伤科	骨伤科	顾士圣

续表

所在地区	流派名称	流派分科	创始人
绍兴市	绍兴骆氏针灸、绍兴骆氏化脓灸	针灸科、世医	骆大宝
	吴氏中医经脉挑治法	不详	吴文中
台州市	经典经方学术流派	综合	许家栋
	台州嘉州脾阴派浙东南基地	内科	汤一新
	台州章氏骨伤科	骨伤科	章正传
	台州江氏中医骨伤	骨伤科	江诺寅
	台州董氏针灸	综合	董景昌
	台州扶阳学派	综合	郑钦安
	台州铃医	民间医	齐其福
	天台齐氏儿科	儿科	不详
温州市	梧田叶氏伤风科	伤风科	叶岩廷
	瑞安灵兰医室	外科、皮肤科	叶一勤
	马氏传统医学	妇科、眼科	马银潢
	温州王氏伤科	骨伤科	王元斗
	瑞安燕子堂针推科	针灸科、推拿科	王正顋
	张氏医派	综合	张谦
	杭州宣氏儿科	儿科	宣振元
	潘氏骨伤科	骨伤科	潘银郎
	温州王爨薪堂骨伤科	骨伤科	王宗茂
	温州茶山木氏中医皮肤伤科	外科、皮肤科、骨伤科	木德喜
	洞头周剑秋中医内科	世医	叶芸
	浦北凌氏骨伤	骨伤科	凌志春
	杭州树庄中医内科	内科	陈树庄
	温州王氏红曲	民间医、中药	王承夔
	温州杏禾园中医妇科	妇科	张郁文、张谦
	魏氏骨伤	骨伤科	魏指薪
	永嘉医派	综合	陈言
	乐清瞿氏中医眼科	眼科	瞿廷益

续表

所在地区	流派名称	流派分科	创始人
温州市	鼻宝传统治疗术	不详	不详
	八仙楼传统本草疗法	内科	季一德
	善缘徐氏骨伤医药	不详	不详
	平阳廖氏整骨手法暨疗伤秘方	不详	不详
	平阳孙氏歪嘴风疗法	不详	不详
	平阳叶氏皮肤科草药疗法	不详	不详
	周氏堂骨伤膏贴疗法	不详	不详
	泰顺山草药疗法	不详	不详
	徐氏中医疗法	不详	不详
	徐庆裕堂中药炮制技艺	不详	不详
舟山市	舟山徐氏骨伤	骨伤科	刘云香
	舟山郑氏儿科	儿科	郑莱荪
	舟山李氏内科	内科	李永年
	舟山宋氏妇科	妇科	宋璟
	舟山顾氏骨伤	骨伤科	顾智银
	顾氏骨伤疗法	骨伤科	不详
	清末普陀山佛医流派	综合	释定悟、释化文

附录二　浙江著名中医流派特色列表

序号	学派名称	学派内容	地区
1	何氏内科	创始人为何任，首届国医大师，曾任原浙江中医学院院长，浙江中医药学会会长，是著名的中医教育家、理论家、临床家。何任先生临床精于内伤杂病，肿瘤妇科，对于湿温时病也多有研究。主要传承人为范永升、何若苹、顾锡冬等。	杭州
2	杨氏内科	创始人为杨继荪，第一批全国老中医药专家学术经验继承指导老师。著名杨氏中医内科学术流派传承至今已有100多年的历史，杨氏学术流派的主要特色为：坚持中医整体观和辨证施治，又能吸取现代医学的长处，主张微观与宏观相结合，辨证与辨病结合，不因循守旧，善于创新。主要传承人为葛琳仪、徐志瑛、潘智敏、蔡宛如、宋康、罗秀素等。	杭州
3	叶氏内科	创始人为叶熙春，师承叶天士学术流派，对温病学说造诣尤深。叶熙春精于内、妇科，宗张仲景“病痰饮者，当以温药和之”和叶天士“外饮治脾，内饮治肾”之法治疗痰饮病；治疗胃痛重胃腑的和降通达，推崇脾胃分治理论与胃阴学说；主张通补奇经治疗妇科杂病；善治湿温时证，湿温辨治注重查舌，善辨斑疹白痦，以宣化渗湿为大法。主要传承人为李学铭，以及以马红珍等为首的肾病科团队。	杭州

续表

序号	学派名称	学派内容	地区
4	姚梦兰内科	姚梦兰中医内科是以余杭仁和永泰姚梦兰为奠基人物，传承至今170余年的中医内科流派。姚梦兰为晚清浙江四大名医之一，蜚声江浙，善治温病、虚劳。姚梦兰弟子颇多，子耕山、良渚莫尚古、平宅马幼眉，声名尤著，人称“三鼎甲”。第三、四代中叶熙春、史沛棠、李学铭、史奎钧是国家级名中医，170余年来相传七代，传人辈出，迄今已有300余人。现存著作有《姚梦兰医案》和手抄《医灯集焰》。姚梦兰中医内科于2009年获评浙江省非物质文化遗产，先后评定鲁硕彦为省级代表性传承人，俞建卫、王建定为区级代表性传承人。	杭州
5	裘氏妇科	裘氏妇科学术流派发源于武林钱塘，由著名妇科专家裘笑梅先生始创。以王金生、盛玉凤、罗杏娟为代表人物，其代表作有《裘笑梅妇科临床经验选》《裘氏妇科临证医案精萃》等。浙派裘氏妇科弟子众多，其中代表弟子有王金生、盛玉凤、罗杏娟、张灵芳等。	杭州
6	杭州何氏妇科	何氏女科形成于清末，原为绍兴钱氏女科外姓第二支脉，先祖何九香（1831—1895）从业钱宝灿，学成即悬壶杭州，不久便以医名誉满钱塘，二世何稚香（1870—1949）尽得家传，医术齐名，其重视整体，尤其讲究脏腑经络辨证，以调整奇经为调治妇疾之重要手段，对月经、崩漏、妊娠病有独到的治法。何子淮、何少山为何氏三世传人，又是何氏女科的集大成者。现承担杭州市中医院的全国中医学术流派传承工作室建设项目，工作室负责人何嘉琳。	杭州
7	罗氏伤科	罗氏伤科肇始于罗氏先祖，治伤擅长手法，既精于内治，又擅于手术。第六代传人罗国梁，提出了“伤科诸证，从瘀从湿”，发展了“专从血论”，增补了治湿十法。主要传承人：肖鲁伟、童培建、刘晋闽、何进。肖鲁伟传承人：金红婷。童培建传承人：厉驹、毛强。	杭州
8	富阳张氏骨科	张氏伤科始于富阳东图张士芳，下传五代，授徒40余人，其孙张绍富以良好的医德、精湛的医术通过整体辨证、手法整复、杉皮固定、内外兼治、筋骨并重、动静结合、功能锻炼综合治疗骨伤，著称于世，现富阳中医骨伤临床治疗即以张氏骨伤科传统技术为主。	杭州

续表

序号	学派名称	学派内容	地区
9	詹氏骨伤科	18世纪初期，詹氏中医传至詹锦鹤后逐渐形成了较为成体系的医技门派，主要以詹氏中医骨伤疗法的独特手法整复、杉树皮小夹板外固定、中药内服外敷的治疗方法为特色。詹锦鹤之子詹天华创立了詹氏医馆“怀德堂”。20世纪中期，以詹庄锡为主要代表的詹氏学派在浙江落地生根，与夫人李有娟，女儿詹新宇、儿子詹振宇共同创立了詹氏医疗机构，目前有4个医院。詹氏学派弟子众多，其中代表弟子有詹振宇等。	杭州
10	宣氏儿科	“宣氏儿科”流派创始于清末光绪年间，创始人宣振元先生善治“惊风”，驰名杭州，世称“惊郎中”。浙江省名中医宣桂琪为宣氏儿科第三代传人，强调“治儿病需知调气”；治外感，驱邪务净，善用“三宝”；治杂病，重调治，宜扶益，少滋补；治急惊贵当神速，治慢惊分清病机。主要传承人：二代传承人宣志泉；三代传承人宣桂琪、宣菊英、韩吕元；四代传承人宣晓波、王晓鸣、陈华、陈健。	杭州
11	邬氏皮肤科	创始人为邬春阳，20世纪初在杭州悬壶济世，求治者络绎不绝。第二代传承人为邬思皋、邬诗英，第三代传承人邬成霖为省级名中医，开创独特的皮肤病中西结合疗法。	杭州
12	金氏针灸	金氏针灸流派始创于中医针灸名家金文华，其强调治经者纵其力，通络者横其力；善用导气祛邪，聚气培气之补泻手法以调气血之逆乱。金氏针灸传承弟子在继承的同时，创新和引进了粗针、腹针等疗法，临床运用卓有成效。主要传承人：二代传承人张淑华、赵本传；三代传承人宣丽华、徐福、徐勇刚、莫晓枫，四代传承人吴翔、毕颖、虞冰艳、吴高飞。	杭州
13	翁梅沈氏针灸	沈氏针灸创立于20世纪20年代，创始人临平翁梅沈厚芳。治疗小儿疳积、喉痹、腹泻颇具特色，多举措并施，在当地享有盛名。代表性传承人沈坤泉、沈森耿等。沈氏针灸被列入余杭区非物质文化遗产名录，第三代传人王云松任职于余杭中西医结合医院南苑分院，为疳积专科负责人，被评定为区级代表性传承人。	杭州

续表

序号	学派名称	学派内容	地区
14	柏氏眼科	柏氏眼科流派创始人柏敦夫，特制“退赤眼药”“退翳眼药”，名噪江南。中医名家柏仲英继承前业，传承人省级名中医柏超然等，在中医药治疗儿童弱视、青少年近视和眼底出血、视神经萎缩等方面具有丰富的经验。主要传承人：二代传承人柏仲英；三代传承人柏超然、柏砚农、许春、任征、陈国孝。	杭州
15	塘栖黄氏眼科	黄氏眼科追根溯源，从清雍正三年（1725）始，至今已有260余年历史。鼻祖黄葆元公，出生于獐山永泰八字桥，十五岁时弃农行医于桑梓，专用眼药粉以外治为主治疗眼疾。1952年6月，黄氏眼科第六代传人黄甫乔、黄丙乔等携带全套制药工具，参加塘栖镇联合诊所（现余杭区中医院），设中医眼科，以“四诊八纲”为理论基础，采用内治与外治相结合方法，自制“青宁丸”等中药用于临床治疗眼疾。至今，余杭区中医院仍延续黄氏中医眼科，已形成自己的特色专科。黄氏眼科于2009年被列入余杭区非物质文化遗产名录，黄晓芸被认定为该项目区级代表性传承人。	杭州
16	阮氏中医针灸	阮氏中医针灸学术流派起源可追溯至清乾隆年间，始祖可追溯至阮魁元，传承至今已有九代人，其传人主要分布于北京、绍兴、杭州等地。流派后代在传承祖业的基础上，既继承和总结了前人的理论和学术经验，也各有创新。临床辨证中西医结合，施治针药结合，其中尤以传统针刺手法的灵活应用为诊疗特色，使阮氏中医针灸对于当代常见病、疑难杂症有很好的疗效。现有阮少南、阮步青、阮步春等传人。	杭州
17	杭州杨氏内科	近代杭州市中医流派的重要代表之一，中医世家，起源于余杭杨仰山，其子杨少山、弟子盛循卿等，并得到热病专家王泽民的精心传授，善于治疗内科疑难杂症，对脾胃病、温热病、肺系病、肺部肿瘤等有独到疗法。为浙江省非物质文化遗产传承项目。	杭州

续表

序号	学派名称	学派内容	地区
18	董氏儿科	董氏儿科可追溯至董云岩（1798—1876），云岩之子董丙辉，善治内、妇科疾病，更专儿科，在当地和周边颇有名望。董丙辉之子董水樵（1857—1920）以儿科称其学，其子董廷瑶（1903—2000）是海派中医中“董氏儿科”的创始人。弱冠之年，继祖业，独立应诊，以其家学渊源，医术精湛，闻名江浙。抗战避难迁沪，悬壶上海，专擅幼科，名噪遐迩，享誉海内外。其子董维和、董幼祺，其孙董继业均承其业。	宁波
19	陆氏伤科	陆氏伤科起源于清顺治年间（1658年前后），源远流长，距今已近400年。明末清初，陆氏伤科始祖陆士逵精通武道，钻研《医宗金鉴正骨心法要旨》《伤科补要》等经典，成为伤科名家。第六代传人陆银华，除承祖传独特整骨复位手法外，又结合膏、丸、汤、散秘方治疗外伤、骨折，为浙东地区的一代疗伤圣手，后世传人众多，代表传人有陆芸香、陆海善、陆海昌、陆海良、陆念祖、陆君玉、陆祖安、陆建祖、陆君等。	宁波
20	宋氏女科	宁波宋氏妇科起源于1300年前的唐开元年间，唐代丞相宋璟为宋氏妇科始祖，宋璟既为良相又为良医，子孙后代承其医术，代代相传。宋建炎年间，宋璟后人宋钦随宋高宗南迁临安再定居四明，宋氏妇科传入宁波并得到传承和发展。明代宋博川任职太医院御医，撰写了《宋氏女科产科全书》。明万历年间，宋林皋结合祖上所留妇科医论和临床资料以及自身的临床经验，撰写了《宋氏女科撮要》，又名《宋氏女科秘书》。至清代，宋金熙开办“杏春堂”诊所，晚清时期，宋紫清在宁波谦和当弄分设“济世堂”诊所，并著有《妇科秘录》。宋氏妇科传人众多，代表有宋世焱、宋光济、宋泽军、宋琳奕、宋逸民等。	宁波
21	慈溪劳氏伤科	劳氏伤科已有490余年历史，是浙东中医骨伤的主要流派之一。鼻祖劳双龙，字天池，余姚人，子孙世传其业，著有《劳氏家宝》《劳氏祖传秘方》。劳祥和为劳双龙十世孙，擅跌打损伤、头颅外伤、刀斧伤、破伤风、正骨入穴等诊治，后世传人有劳建民、劳金渭、劳维佳、蔡水奇、黄群等。	宁波

续表

序号	学派名称	学派内容	地区
22	钟氏内科	钟氏内科在宁波有近200年的历史。创始人钟成瑶，为甬上名医，以“辨证入微，‘四纲’挈领；善调脾肾，治病之要；理偏求和，相反相成；遣方用药，精简而廉”的治疗原则，善治内科杂病。后世传人众多，代表为钟章元、钟纯泮、钟一棠、钟一桂、钟忻裕、钟之洲等。	宁波
23	南拳伤骨科王爂薪堂学派	创始人为王宗茂，少年时到嵩山少林习武，后来到泉州南少林任教习，寺僧大多精通法术与武术伤科。擅长伤科医术，利用当地草药，结合南北派正骨术创正骨新法。王爂正骨疗法，专治骨折、关节脱位，以手法复位夹板固定、膏药贴敷疗法、隔物灸药饼、浙南中草药治疗跌打损伤、颈椎病、腰椎间盘突出等伤科疾病。第八代代表人物有王步云、王步焕、王步程、王步仙、王步年；第九代有王魁胜、王魁锋、王振、王建诚。	温州
24	马氏传统医学	创始人马衍潢明末清初从宫廷逃难至温州，以鬻宫廷眼药维生，第二代代表性传承人马寿炯，主治不孕症，第三代马颂平就读于杭州医学专科学校，精通妇科；第四代马大正毕业于原浙江中医学院，为中医妇科主任医师，享受国务院政府特殊津贴，是第三、五、六批全国老中医药专家学术经验继承工作指导老师，善于治疗不孕症和妇产科疑难杂症，善用经方治疗妇产科疾病。	温州
25	嘉善吴氏内科	对温热病、痹证、肝胆胃系疾病有丰富的治疗经验，对舌诊有独到的研究。创始人为吴炳，字云峰，嘉善人。吴炳以医术济世，享誉嘉善、上海一带，特别注重学、问、思、辨，著有《证治集腋》(一名《证治心得》) 12卷，吴炳门人很多，凌文炳、周经魁、莫镛、丁友渔、周倬云等，儿子吴树人，继承家业。吴树人学生陈良夫，传希白、凌峰之书，编辑《延陵医案》，留有《颍川医案》12册，传承人为孙凤翔、徐石。	嘉兴
26	秀水医派	嘉兴“秀水医派”的形成发展与嘉兴的地域、文化发展有重要的关系。嘉兴地处江南水乡，交通发达，明宣德年间在此明确设立“秀水县”，是“秀水医派”的地域性含义，嘉兴人杰地灵，人文荟萃，因此“秀水医派”又有着重要的文化属性。“秀水医派”人才辈出，成绩卓然，如养生家曹庭栋、黄凯钧，时病专家茅雨人、王学权、郭右陶，伤科汤御龙，女科陈谢、肖勋等，均为秀水医派的英才。	嘉兴

续表

序号	学派名称	学派内容	地区
27	桐乡陈木扇女科	陈木扇妇科起源于唐代，钱塘人陈仕良以长于医术闻名，尤其善于调治妇科各病，到宋代，陈沂继承了陈仕良的医术，官至翰林院金紫良医，因皇帝赐“罗扇”而得名。著有《恙斋医要》，明万历年间，陈谢迁到石门（今桐乡崇福），是郡县妇科之首，是桐乡陈氏妇科的第一传人，家藏《女科秘要》。陈氏子孙辈的传承，都仿照宫赐的木扇刻扇，作为嫡传的凭证，称之为陈木扇。陈木扇女科为浙江四大妇科流派之一。现为浙江省中山医院的全国中医学术流派传承工作室建设项目，工作室负责人为陈学奇。	嘉兴
28	吴氏内科	以现代湖州四大名医之一吴士彦（1920—2001）为代表人物，其代表作有《吴士彦临证经验集》《吴士彦医案》等。吴士彦医术得自家传，从学于其父吴桂芬先生，复问学于浙江省名中医宋鞠舫先生，吴桂芬为晚清民国时期湖州著名中医，师承于清代湖城名医凌晓五的弟子朱皆春。吴士彦先生是浙江省名中医、第一批全国老中医药专家学术经验继承工作指导老师。临证善于诊治温热病、内科杂病及疑难危重症，胆大心细，善用经方，处方简练，日诊百余人，享誉浙北及苏皖周边地区，被誉为“吴神仙”。其弟子有姚源坤、魏明、俞凤英、卢惠荣等湖州市名老中医。	湖州
29	朱氏内妇科	以现代湖州四大名医朱承汉为代表人物，其代表作有《医林荟萃·朱承汉专辑》。朱承汉医学得自家传和师授，从学于其父朱子文先生及浙江省名中医宋鞠舫先生，朱子文为晚清民国湖州著名中医，师承余杭名医葛载初氏。朱承汉先生是浙江省名中医，医教双馨，擅长内科、妇科，在浙北乃至整个浙江省都有较大影响。其弟子姜琦先生系浙江省名中医，陆拯系第二批全国老中医药专家学术经验继承工作指导老师、浙江省名中医、第二届浙江省国医名师。再传弟子有当代刘建新、李亚平、陈明显、关新军等。朱氏医学早有“四代薪传”之美誉，现已有序传承五代。	湖州
30	杨氏外科	以近代湖州杨咏仙为代表人物，其代表作有《杨咏仙医案》，杨咏仙作为浙北太湖流域中医外科流派代表，并作为近代民国时期湖州四大名医之一，杨氏外科以“内外并重”的诊疗技术，在痈疽疔疖等中医外科疾病治疗方面至今仍有优势，桃李芬芳，如今花开四代，其中代表弟子有杨泰生（代表作《杨泰生临证经验集》）、程祖耀（浙江省名中医）、王文达、程钊等。	湖州

续表

序号	学派名称	学派内容	地区
31	德清俞氏外科	俞氏外科，七代相传，开始于明崇祯年间，世居德清下高桥。俞燧田（1855—1931）继承祖业，擅用消、散、箍、托治痈疽。对重症外疡有独到之处，用药精简独萃，自制自炼，自成流派。乡人俗称下高桥外科，俞燧田传子俞海门等，继承家业。	湖州
32	绍兴三六九伤科	绍兴下方桥伤科享誉萧绍平原一带，开始于南宋高宗绍兴年间，已有800多年，经历了20多代，鼻祖稽幼域，著有《秘传伤科》。他的儿子稽绍继承父业，一直到明清年间，由其传人宏达法师授衣给南洲和尚，再传给张梅亭。张梅亭每逢农历二、五、八到萧山，一、四、七在寺中，三、六、九在绍兴城中，所以绍兴人称之为绍兴三六九伤科，治疗手法以少林武术为基本功，用药强调内治与外治相结合，内治调气扶正，外治活血散瘀、接骨愈伤。现存祖师稽幼域《秘传伤科》，张梅亭门人整理的《下方寺西房跌打大成》手稿5卷，《下方寺伤科》手抄本。目前绍兴县中医院继承了下方桥伤科的中医接骨技术。	绍兴
33	新昌张氏骨伤	新昌张氏伤科在治疗骨伤疾病方面有独特的疗效。自主研发了治疗四肢骨折的多种方剂，根据病程有张氏骨伤1号方、2号方、3号方，治疗胸腰椎骨伤有张氏腰损方、济生肾气汤，治疗颈椎损伤有颈复方，治疗胸肋损伤有张氏顺气活血汤，治疗创伤性、老年退变性、风湿性关节疾病有张氏独活寄生汤，治疗下肢深静脉血栓形成还有张氏防栓汤，治疗挫伤、筋伤还有张氏伤膏等。传承人有张如愿、张成惠、张济美、张如岳、张如南、张孟超。	绍兴
34	回回塘血证派	“回回塘”医派源自兰溪回回塘村，创始人吴荫堂创有治疗血证八法，在兰溪素负盛名。其代表人物有吴荫堂、吴士元。吴荫堂，人称“回回塘先生”，对医经无不精通，善治内伤杂病，对血证尤有专长，每治虚劳，投之辄效，远近多倚之，传有《吴荫堂血证脉案》手抄本数册及《吴荫堂医案》，影响颇深。其传人有吴士元、方耀滨、吴赛娥、汪建敏。	金华
35	金华邢氏内科	邢氏内科始于晚清时期，为20世纪50年代金华四大中医名家之一，以中华人民共和国成立前邢可棕为代表人物，擅长中医肝病及脾胃病的诊治，在当地及周边地区享有很高的声誉。邢氏内科代表弟子有邢文俊、邢章颖、邢章浩、邢滔等。	金华

续表

序号	学派名称	学派内容	地区
36	八婺医派	以近代张山雷、陈无咎为代表人物，主张融洽中西，中善于西则执中，西善于中则执西。他们的中西汇通思想通过兰溪中医专科学校和上海中医专科学校在江南地区产生了深远影响，八婺后世医家代表性传承人有张兆智、许锡珍、黄乃聪、吴心禅、翁文教、方寿徵。	金华
37	金华黄氏骨伤科	中华人民共和国成立初期的王乃聪为代表人物，其代表作有《伤科心法》等。为浙江省三大骨伤科流派之一，在省内与宁波陆氏骨伤科、嘉兴罗氏骨伤科齐名。其学术根基源远流长，始于明清时期，源于少林、武当流派，在浙江中西部地区影响甚大。金华黄氏骨伤科流派源于武当姜少庭公，师承郑克荣氏，是在以黄乃聪先生为首的各位师门同仁的努力之下发展起来的，其中代表弟子有钱子洪、沈敦道、王锡林、陈东福、洪时清、陈有光、黄引红、季卫锋、黄立毅等，私淑弟子肖鲁伟。	金华
38	衢州雷氏医学	以清代衢州雷少逸为代表人物，其代表作有《时病论》等。创造性地以四时八节统领诸病，综合六气、体质、饮食、情志、起居种种病因，灵活运用六经、脏腑、病因、三焦、经络等辨证方法，以治法统率方药，知常达变，理论与实践紧密结合，形成汇通伤寒与温病、新感与伏邪、时病与杂病的季节性疾病全新辨治体系，影响深远。雷氏医学弟子众多，其中代表弟子有雷大震、程曦、江诚、龚香圃、林钦甫、邱根祥等。	衢州
39	顾氏骨伤疗法	顾氏骨伤疗法，源于清道光年间，迄今传承五代。顾氏骨伤疗法具骨折、脱位闭合整复、小夹板固定、自制伤药外敷和汤药内服疗伤之特长，强调动静结合、筋骨并重、内外兼治，善于察言观色、脉诊及伤科疾病的辨证论治，运用牵、拉、折、顶、抖等舒筋正骨的技能，形成整复、固定、药物、功能锻炼四步治伤要诀。顾氏骨伤疗法为第六批舟山市非物质文化遗产（传统医疗类）代表性项目，第四代嫡传顾岳全为代表性传承人。	舟山
40	章氏骨伤科	源于清道光年间嵩山少林寺伤科，经历代传人结合东南沿海的气候、居民体质、地理环境等特点，形成了独特的骨伤诊疗体系，总结出一整套内外兼治的理、法、方、药，如手法正骨、针刺疗法、中药内服、膏药外敷、经筋功法等技法。代表性人物有章玉堂、章显法、章岩友等。	台州

续表

序号	学派名称	学派内容	地区
41	黄山头雷氏骨伤科	创始人雷仁祥，清末时期从师学武医伤，自成体系，擅长跌打损伤诊疗，清代末期任地方县长保镖，在景宁县的县志有历史记载，整骨疗法被列入丽水市非物质文化遗产项目，第五代传承人雷建光。	丽水

附录三　1962—2020年浙江省级及以上名中医专家名录

中华人民共和国成立以来，浙江省名医辈出，人才济济，包括了担任过原浙江中医学院院长的两位国医大师——何任、葛琳仪，范永升、王永钧、连建伟、杨少山、张玉柱、何嘉琳等国家级、省级名中医，还有众多杭州、温州、宁波等各个地方的市级名中医，传承数代的何廉臣妇科、宋氏妇科、詹氏儿科等医学世家等，人数之多，不胜枚举。

一、国医大师

何　任　葛琳仪　王永钧

二、全国名中医

范永升　王坤根　连建伟　何嘉琳　陈　意

三、浙江省名中医

1962年，浙江省卫生厅医政处《浙江省名中医名单》

叶熙春　马雨荪　史沛棠　宋菊舫　马莲湘　胡仲宣　戴俊英　潘午印
余步卿　魏长春　裘笑梅　黄叔文　吴士元　宣志泉　金文华　柏仲英
陆　琦　潘澄濂　何　任　詹起荪　张硕甫　寿必禄　许仲九　金慎之
白仲英　邵庆洪　陆银华　徐祖青　黄乃聪　许永竣　潘启林　王和伯
潘泽候　王幼庭　徐龙彪　王志和　费元春　陈佩永　毛莲文　李公泉
薛立夫　周介甫　袁九峰　方鼎如　李师昉　施镇波　方云仙　许达初
吴国合　吴庚伯　潘俊士　陈弼臣　钟一棠　丁伯孙　庄云庐　陈抱一

伍止渊 于修源 叶伯敬 程仲颐 郑兆南 徐荣斋 方兆尧 潘韵泉
周荣刚 朱春庐 朱承汉 严肃容 张治寰 余吟观 杭芝轩 沈季良
李树滋 施延庆 张月明 忻愁竽 徐松泉 王士科 朱旭初 俞叔卿
吴锡荣 陈仲南 姚颂椒 周芝石 俞介石 严定梁 周谓南 张景星
顾大墉 张宋良 陈昌年 吴小江 徐振华 费树声 沈亦权 潘鋧澄
沈润壮 孙仲声 孙颂平 朱思培 陈立功 吴学彦 吴士彦 潘从江
陶顺山 王守松 杨永仙 沈云轩 卢林卿 吴衍生

1983 年，浙江省卫生厅医政处《浙江省名中医名单》

马莲湘 徐荣斋 朱古亭 陆芷青 吴颂康 詹起荪 宋光济 蒋文照
潘国贤 严定梁 杨继荪 柏仲英 裘笑梅 魏长春 楼百层 潘澄濂
林钦廉 吴士元 董正雅 余步濂 唐福安 盛循卿 任侠民 许国华
谷振声 吴国栋 苏 元 朱承汉 吴士彦 俞岳真 杨国松 李永平
王以文 钟一棠 张沛虬 刘中柱 赵炯恒 张绍富

1996 年，第一批浙江省名中医

葛琳仪 吴良村 盛玉凤 鲁贤昌 王会仍 沈景允 徐锡山
吕凤祥 李学铭

1997 年，第二批浙江省名中医

朱祥成 徐志瑛 徐素仙 周亨德 柏超然

1998 年，第三批浙江省名中医

陈 意 周维顺 盛丽先 俞景茂 汤金土 罗秀素 李树康

2002 年，第四批浙江省名中医

宣桂琪 潘子毅 楼丽华 潘智敏 裘昌林

2008 年，第五批浙江省名中医

肖鲁伟 王坤根 宋 康 郭 勇 宣丽华

2014 年，第六批浙江省名中医

马红珍

2018 年，第七批浙江省名中医

高祥福 王 真 黄 琦 曹 毅 沈敏鹤 钦丹萍 王晓鸣

2020 年，第八批浙江省名中医

马丽俐 华 江 汤 军 沈一平 陈 健 舒琦瑾

参考文献

[1] 浙江省人大教育科技文化卫生委员会 . 关于浙江省促进中医药事业发展情况的调研报告 [Z].2012–1–1.

[2] 朱德明 . 浙江医药通史：古代卷、近现代卷 [M]. 杭州：浙江人民出版社，2013.

[3] 朱德明 . 南宋医药发展研究 [M]. 北京：人民出版社，2016.

[4] 朱德明 . 张山雷与兰溪 [M]. 杭州：浙江人民出版社，2018.

[5] 浙江省发展和改革委员会，浙江省经济和信息化厅，浙江省农业农村厅，浙江省卫生健康委员会，浙江省中医药管理局 . 关于印发《浙江省中医药发展“十四五”规划》的通知 [Z].2021–5–25.

[6] 朱德明 . 如何破解中医药博物馆藏品征集难 [N]. 中国中医药报，2021–2–1（3）.

[7] 朱德明 . 存诚慎药性，仁术尽平生——以中医药文物为具象，探源中华文化基因 [N]. 中国文化报，2021–3–18（8）.

[8] 朱德明 . 充分挖掘中国传统医药非遗的价值——以浙江地区中医药非遗发展现状为例 [N]. 中国文化报，2021–9–24（4）.

[9] 朱德明 . 探源中华文化，更应稽探中医药文化——走进 2022 年浙江省传统医药非物质文化遗产传承与保护研讨会 [N]. 中国文化报,2022–12–22（8）.

[10] 朱德明 . 区域中医药史研究的“新高地”——评《粤港澳大湾区中医药史》[N]. 中国中医药报，2022–6–24（8）.

[11] 朱德明 . 胡庆余堂 [M]. 北京：中国中医药出版社，2022.

[12] 朱德明 . 传统医药，非遗盛会——记 2023 第四届浙江省传统医药非物质文化遗产保护与发展论坛 [N]. 中国中医药报，2023–12–18（3）.

[13] 朱德明 . 打造一部较系统、全面论述浙江中医药文化的学术丛书——浙江文化研究工程重大项目《浙江中医药文化系列研究》开题论证会召开 [N]. 中国文化报，2023–12–21（8）.

[14] 朱德明 . 中国传统医药非遗保护、传承和传播的问题和建议 [N]. 中国中医药报，2024–8–13（3）.

[15] 朱德明 .“浙派中医”称谓由来及内核述略 [N]. 中国中医药报，2024–11–14（8）.

[16] 朱德明 . 谱写新时代中医药文化研究与传播新篇章——记中医药文化理论与实践研讨会（杭州）[N]. 中国文化报，2024–12–9（4）.

[17] 朱德明 . 奏响新时代中医药文化研究与传播乐章——记中医药文化理论与实践研讨会（杭州）[N]. 中国中医药报，2024–12–13（8）.

[18] 朱德明 . 南宋丰厚的医药文化遗产 [N]. 中国中医药报,2025–1–13（4）.

[19] 朱德明 . 浙江中医药文化系列研究绽蕾吐蕊 [N]. 中国文化报，2025–2–28（8）.

后记

“浙派中医·专科研究系列”是2022年“浙江文化研究工程”重大课题，也是浙江省哲学社会科学重点培育研究基地浙江中医药大学浙江中医药文化研究院重大课题。“浙派中医史”（编号22WH19-1Z）是“浙江文化研究工程”重大课题“浙派中医·专科研究系列”（编号22WH19ZD）中排名第一的重点项目，而拙著《浙派中医史》便是该项目的成果，在“浙派中医·专科研究系列”中起到提纲挈领、全面展现的作用。当前，浙江省开展循迹溯源重大课题研究，产出更多具有浙江特色、体现“两个结合”的标志性成果，组织实施好2022年“浙江文化研究工程”第三期的浙江特色文化研究，进一步彰显浙江深厚的历史文脉，推动中华优秀传统文化走出去，推动中国哲学社会科学对外交流。《浙派中医史》的撰写，恰好契合这一新时代市场需求。

近年来，浙江省全面落实党中央、国务院决策部署，浙江省委、省政府把中医药作为经济社会发展的一个重要领域来抓，出台《关于促进中医药传承创新发展的实施意见》等一系列政策，召开浙江省中医药发展大会，全力推动中医药传承创新发展。当前，中医药振兴发展迎来天时、地利、人和的大好时机，浙江省中医药工作站在一个新的历史起点，有基础、有条件、有能力在新发展阶段加快推进中医药强省建设出新彩。因此，笔者受浙江中医药大学原校长范永升教授、原校党委副书记张光霁教授的邀请，在35年中医医史文献研究的学术积累基础上，用了3年时间，从中医医史文献学角度回顾了浙派中医药的璀璨历程，从而独著了约60万字的《浙派中医史》，契合2023年9月习近平总书记考察浙江发表重要讲话时赋予浙江的新定位、新使命的要求，为推进高水平建设文化强省、社科强省，添砖加瓦。但本人才学粗浅，力量单薄，难免存在疏漏和不妥之处，敬请读者雅正。

朱德明

2025年2月18日